U0200133

火神派医书十一种

[清] 刘止唐　刘子维　郑钦安 等　著

黄小龙　编校

学苑出版社

图书在版编目（CIP）数据

火神派医书十一种/（清）刘止唐等著；黄小龙编校.—北京：学苑出版社，2019.9
ISBN 978 - 7 - 5077 - 5776 - 7

Ⅰ.①火…　Ⅱ.①刘…②黄…　Ⅲ.①中医流派 - 医学文献 - 汇编 - 中国
Ⅳ.①R - 092
中国版本图书馆 CIP 数据核字（2019）第 164474 号

责任编辑：黄小龙
出版发行：学苑出版社
社　　　址：北京市丰台区南方庄 2 号院 1 号楼
邮政编码：100079
网　　　址：www.book001.com
电子邮箱：xueyuanpress@163.com
销售电话：010 - 67601101（销售部）、010 - 67603091（总编室）
印　刷　厂：天津联城印刷有限公司
开本尺寸：710mm × 1000mm　1/16
印　　　张：60.375
字　　　数：1050 千字
版　　　次：2019 年 9 月第 1 版
印　　　次：2019 年 9 月第 1 次印刷
定　　　价：288.00 元

火神派谱系图

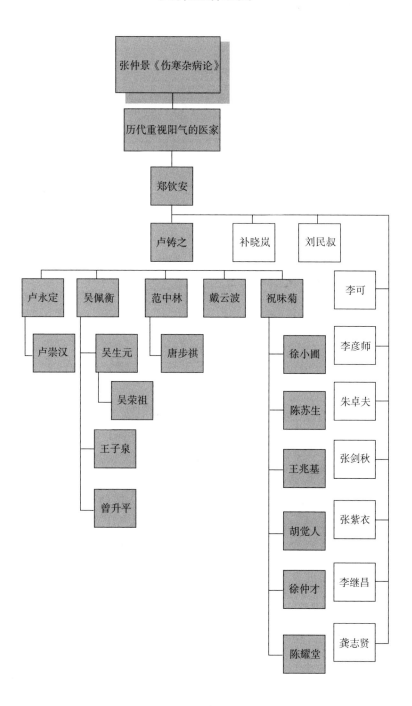

编校说明

火神并不神　扶阳是良方

什么是火神派

　　火神派是近年来慢慢被人们所了解，《思考中医》这本书的畅销也大大提高了火神派的知名度。严格来说，火神派并没有一个特别清晰的定义。所谓火神，是说善用热性的药物治病。我们可以说火神派是由清末四川名医郑钦安创立的一个重要医学流派，以注重阳气，擅长使用附子而著称。火神派有两大特点：第一，治病强调扶阳，多用"扶阳三味"。扶阳三味指姜（干姜、生姜、炮姜等）、桂（桂枝、肉桂等）、附（制附子、生附子、乌头等）三类热药。第二，火神派强调"阳主阴从"，崇尚使用经方。

　　《扶阳讲记》一书中说："《周易》明确地谈到：'大哉乾元，万物资始，乃统天……'强调了'阳'在了万物生命活动中居主导地位。"《伤寒质难》中说："夫一切机能，皆属阳气，损在形质，始曰阴虚……良工治病，不患津之伤，而患阳之亡。所以然者，阳能生阴也。"比起温补学派，火神派有自身的特点。郑钦安在《医法圆通》中指出："阳虚一切病证忌滋阴也：凡阳虚之人，多属气衰血盛，无论发何疾病，多缘阴邪为殃，切不可再滋其阴。若更滋其阴，则阴愈盛而阳愈消，每每酿出真阳外越之候，不可不知。"

火神派谱系

　　火神派的开山鼻祖是郑寿全（钦安，以郑钦安名世，下文称郑钦安），《邛崃县志》称其为"火神派首领"。郑钦安则由师承自一代大儒刘沅（字止唐，以刘止唐名世，下文称刘止唐），所以后世也称刘止唐为"火神之祖"不过比较受大家认可的火山派开山祖师还是郑钦安。刘止唐"指示《黄帝内经》、《周易》太极、仲景立方力法之旨"。《黄帝内经》就不用说了，中医中药都绕不开的经典。往上追溯，火神派的源头是张仲景的《伤寒杂病论》。郑钦安入室弟子有卢铸之（1876－1963），光绪十六年从师于郑钦安学医达11年之久，继承郑钦安学术思想，屡起沉疴，时人尊呼为"卢火神"。另有郑仲宾（1882－1942），"少时师承郑钦安"，后毕业于京师大学堂，蜀中名医。补晓岚（生卒年不详）、刘民叔（1897－1960）等川蜀名医，山西名医李可、贵州名医李彦师、湖南名医朱卓夫等，均私淑郑钦安，能发扬火神派思想，擅用附子，而有"某附子"之称。卢铸之的儿子卢永定传其衣钵，民间亦尊为"卢火神"。卢铸之的知名弟子还有吴佩衡（1888－1971）、范中林（1895－1989）、戴云波（生卒年不详）、祝味菊（1884－1951）等。卢永定的弟子有其儿子卢崇汉、黎昌琼等。吴佩衡有弟子吴生元等。范中林有弟子唐步祺等。祝味菊有弟子徐小圃、陈苏生等。具体可参见后文《火神派谱系图》。医史上除张景岳以擅用熟地而称"张熟地"，余师愚以擅用石膏而称"余石膏"以外，像火神派这样众多医家享有"某火神""某附子"之誉者，可说绝无仅有，足证其用药风格之鲜明。

刘沅（1767－1855），字止唐，清代四川学者，是历史上少有的被人奉为教主的学问大家，其著作《槐轩全书》，以儒学元典精神为根本，融道入儒，会通禅佛，体大精深，鸿篇巨制；又创立槐轩学派，名震一时。

郑寿全（1824－1911），字钦安，道光四年生、宣统三年卒，四川邛州人，清末著名伤寒学家。其学术上溯《周易》《黄帝内经》，中得伤寒心法，下览历代医家著作，故医理医术造诣俱臻上乘。著有《医理真传》《医法圆通》《伤寒恒论》三书传世。

刘梫文（1842－1914），字子维，刘止唐之子。初任中书科中书，后继父志讲学于老年。刘子维执掌槐轩学派二十余年，选集其父著作二十二种刻印成《槐轩全书》发行于世。

槐轩学派的核心思想是以儒为本，兼采佛道，用儒家的仁爱思想作为基础，推仁推爱，以达到成己成人的目的。该学派影响深远，至今都有很多国内外的人在研究和学习槐轩的思想和知识。

自刘沅到郑钦安至卢铸之，完全形成了一个用易理辨证，以大剂量使用姜桂附等药物见长，治疗疑难杂症的伤寒南派代表——火神派。

刘氏后人刘伯谷说："刘家的祖辈对于医学很有研究，但是槐轩只关心医理，并不懂医术。据先辈们说，郑钦安在成为槐轩门人之前，医术已经闻名。进入刘门以后，他读了槐轩的《医理大概约说》，从医理方面继承了槐轩的思想。可以说，郑钦安的医学体系和医学境界由于槐轩之学而更加完备，他从中找到了火神派医学的根。后来郑氏声名远播中华，尊称槐轩为祖，是有依据的，但是必须分清他学习的是医理而不是医术。槐轩的医理是用阴阳五行八卦解释的。"

火神派不等于大量乱用姜桂附

中医的根本原则是整体观和辨证论治，所以临床治病肯定不能一味用大热之药，关键还在于辨证。郑钦安提出的阴阳辨诀作为阴阳的辨证纲领，经世致用，在寒热错杂、真假难辨的情势下，判断起来可靠而实用。其现实意义在于，对许多慢性病如前列腺炎、糖尿病、高血压、肿瘤、血症等，通常按照湿热、热证、阴虚来认证的病变，辨认出其阳虚阴盛的实质，用扶阳法治疗均取得可靠疗效。神派的学问不止在擅用大剂量附子上，更重要的是对"假热证"的辨认上，这是眼下医界多数人仍不知觉的东西，也是发掘、倡导火神派的现代意义所在。但是，郑钦安绝不是只强调扶阳，他在《医法圆通》也说："阴虚一切病证忌温补也：凡阴虚之人，多属气盛血衰，无论何部发病，多缘火邪为殃，切不可再扶其阳。若扶其阳，则阳愈旺而阴愈消，每每酿出亢龙有悔之候，不可不知。"

火神派医书十一种简介

本书收录火神派医书十一种。其中，《保身立命要言》《医理大概约说》《经验良方》《活幼心法》《圣余医案诠解》，为现存"槐轩学派"所有医学相关书籍。《保身立命要言》《医理大概约说》《经验良方》《活幼心法》为刘沅所著；《圣余医案诠解》为刘沅儿子刘子维和刘子维的弟子李俊所著。

一、《保身立命要言》最先收录在《寻常语》中。本书所用底本为同治《寻常语》本。

二、《医理大概约说》以光绪本为底本。

三、《经验良方》底本为槐轩学派重刻善书《同善录》时，刘沅所整理，并作为《同善录》的附录刊行（《经验良方》的跋语中有说明）。本书《经验良方》以道光壬寅（1842）成都刘氏家刻单行本为底本。

四、《活幼心法大全》以槐荫书屋所刻《活幼心法大全》二卷本为底本。以乾隆五十九年（1794）李长根重刻《活幼心法》九卷本为对校本。以越南图书馆藏五云楼《活幼心法》九卷本为参校本。

五、《圣余医案诠解》以民国德胜书局乙酉（1945）本为底本。

六、《医理真传》以同治己巳年（1869）原刻初印本为底本，以光绪丁亥年（1887）五福堂刊本为对校本，以民国丙寅年（1926）刊本参校本。

七、《医法圆通》以同治甲戌年（1874）成都原刻初印本为底本，以光绪丁亥年（1887）五福堂刊本对校本。

八、《伤寒恒论》以清光绪二十年（1894）刻本为底本。

九、《祝味菊名医类案回忆录》为祝味菊的学生王云峰整理编写，1985年开始陆续发表于《辽宁中医杂志》。

十、《吴佩衡伤寒论讲义》以1965年吴佩衡油印本《伤寒论讲义》为底本。

十一、《范中林六经辨证医案选》由范学文、徐长卿选编范中林先生应用六经辩证诊疗近 70 个病例，并收录了范中林先生之女整理的 1978－1979 年范老受邀进京行医期间的 35 则医案。

凡原书讹衍倒夺之处，或据校本改正，或指出其疑点，均在脚注中逐一说明。本书采用简体字，横排版。凡原书繁体字、异体字、俗体字、通假字，一般皆径改为标准简化字。

在本书的校注过程中，彭成和黄小娇做了很多底本文字的电脑录入和校对工作。在此，向她们表示诚挚的谢意。另外由于时间仓促，加之校注者水平所限，错漏在所难免，请读者诸君不吝赐教。

黄小龙

2019 年 4 月于北京

佛道儒化之教

南怀瑾

儒佛道三家学术思想，二千余年间，迹虽相距，理常会通；外则各呈不同之衣冠，内容早已汇归一途，共阐真理。尝谓三家学术，论其端绪，则各有偏重。所谓偏重者，第言其入门途径之所取尚，非谓整体皆然。如儒家则偏重伦理，留心入世，善则有侠气，弊易入霸道。佛家则偏重心理，志求解脱，善则无可非议，弊则流于疏狂，而皆以心法入门，超拔精神进于"形而上"者。道家则偏重生理，从形质入门，善则出神入化，弊则易落私吝，而亦终外形器，而达"形而上"者。入门方法既有不同之等差，故为学为道之始，不期然而见偏重之异迹，及其终皆归于道。佛说"一切贤圣，皆以无为法而有差别。"旨哉言乎！"会万物于己者，其唯圣人乎！"故为学为道之极致，皆以"无缘慈"、"同体悲"而兴"民胞物与"之思，此皆三家之同一出发点也。历来三家之徒，欲调和偏执而会归一致，代不乏人，然终不能化其迹象；盖亦如形器名相之难脱也。明社将屋，有"理教"者崛起山东，仿元代"全真教"之迹，而成新兴宗教之一门，风行草偃，遍及南北，尤以北方为盛。理教之为学为道，一则为化易人心，一则为保存民族正气，虽不足语正大之宗教，实亦有可取之处。且其汇合三教，宗奉一尊，为"圣宗古佛"（即观世音菩萨），而以四维八德为入德戒持之门，工夫日用，则以道家之修炼为法则；教以理名，即儒家理学之义，"理即是道，道即是理，理外无道，道外无理。"理学至有"理教"产生，遂化佛道之迹，而别成一教矣。

"理教"创至崇祯末造之杨来如（教中尊称为羊祖，或杨祖）。登进士第时，适逢李自成、张献忠之乱，继遭亡国之痛，乃归里养亲，日诵观音圣号及诸佛经，效善财童子之五十三参，自称得感悟而成道。出而度世，终清之季，遍及朝野，风行南北，自为应此一时代之机而勃兴者。

乾嘉间，西蜀双流，有刘沅（字止唐）者出，初以博学鸿儒，不猎功名，归而学道，相使得老子亲传，居山八年而成道。以儒者而兼弘佛道之学，著作等身，名震当世，世称其教曰"刘门"。长江南北，支衍甚多，而尤以闽浙为盛；其学以"沉潜静定"为旨，工夫口诀，采于道家，说理传心，皆撮三教之长；而其实质，亦为儒化佛道之另一教门，虽其标榜为调和三家之业，然亦"断崖无路只飞梯"耳。

摘自南怀瑾《禅海蠡测·禅宗与理学》

刘止唐与四川刘门道

萧天石

刘沅止唐先生，为清嘉庆间大儒；双流县人。双流在成都县南，以左思蜀都赋"带二川之双流"而得名。山水清秀，民情淳朴，地灵人杰，代有才人；止唐先生则为川中近三百余年来特立独行博通三家之大儒。其学既直探洙泗心传，复深得玄门秘钥，融道入儒，援儒说道；复会通禅佛，并涉密乘，博学多方，虽较庞杂，然以其能障百川而东之，汇万流于一海，故最后仍归本于儒，不失孔门矩镬。以其一生行事及其等身著作之内容性质而言，则称之为道化儒家可，称之为儒化道家亦可。其内养与修持方法，则又纯用道家金丹宗手眼，而略带少分藏密色彩。故自创"刘门"以后，则又纯属道家人物，不但门弟子遍西蜀，且有浸浸乎遍及西南各省与大江南北之势，而尤以闽浙为盛；学术界人士，不少以得游其门庭，为高尚其事也。

止唐先生头角峥嵘，颖悟异常人，读书过目不忘，尤以彻入玄微，独得新致。于中举人后，即无心仕途，视功名富贵如过眼烟云。尝语人曰："人生一世，即贵为帝王，亦不两脚上多一具破草鞋而已！万不得已时，可勉强一着，不着尤佳。"故大挑湖北天门县知县不赴，归而隐迹青城山八年，从李八百游，虔修丹道，一意炉火。相传并曾亲得老子与吕祖口诀，一以清虚为本，静定为用，力主于日用常行中平实做人，尽伦尽性，克己苦行为修。道成，出而讲学于成都，并迎亲侍养，声举卓著，远近多称"川西夫子"而不称其名：各方不远千里自行束脩而来者，踵趾相续。师礼隆重，门规森严，逐步而进，因才而教，各乘口诀，未至其境界，绝不躐等以授，倾囊以传也。讲学规模，以儒家为本；功夫修炼，以道家为本，不奉佛氏，亦不抵排，间举扬之以助传心，期融会三家而贯通之。尝曰："道一而已矣！会者万殊即一，不会者一亦万殊。"又曰："乾坤坎离，体用不二。""圣功神化，道法不二。"居恒以静坐为常课，谓"变化气质，变化精神，与超凡入圣之功，舍静坐未由也。"入其门者，莫不有得；出其门者，莫不有成！故"刘门"之门庭，盛极一时；四川道家宗派中，远在"唐门""罗门"（岷山派）之上，而几可与"青城派"抗衡矣。唯后三者，专事玄宗功夫修炼，不以讲学为务。

老子有言曰："知我者希，则我贵。"青城派修道人，十九均能以"无名自守""不求人知"为第一教条。此或亦为"刘门道"特盛之有以也。

止唐先生事亲纯孝，持身谨严，尤能专志性命之修，以传道济世为怀；故于讲学之余，多致力于著述，冀能有以"藏之名山，而传之人"也。其著作之已出版而可考者，计凡二十八种，都一百七十八卷。此外，青城藏经楼书目中，不在其内者尚约有四五种，各书均为城都致福楼重刊本版本。前行政院院长黄冈王龄希先生携出部分，黄冈方大心先生及浙江南怀瑾先生均各有部分，均为无价孤本。至于四川来台人士中是否亦有保存者，则无可考。兹特就现存书目中之可考者列举之，以供学术界中有心人考查与搜集之资料。其书目如下：

《易经恒解》《诗经恒解》《书经恒解》《礼记恒解》《春秋恒解》《论语恒解》《孟子恒解》《大学恒解》《中庸恒解》《大学质言》《拾余四种》《正讹》《法言会纂》《槐轩约言》《赤风髓丹旨》《性命微言》《槐轩杂着》《杂着外篇》《保身立命要言》《子问又问》《埙篪集》《下学梯航》《法言外集》《参同秘解》《悟真玄要》

以上计二十五种，余待查核。又《埙篪集》为先生与其兄合着之诗。其兄曾任工部郎中，及广西郁林州知州，后辞官家居。

以上各书，无不匠心独运，透肤存髓，独辟蹊径，不落前人窠臼，而能自成一家者。各恒解及正讹一书，多能见前人之所不及见，正前人之所不及正。会者读之，无不击节叹赏，拍案称快，绝非徒自立异以为高者所可企及也。《槐轩约言》一书，多论功夫语，精简至极。为自其门人所辑之《槐轩要语》中，删其繁琐，撷其金玉而成。自谓与拾余四种，同留以训儿，辈，故类等"法言"。其自记有云：

"嘉庆甲子，门人辑《愚论说》为槐轩要语，今四十九年矣。间一翻阅，大都四子五经恒解中所有，特其词较简约耳。因渠等久藏书箧，不忍捐弃，仍之而节其繁芜，颜曰约言，与拾余四种，留以训儿辈焉。"

写此记时，先生年已八十有五矣，故可视为晚年定论。余选刊斯书入于《道藏精华》第十一集之《三家修道秘旨》中，并列之于卷首，良有以也，余于全书序中有云：

"夫《槐轩约言》者，非仅约四川刘门之精要也；谓之为槐轩三家之言可，谓之为约三家之言为槐轩之言亦可。总持三家之无上上乘秘要，圆成万相而实无一相，会通万法而实无一法。彻其乾坤坎离龙虎铅汞之寓言，化其鼎炉药物周天火候之法象；透三关旨为证道，炼九转要在修真。一妄一切妄，一真一切真；顿超圣境，并脱圣缚；羽化 登真，并脱道缚；则宇宙、天地、万物、性命、悉在其中矣。"

《易》云："穷理尽性至命。"三者本为一贯，是则儒家本有命功，言性命功夫之道，散见四书五经中者，在所多有。惜自汉儒以后，儒家中人类皆以仕为志，于是读书人群以做官为不二法门，对于孔门 内修之圣功，自孟子而后，即已失传矣。故韩愈有"轲之死，不得其传 焉"之叹！不得其传者，非其文与言不得其传也，而在其历圣相传之 圣脉心法，及其圣脉心法之圣功与道统，不得其传也！故欲有事于性 命之修者，唯有求之于道家矣。止唐先生之说理说义，纯取儒家，说 道、说功夫口诀，则纯取道家；盖以性命与天道之要妙，在此而不在 彼也。

先生卒年八十有八，无疾而终，死后仍享誉甚隆。四九年以前，其子孙尚能传其道术与诀法。外人中之能为传人者，在基隆尚有方 大心先生，学问渊博，识解悖彻，为谨愿隐遁之士。道家中人，类皆能 薄名利，轻富贵，飘逸绝尘，逍遥自在，而游于方之外。止唐先生晚 年，仙风道骨，神采奕奕，望之肃然，向往之心，莫不油然而生。昔李 白有《怀仙歌》云："一鹤东飞过沧海，放心散漫知何在？仙人浩歌望我来，应攀玉树长相待。尧舜之事不足惊，自余嚣嚣直可轻。巨鳌莫戴三山去，我欲蓬莱顶上行。"修道人，总以道为贵，故孔子有"道不 可须臾离，可离非道也"及"朝闻道，夕死可也"之训。先生少慕道，有逸气，陶渊明不为五斗米折腰，唯曾小做官，至先生则未曾一日为官 也。并尝曰："人生切不可做官，做官最易坏人品，尤碍圣修。"旨哉其言也！

摘自萧天石《道海玄微·一百零八》

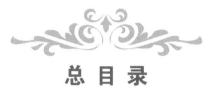

总 目 录

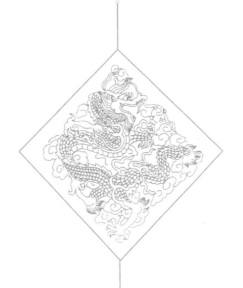

保身立命要言

清·双江刘沅止唐　著

黄小龙　点校

保身立命要言目录

序

天地以生生为心，爱人如同父母，故生此一人，无不欲其康强寿考者。乃世人不知自爱，立心行事及一切嗜欲，任意乱为，以致贫穷短折困苦，反说命运不济，不知其辜负天地父母之恩也。凡人十六七岁，至二十六七，一生寿夭穷通就在此时定了，世人往往不知，实为可叹、可伤。男子十六，女子十四，情欲一开，便胡思乱想，犯了邪淫，见美色即慕之，闻邪言即喜之，又有邪书邪友引诱之，不是身犯邪淫，便是手犯邪淫，痴心妄想，辗转不离，其损身丧德之事，不可枚举。精神血气，已是亏损多了，一旦受室，谓男女居室，人之大伦，便任心妄为，于是纵欲无度，损伤身体，不思夫妻相爱，必须节欲为善，方可白头到老，奈何图一时之欢乐，致夫妻之分离，男短命，女寡居，即幸而不死，神衰体弱，百事不可为，又何以言福泽。若未娶，已犯邪淫，既娶，又无节制，则断无不穷困短折者，此父母第一当防范禁戒，委屈善教者也。至于言行心术，教之宽厚仁慈，谦让恭敬，力行《感应篇》《功过格》《蕉窗十则》《文武夫子戒文》，务必日日小心，日日改过迁善，静存动察，内外交修，乃爱子弟之正道。为父兄者，先正身心，善为引导，又选明师益友，朝夕相处，规劝熏陶，久久习惯，自然到了二十七八，便可少不肖矣。人生在世，一生不饥不寒，子孙克肖，便是第一件福泽。能保养神气，多存善心，多行善事，既可少病延年，又可不受困苦，都是从十六七岁至二十六七即定，奈何不自爱惜，勉而行之，爱子弟者，又安可不竭力教戒之！圣人之道所以寿世仁民，必须从此入手。圣经贤传，恐一时难以通晓，故须从《感应篇》《功过格》等书研究，辨别是非善恶，善则行，恶则改，便是明善诚身了，勿以为迂妄而置之。

一、本源也

木有本，水有源，祖宗父母，人之本源也。其先有阴德，其后斯有达人。阴德者，存之于心，不求人知，不望福报。孟僖子述孔子先世人曰："圣人之后，必有达人。"固未有世无积累，而忽生圣贤者也。人以瞽瞍与鲧为疑，不知瞽瞍特惑于后妻耳。《左传》云："自幕至于瞽瞍无违命。"舜重以明德，人因其有贤子而不知，名之曰瞽。其实瞍为有虞君长，未闻他有无道之事。鲧治水亦勤劳，但刚愎自用耳。尧言其命圮族，命即君命，盖尧命亦不能遵，族则同姓及宗亲。禹为鲧子，可以平地成天而不用，其圮族可知。后人以鲧入四凶，妄传黄能等事，不足信也。禹平成之后，以鲧配天，《祭法》云：

"禹能修鲧之功。"使鲧果凶人，为天下指目，而禹私崇其父，以之配天，毋乃渎天，又何以为圣人至公至正之典礼乎？俗云："十年树木，百年树人。"先人培植，至少亦须百年，以凡人百年之内，主家政者，大约不过三四十年，夫子言周之人才，比美唐虞，而推原文王服事，以为周之至德。正谓其有如是之德，方能毓如是之才。不曰文德，而曰周德，即文以概其先世耳。误解而反谓夫子不足于周武王，其诬不小，吾《论语恒解》已详辩之，不赘。若祖宗父母，毫无培植，而欲有贤子孙，不綦难欤！或曰："醴泉无源，芝草无根。"亦不通天人者之言。夫二者，岂无源哉？山川之灵更非偶也。

二、胎教也

祖宗父母皆本源，而父母尤要。若周家后稷，粒食生民，功配彼天，其源深矣。然若非世有贤人，修德传家，安能圣德相承，久而光大？且人之生也，受气于天，成形于地，天地即父母，父母一天地，形气具而有身，所以宰神气者理耳。理者何？在天曰太极，一元之气，浑然粹然，无一毫偏倚驳杂，是气即是理。理气之灵，其名曰神。心即神明也，但有先天后天之分。先天未生以前，得于天者无不全，故人性皆善。既生以后，七情扰而知识纷，乃失其本来，故曰性相近。人之异于禽兽者，全恃此天理，以其独得于天，故曰德。先后能反身而诚，亦曰德。此理含于心，而通乎天地，着为万事万物，语其要，止天理良心四字尽之。性也、仁也、诚也、德也、道也、仁义也，皆此四字，愚夫妻可知可能，圣神亦不外此，但不实心检点，实力奉行，则失其所以为人，又安能修身齐家。故为父母者，念念事事，能不昧良心，不悖天理，则必日日知非，日日改过，而德日以积，源远者流长，庆流子孙，固自然之理，此胎教之原，父母同一当行也。尤有至要者，则保养作善，二事详后。

何为保养？人之生者精气神，元精、元气、元神得于天之理也；凡精、凡气、凡神，具于身之干也。男女夫妇，阴阳之大义，而最易重情灭理。凡男女十五六七，父母善教防闲，第一勿犯淫欲。非夫妇者，皆为邪淫，夫妇无节亦为纵欲。戒淫寡欲，在家则夫妇分房，在外则非礼勿视。凡妇女视如吾母、吾姐妹、吾子女，而一念之起，即为禽兽，则悚然省悟矣。更有存养之功，久久习为固然，自然见如不见，闻如不闻。此一关看不破，守不定，则终身福泽，皆为空花，短命绝嗣，尤其易者。至于夫妇之谊，原是上承祖宗，下延子孙，男正位乎外，女正位乎内，乃人生所以上承天地，光前裕后根本，岂可纵欲戕生哉！夫妇相勉以正，相戒以有节，白头相保岂不可喜，而何图一夕之欢，短命乏嗣，上负父母，下贻后世之忧。至于作善，不可殚述，但能念念天理，事事天理，存心则不欺不苟，不怠不肆，言行则不忍不仁，不敢不义，如此自修，善教其妻，心术品行，可与我齐，而有身之后，更端庄正直，敬慎仁慈，则父母太和之气，积累熏蒸，起于床第之间，通乎六合之表，胎教立而生子败类者寡矣。前人但以母仪为重，而略于父之胎教，故特详之。

三、谕教也

世人好言命，一切俱谓命已生成，不能解脱，此大惑也。气数不齐，生质各异，命何尝无之，然命定于有生之初，已然者不可知，全赖今生崇德修慝，变化气质，挽回造化，而父母则人子性命之本也。精气神者，人所以生，能善养，则神气强固，多为善，则天性来复，圣人尽其性而尽人物之性，参赞化育，皆由乎此，区区却病延年，其小效耳。父母以此自修，即以此教学，虽愚必明、虽柔必强，明者明理，强者寿康。先儒不知学圣可以延年，颜子未全仁圣，而以其短命之故，谓学道止是修己，至于贫贱困苦，生而已然，无可如何，故人遂以圣人之道，竟不能挽气数，而夫子余庆余殃，禄位名寿必得等言，皆为妄矣。愚幼羸善病，濒死者数，三十始知修身，毫无善状，不过不敢毁身，不敢为恶，而今幸至耄年，况圣人全体大用，与天合德者乎！故确然信圣学可补造化，学道非徒虚名，凡一切困厄，皆可消除，不得以忠孝节义为短折，亦不得以不知行藏为不幸，力而行之，久亦无倦，平安寿吉，必有可期。

然非父母师长，自幼即详示之，曷从致力哉！父母谕教有方，更得贤师导之，则入芝兰之室，久而不闻其香，与之化矣！第谕教之法，非可言尽，善养之而已。孟子曰："中也养不中，才也养不才。以善服人，不如以善养人。"父母师友皆贤，自幼善诱，长而习染，安有入于邪僻之忧。世人错解严父、严师，谓教子弟以严，其误天下不少。严非宽严之严也，父母师长，正身作则，曰严正、端严、威严，在子弟则严惮之。若不修其身，不善其教，所谓"身不行道，不行于妻子。使人不以道，不能行于妻子"也，徒严何益？孔子曰："苟正其身矣，于正人乎何有？不能正其身，如正人何？"为人父止于慈，父子之间不责善，责善则离，安有父必严者。为师则循循善诱，诲人不倦，岂徒严厉。"师严，然后道尊"，谓师以道自修，端严严正，子弟爱而敬之，故道尊耳。然必先有贤父母，盖父母于子生之、养之、教之、终身依之，故谕教尤要。从古至今，未有父母不明，而能令其子亲贤取友者，上如颜曾，下如程朱，其父皆知道之士，可以例推矣。

四、友教也

友该师在内，师无当于五服，五服弗得不亲。自古以配君亲，何其尊荣若是？盖父母未必皆圣贤，必有圣贤之师，乃可学为圣人。参赞造化，即克家亦必赖师，故曰：父母生我，师以成我。至事君亦必有德，乃能致君，是事君事亲，亦必由师而成，故重之也。但圣贤之师不易得，而纷纷俗学曲学，皆俨然为师，孟子叹"人之患，在好为人师"，非谓师不可为，谓师之道不易耳，其可不择名师乎？至于朋友之道，孔孟言之已详，"泛爱众，而亲仁"，可以永守。如己德已成，则尊贤而容众，嘉善而矜不能，亦可要之。友以辅仁，不可不慎。世俗邪僻之事，惑人者尤多，非自爱自重，又有贤父师善诱，不比匪人者，寡矣！

以上数条，皆子孙善恶根源，而古圣贤未尝明言者。以光前裕后为象贤、为干蛊，全在自己返身修德，不可专恃先人栽培，尤不可稍归咎于前人，即祖宗父母有过，亦不但不出于口，且不可稍存于心，唯负罪引慝，刻刻迁善，思盖前人之罪愆，吾身固父母祖宗之身也，我为圣人，则父母祖宗，亦皆圣人。孔子曰："善则称亲，过则称己。予克纣，非予武，唯朕文考无罪。纣克予，非朕文考有罪，唯予小子无良。"子思曰："先君子无所失道，道隆则从而隆，道污则从而污，伋则安能？"此为子孙之法，今为尔等愚稚，不得已，切勿误认，妄存菲薄先人之想，反遭天谴也。戒之！戒之！

五、立志也

以下皆自己修身立德之事，人身难得，幸而天地父母生我为人，超乎万物之上，圣人亦人耳，而参赞天地，为法于天下，可传于后世。我今俨然为人，乃不尽人道，邪心妄想，非礼非义而行，致失了人理，不成为人，与禽兽类，何以立于世间？且人身不过百年，世人快心之事不过衣服、饮食、男女，然衣食不过饱暖，男女之乐，夫妇间且当以礼节情，然后可以白头相保。有室成家，免于饥寒已为全福，何必因此纵情悖理，丧却人道。况凡人生死二字，自己必不能知早晚，不循天理而纵情肆欲，小则穷困伤生，大则非灾凶祸，堕先人之泽，贻后世之殃。若不立志痛扫非礼，力行善事，何以为人。世人求名利，悖天理，苟求称心，不知昧了天理，所欲必无所成，即幸得之，亦如浮沤晴雪，岂能久长？立志者必先看破名利关头，一心以圣贤为师，节情寡欲，誓为天地间不可少之人，则圣贤不难，为亨吉更不待言矣。但世事甚多，人心易惑，非有贤父兄、家训、明师友陶成，安能习惯而成自然。若贤父师善教，而子弟不遵行，则更非人类，戒之、戒之。夫立志岂旦夕之功哉。孔子十五志学，三十始立。少年心性易放难收，虽圣人亦犹乎人，而十五年中克制防闲，念念期于中正，不知费多少心力，岂旦夕致乎？先儒谓圣人生知，则夫子三十而立乃为谎语，其误人多矣。夫子教人据德依仁，以志道为先，又曰苟志于仁，无恶，皆谆谆欲人立志。故学圣第一关在此。

六、明善也

善止是天理，天理无不善，故人性皆善，但其善也在有生之初，既生以后，则知觉开，七情扰，有善不善矣。学圣人以全善性，必由一念之动，以至于念念，求其至善，而言行之不善即除去，久久动静语默，无一不善，斯无一念不合天理，圣人亦不过如此。但人心浮动，不善之事触于七情而即扰，故须详悉辨明，乃可致力。夫子言学问思辨以择善，笃行以固执，其义已包括无余，但须行之以正与诚而已。正即天理，凡言行动静，得其正，即诚心而行，如孝便真孝，忠便真忠。以暨一念一端，无不实践天理，则虽未必毫无得失，而大德不逾闲，可以当之矣。子曰：不明乎善，不诚乎身，即《大学》所云，欲诚其意先致其知。明善者，人伦日用，身心切近之事，辨明是非，以便力行不误，非物物而尽知之。

先儒添出格物一层，教人即凡天下之物莫不穷究。天下之物安能一一穷究，穷究而或无益于身心伦常，穷究又何用?!民生日用及百工技艺，圣人必不能尽知之能之，亦何必知能之。夫子言明善不外学问思辨，诚身必笃行矣，而又恐人泛滥无功，故申之曰有弗学有弗问与思辨，即笃行亦曰有弗行，未尝教人物物而格之也。汝以予为多学而识之者与？非也，予一以贯之。君子多乎哉？不多也。即博学于文，亦所以为约礼之地，故曰：弗畔矣。夫错解明善二字，使人疲耳目，役心志，终身不能尽天下之物，而大本大源、人伦心术，邪正诚伪，反不能明辨笃行，华而不实，有文无行，修齐治平遂不知。其所以为天下害，其有极乎？明善不必逐求深奥，譬如一言也必审其合理否，合理了又审其可言不可言否。如理所当言，而其人其事、其时其势、不当言则决不可言。如此类推，即一念之起必辨其是非。父母倡导之，贤师友曲成之，交游切磋之，善恶二字至易分明，而其要总不外诚正二字，毋苟且、毋欺诈、毋怠肆，自童蒙至成人，习为固然，反身更有存心养性之法，则内外交修，本末交养，何患善之不明，身之不诚哉。

七、坚恒也

孔子言有恒可以作圣，无恒不可以作巫医。《易》曰：立心无恒，凶。恒之一字至重，而有恒若甚难，皆无志者也，豪杰之士岂有此哉？凡事无恒断断不成，况欲全为人之理。若怠心肆心一起，恂其私欲，不顾天理而行，即入于邪僻。有恒者，择业正，立志全耳，宫室衣服饮食男女，人所以生，圣人亦不离此，而不为所累，只是一恒字。欲为完人，虽可欣可羡之事，必断以义理，不肯任意而行。夫子志学之后十五年而始立，可见立字原不容易，但当以理节情，切戒肆怠二字，久久自然习惯成自然矣。故恒字不外坚字，惟是少年心性易于放荡，最要加倍克治私欲，体行义理。程子好猎，周处横行，一旦悔悟，改弦易辙，遂为名人。故少年无恒者多，果能迁善，至死不倦，即希贤希圣不难。俗云：放下屠刀，立地成佛。圣人不以无过为难，而以改过为贵，坚恒者坚其为善之心，不徇世俗之好，日日知非，日日迁善而已。

八、畏天命也

天者理气而已，理宰乎气，气以载理，理气之灵其名曰神。以其主宰理气亦谓之帝，天之命也，即太极也。太极无名无象，无臭无声，又何有气之可见，理之可窥，况求穆穆之命乎?! 然太极虽浑然无为，而有动静之机，一阖一辟，往来无穷，变通出焉，阴阳五行效其用，亿万名物著其功，其弥纶布濩者无涯，皆其主宰理气者有定。人为天地之心，天地之性人为贵，人无心不能生，天地无心又何以立？天地之性既在于人，则天地之命亦属诸人，明矣。有志之士爱重此身，则必爱敬天地父母，不负天地父母之恩，始成为人。孟子所以云仰不愧俯不作为二乐。孔子言全而受者全而归，可谓大孝。欲全人道，安得不畏天命乎。尧舜业业，汤武皇皇，小心翼翼，昭事上帝，凡圣人皆然。孔子一介布衣耳，而曰：知我其天。畏于匡，厄于恒魋，曰天生德于予，未丧斯文，以天命自信。不明其义，圣人不几僭妄哉。盖天之理，备于人，理在而神气统焉。人所以生者神气，神气不外天理，天理性也，而具于心，故存心养性便是事天。心性本于天，得天之全，始有此人身，然非父母又何以有此身？故乾父坤母与父母为四大。畏天地者如畏父母，乃理之常，非异事也。圣人事天如事亲，事亲如事天，故曰：惟圣人为能享帝，惟孝子能享亲。

以贵贱之分而言，则天子始可祀天，以生人之理而言，则虽庶民亦当敬天，敬天非敢僭其礼也，念念思天日照临，神明相之，大学中庸言慎独，曰目手指视，相在屋漏，皆畏天命之意。父母生存不能知人子之心曲也，而父天母地则悉知之，安得不仰观俯察，戒慎恐惧乎。天苍苍地块然耳，何以鉴观有赫，盖天地无心，而阴阳之灵，名曰鬼神，天理阴阳之主也，故鬼神阴阳之灵，即天地之灵。阴阳二气流行布濩于六合间，大莫载小莫破。凡理气所充周，皆鬼神所相在，故夫子曰：体物而不可遗也，神之格思，不可度思，矧可射思。夫子引诗此言以明体道之功，而结之曰：诚之不可掩如此。夫舍敬鬼神，何以为畏天命哉。自先儒恐人不务民义，而谄渎鬼神，不修人事，而高言天命，乃云天道高远，神明恍惚，致使人以为天为无知，鬼神不司祸福，凡言行心术任意而行，无所不为，丧其几希之理，于是天人一气之理晦矣。夫人生饱暖安全孰不顾之，然非智力可以强求。天无二理，惟善之一字，赏善罚恶，万古不移，凡人有一分天理，即有一分福泽。自古圣贤几人饿殍，其忠孝节义，或不幸捐生，然扶天纲，立人极，为天地灵神，全受全归，天之佑之者更无穷，非作善者无益也。孔子言余庆余殃，积善成名，不善灭身，及栽培倾覆等义，不胜枚举。而大易一书四圣人谆谆以吉凶悔吝教人，岂导人谄媚神天，徒思福利哉。善即天理，恶违天理。为善去恶始合天理。合天之理即遵天之命，圣人与天地合德，亦只是念念天理、事事天理而已，合了天理便是与天地合德，日月天地之精，鬼神阴阳之灵，故与日月合其明，鬼神合其吉凶，即在其中。此理至神至奇，却至平至常，起于一念暨于念念，一事暨于事事，能畏天命而纠衾影，乃能去其邪心妄想，非谓不修心敦品，但谄渎鬼神也。一念之起，帝天临之，则不息不肆，慎独之根源乃清。先儒教人慎独而又讳言天地神明，致贤者放纵自恣，愚者入于奇衰。不知天地人神一气相通，为其本一理相贯，分而为二，尽人合天之学，所以鲜能，最当明辨是非，不可稍有所偏。斯人道修而天命合，不亵视天地神明，亦不惑于邪诞，慎之，戒之，可也。

九、慎执业也

俗云衣食足而后礼义兴，从古圣王无不先养后教，三代以下贫富不齐，失业者多不能免于饥寒，安能学习礼义。故许白云谓儒者以谋生为急，而论者多以为非。然白云之言不错，但辞不达耳，谋生岂昧天良，工持筹非道非义亦敢与之哉？凡人必有执业以赡身家。夫子曰：吾何执？执御乎，执射乎？盖恐人务博而无专业，故即熏人无成名之言教门弟子也。士农工商皆正业，外此技艺百家，苟无害义理，可以谋生，皆可为之，但不可只图名利，不择艺而为之。若坏了心田，乖了正义，损人利己，不特所谋不遂，且必反遭大凶，即侥幸得之，免祸一时，必贻祸子孙。孟子曰：矢人惟恐不伤人，函人唯恐伤人。术不可不慎，谋生而至府祸贻殃，亦何取哉？人生在世，只要饱暖安全便是大福，即富贵极品亦不过宫室、衣食、男女数事，快乐一时，祸败终身，甚而倾家丧命者不可胜计。试将非礼善谋之人后世细观，又何必羡之慕之，悖天理而效之，但使一技一艺，粗足衣食，仰可以事父母，即为至乐之事，至俯蓄妻子已为次矣。况为己身嗜欲快心，蝇营狗苟，图一时之快乐，丧良心而不顾，一旦死亡，如腐草萤火，水上浮沤，亦何益乎？要知天地神明福人惟此天理，心术端庄，人品修洁，勤于执业，俭于用费，忠厚仁义，念念不忘，断无饥寒困苦而死者也。

以上数条大义已举，其要不过"天理良心"四字，便该括许多善事在内，其用功不过知之明，行之勇，死而后已，所有一切言行动静，修己成人，经天纬地等义，四子六经无不详尽。而《古本大学质言》《俗言》及《下学梯航》尤为易晓，尔等能细细体贴，终身不离，则愚虽德薄，不堪为尔等仪型，亦可以告无罪于先人矣，勉之，望之。

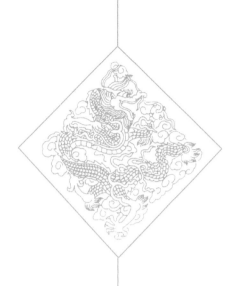

医理大概约说

清·双江刘沅止唐 著

刘子维 整理

黄小龙 点校

序

　　天生人物，一团生理，本无大患侵犯斯人，而自古圣人留传医法，乃是上体天生生之德以救斯人，其法良意美，何待后人之多为计耶？特人之有身戕贼不免，则多疾病。天地气化常而不变，因人心不善，而变为疾亦多，其途即古圣所不能防也。夫医本以意，而必以理为本。医书多甚，按其实犹多不合圣人，吾何所知敢言治病法耶？特承先人荫，得有暇读书，反复寻味，因己身多疾，乃求得将医理略明，而获效既多，又以先人所留余论证之今书，觉与古所传似为相近，亦非遂谓能窥堂奥也，好我者谓此事本不可离，如父师有疾，古人有先尝药之语，孝子岂能不求工此术，盍即先贤留遗以益后学，此公诸世亦理之所常有，从此使医有不误，岂非先人所快然乎？愚无以应。思诸论议，非自己出表先人一端之美，以尽小子之心，所不敢辞谨出家藏本付之手，民世之大雅，其不以为无谓乎？如教我不逮，感甚幸甚。

光绪三十二年岁在丙午从四月

男棋文谨识

医理大概约说目录

望闻问切捷法

望而知之谓神。如面黄，是伤食；面青，是有邪，心术不端，色欲过度；面白，是不知保身，亦是色欲过度，太虚弱了；面黑则色欲过度，肾家太亏，病甚重也；面赤，火甚，如头昏、眼花、眼胀，时时发热，此实火也；如面赤，而又白又青，便是弱症。此当滋阴降火，因人体以治，亦不可只作实火治。

闻而知之谓圣。声音洪亮，疾病无妨；声哑必死；或寒闭了，亦哑，无妨；声嘶，有痰；声短，元气不足。

问，凡病，问其起居饮食，便知病在何处。此非名医不能问。常医虽问无益，然亦要学习。

切，只要浮沉迟数四大脉认得真，知道所以然，便好。凡诊法，须以关脉为主，寸多不确，尺亦然。关者，人身将有病，此先不同。诊之者，己之关脉先通，熟察其外所现，以脉合之。莫妙于先能通，次要实。如浮沉便是中部。究在何处，以此关考之方是。脉者是神。此言有理，但犹不尽是。心神要妙，姑以脉之得一二分而已。而人之心不同，戕贼保养，神明所系。人不于此去求，只求诊脉用药，便非。须将此理细究，此可包括摄养之法。病者细心考究，医者求其少误，庶少大病，少夭折也。

心浮洪长，肺浮涩短，肝沉弦长，肾沉滑软，从容而和，脾中和缓。此无病之脉。知无病脉，则知有病脉。每经有偏有衰，即其病危。此亦以四时验之。

心主血脉在内，久审方知，以心有包络也。肺肝肾，唯肾养五脏。脾为中土，又为先天主。五脏非此无以养，脾无以生。故二部土，皆以和缓为贵。

临脉，先平己气，只将中部，即是关脉，细细审。再诊寸诊尺，又还原位多诊。上下皆关所分，只一神，不必拘拘多索。脏腑统于中气，世谓之宗，却不知其为中。中者受天之本，性命在兹，何况区区气化，不由此分。此业医者所以必知道。道即不得于身亦可少误事。凡脉浮沉迟数，分出无数，尚未将真处细指。真在神住，以我神定在此。以病者设身思，有不现是闭，不确是乱，不和是伤。三部中，忽而一样，忽而兼，忽而大变。其人气血大败，亦与世所谓鬼脉同，但加根柢坏耳。此等如何治？中有不现多，未大变大败者，可消补用药。否则不必服药，只劝作善。只以饮食调其胃，多为服米汁与粥，速作善事，使药有灵。即看先服何药，用药施之一二剂，再照脉凭问看者去治。大约效少要告以药误。如寒已宜升提，则不可温。看其脉，中部浮沉多少去定。又有身中现出，有欲现不现者，则再加提药。下面则温药。中属脾胃，后天所本，一一均要趋在此。中有隔阂，用一二味通之。中既有可为力，不患上下之戾。其寒冷重者，非必不可治，但在下焦如何行。寒之由在风，风之由在火。虽虚弱人，断未有无火者，不过微耳。因火生风，仍是外感，久之成内风。小儿之病此，亦是先天太虚，亦是服药不慎。有大罪者，即因此坏命，皆不知培本，散火敛火之故。大人则自戕。人到成童，多少戕贼。先天虽薄，而已气血成全体。夭者为天所罚。不论强弱，而所患常不离，乃是自造现在孽。大学之道不明，医法少真也。

　　昔在医书中，看有数条，今录出。先将病者详问。看色之法如何，如五脏各有本色，前人言亦是。不如就气问之，审之。然望色亦有难凭，气血不可以假。至于神，亦可就此求，但须细默己身，恐无以得真也。声可不必论。前贤能治病，多于能相人。今以前三者求之，无患病之遁，声自在内。再有脉症不合，此是重病，而又要下细，恐脉未看真。若有功夫能久静，脉方有凭。今但缓缓求，就浅者多仔细，为人代求神即妙。脏与气化为一，有本末。腑则亦脏所化，不必深求。如十二经络，均以脏分部。其妙在一贯，发之合之，非可易知。二者，人身如己则可治。若太坏，虽仙药亦不灵。此要劝以保养神气，调气亦一法。教人以此保养亦可。

　　门人问，人身具太极，而肾中间之穴为命门。一动一静，真阴真阳生焉。然诊脉以左尺为肾，属水为阴；右尺为命门，属火为阳。窃思人身左为阳，右为阴。且其后妊娠脉歌，左疾为男，右疾为女。盖谓阳受气于左，阴受气于右也。似当以左尺候肾之真阳，右尺候肾之真阴矣。未知是否？

　　七节之前有小心，谓内肾命门也。壬水为阳，癸水为阴。阴阳阖辟，而呼吸以生，气乃行血，精神出焉。诊脉分两尺，正以水有阴阳。相火阴中之阳，肾水阳中之阴。一体一用，互成造化。阴阳二字，变化无端。左右分阴阳，一隅之见耳，其实不尽然。如两目两耳，何分阴阳？左属气，右属血。人身肢体，又不可以阳左阴右分。此造化妙理，即以养气有得知之。

　　问脉诀以心与小肠为表里，故得候左寸。以肺与大肠为表里，故得候右寸。滑伯仁云，脏腑虽有表里，而部位自有分别。不可以大小肠至下之部，诊在至高之位者。候小肠于左尺，候大肠于右尺。喻嘉言谓小肠当候右尺，大肠当候左尺。未知孰是。

以寻常脉诀为伪者多，朱子亦云然，于是人皆宗之矣。然人身与天地同，一气如环。即五脏，亦非判然不相入，何为有至高至下之分乎？心热移于小肠，便淋闭癃；肺热移于大肠，大便燥结。此症之显然可证者。若膻中胸中，乃虚位，可以候乎？此理之似是而非者。

问一呼一吸为一息，脉来四五至为和平。少而二三至，多而六七至，皆为病脉。且云呼出心与肺，吸出①肝与肾。气在呼吸之内，故五至而得胃气，为平脉。窃思诊人之脉，一以审己呼吸，而得至数。一以审脉之有力无力，而查其病属何经。一心而分用之，恐诊脉为时甚暂，无由知其表里阴阳虚实也。

脉名甚多，其实不外浮沉迟数四大脉。多为之名，反眩惑人，前人之谬也。人身呼吸，一日夜，一万三千五百息。失其平，违其度，而病生焉。凡诊脉，知呼吸之本者几人？能调自身之呼吸者有几？有四诀，非可第以脉定病，即以脉，亦未尝不可。而得至妙者亦希，难矣哉！

问脉诀，浮沉迟数，四大纲脉。又云，肥人脉沉，瘦人脉浮。然伤寒始自太阳经，脉必浮紧。设以肥人染病，诊其脉沉，安知其非伤寒伤风乎？以瘦人而病，诊其脉浮，安知其即伤寒伤风乎？请解。

十二经络，还相为宫。唯伤寒传经，必审之，乃免阴阳二症错认。肥瘦血肉耳。传经是伤寒大端，然亦不可太拘。譬如受在膀胱，此是阳分。而阴太亏者，则入阴分矣。又阴不藏，乃归阳不藏。要在敛阴，不得专在表阳。总之，阴阳不可太分。仲景岂能详言，须会到其理方是。

寒久为热，亦不尽然。试看疟疾，有阴多久而不愈者，仍是寒留在中。若热则属阳，易为散出矣。凡阴盛闭阳均如此。

人迎气口，强为分别。要不过三关之理，不必拘执，至内伤外寒亦不在此分辨。如内伤外感，皆头痛。时痛时止者，内伤也。长痛则外感。热从内泛者，内伤也，否则外感。寒见火加衣而减者，内伤也，否则外感。要以形色起居脉理证之。即脉名，亦甚多，不外浮沉迟数四者。初学入手，记名人之方，及药性，又分阴阳，审虚实，为要。

人身内养不足，元气虚而疠气乘之。发于四时者不同，寒热偏胜之端不同也。春时有痟首疾，夏时有痒疥疾，秋时有疟寒疾，冬时有嗽上气疾。问而知其气，望而知其色，闻而知其声。诊视非一处，病情非一端。望闻问切，

---

① 世：应为人。

交尽其术，而察其生死，分而治之。盖古之医者，皆明于阴阳造化之理，达于人情物理之全，而后神明其术。今但以四脉言之，水火之所以济，与溺窍精窍食喉气喉，前贤俱不敢明言。以其为人之妙，即天地之机也。何必拘拘以求，亦知其理通脏腑而已。

医　论

医道虽多，不外乎气血。气，血之主，而神，又气之主也。故补血必补气，气行则血行，无补血法也。至神，则心之灵，尤非可以药补。但审其病从何起，如用心太过而神耗，则宜静养，用宁神之药。色欲太过，而水不济火，则宜用滋水之药。然皆必自加静摄，非可专恃药饵。故愚尝谓心为身主，人必养心，以为生神之本。病不可治，皆心未养而神离身也。疾之不可以药治者甚多，唯风寒暑热，药可以疗。七情内伤，则必调平性情；冤孽魔祟，则必修德祈禳；阴阳二宅冲犯，则必改造培修。医书专言方药，实多不效。要在神而明之，变而通之，不可拘一以求也。且精气神三者，有先天后天之别。先天之强弱不同，后天之戕养各别。三者还相为宫，不可以强弱分。一强则俱强，一弱则俱弱。古人所以重摄生，不其以此欤。

至于伤寒，古有成书。然冬三月，方为正伤寒。穷苦人，无衣，无火，少食，少酒，又多劳苦，故多染此疾。治之者，审其强弱，询其起居。当培者培之，当清者清之，不可一概而施。但未有不先去其寒而可遽培补者，或火与寒太重。即弱者，亦必先汗吐下矣。此唯兼四诊之法，以参明之，乃不致误。今人偏于不补，岂知补泻兼施，伤寒亦不可废乎。

五行以水火为主。火乃人身生化之源，无火，则不能运化。火有阴阳，为病者阴火也。欲靖阴火，必贵清源。然药太寒凉，则伤胃气。胃气伤，则饮食难，反伤大命。必谓火宜降泻，而不知培水制火，保胃以生津，其害不浅。且水与火之阴阳，与阳中有阴，阴中有阳。此造化之妙理，岂浅人所知。功夫一事，以养自身神气，其实与医理通。果驯至乎洞达阴阳，庶可了然，难以遽明也。

天以阴阳生万物，而人为最灵。灵于心，实灵于其理。理，气之主也。心依于理，理宰乎气。而保养作善，祛病延年之法密焉。人不知保养作善，但求功于药物，又不明天理，不信明人，故医道难行也。夫医本大道，而以意可会其理。特理不难会，而意则不易能真耳，非静养元气不可。故能医者，必不可舍却根本也。

医者理也，医者意也。阴阳五行之理，烂熟于心，而又以意消息之，其庶几乎。即如诊脉，自来所重。然四诊已足，而亦不能偏废。而望以审其形状、精神、色泽，方可考其脏腑之患。以形气相参，得其强弱虚实之真。此尤为先，但不可刻舟求剑耳。五运六气，古书虽传，其实，乃名人不得已，示下学以入手之法。天地气化，岂人所能测度。人身受病，亦岂尽属气运所为。当以活法参之，乃少有误会。况气化颇不易明，何得单执五运六气耶。一年之病，半由大寒大热而生。冬伤于寒，春夏发焉；夏伤于暑，秋冬发焉。其伤之甚者，则发之速。当细审其致病之由，并以天时人事参之，细心斟酌为佳。

心，火也，有虚有实。实火宜清，不宜太凉；虚火则滋阴补水，更不宜凉。

肝，木也。一身经络，或软或痛。面色，或白或青。皆是肝家主事，而其源不同。脾，土也。脾是簾铁，胃是肚子。脾是阴土，喜燥。胃是阳土，喜湿。不喜吃饭，是胃虚。或停食，软后郁闷饱胀，是脾虚。胃为要领，非是肺应接敷布，人亦不能熟知。天有咽喉，人亦然。真是喉乎，还有胃相关系，全身皆赖。而二处只一处。喉之闭，要求胃气。从下面脾之运极处来，而布去，全赖一点真土去运。己土即此，而戊即在下面极处。人以为己土在心，始有阴私，岂知阴不可无阳。阳中阴，又有阳为主，方可生，否则何能长年无病。此只离中妙，而实中间气化之要领。肺在上，亦如前人说心本顽质。其灵明，即是此理。肝主生发，不顺何以生。其源在木，仍是赖中以生。太过则伤中，亦由中先坏，不能御。而脾之生化，要肝气，又要肺气，即胃亦是要肝肺，而肺独可治，尚可及肝。肝伤脾太过，则肺将损，渐至肝亦不生，又将及肾。肾伤则不治。由于肾滋五脏，由上下损，急须大剂治肾。而四脏过伤，则治肾以及之，亦不应。此乃十分大症，而有养者亦患此，乃先后天气化罪孽，均为神明所制。专要大善，气化亦可渐转。就医论，肺之原在下，肺亦要肾。肾以为脏腑根本，仍赖一点阳。阳在运化主宰，虽阴不患其害。脏属阴，岂但有阴。腑属阳，又何无阴。今将主者分者详言之，分分合合，主如何得力，先后天可以略识。肾为先天，何敢言坎之真。离为后天，乃育有心之妙。只详上面，心肾专主则非。前人有以水火论医，但只一层，今故添论之。

肺，金也。凡咳病，皆肺主之。其源不同，是当辨别而治。

肾，水也。少年色欲过者，是肾大亏。有已成弱症，尚不能离色欲者。医士误以为肾气旺，不知乃命门相火妄动，肾水不足以制之。其本人不知保养，而医又不知添气滋阴，其死必矣。人身以气为主，血流行于周身，全凭气运行之，故治血者当治气。然神又气之主也，神劳则气散，气弱则血衰，而百病作矣。凡由劳伤过度而起，必须清心寡欲，戒房事，省忧劳，勿服凉药，以伤胃气，然后徐徐可以复元。凡咳病，有胃气则生，无胃气则死。治咳而不顾脾胃，必倾其生。此再发明弱症之义。心肾水火也，水火调，则百脉和。其要在于呼吸，一吸而火下就水，一呼而水上就火，始能相济。劳心太过，则火偏胜。好色过度，则水偏枯。心肾所以不调，百病所以业生也。肾者水火之精，火中有水，水中有火。心之神妙，固宰乎一身。而心之精华，非水济之，则不光明。故学道者，必使神藏土府，呼吸皆归于中黄。虚无之真神，乃为元神。元神静，则精气从之矣，医道所以通仙道也。阴阳不止血气之谓，静为阴，动为阳，阳中有阴，阴中有阳，互藏其宅，互为其根，故息心养气，乃使阴阳和平。相火者，少阳之火，本非火也。以其济君火以为用，故称曰相火。凡相火动者，非君火妄动，彼必不能动也，然则仍以君火为主耳。

心，火也，肾，水也，而名为少阴者，以皆夹后天之阴气也。肾气足，则心君宁，心离也，肾坎也。离中真阴，为后天之主。而心乃多妄，坎水为君火所煽，而相火妄行，皆阴识为之也。故三昧真火，乃先天至阳之气，实则水中有火，火中有水，不为强为剖分也。岂唯一脏，凡五脏六腑，旋相为宫，皆非判然各为一家也。

人身中皆火也，赖水以济之，而始不燥。燥者，火之甚，而见于形质也，火第言其邪而已。人身以元气为主，气足则邪火自息。故古人谓火气元气，不两立也。若外感暑热，及劳苦生火，则人之自耗其气。而身中之火，乃妄行矣。易经坎卦，冬月在水是阳在内也。冬日正伤寒，以其寒闭太甚，阳气不发舒。此病以舒畅阳气为主，故不及三阴。然积久不去，则三阴不能多存，而真阳日耗，后天无以养，则命倾矣。古人重摄生，本有成法，后来失传。然仙佛门中，多少可取，诚以保身至要，必留神气，而后少丧天理。而身心无病，不待言矣。失血之病，据医书，亦有可以药治愈者。岂知会逢其适，其人必有可延之理，非药力乎。吾曾讲求养气之法，确知此病无他，在酒色过度者，亦须从养气用功。初起，即须将心放平，领受高明之教。寻访养神气之人，极意探讨，神从何来，气从何来，如何失却，如何又添，精气神三宝，如何是真，如何是假。理明白在心，一意唯恐损神气，而一切有节，即妙矣。古人治色欲，明医亦以节字括之。此从易卦来，能保真神气，即是节。一切用心，当为者必不可废。人以五谷养生，岂可不资真气以运之。知养真者，不妨有假。若将后天戕贼，除却先天如何补？而况禀赋太薄，岂能资药饵谷食以为生耶。黄帝岐伯，不便明言养法，姑即气化言之。后来有存养法，实与此为一类。望明理者，细究保养，勿谓但用药方，可多治愈血症也。又阳气即元气，阴阳二气，统于元阳。元气暗滋于肾家，一病则无不病也。故医家斤斤辨三阴三阳，云某药入某脏，尚为太拘。

血流行于周身，恰足用而已。劳伤之，乃妄行。精不足以纳气，气不足以行血。于是任其妄行，而无可如何。此必息心静气，徐徐养其精魄，使神安意静，气亦归元，而血可仍归经络如其常道。魄属阴，阳神为魂，所以统阴魄者，阳魂要归阴魄，岂可偏乎。然失血者，大都损伤已久，而后成疾。若损伤太过，虽灵丹亦无益，以真元之气，非药饵所能裨也。更有先天造恶，将人身真阳丧失，死后转生，必然只有微末之阳。感受气化，皆是阴气，身禀大不如人，神亦无多。在能向善者，还有再添之阳，可以不致病深，不然，则日日所受后天水谷之气，亦将不能多为力也。

知柏，苦寒之味，非不可用，但人以气为主，气盛则群邪自退。培其气，即所以生其血，不必知柏，而火自渐熄。若专恃二味，败其火邪，火由正气不足而生，不培其本，如抱薪止火耳。古今人禀受，未尝不同。平日所以保身者，太不讲也。

龟板，良药，然安得有败龟板乎。龟纯阴之物，能服气，不饮食而生，又多寿。然龟板要败者难得，不如不用。阴统于阳，安有独阴可以生者。地黄乃好药，生者尤良，熟者必九制。然血初吐，但用生者，少加独活几分，不必熟者，乃是通阳以生阴。此外咳久，将成弱症，即当用熟者，以滋化源。肾与胃相通，今用下焦药，必治其胃。用建曲几分，可强其胃，非去食也。凡中下焦药，断无不通，勿单用一处药。况化源甚要，岂不可培。人知肾之用药，不知中焦药之可到下焦，所以燥肾，则无功而有害；凉肾，则偶用亦生病。以不知此相通之故。凡先天，均要补，亦须视何经补之。如肾是先天，肝亦然，胃亦然，肺则不同。有系之者，此在脾上去寻。单用克肝不是，平肝者亦要有补肝药，安有纯用平者。五脏相还转，能知真气，则用药必合。五者均受，岂有偏走一经者。药性太多，亦每不确。以药和脏腑，岂必在多。有当重用，以其一二经偏胜也。即如血症，先损后天，岂知先天亦损。人不明先天，只好讲后天。知真理者不然也，望闻问切，均难得真。唯用药平和，差免误人耳。

天以五运六气，在中下生克原不可泥。然天道有常，地气无常。地载人，因人心太不如常，遂随人变，非天之在上者有变也。治病者，是在后天上，讲求先天，但后天理亦不少。天气和地气而论，即地中之气。在上可见，非可不究，遂治得疾病。今可将寒暑细求，每年四时，不过寒暑二字尽之。其渐盛为寒暑，方始亦是此。能知得人身升降，或可知地气之升降，而天时可见矣。故不知保气，即不能确知升降，虽欲知天气地气，亦只肤末。名医必于此用心思索，以成有功。所谓人生一切，皆本于此，不可不究也。

凡病皆以脾胃为主，即一切皆依傍之，即外邪，亦断无不顾根本者。如遇有大小病，先看气色，问所患，然后诊脉。固是，然还须以所患，细参诸色与声，虽不能听，亦不可少。

凡有为物欲所侵，自侵其内，病其生神。自当日渐削尽，即有仙药，亦不能灵。故保神为第一。再讲气失均不均，其脉大概是浮动，两关两尺，不为十分沉。只有气息从外出，而又不能为己调匀。外面风寒暑湿常侵，凡有物来扰，念即萦萦缠固，以自攻其本身，其元神。如电去逃避，乃任其离乱，以夺真气矣。治此，唯有生姜一味，为甚平稳，而兼以洋参白术等类。脾与胃，肾与水，原要一一去细匀。即以一通气化为要着，而去疾者，乃有陈皮、香附、五味、三棱、木通、姜黄、生栀子、石膏等类。外感则是苏叶、薄荷、荆芥、防风等，治其已受之邪，不外扰治。辅之好剂，以为善后之先声。至于人身有二火，全要此生。而人不知，往往以克伐退火大伤元气，以致外边所蓄之火不能去。而本来真火，反易随药以坏其本。亦只有些微之血肉，以养其体。而久久渐及于无血，只有外面之火，以生者就死，至不可救其身。火之害，先治水。水之为害无真气，无真气以为之营，何以存，又何以能再用补治，以复其先始。此虚病所以不可救，前人已言之。至多端之疾，皆从此水火不匀，而始广生。故劝人必先保养。而临时，亦只须以去火为先事。风寒等类，以次而及之。又必须本源不亏，固之为要事，非可如外间之治，全不能固，任意去行。其大要，只在轻以去外感，重以去实火。即有虚火，亦当十分酌用药。以一二味做事，只须看症，明了即可行。

古之名医皆大儒，否则高僧高道，无俗人也。俗人一方一药亦能治病，要在博采兼收，而更得明师益友讲明之，乃可以工。

医家不明先后天太极之真体，亦不穷无形水火之妙用。此六味八味，用在人身虚弱者甚好，然亦须加生气之品，可细心酌用之。盖六味能壮水之主，八味能益火之源。二方，皆能令水火得其养，而肾气复其先天。故凡于左尺脉虚弱而细数者，即左肾之真阴不足也，速与六味；于右尺脉迟软，或沉细数而欲绝者，即命门之相火不足也，速与八味丸；至于两尺微弱，则以右尺为主，但十全汤平治为妙。又凡治肾经虚冷，足寒膝软数者，即八味中加五味；治瞳仁散者，六味中加五味。此皆资其先天之化源，实予后世以无穷之利也。凡治火上刑金之咳嗽，必先以六味壮水之主，使水升而火自降。随即以参苓芪术健脾救肺，补肾之母，使肺金与水相生，而咳嗽斯易愈矣。

用药以保养是要，脏腑须均平。如肝病克则伤，平亦可，而不如生水。水以不上越为生，滋水添其血，一派生血皆是。水忌土壅，又须养脾温胃，使己土不温不燥水在下。只敛肝气，非果在肝去润之。肝生化，从水气来。而本脏有血，血以凝气，自然可益。所不调者，非肝盛，只心火为害。心真阳渐衰，阴火渐炽，肝虽愈损，心火亦助之。水少在肝，火以伤气。肝无真气，如何不任阴火做事。而心本有水上行，此时亦渐少，何也？肝无真气下生，火中自少水。水涸而肝败，乃遂肺脾受大害。肺本金，而为火所克。脾本土，而无水则燥，土亦不生。虚弱症，以此害命。

姑举治法一二，用生水药，要固脾，而肝以克削占三分，土谷之气，必用三四味，如白术是矣，而尤要在怀药、桂圆、枸杞、金樱子、鹿胶、龟胶、生熟地等。此非尽肝脾药，脾为引到肾，肾要引到肺。常人以滋腻为忌，不知化机，脾与肾如何不通。然要如何方能通，上面下去要重，下面上来要轻，分两在神而明之。药多少味，要在分病之轻重用之，而总要妙于通气，使中间有主持。再要逍遥其神气，药不能做事，神以扶之。桂圆肉补脾，非补神，神无补法，而此药可畅脾神。又有汁，可以养燥土，非动火而伏火也，人多不知。人身以血气为本，单补则不是。虽血原从气，而岂可不从血上用药。生熟地、龟板胶，亦不可废，何可以徇俗论。通则不痛，汁药可以治。气已到而血留之，自然有点要生。俗人专以汁少者用，岂能有应。又天之生化，第一是水。水岂非汁，如何以无汁少汁者去生血乎。所以前人，亦有必用此药之方。而谷气必赖水生，人身水火并要，如伊等言，将不必多饮水乎？阳以治阴，无形之气，无形统有形，岂有气化多阳，而形为害者，皆不知道之贵也。

天人之理，本在一诚。一身气化，统在此字。此聚在身者，有天理以率其气，其脏腑须泄些。五行之理多，而后天区区身中，亦须识得先天。但天之五行，尚多明着。脏腑则不同，关节是大者。此五行，即每样有重轻、大小、迟速之不一端。学医者，只就后天先探讨，而后将此理看成浑浑沦沦。虽分现各病，仍可贯串。即用一番心去比合，直如作时文之发挥，然后将病状，一一证之，则可得其三四。而有道者，则另有看题之法。脏腑在身，统者是谁。身有心，人知是身中主人，不知有两个。知道者，又不止以心为主。而此脏腑，乃自然有一个主翁矣。

今试以治法论，譬如心是神明，其所以灵是神。而神耗散则伤，神多欲则败。神即与心为一，而一伤均伤矣。人知补心补神，而火乃属阴，又益其焰，火即生土。此唯以土制，生之者，即为其所制。此乃天地妙理，不克则不生，又是一理。而此火为土制，必赖有水。后天克生仍不离，且水火相济。大道在此，医理从道中分来，如何不似一二分之气化。土本凡质，水火土为三昧火，即仙家所重。知此理，从此设法，思过半矣。即周身气化，莫不由此。而心之神明，后天先天，乃可明白得一二分，盖即医之要务也。其用药，则厚其脾胃，酌虚实，知寒热，又参以天时，及其人性情。如此则少误。神无补法，果能养神有法，服补脾药，即可藏神。神本宜藏，人之后天年不永者，皆神少也。人以为气不足，哪知气易为补，神不易补故夭乎。一切药味，如桂圆肉、枣仁，均要配以阴药。如生地凉胃，而劳心太过亦不妨。上桂甚热，而先阳太损则必需。心肾相通，寒热且有并用时。而心本君主，如此治法，则得所养，病可自退。匪特心治，即肾亦无不治。姑举此一端，学者可触类也。至于脾胃为后天母，生发不穷，如何害人，人自为脾所困。其不知所以生发也，有其地，有其法，区区饮食，不过添渣滓多，而添精气尚少。有道者，其脾乃容纳凡物无多。其所禀之气，原已炼过，即脾之中气亦在内。而渣滓非不多，还是无关系。精者神气之聚耳，有大大不同他人，而气在即精在。神为之统，有何不实？脾既实矣，而有何病苦乎。此为后天养以先天，而万物母乃为真有可靠矣。医书说不到此，望习医者，留心察之。

其二为肝。肝者，乃先天居其半，后天非肝不生。但如何生之，只知在水，岂知在脾。人身五官百骸，只是气运。所以主之者，在土发出之，只以为生在水，不以为水亦在土，则不识道妙在人身也。凡生发，均在春，亦在夏秋，四时均有生气，不过各令无多耳。四季有土，中央有土，共为功用，亦分着其功。所以然者，即为生理不可绝耳。阴阳二气，只一生气，故肝木在土出来，是为阳。其属厥阴，乃谓其所养之时与地，非纯属阴也。即如脾本土，属太阴，然其养处有阳，阳含在阴。阴是体，阳是用，与肝略同。而身中造化，除却心，则此二轻甚重矣。肺是肝所发舒，肾是心所归藏，而又为脾之归蓄处。孔圣下袭水土，其理亦可略识也。此药治，则可以平为补，又补要兼脾。而郁蕴结塞，赖脾制，尤在水养。而心肾相资，只须平便是。而脾亦犹此居多，必当细究。即以治肺者治肝，亦可。总之，五者相需，偏亦要合法。姑为此调剂，可再详查其理。为自身及病者，细细究之可也。神无补法，从气用药是已。然如桂圆，名为补神，实则滋润脾胃二经。非有所偏，只以此不寒不燥润之，即可生点凡气。气既生，即心可留。心本气之灵，留此亦是气来聚之故。然虚者方如此，非若重病外邪甚。人视此药为豺虎，不知欲泄先补，亦是古法。断无大病，单治外邪者。此非固邪药，何畏之有。况人以神生，虽有病，而神足者不即死。气旺而神虚，病仍不治。此后天以脾胃为本，但以其生气，并可生神也。凡神可生，亦医之要，何可不究生神之理？又如附子，人皆以治肾火。不知身中火在心，肾火乃分去者。心不能生，肾如何生。心肾之间为命门，此处非只有火。前人以为真窍，是不知先天。后天方有阴阳，两肾即阴阳。心火不生，可于两肾去设法，然必不可专用附子也。又如柴胡，今亦少用。以其升性，更有温病一症，大半凉药多用致效，遂并寻常病亦忌用之。不知温者，因天时之寒入身。人身本以阳生，虽寒亦有暖气，不过不能出，久而阴火为害，岂真无阳乎？用柴胡无甚效，凉剂中有紫苏，可以代之。即任伊热多，亦必再通阳。无凉剂，但用通剂，久久轻者亦愈。如有重者，可用通剂兼凉剂，勿重用大苦大寒药也。世有高明，希教之。

　　医道分内外科，此大谬也。人之所以生者，血气调和，百病不生。凡疮疡，多由不知保身，亏了血气。一遇饮食不慎，受寒受热受火，天道不时，便发为疮疡。治此症者，必须劝其人，寡欲清心，保养身体。然后审其病之由来，或是酒色，或是饮食。知道其病根由，将血气培补。久久，乃用药治病，或散寒，或散火。风火便是疮毒，散风火，便是解疮毒。世人不知此理，一遇疮毒，只是用药解毒敷贴，误了多人。更有不肖之徒，见人疮毒，用药使之破烂。伊得逞其私见，万一治好，便是功劳；若治不好，说是病本难治。人为所惑，说是疮本难治，可惜可叹。凡有患疮，毋论大小疮毒，起初有痕迹，便服补气解毒药。如人参败毒散、荆防败毒散之类，将其寒火去了。外面，用生甘草、银花、黄连为末，调敷，便可解散。切不可用艾火烧，用针打，往往误事，伤人性命，戒之戒之！至于女流，血气行动之时，食生冷之物，或心性少平和，动辄生气者恼、气愤、忧愁悲哭，以致血气凝滞，结成包块，久必难治。其本原坏也，不可误用治疮法。所以凡保养人，必须自家贵重身体，十分信神，不作恶。二事均有，一遇此等病，即改悔心肠，再请明医去治。而凡事宽仁厚德，忍让耐烦和平，要想人命在天，天所佑者，修德善人。凡事守理，天自默佑，使其痊愈。医治时，一切保重谨慎，自不待言。此话，须医者细细开导劝化，即是善事大功德也。

病何穷，只有随宜用药。譬如用兵，奇正相生。而其身前后左右，又有多少之不同。如遇疮症，即以人之受病在何经，细为用药。即如脾经，须有生白术、怀药。而所蓄带有火症，则必施以生大黄、黄连等。即其所受病之时，亦须参得几分。必有卓见，莫妙于多看书，细思其理。而书中所言经络，亦不尽合。经者，大大一条，最是紧要；络者，即经之所分，随经去做事，不须太分。如肝经肝之络在肺始，肺之络又在脾始。凡看疮，先以颜色为要，再审其夜间如何，须看其所得之病，夜来是如何象。

即如疔疮，本是难治。而已成疮，则必悔罪求天。即医治，亦不过调和脾胃，使胃强，不至害其脾土，而有发生。而肺为华盖，又与脾为相系属，非不相关，又必使肺不生火，而火有在肺则去之。风随火，火煽必以风，而火实阴火，即又自有风，不须多多治，只以去火为事。火平而风自熄，即肺熄火而脾可以保，乃得中间不受病。此外均可不计。即以金银花为君，而生白术次之。外间只知去风，岂知邪自内生，要经络先通内科，甚是。至肝肾受病，则一时不可治好，以其源甚深也。两手有阴阳，而亦通肝。唯两脚必须往下治，如何可治顶上。疮在上，亦须治肝肾如此。

凡疮皆谓之疡，肿则其势将成，溃则其势已消。疮难外疾，亦血气不和，寒火逼壅而成。初肿宜散，既肿宜溃，既溃宜清毒而培补。金疡刀割，折伤跌损，或有邪祟，乘其衰而为灾，则祷祝之。又以药附之，或去其败肉。数者皆治疡之法。又审其五脏之气，何者受毒，当以其气所宜之物养之也。凡药以酸养骨，以辛养筋，以咸养脉，以苦养气，以甘养肉，以滑养窍。盖疡疾与内疾等，必审其宜，而后可免误治。愚故言医分内外科大不可也。

凡遇产妇，前三四五个月，即须告以生育非奇。前生因果难料，神天一心救人，专望有心去求。自家夫妇，自想各有何事。不可对人，即不可对天，定去求天，赦罪保安，多多少少行善事。如有前冤，亦自家可蒙天恩解免，以保平安。勿得单恃方药，不求神。人多忽略此事，不去求神，最当戒之。

汪切庵书，亦可看，但当以神气为主。初学入门者，何不可言寻真气。用药关人生死，勿轻视神气二字。此书亦但言凡气，不可拘，粗粗涉猎，求内经之精，以为根本可也。

黄坤载亦有可采，在言脾胃。然不知先天，岂有不明先天，但治后天，可以为法者。伊处处有胃，由此去悟，元气在胃。一个阳藏在脾阴，岂非元气。下通肾，岂非由下而上之先天。如何专以胃逆为言？且天道用逆，人身则顺。性功以逆为贵，以合天道。医道亦以逆为贵，以象先天。此言培养之法，非是已受外邪然。上下相通，治法亦有治往下者，但非黄氏所谓耳。

至于铜人图，不必向此用功。吾曾言医不分内外科，疮疡只是内发，所要者神气。药以托毒，攻其外，亦不过一半功效。岂有单用药在外之理？凡丹药，亦要。而病到既深，尤不可不细审。内虚则不可骤用，必先培补。有冤，则不同。果能善心善事多，且可解冤愈疮，何况不保养所致者乎？无以图求脏腑也。

附录 《药王说》

北方祀名医，尊扁鹊。南方尊孙知微，皆称之曰药王，而天下亦药王之。于是药王之名，不知何义；药王之义，莫考其由来矣。然名不正则言不顺，溷而弗察，将何以信今传后哉。圣人之学，经孔孟发明，其后，遗裔相沿。虽遭秦楚之暴，汉高之不学，而草野中渊源授受，不乏名流。特上无人以荐引，下无人以推扬，遂多隐而不彰。学者莫测其由来，则名之曰仙。及魏晋而后，益以支离，言元言空，托于佛老。而其授受之真者，亦以异端视之。然其寓言假借，儒者不特不详其真，且多据为典故。如月中丹桂，炼石补天等语，伪以传伪，不知其为乌有。愚尝辨之矣，今且释药王之义，以明其概。两仪定位，天纯阳而上浮，地纯阴而下镇。乾坤若不交济，则天地亦为死物。阴阳者，阖辟之机也。一阖而乾下交于坤，一辟而坤上交于乾。爰生六子，各得大父大母之精。然震巽得乾坤之初爻，艮兑得乾坤之下爻，唯坎离独得其正。日阳精而孕阴，月阴精而孕阳。阴阳互为其宅，六气以调，四时以序，乾坤气化以周。人心之灵，通乎造化。心秉离精者也，肾秉坎妙者也。未出母胎为先天，既出母胎为后天。先天纯乎阴阳，天赋气而地成形。性纯乎阳，固无不善。后天阴阳异位，气质因生七情，乾金入于坤府，是故人心为善难而为恶易，皆气质之累为之。而先天真阳，陷于北海。坎中一阳，是为先天乾性之主。然本乎天者亲上，坎阳亦欲上升。本乎地者亲下，阴识何难下注。圣人教人复性，以神驭气，聚于中黄，实以志帅气，止于其所耳。人身无不敝之时，而先天真性，则秉于乾元。理也，实只气也。心为气之灵，亦宰乎气。而道心始为天理，可以生浩然之气。人心即为气质，极易入邪僻之途。持其志，无暴其气，以虚无浑穆之神，养先天浑然之气，求放心而止于至善。天地之中，成性存存。道义之门，神凝而气聚。有诸己也，内外交修，动静交养，驯至乎大而化神，则先天之气，复乎乾元，是曰复性。形骸有尽，而乾元之真气无尽，故羽流以坎中一阳，为长生药。又曰药王，谓药可以延生。而此先天真气，则与天同寿，凡药不能及耳。自明师罕观，愚妄误解，遂增无限歧途。而取坎填离，存心养性，判然不相入。孟子以不得于心，勿求于气为非。而自言其不动心，则曰养浩然之气。心即神也，气之浩然，即乾元统天之气也。正义湮而邪说盛。以药王为人，犹其失之小者，小子其详究之。

　　此先君子旧作，其义即医之精理，谨附刊以质当世。

男桢文敬志

附录 《医法追源说》

　　医道之兴，始于神农，此人所知也。今天下以此业，何尝不是好功德。而却大大不易精通，小子不揣固陋，曾捡得先人遗说，敢就正于高明焉。三代以前，即有内经。其实未大发明，吾等承孔孟之说，用意读玩六经。一个仁字，乃为希圣之本。孰知即能养此身，改一切之非礼，致此血气之安平耶。前人只以讲理有五性，行事心术言语均宗之。此何待言。吾以六经未有医字，只仁字多。孔子云医亦未见，而论语虽小道亦可观，则其事亦甚须研究。况人心多思，造出多少非礼，是为不时感受阴阳沴气，亦不为异。只一点之不仁，悖于天地之正气，则受之矣。夫天地有正气，杂然赋流形。文文山先生，已曾咏之。此理确乎不易，以之解医阴阳之理，甚可发明。凡属人身之有阴阳，皆天地之阴阳。山川流时，岂非有气。正与邪均互为藏，只在人去感召。故一念仁，则受正气。以其为天地正气，必有天理之正者以召之。五性之仁，本统义礼智信。如何不可以为天理之大，而又医理之有阴阳，不可以相为感召耶。世上行此艺诸人，亦非不看不究医理之书，但尚未知此理。因之行持看脉等事，虽有可据，而多不获效大。试思愚陋之言，将仁字劝人存诸心，一切均必由之。如平时不由者，即为改辙。其二氏之经卷，亦有临病祷求之事。此亦与子路请祷同，似亦可并行之。窃谓天理在人，受诸天地，人身有疾，亦由天地降殃，故必以仁常常体诸身。又于祷神致其诚，源清而流不浊，即用药开方，均可有大效焉。此为寻医法之本，非单讲法也。高明君子，有志救时，请以此言，告诸医士。或者无有多不救之疾，以慰上天好生之仁，功德不其无尽也乎。

学圣人局量

大慈悲心

慈悲仁也，仁人心也，天理良心也。凡人必有仁，然后念念事事，唯恐不知人好歹。一言一动，唯恐得罪于人。至于忠孝友悌，大伦所在，其不忍一念相欺，不敢一念怠肆，更无待言矣。仁也，而曰大慈悲者，由一念以及于念念，由一事以及于事事，俱是此不忍人之心。所谓昆虫草木不可伤，尽其性以尽人性物性。参赞化育，皆以此为根本。

大广大心

广大谓度量也。古人云，有大量者，始有大福。量小者，居心狭隘，见理不明，气质刚躁，只知有己，不知有人；只徒利己，不顾损人；自恃而不服善，自私而不谅人，自小而不容人。能有度量，必自平日反躬自责之人。一言一行，唯恐不合乎理，损伤于人。刻刻检点自己不是，虽外人怒我詈我，十分亏我，多不理他。只是自家反躬自问，问心无愧了，任他无理相加，都全然不理。至于君父大伦所在，以及弟兄朋友，犯而不校，更不待言矣。

大方便心

方便者何，敏于事也，勇于义也。人世相与同居同游，同往来晋接，无非五伦中人。五伦中人，有尊卑大小，贵贱亲疏，贤否远近之不同。如君父母，至尊至亲，竭诚竭力，敬慎服事。君亲而贤，能象其贤；君亲而不贤，匡救谕谏。能干其蛊，做得十分周到，至使其君亲为圣人。忠孝事业，做到无古无今，此臣子分内之事，不足为功。凡事君事亲，十分周到，不得言方便也。此外，弟兄朋友，其中亲疏厚薄，贤愚是非，断不能一同而视。事兄爱弟信友，先自家各尽其道，爱之敬之，不欺不苟，久久不变。不管他说我是非，我只尽其心，尽其道，求无愧于我心。若他有事，只要不悖义理，则真心代劳，尽心尽力，委曲成全好事。此便是方便之道也。但事有难易，境有丰啬，时势有常变，顺逆不同，虽当方便，也要斟酌义理情事，必不可一概冒昧而行。至于从井救人，危身辱亲尤非，所以古人云力量做得来的，尽其力量，力量做不来的，亦必用心周到。此所言者，谓事情大理所关也。若夫平日检身修德，一言一行，一步一趋，随身方便，其事难以枚举，其功亦简而易行。只要肯留心，不怠不肆，便可处处方便。如行路，见一木一石碍脚，恐妨人行，去之。饥寒困苦，一切不佳之事，唯恐人有。饱暖安全得意之事，唯恐人不周全。一日之内，斗室之间，无处不可方便。此两字实心奉行，仁义二字，都在其中矣。

大清静心

如何清静，见财不贪，见色不爱，一念一事，不纵情悖理皆是，只知安分守己。勤职业，修心术，念人生万事，终由天命。天之爱人者，只此天理良心。我念念不失天理良心，事事体贴而行，无论德行道义，择一合义理者为之。如耕读商贾，专心学习此艺，勤而不懈，俭而不奢，廉而不贪，专而不分，又念念检点，不肯一毫亏损天良。如此，无论何事，俱可以谋生度日。此即俗所谓靠天而行也。人心妄想无穷，不可任心行事。只要一生不受饥寒，仰事俯蓄，可以粗足，便是第一美境了。至于富贵荣华之人，彼有积累善德，上天方才赐之福禄。我无他积累，如何妄想与他一般。果然存心恬退，时时芟除妄想，则久久习为固然。无论贫贱困苦，都安心住下去了。此乃寻常人刻持私心，勉强学为清净之法。若夫读书明理之人，能存心养性，履仁蹈义，内而涵养有功，久久，鄙俗之见自消。外而动循礼义，久久，美恶之情浑忘，则必有静存动察，始终本末之功。圣人非道非义，一介不取予，万钟千驷弗视，由斯道也。此清净二字，上之，则希圣希贤，敝屣天下；中之，则有守有为，行藏不苟；下之，亦云水心情，无处不可自适。是在人自为之，而自勉之耳。

大柔和心

和者，恩谊浃洽之谓也。以其上而言，修于身者，喜怒哀乐皆中节，是天下之达道也。措诸世者，天下中国如一人，是覆载之宏深也。此和之至者，非圣人不能。以其次而言，五伦之内，各尽其道，各得其所，恩明谊美，情义不相乖离。此和之切要，不可无，亦人之所当尽者。再次，则不忍为不仁，不敢为不义，小心敬慎，平心静气，唯恐伤人，唯恐偾事，唯恐取祸，谦虚忍让，纵有大不平，大不堪之事，大可恨，大可诛之人，也置之不问。将自家好胜好强、刚躁之气，极力柔服下来。故曰柔和也。宽柔以教，不报无道，君子居之。此之谓也。不然，柔之一字，乃不好字面，善柔也，柔奸也，柔弱也，柔佞也，柔靡也，安得而为之。凡人不能忍辱谦让，俱是血气刚强，心情躁暴所致，故柔其气以从理，和其情以同物。然后伦谊可以浃洽，动履可以无灾。

上五言，本佛道书中语。而其义理，实与圣人之道无殊。圣人言行，不外乎此。即四子六经，名贤议论，亦不外乎此。但世人忽而置之，迂而笑之，甚且以为异端而辟之，是以学圣学贤，无从入手。愚尝举以训门人，谓此五言，乃学圣之局量。必先有此五言心思，实行五言义理，然后可以希贤希圣而希天。惜乎遵行者罕！今老矣，不得已，书示儿曹以为一家之授受云尔。

先君子平生教人，言语甚富。无非性情心术，施于日用伦常。上五言，看是二氏之言，实吾儒真实学问。兹因刊布医说，特附于后。昔人云，治病当治未形。此五言之理，果能实体，又有何病？习医高明，受病苦人，请以此治未病焉。

男桢文谨志

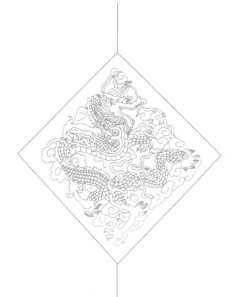

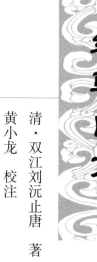

经验良方

清·双江刘沅止唐 著

黄小龙 校注

叙

　　凡人得天之理同而气质不同，所以有生安学利困勉之别。疾病之来，皆气质之桎梏。其性灵，而阴阳寒暑之偏复乘焉。治病者必审其人之性情、境遇及病源而后效。世每刊良方以送人，而幸而中者少，不幸而不中者恒多。故愚常戒友朋以慎方也。而陈君乃汇验方以附劝善书后。原其心无济世之心，而其方必审量而行之，毋从执方以误人也。

止唐老人书

经验良方目录

疟疾方①

治疟疾奇效三方（疟疾俗名摆子）

疟之为害，南人患之，北人尤甚；弱者患之，强人尤甚。虽不至遽伤人命，然不治，则发无已时。治之不得其道，则恶邪内伏，正气日虚。久而久之，遂不可药。所定三方，甚为平易，无奇绝，不入常山草果等劫剂，且不必分阴疟阳疟，一日二日三日及非时疟。人无老幼，病无久近，此三方不用加减，唯按次第服之，无不应手而愈也。

第一方

广陈皮一钱　陈半夏（姜汁煮透）一钱②　白茯苓一钱　威灵仙一钱　苍术（米泔水浸一日，切片，炒净）八分　紫厚朴（姜汁拌炒）八分　柴胡八分　青皮六分　槟榔六分　炙甘草三分

上咀片，如法炮制。加姜三片，井水、河水各一钟，煎九分。饥时服，渣再煎服。如头痛，加白芷一钱。此方平胃消痰，理气除湿，有疏导开先之功。受病轻者，二剂即愈，勿再药可也。若三剂后，病势虽减，而不痊愈，必用第二方。少则三剂，多则五剂也。

第二方

何首乌（生用）三钱　广陈皮八分　柴胡八分　白茯苓八分　黄芩八分　白术（炒）一钱　当归一钱　知母二钱　鳖甲（炙脆，研粉）二钱　甘草（炙）二钱　威灵仙一钱

上药加姜三片，井水河水各一钟，煎八分，加无灰酒五分，再煎一滚。空心服。二煎、三煎，并服。

此方妙在补泻互用，虚实得宜，不用人参、黄芪，屏去常山、草果，平平无奇，却有神效。即极弱之人，缠绵极重者，十剂后，立有起色，立奏万全。所云加减三，即不灵验者，正此方也。

第三方

人参一钱　黄芪（蜜炙）一钱二分　当归一钱二分　白术一钱　广皮八分　甘草

---

① 底本刘止唐叙后有"附经验良方"五字，今删去。

② （姜汁煮透）一钱　底本为"一钱姜汁煮透"，为统一格式，方便阅读而做调整。以下各方中类似情况与此同，不另出注。

（炙）三分 柴胡八分 升麻四分

或加何首乌二钱，知母（炒）① 一钱，或加青蒿子八分，麦芽一钱。

上药加姜一片，枣一枚，水二钟，煎八分。半饥时服。用三五剂，元气充实，永不发矣。

方虽有三，第二实为主方，既不刻削，亦不峻补，功独归之。其第三方，专为有力者设。贫家安得有参，只多服第二方可也。

痢疾方

治痢疾奇效三方

痢为险恶之症，生死所关，不唯时医治之失宜，而古今治法千家，多不得其道。是以不能速收全效。今立方，何以为奇？不泥成法，故奇也。立论何以为妙？不胶成说，故妙也。然其药品又不可外乎常用而已，有识者切勿更张，勿为庸医所误。遵而用之，百试百效者也。

初起煎方

川黄连（去芦）一钱二分　条黄芩一钱二分　白芍药一钱二分　山楂肉一钱二分　陈枳壳（去穰）六分　紫厚朴（去粗皮，姜汁拌炒）八分　坚槟榔八分　厚青皮（去穰）八分　当归五分　甘草五分　南木香二分　地榆五分　红花（酒炒）三分　桃仁（去皮尖，研如粉）一钱

上咀片，如法炮制。用水二碗，煎一碗。空心服。渣再煎服。

此方或红或白，里急后重，身热腹痛者，俱可服。如单白者，去地榆、桃仁，加橘红四分，木香二分。如滞涩甚，加大黄二钱，用酒拌炒。服一二剂，仍除之。若用一剂，滞涩已去，不必又用二剂矣。用大黄于年幼之人，又不可拘用二钱也。

上方用之三五日，神效。用之于旬日，亦效。唯十日半月外，则常加减矣，另详于下。

加减煎方

川黄连（酒炒六分，生用四分）　条黄芩（酒炒六分，生用四分）　山楂肉一钱　大白芍药（酒炒六分，生用四分）　厚青皮四分　坚槟榔四分　广橘红四分　甘草（炙六分，生三分）　当归五分　地榆四分　桃仁六分　红花三分　木香二分

———

① （炒）底本为小字，为便于阅读，改为括号。以下同，不另出注。

上咀片，如法炮制。用水二碗，煎一碗。空心服。渣再煎服。

如延至月余，觉脾胃弱而虚滑者，法当补理，其法如下：

补理煎方

川黄连（酒炒）六分　条黄芩（酒炒）六分　大白芍（酒炒）四分　广橘红六分
当归五分　人参五分　白术（土炒）五分　炙甘草五分

上咀片，如法炮制。用水煎。空心服。渣再煎服。

以上三方，如妇人有胎者，去桃仁、红花、槟榔。

以上三方，随用辄效。如有不效者，必初时投参术等补剂太早，补塞邪气在内。久而正气已虚，邪气益盛，缠绵不已。欲补而涩之，则助邪；欲清而疏之，则愈滑。遂至不可救药。虽有奇方，无如之何，则初投温补杀之。

微理妙论

古今治痢，皆曰热则清之，寒则温之，初起热盛则下之，有表症则汗之，小便赤涩则分利之。此五者，举世信用如规矩准绳，不可易。予谓五者，唯清热一法，无忌。余则犯四大忌，不可用也，今详于后：

一曰忌温补

痢之为病，由于湿热蕴积胶滞于肠胃中而发也，宜清邪热，导滞气，行瘀血，其病即去。若用参术等温补之药则热愈热，气愈滞，而血亦凝。久之，正气虚，邪气盛，不可疗矣。此投温补之祸，为最烈也。

一曰忌大下

痢因邪热胶滞肠胃而成，与沟渠壅塞相似，唯用磨利疏通则愈。若用承气汤大下之，譬如欲清壅塞之渠而注狂澜之水，壅塞必不可去，无不岸崩堤塌矣。治痢而大下之，胶滞必不可去，徒伤胃气，损元气而已。正气伤损，邪气不可除，壮者犹可，弱者危矣。

一曰忌发汗

痢者，头痛目眩，身发寒热者，此非外感，乃内毒熏蒸。自内达外，虽有表症，实非表邪也。若发汗，则正气既耗，邪气益肆，且风剂燥热，愈助热邪。表虚于外，邪炽于内，鲜不毙矣。

一曰忌分利

利小便者，治水泻之良法也。以之治痢，则大乖矣。痢因邪热交滞，津液枯涩而成。若用五苓散等剂，分利其水，则津液欲枯，而滞涩欲甚，遂至缠绵不已，则分利之危害也。若清热导滞，则痢自愈，而小便自清，又安用分利焉战。

鼓胀方

治鼓胀仙方原论

凡病人腹上按之有窝者易治，如脉细脐出者，难治。又有五绝难治。面黑着，肝绝也；手无纹者，心绝也；肩凸者，肺绝也；脐出者，脾绝也；下部脚肿者，肾绝也。此五症极难治，然肯服此方，断无不效。重者再服一轮，即愈。但服此方，多有禁忌，不可不知。今将所忌食物与所服药品，条列开后，务要留心遵行，庶收速效。

- ①方内药料，要择地道鲜洁为佳，断不可稍有低赝，以致徒劳无功。
- 药味分两，务必要照单称准，断不可稍有增减。如违不唯无效，且多误事。
- 服药必要按时，须令一人专心注意伏伺。倘稍有参差，难以见效。盖取人身血脉所至与药性适合，始能去病，乃此方之妙也。但服此方时，忽而项强，忽而肩背臃肿，又忽而心怯，忽而下身微肿，将病层层推出，然后就愈。不可疑惑，停药不服，切切。
- 服此方必须忌盐百日。况性命为重，即二百日何妨。不独盐醋当忌，甜味亦宜少吃，总以淡食为主。俟身中神完气足，然后开盐未迟。
- 凡饮食与所服药性相忌者，勿食。如厚朴忌豆，半夏忌羊血之类。总以炒熟芝麻做点食，瞿麦汤代茶最妙。
- 紧皮丸内用人参一两。如无力购买者，即不用参，将各味配好，临用时，照丸数研碎，用代参膏一杯，化服。
- 代参膏方附于后。此方出自秘传，切勿轻视。凡人病后，需参调理者，皆可服之。其功真不减人参也。

第一方净水煎，晚服二次，忌荤。

白术（土炒）二钱五分　白茯苓（去净皮）一钱五分　木通一钱五分　陈皮一钱五分半夏（姜汁制）一钱　紫苏叶一钱　大腹皮（酒洗，晒干）一钱

加生姜一片，大枣二枚为引。

第二方空心服二次，不忌荤，忌生冷。

白术（土炒）一钱五分　白茯苓（去皮）一钱五分　赤茯苓（去皮）一钱五分　陈皮

---

① 项目符在底本中为"一"，为了方便阅读而改。以下同。

一钱五分　砂仁（去皮，杵）一钱　青皮（醋炒）一钱

加生姜三片为引。

第三方午服二次。

白术（土炒）一钱　砂仁（醋炒，杵）一钱　木通一钱　半夏（姜汁制）一钱　草果（去皮）一钱　苏子（炒，研）八分　黄芩（酒炒）八分　猪苓（去皮，忌铁）一钱

磨沉香三分，冲服。

第四方晚服二次。

猪苓（去皮，忌铁）一钱五分　白术（土炒）一钱　白茯苓（去皮）一钱　瞿麦一钱半夏（姜汁制）一钱　香附（醋炒）一钱　泽泻一钱　乌药一钱　黄芪（蜜炙）一钱尖槟一钱　麦门冬（去心）一钱　白芷八分　砂仁（去皮，杵）八分　厚朴（姜汁制）八分

磨沉香四分，冲服。

第五方早服二次。

木香（切片）一钱五分　白术（土炒）一钱　半夏（姜汁制）一钱　苍术（米泔浸炒）一钱　草果（去皮）一钱　黄芪（蜜炙）一钱　陈皮八分　砂仁（去皮，杵）八分　苏子（炒，研）八分　厚朴（姜汁制）八分　白芷八分　丁香（切片）三分

另磨沉香五分，冲服

第六方同第五方，早服二次。

第七方午服二次。

白茯苓（去皮）一钱五分　白术（土炒）一钱五分　香附（醋炒）一钱五分　木通一钱　当归身一钱　泽泻一钱　木瓜一钱　陈皮八分　厚朴（姜汁制）一钱　砂仁八分青皮八分　黄芩（酒炒）八分

第八方五更服二次。

白术（土炒）一钱五分　香附（醋炒）一钱五分　陈皮一钱　白茯苓（去皮）一钱木通一钱　半夏（姜汁制）一钱　木瓜一钱　枳壳一钱　苍术（米泔水浸炒）一钱　槟榔一钱　大腹皮（酒炒，晒干）一钱　麦门冬（去心）一钱　藿香梗八分　白芷尾八分

磨沉香五分，冲服。

第九方四更服二次。

白茯苓（去皮）二钱　白术（土炒）一钱五分　陈皮一钱　木通八分　半夏（姜汁制）八分　苏子（炒，研）八分　香附（醋炒）八分　木瓜八分　厚朴（姜汁制）八分砂仁（去衣，杵）七分　枳壳七分

第十方空心早服二次。

半夏（姜汁制）一钱五分　砂仁（去衣，杵）一钱　苏子（炒，研）一钱　木瓜一钱

瞿麦—钱　白术（米浸炒）—钱　木香（切片）—钱　黄芪（蜜炙）八分

第十一方午后服二次。

白术（土炒）—钱五分　白茯苓（去皮）—钱五分　猪苓（去皮，忌铁）—钱五分
陈皮—钱　木香（切片）—钱　泽泻—钱

第十二方同第十一方，午后服二次。

第十三方晚服二次。

白术（土炒）二钱五分　白茯苓（去皮）—钱五分　半夏（姜汁制）—钱五分　陈皮
—钱　木通—钱　苏子（炒，研）—钱　木瓜—钱　瞿麦—钱　枳壳—钱　槟榔—钱
木香（切片）八分　乌药八分

第十四方晚服二次。

白术（土炒）二钱　白茯苓（去皮）—钱五分　猪苓（去皮，忌铁）—钱五分　泽泻
—钱五分　陈皮—钱　木通—钱　瞿麦—钱　葶苈（炒，研）—钱

第十五方早服二次。

白术（土炒）—钱五分　白茯苓（去皮）—钱五分　陈皮—钱　苏子（炒，研）—钱
木香（切片）八分

第十六方午服二次。

白茯苓（去皮）—钱五分　木通—钱五分　香附（醋炒）—钱五分　陈皮—钱　砂
仁（去衣，杵）—钱　苏子（炒，研）—钱　枳壳—钱　槟榔—钱　莱菔子（炒，研）—
钱　石榴皮—钱

磨沉香八分，冲服。

第十七方晚服二次。此方要见全效，若未全效，服完十九方，再服一遍。

白术（土炒）二钱五分　白茯苓（去皮）—钱五分　猪苓（去皮，忌铁）—钱五分
泽泻—钱五分　陈皮—钱　瞿麦—钱

加烟草十茎，每茎长六寸。

第十八方空心服二次。

白术（土炒）二钱五分　白茯苓（去皮）—钱五分　木通—钱五分　陈皮—钱　砂
仁（去衣，杵）—钱　半夏（姜汁制）—钱　苏子（炒，研）—钱　香附（醋炒）—钱
厚朴（姜汁制）—钱　木香（切片）—钱　白芷八分

第十九方午后服二次。

白术（土炒）—钱五分　麦芽—钱五分　木通—钱五分　陈皮—钱　半夏（姜汁制）
—钱　苏子（炒，研）—钱　香附（醋炒）—钱　枳壳—钱　白芷—钱　槟榔—钱　青
皮（醋炒）—钱　桑白皮—钱　砂仁（去皮，杵）八分　木香（切片）八分　木瓜—钱五
分

磨沉香八分，冲服。

紧皮丸方

人参一两　生地黄（炒）一两　神曲（炒）一两　车前子一两　木通一两　半夏（姜汁制）一两　猪苓（去皮）一两　泽泻一两　青皮（醋炒）一两　赤茯苓（去皮）一两　破故纸（盐水炒）二两　苍术（米泔浸炒）二两　当归身（酒洗）二两　陈皮一两五钱　厚朴（姜汁制）一两五钱　麦芽（炒）一两五钱　苍术（醋炒）八钱

上为细末，瞿麦糊为丸，白汤送下。早服四十丸，午服三十丸，晚服二十丸。每丸如梧桐子大。若用代参膏，约五钱一次。将丸药化开服，则不必用参。

开盐方 服紧皮丸后，神完气足，然后用此方开盐。

白术八分　苍术八分　麝香五厘

共为细末，用鲫鱼二条，去肠，将要同盐一两，入鱼腹内用纸包煨，瓦上焙干，为末，早下一钱晚下一钱。

代参膏方

玉竹二斤　黄芪（蜜炙）一斤　天门冬（去心）八两　明天麻（湿纸包裹，煨熟切片，酒浸一宿，焙）十二两　防风三两　枇杷叶（刷净毛，蜜炙）六两　枸杞子（酒拌蒸）一二两　桂圆肉（即龙眼肉，生晒者佳）十二两

如法炮制，熬膏炼蜜十二两，收贮。开水冲服。

上十九方治鼓胀神效，传自常熟蒋苏。伊因抱此病年余，自问已无生理。忽于箧中搜得此方。照服三轮，复得安全。真起死回生之妙剂也！但不可稍有加减，并违误服药时刻，又不得求速效。有患此症者，宜坚信勿疑，珍重自爱，至切至切！

七厘散

专治跌打损伤，不论金刃。伤至骨断筋折，血流不止者，先以药七厘冲烧酒服。量伤之大小，复用烧酒调敷。如伤过重，血流不止，即用此药干掺，定痛止血。此又名七里散，伤重者内服二三钱，外用此药干掺患处，如人行七里工夫便效。并治无名肿毒，调敷，亦如前法。

朱砂一钱三分　麝香一分二厘　冰片一分二厘　红花一钱五分　儿茶一钱四分　乳

香一钱五分　没药一钱五分　血蝎一两　归尾一两　雄黄四钱

上药十味，研极细末，入瓷瓶内收贮。用黄蜡封口，五月五日午时制贮。年陈更好。

治牙疼神效方

干骨碎补（一名猴姜），用竹刀刮去毛（净，四两，切片，忌铁器），再用黑鲜桑葚一斤，拧成汁水（如无鲜的，用干桑葚煎透，拧汁亦可）。将骨碎补入桑葚汁内，浸透焙干。再浸再焙。以汁水浸完为度。焙黑，研极细末，收贮瓶内。临用时每末四两，酌加青盐四五钱，频频多擦，即不可忍者。立时见效。如能时常满口多擦，总不间断，不但固齿并乌须发。早晚饭后或擦之过多，随涎咽食，非但无碍，且大有益。

治齿出血方

牙齿出血不止，用苏木、红纸擦之，即止。

治痔疮第一良方

麻柳叶（一名桧柳，其叶如槐，较大，其子如菱角一串，其性大凉。如秋冬叶落，即以麻柳树皮代之）用叶一握　生半夏（为末）一两　生白矾（为末）一两

上药三味，水煎熏洗三五次，无论内痔外痔，及头已破流脓、流水，痛不可忍者，无不奇效。

治痔疮粪漏方

蚯蚓（七根，要韭菜根下的）贮鸡肠内，用棉花籽油二斤酥过存性，研末，黄酒冲服。

荆黄散 治破伤风奇效，太常吕公秘方。

荆芥五钱　黄蜡五钱　鱼鳔（炒黄色）五钱　艾叶三片

上四味，入无灰酒一碗，连水煮一炷香时，乘热饮之，汗出立愈。唯百

日以内不得食鸡肉。

治刀口木器等伤出血方

好石膏不拘斤数，五月五日午时，先斋戒至诚。于午时选静室，用炭火将石膏煅过，研细，听用。临煅时，不闻鸡犬声，不令妇人见。凡伤出血，即用敷之，血即止。

又方

即时用麻柳叶咬烂涂之，立效。如后红肿，用何首乌叶涂之，即消。

治鼻内出血方

百草霜　黑姜

上二味，不拘多少，研细末，用大曲烧酒冲服，即时可止。

治大便出血 无论粪前粪后俱效。

猪瘦肉（切小片）四两　百草霜

二味合炒至干，熟食之，轻则一次，重则两次，痊愈。

治粪后红方

马齿苋，切碎，和猪肉为馅麦面包子，蒸熟，空心食之，多多益妙，加入护角十粒，亦可。

治胎生风眼多

炉干石多少不拘

上药拣洁净者，用大桑叶将石包七层，外用牛尿泥微干者，包桑叶石如碗大，大柴火热灰内烘一书夜，取出候冷，然后打开，去净泥叶。取出石用瓦罐贮童便，浸石于中，夜间侵入，昼复取出，阴干。如是者四十九日，待阴干得干透，以乳钵研细，将丝罗筛过，用菜油调匀，糊于碗内用土钵一个，放于棹上，药碗覆盘上以筋盛碗，留隙出烟，用陈艾一团置盘内燃艾瞅之，以艾尽为度，取出，悬至屋檐上，雨雪不及处露三夜，火气退尽，取下，贮净瓶内，用鸡毛翎调芝麻油搽之，但要先洗尽眼屎粪，乃搽。

伐竹免蛀法

不分春夏与秋冬，辛未庚寅己卯同，丙辰壬辰和甲戌，唯斯六日不生虫。

延龄酒 此方三十岁后无子者，方许传之。若少年服之，损寿，戒之。

虎骨（酥炙）三两　苍术五钱　地风五钱　松节二两　桂枝尖一两　牛膝一两
五加皮一两　木瓜一两　羌活一两五钱　透骨草三两

上方传自异人。用上好大曲烧酒泡服，最能强精种子。必须素能谨身，年久无子者，方许传授。若妄传少年，恣意妄行，必遭天谴，戒之。内有透骨草，出在普安营山中，必须要地道者。地风亦少有，须采真者。

化吞银方

砂仁二钱　于术（炒）一钱　木贼一钱　水银一钱　升麻五分
以上共为细末，团成丸，如梧子大，开水送下。

治妇人心胃痛及症瘕奇方

母子香一个　白蔻仁一钱　官桂八分　香附（醋炒、研）一钱　没药一钱　当归
二钱　三棱一钱五分　莪术一钱　二胡一钱五分　灵脂二钱　木香一钱　藿香二钱　吴
萸二钱　甘草五分

上药共为细末，或量体加减，甜酒冲服。孕妇忌服。

误吞碱水方

用猪胰子同丝头捣烂，水送下，即泻出毒水。

口开不合方

用乌梅皮放口中，嚼之，须令旁人投之，勿令病人知是乌梅，待其惊咽下，乃愈。

又方用乌梅二个热水泡涨，塞于两颐齿缝之间，即合。

治痧症神效方

凡痧症一起，心即不安，甚且牙关紧急，四肢厥冷，即用明雄为末，擦心胸间如不效再用蜂蜜以乱头发蘸擦心胃，或寒火结胸亦用此法，极效近人于痧症以手连打手弯头后背心等处搜出黑血，亦效。大抵轻者可愈，重者必用明雄等蜜法。

误吞竹木节及鱼刺哽喉方

以手书吽哪二字于地，左脚踏吽，右脚踏哪字，以手持水一碗，用手书恭字于水，顺手与之，食之即消。其井字，上小下开，勿反手与食，必以手向怀抱然，顺取水与食。

治风湿疙瘩方

条芩（酒炒）二两　当归（酒洗）五钱　川芎三钱　生地二钱　酥薄荷三分　元胡三钱　钩藤三钱　羌活五分　防风一钱　生甘草一钱　生黄芪一钱　桂枝尖一钱

用淡甜酒为引，一剂而愈，再服断根。加熟地一两人参三钱。

治癫狗咬人方

开喉剑　白茨根　八角风根　桐子树根　苦蒿头

共药捣烂去渣，将米泔水煎滚冲汁服之，神效。但须忌发物一百日。

又方

广滑石五钱　真明雄三钱　甘草二钱

上药以韭菜汁拌匀，用开水送下，百发百中。

治疯狗咬后发狂惊叫方

黄牛刺（一名倒挂刺，内老木虫）四根　　牛角蜂（二味用阴阳瓦焙，存性）四个　　麝香两分

共为末，甜酒冲服。开一密室，四壁封固，毋令风入，然后将药尽行灌下，外用钱七个，火煅淬水服下，不忌铜器。再用苎麻火或艾火灸周身骨节，可以不必忌风。

缠腰火丹

此证俗名蛇串疮，有干湿不同，红黄之异，皆如累累珠形。干着色红赤，形如云片，上起风粟，作病发热此属肝心二经风热治宜龙胆泻肝汤，湿者，色黄，白水泡，大小不等，作烂流水，较干着多疼，此属脾肺二经湿热。治宜除湿胃苓汤。若腰肋生之，系肝火妄动，宜柴胡清肝汤治之。期间小泡用线针穿破。外用柏叶散敷之。若不速治，缠腰已偏，毒气入脐，令人胀闷呕者难治。

龙胆泻肝汤

龙胆草一钱　连翘（去心）一钱　生地一钱　泽泻一钱　车前子五分　木通五分黄芩五分　黄连五分　当归五分　耙子五分　生甘草五分　生军（大便秘加之）二钱

水二钟，煎八分。食前服。

除湿胃苓汤

苍术（炒）　厚朴（姜汁炒）　陈皮　朱苓　泽泻　赤茯苓　白术　滑石防风　山杷（生研）　木通各一钱　肉桂　甘草（生）各三分

水二钟，灯心五十寸，煎八分，食前服。

柴胡清肝汤

柴胡一钱五分　生地一钱五分　当归二钱　赤芍一钱五分　川芎一钱　连翘（去心）二钱　黄芩一钱　栀子（生研）一钱　天花粉一钱　甘草节一钱　防风一钱　牛蒡（炒）一钱五分

水二钟，煎八分，食前服。

柏叶散

侧柏叶（为末，炒黄）　蚯蚓粪（韭菜地内者佳）　黄檗①　大黄各五钱　雄黄
赤小豆　轻粉各三钱

上为细末，新汲水调搽。香油调搽，更效。

蛇丹神效方

此方治小儿大人缠腰丹。其丹色红赤，形状如蛇，有头有尾。急宜速治，如缠满腰间，必伤性命。

黄荆树上壁口袋连内蜘蛛（取数个放瓦上，微火焙干，存性。）

上药为末，麻油调搽患处，过夜成痂，即愈。如一时难觅前药，用石灰调陈米醋，搽数次，亦愈。

治坐板疮方

密陀僧五钱　生大黄五钱

上药共为细末，调油搽之，神效。

● 中风痰厥，不省人事，用生白矾末二三钱，生姜自然汁调匀，灌服，立效。

● 口疮，用生白矾二钱，月石一钱，共为细末，蜜调搽患处，奇验。

● 满头生小猴子，用生白矾，地肤子，煎水洗患处，不拘遍数，以愈为度。

黑末散 此方治小儿一切惊风、腹痛等症，无不灵应。

全虫（去角）一两　姜虫一两　乳香（去油）一两　没药（去油）一两　吴萸一两
小茴一两

上药六味，于三更时用瓦片焙干，共研细末。每服八分或一钱酌量戡分，生姜汤调下。

---

① 黄檗　即黄柏。

黄末散 <small>此方治小儿一切食积风症。</small>

槟榔一两　大黄一两　黑白丑一两　三棱五钱　莪术五钱

上药夜静三更时，用瓦片焙干，共为细末，或七分，或一钱，蜂蜜调服。

通筋透骨丸 <small>此方治男妇一切筋骨疼痛。</small>

马前子六两　儿茶一两　乳香（去油）一两　没药（去油）一两　炙草乌二两
甘草一钱

上药为末，用面糊为丸，如梧子大。每服一钱或二钱，甜酒送下。

珍珠复明散 <small>此方治男妇老少目内障雾不痛而羞明，不能看视者，神应。</small>

珍珠二钱　银珠三分　石决明二钱　夜明砂二钱　望月砂二钱　百草霜二钱
辰砂一钱

上药共为细末，用白鸡肝一副，竹刀割烂，将药拌在鸡肝上蒸熟，服之。

又方 <small>亦治眼患障雾，不痛而羞明者。</small>

苍术二钱　紫朴二钱　建莲肉二钱　淮山药二钱　苡仁二钱　猪苓一钱五分　泽
泻一钱五分　甘草五分

上药照分两，用水一碗煎八分服之，须忌煎炒、一切助火之物。

小儿聋哑方

甘草五分　薄荷五分　桔梗一钱　麦冬一钱

水一碗，煎八分服之立愈。

治阴囊肿痛方

小儿阴囊肿如琉璃，啼哭疼痛者，用蝉蜕一两，煎汤洗肿处，用紫苏叶
捣烂成泥，包之即愈。

阴茎肿痛方 阴茎即阳物

小儿阳物头或马口，忽肿，小便时疼痛难堪，用灯心五钱煎汤。不拘时日服之，肿消痛止，小便自清。

偏坠方 肾子一大一小，是也。

香茹二钱　紫朴（姜汁炒）二钱　枳壳二钱　木通二钱　扁豆（炒）三钱　车前子二钱　甘草五分　生姜二钱

上药用水煎服，神验。

猪油膏 治一切疮毒，黑紫成片，红肿疼痒，流黄水者，日久不愈，贴之神效。

童女血余（洗净）一两　黄蜡五钱　白蜡五钱　猪油（煎净，去渣）一斤　铜绿（研细）五钱

将猪鸡冠油，煎化去渣，入血余，煤枯。扔将血余取出，次入黄白蜡，微火溶化。离火，乘温入铜绿，搅匀，盛于磁盆内。用时以油纸摊药，煎陈艾花椒汤洗净患处，将药贴上。外用帛缚紧，三日一换。

治汗斑奇效方

石硫黄五钱　金密陀僧五钱　白蟮土粉三钱

共为细末，用白茄蒂蘸药，每日早搽，次日用皂角水洗净，仍将此药搽上，无不应手而愈。

黑虎丹 此丹老年服之，强筋健骨，更能健步。

全当归五钱　肉蔻仁一两　自然铜五钱　广南楂二两　鼓子花三两　白茯苓（去皮）二两　金银花二两　枸杞子三两　大熟地三两　何首乌四两　大鹰爪（如无鹰爪用弓铺中雕爪代之）一对　活螃蟹三个　上边桂三两　鸡肉筋三两　土鳖一两　没药五钱　潞党参三两　虎胫骨一对，四两　牡蛎一两　乳香五钱　真阿胶四两　大巴戟二两　黄芪三两　甘草一两　胡桃肉一两　龙眼肉二两　破故纸二两　鹿角胶二两　黑黄牛骨髓一副

上药共为末，炼蜜为丸，如梧子大。每服二三十丸，开水送下。

治蜡梨头疮方

不拘大人小儿，用独核肥皂去核，填入砂糖及巴豆二枚。扎定，盐泥包，煅存性。入槟榔轻粉五七分，研匀，香油调搽。先以灰汁洗过，温水再洗，拭干乃搽。一宿见效，不须再洗。

误吞针方

用旧捞篱，火煅存性，研末。每服三钱，黄酒调服。自能化针，或用饴糖一斤，食尽便出。

误吞铜钱方

用猪血炒云耳，多多食之，铜钱即随大便而出，大有奇功。

治痰火注脚仙方久久服之，永不再发。

真虎骨（足胫者一节，用酒炙酥）　上蒙桂三两　淫羊藿五两　威灵仙五两　老松节三个　骨碎补半斤　川续断五两　甘枸杞五两　苡仁米五两　大甘草二两

上药十味如法炮制，用醋酒十斤，先泡半月。次加大曲烧酒十斤。又半月后，早晚空心饮服，不拘多寡，随人意量，但不可间断，其效如神。

治久吐不止方无论食诸物百药不效者，此方无不神效速愈。

水银三钱　硫黄三钱

共为细末，以不见水银小星形影为度，用老姜汁水成丸，糊米汤送下，即止。但孕妇忌服此方。

治吐血神效方

侧柏叶三两　干姜三两　陈艾叶一大把

上药用白马尿一大碗同煮，取汁服，其效如神。

治霍乱吐泻方

吴萸五钱　木瓜三钱　食盐（火煅过）三钱
上药照戥分，用水煎服，神效。

治妇女干血痨方

全当归一两　真血竭五钱　凌霄花一两　威灵仙一两　香附米（童便炒）一两
共为末，酒做丸，每日服三次，不拘多寡，神效。

治翻胃呕吐呃逆方

甘蔗汁　姜汁　大刀豆壳（火煅存性）三皮
上方将刀豆壳为末，调姜蔗汁服之，立愈。

治肠风下血方

干柿饼半斤，火煅存性，日日开水冲服，即愈。

治诸积秘结等证奇效如神。

庄黄①（九蒸九晒，酒制）半斤　牙皂（炒黄色）一两
共为细末，每服五钱或一钱，开水送下。

治伤寒阴邪等证

麻黄一两　明雄一两　甘草三钱
共为细末，用酒冲服，勿食油荤，无不神效。

---

① 庄黄　即大黄。

眼药仙方

天竺黄五钱　海螵蛸五钱　月石五钱　豆砂三钱　上片三分　浮水石（童便浸过，火煅）五钱

共为极细末，收贮瓶内。凡眼目红痛并风火等眼，点上此药无不应手而愈。

治诸般斑痧阴阳等症方

用荞麦一把，煎汤吃，三次即愈。

治汤烫火烧红肿皮烂神效方

白草霜一两　轻粉五钱

共为细末，香油调搽，即愈。

治胻疮证论

此疮生在两臁内外臁骨外。外臁属足三阳经，淫热结聚，早治易效。内臁属三阴经，有湿兼血分虚热而成，更加臁骨皮肉浇薄，难得见效，极其绵缠①。初发，先痒后痛，红肿成片，破烂流紫水。新起，宜贴三香膏。色紫，贴夹纸膏。日久疮色紫黑，宜贴解毒紫金膏。又年久顽臁疮皮乌黑下陷，臭秽不堪者，用蜈蚣钱法。去风毒，化瘀腐，盖贴黄蜡膏渐效。初服黄耆丸，日久者服四生丸，下元虚冷者，宜虎潜丸，常服甚效。但腿胫在至阴之下生疮者，当戒劳动，一切发物，其症可愈，否则难痊。

三香膏

轻粉　乳香　松香各等分

共为末，香油调稠，夹纸一面，以针密刺孔，将药夹搽纸内。先用葱汤洗净患处，将药纸有针孔一面，对疮贴，三日一换。

---

① 绵缠　"缠绵"的倒装，形容病程长，一时难好。

夹纸膏

黄丹　轻粉　儿茶　没药　雄黄　血竭　五倍子　银朱　枯矾各等分

共为末。量疮大小，剪油纸二张，夹药于内纸，周围用面糊住，纸上用针刺孔。将疮口用葱椒煎汤洗净，拭干，然后贴上，以帛缚之。三日一洗，换新药贴之。其药照前香油调稠，夹于纸内。

解毒紫金膏

明净松香一斤　皂矾（煅赤）一斤

共研极细末，香油调稠。先用葱艾，甘草煎汤，洗净患处，再搽此药。油纸盖住，以软布系紧，三日一换。此药又治杨梅结毒，腐烂作臭，肿水淋漓，用之甚效。

蜈蚣饯

蜈蚣　甘草　独活　白芷各一钱　桐油二两

将药煎滚，先以米泔水洗净臁疮。水和白面作圈围在疮之四边，勿令泄气。将腿放平，以茶匙挑油，渐渐乘热加满，待油温取下。以后风毒自散，腐肉渐脱，其功甚速。

黄蜡膏

血竭　赤石脂　龙骨（煅）各三钱

共为末，香油一两，入血余栗子大一团，煠枯去渣。再入黄蜡一两，白胶香三钱，熔化尽。离火，下血竭等末，搅匀候冷，瓷罐盛之。用时，捏作薄片，贴疮上，棉帛缚定，三日后，翻过贴。

黄耆丸

黄耆　川乌头（炮，去皮弦）　赤小豆　蒺藜（炒，去刺）　地龙（炒，去土）川楝子（盐水泡去核）　茴香（炒）　防风各一两　乌药五钱

上药为末，酒煮面糊为丸，如梧桐子大。每服十五丸，空心温酒送下，盐汤亦可。妇人用醋煎滚，候温送下。

四生丸

地龙（炒，去土）　草乌（去皮尖，炮）　白附子　僵蚕（炒）　五灵脂各等分

上为细末，米糊为丸，如梧子大。每服三四十丸，食前茶酒送下。

虎潜丸

败龟板（酥炙）四两　知母（盐酒炒）　黄檗（盐酒炒）　熟地各三两　牛膝（酒蒸）二两　白芍（酒炒）二两　陈皮（盐水润）二两　锁阳（酒润）一两五钱　当归（酒洗）一两五钱　虎胫骨（酥炙）一两

共研细末，羯羊肉煮烂捣膏，和入药末内，为丸，如梧桐子大。每服三钱，空心淡盐汤送下，冬月加干姜一两。

如意金黄散

此散治痈疽发背，诸般疔肿，跌扑损伤，湿痰流毒，大头时肿，膝疮火丹，风热天泡，肌肤赤肿，干湿脚气，妇女乳痈，小儿丹毒。凡一切诸般顽恶热疮，无不应效。诚疮科之要药也。

南星　陈皮　苍术各一斤　黄檗二斤半　姜黄二斤半　甘草一斤　白芷二斤半　厚朴一斤　大黄二斤半

上九味共为咀片，晒干，磨三次，用细绢箩筛，贮瓷罐，勿泄气。凡遇红赤肿痛发热，未成脓者，及夏月时，俱用茶酒同蜜调敷。如欲作脓者，用葱汤同蜜调，如漫肿无头，皮色不变，湿痰流毒，附骨痈疽，鹤膝风等症，俱用葱酒煎调敷。如风热所生，皮肤亢热，色亮游走不定，俱用蜜水调敷。如天泡火丹，赤游丹，黄水膝疮，恶血攻注等症，俱用大蓝根叶捣汁调敷，加蜜亦可。汤泼火烧，皮肤破烂，麻油调敷。以上诸引调法，乃别寒热温凉之治法也。

五龙膏 此膏治痈疽阴阳等毒，肿痛未溃者，敷之即拔出肿毒。

五龙草（部乌蔹莓，详《本草纲目·蔓草部》。俗名五爪龙，江浙多产之。）　金银花　豨莶草　车前草　陈小粉

上四味俱用鲜草叶，一处捣烂，再加三年陈小粉，并飞盐末二三分，共捣为稠糊，遍敷疮上，中留一顶，用贴上盖避风为主。若冬月草无鲜者，预采蓄下，阴干为末，用陈米醋调敷，一如前法。如五龙草缺少，不便，倍加豨莶草，亦效。

四虎散此散治痈疽肿硬，如牛领之皮，不作脓腐者，宜用此方。

草乌　狼毒　半夏　南星各等分
上四味为细末，用猪脑同捣，遍敷疮上，留顶出气。

真君妙贴散

此散治痈疽诸毒，顽硬恶疮，散漫不作肿者，用此药敷之，不痛者即痛，痛者即止。如皮破血流，湿烂疼苦，天泡火丹，肺风酒刺等症，用之皆效。

荞麦五斤　白麦五斤　明净硫黄（为末）十斤
上三味共一处，用清水微拌，干湿得宜，赶成薄片。微晒，单纸包裹，风中阴干收用。临时研细末，新汲水调敷。如皮破血流，湿烂者，用麻油调敷；天泡火丹久刺者用靛汁调搽，甚效。

舌口疮

此症小儿多有之，属心脾二经之热所生，初生小儿则属胎热上攻所致。满口皆生白色斑点，作痛，甚则叠叠肿起，难于哺乳，多生啼叫。法用青纱一条，裹筋头上，蘸新汲水，揩去白胎，以净为度，重手血出无妨，随用冰硼散搽之，内服凉隔散即愈。

冰硼散
冰片五分　硼砂五钱　元明粉五钱　朱砂六分
共研极细末，用少许搽于疮处，如咽喉肿痛，以芦筒吹之，立效。

凉膈散
黄芩　薄荷　栀子（生研）　连翘（去心）　石膏（生）　甘草（生）　芒硝　大黄各等分
水二钟，苦竹叶二十片，煎八分，加蜂蜜三匙，和服。

蛇咬伤方

蛇咬伤时即饮好醋一二碗，使气不随血走，以绳扎伤处两头。若人昏困，宜用五灵脂五钱，雄黄二钱五分，共为末，酒调五钱灌之。少时咬处出黄水，水尽则肿消，以雄黄末掺之，口合而愈。

蜈蚣咬伤方

此伤取雄鸡倒控少时，以手蘸鸡口内涎沫搽伤处，其痛立止。甚者，生鸡血，乘热饮之，立效。

坎宫锭子

此锭子治热毒肿痛，焮赤诸疮，并搽痔疮，最效。

京墨一两　胡黄连二钱　熊胆三钱　麝香五分　儿茶二钱　冰片七分　牛黄三分

上七味为末，用猪胆汁为君，加生姜汁、大黄水浸取汁、酽醋各少许，相和药成锭，用凉水磨浓，以原锭蘸涂之。

离宫锭子

此锭子治疗疔毒肿痛，一切皮肉不变，漫肿无头，搽之，立效。

血竭三钱　朱砂二钱　胆矾三钱　京墨二两　蟾酥三钱　麝香一钱五分

上六味为末，凉水调成锭，凉水磨浓，涂之。

治油风疮

此症毛发干焦，成片脱落，皮红光亮，痒如虫行，俗名鬼剃头。由毛孔开张，邪风乘虚袭入，以致风盛燥血，不能荣养毛发，宜服神应养真丹，以治其本。外以海艾汤洗之，以治其漂。若耽延年久，以针砭其光亮之处，出紫血，毛发庶可复生。

神应养真丹

羌活　木瓜　天麻　白芍　当归　菟丝子　川芎　熟地（酒蒸捣膏）

等分为末，入地黄膏，加蜜为丸，如梧桐子大。每服百丸，温酒送下，或盐汤亦可。

海艾汤

海艾二钱　菊花二钱　藁本二钱　蔓荆子二钱　防风二钱　薄荷二钱　荆芥穗二钱　藿香二钱　甘松二钱

水五六碗，同叶煎数滚，连汤共入敞口钵内。先将热气熏面，候汤少温，用布蘸洗。日洗二三次，洗后避风，忌鱼腥发物。

白屑风

此症初生发内，延及面目，耳项燥痒，日久飞起白屑，脱去又生。由肌热当风，风邪侵入毛孔，郁久燥血，肌肉失养，化成燥症也。宜多服祛风换肌丸。若肌肤燥烈者，用润肌膏搽之，甚效。

祛风换肌丸

大胡麻　苍术（炒）　牛夕①（酒洗）　石菖蒲　何首乌（生）　苦参　花粉　威灵仙各二两　当归身　川芎　甘草各一两

上为细末，煮陈酒为丸，如菜豆大。每服二钱，白滚水送下。忌鱼腥、发物、火酒。

润肌膏

香油四两　奶酥油二两　当归五钱　紫草一钱

将当归、紫草入二油内，浸二日，微火煠焦去渣，加黄蜡五钱，溶化尽，用布滤倾碗内，不时用柳枝搅，冷成膏。每日擦少许，二次。

秃疮

此症头生白痂，小者如豆，大者如钱，俗名钱癣，又名肥疮。多生小儿头上，瘙痒难堪却不疼痛，日久延漫成片，发焦脱落，即成秃疮，又名癞头疮。由胃经积热生风而成。宜用防风通圣散。料醇酒浸焙为细末，每服一钱或二钱，量其壮弱用之。食后白滚水调下，服至头上多汗为验。初起肥疮，宜擦肥油膏，用久则效；已成秃疮者，先宜艾叶鸽粪，煎汤洗净疮痂，再用

---

① 牛夕　即牛膝。

猪肉汤洗之，随擦踯躅花油，以杀虫散风。虫死则痒止风散，则发生；血潮则肌肤润，久擦甚效。

防风通圣散

防风　当归　白芍（酒炒）　芒硝　大黄　连翘　桔梗　川芎　石膏（煅）　黄芩　薄荷　麻黄　滑石各一两　山栀　白术（土炒）　荆芥各二钱五分　甘草（生）二两

上药①酒浸焙干，共为末。每服一钱或二钱，食后白滚水调下。

肥油膏

番木鳖六钱　当归　藜芦各五钱　黄檗　苦参　白附子　狼毒　杏仁各三钱　鲤鱼胆二个

用香油十两，将前药入油内，熬至黑黄色，去渣加黄蜡一两二钱，溶化尽，用布滤过，收贮罐内。每用少许，用蓝布裹于手指，蘸油擦疮，神效。

踯躅花油方

踯躅花根四两，捣烂，用菜油一碗，煠枯去渣，加黄蜡少许，布滤。候冷，青布蘸擦，日用三次。毡帽戴之，勿令见风，即愈。

治头疮发落神效方

杏仁炒成炭，入葱白头，捣烂，调香油搽之。先用花椒煎汤，洗净即愈。须忌风七日。

加增神香散

此药专治心腹疼痛，或寒凉伤胃，或冷气入腹，或生冷停滞，或呕吐水浆不入等症，服之即止，然火症湿滞腹疼不宜。

丁香四钱　砂仁三钱　木香三钱　白蔻仁三钱　沉香　檀香　藿香各三钱

共为极细末，每服三分，少刻再进三分，须臾连进三次，以生姜浓煎汤送下。

---

① 药　底本无，据上下文加。

八仙桃

此方治下元虚冷，男子遗精，女子白带，或久无子者，男女皆服，大有奇功。

大熟地（久蒸久晒）四两　甘枸杞二两　肉苁蓉二两　琐阳二两　破故纸（盐水炒）四两　韭菜子五钱　桃核仁（捡净）二斤

上药用水三碗，煎至一碗取汁，再用水二碗，煎至一碗，取水去渣。将药汁放砂锅内，入清盐二两。化开，始将核桃仁入汁内，用文火煎炙，以桃仁收干药汁为度。倾出日晒夜露，七日。每早空心，开水嚼食三钱。

治男女红烂眼皮神方 凡属红烂眼皮，无论老少，以此擦之，百不失一。

白菊花五钱　防风（共为细末）五钱　鸡蛋六个（三个取油，三个熬药）

其取油之法：将鸡蛋二个，打在小铁锅，或小铜锅，或铜勺、铁勺之内，火上极煎。煎到黑如墨时，其油自出。（未如墨时，其油不出。）将油倾在杯中。（渣滓不要。）又将三个打在锅内，和匀。将清水一碗，倾在锅中，极煮。煮到只剩一酒钟时，将汁倾在另一杯中。（渣子不要。）待其汁澄清之候，将清者倾在前所取鸡蛋油之中和匀。以鸡毛一足，调敷患处。（敷上之时，全不疼痒，亦万不误事。患轻者，调敷三四次即愈；患重者，七八次亦断无不愈。）此疾多无眼边毛。其断病根之法，以眼边毛生齐为止。（如大眼角长流泪，其病源在内，又须服药，非此能并治也。）

忌鸦片烟真方 鸦片流毒久矣，间有解毒传方，亦不尽效。此方获自洋人，药味甚平而奏效甚奇，用之无不立效。唯愿有心者广为流传，保全当不少也。

云茯苓二钱　怀山药（炒）一钱五分　金银花一钱五分　杜仲一钱五分　旋复花一钱五分　鹤虱一钱　洋参一钱　生甘草八分

共药照分称准、研末。用鸦片烟灰四钱，浓汁去渣，再加黄酒半杯，调和为丸，如梧子大。每日饭前用烧酒和开，或八丸、十丸，视瘾之大小为度，空心服，早晚饭前两次。此一料，即可去患。七八日后，每日递减，减至两丸即愈。此药仅需钱数十文，而瘰疾立去，洵良方也。得之不易，望勿轻视。

治初生小儿脐风、马牙等症

凡小儿脐带落下，即用瓦片一片，扫去灰尘，将脐带安瓦中，周围用红炭火，须离远焙烤。煅至白烟起时，其带已枯，放泥地上，出火气后，研细末。如带有二三分，用朱砂二三分和匀，再加蜂蜜一匙，甘草汁一匙，调朱砂合脐带末，常抹小儿牙痕口内，作一日擦完为要。如系夏日，须用竹刀破开脐带，将白细蒙刷去，即虫也。

凡小儿下地时用

甘草一钱　生大黄一钱　朱砂二分　黄连二分　金银花五分　核桃（去皮，捣浆用）三个
和前药煎浓汁，时时灌之，内用红糖少许。

专治妇人产后风寒杂症 屡经应验，神效仙方。

焦荆芥八钱　沙参三钱　当归三钱　川芎二钱　益母草五钱
上药煎汤，用童便甜酒冲服。（药味分两幸勿加减，致误。）

治疯狗咬伤方

用生射干根一两，切细片，酒水对熬。服二三次，受疯毒者大便必泻，未受毒者不泻，亦无碍。倘久泻不止，杀雄鸡一只，炖汤吃，即愈。孕妇加酒，瓜笃手捏处刮皮三钱，冲服，以保胎元。服此药后，发物、锣鼓概不禁忌。药苗与扁竹根相似，绿化白根，便是真的。恐急时难得，药铺内干者亦可。凡疯狗衔衣咬影与咬人无二，但受毒未受毒，以生黄豆，口嚼试之。受毒之人黄豆必香，嚼豆不香，尚未受毒也。

青糊丸治五疸症

即黄肿病也。黄汗、黄疸、酒疸、谷疸、女劳疸，名虽有五，终无寒热

之异。起于湿伤脾肾，湿热熏蒸而发为黄疸。初病甚微，或途中冒雨，坐卧湿地，久着汗衣，斯为外感中湿也。或食生冷瓜果，饥饱停滞，饮凉冷酒菜，渴急，过饮凉水，为内伤于湿也。久之为积聚，为胀满，面黄唇白，爪甲无血色，动作气喘，耳鸣心跳，足膝软弱，喜嚼盐茶、姜米、壁土诸豆等物。此方不论男妇老幼，悉以治之。数年来，屡用屡效，真奇方也。

青矾二斤　酒米六十两

只将米入锅内炒烧至枯黑为度。候冷，入矾，同碾细末。另称槟榔一两，官桂一两，用膏粮烧酒二斤，泡一夜。以酒少少调药为丸，如黑豆。随症用引，每服八丸，多则十余丸。

- 面黄唇白，气促积聚，胀满腹痛，用苍术、厚朴、陈皮、香附、槟榔、山楂、茵陈、枳壳、木香、青皮、麦芽、吴于、神曲各等分，用烧酒泡，饮吞下药丸。药味腥不可嚼，但服此丸多糟杂，须吃猪肉以治之。

- 耳鸣、心跳、目黄、小便赤，丸药务用神砂为衣，用沙参、伏神、当归、枣仁、白术、陈皮、青皮、广香、茵陈、车前、菖蒲、栀子、泡酒送下。

- 足多无力，四肢软弱，用苍术、白术、牛夕、苡仁、茯苓、加皮，泡酒送下。

- 四肢肿胖，气促胀满，须忌盐，用平胃散，合五苓散，加茵陈等药，酒泡送下。

以上诸病，随症用引，忌食醋酱、生冷、煎炒、滞气发物，行远房劳等事。服此丸一料，病必痊愈。后宜用四君子、香砂六君子、补中益气汤、归脾汤、六味地黄汤、八味丸、金匮肾气丸、理气健脾丸，随症合宜补之，永不复发。

治发风疹方俗名风丹。

皂角刺　铁马边　红活麻根
共煎水服，酒引。

治嘈虫气痛

老葱拌食盐少许，和香油，每食用以代菜，服至一月，其虫自下。但初食多觉翻胃，久食自惯。至虫将下时，早晚再用。

槟榔八钱　榧子十七个　明雄五钱　厚朴五钱

共为末，调米汤服，无不痊愈。

绵州有一人，少患此症，虫气壅胸，饮食难下，大便燥结，屡医不效，几于不治。后得此方，依法服之，月余而愈。后阅医书，有老葱化老虫之说，乃知为古方也。

治虫牙方

用屋瓦一小片，烧红，再用洗脸盆盛水，覆碗水中，将烧红之瓦放在碗底上，勿沾水。用茄米一撮，或青菜米亦可，置瓦上。滴麻油六七点，其烟即起，急用大酒敞罩之，令患者口含敞尾，使烟入口。其虫自随涎而下落水中，视之可见。多熏数次，俟熏至虫尽，自愈。

治癣方

用野海椒捣烂，将癣刮破，敷。敷即起泡，数次可愈，其效如神。药苗不深，其味辣，多生田坎上，莫用口嚼。

红灵丹

冰片一钱　豆砂（水飞）五钱　牙硝三钱　蒙石（煅）一钱　明雄三钱　寸香一钱　硼砂三钱　佛金二十张

共研细末，磁瓶收贮（五月五日制药更妙。）治中风不语及一切危急之症。凡牙关紧闭及猝然气闭者，或灌口内，或吹鼻中。俟其苏醒，然后察其病症，另用方药调治。

医之为道，皆古圣贤成己之后，借以积功累行，非为财利谋身家计也。故范文正公等良医于良相。袁了凡公，亦欲成名于此道。盖谓天地间，扶生民之命，补造化之穷者，唯此术为至仁。奈精其业者恒少，间有擅一方之奇，得一法之妙者，又或秘不示人，非求重资，即索厚偿，使贫而无力者，流浪于生死危亡，莫救，亦大非利己利人之意也。我辈尝窃悯之。今因募刊，同善录成。爰旁搜旧典所传，兼博访明公所授，皆百发百中，万效万灵者，汇为一册，名曰《经验良方》。愿四方好善之人，为丸为散，方便救人，或刻或抄，流传寿世。是亦利益无穷之至意也，其功德岂有涯哉。

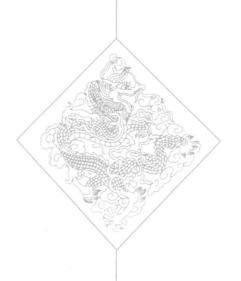

活幼心法大全

明·清江聂尚恒久可 著

清·双江刘沅止唐 整理

黄小龙 点校

活幼心法原序

善矣，先辈陈邦瞻之叙《活幼心法》集曰："世之不得已而用者二，兵之于敌，药之于病，是也。"二者其道皆宜攻伐为事，以克为攻，以速为巧。而世医不谙病机，损之则疑实，而益之则疑虚；燠之则疑阳，而冷之则疑阴。于是曲为调停之论，以图持久之计。而常处于不见功不见害之间，久之而功愈远，害愈近。此犹庸将握兵，智勇俱困龃龉，自保而徒卑词，重币乞盟于敌，冀其自退。敌脆可也，敌坚万不可覆矣。盖凡病书，然而至儿症之有痘，则受毒自始，生其伏不可窥，其发不可留，生死在呼吸变化在俄瞬。而御以调停，持久之法，此其谬尤甚。譬之，古者齐晋秦楚相遇中原，强弱已形，胜负可决。苟非摩垒而进，即当交绥而退。若借言中制，暗于事机，昧于战守，失其先发制人之策，则其受害顷刻间矣。此吾之所以独重吾友久吾明府之论痘也，曰："毒可逐不可解也，治可急而不可缓也。"于是创为一书，尽破近世似是而非之论。庶几提抱中物，不至枉死，盖其见卓矣。即仓扁复生，不能易也。雨邬读之，因为三复起，曰："昔孙子不云乎，解杂乱纷纠者不控拳，救斗者不抟撠，批亢捣虚，形格势禁，则自为解耳。"然则久吾先生之所谓可逐而不可解者，是故所以深解之也矣，是治痘之说也，而亦治兵之说也。又其于痘症之后，复附有痧麻、惊痫、疳泻、吐热诸病方论。其玄说也简以详，其制法也精以当，是其所以活幼者甚全。诶而备，余常按书施治，百无一失，遂不忍自秘己笥，而梓行于世。俾世间幼者得无失其为幼，与世间司幼者并不至以活幼者而误至杀幼。则各成一父母之心，即以共成此天地大父母之心矣。久吾先生，豫之清江人，姓聂，名尚恒。于万历时，以乡进士出知福建汀州府宁化县事，卓有政声，惜当时以儒宦显，不列名于医林，故其姓字不传于今世岐黄之口，即有《活幼心法》一书，亦不传于今世岐黄之口。至其治男妇诸病也，则并着有奇效医述四十九篇，俱惜年久沦没。噫！世远代湮失，于是闻不及者，讵止一聂久吾著述已哉。此古人之悬金构书，良有以也，且其书考其自叙，则着于前之丙辰，而余之阐发此书复合岁纪，又在今之丙辰。闻之世运以六十载必为一更，为其甲子周也。今此刊也，其久吾先生独着之精神有不可终为湮没者，叹而故籍运会之当然，以假手于余之间校，复救斯世赤子于襁褓中也，欤时。

康熙十五年岁次丙辰嘉平望日向山堂夕惕主人周京雨邬氏叙。

活幼心法大全目录

重刻活幼心法大全上卷

明·清江聂尚恒久可受　著
清·盱黎黄光会畏严父　校

论受病之源

痘疹之源，有谓儿在胎是食母血秽而致者，有谓父母欲火所致者。欲火之说出于臆测，故无明据，然尝见孕妇饮食清淡者，生子出痘多稀少而平顺；恣食厚味者，生子出痘多稠密而险危。则其病源受毒于母胎血秽似有明验，盖饮食淡则血气清而胎毒清；饮食厚则血气浊而胎毒重。受毒清故出痘少，受毒重故出痘多，其理易明也。近有好为奇论者，谓胡人岂无欲火胎毒，而独不出痘，则此二说皆非也。诸痛痒疮疡皆属心火。以中国地对胡人地，分四方，则中国属东南，胡地属西北。东南属火，故心火旺而有痘疮；西北属水，故心火不旺而无痘疮。又以胡人居中国，则亦出痘，中国人居胡地，则亦不出痘为证。此论似是而实非也。若痘非胎毒，果因地方火旺而有之，则闽广等极东南之地，其人出痘，当至再至三，何以一生止一次，与中国同也。意者胡地极寒，无屋居火食犯风霜冰雪。腠理秘密，若无毒然，即有胎毒，当为别症，不能宣发于皮肤，而为痘疮，是以胡人不出痘也。不可执此而谓痘非胎毒也。

夫胎都潜伏于五脏，有腸则发，无腸则不发，故其发有迟速。当其未发时，形气俱泯无可端倪，若未燧之火，何处寻觅食，又何可解释。故余以为古立预解痘毒诸方若无故而逐寇于通都不近理也。及其有触而发则勃然不可御。盖其毒气发自五脏，实动五脏真气，全赖血气送毒气而出之于外。运化之而成浆，收结之而成痂，而后脏腑可安。若血气送毒气不出，则毒气反攻脏腑。如寇作于都城中，王者不能操谋奋武，逐之于外。致令操戈内攻，安得不危。故用药如用兵，不可不透此理也。

折诸家之衷

治痘之家多矣，刘河间悉用寒凉偏害非小，至于钱仲阳立方，亦以解毒为主，而多用寒凉，少用温补，张洁古王海藏咸宗之，此其意俱本于内经。诸疮疡属心火之一言，故以寒凉泻火也。厥后陈文中立方，力矫其偏，专主温补。凡痘疮已出未出之间，诸症悉用十一问木香散；已出之间，诸症悉用十二味异功散。其意归重于太阴一经，盖以手太阴，肺主皮毛，足太阴，脾主肌肉。肺金恶寒，脾土恶湿，故用丁香、官桂以治肺之寒，用术、附、夏以治脾之湿。二方用之得其当，其效故大。然不分寒热虚实而一概用之，则宜于虚寒不宜于实热，其偏害又可知也。朱丹溪辨之，是以，至丹溪立论矫陈氏之偏，而取钱氏之长，主于解毒和中安表似为的当。举世宗之数百年来，无敢议其失者。予则以为丹溪治他病多妙论。独于治痘，则孟浪而未尽其妙，懊亦千虑之失乎。盖其矫偏于陈氏而不敢轻用木香、丁香、桂附等热剂，似乎因噎而废食，惩羹而吹整其取长于钱氏，而必用芩、连、牛蒡、连翘之类以监制参、芪、归、术等补剂。似乎用将而中制，用兵而外监也。其失亦起于泥内经疮疡属心火之言，而未透其理也，不知痘疮虽属心火，却与诸疮不同。诸疮之毒当其初发而未成形可用药解散，内消而愈；及其已形而未成脓又可用药逐散；未成脓而愈痘毒发自五脏，必借血气送出于皮肤运化之而成脓，收结之而成痂，而后收全功也，可内消而愈乎，可未成脓而愈乎。故诸疮以解毒为主，能解毒于早则轻，不能解毒于早则重。

痘疮以血气为主，血气能送毒以灌脓结痂则生，血气不能送毒以灌脓结痂则死。解毒之药多损血气，不顾血气之亏损而急于解毒是犹不虑我兵之羸弱而急于杀敌也。故毒有不必解者，又有不可解者，若小儿禀赋强壮脾胃气好饮食如常者，其血气自旺自能送毒气以成功。其痘自始至终多顺症，此不必解毒者也。若其禀赋素弱脾胃又弱，出痘时饮食又少，或泻或渴，或腹胀，或手足冷，或气短促，或失声痘或出不快，或根窠不红活，或色白而顶陷，或当灌脓不灌脓，或当结痂不结痂，皆由血气不能送毒气，此不可解毒者也。当速用温补以扶胃气而助血气，若用参芪归术等，而力不及，即加入木香丁香桂附等佐之亦不为过，又何可添人芩连旁翘等凉品，以监制温补之力而损血气乎。所谓丹溪未尽其妙者，此也。丹溪又教人用犀角地黄汤以解痘毒，后人沿其说失其初意相习用之以为奇妙，而不知其害。盖心者血之主，心之所以能主血者以其属火也。痘疮属心火，正借心火以运用一身之血而成功，岂心火可泻而去之乎。盖人身之血，湿则流行，寒则凝滞，犀角地黄汤凉心经而泻心火，心经既凉，心火既泻，则一身之血俱凝滞不行，何以运化痘毒而成脓结痂乎。则内攻之患作而竟以告弊者，泻心火之药实杀之，而人竟不知也，医亦竟不悟也，可慨也。故余谓痘已出之后未痂之前，凡一切凉心之药，如犀角生地之类姑禁绝不用，直待结痂后用之解余毒可也，或曰：若然则未收结之前，毒俱不可解乎。曰：奚为皆不可，若其血气与毒气俱盛者，脉必洪数。痘或初出即带紫黑，或既出而稠密红紫，内症则烦闷燥渴，小便赤涩，大便秘结，此则属实热，宜速用清凉之剂以解毒。如大便久秘者，量人酒炒大黄，微利之，可也。若其毒气虽盛而血气未旺者，以解毒为主而兼活血养气，则参、芪、归术之类亦不可离也。

近世痘方多宗黄西邱其书自始至终，俱分顺逆险，而立三图说，其为顺者，不必服药是也，谓险者，亦以保元汤加减调治，犹近理也。但谓逆者，俱不可治，治之徒劳无益，是教人袖手待毙矣，其言不仁之甚，而贻害于世不小也。此为俗医图利计则甚便，而于救济生灵之术则甚乖也。盖医者仁术，圣人以之赞助造化之不及所贵者，扶危救困，起死回生耳。若治其易治者而弃其难治者，则何以医为。唯俗医意在图利又恐坏名，见症不顺者辄委弃之，彼诚恐利未必得而徒冒不识症之名。若仁人君子，当为之死裹求生，岂忍断其必死而坐视不治。故曰：西邱之言，便于俗医而非所以济世也。且所指逆症多端，痘疮稠密者，多有之如初热而惊悸吐泻，报痘而先发于印堂司空天庭等处，初出而根窠无晕。既出而色白灰陷，或发水泡，或痒塌，或当行浆而不行浆，或痂未落而寒战咬牙等症，皆其图说所谓逆而不治者，余每治之而得生者多矣。奈何悉谓治之无益而戒人勿治乎。唯初出形如蚕种，既出而紫黑干枯者，难以灌浆，多为不可救耳。然宁救之而不活，不忍坐视而不救也。

近年有庠生管橒编集《保赤全书》载痘疹方论颇为详备。然其人博而不精未谙妙理，所论气血虚实寒热等理多混杂，未能融通所论某症该用某方，多鲁莽又多乖舛，而不得其宜。在明者得之犹可借参考，若昧者执而用之，鲜不误事。余恐其无益于世而反惑世也，故表而出之。

辟时医之谬

痘症于他症不同，自初发热以至结痂限日限时救困扶危，当用之药宜及时而用，如救焚拯溺不可缓也。盖痘毒发自五脏实动五脏之真气，其出痘多者，真气发泄亦多，当此之时人之血气几绝岌岌乎殆哉，如油尽之灯不速为之增油则灯焰熄，如风中之烛不速为之蔽风则烛光减也。时医则不然，轻视人命而重视财利，其愚而不知用药者，姑无论已。即稍知用药者亦不肯及时用药欲因祸大而显功，直待诸恶症出然后乘人父母之惊惧而要重利，迟延至于血气已绝不可复续，虽有对症之药缓不及事因而误人性命者多矣。嗟嗟天地鬼神昭布森列，不可欺罔。此辈以贪利而杀人心术不善，岂无幽责，岂无冥诛，殃必及身必及子孙，不可逃也。此医家之害，而病家不可不知也。又时医识见浅陋，未谙妙理，执泥祖传旧方，不知通变。遇痘症之轻者，犹可动手调治，而自以为功；一遇危险重症便束手无策不能救疗，甚至至一家十人而不活者七八人，则以为痘症原恶而不自咎其术之拙。病家亦以为痘症本恶而不归咎医之拙，殊不知痘疮常数，若无甚恶之症而调治得宜十可十生，间有极恶之症必不可救疗者十不过一二。今治十人而死者七八，何恶症之多也，无亦术之不精乎，予深悯之。故不得不为之着论立方也。

辨虚实寒热之异

凡治病必先辨虚实寒热四症，望闻问切，无非辨此四者而已，四者了然于胸中则用药取效其应如响；四者不能分辨而执成方以用药鲜有不误者，即或中病二人愈亦幸而偶中也。至于痘疮之虚实寒热尤为紧要，辨之不明用药多致败事何以成功。奈何历代治痘之家，着论立方，互相异同，至于虚实寒热多略而不辨，或辨而不明。至今检方者漫无下手处，竟不知某症属虚属寒，当用某方某症属实属热，当用某方。则虽有千百妙方千百妙论，无益于用也。无怪乎自古至今治痘者之多迷途，而慈幼之术疏也。且痘疮之虚实寒热于诸病之虚实寒热其异同固自有辨。诸病有虚者元气自虚也宜补也，痘疮有表虚有里虚亦元气自虚也宜补也，此其相同者也。诸病有实者邪气顽固而毒气不能为害，不可泻亦不必泻也。此其不同者也。诸病有虚之甚者险有余阳不足，则寒自虚生，宜温热之剂补之也。痘疮有虚之甚者亦险有余阳不足，而寒自虚生，亦宜温热之剂补之也。此其相同者也。诸病有寒自外入者，外感是也，当其在表亦发散之，久而入里则郁而为热，宜清解之。痘出而风寒外袭，宜温而散之，或外寒入内而为吐泻诸症亦宜温之而已。外不可发汗，内不可清解也。诸病有虚热者元气虚津液竭而火丛虚中起，补之则热自除也，不必解热。痘疮亦有虚热者元气虚而毒气肆也，当以补元气为主而略兼解毒可也。三者皆同而有不同者也。诸病有实热者血气未亏而邪气壅盛，单用寒凉泻之可也。痘疮亦有实热者禀气强血气盛而毒气亦盛，亦单用清凉解之可也，此又其相同者也。今自发热之初，以至还元之后俱先辨证之虚实寒热而遂立方其后。人细心审症而后用药庶无不至于虚虚而实实乎；不至于损不足而补有余乎，不至于以水益寒而以水益热乎。热痘之虚实寒热较之他病犹显明而易察。盖自见点以至结痂其形其色既昭然可睹，若又听其声音，观其静躁，视其饮食之多少，审其大小便之利涩，三岁以上者诊其脉之迟数洪微。其辨虚实寒热当如黑白之分明，而用药取效亦易矣。

晰气血盈亏消长之理

痘疮全凭气血以成功，而气血之盈亏消长，其理精微，不可不透悟也。盖气体天而亲上，血体地而亲下。痘之出也，其高起之疱，气之位也，上也，气宜充焉。其四晕根脚，血之位也，下也，血宜附焉。疱尖而色白润。是气充而居其亲上之尊也。四围有晕而色红活，是血附而安其亲下分也。气居其尊，血安其分，气血和顺而载毒出外，此最吉之痘，可勿药而愈也。顶陷则气反亲下，此气亏而不能充也，法当补气。四围根脚无红晕，此血亏而不能附也，法当补血。此其理犹易明也。其有通顶红色成血疱者，是血反亲上也，此症最险，必不能成浆，至八九日后则痒塌而死。然此非血之独盈，乃由气亏而失其居尊之常，故血得以妄行而僭居其位也，急宜大补其气，气充则能统血，血自不得泛滥妄行而疱转白矣。世人不识此理，见其疱红则谬认为血热而用凉血行血之剂，致令气愈亏而毙愈速也，不亦悲乎！故气血盈亏之理微妙而难识也。至于调治痘疮气血其气独虚者，固宜专补气而不宜补血。盖阳不能从阴，阴愈长则阳愈消也。其有血虚者，多由胃气损伤，元气不足所致。盖阴必从阳，阳生则阴长也。黄汝言《明医杂著》乃谓血虚而用参芪者以补气，则阳旺而阴血愈消，甚矣！其不明于阴阳消长之理而谬立此言，为世大害也！予每治便血之虚滑者，妇人产后去血过多而大发热者，妇人血虚崩漏而下血不止者，俱用参芪姜附为主，而佐以血药与升提药，皆获奇效。安得谓血虚不可补气乎？若小儿痘疮以胃气为主，则补血必先补气，明矣，故气血消长之理，不可不深明也。

精炮制用药之法

凡用寒凉药品除阳证伤寒热积痢症及诸实热等症，外其余若用之降炎上之火，用之清血分之火，俱有寒因热用之义，须依酒炒酒制之法最为紧要。同一寒药也，依法用之则取效；不依法用之则为害。若痘疮中前后所有解毒诸寒药，皆因毒火燥血而用入血分，以凉血活血者是以芩连栀柏花粉大黄等味，必用酒拌湿炒燥，牛蒡子必炒香研碎，当归生地白芍红花紫草牡丹皮地骨皮之类必以酒临时洗用，此要法也。而时医苟简粗率，每每不依法炒制而生用寒凉，不唯无益而反以致害者多矣。此其失非小也而人不知也，不唯病家莫之知而医家亦竟不悟也，倘悟其失岂其省此微劳而贻此大害哉。予故表而出之以训将来也。制之大概有热者，甘草黄芪白芍俱生用，虚寒者炙熟黄芪蜜炙白芍酒炒。

初发热至痘出齐数日内调治法

大凡调治痘疮自发热之初见点之时，即须思及何如起发何如灌浆何如收结。一动手用药便要顾尾慎其初一善其后，然后次第调治，可保万全也。

一发热之初，若身热和缓，或热或退，神清气爽，饮食如常，则不必用药发汗但戒荤禁风，调护而已。盖痘有顺而不必治者不轻治，即所以调治之也。

其或增寒壮热，头痛壮热，头痛咳嗽，鼻流清涕者，多因于外感不可不发散也。当视儿强弱而用药发汗。儿体气素壮实者用加味升麻葛根汤汗之；体气素怯弱者用加味参苏饮汗之。然皆不可出汗太多，恐发虚其表后难起胀灌浆也。

既经发汗而身热渐缓，儿颇安静者气痘出必稀少，此为顺候且勿服药以待之。

亦有发热和缓后痘多者，血气虚也，加味升麻葛根汤。

此二方，即是伤感而非痘疹，服之发汗亦无妨。

加味升麻葛根汤

白粉葛一钱　小川芎四分　苏叶五分　升麻八分　牛蒡子（拣净、炒香、研碎用）五分　山楂肉（净）八分　赤芍六分　甘草三分　防风（去芦去尾）三分　桔梗三分　生姜三片

同煎热服取汗。

加味参苏饮怯弱服。

人参三分　苏叶五分　前胡四分　白茯苓（去皮）五分　陈皮二分　小川芎四分　粉葛八分　制半夏三分　甘草二分　桔梗（去芦）四分　山楂肉六分　牛蒡子（制同前）四分　生姜三片

同煎热服取汗。

发汗之后或身热不退而烦躁者且勿峻攻姑少待之。其或烦闷燥渴而妄语者用败毒和中散清之，切不可轻用伤寒加柴胡黄芩干葛花粉等清解之剂，此药若用差一剂解虚其表。至七八日后浆必不行，虽极力补助莫能救疗，其疮枯焦痒塌而死矣。盖痘疮以里为根以表为基，一虚其表是犹筑室而移其基也，

是以治痘与治伤寒大不同也。近时管櫕着书不知此理而首发表解表立说，岂谓痘疹可与伤寒同治乎，惑世误人为害甚大，姑举其一以辟其余。

败毒和中散

连翘（去心、蒂，研碎）六分　黄连（酒炒）七分　陈枳壳（炒）七分　前胡五分　牛蒡子（制同前）六分　木通五分　麦门冬（去心）八分　升麻四分　蝉蜕（洗净，去头、足，晒）四分　小川芎四分　紫草茸（酒洗）四分　甘草四分　防风五分　桔梗四分　荆芥五分

大便秘涩者，加大黄酒炒一钱二分，微利之，不秘者勿加。

服此觉烦闷少解即止，勿服听其痘出外则中自安也。

或有腹痛腰痛而烦闷者，此其毒气诚重然，只当用此败毒和中散主之。大便秘则加酒炒大黄微利之，听其痘毒出外则内痛自止。然后看其痘或稠密或红紫带黑又议解毒可也，且不可纯用寒凉以阻遏其毒出之势。立致内攻告变，世人不知此理，多纯用寒凉解毒或用硝黄峻下，因而速毙而卒不悟者多矣。当时令众人出痘时，小儿或有发热稍缓，其热或作或止，其红点或未见或微见而未明，或是出痘或非出痘，正在疑似之间，当此之时不如且服药以待其自定，但禁风禁荤调护之而已。所谓不轻治正所以深治之者此也。有等富贵之家珍爱太过，见其如此屡投以清凉解毒之剂，不知若是痘症，则其毒气发动于五脏，勃勃欲出外，其势决不可阻遏，屡用清凉阻遏其势，即所以迫之内攻而祸速矣。故犯此者多有报痘数日即烦闷惊搐而死，此解毒之剂杀之也。正如寇在宫墙之内，不逐之出外返遏其出路，围而攻之，宫中之人有不遭残害者乎。然医者曰：吾用解毒药何至于杀人，既不自任其咎。病家亦曰：彼用解毒药何至于杀吾人，亦不归咎于医杀人，于冥冥之中而己不悟也，人不知也，噫亦可悲也已。予故表而出之，以戒世之爱而反害者语曰：久腊者毒必厚，痘毒禀于胎元，伏于五脏。其轻者无论已，其重者深藏久蓄，不为不厚矣。一旦触发于倏然忽然之顷，其势孟锐欲出断不可御，是以必借气血载毒出外成浆、结痂，然后毒散而功成，此病机亦化机也。此岂若诸疮之毒可以骤然而解散者，故解之于既出之后，是顺其欲散之势尤为近理。解之于未出之先，是遏其孟锐欲出之势，其祸甚速如初决之堤，水势排山而欲捧土塞之，有是理乎。奈何自古治痘之家其卑者固不足道，其高者亦未深悟此理。每每于痘疮发热之初，欲出未出之际，辄以解毒为主，且曰：服某药则毒可解而痘出必稀，不知痘之稀由其初受毒之轻耳，岂将出之时所能骤解乎。至启后之庸医讹以承讹，见痘疮欲出未出之间毒气炽盛，则多用寒凉以解之，火妄下以解之，彼自以为对症之妙剂，而不知反致内攻之奇祸，至于杀人而

终不悟。前覆而后不鉴其祸又无穷也。予亲近时庸医治痘多犯此失，以致童幼数日而死者甚多，则皆茫然委于症恶难救，而举世莫觉其致死之由。殊可矜恻也。故不得不再三发明其理，以救将来发热之际有偶感风寒饮食停滞而腹痛者用升消平胃散，一剂其痛立止。

升消平胃散

小川芎五分　香附（炒）五分　苍术五分　紫苏五分　厚朴（姜汁炒过）五分　麦芽（炒）六分　陈皮（去白）三分　山楂肉一钱　甘草（炙）二分　砂仁（研碎）三分　藿香三分　白芷三分　生姜三片

同煎带热服。

热停食作腹痛与毒气作腹痛其症不同，停食痛者，气痛多急疾而啼叫必甚，必在脐以上痛，面必青白唇淡手足冷。毒气痛者，痛稍延缓而有作有止，多在脐以下，或连腰而痛，面或红紫而唇紫手足冷，此两者必分辨明白方可用药。

发热之际，有呕吐者，有泄泻者，有吐泻交作者，全要辨虚实寒热而用药。或吐泻交作而胸腹痛甚者，此感寒而停食也，仍用前升消平胃散主之，一服立效。或胃气弱而有寒，呕吐不思饮食，或食下即吐，其吐多顺快而无声，面青白唇淡，精神倦怠，宜用砂参和胃散主之。或脾气虚弱饮食不化而泄泻者，其泄滑利，面色带白，宜用术苓调脾散主之。

参砂和胃散治虚寒呕吐。

人参四分　半夏（制）四分　甘草（炙）二分　藿香三分　白茯苓（去皮）五分　砂仁（研碎）四分　白术（去芦，刮炒，去皮）五分　陈皮二分　煨姜（去皮）三片

同煎。

术苓调脾散治虚泄。

白术七分　白茯苓（制俱如前同）七分　白芍（酒炒）五分　香附（炒）三分　砂仁三分　白扁豆（姜汁浸，去壳）八分　厚朴（制）三分　神面（炒）五分　甘草（炙）五分　煨姜三片　大枣（去核）一枚

同煎。或加人参三分。

或有毒气作吐泻者，其吐必酸刺而有声，神气不甚困倦，其泄必黄色臭秽，虽或吐泻交作，胸腹多不痛，此则毒气由吐泻而发泄，所谓吐泻为顺候而不必止者唯此一症耳。若虚寒吐泻与此迥异者亦多矣。张洁古等乃一概谓痘前吐泻慎勿乱治，而并不分虚实寒热，何其孟浪之甚耶！

身热至二三日之后，痘欲出不出或烦闷惊搐或狂言谵语，切不可惊惶失措，唯详审虚实寒热而治之。要知此等症，皆由毒气在内不得宣发于外而作，

然毒气不得宣发症有不同不可不辨。有毒气壅盛于内，不能骤发于外而惊搐狂躁者，宜用清解散以宣之。有内毒本盛外为风邪所束，郁滞不得出而惊搐狂躁宜苏解散发之。又有血气虚弱送毒气不出而惊搐狂躁者宜用温中益气汤以托之。辨此惊狂诸症最宜精详观形察色，审声问症，又参之以脉。然后可以分别。察其痘影红紫，面赤唇紫，声音亮口，气粗手足热，脉洪数，此毒气壅甚者也。或形色多同前，但声重鼻塞或鼻涕，脉浮数者，此毒盛而为风寒所束者也，此症多在寒凉之月或不谨避风寒者，然后有之。察其痘影淡淡在皮下，不见红活唇淡，面白或带青，脉又迟缓，虽烦躁惊狂谵语，亦是血气虚而送毒气不出者也。三者分辨明而用药当，一剂之后痘出而惊狂定矣，昔人谓痘未出之前惊搐为顺而皆不必治，岂其然乎。

清解散毒气壅盛用之。

防风　荆芥　蝉蜕　桔梗　小川芎各四分　前胡五分　干葛五分　甘草三分升麻五分　紫草　木通各六分　黄连（酒炒）　牛蒡　连翘（制俱同前）各七分山楂肉八分　生姜三片

同煎。温服。

苏解散为风寒所束者服之。

前方去黄芩、黄连，加紫苏、白芷各五分，羌活四分，生姜三片同煎带热服。

温中益气汤治痘前虚症，三四日内用此托之，影淡白者宜。

人参五分　当归身（酒洗）六分　南木香二分　川芎四分　白术（同制前）五分　白茯苓六分　山楂肉六分　白芷三分　官桂二分　黄芪（生用）八分　甘草（炙）四分　防风三分　生姜一片　大枣（去核）一枚

同煎一服中病即止。

幼儿初出痘，有发热二三日全无痘点，形影而忽然惊搐状与急惊风一样者，此亦痘气壅盛不能宣发所致，宜用前清解散以宣之，痘出即惊定矣。若医者不知是痘而误作急惊施治，或单以寒凉投之，或以祛痰药峻下之，其儿必死。何者阻遏其毒使不得出而内攻也。故未痘之儿若遇此等症，即当惊疑恐是出痘，不可作急惊治。

又有发热稍轻至三四日，而痘尚隐隐不出者，最要详察，不可一概认为毒轻痘少而漫不加意。若发热和缓，精神清爽，饮食如常，出痘少而点数明，头粒尖渐渐长大红活，此为毒轻痘少无疑。若身热虽轻至三四日，而怠倦嗜卧不思饮食，所出之痘影影淡白，点粒不明，此非痘毒轻少，亦是血气虚弱送毒气不出也，急宜用前温中益气汤以托之，甚者必连服二三剂痘始出齐，其痘必多。若因安静袖手玩视而不急托痘出外延至五六日后，毒气内攻须臾告变不可救疗，甚足畏也。昔人热轻则痘轻之说可尽信乎。而六日已，前痘未出齐，勿用温补之说可尽拘乎。

自有方书治痘以来，其时不啻二千年，其人不啻数百家，然皆详于已出之后，略于未出之前，深言出速而稠密之危，不言留中而不出之祸，不知已出之毒外寇也，未出之毒内寇也。出速而稠密者外攻也，留中而不出者内攻也。内寇与外寇势孰急，内攻与外攻祸孰烈。故痘已出而死者，多在旬日之外，痘不出而死者，多在六日之内，徒知御外寇而不知逐内寇。自古以来诸贤之为计疏也，然其失计安在，唯在痘未出而急于解毒缓于逐毒也。不知未出之毒不可解（说已见前）。但当汲汲逐之出外也。予深悟其理而明鉴其失，故长顾却虑为未出以前。诸症设法唯明辨其虚实寒热以施治，实热者，宜发其壅滞以逐毒出外，虚寒者，补助其气血以逐毒出外。至于急用寒凉遏毒内攻等弊，则谆谆致戒不厌再三，一以救前哲之失，一以开后人之迷，虽岐黄复起不易吾言矣。

一发热至三四日，报痘形如粟米，口鼻腮耳年寿之间，先发数点淡红润泽者最吉，不必服药，若身热一二日，即出痘，先发于天庭司空印堂等处者，或一齐出而稠密者，或干枯而紫黑者，或成片不分颗粒者，皆血气凝滞而毒气肆行，最为可忧，急宜活血养气而送毒，用调元化毒汤。

调元化毒汤

绵黄芪（生用）八分　当归（酒洗）六分　紫草茸（酒洗）六分　山楂肉八分　人参四分　防风五分　花粉三分　蝉蜕四分　白芍（用生酒洗）六分　荆芥五分　红花三分　生地黄（俱酒洗）三分　牛蒡子七分　桔梗五分　甘草四分　木通五分　前胡五分　黄芩　黄连（酒炒）各八分　生姜一片

同煎温服。

腹痛者，去参芪，加枳壳炒八分，大便久秘者，去参芪，加大黄酒炒一钱五分，微利之，大便通仍除之。若血气与毒气俱旺而脉洪数者，归芍减三之一，去参芪。此方以生芪养气，当归红花生地活血，翘蒡芩连荆防前桔紫蝉通草解毒，加山楂疏气。

若痘出不快者，其症不同最宜分别。有痘色红紫干枯，或密如蚕种，或一片不分颗粒，身热大便秘而出不快者，此毒气郁滞，血气不流行也，用前调元化毒汤，去参芪加小川芎清之。

有痘色淡白，饮食减少，身凉手足冷，小便清大便滑而出不快者，此气血怯弱不能载毒出外也，用前温中益气汤托之。有鼻塞声重，咳嗽恶寒而出不快者，风寒蔽之也，宜发散之，用加减参苏饮。怯弱不能载毒出外也，用前温中汤托之。

加减参苏饮

苏叶六分　人参　陈皮　小川芎　羌活　防风　荆芥各四分　桔梗　白芷甘草各三分

冬加麻黄五分，生姜三片，同煎带热服但不可出汗。

或有因邪秽所触伏陷而出不快者，其痘必痒，宜用平和汤解之，外焚苍术红枣沉香等药于室以辟其气。

平和汤

四味保元汤加桔梗，加芍，改芎苏，改朴四香，改木香，即是参芪实保汤。

人参　当归　檀香　乳香　藿香各二分　防风　白芷　甘草各三分　生姜一片

同煎热服。

痘正出时有忽然传风眼直视牙关紧者，此调护不谨而为风邪所袭也，切勿轻用祛风峻药，宜用姜附汤。

姜附汤

白附子二钱　老生姜（切细）二钱

二味浓煎汤灌下一二酒杯出微汗即愈。

痘正出时身微温而不热不寒者为佳，或热轻和缓亦无妨。唯大热者可忧，若出齐发热尤可忧，其痘必稠密必红紫必干枯，仍用调元化毒汤去参芪主之。

有痘出齐与否，以脚心为验，脚心有痘则出齐矣，若痘稀少者不必拘此，以身不热为出齐。

肉食不可太早，必待痘出齐而身不热方可食猪肉，若热未退而食肉以助火邪，必成大患。虽肉首尾俱不可食，唯起胀时怯弱者可食以助行浆，壮盛者亦忌之。诸鱼皆腥，牛羊皆膻，痘家最忌并宜禁绝。

痘出齐后起发灌脓数日内调治法

报痘三日后痘已出齐，身体温和，精神清爽，颗粒尖圆、润泽，根脚红活，胸背稀疏，饮食如常，二便不滞，此顺候也，不必服药，但节饮食避风寒防秽气而已。

痘出齐后三日内其时日十分紧要，其形色症候最宜精察，盖好痘全要脓浆弄满。其次亦要六七分脓浆方可保无虞。痘一出齐形色显然，其脓之成与不成，足与不足，皆可逆睹矣。除以上顺候自然脓足不必服药外，其有不顺者后必无脓或脓少而清急。于此三日内观形察色，分别寒热虚实用药调治，以为灌脓或犹可及也。失此不治多有缓不及事而竟不成脓者矣。痘之生死判于脓之有无，有脓则毒从外散故生；无脓则毒留者次也；其下者偏身俱水疱，然水疱七八分而间有二三分脓疱者犹可生也；其最下者密不成颗串为一片，而其皮下有脓浆，又或疱密而溃脓水湿清犹可望生也；唯干枯无脓浆或薄浆不满二三分者必痒塌而死无生意矣。是以出齐而调治灌脓如拯溺救焚不可缓也。

气血流畅则毒化为脓，脓之不成其病有二：毒气炽盛则血燥而凝，故不能运化而出脓，元气虚弱则血寒而缩，亦不能运化而出脓。故痘色红紫干枯或带焦黑着毒炽而血凝者也必不成脓，急宜清毒活血汤。痘色淡白，疱不尖圆，根无红晕者，气血虚而血缩者，也必不成脓，急宜用参归鹿茸汤或千金内托散。

清毒活血汤

治紫陷一二剂其痘力转，灌脓时六七日不大便亦此方起胀时同。

紫草茸（酒洗）　当归（酒洗）　前胡　木通　牛蒡子各六分　生地黄（酒洗）生白芍（酒洗）　连翘　桔梗各五分　生黄芪八分　黄连（酒炒）七分　黄芩（酒炒）七分　人参三分　山楂肉八分　甘草四分　生姜一片

同煎。烦渴者去参芪，加麦冬花粉，酒炒各八分。

参归鹿茸汤治白陷灰陷，痘不光溜，疱虚浆清，行脓二三日，尚不充满，皆可服以托痘。

甘草（炙）六分　鹿茸（酒涂，炙，去毛，勿用酥炙，恐其膻也）三钱　当归身（酒洗）一钱五分　人参一钱二分　嫩黄芪（蜜炙）一钱五分　生姜一片　好龙眼肉三个

同煎去渣与酒相半和服亦好。虚弱未甚者，服此一二剂，其痘即转红活形浆。困倦手足，冷饮食少者，加木香三分；丁香桂香各五分；寒战咬牙者，再加官桂三分，附子制八分；泄泻者，去当归加白术面炒，白芍酒炒，白茯苓各八分，木香丁香各三分，另用参加术散止泻方见后。托脓之剂莫妙于此方，以鹿茸补血力峻与草本诸补药不同，然恐鹿茸未必得。故又录千金方备用。

千金内托散旧方有桔梗，治白陷仄陷等，与鹿茸汤同。

当归身五分　人参一钱　白芍（酒炒）六分　南木香三分　大川芎六分　白芷三分　甘草（炙）五分　厚朴（炒）三分　山楂肉五分　官桂五分　防风三分　黄芪（蜜炙）一钱五分　生姜一片　龙眼肉三个

同煎入好酒和服。随症加减法同上。

有用人乳和药服者，虽于灌脓有理，但人乳性凉，脾胃弱而大便滑者忌之，泻者尤忌之。

出齐后当之不治，则浆不行，而五陷之症作矣。五陷者，白陷，伏陷，紫、黑陷，血陷也。

痘稠密，红紫而顶陷者，紫陷也，甚则转而为黑陷也，此毒热炽盛蔽其气凝其血而陷也，仍用前清毒活血汤治之。其随症加减法亦如之。然当其紫陷时，不过一二剂而痘立起奇效如神。及至黑陷则受毒已深，虽用此方救治而不活者十常八九矣。

痘虽稠密，其色淡白，根无红晕，而顶陷者，白陷也，甚则转而为伏陷也，此血气虚寒不能运化毒气以成浆，故陷也。宜用前参归鹿茸汤或千金内托散治之，其随症加减法亦如之。

又有一种痘疮，头粒通红，成血疱而不成浆，此气血虚不能统血而血溢妄居气位也。详见前论气血条，宜用参芪汤大补其气。

参芪汤

人参　黄芪（蜜炙）各五钱　甘草（炙）一钱　官桂五分　生姜一片

同煎温服，服此疱即转白而成浆。

血疱失治则气愈虚，而为血陷，然治之亦不外次方。血陷与紫陷相类，但血陷虽红，然淡而不紫也。紫陷属热气粗身热，血陷属虚气少身凉不可辨。身热身凉虚实显然。何西邱论无陷，说理朦胧不明，管橹论之尤舛错可恶。痘出齐二三日后，毒热化为脓浆，渐渐充满起顶，光滑明润，身体温和，饮食能进，小便清利，大便二三日一次，此顺候也，不必服药，但节饮食、护风寒避、秽气而已。犯五陷者，治已见前，其或虽不陷顶而痘不光润，或疱虚而将不过三四分，或虽有浆而清薄，或行脓至二三日尚不充满，此皆难以收靥。宜用生归鹿茸汤催足其浆。无根窠不能灌浆，浆不足不能结靥，此时看浆为主。脓浆不满，鸡冠血酒亦可用。用三五年以上大雄鸡，先将好酒一杯炖温，此刺鸡冠血滴入，和匀仍炖温服之。服后或燥痛一时无妨，其鸡不可杀。

又有一种出痘稠密，毒火既盛，然元气虚血气弱，津液枯竭不能制火，以致虚火炎蒸，或烦，或渴，或咽喉痛，或鼻时出血，虽任温补，痘必不能成浆结痂。大凡长之男女，嗜欲久开血气既耗者，多有此症，最为难治。时医见其多热候，率用清凉如犀角地黄汤之类，不知原因血气不能胜毒气而致有此症。今又纯用寒凉则血气愈亏损而毒气愈肆行，岂复有可生之理。是以此等痘症，时医治之十无一生，殊可哀怜。今特制参麦清补汤以补之。

参麦清补汤与后清肺汤不同，此兼补耳。

人参八分　麦冬（去心，酒蒸，晒）一钱二分　白芍（酒炒）四分　生黄芪一钱　前胡五分　白芍（用生）四分　桔梗三分　白花粉（酒蒸，晒干）一钱　牛蒡五分　甘草（炒三分，生三分）　山楂肉五分　生地黄（酒洗）三分　川芎三分　当归（酒洗）八分　红花（酒洗）三分　生姜一片　龙眼三个

同煎温服。遇此症者，此药当频频服。

痘出五六日内至七八日，若脓浆不起，则无生意矣，若有四五分脓，犹可望生。起发灌脓是有吐泻者症各不同。吐有二端，吐而酸苦有声，吐讫反快者，毒火上腾也。栀连二陈汤止之。此痘色必红紫。

栀连二陈汤

黄连（姜汁炒）　栀子（姜汁炒）各五分　白茯苓八分　半夏（制）四分　陈皮（去白）　甘草（炙）各二分　生姜一片

同煎缓缓服，吐止即勿服。

吐而有物，无声、不酸、不苦，吐讫困倦，不思饮食者，胃气损也，参砂和胃散主之。方前见此痘色必淡。

泄有二端，泄而粪黄臭秽，小便赤涩者，毒气奔越也。痘色必红紫，加味四苓散主之。泄而粪青白滑利者虚寒也，痘色必淡白。参术散主之。如虚滑不止，兼用七味豆蔻丸。

加味四苓散此方治热泄，下二方治虚寒泄泻如神。

朱苓　木通各八分　泽泻　赤茯苓各七分　车前子（炒）五分　黄连　黄芩（俱干炒）　牛蒡（制，见前）各五分　灯芯一团

同煎。食前服。

参术散止泻良方，专治虚寒。

人参　砂仁各五钱　白茯苓五钱　广陈皮（洗净，去筋膜）四钱　神曲（炒）　山楂肉各五钱　甘草（去皮）五钱　柯子（煨，取肉，去核）四钱　白术（用里无油者去皮）一两　肉豆蔻（面里煨熟，去面，切细，用火纸包打去油）四钱　薏苡仁（炒熟，拣净）五钱　南木香三钱　家莲子（去心，炒）五钱

以上共为极细末，每用二钱，清米饮调。食前温服。儿有不肯服者，入稀粥内和服亦可。

七味豆蔻丸米饮浸透，研烂，和粥食之为妙。

豆蔻肉　柯子（制俱同前）　砂仁　南木香　白龙骨（煅）各五钱　赤石脂（煅）　枯白矾各七钱

面糊为丸如绿豆大，每用清米饮下三十丸或二十丸，量儿大小与之。儿

有不能吞丸者，将丸研碎入粥内服之亦可。

此等丸散治痘之家必须豫制，以防虚滑泄泻，若痘起胀或收结时，骤然泄泻不止，危在旦夕矣。然止泻用汤药多不效，有服至异功散而不止者，唯此丸散可以止之。唯毒热作泻者加味四苓散，一二服即可止。起胀灌脓时，或有六七日不大便而塞闷作痛者，毒盛而秘也。用前清毒活血汤去参芪加怀牛夕二钱，紫草当归各加至二钱，煎药熟去渣，入生蜜半酒杯服之。若仍不通，用猪胆汁滴入谷道中即通，终不可用硝黄大下，恐下后变他症则危矣。

身凉而汗不止者，归芪汤主之。

归芪汤

当归身五钱　黄芪（蜜炒）三钱　酸枣仁（炒，研）二钱

水煎服

有痰用白附子热水磨服，切不可用二陈汤，恐燥阳明孤阳无险不能施化也。至收靥时用之无妨。

浆足回水至结痂还元数日内调治法

痘出八九日，脓浆充满，颜色苍蜡者，上也。若无他症勿药可也。然痘出稠密而脓不甚满者，至此时饮食多减痰液多盛宜用。

养胃开痰汤

人参　家莲子（去心，炒）　甘草（炙）　白术　茯苓各五分　桔梗三分　山楂肉五分　半夏（制）三分　山药（炒）　陈皮（去白）各三分

灌脓时忌用术苓半夏，恐其燥干津液，脓浆不行也。至此浆靥时可用矣。以上十味用生姜一片同煎温服。渴者，去半夏，加麦门冬去心八分，北五味研碎九粒。吐逆者，加藿香砂仁各三分。此时有欬逆者，俗呼砸络，胃气上越也。取真黄土鼻边间之立止。用极细极黄干极将童便调软贴鼻两间闻之。此时浆满或为寒所薄，一时痘俱紫黑如紫葡萄色，不必惊恐急，以上好肉桂磨汤或煎汤服之立见如旧。有寒战咬牙者，此真气外发而内虚寒也，宜建中汤大补之。

建中汤

人参二钱　当归身一钱五分　肉桂一钱　干姜（炒，带黑色）一钱　大川芎八分　黄芪（蜜炙）三钱　甘草一钱　大附子（制）一钱　白术一钱五分　丁香五分　生姜一片

同煎温服。一服立止，甚者不过而服。收靥后寒战咬牙者，同此方调治。

或谓寒战咬牙之症有热有寒，如痘色红紫，齐勇掀发，身热烦躁作渴，

大便秘，小便赤涩，脉来洪数者，热也。盖胃热则咬牙，肺热则寒战也。如痘色淡白，皮薄顶陷，身凉恶寒，大小便利，脉来沉迟者，寒也。盖胃寒则咬牙，肺热则寒战也，此说当矣。然此症属寒者十有九，属热者，十仅一见于七八日之前，犹间有属热者；见于七八日之后，其属热者寡矣。是以不为热者立方。

九日十日间脓浆足而色苍蜡者，必且发热熏蒸，此回水候也。盖真阳运化其水，自然消烁而收靥也。其元气不足者，不能及时回水，而当靥不靥矣，此虚寒症也。必身凉而手足冷，须大补血气以助之收结，宜用温表调中汤。

温表调中汤

黄芪（蜜炙）二钱　人参一钱　白芷五分　附子五分　当归身一钱　大川芎一钱　白术一钱　防风八分　丁香五分　白茯苓一钱　干姜（炒）一钱　官桂一钱　甘草（炙）一钱　生姜一片

同煎温服。

共有发热，蒸蒸而当靥不靥者，毒气未解也，退其热则痘自收，宜用清表解毒汤。

清表解毒汤

地骨皮　麦门冬　花粉（酒炒）各八分　连翘　牛蒡　当归各五分　黄芩（酒炒）　朱芪　泽泻　木通　生甘草各四分

水煎温服。

或用砂糖半酒杯，百沸汤调作一碗温服，谓之甘露回天饮，能令热退痘收亦好。但毒盛者恐未必效。

调治吐泻分别寒热用药俱同前。

痘靥时有外溃而脓水淋漓者，谓之靥，宜用新瓦为末，筛令极细，用绢袋包扑患处，若干痂堆积不落，内又窨脓，即以瓦粉用鸭蛋调敷，立收而落。

当靥时，或忽然腹痛，其痛者在中脘，此热毒凝滞瘀血作痛也。

消毒散血汤

牛蒡　生白芍（酒洗）　桃仁（炒，去皮、尖，研烂）　大黄（酒炒）各一钱　红花（酒洗）　没药　乳香（俱用灯心同研、细煎，药将熟，投入）各五分

用水煎温服，一服立愈。

结痂厚实无他症者，不必服药。结痂后发热或烦渴者，当辨其虚实寒热调治。发热壮盛，胸腹手足头面俱热，大便秘涩，小便赤涩者，余毒盛也。即当解毒大连翘饮主之，若解毒迟则痂落，后必发痈毒。

大连翘饮内凉药多，俱要制过，斟酌用。

连翘　牛蒡　柴胡（去芦）　当归　赤芍　防风各八分　木通　荆芥　黄芩（酒炒）　山栀（酒炒）　滑石　甘草各五分　蝉蜕五分　车前子五分　生姜一片

同煎。大便秘者，加酒炒大黄一钱五分。

若其发热稍缓，头热面不甚热，手心脚心热，手足背脚背不热，精神困倦，大小便利者，虚热也，宜用补中益气汤。

补中益气汤

人参八分　黄芪（蜜炙）一钱　白术八分　当归身八分　陈皮四分　川芎　升麻各四分　柴胡四分　炙甘草五分

渴者，加麦冬一钱，五味子九粒，生姜一片，同煎温服。

痂落还元后，或痂落一半后，忽然偏身大热者，余毒欲发痈毒也。或手足、四肢、头顶、胸背，有一二处热更甚者，即痈之所在也。此在脓浆不满而结痂浮薄者，速收落者多有之，急宜用前大连翘饮以退其热。大便秘者，加酒炒大黄微利之。如热不退须连服几剂，必须热退身凉，痈毒方可内消。

此时又有忽然头顶大痛者，余毒上攻也，或因多服热药所致，若不急治，其毒必注于两目而目病大作矣。宜用大连翘饮，去木通车前滑石，加升麻桔梗各六分，川芎薄荷各四分，服数剂以解散上攻之毒，庶可免目患。痂落或有精神困倦，饮食减少，胸腹、头顶、手足心发热，或有虽不发热而倦怠嗜卧不思饮食或手足冷或津液少而渴或斑白不红，皆内虚之候也。亦宜用补中益气汤调治，不然恐生他症。

须知出痘多者，收结之时还元之后，五脏真气发泄已多，一身血气耗散已尽。盖虽或毒气未净而其正气独虚。是以用凉药解毒，必须用酒炒制其体气弱者，或时加人参芪归芎之类以救血气，切不可因其有热症而遽投以生三黄生栀子大黄生石膏之类。此时正气微弱，骤用寒凉峻攻，多有一投辄毙者，戒之戒之。

治痘之家，既谨其始，又必谨其终，盖痘之危险不测者，有一二日毒盛。一日体虚当其未出之时，或三五日而速毙者，皆因毒盛也。及其结痂还元之时，或误投一药误进一饮而辄毙者，皆因体虚也。然毒盛欲出不出者，能顺其势以导之出，而不妄施解毒以阻遏拂逆之。则未必致毙，故前论再三戒论，深为谨始者虑也。体虚者能察其虚而补养之，又防其虚而不峻攻之，则可保无虞。唯玩其收结还元而忽易不加谨者，多致误事，故又深为谨终者警也。

备用紧要诸症方论

夹斑丹

痘有夹斑而出者，有红赤点而无头粒，多随出而随没；又有夹丹而出者，红赤成片如云头而突起。此皆毒火浮游散漫于皮胃之间也。遇此者不必惊惶，但用玄参升麻汤一二剂，散其游火，其斑丹自退。

玄参升麻汤

玄参（去芦）　升麻（去散小根）各二钱　甘草八分　防风　荆芥　牛蒡各六分

水煎温服。

夹麻

有夹麻疹而出者，用前方加黄芩酒炒，桔梗，各六分，令其麻疹先退，痘疮自当起发。

倒靥

痘疮初见一二日细小，四五日渐大顶平，至六七日脚渐阔，顶愈平陷。其色金白，形如豆壳者，名曰倒靥，此气血大虚而浆不行也，宜用前参归鹿茸汤加官桂、白术、川芎各八分，南木香四分。大便溏泄者，兼用参术散，前方见。

痒

痘痒者表虚也，此为危症，宜用参芪实表汤，与平和汤意略相仿。

参芪实表汤

黄芪（蜜炙）一钱五分　人参一钱　甘草（炙）　官桂　白芷各八分　南木香三分　防风八分　当归　川芎　桔梗　厚朴各六分　生姜一片

同煎温服。

一方外治痘痒用荆芥穗为末，纸裹紧搓糊粘纸头，令不散，仍焙干灯上燃之。却与桌上春去灰。指定痒痘头，用荆芥火点痒处一下，患者自以为妙，每痒痘悉点之立止。

痘痒必定属虚，管橓乃谓有气盛血热而痒者，此无稽谬说也。又有谓因血上行气分，血味本咸，腌螫皮肉作痒，似为近理。然灰白之痘不唯气虚，而血虚亦甚矣，岂能上行而腌皮肉而痒塌最甚，则此说亦未必然也。有秽气触犯而痒者，急烧苍术红枣或黄茶叶以辟之，甚者内服平和汤，方见前。

表虚之痘，脓浆不满，多有痒者，其在幼儿或儿虽长，其神气困者，必不能禁其手搔，须令其着旧软绢，衣袖长者用绢条缚其袖口，令不得抓搔为妙。如无绢衣，或作软绢袋裹儿手亦可。有一六岁女孩，其痘不正脓浆淋漓而痒甚，曾用此法得不搔破，其后头面亦无疤痕。若不用此法而抓破已多，纵性命能保，恶疤决难免也。

痛

痘痛为实，此为吉兆。用生白芍为细末酒调下一钱五分，立止。甚者不过三服。

肉胀

痘出齐有面目肿胀而痘不胀者，此血气虚弱不能拘摄毒气以成脓，故其毒散漫妄行肉分也。此为危候，及宜大补气血以收摄其毒，则痘灌脓而肿胀自消矣，以参归大补汤主之。

参归大补汤与和平汤参芪实表汤相似。即实表汤去官桂加山楂紫草。

参归大补汤

人参　当归　黄芪（蜜炙）各一钱二分　白芷　厚朴（姜炒）各六分　川芎　桔梗　山楂肉各八分　防风六分　甘草（炙）八分　紫草茸六分　南木香三分　生姜一片

同煎温服。

发疔

痘出齐数日后，其间有紫黑胀硬独大而无根晕者，痘疔也。用四圣膏填入或拔毒散点之。

四圣膏

珍珠　豌豆（俱烧存性）　乱发灰　三灰等分　冰片半分

用油胭脂点成膏，先将金银簪拨开疔口，将药填入疮内，即转红活。

拔毒散

雄黄（研细）一钱，胭脂浓浸水调，点疔头上，即时红活。

发痈

痘毒发于皮肤，而气血不能悉运化以成脓结痂，则有郁热不散，赤肿而成痈者。其发于未收以前者少，发于既收以后者多。未收以前，必脓浆少而薄者有之。若脓浆浓满者，无有也；既收以后，必结痂浮薄而速结速落者有之。若结痂厚实而缓结缓落者，无有也。此毒气发泄尽与不尽之明验也。又有不虚而服补剂，不寒而服热剂，以致发痈者，医之误也。凡此俱大连翘饮主之（方见前）。但当其初发热发肿时，内外夹攻，急消散之为上。至于成脓，则尤小之儿多难堪，而在头顶胸腹腰背者，甚险也，慎之，慎之。外治以三豆浆涂之。

黑豆、菜豆、赤小豆，各用一，合以酸醋浸胀捣研浓浆时，以鹅羽刷之，红肿退去，其效如神。又方用赤小豆为细末，清水调敷干则易之。

臭烂

痘疮原多溃烂收结后，或手足等处仍作热臭烂出脓水不止者，生肌散掺之。

生肌散

地骨皮　黄连（炒）　黄柏（炒）　五倍子　生甘草

等分为细末干掺之。即热退结痂而愈，其有仍作热作脓而不即愈者，内毒未净也。仍用大连翘饮解之。又有余毒流注各处，出清水者绵茧散掺之。

绵茧散

出蛾绵茧不拘多少，用生明矾末填在内烧，令汁尽成灰为末，干掺之。

衄血

痘有鼻中衄血者，毒气上冲于肺也。此其毒气外泄，亦非恶候，不必惊惶。只用发灰散或清肺汤治之，切不可峻用寒凉，如犀角生地山栀生三黄之类。水浮其血，必为大害。世人不识此理，一遇痘疮有衄血咽喉口舌等症，即认为实热，遽投以寒凉。水凝血脉以致痘疮不得成脓，而变为坏症者，多矣。是治末而妨其本，昧之甚者也。

发灰散

用少壮无病人乱发，不拘男女，肥皂洗净油垢气，又用温汤洗净肥皂气，焙干。量发多少用新瓦罐一个将发填入内，令满，净瓦片盖口，盐和泥封之。又全封瓦罐晒干，用木炭火围罐一半，煅一炷香久，取出候冷。其灰成块，研令极细，每用二钱童便七分酒三分调服，立止。轻者只用灰吹鼻，亦止。此方极妙，不唯可用之痘疮，凡诸血症皆可用。

清肺汤与前参麦清补汤不同。

天门冬（去心皮，酒蒸）　麦门冬（去心）　花粉（酒炒）　甘草　桔梗各五分
生白芍（酒浸）四分　丹皮（酒洗）四分　当归（酒洗）五分　知母（蜜炒）四分　片芩（酒炒）四分　生姜一片

同煎。一二服立止。如有发灰，入一钱调服尤妙。

水疱

痘有水疱无脓者，血少不能化脓也，急宜用参归鹿茸汤，峻补其血。（前方见）若脓疱与水疱相半者，无大妨害。如十分中有二三分脓疱者，犹有生

意；唯浑身水疱全无脓浆，则危矣；然胃气好而饮食如常者，亦可望生。但其毒气未散须防发痈耳。

其或儿小痘多，则血气有限，不能尽成脓浆而水疱与脓疱相间，此常理也。若无他症，不必施治。

口疮

痘有口舌生疮者，或是热毒，或是虚火，当以痘色辨之。切不可概认为实热，而纯用寒凉解毒。如痘色红紫涌盛者，热毒也，用清上饮主之；如痘色淡白者，虚火也，用参麦清补汤主之（方见前）。外用赴筵散搽之。

清上饮

薄荷　防风　甘草各四分　白粉葛　牛蒡　连翘　桔梗　黄芩（酒炒）　黄连（酒炒）　麦门冬　花粉（酒炒）各六分　生姜一片

同煎温服。

赴筵散

薄荷叶　黄柏

各等分为细末，入青黛少许和匀搽之。

或口舌有痘为肿硬者，痘靥自愈，不必治，治亦不效。

咽喉

痘有咽喉肿痛者，首尾俱用利咽解毒汤，外用玉锁匙吹之。

利咽解毒汤

山豆根　麦门冬各一钱　玄参　桔梗　牛蒡各七分　防风　甘草各五分　生姜一片

同煎。食后良久温服。每药一煎，分二三起，缓缓服。

玉锁匙

硼砂一钱　朴硝五分　僵蚕一条　片脑五厘

上为细末，以竹管吹之。

失声

痘有音哑者，当细辨痘色以分顺逆。若痘色红者，行浆而音哑者，以气喉有痘也。是以外痘行浆时，内痘亦行浆，窒碍气道，而音不亮也。待外痘靥，则内痘亦消而音自亮矣，此不必别加调治也。若痘色虚陷灰白而音哑者乃血气虚弱，送毒不出，毒留于肺，肺气受伤，以致失音，此则危矣。宜参麦清补汤主之（方见前）。兼用千金内托散（方见前）。

呛水

痘有咽喉呛水者，顺逆不同，须当分辨。若痘灌脓浆时呛水者，喉中有痘也。外痘成浆则内痘亦成浆，壅于会厌门而呛也。盖是门乃饮食所进之处，既有所壅则饮水必溢，入气喉而发呛。若食物有渣，自能咽下，不犯气道，故不呛也。待外痘靥，则内自痊，不药而愈矣。然此虽呛水，其喉不甚痛也。若痘未行浆而喉先呛水，此则毒气壅塞，其喉必痛，宜用前治咽喉方治之。

小便不利，痘有？小便赤涩者用**导赤散**。

木通　赤茯苓（去皮）　麦门冬各八分　车前子（微炒）　人参各二分　甘草二分　生地黄四分　灯心（如龙眼大）一团

同煎，饥时服。

患眼

痘毒入眼，有赤肿而痛不能开者，有翳膜遮蔽而不能视者。自古方书所论及俗说所传，皆以为痘疮入眼而不知此非有形之疮，乃无形之毒也。其遮睛之翳有似痘疮而实非也。盖有形之疮发于咽喉者有之，发于口舌者有之。然皆外疮其胀时，内疮亦盛；外疮收靥时，内疮亦消。唯入眼之毒必作于收靥之时，或还元之后，与咽喉口舌之痘迥异。此以知其非有形之疮也，盖眼者五脏气血之精华也。痘毒之郁滞于肌肤者，为痈为疖；而其留滞于精华者，则发为眼患矣。毒已留于气血精华之分，则其受病也深。故患此者，当从容调治，收功于数十剂之后。切不可鲁莽躁率，责效于数剂之间可也。痘后之人，元气已弱，受毒又深，而其毒火发露在表，又在至高之位。若骤用寒凉峻攻其里而疏利其下，则既伤其元气有拂逆其病势，未有不至于丧明者。且或生他症，而为大患者，多矣。须用清毒拨翳汤，从容调治，使其毒气渐退而元气不损，此万不失一之术也。又忌用寒凉之药点洗，亦多致失明。

清毒拨翳汤加减逍遥散入花粉、牛蒡、桔梗、白蒺藜、甘菊、穀精、木贼、生地、草决明九味而已。

黄连（酒炒）　当归（酒洗）　白蒺藜（炒、碾、去刺）各五分　真甘菊花　密蒙花　谷精草　川木贼（各四分）　白葛粉（四分）　生地黄三分　山栀（酒炒三分）　天花粉（酒蒸五分）　草决明五分　牛蒡　甘草　桔梗各五分　羌活三分　川芎　柴胡　防风各三分　薄荷三分　生姜一片

同煎，食后良久服。大便秘涩者，加酒炒大黄一钱五分，服一二剂后仍去之。此方毒轻者不满十剂而愈；毒重者服数十剂，然后可获全效。

再附古今治痘要方

十神解毒汤

当归梢（酒洗）　赤芍药　红花（酒洗）　桔梗　大腹皮（洗净，姜汁拌晒）生地黄（酒洗）　牡丹皮　川芎（小）　木通　连翘（去心蒂碾碎各五分）

此方以凉血行血为主，而佐以桔梗川芎，有开提发散之义，引以大腹木通，有疏利之能，臣以连翘牡丹皮有清解之良。视古方纯用寒凉冰伏热毒者大不同，痘已出未出，二三日间烦闷燥渴，小便赤涩，睡卧不宁者，可用之。此方可与初发热条败毒和中散参用。

九味神功散

人参　紫草茸　黄芪　甘草　牛蒡　生地黄　红花　前胡　白芍

各等分，水煎服。

此方初出而稠密红紫或带焦黑色者可用。

荆防解毒汤

防风（去芦）　荆芥穗　升麻各四分　黄柏（酒炒）　黄芩（酒炒）　玄参牛蒡子（炒、研）各六分

用水煎服。

此方治痘夹斑、夹麻丹者俱可用。

四圣散

紫草　黄芪　甘草　木通　各一钱

用水煎服。

鼠粘子汤牛蒡子即鼠粘子。

牛蒡（炒、研）　当归身　甘草（炙）　柴胡　连翘　地骨皮　黄芩（酒炒）黄芪

各等分用水煎服。

此方痘稠身热不退者宜用。

保元汤

黄芪三钱　人参一钱　甘草一钱　老生姜一片　大枣（去核）一枚

同煎。有热者黄芪甘草生用；虚者黄芪蜜炙，甘草炒熟，更加官桂五分。

异功散

痘灰白痒塌咬牙寒战泄泻腹胀宜用此方。此方与四君而陈平胃三方相合，去甘草、苍术，加丁香、木香、当归、肉果、官桂、附子六味。

人参　白术　茯苓　当归　陈皮　肉果（面裹、煨熟、去面）　厚朴（姜炒）

半夏（制）　木香　丁香　官桂　附子（制）　加姜、枣，用水煎服。

木香散

南木香（临时用酒磨入药）　赤茯苓（去皮）　人参　前胡　丁香　大腹皮（用黑豆汁洗净）　柯子肉　官桂　甘草　青皮（去穰，炒）　半夏（姜汤泡洗七次）各三分　生姜一片　枣（去核）一枚

同煎。

回生丹痘灰白，虚寒吐泻，手足冷者，可用此方以应急。

丁香九枚　干姜一钱

用水煎热服。

八正散小便涩，秘服导赤散不效者，用此方。

赤茯苓　瞿麦　车前子　山栀仁各八分　滑石末一钱　甘草四分　萹蓄　木通各八分

水二钟，灯心一团，煎至一钟，食前服。热盛，大便亦秘者加大黄一钱。

无价散黑陷欲死者，用此以应急。

用无病小儿粪阴干。将倾银罐二个，上下合定，盐泥固脐。火煅通红，取出为末，蜜水调服一钱。

一方加麝香、冰片少许。

辰砂益元散治痘，热毒太甚，狂言燥渴，欲饮水者。

滑石（飞过）六两　甘草末一两　辰砂（飞过）三钱

上合匀，每服：小儿一钱，大人用二钱，灯心汤下。

是编治痘诸方，多随症立法，而不拘于成见。而以上十二方，皆古今治痘之最要者，因附录于后，以便参用。

纸燃照法

用学书竹纸或烧钱草纸，烘干，作捻子，如小指大。蘸清油，于灯上往来熏炽，令纸条无泡，不爆咤。又泡，蘸油略熏炽，令油无泡，即点捻子。将患者房内牖门闭，令黑暗，看其左颧有何色点，右颧有何色点，中庭有何色点。观两颧，宜以捻子在两耳旁及鼻旁平照；观中庭宜以捻子在两目角边平照。看其皮中，历历可指，是赤是紫，是块是点，晓然明白。若是麻疹，则浮于皮外，肉内无根；若是痘疹，根在肉内极深。若以捻子当颧及中庭正照，则暗而不见。捻子有灰，即掐去令明。如此照之，病情在内者，可以预见。若以天日光观之，亦不见矣。

附痘疹避忌

避秽气

腋下狐臭气	房中淫液气	行远劳汗气	沟粪浊恶气	妇人经候气
诸疮腥臭气	砒硫蚊烟气	误烧头发气	吹灭灯烛气	紫烟鱼骨气
葱蒜韭薤气	煎炒油烟气	醉酒荤腥气	麝香燥秽气	

守禁忌

生人往来

詈骂呼奴

对梳头

对搔痒

勿扫地

勿对荒言

勿使僧道师巫入房

勿对饮食歌乐

以上诸避忌谨之，则重可变轻；不谨，则轻变重矣。

活幼心法大全卷上终

活幼心法大全下卷

明·清江聂尚恒久可受　著
清·旴黎黄光会畏严父　校

痘症或问六条

或问曰：事贵预防，医治未病，古人立预解痘毒之方，或解之于平时，或解之于临时。其方何啻数百子，何以知痘毒不可预解而不载以方也？曰：以其理知之又验其事而知之也。盖痘毒禀受于胚胎，而潜伏于五脏。或数年而后发，或十数年而后发，或数十年而后发。当其未发时，深藏潜伏，声臭俱泯，于何而解之。彼无声臭之毒，又岂有形质有气味之药所能解散。且用药攻病犹如用兵诛寇，故必执兵持竿，然后可以寇诛之。当间阎无事时，虽有奸豪潜伏其中，而不执兵不执竿，谁能识其为寇而诛之。今豫解痘毒于声臭俱泯之时，得无类是乎。此以理知其不能解也。予妇产男女十人，皆已出痘，前六人多用豫解痘毒之方，而出痘反有极多者；后四人不用此方，而出痘极少。皆勿药自愈矣。此可验痘毒轻复位于禀受之初，而不能豫解也。然服解毒药于平时，虽无益犹无害也。至于临时解毒，而有反害者矣。每见富贵之家，父母珍爱其子，一闻邻家出痘则多服解毒之药，以致损儿胃气者，有之。或儿已发热将出痘而多服解毒药以郁遏其毒气者，有之。犯此二者所谓无益而害之者也。以是知解之于临时者，尤不可也。

或问曰：子立论折诸家之衷，若刘河间钱仲阳张洁古王海藏陈文中等，皆古名医。子议其失，犹之可也。至于朱丹溪集医道之大成，而子亦议其未书痘家之妙，何也？曰：丹溪之医诚精矣。子谓其足以书医家之妙乎。又足以书痘家之妙乎。且医之为道，精微广大，亦难言矣。自古名医虽各有精妙，然亦多有讹谬。如王叔和着脉诀，论五脏六腑，谓三焦无状，空有名寄在胸中膈相应夫三焦者，右肾命门之腑也。男以藏精，女以系胞。若其无形状，何以藏系，若其寄在胸膈，何以为右肾之腑。而脉络独属之右尺也。此其说大谬矣。夫叔和名医岂无精妙，而错论脏腑，大失古人之意，有如此者。后人宗其讹谬习蔫，不察。至宋张季明着医说，始论其谬。其言有理有据，然世竟宗叔和之谬，而莫知有季明之辨也。如此之类，何可枚举。若刘河间等之治痘，而专用寒凉解毒。则又宗内经诸疮疡属心火之言，而失其意者也。盖内经此言，为诸疮发也。非为痘疮发也。痘疮与诸疮大不同者也。且黄帝委幼小于不知，其于痘疮已置之勿论矣。而刘河间钱仲阳辈，乃宗其论诸疮之言，以治痘疮。此何异行车于水，而推舟于陆也，讹谬甚矣。丹溪又宗刘钱而不能正其谬者也，何以能书痘家之妙也。

或问曰：古人治痘，一以解毒为主，至丹溪揭解毒和中安表六字。论者以为精当之极，大略谓痘未出而能解毒，则可以使痘出稀少。痘既出而能解毒，则可免溃烂发痛发疔入眼等患。此岂不深有至理，而子独极言解毒之害而谆谆以妄解毒为戒，此其为说，未之前闻，不亦过高而骇众乎？曰：此痘家第一精深微妙之理。古今高明之士皆迷而不悟，是以徒知解毒之利，而不知解毒之害也。虽丹溪解毒和中安表之说，亦欠分晓。盖揭解毒二字于和中安表之上，后人执而用之多致误事。以丹溪之明，而见不及此，况其下蔫者乎。盖痘毒久伏于五脏，一旦触动而勃发，其勇悍猛烈之势断不可御遏，又何可解散。智者唯顺其势以导之出外而已。昧者当其欲出未出时，而遽投以解毒药，则拂逆其势，岂唯不能解散，而适以逼之返戈内攻。宜其祸不旋踵也。故多有痘才见数点而儿已毙者，多罹此祸。然而病家与医家终不误其失，且曰此痘最恶。吾先为之解毒，犹不能救，况不解毒乎。噫，迷亦甚矣。独不思使其不遽用解毒药，以逼毒内攻，则毒出外而内自安。何遽至于毙。纵其痘出或稠密或红紫或干枯，犹可从容调治，孰与未见痘而速死之惨乎。是以痘未出之前，除升发微汗一剂外，凡攻里清表寒凉解毒之剂。当一切禁之如砒巴勿令入口可也。古人谓不可汗下，亦是此理，惜其语焉而不详也。

丹溪亦戒妄汗妄下，庶几不失古人之意矣。然又教人用犀角地黄汤之类，是徒知汗下之害，而不知当此欲出未出之时不必汗下而后为害。即多用清凉如犀角生地之类，亦能遏毒内攻而致害也。唯人参败毒散能宣发毒气出外，犹无害耳。若明胡氏辈率其愚臆谬见，而妄谓非汗则表热不解，非下则里热不解，汗下以解表里则痘出稀而必无逆症。而后之愚儒若管橛辈又从而敷衍其说，使世人不察，而误用之，以致儿童之罹此而夭折者，不可胜计，祸亦大矣。予欲救其祸，安得不详辨以破其迷也。至于痘既出之后，则有不必解毒者，有不可解毒者，有不可专解毒而必兼补养者，有可以专解毒而不必兼补养者，不必解毒与不可解毒者，前说辨之详矣。若其痘出稠密紫暗干枯而不起发，不灌脓者，此毒气盛而血气弱者也。或先用清凉药解散其毒气，而随以补血气药助其行浆，或于解毒药中兼活血养血扶元气药，可也。此则所谓不可专解毒而必兼补养者也。丹溪所谓解毒和中安表者唯用之于此，为适当乎。若其痘出稠密涌盛红紫凸绽而润泽，然而口渴喜饮善饥喜食烦躁不安大便久秘小便赤涩，此则可以专用清凉解药不必复兼补养者也。大略既出以后未收以前可以专解毒者，唯此一症。以其血气与毒气俱盛耳，然儿童出痘多者，真气发泄难支，多致虚弱。恐血气毒气俱盛者，百中一二耳，专用解毒者错谬不亦多乎。唯收结后觉有余毒，则急宜解散不可少缓，缓则恐发痈患眼也。

或问曰：昔人治痘先辨生死，其症逆而必死者，或作为歌诀，或著为图说，戒人不必施治。若妄治则反招怨尤子独不分别逆症，而一概为之立方说法，何也？曰：彼以医之心立法而吾以父母之心立法也。世之出痘者孰非人子乎。父母之于子，忍度其必死而不为之救治乎。况病症虽有顺逆，而治法岂无工拙，彼前人思之未精，治之未尽其妙，多以可治之症认为必不可治，而一概教后人弃而勿治。此非仁人之心也。予甚恶其说，是以必矫其失。然非徒以空言矫之也。每于前人所指，必不可治之症，十尝活其五六，又未尝不咎前人之疏于立法而轻于立言也。是以不忍不为之死里求生也。其或有求其生而不得，吾未如之何者。然后于好生之心无忝矣。

或问曰：古人立方用大灵丹无比散小无比散，独圣散，大成散，人牙散，返灵丹，龙虎丹之类，皆相传以为治痘妙方，而子俱不取用，何也？曰：痘疮一以血气为主，其顺者，血气能胜毒气者也。其险而不顺者，皆血气不能胜毒气者也。治痘者当视血气强弱而酌其宜以解毒气散毒气而损伤元气，殆甚用之于元气厚者或可以偶中而获效。用之于元气弱者，一不中而万有余败矣。前人传用其方，盖计其效，而不计其败者也。予所以不取用者恐未得其效，而反受其败也。唯热毒入心经而狂躁不知人事者猪尾膏可间用之。而虚弱者仍忌用也。今录其方于后。

猪尾膏

冰片一分五厘　刺猪尾血一钱

同研，温酒调下。

或问曰：子之着论立方，自以为得之透悟，前五古人后无今人矣。子固得心应手，随试辄效矣。不识依子之术者，亦能如子之妙应否乎？曰：此则难言之也。予唯精思透悟善通古人之意，而妙用吾心之神。故每能转祸为福，起死回生也。后有能通吾意者，其神妙出吾之右可也。若不能，然则未可必也。何者得心应手之妙，不可以行之于言，而笔之于书也。予盖久精此术，而不轻于著书，亦为其有不可以言传者耳。之于近时历睹世人治痘之迷谬，而儿童多遭夭折之祸。故亟为是编以正之。虽未必能授意传神，而亦可以醒迷救祸也。

治痘医案十一条

予第四儿生四十日即出痘，其初头上并身上不过五点，儿身不甚热，饮乳如常，看者皆谓此儿痘极少，当不满百粒，予以为未必然，即令禁风调理。再越三日，而遍身出痘甚多，头上胸腹腰背手足俱稠密之甚。至于额上面上及阴囊等处俱一片纯红不分颗粒。脐内痘甚多，脐因肿大突出，舌上痘亦多，形如白米浓浆，布置满舌，看者皆以为儿小痘多又有不顺诸症，此必不可为矣。予见其痘出红舌，又颇能饮乳，以为尚可调治。虑其血气难支，因以人参黄芪熟甘草煎浓汁，时与乳相间服之，以助其灌脓起胀。至于五六日后，其头上之痘多有脓浆，而间有水泡，至于身上及手足则水疱大半，而脓疱小半耳。予以为儿小而气血有限，其理宜然，不足忧也。独忧其额上面上，一片纯红者，无一点脓浆，以为必得皮下有脓，而后毒气可散。仍时以参芪甘草汁与之，以助其灌脓。至于第七日一更时分，额上纯红者，忽有一二处转黑色。予见之而大惊，先大人亦见之而大惊，以为此毒盛，而将变逆症也。然察儿精神与饮乳，则又未见困惫。是夜三更时，见其阴囊亦转黑结痂。予因悟而喜曰："此非恶候，乃痘欲收而结痂也。缘儿小而气血易于周浃，是以七日后，即收靥，不可拘于九日常期也。"果而第八日寅卯时分，自上至下，遍身俱结痂，至晚而结完。第九日，自上至下，遍身俱落痂，至晚而落完。痂落完后，遍身复发大热。予曰："此痘毒未能尽发，是以速收速落。而复发热如此，盖余毒盛而欲发痫也，急宜解毒。"因以大连翘饮，浓煎汁，每用半酒杯，以茶匙缓缓挑服之。凡一日一夜，服至三酒杯，而热退身凉，可无痫患矣。其鼻上结痂，用银耳挖挑开鼻孔，以出其气。其一片纯红处，痂虽落而脓水未干，以黄柏、黄连、甘草、地骨皮、五倍子，为细末，糁之而愈。其阴囊流清水，数日不愈，诸药不效，用棉茧散，糁之而愈。夫以此极小之儿，极多致痘，极危之症，而随症用药，其应如神，立起回生。其效甚大，已试之明验，童章可睹矣。而古人之着书与世人之治痘。一遇见儿小痘多，与夫穿脐纪红，水泡等症，即弃而不治，不亦大误矣乎。生灵夭死，何可胜计也。虽往昔不可如何，而来者犹及救也。有司命之责者，怀慈幼之仁者，急宜知之。

予次女，六岁出痘，发热甚缓，至二日，而面与手，微有痘影数点。热至第四日，而痘影仍是数点且带白色，但困倦嗜卧，不思饮食。时医视之，谓其痘疮轻少，不满百粒，予心疑之，以为若痘不满百，其儿当精神清爽，饮食如常。今困倦嗜卧，不思饮食，而痘影淡白，此其痘不少。因血气虚弱，送毒气不出。固也，因以温中益气汤方见前托之服一剂。而皮下红点隐隐欲出者，甚多。服二剂而痘出大半。一日一夜连服四剂，而遍身出齐。稠密之甚，缘此女未出痘数日前，曾患发热呕吐，稍伤胃气，是以血气弱，而送痘不出，必待温中托里，而后痘出也。其时有一婢与之同日发热，其困倦嗜卧，不思饮食，痘色淡白等症，一一与之相类。但此婢数月前，曾经出赤痘遍体稠密。其父母误认以为已经出痘，遂谓此症不是痘疮，勿令服药，但时以窝菜汤及粥食与之而已。至于第六日，忽然变症，痰涌直视，须臾而死。此痘不得出，而内攻之祸也。藉令予女不于第四日用药托出痘毒，而延至第六日，不与此婢同毙乎。以此知治痘于当出不出之时，若不能察其虚实而逐之出外，其不测之变，甚可畏也。

予妹年二十三岁，有娠三四月，夜间偶为盗贼所惊，因归宁到家。不数日而半产，又不数日而发热，二日而痘出颇多，至四五日而痘出齐，稠密可忧，又兼呕吐，痘色淡白。诸医见其禀气怯弱，半产亏损，痘出又多，皆不敢施治。予曰："岂有坐而待毙者乎。"因以参术陈皮等安和胃气，止其呕吐，而痘色亦略转红活。予喜曰："此可温补而调治也。"因以参芪穹归炙草官桂丁香木香等大补剂，屡投之。每服补剂后，其痘色辄转红活，若半日不服药，则又转而淡白，予因一日一夜立投以两大剂，至于痘正灌脓是，闻其血路尚未净。予曰："此注漏厄也。"急于前补剂中，去官桂木香加炒黑干姜，蜜炒升麻柴胡，各一钱二分，阿胶艾叶，各八分，服二剂而血路立止，仍除此五味依前补剂，频频投之，其脓浆渐渐充满。至二十余日，而后收靥获安，后又患眼肿翳颇甚。服清毒发翳汤方见前数十剂而愈。当其服大补剂时，每剂用参芪各三钱，丁香各一钱，他药多寡称足。前后二十日，服过四十余剂。遇此极虚之症，若不用此峻补之药，其能拯危为安乎？而区区常格，何足拘乎。

一表弟，年十五，出痘，遍身稠密。至八九日，当灌脓时，其痘粒粒陷入成窝。诸医用木香、异功等药治之，其陷伏愈甚，唯有待毙而已。予往视之，见其痘色红紫，而体气颇旺。予曰："此非虚弱，乃毒气壅蔽，血气是以陷伏，不行浆也。"（血气正欲行浆，而毒气壅蔽之，故陷伏也。清具毒，而血气行，浆行矣。）因以清毒活血汤方见前与之。辰时投一剂，至午时而陷伏立起。再投一剂，而充满，不必服药矣。及至将靥时，又发热蒸蒸不靥。投以回天甘露饮方见前，即沙糖汤，而收靥获安矣。

一表弟，年四岁，出痘至八九日，当灌脓时，尚无一点脓浆，然其痘色红紫。予知其毒盛血热，是以浆滞不行，亦以清毒活血汤与之。服完一剂，而脓浆即充满，竟获全安。

一表弟，年十三，出痘，身热。三四日后，痘出隐隐数点。忽然，惊狂谵语，欲走出外。医欲以凉药解毒，其家疑而请予视之。予诊其脉缓弱，而察其痘色淡白。予曰："此其症虽似阳，然因血气弱，而送毒不出，故发狂谵也。"因投温中益气汤一剂，而痘出遍身，狂谵自解，精神清爽，不必服药矣。

予妻弟，年十八，出痘，痘甚稠密。既已收结，而烦闷不食，口鼻时微有血，危困之甚。予妻兄治之，以为症不可为矣。予视其症，知其元气虽弱，而毒气壅盛未解也。治以酒炒芩连、酒洗归芍、前胡、桔梗、牛蒡、连翘、木通、紫草之类。服二剂而精神清爽，能进饮食，可保无虞矣。予因戒令切勿服药，归而语予妇曰："汝兄暗于理，而莽于医。彼见吾治汝弟以清凉取效，必将执泥其方，而施与不当用者，不知将谁受其害也"已而越数日，妻弟痘痂尚未落尽，而眼微赤肿。妻兄果谓其热毒盛，而可用清凉也。遽投以生三黄、生栀子、生石膏等大寒之剂。午前才投一剂，午后忽然变症，须臾死矣。初虑其将执方以误他人，不虞其即以杀其弟也。嗟乎！同一清凉之药，同用之一人之身，用得其宜，则可以生之；用失其宜，则可以杀之。用药者可以弗精弗慎乎！？

一表侄孙，年十岁，出痘，痘极稠密，而颈项甚多，俗谓之锁颈痘。又有暴胀痘数粒，在各处，谓之贼痘，又其痘初出带紫黑色。诸医技穷束手，以为断不可治之症也。其家星夜请予视之，予至时，其痘已出六日有余，正当灌脓之时，而尚无些少脓浆。医者因其儿体气素强，又有贼痘等疑，尚以解毒药与之。予曰："此但得灌脓充满，则可生，何必拘拘以锁颈与贼痘为疑也。且到此灌脓时，又何可解毒也。"其儿素骄，不肯服药，而喜饮酒。予曰："此时正宜于饮酒，可因之以为用。"遂制参归鹿茸汤方见前一大剂，令其浓煎汁，而以好酒相拌和匀，与儿频频饮之。自先日申时分起，至次日辰时分，服完一剂。视其头面各处痘疮，已灌脓浆大半矣。是日午刻，忽然糖泄二次。知其内虚而脾弱也。因制参术散方见前投稀粥内，服二三钱而泄立止。后再服参归鹿茸汤一剂，而脓浆充满矣，收靥后，余毒颇盛，大便秘涩。用大连翘饮，加酒炒大黄一钱二分，服数剂而安。

一族侄，年四岁，出痘。其痘正起胀时，泄泻大作，医投以参术柯蔻之类，竟不能止，势甚危急。予以参术散投之。服数次，约有五六钱许，而泄立止，因以获安。

一幼儿，年三岁，出痘。将靥时，泄不止，诸药不效。予以七味豆蔻丸数十粒与之，亦不能止。其丸从大便中泄出。予知其虚滑甚耶，仍以豆蔻丸数十粒。教令以米饮浸软，研烂如泥，和粥少许食之，其泄立止。痘靥而安。后予用此二方以止痘中虚寒泄泻，起危救困，不可胜计。姑举其二，以概其余。

一幼女，年六岁，出痘。其体虚弱，先服补药已多。至于痘已结痂，而忽然泄不止，投以异攻散，加柯蔻，亦不止。医将以七味豆蔻丸与之。予因思此女一向服补药，何以一旦虚滑若是。因审其大便时多努力，且所泄粪又少而色黄。此必毒气流注而泄也。因以加味四苓散方见前与之。一服而泄止。后因其大便濇滞，复加入槟榔、青皮，炒枳壳等药。数剂而安。

予用加味四苓散治痘中热毒泄，取效甚多，姑举一概其余。

痧疹

痧疹形如沙，痘疹形如豆，皆象其形而名之也。痧痘俱胎毒，而痘出五脏。脏属阴，阴主闭藏，其毒深而难散；痧出六腑，腑属阳，阳主发散，其毒浅而易散。脏阴多虚寒，故痘可温补；腑阳多实热，故痧宜解散。然痧虽属腑，而其热毒之气，上蒸于肺。肺主皮毛，实受其毒，是以发热之初，虽似伤寒，而肺家见症独多。咳嗽喷嚏，鼻流清涕，眼疱肿，眼泪汪溢，面肿腮赤是也。身体微汗潮润，则出最轻；若气喘鼻干，作呕惊狂者最重。初见如疥，如米尖。再后成片红色者，轻紫色者，险黑色者，逆不可视为泛常，不可用药失序，又不可过为攻表。攻表太过，则胃气受伤，毒气不能运，反令停毒攻肺。务宜辨寒热虚实，察浅深，而治之。治之之法，唯在宣发其毒，以尽出之于外。虽红肿之甚，状如漆疮，亦不足虑。以其既发于外，即可免内攻，不若痘家之必顾其收结也。此症若调治得法，十可十全；而调治失宜，则杀人亦如反掌。大抵初发热时，必当发表见形，即宜清凉，其用药最忌酸敛温补燥热。古云"痧要清凉痘要温"者，清肺热也。温者温补生浆也。一种初起眼白赤色，声哑唇肿，作渴腰痛腹胀，人事不清，口鼻出血，烦乱狂斗不安。此系闭塞不出，名目闭症，最为难治。服药后，若能现出者，或可得生。鼻内流血者毒重，口内出血者毒尤重。初起手足，心如火热非常者，毒亦重。若初时失于清解，以致毒蕴于胃，目鼻出气腥臭，则生牙疳；身热不退，余毒流入大肠，则成痢症；或过于发散后，来元气虚弱，骨瘦不堪，则成疳疾种地坏症，不可不慎。此症日出三次，三日九次为顺，总宜出透毒气得净，即无他患。又有一种奶痧风疹，此类感风热而出，乃皮肤小疾，服药疏风清热即愈。不在此痧症中论道正景痧疹，有所大忌，病家犯其所忌，则至于杀人。医家犯其所忌，亦至于杀人也。其所忌不同，皆忌闭塞其毒，不得发泄也。今先标四大忌于前，令人勿犯，然后制方于其后。

一忌荤腥生冷风寒

出痧疹时，大忌食荤腥，食生冷，冒犯风寒，皆能使皮肤闭塞，毒气抑郁，而内攻也。

一忌骤用寒凉　忌在一骤字

初发热时，最忌骤用寒凉，以冰毒使毒气抑遏不得出，则成内攻之患。而昔人谓天气喧热，宜用辛凉发之。如黄连解毒汤之类。不知天时寒热之气，岂寒凉之药所能解。今骤用寒凉，恐不足以解外热。而适足以阻内热，使不得出也。曾见有一宦家艰子，得一男子，甫一岁，出痧发热，痧未见形，而发搐。医误认为急惊，而用凉药攻之，遂令痧毒隐隐在皮下不出。后医以滋阴为主，而用四物等药，亦不能救。烦闷声哑至旬日而死，此可以知凉药冰毒之害矣。今因天热而骤用寒凉岂理也哉！

一忌误用辛热　忌在一误字

初发热时，最忌误用辛热以助毒，如桂枝麻黄羌活苍术丁香肉桂砂仁之类，能使毒散蔽而不得出，亦致内攻之患。即有痧麻初起四肢逆冷，乃火极似水之故，不可妄投热药，痧现自然渐和。而昔人谓天气大寒，宜用辛热，如桂枝汤之类，发之。不知天气大寒，只宜置之燠室，谨避风寒可也。且天气虽寒，而人身之热毒未必急也，而多用辛热，岂理也哉！

一忌用补涩

痧出之时，多有自利不止者，其毒亦因利而散，此殊无妨，如泄利过甚，则以加味四苓散与之。方见痘泄条，切忌用参术诃蔻补涩之药，以图速止，重则令腹胀喘满而不可救，轻则变为休息痢缠绵不已也。如痧后泻黄红色，乃内有伏热，加木通车前子黄芩可也，记之记之。

初发热欲出未出时宜用宣毒发表汤。

升麻八分　白粉葛八分　防风（去芦）五分　桔梗五分　薄荷三分　荆芥三分　甘草三分　牛蒡子（炒香、研细）六分　前胡六分　连翘（去心、蒂，研碎）六分　枳壳（炒）六分　木通六分　淡竹叶六分

天气大热加黄芩（炒）八分，大寒加麻黄（蜜炒）八分，白水煎服。

痧麻已见形，一二日内宜服**解毒快斑汤**。此条以下除清热导滞二方系心法原本，余

皆孟氏介石所订并后论附入。

连翘七分　牛蒡子（研破）六分　荆芥七分　防风六分　蝉蜕五个　山楂肉三钱
归尾六分　生地二钱　桔梗八分　黄芩（酒炒）八分　川芎五分　干葛八分　紫草八分

白水煎，引加观音柳二三分更可，亦不可多用。

痧麻已出而红肿大甚，宜用**化毒清表汤**。

牛蒡（制同前）八分　连翘八分　天花粉八分　地骨皮八分　黄芩八分　黄连八
分　山栀（炒）八分　知母八分　干葛八分　玄参八分　桔梗六分　前胡六分　木通
六分　甘草三分　薄荷三分　防风三分

口渴加麦门冬（去心）一钱，白石膏（锻、研）三钱，大便涩加酒炒大
黄一钱二分。

痧证四五日回时，尚有余毒留于肺胃，咳嗽、气粗、外热不退者宜服**清
肺饮**。

石膏二钱　生地二钱　柴胡六分　麦冬一钱　玄参一钱　桔梗八分　僵蚕五条
甘草五分　陈皮六分　黄芩八分　竹叶三片　归尾八分　知母八分

白水煎服。

痧麻后，面色青白，唇淡紫，气弱宜服**调元健脾保肺汤**。并治痧后瘦弱成
疳疾。

白茯苓　人参　黄芪　牡丹皮　陈皮　沙参　白芍（酒炒）　甘草　当归
薏苡仁　百合　麦冬

如大便不实泻白色者，此方可加木香、白术、柯子少许。如泻黄色，加
酒炒黄芩、车前子。

有毒气流注而成痢者，宜用**清热导滞汤**。芩连旁翘甘五味清热朴渣壳青枳五味导滞
气归芍花榆四味行滞血。此方去旁翘加棱莪治疳热成痢。

黄连一钱　条芩一钱　白芍一钱　枳壳（炒）一钱　山楂肉一钱　厚朴（去皮，
姜汁炒）六分　青皮六分　槟榔六分　当归五分　甘草五分　牛蒡子五分　连翘五分

红多者加红花三分，堤榆五分，秘涩甚者，加酒炒大黄一钱二分。

痧后口疮牙疳等患，宜服**清胃败毒汤**。

僵蚕　牡丹皮　甘草　连翘心　生地黄　桑皮　沙参　白茯苓　银花
黄柏（蜜水炒）　大力子

如体虚加白术。

痧后口疮、牙疳搽药：

救苦散

人中白（火煅）五分　青黛（飞过）五分　冰片一分　白僵蚕一钱五分　寒水石

（井水飞细）三钱

共为细末，先以苦茶拭过，随搽患处，富便之家加牛黄二分研入，其效更速。

痧疹咽喉肿痛不拘初起回后，有此证者皆可吹之：

二望散

苦参三钱　白僵蚕二钱

共为细末吹入。

有一种痧痘大吐大泻，而后见者甚轻，与作恶心干呕者不同，用药微表和平安胃为主，宜服**和中汤**。

白术　米泔（米浸炒）八分　白芍（酒炒）六分　当归身七分　陈皮五分　甘草六分　熟半夏六分　牡丹皮五分　桔梗七分　生姜一片　红枣二枚

水二钟，煎服。

有一种病后瘦弱，唇白气虚，感时气出痧疹者，宜服**加味逍遥散**。或体虚瘦弱，痧出白色，少红活者，俱可服。

白术（米泔水浸炒）　白芍（酒炒）　薄荷叶　白茯苓　当归身　牡丹皮陈皮　柴胡　麦门冬　甘草　干葛

白水煎服。

痧麻证，咳嗽气喘，唇红，结热在内，烦躁不安，或口鼻出血，不拘前后俱宜服**犀角解毒化痰清火丸**。

生犀角（犀杯不用）一两　归尾八钱　连翘心一两　赤芍六钱　牛蒡子三钱　生地黄二两　牡丹皮一两　紫草一两　甘草梢一两　川贝母（去心）　花粉各二两　薄荷一两　黄连三钱

共为细末炼蜜成丸，如弹子大，每服一丸，竹叶汤化下。

痧疹后失调骨瘦气虚，或成疳疾，或泄泻等症，宜服**健脾肥儿丸**。

人参五钱　黄芪（蜜水炒）一两　神曲（炒）二两　山楂净肉二两　甘草六钱白扁豆（炒）一两　川黄连（炒）三钱　白术（米汤浸炒）一两　白芍（酒炒）六钱橘红五钱　当归八钱　陈皮五钱　地骨皮六钱　白茯苓一两　山药一两　百合八钱

共为细末，炼蜜为丸，如弹子大，每食边白滚汤调服一丸。

痧疹后，咳嗽，内热不清，心神慌乱，夜卧不安，脾虚或生疮疥宜服**天真膏**。

生地黄四两　麦门冬（去心）四两　玄参四两　白茯苓二两　知母四两　枣仁（炒）二两　沙参四两　茯神二两　生黄芪四两　当归二两　牡丹皮二两　桑皮四两生薏苡仁四两　紫菀二两　橘红二两　白术（米汤浸炒）四两

取长流水，用砂锅桑柴，文武火熬成珠，用上好白蜜收成，盛净器内，每服三五茶匙，白滚水调服。

初起发热未见时二三日，或四五日内，或系奶疹封风疹，皆宜煎服**防风发表汤**。此药疏风清热。

防风五分　干葛八分　红花三分　枳壳（炒）七分　桔梗八分　苏梗六分　川芎五分　荆芥六分　当归六分　陈皮六分　甘草五分　杏仁（炒，去皮、尖）一钱　山楂肉二钱

白水煎。如遇冬月天寒或加蜜水炒麻黄，或加羌活引用细葱白半寸。

疹疹痘疮阴逆等症，初时难于现形，出不快利。如寒冬之月，用芫荽或紫苏，宜用砂器将此种隔水煎煮室中，取微微香气能助发易现。今愚俗不明，即用煎水盈盆将小儿大洗大浴。浴后仍加衣被，不但无益，亦且有损，反致热气内攻，多令小儿闷燥不安，哑口难言，况疹痘见形，即不当下水，知者慎之。初起微微浴手足心，或可取其内外通运之意耳。至于疹疹前后，病眼赤红者，当用生地菊花决明子蒺藜归尾柴胡红花等味，皆可随症加减。一种疹后面色青白，骨瘦不堪，元气损伤，肝脾血少，成痞，眼懒睁畏明似害，宜服前方健脾肥儿丸，或服八珍汤，六味地黄汤，或六味地黄丸，庶可渐愈。

如清火疏风，一切治眼之药，万不可妄投。不但疹后如此，凡小儿病后失调成疳疾痞眼者，俱当如此医治，益血健脾为主。倘大便泻泄稀水白色者，归脾汤、补中益气汤，皆对症要药也。

观音柳，一名西河柳，乃小儿疹疹之圣药也。冬月用枝梗，春夏取苗叶，每用一钱，煎汤服。年力大者，多服一次无妨，能清脾解毒发表。

小儿疹疹初起，近人多服笋汤，意图发表，不知止，可少少煎用，使引透肌肤，取其易出。若过用失宜，反令元气受伤，脾气亏损，不能消化毒气，以致干呕泄泻出汗心烦。灌脓浆时，每有破烂滋痒口疮等患，药内引用笋尖，尤其所忌。今特择出，以为习弊用笋汤之戒。

孟氏介石募施治疹要方并表药性于左。

石膏（煅）二两　川贝母四钱　红花三钱　荆芥八钱　地骨皮八钱　桔梗八钱　干葛一两　当归尾一两　甘草四钱　赤芍五钱　牛蒡子五钱　薄荷五钱　桑白皮一两　陈皮五钱　枳壳六钱

上方共为细末，每次用末三五钱，白水三钟，煎汤去渣服。凡遇疹疹，不拘四时，皆可煎服。经验有年。等分药味，万勿增捐，照方施济，功德无量。

石膏味辛色白达表，淡而利窍，煅用即纯，疹疹要药，清凉解毒，用以

为君，陈皮枳壳桔梗疏风消肺胀，桑皮润肺止喘清火化痰，红花归尾赤芍味辛，活肺经血，血活则毒散，牛蒡子解毒发瘾疹，干葛味辛，发表解渴透肌，薄荷清肺胃间热，通气舒毛孔，地骨皮解肺毒消热燥，甘草解毒和药，荆芥散血分中之风热，能开毛孔，贝母味辛，化痰解毒。轻者三五服，重者六七服，即愈。

幼儿杂症方论

幼儿之病，自痘疹而外，若惊痫吐泄等症，关系安危最重。予平生经验调治，颇有得其窍妙者。兹因痘书既成，而附刻方论于后，以备用。慈幼者，阅是编而几乎全矣。

急惊风古谓之阳痫

急惊之候，身热面赤，搐搦上视，牙关紧硬，口鼻中气热，痰涎潮壅，忽然而发，发过容色如故。有偶因惊吓而发者，有不因惊吓而发者，然多是身先有热，而后发惊搐，未有身凉而发者也。此阳证也。盖热盛生痰，痰盛生惊生风，宜用凉剂，以除其热，而化其痰，则惊风自除矣。切不可用辛辣等祛风药，反助心火而为害也。当其搐搦大作时，但可扶持，不可把捉，恐风痰流入经络，或至手足拘郁也。又不可惊惶失措，辄用艾火灸之，灯火烧之，此阳证，大不宜于火攻。曾见有用火攻而坏事者矣，戒之戒之。此症虽急，若从容服清凉之剂调理，自可平安，不可听信时医，峻用攻击，如巴豆轻粉之类，以取速效，伤害不小。古谚云："急惊风慢慢医。"此迩言之切当而可用者也。急惊有八候，不可不知，搐搦掣颤反引窜视，是也。搐者两手伸，搦者，十指开合掣者，势如相扑颤者，头偏不正，反者，身仰向后引者，臂若开弓，窜者目直似怒，视者睛露不活，是谓八候也。身仰向后即所谓角弓反张也。又有一证，欲出痘疹，先身热惊跳，或发搐搦者，此似惊风，而非惊风也。最宜辨认当服发散药，切不可误作惊风治之。说见痘疹初发热条。

清热镇惊汤

连翘（去心、研碎）　柴胡各四分　地骨皮四分　龙胆草四分　钩藤四分　黄连四分　山栀仁（炒黑）四分　片芩（酒炒）四分　麦门冬（去心）四分　木通四分　赤茯苓（去皮）四分　车前子四分　陈枳实（炒）四分　甘草二分　滑石细末八分　灯心一团　淡竹叶三片

水一茶盅零五分，煎至七分，温服。儿小分作数次服。

加减凉膈散

连翘五分　片芩五分　山栀仁（炒）五分　枳实（炒）五分　前胡五分　大黄（酒炒）一钱　薄荷二分　甘草二分

水一盅煎五分。三岁以下者，分二三次服之，微利一两次，痰热自退。若已通利，则不必尽剂。

宣风散

陈皮（去白，为末）五钱　槟榔末五钱　甘草末二钱五分　黑牵牛四两半　生半夏（炒取头末）一两二钱五分

以上五味末和匀。一岁以下服三分，二岁以上服五分，五岁以上服七分，俱用蜜汤调服，微利一两次为妙。服前方而痰热未除者，后二方随用一方，微利之。若前方已效，则后二方不必。辰砂益元散，抱龙丸，牛黄丸等药，急惊俱可用，若慢惊切不可用之。

慢惊风古谓之阴痫

慢惊之候，多因吐泻，或因久泻，或因久虐而得之，身冷，面或白或黄不甚，搐搦，目微微上视，口鼻中气寒，大小便清白，昏睡露睛，筋脉拘挛，俗谓之天吊风。盖由脾土极虚，中气不足，故寒痰壅盛，而风动筋急也。此阴证也，亦危证也，急宜温中补脾，则风痰自退。盖治本即所以治标，全不必治风治惊。彼用蜈蚣全蝎辰砂牛黄等药，皆误也。

有所谓慢脾风者，即慢惊失治而甚者耳，其实难以分别，亦不必别立治法。

温中补脾汤

白术（用里白无油者，去芦、去皮、炒）一钱二分　半夏（制）七分　黄芪（蜜炙）八分　人参八分　白茯苓五分　干姜（炒）五分　白豆蔻仁（研）五分　砂仁（研）五分　官桂四分　陈皮四分　炙甘草四分　白芍（酒炒）四分

觉虚寒甚者，加熟附子五分，老生姜一片，大枣一枚去核，水二茶盅，煎八分，温服。儿小者分数次服。必得肢体温和，风除神爽，方可止服。遇此症服此药，不至于迟缓过时，其效如神，立起回生矣。而昔人谓慢惊为九死一生之症，何也。得非调治错误而然乎。

慢惊因吐泻而得者最多，其病势最危急。予第二儿禀气颇旺，甫一岁时，因脾胃受寒而泄，小便不利。有一幼科老医姓蔡者，予家素信用之。其时予尚未精医也。因召蔡治之，蔡用四苓散加木通车前，以分利小便，不效。第二日，加琥珀磨服，亦不效。第三日，有少加炒黄连服。不知其泻原因感寒，而服分利清凉药太多，遂致脾胃虚寒。第三日申刻后，不唯泄不止，而又增

呕吐矣。每饮乳辄吐，至一更初，即传慢惊，目上视，手微搐，身冷，昏睡。举家惊惶，予同先大人检方，以钱氏益黄散与之，纔投药下咽即吐，因以茶匙，每次只挑二三匙，少停又挑与之，然积至二三次，又尽吐出，举家相顾骇愕，以为吐不受药，不可如何，危急甚矣。予因思此必脾胃虚寒，胸膈胃口有寒痰，是以拒药不受，唯用辛热或可以冲开之。因用人参，黄芪，白术，各一钱，干姜，白蔻砂仁，各八分，官桂，陈皮，半夏，炙甘草，白苓，各六分，加姜枣浓煎，以一酒杯骤灌之，其药下咽，即受而不吐。举家大喜，因渐渐连服此药二剂，而吐泻立止，惊搐等症悉除。但至次日眼皮犹不能舒，因用前药加熟附子四分，再服一剂，而痊愈矣。予因此而知庸医治此等病，不知误却多少人，自此遂不信时医，而益精心于医也。

急惊属实热，宜用清凉；慢惊属虚寒，宜用温补。二病若霄壤之相隔，治法若冰炭之相反，而诸方书多用一药，以治二病，何其谬妄之甚也！虽钱氏明戒之，而诸家又明犯之。着书立方者且然，又何责于时医乎。

嚏开散

半夏（生用）一钱　皂角五分

上为细末，用一小豆许，用管子吹入鼻，立醒。

稀涎散

猪牙皂角　明矾等分

上为末，每服二匙，白汤调下。若牙关紧不可开，即从鼻灌之。

此二方姑存，以备惊风急用。

治小儿惊风并退，只是声哑不能言，并诸病后不能言。大天南星一个，泡去皮脐，为末，量儿大小，每用二三分，或四五分，用猪胆汁，调成稀糊，又用淡姜汤少调开，食前服之即能言。

吐泻

小儿吐泻其证不一，最宜详审，有因伤食吐泻者，有因感寒停食而吐泻者，夏月则有因伏暑吐泻者。伤食吐泻者，其吐有酸气，其泻粪状如糟粕，亦有酸臭气，此宜消导之。感寒停食而吐泻者，或食后感冒风寒，则其食停滞不化，或脾胃先受风寒，而后饮食，则其食亦停滞不化，或饮食后，误食寒冷之物，则其食亦停滞不化。虽致病不同，其为感寒停食则一也，此宜发散，而兼消导。然此吐泻或多胸腹刺痛，即霍乱吐泻是也，治法亦同。伏暑吐泻者，小水必不利，必兼烦渴，当以暑治之。吐甚者，煎香薷散，调益元散。泻甚者，煎四苓散，调益元散，须斟酌用之。然而吐泻交作，最是小儿危证。若其屡作不止，则不论何因，皆当用参术等急救胃气。不唯伤食停食者，当急救之，即伏暑者，亦当急救之。盖其初，虽有暑气，而多吐多泻，之后则热气已散，而胃气骤虚，若不用温补急救，恐中气顿绝，则虚痰上涌，而须臾告变矣。且多吐之后，胃气大虚，气不归元，而阳浮于外，反有面赤，头热，身热，作渴，而似热症者。俗医不知其理，误认为热，而投以凉药，杀人如反掌，甚可畏也。故治吐泻而药不中病者，与其失之寒凉，宁失之温补，失之温补，犹可救疗，失之寒凉，其祸甚速，多不及救也。

加味平胃散，治伤食吐泻。加的是山楂，麦芽，香附，砂仁，川芎，枳壳，半夏。

苍术（米泔水浸）六分　厚朴（去皮，姜汁炒）六分　山楂肉六分　陈皮（去白）四分　青皮四分　麦芽（炒）四分　香附米（炒）　砂仁（研）各四分　小川芎四分　甘草（炙）二分　生姜三片

水盅半，煎七分，二三次缓缓服。

藿香和中汤，治感冒停食吐泻。即加味平胃散，去青皮，加藿香，羌活，紫苏，白茯苓而已。

藿香六分　紫苏六分　香附（炒）六分　苍术（制）六分　厚朴（制）六分　山楂肉六分　小川芎六分　羌活四分　砂仁四分　麦芽（炒）四分　白芷四分　陈皮（去白）四分　甘草（炙）二分　生姜三片

煎法服法俱同前。

以下三方伏暑吐泻用。

香薷散

大花香薷三钱　白扁豆（炒，去壳，打碎）　厚朴（制）各一钱

水煎，候微温，调益元散二匙服。

四苓散

赤茯苓（去皮）一钱二分　朱苓一钱二分　白术八分　泽泻一钱二分　木通五分　车前子（微炒）五分

水煎，候温，调益元散二三匙服。

益元散方见痘疹附方条，此不用辰砂。

钱氏白术散吐泻已久，虚火作渴者，用此方。

人参　白术　白茯苓　炙甘草　干葛各五分　南木香二分　老生姜一片

水一盅，煎半盅，温服。

参砂和胃散方见痘初发热条。

呕吐不止者宜用**姜米汤**。吐多而胃气欲绝者，用此安胃。

老生姜一块，重一两许，煨熟，去皮，研烂，用水一碗，陈米二撮，同入

瓦罐内，煮清汤，候温，用小酒杯少少渐服，其呕自止。如无陈米，食米亦可。

凡吐泻交作者，止吐为急，吐而不泻者，治法俱同上。治小儿暑月水泻，小便赤涩，或全不小便者。

赤茯苓　朱苓　泽泻各一钱　木瓜五分　白术六分　木通八分　车前子（略炒）四分　灯心一团

水二盅，煎一盅，入盐少许，令药微有咸味，饥时服之。小便自利，其泻立止。此即前四苓散多木瓜。

治小儿脾泻，其泻每日只溏粪一两次。然病由脾虚久而不治，多不可救，宜用参术散，加山药，炒扁豆，治之。方见痘虚泻条。

疳

小儿脏腑娇嫩，饱则易伤，乳食不调，甘肥无节，则积滞而成疳。是积者，疳之本；疳者，积之标也。盖积郁既久，则生热，热蒸既久，则生虫，而疳成矣。热盛虫盛，而诸恶症生焉，则疳深而危矣。善治者，当其有积时，即用药以消除之，则热自退，而虫不生，此能治其本者也，易为力也。及其既成疳也，仍用莪术、三棱、槟榔、厚朴等药以消积，用川黄连、胡黄连等以清热，用使君子、芜荑、川楝、芦荟等以杀虫，此治本而兼治其标者也。循此法而早治之，未有不得痊安者也。但恐治之既晚而胸陷扁腹生，难为力矣。然消积清热杀虫，此古人治疳要法。必用此先除其病，然后可以加补养，此其次第也。近世治疳者，杂用参术诃蔻等剂，非其治矣。盖积疳之源，虽出脾胃虚弱，然当其有疳时，而投以补剂，适足以增其积滞，益其郁热，是助病而非除病也。其有疳泻已久，脾胃极虚，而不可单攻者，当兼用六神散与肥儿丸相间服之，此攻补兼施活法也。又有一种，母已有孕，儿饮孕乳多，亦成积热，久亦成疳。此病颇多，而古今方论不道及，何也？然其治法大略亦同。有疳热盛而成痢者，用清热导滞汤方见麻疹条。去牛蒡、连翘，加三棱、莪术。有成痞块者，治法亦同，须兼用外贴药交之。疳亦难分冷热，唯有泻有不泻耳。不泻者郁热无所发泄，故胸腹发热更甚。泻者郁热有所发泄，故胸腹不甚热，然亦由积热作泻也，非冷也，此泻温之而愈甚，清之消之而自愈。着书立方者，不知何以有冷疳之名，而用热药，无亦讹谬相承乎。如幼儿因疳成痞，肚大筋露，目暗耳聋，骨瘦如柴，甚危，垂死者用奇效疳疾猪肝方。

谷精草（研为细末）　木别子（用陈壁土拌炒，去油）　使君子肉（焙研为细末）夜明砂（研细为末）　蛤粉（用紫边蛤蜊煨研为末）　牡蛎（火煅为细末）等分用猪肝一片，以竹刀开一口，入药在内。线紫砂锅煨熟，连汤与疾者吃，其药每服用八分或一钱。

肥儿丸九味消积，三味清热，二味杀虫。

三棱　莪术　青皮（俱醋炒）　神曲（炒）　川黄连　胡黄连　使君子（去壳，浸去皮）各一两　芦荟　坚槟榔　广皮（去白）　香附子（炒）　麦芽（炒）芜荑各五钱　南木香三钱

以上为细末，除神曲麦芽另研为细末，打糊和前药为丸，如粟米大。二岁以下，每服三分，五岁以下，服五分，空心清米饮下，临卧白滚水下。有癖块加阿魏（酒浸、研化、和入）、干漆（炒）各七分。

奇效加味消积肥儿丸此药专治小儿疳疾，肚大、青筋瘦、毛焦、泻痢不止服之。瘦者肥弱者壮，应效如神。

人参三钱　白术（蜜水拌炒）一两　白茯苓（蒸）八钱　橘红五钱　金樱子（去毛用肉，略炒）五钱　青皮（去穰，麸拌炒）五钱　粉草（蜜水炙）一钱五分　使君子（炒）七钱　芡实（蒸过）五钱　莲肉心（隔纸炒干）五钱　门冬（去心）一两五钱　山楂肉（蒸过）五钱　鸡肫皮（火焙，雄者佳）十个　五谷虫（洗净）一两　麦芽（炒黄色）五钱

如身热咳嗽，加地骨皮、百部各五钱。

肚胀，大便稀水，肠鸣作声或虫出不和：雄槟榔五分，木香一钱，以蜜为丸。蜜有炼法，先用大竹一段，在两头节去青，用好蜜溶化，筛漉去滓，将竹筒节上，钻一小孔入蜜，仍以竹钉钉孔。隔水煮三炷香时，倾出和前药研为丸，如弹子大，每个重一钱。每日午间服一丸，或将前药研极细末，以炼蜜，每次和二三匙服亦可。

大芦荟丸治疳虫食脊膂、身热、羸瘦、十指生疮、频啮指甲等症。

芦荟　芜荑　青黛　槟榔　黄连各一两　胡黄连七钱　使君子肉七钱　南木香三钱　蝉蜕二十四只　麝香（另研为细末）少许

猪胆二个，取汁浸糕。丸如麻子大，每服三十丸饮下。

苦楝皮煮鸡子法疳虫轻者用之颇效。

取苦楝皮阔一寸其长似儿身为度，刮去外黑皮，留白皮，切细入瓦罐，浓煮汁，去渣。然后入鸡子二个，在内煮熟，去壳，与儿空心食之。苦楝皮不可用不结子者，有毒伤人。

鸡蜡丸治疳疾、休息痢。

用黄蜡一块，如指大，入勺内，火上熔化，次入生鸡子，黄白一个炒熟一，与儿空心食之。

红花膏贴痞块用。

水红花料（煎汁，去渣，熬膏一碗）一捆　麝香　阿魏　血谒各三钱　没药五钱
赤芍一两　当归一两

为细末入膏，内搅匀，以青皮摊贴患处。

腹痛

小儿骤然腹痛，其症不同，有挟热而痛者，其痛多缓，或一日只痛数次，甚者或自下而痛上，痛过一阵，则有时不痛，良久又痛，宜用凉药，加疏利药治之，有感寒挟食而痛者，其痛多急，连绵少有停止，甚者或如刀剞，欲吐不吐，欲泻不泻，手足冷，面色青，宜用升发药，加消导药，急治之。外有虫痛者，闻煎炙食物香气则痛，宜用苦楝皮，使君子等药，以杀其虫，则痛自止。

枳连刬滞汤治热痛。

陈枳壳（去穰炒）　黄连　山栀仁（炒黑色）各六分　赤芍　前胡　连翘（去心、蒂）各四分　三棱　莪术（俱醋炒）　槟榔　甘草各三分

水煎饥服，觉热盛，大便秘者，加酒炒大黄一钱二分，微利之。

升消平胃散治感寒挟食痛，方见痘初发热条。此宜加羌活防风各三分。

发热

小儿发热多端，有感寒发热，有伤风发热，有伤食发热，有内虚发热，有痘疹发热，有麻疹发热，有惊热，有疳热，以上诸热，俱可随症辨认，各有治法，兹不备载，唯内虚发热，其症难识，独有张季明医说深得病情。今录于后。医说云：“有一小儿感冷，身大热，恶寒，此有表证，用发汗药，汗出遂凉。过一日复热，医谓表解里未解，以大便秘知服四顺清凉饮，利一行遂凉。隔一日又再热。医云心经热未解，以小便赤知之服导赤饮，遂凉。过三日，又热，其家无所措手，医曰：“脉已和，非病也。”既发汗又利大小便，其儿已虚，阳气无所归，皆见于表，所以身热。以和胃气药，如六神散之类，加乌梅煎，令微有酸味，收其阳气归内，自此痊愈。又云小儿积热者，表里俱热，则遍身皆热，颊热口干，小便赤，大便焦黄。先用四顺清凉饮，利动脏腑，热则去。既去复热者，里热已解，而表热未解也，当用发散药，微汗，表热乃去。表热去后，又发热者，何也？世医到此，尽不能晓，或再用凉药，或再解表，或谓不可医，误致夭伤者，甚多。此表里俱虚，气不归元，而阳浮于外，所以再发热，非热证也。只用六神散，入粳米煎和其胃气，则阳气归内，身体自凉。

此二说发明虚热妙理，最为明透，且此症不唯小儿有之，大人亦多有之，人多不识，遂束手待毙，此说直破千古之惑，大有回生之功。予故揭录于此，以补医家之缺。

四顺清凉饮治里热、大便闭。

当归　芍药　甘草　大黄

水煎服。

导赤饮治心经热、小便赤。

生地黄　赤茯苓　木通　麦门冬各等分　灯心一团

水煎服

六神散治下汗后，复身热，乃虚阳浮外。

人参　白术　茯苓　甘草（炙）　山药（炒）　白扁豆（姜水浸，去壳炒）生姜二片　枣（去核）一枚

同煎。有用乌梅牧阳气归内，有加粳米和其胃气，则收阳气归内。

治痢奇方妙论

痢为险恶之症，生死所关，不唯时医治之失宜，而古今治法之家，多有不得其窍，是以不能速收全效。今立方何以为奇，不泥成方，故奇也。立论何以为妙，不胶成说，故妙也。且能以数剂，而取效于数日内，初起者，或一二剂，而取效于一两日内。此所以奇妙也。然其药品又不外乎常，识者慎无忽之。

川黄连（去芦）　条实黄芩　大白芍（生用）　山楂净肉四味各一钱二分　陈枳壳（去穰炒）　厚朴（去皮，姜汁拌炒）　厚青皮（去穰）三味各八分　坚槟榔八分当归五分　桃仁（炒，去皮尖，碎如粉）一钱　南木香二分　甘草五分　地榆五分　红花（酒洗）三分

用水二碗，煎一碗，去渣，空心服，渣再煎服。

此方或红或白或红白兼者，里急后重，身热腹痛者，俱可用。单白无红者，去地榆，桃仁，加去白陈皮四分，木香用三分，滞涩甚者，加酒炒大黄二钱，服一二剂仍除之。此方用之于三五日神效，用之于旬日内亦效，唯十日半月外，则当加减，其法详具于后。

川黄连　条黄芩　大白芍三味酒炒各六分生用各四分　山楂肉一钱　厚朴（制）陈皮（制）　青皮　槟榔各四分　南木香二分　当归四分　地榆四分　红花三分桃仁粉六分　甘草炙三分生用三分

如延至月余，觉脾胃弱而虚滑者，用

酒炒芩连六分　白芍六分　陈皮（制）　厚朴（制）　南木香各三分　地榆（醋炒）四分　红花二分　当归五分　人参五分　白术五分　甘草（炙）五分

以上三方，有胎妇人服之，去红花、桃仁、槟榔。

以上方法随用辄效，间有不效者，必其初投参术等补剂太早，补塞邪气在内，久而正气已虚，邪气犹盛，缠绵不已。欲补而涩之，则助邪；清而疏之，则愈滑。遂至于不可救疗。虽有奇方，无如之何，则初投温补杀之也，戒之，戒之。

古今治痢者，皆曰热则清之，寒则温之，初起热盛，则下之。有表证则汗下，小便赤涩则分利之。此五者，举世信用，若规矩准绳之不可易者，予有独见，以为五者唯清热一法，无忌其四法，则犯四大忌，必不可用也。

一曰忌温补

痢之为病，由湿热蕴积胶滞于肠胃之中，清邪热，解内毒，行滞血，则其病速除。若用参术等温补，则热愈盛气愈滞，久之元气衰，毒气炽，至于不可救疗者，初投补剂之过也。

一曰忌大下

痢因邪热胶滞肠胃而成，与满渠壅塞相似，唯用药磨刮，疏通，则愈。若用承气大下之，譬如以清水荡壅塞之渠，壅塞必不可去也，徒伤胃气损元气而已。元气伤损而邪气不除，强壮者犹可，怯弱者必危矣。

一曰忌发汗

痢有身发寒热头痛，目眩者，此非外感，乃内毒熏蒸。自内达外，虽有表证，实非表邪也。若发汗则耗其正气，而邪气得肆，且风剂最热，愈助热邪，表虚于外，邪炽于内，鲜不毙矣。

一曰忌分利小便

利小便者，治水泄之良法也，以之治痢则乖。邪热胶滞津液枯涩而成，若用五苓等剂，分利其水，则津液愈枯，滞涩愈甚，遂至缠绵不愈，则分利之为害也。若清热导滞则痢自愈，而小便自利，安用分利为哉。

予于此一症，素畏其险恶，用心调治者，二十余年，百试百验，颇有妙悟，既而身自患之，试验益精，然后能破诸家之迷障，而为奇妙之方论。今刊而布之，以救世人治疾苦而登之寿域也。

活幼心法大全卷下终

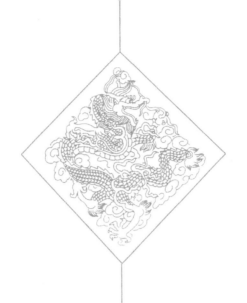

圣余医案

清·双江刘沅止唐　著

民国·李俊　诠解

黄小龙　校注

圣余医案诠解序一

医不通玄，不可谓工。近人讥中医为玄医，匪唯不知玄，且不知医矣。玄有深邃幽渺之义，在位为北，其行水，其色黑，故舜曰玄德，孔曰玄圣，老曰玄牝，诗曰玄鸟，易曰玄黄。夫玄黄者，天地之杂也，天玄而地黄。盖天为先天，于人为肾，其色玄；地为后天，于人为脾，其色黄。黄乃玄之浅者也，玄则黄之深者也。谓玄黄可，谓黄玄亦可，故曰杂也。后儒易玄为黑，易黄为黅①，失其义矣。故道者知黄中玄牝，可以却病、轻身、延年；医者知玄黄、黄玄之理，可以宝命全角，不治已病治未病，并能已已病为无病。是以黄帝崆峒问道，得广成子之传，飞身拔宅而又出其绪余，与岐伯、少俞、雷公之论，君臣辨难而作内、外经，此玄医之祖也。厥后，秦和、秦缓、程本、秦越人、淳于意、张机、皇甫谧、葛洪、巢元方、孙思邈、张介宾、龙树、耆婆诸贤类，皆先玄而后医。至若王叔和、胡洽、雷敩、王焘、成无己，以及金、元张、刘、李、朱，明、清薛、王、张、徐、俞、周诸子，亦复由医入玄。故能上肩医统，远接岐黄，从未有玄不能医，医而不能玄者也，有之则下工是矣。吾师刘子维先生，乡先儒止唐公讳沅者之第六子也，嗣槐轩之统，启迪多人。会讲道余闲，往往平脉制方，为人治病，治者十全，骥于光绪癸卯间入侍门墙所亲见如此。维时科目盛行，潜心举业，玄道医道两不深求，追悔当年，恍如梦幻。同门友李君子俊得维师医案二百余首，逐加按语，出以示骥，受而读之，无案不顾厥本源，无方不以水火为根、脾胃为用，即《内经》所谓"邪之所凑，其气必虚"，不问其虚，安问其余？又所谓"有者为实，无者为虚""邪气盛则实，精气夺则虚"。然则祛邪固所以辅正，而辅正正所以祛邪也。虚实实虚，神机运用，可谓玄矣。或者先补肾后补脾，时或先补脾后补肾，先先后后，了若洞垣，了无误着，此又玄之又玄者也。子俊征引黄素，援据仲景诸书，逐条证实，不托空言，不特发明师道，且可为治实不治虚、知病不知本、不通玄不知医之医者，大开一玄妙法门也。子俊远矣，顾骥以昂藏七尺之躯，荏苒悠忽，行年将七十，稍涉猎医经，妄谈著述，虽亦腼然为人诊病，浪得时名，独徘徊师门，薪传火尽，以视子俊之

---

①　黅　jīn，意为黄色。《黄帝素问》天有五气，黅天之气经于心尾。

引经据理，表暴师传，发扬光大，不禁令人愧汗涔涔下也。速为付梓，俾玄医之教盛行，杜谗慝人之口而尊崇之，亦医门厚幸也夫。

甲申冬至后十日
双流张骥先识甫谨叙

圣余医案诠解序二

　　医家有言：用仲景经方无不效，《千金》《外台》等方或效、或不效。唐、宋以后，方日多，效益微。顾金、元、明、清诸名家，殚毕生精力读书临证，岂无千虑一得，可补古人之缺？唯自矜弋获①，不胜其好名之心，遽欲排古人而定一尊，轻言著述，勒为一编，糟粕既多，菁华自少，亦其势然也。双流刘子维先生以名父之子讲学锦城，兼精医术，门下士之以疾求治者，不待察脉色而尽见五脏症结，试其方辄效。先生弗自爱惜，泛应而已。余友李君子俊尝从先生游，学道之余，酷嗜方技，裒而集之，得二百余首。始犹戎马驱驰，匆匆鲜暇，解甲以后，潜心体认，竭二纪之精力，取《灵》《素》、仲景诸书而详释之。凡人脏腑气血生化之源，医经所引而未发者，因端竟委，如剥茧抽丝，如烛照数计，可谓至矣。当其始也，人视先生之方，无从钻仰，不过等于沟中断梗，听厥浮沉。此书一出，可以泄苞苻之秘，可以砭世俗之蒙，济世功弘，良工心苦。《传》曰："作者之谓圣，述者之谓明。"其是之谓夫。

乙酉孟春望日
世愚弟王暐拜撰。

---

　　①　弋获　获得。清·赵翼《消闲》诗："忽得新思矜弋获，偶忘佳句费追逋。"

圣余医案诠解序三

医者，意也。好学深思，心知其意，则能推本五德之终始、顺逆，疗治七情之否讼、暌剥①，是医之大归也。挽近之为医者，执局而昧于通，狃常而短于变，形证杂错则疑殆莫明，犹复墨守成方自衒。汉师遗法，求能心知其意者，盖百不得一焉。世执李子俊先生湛深斯三道逾十年，寝馈古今，玄览圆照，知死生之说，究阴阳之变，发愤着《圣余医案诠解》，独标宗趣，自成一家。苟卿所谓"奇物变怪，仓卒起一方，举统类以应之，若辨黑白者"，将于是乎见之。盖先生早岁知书，即好方伎，壮年历参戎幕，指纵运筹，亦常以医籍自随，不废研习。既而直道不耦，超然引去，北游秦晋，东下吴越，每过名都下邑，辄博观玉函，旁求秘典，兼收并蓄，校短量长，寝了然于古今蕃变之迹、赢蚀之故。中岁以后，杜关却扫，荡意平心，保性命之真，而得悬解于《灵》《素》，于是人之血脉、经络、骨髓、阴阳、表里，所以起百病之本，分死生之域者，益复洞然。故其齐和之所施，通闭解结，反之于平，犹磁石取铁，以物相使也。余资禀弱丧，六贼交侵，颇涉方书，以求保摄。比年留寓成都，因得请益先生亲承音旨，燕居之侍，辄剌②取《内经》疑义以相质正，先生为之批郤导窾③，剖析玄微，扬榷古今，昭示得失。凡昔贤之所故训，宥结而不清、惝恍而莫辨者，靡不涣然冰释，怡然理顺。盖其真积力久，故能若是之通微合莫也。时先生方欲写定是书，乃使余橐笔载言、献替可否，实始役于壬午之春，蒇事于乙酉之夏，三易寒焕，始得杀青，而先生前此十余年之敷陈纂述不与焉？方先生之草是书也，寂然凝虑，思接千载，研阅以穷照，驯致以绎辞，或中夜有得则疾起奋书，覃精之际几废寝食，故一字之微或经数易，一义之细皆原经旨，夫然后"恢恑憰怪，道通为一"。虽古人所谓"至精而后阐其妙，至变而后通其数"者，何以加诸？今先生年逾耆艾，充养粹然，而余亦弱丧知归，渐疎疾疚，将欲使国无疵疠，民无夭札，心乎爱矣！敢不疏所闻见于先生者，以为好学深思之君子告哉？

中华民国三十四年乙酉夏日，受业世愚侄张国铨白珩拜序。

---

① 否讼、暌剥　否、讼、暌、剥都是《周易》中的卦名。
② 剌　lá 割开，划开；là 会意。从束，从刀。本义：乖戾；违背。
③ 批郤导窾　亦作"批隙导窾"。语出《庄子·养生主》："批大郤，导大窾，因其固然。"

圣余医案诠解自序

　　《史记·扁鹊仓公传》借载医事本末，实医案之权舆，然扁鹊自云："越人之为方也，不待切脉、望色、闻声、写形。"立言诡诞，绝人跻攀之途，殊不足为法。其过齐也，见桓侯而知病在腠理，又五日在血脉，又五日在肠胃，又五日在骨髓为不治，亦属无稽。夫病在腠理则为外感，而非内伤可知。伤寒传经由表入里、以次而深，皆有病情可考。病在骨髓已传少阴，未有太阳病传至少阴，又后五日而始病者。且其年世舛错，不可爬梳，盖史公本不知医，杂采百家，刊落未尽，湘乡曾氏以为子长之书，"寓言亦居十之六七"，此类是矣。仓公精于脉而略于方，其下气与火剂汤及药酒皆有方无药。龋齿嗽以苦参汤日三升，难产饮以莨菪药一撮，皆与《本经》药性不符。唯芫花一撮，下蛲数升，稍近情实。然蛲瘕得之寒湿，芫花仅能治其标而不能拔其本，虽治效昭然，而未足绍也。汉唐以降，医案日多，逮乎有清，尤称极盛。虽见仁见智，各有可观，而确切精微则未之逮。余夙好玉函，略窥《灵》《素》，冥行擿埴①，盖亦有年。民国癸丑，闻双流刘子维先生年逾古稀，通性命之学，讲授锦城，达材日众。慕而委贽，忝列门墙，则见门弟子之因病求方，或疏其父母亲旧之病状以乞剂者，困不膏肓可针、废疾咸起。退而钞录方案，简炼揣摩，未能了悟。而先生于次年遽归道山，余亦奔走戎行，无暇深究。唯枕膝之传，弗敢失坠，间加征集，都付什藏。己巳还家，始得闭门玩索，弥历岁年，藉知先生医学，先天则重肝肾，后天则重脾胃，而治病一以调和四隅之偏，同归中土为准。参究之余，逐案诠解，阅十寒暑，稿经三易，凡一字之微，一义之实，务求谛当，辄用穷思力探，餐寝几废，此中得失，寸心独觉，难以语人。唯自惭肤受，未造精微。闻先生平昔批点医书甚多，门弟子有得之者，辄珍如拱璧，秘不示人。著述则有《订正眼科七十二问答》，稿已散失，其刊行者仅《参订杨西山失血大法》一书。余于先生性命之学，仰高钻坚，未能趋步，若医学之神化精微，洞见症结，则目所亲睹。

---

　　① 冥行擿埴　汉·扬雄《法言·修身》："擿埴索涂，冥行而已矣。"李轨注："埴，土也。盲人以杖擿地而求道，虽用白日，无异夜行。"后以"冥行擿埴"比喻研求学问不识门径，暗中摸索。康有为《大同书》甲部第五章："若愚者乎，既不能考大地万物之理，又不能收今古诸圣之华，擿埴自喜，冥行自夸。"如：几十年来，我冥行擿埴，虽然没有什么大的成就，却也小有所获。

惧徽言之将绝，恐大义之不彰，而先生宏道济人之心，或遂自我而斩，因不揣谫，为之疏通，有明者起，发皇胜义，庶承学之士，皆有榘彟①。俾含灵之类得免于夭昏札瘥，是区区之愿也！夫先生昌明圣学，诲人不倦，医术其余事也。疏义既竟，遂颜曰《圣余医案诠解》，世有达人，谅不以为小道而致泥欤！

民国三十三年岁次甲申仲冬月
崇庆受业李俊子俊谨序

---

① 榘彟　yǔyuē 法度、尺度、准则。

圣余医案诠解例言

是编首列病状原文，次列子维先生医方及注定付数与治效纪录，以下说明病理方义，则诠解也。其医方后间有先生批语者，则于诠解中加"原批云"，以揭明之。至间有未纪录治效者，因求方人道远或日久未据通知，而药病之针锋相对，则无不尽然也。

古医案或仅录治效之方名，或仅录用某某等药，一若一方之中药味及分量有不必求精确者。是编则不然，一病有一病之药，一药有一药之理，即分量轻重俱含至理，诚足供深造医学者精确之研究，而无毫厘千里之谬也。

脉为四诊之一，是编独略于脉，或不免疑于未周。然明者望而知之，闻而知之，固不待问切而已洞见症结矣。今为初学计，辩证既明，则脉象自着，亦可以补其缺云。

凡病有恶寒发热、头痛等症，而脉无力，或浮空散大者，宜以补中益气，或敛阴内守为主，而辅以驱邪恶之药。苟不知此，唯治以伤寒成法，以致虚者愈虚，则邪入转深，病必增剧。本编补散并行，或上散下敛之方颇多，皆为内不足而设，读者切须善会。

病有标本。内伤杂病，本不可见，可见者皆标也，治宜以本为主，以标为从，乃中肯綮。犹之治乱国者，固宜治其已乱之迹，尤必治其致乱之由，而后可操胜算也。是编立法，皆以治本为主。熟读之，自能由标知本，洞见其源。

辩证审治及制方选药之理，《内经》备言之，而实地致用则匪易事。是编合理致用于一途，为短于应变者开一康庄大道。苟能会而通之，引申触类，则证治方药均一一以理为归，而有非古法所可泥者矣。

是编以类相从，共分为十四类，都凡二百一十四案，酌其篇帙之均，厘为四卷。内有一十三案，系余兄李诚一之方，切中病情，治效如响，谨分置各卷中，并于每卷目录下注明，以资识别。

读是编者，除先读《本草》《内经》及《伤寒论》《金匮要略》外，并须熟知"清升浊降，水升火降，一阳升降；阴阳阖辟变化，阴阳互宅互根，阴守阳使，阴平阳秘，阳含于阴，阴统于阳，心藏巳土，肾藏戊土，斡四隅，四隅归土；先天逆生，后天顺生；已发之火是标，宜散，未发之火是本，宜敛；天气宜清，地气宜温；腑主传化，脏主藏精；内守宜强，气化宜通；以及肝通大肠，心通胆，胃通肾，肺通膀胱，三焦通命门，脾通小肠"诸义，然后能层层绅绎，得其奥妙，再进而博观各家之书，则定见在我，取舍从心，庶无朱紫惑乱之弊也。

治病必先辨寒热，寒热既明，自无大失。先生旧传，有《认寒热秘诀》云："唇红属热，如下眼皮内面白者，非真热也，宜服热药；如唇白固是寒象，而下眼皮内面红者，宜寒热并用；唇与眼宜合看以定寒热，匪可畸轻畸重也。"兹并录出以飨读者。

医本济世活人之仁术，不可欺世渔利，读是编而有得者，当以利济为心，无分富贵贫贱，一视同仁，并劝人多存好心、多行好事，善气增则病魔减，七情不扰则六淫不侵，斯乃上工治病于未然，而愚忱之所馨香祝祷者也。

李俊子俊识

圣余医案目录

卷　一

中风类

一、孙某，睡至半夜，心内不好，出汗至天明，舌不转，不能言语。

干姜五钱　郁金二钱　生鹿角二两　首乌八钱　厚附片八钱　玄参八钱　艾叶二钱　法夏（姜汁炒）五钱　枸杞五钱　山药五钱　大腹皮五钱　熟地五钱

三副。

此内风也。内风由于肾虚，本实先拨则气奔于上，而成欲脱之势，《素问·脉解》篇曰"内夺而厥，则为瘖俳"是已。《脉要精微论》曰："心脉搏坚而长，当病舌卷不能言。"夫搏坚而长，火有余也，火有余则水不足，仍以肾虚为主。《上古天真论》[①]曰："阴者，藏精而起极。"夫精藏于肾，然后能化气上荣，虚则封藏失而伎巧废，故舌强而不转。《灵枢·口问》篇曰："下气不足，则乃为痿厥心悗。"《宣明五气》篇曰："五脏化液，在心为汗。"夫阳生于子，正当中夜，此时真水垂绝，虚阳无依，故心火忽亢而烦闷，心阴不守而汗出也。

内风证河间以为水虚火亢，东垣以为本气自病，叶氏以为木失滋涵，其言虽殊，其义则一。夫命门为水火之根，水既虚则火不独留，故气逆于上而不降。苟欲降之，非水火双调不可，故用杞、地、玄、乌以补其垂绝之水，附片引僭越之火，俾仍归于一窟以定其根，如纸鸢之有系，则可上者复可下矣。而附片得首乌，则火为蛰藏温蒸之火而下潜；玄参、地、杞得附片，则水为升腾变化之水而上济，匪特不降之火可降，即不升之水亦升矣。脾胃居中，后天所重，然未有命根垂绝而能行后天生化者，故运以干姜，守以怀药，以待其定。俾与命火俱得其平，则火生土之功，乃复其旧。舌强、心悗皆上实也，郁金泻心开郁，法夏化痰，腹皮顺气，以去其实而资下交。鹿角、艾叶则一通使道以行神气，一通阴经以利血气者也。汗出有外脱之势，故不重开泄。

---

① 据下文可知底本有误，应为《四气调神论》。

肾水衰于下，则心火亢于上，玄参壮水制火是其所长，熟地、枸杞则补水以配火者也。《灵兰秘典论》曰："主不明则十二官危，使道闭塞而不通，形乃大伤。"此证火亢于上，失其照临之职，而使道闭矣。鹿角能逐邪恶气留血在阴中以通之，而其助长生机之速，尤非他药所能及，故独重用。

前方服毕，又方：

杜仲一两　菟丝三钱　牡蛎一两　厚附片二两　生地四两　苡仁五钱　花粉五钱枣仁八钱　洋参三钱　上桂（去粗皮）三钱　当归二钱　覆盆八钱　故纸五钱　生姜三钱

五副。

医书云："肝无补法。"补肾即所以补肝，此后天气化也。然人在先天有木始有火，火中有生气乃化出五脏，肝曷尝不生肾哉？人皆知木生火，不知其所生之火即命门相火。《天元纪大论》曰"相火以位"，以位者，位之于命门而不可离也，不离则生人，离则杀人，有不幸而离者，皆后天私累为之，非先天之本然也。孟子曰："持其志，无暴其气。"尽性之功与治病之理岂有殊哉？故补肾之法，必使命火寂然不动，而后生气下蛰，水乃可生。《汉书·翼奉传》晋灼注曰："肝性静，静则行仁。"夫仁者，生生不息之理也。乙木为生气之源，相火为生气之积，命门为生气之宅，肝静则源远而委长，积厚而流光矣。

命根为脾肺之先天，病有中上虚而不涉命根者，其先天生气如故，治之颇易也。若生气内竭，后天无所禀，则难矣。第二方结构甚伟，然其培养先天以生后天之义，则与前方如出一辙。夫润万物者，莫润乎水，故重用生地以补水；生万物者，莫生乎火，故用附、桂、故纸大补命火；杜仲、菟丝温木生火。覆盆、牡蛎固精秘火，如此则火在水中，水从火化而妙用生矣。上焦如雾，宜虚不宜实，前因泻实，故从开降；今则救正，故从敛补，而用枣仁以敛气；当归、洋参以益气生脉。枣仁得当归则阖中有开而血活，洋参得生姜则补中有行而气布。天气宜降，火在水上则热而不降，故用花粉以保上之清肃；地气宜升，水在火下则湿而不升，故用苡仁以除下之湿邪。综观全方，奇正相生，信手拈来，皆成妙用神矣哉！

上实下虚均不宜行后天生化而用甘温之补，故前方敛肝生肾，补肾中水火以生金生土，皆逆生而非顺生也。今虽上焦得降，而下焦未定，故仍以逆生为主；虽有洋参，乃为补下以生上之使命，非补上以生下也。

舌强者，心血枯而脉不荣也；烦闷者，心火郁而神不安也；汗出者，心阴虚而阳不密也。病虽在上，本则在下，一言以蔽之，即《方盛衰论》所谓

"至阴虚，天气绝也"。生地补阴凉血、通血脉、续绝筋，皆有必用之理。前方重在泻火救肺，故用玄参；此方重在补水荣心，故用生地，亦先后缓急之序也。

第二方服毕，又方：

即第二方加　北芪一两　广皮一钱　五味二钱　独活一钱　法夏三钱　白术（土炒）三两

十五副，此方服至十五六付后即能言语，但稍稍不清耳。

己土在心，心阴未复，不可燥脾；化源在下，命根未定，不可补中。然而天地之气，升降互用，雨露之溉，出自上焦，而居中斡旋，则唯脾胃是赖。今则水火双调之剂已届八益之数，自无而有，勉告成功，故重加芪、术大补中气，以行后天生化，与先天相辅而行。唯后天气化升于脾胃，降于肺胃，芪、术之温升，必得味、半之敛降，再得独活通肾经气分以顺承之，然后天气乃能下流于地，而成交泰之功，五味得陈皮则又阖中有开也。

二、某，中风不能言语，左手不能动。

人参三钱　生北芪一两　厚附片五钱　法夏（姜汁一杯炒）三钱　枸杞五钱　泡参八钱　杜仲一两　熟地二两　白术三两　枣皮三钱　干姜二钱

三副。

此脾虚偏枯也。《内经》言偏枯者不一，有因于邪者，《风论》曰："风之伤人也，或为偏枯。"《刺节真邪论》曰"虚邪偏客于身半，其入深，内居营卫，营卫稍衰，则真气去，邪气独留，发为偏枯"是也；有不因于邪者，《生气通天论》曰："汗出偏沮，使人偏枯。"《阴阳别论》①曰："三阳三阴发病，为偏枯痿易"是也。按王注："三阴不足，则发偏枯，三阳有余，则为痿易。"此其别也。夫人身四体百骸，无不赖血气以养，血气有不周之处，则废而不用，犹之树木一枝，津液不到，即一枝枯槁，固不必邪之有无也。昔人左血右气之说，辩论纷纭，莫衷一是，然以《经》言"脾病则四肢不用"，及人之左手足不如右强而论，凡不因于邪者，应以左偏为多；其因于邪者，则证以《经》言"风各入其门户所中，而为偏风"，及"虚邪偏客于身半，发为偏枯"等说，乃以受邪之左右为左右，未尝以气血为左右也。大抵痼疾宿痛，恒始于微而成于渐，如人一侧曾经醉卧湿地，或偏冒霖雨，偏受寒气，皆为将来或痛或痹之根，百不失一。其偏阴偏阳，贵乎临证细察，不可预有

---

① 据下文可以判断底本误作《阴阳别论》，应为《阴阳应象大论》。

成见，庶少贻误。此疾外无六经形证，内无便溺阻隔，且无阴虚火浮等象，足征其虚在阳，其伤在脾。其左半偏废者，乃脾阳虚而气血不周也；其不能言语者，乃脾阳虚而痰独不行也。若以左为血虚而强施𫐓栝①，则误矣。

后天生化，脾阳上升则为气，肺气下降则生血。凡因脾虚以致气血亏损者，非从后天施治不为功，故用二参、芪、术补中益气，再佐以干姜之温升，使中气上归于肺，则血从气生矣。然血虽从气生，未尝不资于汁，而卫出下焦，尤必有赖于肾，故用附、杜、杞、地、枣皮等温补肝肾，以培后天之母，使脾胃有所禀，则源之远者流自长，而生发尤富矣。至半夏用姜汁一杯炒者，所以宣通肺胃，祛痰浊而发音声，补中有行也。

脾恶湿，脾阳虚而湿甚，则白术宜重。全方除姜、夏二味化痰降逆，开发上焦外，绝无其他引经通阳之药，意者其先过服辛散之品，不堪再事消耗乎？

三、邵张氏之母，中风，口眼㖞斜，手足麻木。

独活二钱　当归（酒洗）八钱　生白芍一两　川芎三钱　紫苏一钱　防风三钱　生桑叶三片　生艾叶五钱　桂枝五钱　橘红三钱　生黄芪五钱　生姜三钱

二副。

此中经也。《灵枢·经筋》篇言："足之阳明、手之太阳，筋急则口目为僻。"夫筋何以急？《本脏》篇曰："经脉者，所以行血气而营阴阳、濡筋骨、利关节者也。"若风舍于经而血郁，或风甚于内而脉滞，无以溉经筋而资濡润，则挛急生矣。阳明之脉挟口环唇，太阳之脉抵目上内眦，故口眼㖞斜者，二经之血脉不得而筋急也。《素问·痹论》曰"凡痹之类，逢寒则急，逢热则纵"，医书因之而有左寒右热则左急而右缓，右寒左热则右急而左缓之说。夫风寒之邪虽恒杂至，然谓寒急热缓则可，谓左右之缓急为一寒一热则未是也。

《灵枢·邪客》篇曰："卫气者，出其悍气之慓疾，而先行于四末、分肉、皮肤之间，而不休者也。"卫气虚而不至，则痰滞血凝而为手足麻木，与《内经》痹之病久入深、不痛不仁者约为一类。唯今之病手足麻者，辄并木而言之，尚当辨别。

《阴阳应象大论》曰"风气通于肝"，是人必先有内风，而后召外风，又必气血不平而后生内风，故用白芍平肝以治气血不平之本，而用苏、橘利气化痰，芎、归活血润燥，以治气血不平之标，而收气匀风自顺、血活风自散

---

① 𫐓栝　yǐnkuò，矫正木材弯曲的器具；剪裁改写。

之效；独活、防风、桂枝等则用以通经脉、散风气于表者也；木升有余则金降不足，生桑叶清天气以降风气；下脉厥则上脉壅，生艾叶通下脉以舒上脉；而邪之所凑，其气必虚，黄芪、生姜则从上焦开发，与诸风药同致其力于手足头面，驱之补之，互为其功，则麻木㖞斜均治矣。愈后宜补肾生肝以息风气，补土生金以固表气，并惩忿窒欲以和血气，可保无虞。

四、孙某，中风舌强不语，半身不遂，夜小便。

石菖蒲一钱　厚附片八钱　巴戟三钱　羚羊角三钱　酸枣仁三钱　防风二钱上桂（去粗皮）三钱　羌活一钱　天麻二钱　玄参五钱　熟地五钱　生姜汁一杯

三副。

此风痱也。《脉解》篇曰："内夺而厥，则为喑痱，且此肾虚也。"与此症无异，然舌强不语乃肾气不荣于舌，足废不行乃脾气不行于四肢，而《经》但言肾虚者，盖以肾虚为主也。《宣明五气》篇曰"膀胱……不约为遗溺"，《经脉》篇曰"肝所生病遗溺"，《五常政大论》曰"肾主二阴"，夜小便多者，木生在亥，而水为之母，肾水不足无以生之，则疏泄太过而膀胱不约也。

肾为水脏而火宅焉，肾之阴虚则火不藏，而病下虚上实，玄参、熟地补肾水之不足，附、桂、巴戟返肾火之不藏，俾水火同归于肾，则下实而不虚矣；羌活、天麻、菖蒲、生姜汁等或散风气，或豁风痰，或开心窍而发声音，或宣肺胃而通神明，则共以泻上焦之实，俾心火得以下降者也；上实宜泻，而正则宜守，故用枣仁敛心肝之阴以守之。用兵之道必能守而后能战，治病之法亦独是也。羚羊角入肝，祛风降火，散血舒筋，为肝热筋痿要药。《痿论》曰："肝气热，则胆泄口苦筋膜干，筋膜干则筋急而挛，发为筋痿"，又曰："肝热者，色苍而爪枯。"观于此则羚羊角之用法可以知矣，非半身不遂必用也。

五、李某，头痛，半边怕风，日夜不安，肚胀。

陈皮三钱　白芷二钱　生黄芪一两　花粉二钱　香附三钱　木通三钱　杏仁三钱当归五钱　秦艽三钱　桂枝五钱　薄荷一钱　白芍三钱　生姜一钱

三副。服二副尚觉无效，三副即痊愈。

此头风也。太阳病，头痛之深而远者，为头风。夫中风，恶风常也，而此之一偏恶风者，《风论》所谓"风各入其门户，所中则为偏风"是也；《金匮要略》谓"小邪中里"，偏风者，小邪之所中也，与大邪漫风之仅中于表而不深入者有别。《营卫生会》篇言："营卫之气昼行于阳，夜行于阴，阴阳相贯，如环无端，日夜不安者，阴阳之行皆不利也。"《风论》言"胃风之状，颈多汗恶风，食饮不下，鬲塞不通，腹善满、失衣则䐜胀者"，阳明之脉循腹，风邪客之，则经气外郁而腑气内壅也。

白芷、秦艽、桂枝驱手足阳明及太阳之风，生姜宣肺郁，薄荷清头目，以和营卫而通天气。归、芍、香附润燥息风，活血利气，医书所谓"治风须治血，血行风自灭"是也。陈皮、木通利气化痰，通经行络，医书所谓"治风须治气，气匀风自散"是也。夫地有经水，人有经脉，血气之行，环周不休，暴风卒至则经水波涌而陇起，其袭于经脉也亦然。此治风之所以必兼理气血，乃能各得其平而复其初也。五行之情，金降木升，风胜则木升有余，金降不足而生胀满，故用花粉、杏仁等清降肺气，俾金木和合同归于土。而"邪之所凑，其气必虚"，虚不补则邪难出，故重用黄芪协诸风药，以成驱邪固表之功。《经》曰"无虚虚，无失正"，苟正虚而务攻邪，则犯虚虚失正之戒；若正足而妄补，则又助邪为虐，此中妙用在临证时详察色脉以求之，未可胶柱鼓瑟也。

咳嗽类

六、某，胃不利，咳痰多，气紧，稍食多即不消化。

枣皮三钱　法夏三钱　白术五钱　葶苈三钱　生黄芪一两　细辛八分　五味二钱
杜仲一两　故纸五钱　砂仁二钱　怀药五钱　厚附片五钱　生姜五钱

五副。

此肺饮也。《金匮要略》言："肺饮者不弦，苦喘短气。"与支饮之咳逆倚息不得眠，情状颇似。盖支饮附于肺，肺饮在肺中，皆足以碍大气之升降而窒息也。《经脉别论》曰："饮入于胃，游溢精气，上输于脾，脾气散精，上归于肺，通调水道，下输膀胱，水精四布，五经并行。"夫胃不利、食不化、痰多者，脾不能为胃散精于肺而为痰也；咳逆、苦喘、短气者，肺不能为胃布精，留而为饮也。《内经》有水饮、积饮，而无痰饮；有䐜郁、喘呼而无气紧，可知饮为六气之本病，而痰则六气皆生。气紧者，不宽舒之象，即䐜郁也。

考《内经》饮症，恒发于太阳太阴司天在泉之年。其偏胜之气，白不出太阳太阴范围，而痰则后世医书有风热湿燥寒之分，不为阴邪所限，唯寒湿二痰与饮同气，同气则为一病，故《金匮要略》合而称之曰痰饮，以冠乎四饮之上。四饮之外又有肺饮、留饮、伏饮，流虽不同，源则无二，故从流而分之为七，从源而皆名之曰饮。此症本痰饮而不以之命名者，饮在肺也。

《金匮要略》曰："病痰饮者，当以温药和之。"盖"邪之所凑，其气必虚"，寒宜温散，湿宜温燥，寒湿之有余，由于生阳之不足，又宜温补，而生阳之发源则在肝木，故用杜仲补木生火以溯其源，附片、故纸补火以生土，黄芪、白术补土以生金，节节相承，俾生阳之气出于地而丽于天。半夏燥脾胃之湿以化痰，砂仁醒脾胃之阳以化食，则佐白术健运于中也。葶苈泻肺饮之实，生姜宣肺窍之闭，细辛散肺饮之寒，则佐黄芪治节于上也。夫肺主气而行水，气行则水行矣。《经脉别论》所谓"水精四布，五经并行者"，皆气以运之也。饮之初由于气不运，饮既成则又气不舒，徒补虚则盛盛而固邪，不舒者愈不舒；徒攻邪则虚虚而伤正，可散者复可聚。唯黄芪与葶苈、生姜、细辛相辅而行，则各展其长，互制其短，溃已成之坚，杜未来之渐，固不仅泻药得补药之运易于奏功已也。《五脏别论》曰："五脏者，藏精气而不泻。"夫有形之痰饮，虽宜攻散；而无形之精气，则宜静藏。犹之善用兵者，必能守而后能战，故又用五味、枣皮、怀药分别敛肺、肝、脾之阴，以为阳之守，俾丽于天者仍系于地，斯照于上者自操于下，而阴平阳秘，邪弗能容矣。方以温和为主，而葶苈一味独辛苦寒者，《六元正纪大论》所谓"攻里不远寒"也。

七、某，久咳不已，痰多，胃不利，一咳小便即下。

上桂二钱　法夏（姜汁炒）五钱　广皮三钱　苏子二钱　薄荷八分　白术一两茯苓三钱　细辛一钱　枳壳八分　熟地五钱　黑豆八钱　五味三钱　生姜三片

五副。

此土不制水也。《宣明五气》篇曰"脾恶湿"，又曰"肺为咳"，又曰"膀胱不约为遗溺"。《咳论》曰"膀胱咳状，咳而遗溺"，《经脉别论》曰"脾主为胃行其津液"，《至真要大论》曰"湿气大来，土之胜也，寒水受邪，肾病生焉"，《灵兰秘典论》曰："膀胱者，州都之官，津液藏焉"，《五色》篇曰"厥逆者，寒湿之气也"。夫脾者，肾之官、肺之母，居中以斡旋上下者也。脾湿不能散精，则不生津液而生痰；不能制水，则膀胱津液上涌为痰；不能生金，则治节失职、厥气上行，此其所以久咳不已、痰多、胃不利也。肾主二便而司开阖，足三焦脉实约下焦，久咳则肾及三焦脉虚，而膀胱不约，故一咳小便即下也。

《脏气法时论》曰："脾苦湿，急食苦以燥之，用甘补之；肺苦气上逆，急食苦以泄之；肺欲收，急食酸以收之，用辛泻之；肾苦燥，急食辛以润之。"《至真要大论》曰："湿淫于内，以苦燥之，以淡泄之；寒淫于内，治以甘热，以辛润之。"又曰"燥者润之"，又曰"各安其气，各守其乡"，观此则方义尽知矣。白术燥湿暖土，半夏燥湿化痰，茯苓泄湿利水，治在脾胃；五味酸收以周精气，陈皮、枳壳、苏子、薄荷、生姜、细辛辛开苦泄，以宣郁结而降逆气，则肺治于上；肉桂甘热助阳化气，细辛辛温散寒行水，熟地滋水生精以润燥，黑豆调中下气以镇逆，则肾治于下。方中之药有肺肾同治者，如五味、细辛；有肺胃同治者，如生姜、陈皮，未可截然分也。

土湿则气不化于中，水寒则气不化于下，皆足以致燥。因子湿若，谓之湿燥；因寒者，谓之寒燥。其致燥之由虽殊，而津液不足则一。欲治湿燥必除其湿，欲治寒燥必祛其寒。白术、半夏为治湿燥要药，肉桂、细辛为治寒燥要药，熟地为补水润燥要药，故并用之以收相辅而行之效。夫津液上泛则肾水下虚，祛致燥之邪虽宜苦与辛，而既虚之肾水则非滋补不可。大肠主津所生病，津液枯则大便结，以此验之，亦一据也。

古方六、八味地黄汤，皆治水泛为痰。盖肾者，水火之脏，水火皆有不归元之症，按其阴虚阳虚而选用之，再按其土湿水寒而加减化裁之，则未有不命中者矣。

八、刘张氏，久病咳嗽。

故纸（盐水炒）三钱　艾叶三钱　生姜一钱　薄荷一钱　生牡蛎五钱　黑豆一两　枣皮五钱　防风二钱　银花八钱　生甘草三钱　黄芩（酒炒）二钱　连翘三钱　灯心五钱

五副。

此三焦咳也。《阴阳应象大论》曰"肺在变动为咳"，盖肺合皮毛而通天气，风寒外人，与肺气争，则变动而为肺咳。肺出治节而行气于五脏六腑，五脏六腑有六淫偏胜之邪气及七情不和之乱气，与肺气争，则变动而为五脏六腑之咳，故《咳论》曰："五脏六腑皆令人咳，非独肺也。"然三焦咳不言传自何脏，但云久咳不已则三焦受之，可知五脏五腑之咳其极也，皆以三焦为归，如细流之归河海。夫三焦者，相火之气，相火者，位于命门，深藏不露，是命门相火者，即三焦之根，三焦之气皆出于命门火也。久咳三焦之根不固，三焦之气皆逆，既非五脏五腑所能辨，尤非一脏一腑所能赅，故名曰三焦咳也。

三焦之根不固则下虚，三焦之气皆逆则上实下虚，故温以故纸，镇以黑豆，固以牡蛎、枣皮；而敛阴者必利阴气，故用艾叶利之；上实故散以薄荷、生姜、防风，清以银花、连翘、黄芩、灯心。而泻阳者，必缓中气，故用甘草缓之；俟下焦能纳气，上焦无壅气，再为健脾救肺，补肾之母，使肺金与肾水相生而全功可收矣。

九、某，咳嗽，痰多，周身麻木，四肢无力。

桔梗二钱　百部三钱　白术五钱　生姜三钱　生栀子五钱　沙参八钱　独活一钱
桂枝二钱　枳壳八分　薄荷一钱　大力二钱　连翘三钱　紫苏二钱

三副。

此肺郁也。脾虚湿动，不能为胃行津液，则痰生于上焦。一则滑而易出，一则涩而难唾，此脾肺二经之辨也，而相兼为病则宜辨其主从。此证四肢无力为脾虚，而周身麻木则为肺虚，盖肺居上焦，外合皮毛，内行气于诸经百脉，玄腑致密于外则肺气顺郁于内，咳嗽痰多皆基于是。脾者，肺之母，久咳则肺虚而脾亦虚，肺虚痰塞则百脉之气不畅，故周身麻木；脾虚气少则手足之禀不足，故四肢无力。是此证之初，乃起于肺郁，而非脾湿，观其周身麻木，阳肢则但无力，而不麻木，其主从可知，则此证之痰应以肺为主治，而以脾为从治明矣。

咳嗽痰多为邪实，麻木无力为正虚，故用桔梗、生姜、独活、桂枝、薄荷、大力、紫苏等开肺郁、泻肺盛，百部、枳壳降肺逆，栀子、连翘清心肺之热，共以治邪实。沙参、白术则补土生金以治正虚，缘邪正不两立，一胜则一负，故必以补正为祛邪之本，而后克伐诸药乃得以成祛邪之用。夫操刀杀贼，必假健儿之手，非刀自能杀贼也，用克伐药祛邪，必藉脾胃之运，非克伐药自能祛邪也。若有泻无补，则既虚之脾胃方苦不克承当，乌有余力运之以祛邪哉？知此则知邪实正虚之宜补泻兼施为不易之治矣。医书有言："治咳嗽而不知顾脾胃者，必倾其生。"盖久咳无不伤肺，即无不伤脾，脾太伤则不治，非昔贤之好为补也。俗医狃于围邪之说而不敢补，则克伐药不祛邪而杀人矣。至补泻之配合则宜细心衡量，总以保持上焦得通，心火得以下交为度。

医书有谓"痰即有形之火，火即无形之痰者"，此不在脾肾，乃指上焦而言，如此证是也。夫肺为高原之水，心火不降，则高原之水被熬为痰，故痰即火，火即痰，而由痰之多寡可知火之微甚。此证咳嗽痰多，有形之火彰着。治咳则必治痰，治痰则必治火。治火之法则，郁者发之，实者折之，故以桔梗泄气逆痰壅，大力消风热痰壅，以及生姜、桂枝、独活、薄荷、紫苏等祛风散寒，发火之郁外，并重外，并重用栀子辅以连翘折火之实，以清心肺，俾百部、枳壳得以成下降天气之功，而咳嗽自已。合之沙参、白术补中益气，与辛通诸药相辅而行，则肺气得行于经脉，脾气得行于四肢，而麻木无力自无不愈矣。

十、某，胃不利，心内不好，咳，气紧，四肢无力，昏晕。

沙参五钱　枳壳一钱　香附三钱　白术五钱　法夏一钱　薄荷八分　生地五钱　干姜三钱　广皮一钱　怀药五钱　桂枝三钱　枸杞五钱　木通二钱

五副。

此脾胃气虚，心主血虚也。四隅得气之偏，唯土禀气冲和，木不得土则急，金不得土则逆，火不得土则燥，水不得土则湿，遂各造其偏而为病。此四隅皆不离土以为生也。夫脾胃之阳健运于中，阳虚则健运不行，故胃不利、四肢无力，此脾胃自病也。心火盛则血燥而神气不藏，故怔忡不安；肺金虚则气逆而治节失职，故咳喘气紧；肝木旺则风生而动宕不静，故头目眩昏。此皆不得土之和而各造其偏以为病也。然四者之中，又不无主从焉。脾者，肺之母，母能令子虚，故咳喘气紧，虽出于肺，实本于脾；心者，肝之子，子能令母实，故头目眩昏，虽出于肝，实本于心。是此症应以脾胃气虚及心之血虚为主病，其他皆从病也。唯脾之根在心，未有心血虚而脾血不虚者，此又隐而未显之一从病也。

参、术补中益气，干姜温通胃脘，怀药则敛脾阴、守中土、交上下，共以治脾胃本病及肺虚气逆之从病；生地、枸杞泻心火以补肾水，即以补肾水者，济心火而养肝木，以治心不得土而造其偏之本病，及木旺风生之从病。水足以济火即足以润燥，而脾血不足亦无不治矣。夫心为火脏，与水相配，肾水足则心君宁，故心血虚者，不治心而治肾也。桂枝则为参、术之使，以通四肢；枳、陈、半则为干姜之使，以通肺胃；木通则为生地之使，以降心火；薄荷则疏风气于上，以治眩昏之标；香附则理三焦血气之滞，以畅气化之流行者也。

夫气上为云，云下为雨，雨化为气，而又上升，云化为雨，而又下降，如此循环不已。在太虚则为天地交，在人身则为水火交。然从上焦言之，则气固为水之母；若从下焦言之，则水又为气之母。病有一于阳虚而血不生者，但补其阳与气以为血之母，而血自生；若兼阴虚而血不生者，则除补气以为水之母外，又当补水以为气之母，而血乃可生，此古人所以有"气生于血"及"补血当在肝肾"之说。观于此方之并用参、术、枸、地可以知矣。

伤寒发汗多，心阳虚寒，水上凌而悸动、眩晕，宜真武以镇逆者，与此症颇同，宜明辨之。

十一、某，咳喘不卧，腹胀，小便不利。

五味二钱　干姜五钱　生白芍八钱　茯苓五钱　白术五钱　杏仁二钱　法夏（姜汁炒）三钱　桂枝三钱　木通三钱　石膏三钱　桔梗一钱　生姜三片

三副。

此浊阴不降也。脾失健运则不能制水于地下，肺失治节则不能行气于州都，故小便不利，小便不利则浊阴不能下出，合肝木升动之气，逆冲而上逆于脾胃则腹胀，逆于肺胃则咳喘不卧。《阴阳应象大论》曰"肝在志为怒"，《脏气法时论》曰"肝苦急"，凡病有逆冲之势，暨急迫之情者，皆木旺也。

土喜温而恶湿，统乎脏腑之全，故治四隅失德者，皆不离调和脾胃以为之枢纽。夫浊阴上逆，若莫之御者，乃脾胃之阳不能主宰于中也，故以姜、术、半夏燥湿温中。木有余泻以白芍，肺苦逆降以杏仁，肺欲收敛以五味，皆各以平为期。其由逆而上郁之气，则用桔梗、生姜开而散之，以补杏仁、五味之不及，合之桂枝宣通太阳气化，茯苓、木通导湿利水，则下焦如渎之功成，而浊阴循其故道矣。阳明行身之前，不卧由于阳不入阴。阳不入阴则阳明经脉上壅而生热，其外候必面热及胸前热，而胃中之寒仍如故。寒者既温以干姜，而热者可不清以石膏哉？夫阴阳不通为不卧之定局，而郁热与否则随人脏腑之偏及症之新久为转移。《灵枢·邪客》篇但饮以半夏汤者，盖治其必然，而不及或然也。

《水热穴论》曰："肾者，胃之关也。"关门不利，则肾本肺标皆能聚水生病，下为胕肿大腹，上为喘呼不得卧。《五癃津液别》篇曰："邪气内逆，则气为之闭塞而不行，则为水胀。"夫胀者，水仅聚于内，肿则水已溢于外。此症情形但不肿耳，其余与《经》言无不一一符合，盖水胀也。然水胀者，其气必闭塞不行，而气不行因于水不行者，水行则气自行，故本方除温中平逆以治其本外，但利水而不理气也。

《大惑论》曰："人之善饥而不嗜食者，何气使然？曰：精气并于脾，热气留于胃，胃热则消谷，谷消故善饥。胃气逆上，则胃脘寒，故不嗜食。"夫热气留于胃而不降则逆，逆则上脘热而中脘寒，故饥而不嗜食，此《内经》胃有寒复有热之一例。观于此，则此方之石膏、干姜并用，可了然矣。

十二、某，头痛身热，咳嗽，吐风泡痰，心内不安。

柴胡一钱　白芍五钱　薄荷八分　法夏二钱　白术五钱　枳壳二钱　甘草二钱　沙参三钱　紫苏一钱　杏仁三钱　防风二钱　黄芩二钱　生姜五片

三副。

此心肺之脾胃病也。金中之土不足则上逆而咳，火中之土不足则不降而烦。上焦为阳，心肺郁则阳盛于阴，故头痛身热。医书言痰清而多泡者为风痰，属肝经，盖心肺之降不足，则肝木之升有余，木旺生风，与上焦不行之津液，聚而成痰，故有是名耳，非尽属于肝也。

柴胡、薄荷、紫苏、防风、生姜等祛风通阳，以达木火之郁于外；法夏、枳壳、杏仁等破气行痰，以降肺胃之逆于内；黄芩则泻心肺由郁而生之热，以清天气于上；木有余，平以白芍，与半、枳、杏、芩等，共成天气下降之功；参、术、甘草则补土生金，并缓心火之急者也。夫邪之所在，皆为不足，而肺之化源在脾，故古人言"治咳病而不知顾脾胃者，必倾其生"。盖肺之不足，即脾之不足也，然用之不当则又固邪，神而明之，斯无弊矣。

十三、某，咳嗽痰多，恶风，面白。

白术五钱　广皮一钱　花粉二钱　益智仁一钱　沙参八钱　茯苓二钱　上桂二钱　制附片五钱　怀药五钱　法夏二钱　生地三钱　干姜二钱

三副。

此脾湿也。命火在下，为先天生化之源，火不生土则脾湿，土不生金则肺逆，故咳嗽痰多。血属于心，其华在面，血虚故面白。卫出下焦，其温在表，卫虚故恶风。唯血为阴类，阴虚者固血虚，而血生于气，气虚者亦必血虚，此症则由气虚而血虚也。

肉桂、附片益下焦火以生土，姜、术、沙参补中以生金，此治咳嗽痰多之本也；广皮、益智、茯苓、法夏开郁和中，消痰泄湿，则治标也。治本则新痰不生，治标旧痰渐灭，二者不可偏废也。《经》曰"无阴则阳无以化"，此方以补阳为主，而用花粉清气分，生地清血分，怀药敛脾阴者，盖以化上下之阳，俾交媾于中以生气生血也。不特此也，即润以和燥、静以制动，亦俱有化之之义存焉。夫然后健脾燥湿而不动火，利气消痰而不耗正也。

原批云：此方补脾去湿，且不助火、不耗气，而痰症自消。夫阴阳水火互根互宅，水中有火则升而生阳，火中有水则降而生阴，升有余而降不足则助火耗气。此方以扶阳为主，而用花粉、生地以保阳中之阴，且有怀药节制于中，则可升者即可降，故有火之利而无火之害也。

十四、某，咳嗽喘促，觉气上冲。

法夏三钱　白术五钱　砂仁一钱　茯苓八钱　泡参一两　甘草一钱　细辛五分

干姜三钱　广皮一钱　怀药五钱　五味子二钱　薄荷八分　苏子二钱

　　三副。

　　此虚喘也。原批云：肺金主上，肾水主下，虚喘为天水不交之危症。土为金母，金为水母，危笃之候必以脾胃为主。按《内经》论喘，或因于郁与痹，或因于厥与劳。脾为肺之后天母，肾为肺之先天母，由脾虚而肺虚者治之较易，由肾虚而肺虚者治之甚难。此症由脾虚而肺虚，故治法以脾胃为主。虽金为水母，肺虚者无不肾虚，然溯厥根源，咎不在肾，故可补土生金以治之，若由肾虚而肺虚者，则非徒治脾胃可以为法矣。

　　《玉机真脏论》曰："胸中气满，喘息不便……其气动形，期六月死。"《伤寒论》曰："少阴病六七日，息高者死。"夫肺金主上而统气，肾水主下而纳气，下无根而上不降，肺肾皆失其主，故为喘满息高之死症。无已而求治法，轻泻肺之实，重固肾之虚，可苟延日月，以俟其机之转。若补土生金，则速其死耳。盖肾病治脾，上盛盛而下虚虚，参、术虽补，其如不对症何？此证咳嗽、喘促、气冲，皆治节不行于上也，然而未至胸满息高，足征肾水犹能主下，故可从后天脾胃治也。

　　白术、泡参、干姜、甘草为温补脾胃之理中汤。泡参重而甘草轻者，以益气为主也；五味敛肺，怀药敛脾，苏子降肺，半夏降胃，则益气而使之归于下焦也；砂仁调气，广皮导滞，薄荷疏散，细辛宣泄，则益气而使之畅于上焦也；茯苓开窍而利水，则益气而使行于水道也。《经脉别论》言"肺主通调水道"，肺不降则水道闭塞，《本经》言"茯苓……主胸胁逆气……烦满，咳逆"，皆通调水道之功也，故重用之。

十五、周某之祖母，年七十六岁，心馁心跳，胃不利，气不顺，咳风泡痰，神少，小便多，腰痛。

泽泻三钱　银花五钱　山栀仁三钱　白术五钱　玄参五钱　薄荷一钱　花粉一钱
法夏三钱　枳壳八分　连翘三钱　沙参八钱　杏仁三钱　姜黄一钱

　　三副。

　　此下虚也。《阴阳应象大论》曰："人年六十，阴痿，气大衰，九窍不利，下虚上实，涕泣俱出矣。"夫老人无不下虚，下虚则水不升而火不降，火不降则上实，此其常也。以此症言之，小便多、腰痛，为下虚；而神少则为水不升，不能生土以生金；心馁心跳、胃不利、气不顺、咳痰，则皆火不降所致也。

　　阴者，阳之系也，心阴不足，心阳失所系，而悸动不宁者，名曰怔忡，即心跳也。心阴不足，本脏自失其养，时觉似饥，似辣而懊恼不安者，名曰嘈杂，即心馁也。年老血虚，阴守不足，阳不能密，故多患此，而曾经忧患及劳心过度者尤烈。揆其病源皆在于肾，缘五脏六腑各有阴阳配合，而心与肾则为一身阴阳之大配合，盖未有水足以配火、升降互济而病嘈杂怔忡者也。

伤寒发汗多心阳虚，而寒水凑之，或水在肾，或痰饮在心下者，均病心下悸，按之此症，则异源而同流也。

《经》曰："肾咳之状，咳则腰背相引而痛。"此其为病在经，非谓肾虚也。肾虚腰痛不分阴阳，然背为阳，肾脉入肺贯脊，未有腰痛及背而非阳虚者。此病由肾阴虚又不在经，故腰痛不引背也。

医家恒言：下焦不约则小便多，未尝指为热也。唯王节斋曰：小便不禁或频数，古以为寒而用温涩之药，而不知属热者多，盖阳旺则膀胱火邪妄动，水不得宁，故不禁而频数也，盖此症之谓矣。

玄参补北方不足之水以配心，栀、翘泻南方有余之火以配肾，参、术补中，半夏降胃以斡旋之，肾水足则心君宁，心火降则肾水升，此补泻互就法也。补肾水者，必泻肾火，泽泻之功用，前人已论之于六味地黄汤矣。唯火生土而克金，火不下交则脾肺皆虚，而咳嗽益甚，故除参、术治本外，薄荷泄肺盛，杏仁降肺逆，银花、花粉清肺热，以治其标，姜黄、枳壳共理脾肺血气之滞，《经》所谓"逸者行之"也。

前方服毕，心已不馁不跳，咳亦稍好，又求方：

白术五钱　尖贝二钱　银花三钱　芥花一钱　细辛五分　干姜三钱　牡蛎三钱　怀药三钱　荷叶五钱　紫菀三钱　五味八分　金沸草三钱　玄胡二钱

五副，服三副痊愈。

服前方后，心肾虽和，结邪未解，故嘈杂怔忡若失，而咳嗽犹留连也。夫结邪者，结痰、结水、结气也。后天水谷之气，脾输之而肺布之，虚则输布失职，津液不行，从火则蒸为痰，从湿则酿为饮，积久牢固以成结邪，则不但气分不和，而血分亦不和矣。气者，血之主，气和而后血乃可和。故治病之要，必先气分而后血分，又必血气两和而后结邪可解，病根可去也。是则此症之有愈有不愈者，盖有缓急之分存乎其间矣。

《标本病传论》曰："谨察间甚，以意调之，间者并行，甚者独行。"前方补泻互就，其为间者并行无论矣。后方既用金沸草、紫菀、细辛等以消结痰、结水、结气，尤必以白术、干姜、怀药等厚土之力居中主持，使虚者复强，而后结邪可去。盖脾胃为后天生之母，结邪为患，由于脾胃之虚，苟徒张挞伐之师而不设节制之帅，则骄兵悍卒为害方滋，将何以为溃坚破积之地乎？是亦间者并行之理也。

上焦如雾，天之气也。咳则气逆于上而不清，芥花、荷叶发郁升清，以清头目；银花、尖贝散热泻火，以清华盖；肺欲收，肾宜藏，咳则肺叶张而不收，肾被震撼而不藏，五味敛之，牡蛎潜之，合之玄胡活血利气，皆以平为期也。

夫所谓缓急之分者，何也？《阴阳应象大论》曰："其实者，散而泻之。"前方何尝不可用金沸草、紫菀、细辛等三味以消结邪，然而心肾未和，其势不暇，脾肺正虚，其势不可，沙参、白术方负交媾水火之重任，责成贵专，不容携贰，此其一。胃不利，脾虚不能为胃行气也，干姜为温通胃土要药，何尝不可用于前方？然而心血方虚，心火方炽，亟待玄参补水以为之配。《六元正纪大论》曰"热无犯热"，干姜通心助阳，适犯此戒，此其二。浊有不能降于下者，势必开而泄之于上，《玉机真脏论》①曰"其高者，因而越之'是已。病有正气不足，欲泄先补者，《五常政大论》曰"无虚虚……无失正"是已。因神少，不胜克伐，故轻用薄荷、重用沙参以补肺气；后则专治其标，故轻用五味守肺之正，而重用荷叶、芥花之升泄，细辛、干姜之辛开，以及金沸草、紫菀之降泻，此其三。夫荷叶等数味，非不可与沙参同用者也，然因气血标本之分，既用沙参补气于前，以为从血分祛邪之也，自不必再用于后方祛之而复固之也。

《至真要大论》曰："必先五胜，疏其血气，令其调达。"此症火炎金郁，升多降少，上气之偏胜可知，故既有薄荷、银花、杏仁等从气分疏之于前，又用金沸草、紫菀、芥花、荷叶等从血分疏之于后，所以令其调达而致和平者至矣。姜黄入脾胃血分，不待后方而用之者，因人身气化在中，凡欲通四隅者，必先通脾胃，故可先而不可后也。夫病在气分者，浅而易治；在血分者，深而难疗。亦唯入血分者，可从血分用药，否则诛伐无过，或开门揖盗矣。

肺为娇脏，恶寒畏热，故治咳病者，往往寒热并用而各尽其妙。盖寒薄于外则热生于内，气逆于下则热生于上，苦甘寒但能清热和阴，而不能通阳开郁，此不得不并用者，一也；唯土喜温而生清，清虽为肺之本气，而温则其母气也，内伤咳嗽，火不下生而上克，则金热而土寒，若热者清之而寒者不顾则母气绝矣，此不得不并用者，二也；且咳则金不能制木而木有余，木有余则土愈不足，唯积厚脾土可以生金制木，此不得不并用者，三也。

---

①　据下文可知底本有误，应为《阴阳应象大论》。

五行之理，唯水生木，此症水不足而肝气和，诚难事也，故前后两方皆不治肝。虽山栀仁入肝泻热，是因调子而及母，非肝有咎也。其人之能享遐龄者，非此乎哉？昔柳公度尝曰：吾不以元气佐喜怒。其涵养功夫深矣。

十六、杨某为祖母，咳嗽痰中有点血，卧下更咳，坐好点，心馁，两少阳胀。

葶苈三钱　白术五钱　栀子三钱　银花五钱　花粉一钱　法夏五钱　薄荷八分　茯苓五钱　菊花三钱　炙紫菀三钱　沙参八钱　竹茹三钱

五副。服一副好一半，三副全好。

此肺实也。五脏主藏精而不泻，不可实也，实则害生，然未有如肺之一触即鸣，彰效速者也。《经》曰"肺……积水……则为喘呼……不得卧"，又曰"肺气盛则脉大……不得偃卧"，又曰"肺咳之状，咳而喘息有音，甚则唾血"，皆肺实也。此病卧剧坐轻，痰中带血，为肺实；而火郁心馁，木郁少阳胀，则上实也。脾肺为子母之脏，肺邪实则脾正虚，如桴鼓之相应也。

凡咳无不伤肺，即无不伤脾，脾伤则津液不行，肺伤则津液不布，五味所出，郁为痰饮，把持胸臆，窒塞气机，急剧之情，匪言可状，失此不治，恐痰愈多，咳愈甚，而正愈衰矣。唯咳生于痰，痰不去，咳不止也。痰生于虚，虚不补，痰不休也。沙参、白术补土生金，土旺则能制水，金旺则能行水，后天谷气不至再泛为痰矣，此治痰之本也。

姑息反以养奸，小不忍则乱大谋，而贮蓄之痰、负隅之饮，在肺固不嫌葶苈之猛，固不嫌半夏之多也，合之紫菀散结气、消血痰，茯苓开水道、泄痰湿，则邪可去而正可安矣，此治痰之标也。

痰生于脾胃之虚，亦生于心肺之热。心肺居高驭下，以君主傅相之尊，行光明清肃之令，故能与水木会于中州，成交合变化之妙。一旦阴阳偏盛，政令失常，金不交则不归经，水火不交则水不化气，浸灌表里，淫溢上下，或偏身肿，或四肢肿，或头面肿，或足膝肿，固不仅以痰为饮。此病络伤血溢、火郁心馁皆亢热之象，若无栀子、银花、花粉、竹茹等清心肺、涤烦躁，何以复其光明清肃之令而下交哉？一脉不和，全身之累，纵暂时获济，容有豸乎？夫治水以脾肺肾为要，人皆知之；而清心以降肺，导火以交水，则知者少也。

金郁木侮，降少升多，少阳气逆故头角痛，菊花、薄荷开而泄之，盖不能降于下者，必泄之于上也。

十七、廖浦仁，前病吐血，今三四月声失，日夜咳吐白泡痰，上夜重下夜轻，面青头晕，口干唇稍白。

官桂钱半　生地一钱　制附片五钱　首乌五钱　生白术八钱　干姜钱半　白芍（酒炒）三钱　桂圆肉五钱　炙黄芪五钱　薄荷一钱　生栀子一钱

三副。

此肝肺之脾胃虚也。原批云：咳病不必单从肺治，当从胃上设法。如面青而咳，肝象也，宜黄芩、干姜并用，如热多重用黄芩，寒多重用干姜，此二味互用有妙理。盖肝病而用于姜者，积厚脾土以制木也，治肝之大法如此，不必咳病为然。按《脏气法时论》曰"肝病者，平旦慧，下晡甚，夜半静"，又曰"肝色青"，《五脏生成》篇曰"面青目赤……面青目黑者皆死也"，《卫气》篇"上虚则眩"，《经脉别论》曰"饮入于胃，输脾归肺"，《六节脏象论》曰"脾之华在唇"，《决气》篇曰"血脱者色白，夭然不泽"，《五色》篇曰"白为寒"，《难经·四十难》曰"金者肺，肺主声"。夫五脏皆以胃气为本，唇白者，脾胃虚；咳痰声失，头晕口干者，肺之脾胃虚；面青者，肝之脾胃虚也；金旺于酉，水旺于子，肝病上夜重下夜轻者，木畏金而喜水也。五脏真色不可见，唯黄色可略见。面青目赤、面青目黑主死者，无黄色即无胃气也。金空则鸣，金实则无声，金破碎亦无声，吐血后咳嗽声失者，金破碎也。火宜降，木不平则火不降，火不降则不生土而刑金，黄芩清上以治火刑金，干姜温中以治火不生土，且干姜之辛能通上焦遏郁之阳以行于经脉，不使为泻火之黄芩所扑灭，是火在上不能生土。而黄芩、干姜并用者，不唯不使其伤中焦之阳，且不使其伤上焦之阳也，此肝肺不和，二味互用之妙理也。

《难经·十四难》曰："损其肺者益其气……损其肝者缓其中。"《金匮要略》曰："见肝之病……当先实脾。"夫脾者肺之母，肝者脾所畏，损在肝肺而不知顾脾者，必倾其生。故此方用白术、干姜、桂圆肉、炙黄芪以补脾胃之不足，而借缓中益气之能事，附、桂则补下焦之火以生土也。脾胃旺则由中央以溉四隅，而肝肺两脏不足之脾胃，皆有所资矣。肝性静，故用白芍、首乌和营养血以安肝气；肺苦逆，故用薄荷、栀子辛泄苦降以安肺气；心恶热，故用生地和阴化阳以安心气也。

曾经吐血，其血必虚，血生于气，血虚者无不气虚，是此症以气血言之，固两虚也；以阴阳言之，则阳虚而阴不虚也。唯阳虚而阴不虚，故虽日夜咳而下焦无逆冲之火，上焦无显著之热，斯温补中下之法，乃克用之而无弊也。

十八、黄思望之叔母，久病，面青白，口子午干苦，足冷，右胁有包，今春误药吐血，现胃口不开，作咳有痰，四肢无力，不能坐起。

麦冬三钱　制附片八钱　生姜二钱　白术八钱　薄荷二钱　生党参五钱　生黄芪八钱　生黄芩二钱　佛手片五钱　香附（酒炒）二钱　生地五钱　木通二钱

此脾胃虚也。《太阴阳明论》曰："脾病则四肢不用。"四肢无力，不能起坐者，脾虚也。《通评虚实论》曰："气逆者足寒也。"《解精微论》曰："阳并于上，则火独光；阴并于下，则足寒。"口子午干苦，足冷者，寒气厥逆而火不降也。五脏皆以胃气为本，阳虚于中则胃口不开，肝肺之脾胃虚，则真色现而面色青白。若夫咳逆有痰者，肺虚而火不降；右胁有包者，肺虚而气不运也。

脾胃虚，故补以白术、参、芪；寒在下，故温以附片；热在上，故凉以生地、黄芩，清以麦冬，散以薄荷，降以木通；胃口不开，生姜宣发上焦，为附、术之使以开之；右胁有包，香附、佛手开郁利气，为参、芪之使以运之。

诸血皆属于心，口子午干苦者，由于吐血后，离中之阴虚而火不降也，故用生地补离中之阴，以治火不降之本，黄芩、麦冬、薄荷则清金散火，以治火不降之标也。

十九、雷大经，前失血，今咳嗽食减，时发寒热，口干，腰胀，神少气弱，面青黄，心烧，舌起红子。

黄柏（酒炒）一钱　知母三钱　生黄芪五钱　生大黄一钱　麦冬五钱　腹皮三钱桂枝三钱　生甘草五钱　侧柏叶三钱　青皮二钱　连翘五钱　生石膏一钱

此虚实互见也。热盛于心，则心烧；火克金，则口干咳嗽；热结于手少阴血分，则舌起红子；太阳经气不和，则时发寒热、腰胀；肝脾气血不荣于外，则面色青黄；土不生金，脾肺两虚，则食减、神少、气弱。

《阴阳应象大论》曰："心在窍为舌。"《经脉》篇曰："足太阴连舌本，散舌下……足少阴挟舌本……足厥阴络舌本。"《金匮真言论》曰："中央黄色，入通于脾，开窍于口，藏精于脾，故病在舌本。"《通评虚实论》曰："九窍不利，肠胃之所生。"观此则知舌起红子，应以心经为主，脾经次之，肝肾又次之。至六腑者，传化物而不藏，苟肠胃否塞则气不顺序，以至血不顺序而热留之。诸血皆属于心，热留之则结于内，而现于舌也。心热者，应面赤；肺虚者，应面白，面白而时有热气上冲，以至面发赤者，弱症也。此症心烧而面色青黄，不赤不白，足征金水二脏尚未亏损，虽上焦有热，乃火郁而非火冲也。

面青黄、食减、神少、气弱，皆宜补中，而心烧不宜白术，故用泻心之甘草，合黄芪以补之。咳嗽口干则宜清金降火，故用知母、麦冬、柏叶并气分血分以清之。心烧、舌起红子，则非一经所能治愈，故合连翘、石膏、大黄、黄柏、青皮、腹皮以治之。夫心烧、舌起红子而用连翘者，治其本经也。用石膏、大黄者，实则泻其子也。用黄柏者，泻五脏肠胃中结热也。用青皮、腹皮者，肠胃有否塞，则气不顺序而血亦不顺序也。桂枝则通太阳，和营卫，以治时发寒热、腰胀，此所谓杂合之病，治以杂合之药，各以平为期也。苟知补虚而不知泻实，则实者愈实；或知泻实而不知补虚，则虚者愈虚，皆非其治矣。

二十、冯某，发烧咳嗽，头痛，耳痛，四肢无力，胃不利。

白芍三钱　　大力二钱　　沙参五钱　　陈皮三钱　　桂枝八分　　法夏三钱　　枳壳一钱　　白术八钱　　青蒿三钱　　木香二钱　　黄芪三钱　　紫苏八分

三副。

此脾虚伤暑也。脾为胃行气于肺与四肢，四肢无力，胃不利者，脾不能为胃行气也。肺苦逆，外合皮毛，咳嗽发烧者，暑热伤肺而天气不清也。肺胃逆则上盛而头痛耳痛，尤不清之甚者也。

肺合皮毛，人身脏腑之气，息息与皮毛相通者也。肺郁生热，遂致发烧固已，然而上焦不通，则寒薄于外而恶寒，此症但发烧而不恶寒者，《经》曰："脉虚身热，得之伤暑。"故不恶寒也。

脾虚补以参、芪、白术，此治本也；胃逆降以陈、半、枳、香，此治标也；肺郁火炎，陈皮、枳壳、木香、桂枝、紫苏等内通外泄，大力、青蒿内清外散，亦治标也。治本则中气旺而阳升，治标则肺胃和而热泄，复其常矣。土不足则木有余，白芍制肝安脾，和血敛阴，开中有阖也。

大力、青蒿一宜于肺郁风热上壅，一宜于伤暑虚而发热。此病发烧、咳逆、头痛、耳痛，皆风热上壅，而四肢无力，中气正虚，虽有热，不胜芩、连之苦寒，故用大力以开上，用青蒿以清暑热也。

凡虚而发热及虚而上焦不通等症，必清补或通补兼施方克有济，固不独伤暑为然也。若徒知去邪，则正随邪去而大命反倾；徒知补正，则邪随补固而气血受害，危道也。唯药物选择及轻重配合难于精当，如能细心斟酌，庶少误耳。

二十一、某，干咳鼻涕，甚在亥子丑，脉不静，痰不易出，必连咳始出，舌有一点脱皮，冬月。

花粉四钱　薄荷一钱　生栀子一钱　浙贝二钱　黄芩一钱　天冬三钱　麦冬三钱　广玄参二钱　甜桔梗一钱　甘草一钱

二副，服毕愈。

此燥胜也。痰不易出、脉不静、舌脱皮、鼻涕下，皆燥热为之也。亥子丑为肾水当令之时，肺金之气夜卧则归藏于肾水之中，而就养于先天，肾燥则肺气不能下归，故于此时而甚也。

燥者润之，花粉、二冬是也；热者寒之，栀子、黄芩是也；郁者开之，薄荷、浙贝、甜桔梗是也；玄参、甘草则补肾水以降肺火，缓中气而和诸药也。

二十二、某，夜咳，白日不咳，痰不易出，背冷，大便燥，晚睡二三小时，咳至天明，脉无弱象，亦不紧，饮食如常，癸未二月。

芡实三钱　苡仁四钱　杏仁三钱　炙薄荷一钱　防风二钱　云苓四钱　甘草一钱

一副愈。

此湿逆也。《太阴阳明论》曰："伤于湿者，下先受之。"《生气通天论》曰："秋伤于湿，上逆而咳。"《五色》篇曰："厥逆者，寒湿之气也。"《卫气行》篇曰："昼为阳，夜为阴，卫气昼行于阳，夜行于阴。"《顺气一日分为四时》篇曰："且昼人气盛，病气衰，夕夜则反之。"《金匮真言论》曰："背为阳。"夫太阳行身之背，足少阴之脉贯脊络膀胱。背冷者，二经之阳虚，或寒湿二气偏盛，必有一于此也。然阳虚之脉弱，寒盛之脉紧，此症之脉则匪弱匪紧，其不为阳虚寒盛，而为湿邪也审矣。湿为阴邪，盛于夕夜；风为阳邪，旺于春月，风湿相召而上争，则肺苦气逆而变作，故背冷而夜咳不休也。大肠庚金为肺之腑，雨露之溉出自上焦，肺燥则下移大肠，故痰不易出，与大便燥并见；此亦脏腑素有燥气之故，故一触即发，各逞其偏，非偶然也。

茯苓、苡仁、芡实利水和脾，除湿固肾，以治湿邪在下；杏仁、防风、薄荷润燥降逆，散风达郁，以治风燥在上；甘草则和诸药以缓中也。夫去湿而用芡实之敛者，肾主封藏，逆则封藏不固也，且湿邪夜逆，则阳不得夜行于阴而火在上，防风、薄荷散火之实则敛火之本也。白术为补脾燥湿正药，而不用者，饮食如常，足征湿不在脾，且金燥液枯，尤非温燥之剂所宜。

人身阴阳互为其宅，凡夜发及夜甚之病，除湿邪在阴，厥逆为厉，如此症外，有由于饮食不节、阳明逆满者；有由于下焦阴虚、肾失封藏者。虽来源不同，而阳不宅于阴则无殊也。夫顺时用药，医者之务，肺燥而咳于秋，应以秋燥为主，而用清燥救肺汤；背寒而咳于冬，应以冬寒为主，而用麻辛附子汤，皆随时气之偏胜而为之救治也。此症痰易出似肺燥，背冷似肾寒，而时则在春，虽不从燥寒，亦当从风热，乃合时气。何以湿反为主哉？盖宿湿根深，与正混杂，随春月地气之动而动，为此病之本。肝风之挠于夜，肺燥之非其时，莫不由之。苟不知除湿固肾以治本，而徒祛风润燥以逐末，则湿逆未已之夜，即肺气不降之时，欲求收效难矣！此《阴阳应象大论》所以言"治病必求其本"也。

阴盛阳虚类

附：消渴、劳伤、痿痹、虫证、瘙痒、善饥

二十三、某老人，七十余岁，每日嗜卧不语，舌黑，食少，不食时多，神少，脉微，吐清水。

法夏一钱　砂仁一钱　制附片二两　细辛八分　芦巴三钱　柴胡八分　干姜五钱
白术五钱　故纸五钱　紫苏一钱　安桂二钱　大枣五钱

五副。

此阴盛阳虚也。脉微嗜卧为少阴病，食少唾水为太阴病，皆阳微欲绝之候也。《口问》篇曰"阴气盛，则目瞑"，《脉要精微论》曰"言而微，终日乃复言者，此夺气也"，观此则嗜卧不语之因可知矣。《玉机真脏论》以"饮食不入"为五虚死之一，《伤寒论》以喜唾为胃上有寒，此症虽未至饮食不入，然行百里者逾九十，前途近矣。血生于气，神丽于血，气血两虚故神少；黑为肾色，舌乃心苗，水胜火灭，故舌黑。病象虽多，约言之则火不生土，土不生金而已。

《阴阳应象大论》曰"阴静阳躁"，《阴阳别论》曰"静者为阴"，夫病有阳虚而卧不安者，水火不交，寒在下而热在上也。此症神少、脉微，阴气独盛，故无躁形。凡脏病以胜相加，至其所不胜而甚，至其所生而静，常也。若夫五脏全衰，无胜无复，则不可以常候例矣。至七情伤之，无不气血离乱，寒热错杂者，其弊在不和，非虚之咎，亦非此症之比也。火不生土，故用附片、故纸、芦巴大补命火以生之；然火生于木，必有木始有火，故用安桂补木火以生命火为之端倪；干姜、白术、大枣则温胃暖脾、益气养血，正位于中，制水于下，与命火相接而化；柴胡则升木培土，法夏、砂仁、细辛、紫苏则通阳散寒，致津蠲饮，统任使命之职者也。

寒为收降之气，故以热治寒者，宜分别和之以升散，犹之隆冬严寒，万物凋谢，必三阳上升，而后春气和融，草木萌动也。病有阳虚而阴寒不甚者，但补其阳，以与阴配可也。然知补而不知通，则寒未去而热又生，非其治矣，此本方用柴胡、细辛、紫苏等之义也。

五副服毕，接服后方：

前方加　洋参五钱　牡蛎八钱　花粉三钱　独活五分　怀药五钱　沙参一两　生姜五钱　官桂二钱　桂圆肉八钱

八副服毕，痊愈。

后天生化以土为主，然必火能生土，土能健运，而后后天生化乃行。若命火衰微，虽以甘温益气之药投之，不能自为蒸发而上注也。前为阴盛阳虚，中下皆失其职，正补火生土以复健运之时，而补土生金尚有所待。今则功候已到，故于前方加洋参、圆肉，由土而金以充天气，天气既充，又经花粉之清降，生姜之开发，则内溉脏腑，外泽皮毛而下交矣。夫此之谓自无而有，自有而充，塞而归脏。凡下虚病，皆当以此为准，而循序调治之若合符节。彼纷纷以补肾不如补脾，或补脾不如补肾之说为争者，畸轻畸重均两失，不足以治此病也。

寒盛则气滞血涩，宜治以热而通之，故前方五副不行收纳。五副后阳气渐复，寒气渐散，虽经脉运行之气宜通畅，而元海命根之火则宜封藏，故用牡蛎潜之于下，怀药守之于中，以为暗发氤氲，布散全躯之本。盖周身运行之气，即命火所发之氤氲，必有藏而后有发，又必有通而后发者不郁，生机乃畅。唯后方既加补敛，则前方温通之力必苦不足，故再加生姜、独活、官桂以助之。

《阴阳应象大论》曰："阴胜则阳病。"故前后两方但益火消阴，而不补阴。《决气》篇曰："中焦受气取汁，变化而赤，是为血。"是血生于气，未有气虚而血不虚者，然血生于滋润之气，而不生于干燥之气，故前方大枣，后方圆肉，皆甘温滋润，为生血而设。《营卫生会》篇曰"血者，神气也"，土旺生金，肺气下滋则血生，而神亦与右之俱生矣。

火为人身生化之源，微而欲绝则阴盛，露而不藏则阳盛，郁而不舒则渐积而热盛，补之、潜之、通之，各以平为期。

二十四、李某，夜卧是好人，次早周身不能动，四肢无力不能动，大小便要人抬，如痴人，饮食减少，口无味，精神少，下身冷。

杜仲八钱　黄芪一两　枸杞三钱　故纸五钱　桂圆肉八钱　官桂三钱　玄胡八分

白芍三钱　菟丝三钱　生甘草五钱　怀药八钱　洋参三钱　制附片一两　熟地五钱
首乌五钱

五副。

此阳虚痿也。《痿论》谓：肺曰痿躄①，心曰脉痿，肝曰筋痿，脾曰肉痿，肾曰骨痿，皆阳盛阴虚，血液不濡之热痿也。《上古天真论》曰"男子七八，肝气衰，筋不能动……五脏皆衰，筋骨解堕"，《脉要精微论》曰"腰者，肾之腑，转摇不能，肾将惫矣；膝者，筋之腑，屈伸不能行则偻附，筋将惫矣"，《太阴阳明》篇曰"脾病则四肢不用"，《灵枢·经脉》篇曰"虚则痿躄，坐不能起"等说则又不尽为阴虚。《说文》训"痿"为"痹疾"，《内经》则两论并存，盖同为肢体不仁，而有表里之分耳。

此症四肢周身无力，不能动，即《太阴阳明》篇所谓"脾病则四肢不用"《上古天真论》所谓"五脏皆衰，筋骨解堕"是也。其不能动者，乃无气以动，非屈而不伸，伸而不屈也。至于饮食减，口无味，精神少及下身冷等症，何莫非热证之反而为脾肾阳虚之确据乎？

《五脏生成》篇曰"足受血而能步，掌受血而能握，指受血而能摄"，《本脏》篇曰"血和则经脉流行，营覆阴阳，筋骨劲强，关节清利"。夫人身气以运之，血以濡之，故能动作如意，然无阳则阴无以生，无气则血无以生，而此症阳虚至药重于阴药者，此也。

脾胃者，人身之釜也；肾中之火，釜底之薪也；肾中之水，蒸②火之膏也。是脾胃为后天生化之源，而肾命又为脾胃生化之源。凡虚极之病，应从根本挽救者，无不以肾为主。此症脾肾两虚，上无热象，既非阳盛阴虚，又非上实下虚，自宜脾肾并治，然亦不可无轻重之分，方中肝肾药重于脾胃药者，此也。

参、芪、甘、圆，血气双调，纳之釜中者也；附、桂、故、菟丝、杞、地，水火并育，置之釜底者也。天一生水，肾中有水，则火得养；地二生火，肾中有火，则土得生。《六节脏象论》曰"肾者，主蛰，封藏之本"，是补之而必藏之也。否则肝为肾子，肝阴不敛，火不藏也；土为火子，脾阴不敛，亦不藏也。故用芍、乌守肝，防其随木疏泄；怀药守脾，防其越土燎原。有火而不见火之形，无火而得火之用，然后其力始专，其效乃大，不但釜中参、

---

① 躄　跛脚，此处指肺痿导致的腿脚行动不方便的症状。痿躄即肺痿。《灵枢·热病》："热病面青脑痛……筋躄目浸，索筋于肝，不得索之金，金者肺也。"张介宾注："筋躄者，足不能行也。"

② 蒸　《说文》：蒸，烧也。

芪、甘、圆等上蒸为雾而顺生，即水中之金亦上升为云而逆生矣。

己土在心，神藏于心，痴而不慧，神欲丧也。神无补法，桂圆肉润脾以养之。补火用杜仲者，有木始有火也，补火而不知补木，是鞠子而弃其母也。玄胡活血利气，以血气虚故不多用。

五副服毕，稍能举动，颇有转机，又方：

北芪二两　金樱五钱　黑附片三两　生鹿角四两　独活一钱　桑寄生三钱　白术（土炒）八钱　上桂三钱　砂仁二钱　五味三钱　干姜二钱　黄芩八分

三副痊愈。

有水火，然后生血气，犹之有天地，然后生万物，有夫妇，然后生男女也。否则孤阴孤阳、偏阴偏阳，或病阴病阳，皆不生也。前方既培阴阳之总根，为血气之父母矣。而虚羸之极，至于下身冷，无气以动，非大补阳气使之充塞弥纶，不足以廉顽立懦①也。唯附、桂能从少阴充其阳于九天，唯黄芪能从太阴包其气于九地；唯金樱能驭附、桂之阳为封藏之阳，发氤氲于元海；唯五味能驭黄芪之气为治节之气，垂雨露于洪钧。人身气化在中，白术、姜、砂则强胃健脾，运于中宫而收天水合一之效。骨痿筋愆，补以鹿角，坚以寄生；肺不可热，黄芩保之；阳不可滞，独活通之。各随所喜，以平并期。

《灵兰秘典论》曰："心者，君主之官……神明出焉……主不明则使道闭塞而不通"，唯鹿角能通此以复其神明。是骨痿用鹿角者，以骨补骨也；神痴用鹿角者，以灵致灵也。此病则兼而有之，故一举而两得也。

枯索之木，宜救其根，前方是也；根既生矣，宜随其偏，而益培之，以期硕茂，后方是也。

二十五、夏某之父，小便不止，胃不食，大便溏，每日至巳时口渴不休，吃茶要热，稍温吃下心即不安，舌黑黄色，神少无力。

杜仲三两　枸杞三钱　故纸五钱　白术一两　覆盆三钱　五味二钱　益智仁三钱　上桂二钱　制附片一曲　金樱子五钱　菟丝三钱

三副。

此消渴也。喻嘉言曰："肾水下趋则消；肾水不上腾则渴。"二语分析颇明。夫水何以下趋，膀胱不藏也；何以不上升，命门无火也。口渴似乎有火，然渴而热饮，乃精液干，仍非火也，巳时心火渐旺，干者愈干，故愈渴。黑

---

① 廉顽立懦　指高尚的节操可以激励人振奋向上。语出《孟子·万章下》："故闻伯夷之风者，顽夫廉，懦夫有立志。"此处指让人精神振奋。

为水之色，舌乃心之苗，水胜火负，故舌黑。胃阳虚故不食，脾阳虚故便溏。人身真气藏于命门，为先天生化之源，后天脾胃之母，未有命火衰于下而脾胃之阳犹独盛者。

水中无火则肾气独沉，有降无升。降者，治之以升，此必然之势也。附、桂、故纸，釜底加薪，水得火则化气而升矣。唯热生于温，火生于寅，附、桂、故纸，补火者也；杜仲、菟丝，生火者也。知补火而不知生火，犹之劫财而不知理财也，虽苟得，乌足恃哉？《难经》有"虚则补母"之说，而顺逆未详，盖妙悟在人，难以言尽也。阳无阴不化，配枸杞以速其化，兼以护天一之精。

以火之升，治水之降，撮其纲矣。而北门锁钥，久失封藏，不当虑乎？命火下蛰，始克温升，不当守乎？金樱、覆盆固精气而缩水泉，凝炉火以吐氤氲，附、桂得之，则敛财就范，厥功尤伟也。

白术、益智皆有补中纳食之长，与下焦命火互为功用，而一关前阴，一关后阴，尤与此病若合符节。昔人谓一病有一病之药，一药有一药之理，信然。

肺欲收，急食酸以收之，上焦方苦干燥，暂不用姜，唯用五味子生津以保肺，一俟肾水上升即可用矣。

三副服毕，又方：

干姜二钱　枣皮二钱　狗脊三钱　制附片二两　官桂三钱　五味三钱　白术三两　白芍三钱　沙参八钱　丹皮八分　熟地五钱　葫芦巴五钱

五副服毕，此病愈七八分。

古人治消渴，本《内经》"地气上为云"之旨，每用大剂八味地黄汤补水中之阳，使水化气而升是已。然而水泉不止，膀胱之渗透有余；食少便溏，脾胃之温运不足。拘执古方能无弊乎！此第二方之所以合八味理中，加胡巴、狗脊、五味、白芍，而去苓、泽、怀药、甘草也。

第一方偏重逆生，故补肾药多于补脾，第二方顺逆并重，故脾肾药略相等，此顺逆、轻重、缓急之序也。

逆生者，子生母也，即第一方之肾生肺也。天道用逆，性功与医道俱以逆为贵，非如此不能返先天也。杜仲之于附、桂，温生热也，木生火也，若顺生也。然潜之深渊之中所生者为命火，而非心火，则反顺为逆矣。此用药之妙也。越寻丈之沟者，不始于涯涘，而始于涯涘之后，盖蓄势也；挽滔滔之水者，不始于肾，而始于肝，亦蓄势也。此补虚之道宜尔，不可与祛邪同论也。

第一方无干姜，义已见前，不赘。前为急补肺之先天，沙参尚非所宜，今则先天之火候有加，后天之培养须继，而不可缓矣；葫巴壮阳，狗脊节溺，佐附、桂司政北方而复其常，大约为一类，而各有专司。

治下者，制以急，故不用甘草；肝喜动，白芍和之；肺欲收，五味敛之，以平为期，此之谓也。

又方：

洋参三钱　阿胶五钱　北芪三两　桂枝二钱　香附三钱　草果一钱　荔核五钱　柏子仁三钱　沙蒺藜五钱　砂仁二钱　生白术八钱　均姜五钱　枯芩八分　黑豆一两

三副服毕，痊愈。

第一方偏重水生金，以润天气之燥。第二方兼重土生金，再润天气之燥，地气上为云之能事尽矣。然必天气降为雨，始获春回大地，万物滋生，此第三方之所以偏重金生水，而施行后天生化也。

水丽于地，天以大气举之，流施潜行，奉生万物，人身亦犹是也。小便不止，固由关门之过开，亦由大气之不举，此消渴善后，宜大补肺气，以资包举者一也。

肾水消于下，肺阴涸于上，内无以洒陈于脏腑，外无以输精于皮毛，十二经脉如大旱之望云霓也久矣。兹值地气已上为云，如膏之雨若不及时下沛，何以成地天泰，而生生不已哉！此消渴善后宜兼润肺燥，以资灌溉者二也。

黄芪、洋参充气者也，阿胶、柏仁充液者也，二者合化，不特包举有力，而如膏之雨亦需然下降矣。虽然仓廪居中，五味之所出也，不有姜、术、砂、果为之温运，何以输精于九天！作强居下，封藏之本也，不有沙苑、黑豆为之镇固，何以藏精于九地！故自无而有者，先天之始也；自有而藏者，后天之终也。若夫经脉之沟通，气机之流畅，则桂枝、香附、荔核等任之，日月虽明，不能摘光于曲穴也。

五脏之情中下宜温，故不嫌姜、附之热；中上宜清，故不嫌黄芩之寒。然适可而止，过则偏胜，神而明之，在乎其人。

二十六、某之子肚痛，遗精，四肢疼痛，手足热，喉口燥，咳，气喘。

生白芍一两　首乌五钱　生黄芪三两　桂枝二钱　怀药五钱　姜黄一钱　生甘草五钱　枸杞五钱　广皮一钱　枣仁五钱　白麻糖（冲）三两　生姜三钱

五副。

此劳伤也。原批云：此乃肝寒胆热症也。相火为生生之源，劳伤之人无不肾虚，虚则肝木偏旺，胆火上僭，故脾土日亏，中气日伤也。按阴在内为之守，肝阴不守而阳浮，则肝木偏旺。少阳厥阴表里一气，阳浮则离于肝而逆于胆，故肝寒而胆热也。木生火，藏于命门，谓之相火。火生土，土生万物，故为生生之源。然相火在下，固为生生之源，而在上则为杀人之气。其在下而或在上也，一以肝为衡，肝平则火在下而孳生，肝不平则火在上而肆虐，知此则凡风火上壅之杂病，皆在肝寒胆热范围中，无不上宜散而宜敛也审矣。唯水生木，肝旺之因不一，而以肾虚为主；唯土克水，肾虚之因不一，而清阳不升者，则以劳倦伤脾为主。夫劳倦伤脾，脾自病也，脾病而传肾、传肝，以致肝木偏旺、胆火上僭，则生土者转而克土，故脾土日亏、中气日伤也。后天脾阳宜升不宜陷，先天肝阳宜密不宜浮，脾阳陷则阳虚于上，阴虚于下；肝阳浮则阴虚于上，阳虚于下，合之则上下阴阳皆病矣，此《金匮要略》所以谓之"诸不足"也。

《金匮要略》以小建中及黄芪建中汤统治"虚劳里急诸不足"。盖劳则耗气生火，积渐而成虚劳，非甘温之补不能治也。此症所列不出"虚劳里急语不足"范围，其为倦内伤可知也。夫肝苦急，脾欲缓，土衰木旺则肝急而脾不缓，故肚痛。肝主疏泄，肾主闭藏，水虚木旺则疏泄有余，闭藏不足，故遗精。四肢皆禀气于胃，而必因于脾，劳伤脾阴则津液涸而四肢失营，故手足热。劳伤脾阳则阳气微而脉道不利，故四肢痛。李东垣补中益气汤治劳伤脾阳者则适合，治劳伤脾之阴阳者则未备也。脾阳下陷，胆火上僭，则肺金有克无生，而气血两虚，气虚不足以呼吸则咳逆喘促，血虚不足以濡润则喉干口燥。

黄芪补中举陷，饴糖、甘草缓中润脾肺，枸杞生水滋肝肾，共以治脾阳下陷而阳虚于上、阴虚于下。夫阴虚于下者，忌甘温之升，唯由于脾陷者，则必举陷以去其致虚之由，而后肾气克伸，补之乃有效也。白芍平肝，首乌养肝，共以治胆火上僭而阴虚于上，阳虚于下。夫肝寒胆热者，火不在下而在上，非不足也。重用白芍之酸，则肝阴敛而肝阳附，合之首乌、枸杞生水养木，则木平火降，不唯肝不寒，而胆亦不热矣。《五脏别论》曰："五脏者，藏精气而不泻。"《宣明五气》篇曰："心藏神……脾藏意。"夫神者，气之主；气者，血之主。神劳则气耗，气耗则血虚，故用枣仁、怀药敛心脾之神气，以复其藏。《五味》篇曰："辛入于胃，其气走于上焦，上焦者，受气而营诸阳。"《决气》篇曰："上焦开发，宣五谷味，熏肤、充身、泽毛，若雾露之溉。"《阳明脉解》篇曰："四肢者，诸阳之本。"《阴阳应象大论》曰："清阳实四肢。"夫辛甘无降，甘温为上走之体，辛温为上走之用，用桂枝、生姜以扬稼穑，作甘之味，而复其营；若姜黄、陈皮则补中有通，以畅气化，而速生机者也。

前方服毕，又方：

白术五钱　黑豆二两　生白芍五钱　金樱子五钱　桂枝二钱　牡蛎八钱　枣皮三钱　百部三钱　桂圆肉三钱　香附二钱　生北芪五钱　广玄参三钱

三副。

《阴阳应象大论》曰："治病必求其本。"盖虚劳起于肝肾者，宜先肝肾而后脾胃；虚劳起于脾胃者，宜先脾胃而后肝肾。非"补脾不如补肾"，亦非"补肾不如补脾"也。此症起于劳倦伤脾，故前方以脾胃为主，而兼匀肝肾，五副后土能生金，木能生水，先后天初步生化，告成厥功，当进而求金水互生，俾先后天之气化合一，则无不生矣。夫人身气化，有不可逆行者，食喉与二便也；有不可顺行者，气喉与精窍也。脾陷则气喉顺行，而土生金之化源绝，遗精则精窍顺行，而水生金之化源绝。《六节脏象论》言"肝者……魂之居也……以生血气"，《生气通天论》言"阴者，藏精而起亟"，皆先天生化也。《营卫生会》篇言"人受气于谷，谷入于胃，以传于肺"，五脏六腑皆以受气，则后天生化也。然先天为后天之母，未有先天不生而后天能生者。精窍不固则肾不藏精，肾不藏精则不能起亟以生金，五脏皆各有真气为之主宰，非区区后天水谷之气，遂能使五脏各尽其职而妙其用。此后方之所以重在封锁下元，承肝之逆生肾，再进而逆生肺也。

黑豆补水镇火，安肾气，牡蛎补水定火，金樱、枣皮强阴益精，俱涩精气，如此则肾复其封藏之职，精得以化气而生肺矣。黄芪、桂圆肉补中润脾，白芍、桂枝调和营卫，与前方无殊，而主辅则异。阴虚者必有化热之气，唯玄参能清之，俾五脏之气皆得其平。脾阴虚宜润不宜燥，肺气虚宜补不宜降，前方之所以不用白术、百部，而后方乃用之者，此也。治节下行则金生水，藏精起亟则水生金，而金水互生之功成矣。香附利血气，枣皮、金樱得之，则阖中有开也。

《六元正纪大论》曰"厥阴所至为里急"，可知《金匮》所谓里急、弦急、拘急，皆木旺也。

二十七、某，手足软无力，舌无力，言语不清。

熟地三两　山药五钱　茯苓三钱　鹿茸五钱　枣皮三钱　泽泻一钱　丹皮二钱　升麻一钱　白术一两　柴胡一钱　广皮二钱　当归五钱　洋参二钱

八副服毕，愈。

此肝肾虚也。肝主筋，肾主骨，力之源在筋骨，而充于脾胃。《曲礼》

曰："老者不以筋力为礼。"盖肝肾虚则筋骨惫也。经曰：脾病则四肢不用，盖脾病则不能为胃行其津液于四肢也。诸阴皆连舌本，脏气虚不荣于舌，则舌软无力。

六味地黄汤补水生木，治肝肾不足；补中益气汤培土制木，治脾胃不足。肝肾足则筋骨强，脾胃健则气血充，而运用之能可渐复矣。

人身阴阳二气不外一生气，故善补虚者，必加生气之药，以助长其生机，乃事半而功倍也。此证下虚而上不实，水虚而火不亢，故可脾肾并治，而六味地黄汤加鹿茸则下焦之生气奋兴，回精血以上奉；补中益气汤用浮参则上焦之生气充举，垂雨露以下溉，而交泰之功成矣。然下焦者，中上二焦之母也，方虽脾肾合撰，而以肾虚为主，非补脾不如补肾，乃先后缓急之分耳。

二十八、某，每日思睡懒言，夜热不休。

熟地五钱　怀药三钱　枣皮三钱　白术八钱　当归三钱　枳壳八分　五味一钱　生白芍五钱　党参五钱　陈皮一钱　黑豆五钱　黄芪五钱

五副。

此土克水也。病得之脾虚阳陷，脾虚则肺气绝于气，绝于上而治节废，故思睡懒言；阳陷则肾气郁于下而阴火炽，故夜热不已。参、芪、术、归升举脾气，则上生而不下克；地、枣、怀、豆敛补肾阴，则水足而火自平，一切病无不迎刃而解矣。水土不足皆足以致木气偏旺，故用白芍以平之。肺胃下降则生血，故用五味、枳壳、陈皮等阖中有开以降之也。

二十九、江某之父，神少，不思食，口苦，人不好。

生黄芩三钱　防风三钱　艾叶八分　生黄芪五钱　生白术八钱　姜黄一钱　玄胡一钱　白芍（酒炒）三两　紫苏八分　桂枝五钱　灯心三钱

五副。

此木旺土衰也。脾虚而清阳不升，故神少、不思食；肝旺而风火不降，故口苦、人不好。不升者，黄芪、白术补而升之；不降者，白芍平而降之。上壅之风火，则用防风、桂枝散之，黄芩清之，灯心引而下之；紫苏、艾叶、姜黄、玄胡则通阴阳气血，以赞化机者也。夫木不平则鼓动而升，此方用白芍以治其不平之本，重至三两，而治标之防风、桂枝、黄芩合之亦重一两有奇，其不平之甚，可概见矣。

三十、某，周身发痒不止，现有红点，痒已极。

沙参五钱　干姜三钱　白术五钱　薄荷八分　土茯苓五钱　黄芪八分　制附片五钱　艾叶三钱　官桂三钱　牡蛎二两　生粉葛一钱　生姜五钱　生白芍五两

五副服毕，愈。

此虚痒也。原批云：此人素不足，宜回阳收纳为要，如作风疹治之则误矣。按：风疹似疹而痒不已，本属邪实，此证由则正虚，故不同治。《刺节》篇曰："淫气往来行，则为痒。"夫淫气者，以邪实言之，则为郁而不泄之气；以正虚言之，则为壅而不运之气，故皆妄行于肌肉皮肤而为痒也。

《生气通天论》曰"苍天之气，清静则志意治""失之则内闭九窍、外壅肌肉"。又曰"营气不从，逆于肉理，乃生痈肿"。夫五方五色，东方在色为苍，在脏为肝，苍天之气即东方生气，人本受气于天，天气清净则志意治而气血从，虽弱者亦能却病，否则乱而无纪，未有不随体质之偏而为有余不足之病者。五脏治乱之机在肝，此人之体素不足，复逆苍天清净之气，故"卫气不运，壅于肌肉""营气不从，逆于肉理"，而为形似风疹之虚痒，与痈肿之虚实虽异，而因则无异也。

人身有外卫之气，有内守之气。外卫之气，宜运行不息；内守之气，宜深藏不露；本相辅而行，如纸鸢之有系也，苟或失之，则不运不藏，倚伏为害，如此证是已。周身虚痒者，乃皮肤肌肉外卫之气不归，治节壅而不行也。夫既外卫之气不归，治节垂节壅而不行，则阴阳有离决之势，其脉之浮大而空可必，故不可作风疹治，而偏用内清、外散、下引之剂也。《阴阳别论》曰："阳气破散，阴气乃消亡。"夫阴阳之义，如影随形，内弛者外必壅，外散者内必绝，而将欲破散者，则必先鼓壅。此证之阳已鼓壅于皮肤肌肉矣，可不畏哉！

《脏气法时论》曰"肝苦急"，《本脏》篇曰"志意和则精神专直，魂魄不散"。夫人身以神为主，形病而神不病者，虽剧无害；神病而形不病者，虽轻亦危。此证发痒以至奇痒，其肝之苦急、志意之骚乱可知，是形神俱病也。苟不有以定之，则精神魂魄将日以散而不收矣，故重用白芍平肝敛阴，并用牡蛎纳肾潜阳，如泊舟之下锤石以资镇定而免漂没，此为治命。附、桂、姜、术、参、芪补火生土，补土生金，则阳虚补阳也。生姜上开，艾叶下散，则静守之气宜藏，而运行之气宜通也。薄荷、甘葛升散阳邪，土茯苓降泄阴邪，则为皮肤病通治法，不因回阳收纳而废也，此为治病，命病双调，则正固而邪去矣。

虽然卫气外壅，而用参、芪，得毋犯盛盛之戒乎？不知虚胀宜补，虚壅亦宜补。《五脏生成》篇曰：“诸气者皆属于肺。”盖统气者肺也，虚则不统而逆满生，补之则治节如初而胀壅自已，《至真要大论》所谓“塞因塞用”是也。唯下虚不可用黄芪，否则升气于表而里愈虚。此证内气不藏，固不宜用，而外气不运则在所必用，权衡至当，唯有强其内守而用之，乃无所失，此白芍、牡蛎之所以特重也。

三十一、某，周身骨节痛，饮食少，心内不好，怕风。

防风三钱　艾叶八钱　金樱子五钱　香附三钱　柴胡一钱　生黄芪八钱　花椒二钱　厚附片一两　生黄芩一钱　桂枝五钱　松节一钱　法夏一钱　桂圆肉一两　干姜一钱　肉桂五钱　紫苏八分　生姜三钱　白术五钱

五副。服三副，愈八分，八副痊愈。

此阳虚也。阳虚于中则饮食少，阳虚于外则恶风。诸筋皆属于节，阳虚于肝肾，而风寒湿凑之则骨节痛。唯心内不好不尽为阳虚，盖心主血而藏神，血虚生风而神不安，则心内不好。天气宜清，凡郁热甚于上者，无不心烦与头昏并见，此则似烦非烦而头不昏，盖血虚无热之象也。

骨节痛有寒在外者，《伤寒论》“太阳病，头痛发热，身疼腰痛，骨节疼”是也；有寒在内者，“少阴病，身体痛，手足寒，骨节痛”是也；有内外之阳俱虚，风寒湿三气杂至合而成之者，“伤寒八九日，风湿相搏，身体骨节痛烦，不得屈伸转侧，汗出恶风”是也。《痹论》曰“风寒湿三气杂至合而为痹”，比而观之，则此证与风湿相搏证无异，盖之类也。夫太阳脉浮，少阴脉沉，风湿相搏则脉浮虚而涩。此证虽不言脉，然无太阳头痛发热之证见，其为内寒可知，内寒而不尽为少阴病，其为内外之阳俱虚而三气杂至可知。再以证求脉，则卫阳不足于外而恶风，脉当浮虚；周身骨节痛，脉当涩，与风湿相搏之脉无异，又可知矣。《平脉》篇训“涩者荣气不足”，《平人气象论》训“脉涩曰痹”，盖涩为阴脉，主阴血不足，故当病痹也。《逆调论》曰“寒从中生者……是人多痹气”，夫寒从中生者，火衰于下，不能生土也，火不生土则气血日衰，脉道不利，故多痹气。物必先腐也而后虫生之，风寒湿三气不能无因而至也。

三气杂至之病应治以三气杂合之药，而三气有微甚之殊，则三气之药有主辅之别。此证各情乃阳虚而寒气胜也，故用附子、肉桂益火生土以胜寒；白术、干姜以暖土承接于中以治三气之本；防风、艾叶、香附、柴胡、花椒、桂枝、松节、紫苏等则宣发通和以三气之标；黄芪补中气、固表气以卫外，圆肉滋脾血、养心血以安神，均治虚以托邪，与附、桂、姜、术殊途同归。

盖"邪之所凑，其气必虚"，用走散药祛邪，必藉肾阳之化中气之运乃能奏功。否则不失之盛盛，即失之虚虚，均非其治矣。肺气宜清，清以黄芩；胃气宜和，和以半夏、生姜；命火宜潜，潜以金樱。《经》曰"相火以位"，位则火在水中，乃能生土以生金，此用药之妙也。

少阴病，骨节痛，伤寒八九日，风湿相搏，身体骨节疼烦，《伤寒论》治以甘草附子汤及桂枝附子等汤。卫阳虚，自汗恶风，《世医得效方》治以玉屏风散，此方则合而撰之，尤臻详备。

药性：附子主寒湿拘挛，术主风寒湿痹，桂利血脉关节，乃扶阳胜邪之要药也。防风主大风、周身骨节痛痹，蜀椒主骨节皮肤死肌、寒湿痹痛，松节善入关节祛风湿，乃邪去正安之要药也。桂枝宣阳气，艾叶利阴气，故此方皆用之。

三十二、某，脚痛，卧床月余，痛难堪，不能行，不在筋骨，痛无定处。

生黄芪八钱　木香二钱　制附片八钱　白术五两　桂枝五钱　枸杞三钱　巴戟八钱　生白芍一两　当归三钱　生甘草五钱　肉桂二钱　鹿茸五钱　益智仁三钱

三副。

此风痹也。考《内经》及《金匮要略》，病在阳者为风，当半身不遂；在阴者，为痹，则但臂或一处不遂；痛而不可屈伸者，为历节；软弱无力，由内发于外者，为痿；五脏及五脏所主之筋、脉、肉、皮、骨，外合于风寒湿，以致气不宣通而为肿痛、麻顽者，则皆谓之痹；六腑唯有胞痹、肠痹，质言之，即二便不利，未可与诸痹等观也。晋苏敬后又有脚气之名，盖合痿厥及痹之在腿足者为一症，而分干湿耳。《痹论》曰"风寒湿三气杂至合而为痹，其风气胜者为行痹，寒气胜者为痛痹，湿气胜者为着痹"，此其纲也。《邪气脏腑病形》篇曰"身半以下者，湿中之也"，此病在下而又痛无定处，是三气俱胜也。痛不在筋骨者，邪留皮肤间也。夫风为阳邪，其病在阳；寒湿皆阴邪，其病在阴。此病三气俱胜，《寿夭刚柔》篇所谓"阴阳俱病谓之风痹"者是也。

《逆调论》曰"寒从中生者……是人多痹气"，夫"邪之所凑，其气必虚"，故《内经》以中寒一语握痹之要，而热胜者亦间有之。《金匮要略》曰"血痹病从何得之？师曰：夫尊荣人骨弱肌肤盛，重困疲劳汗出，卧不时动摇，加被微风"，推而广之，凡房事后发热，出其手足于被外而入睡乡，或汗出当风，或清水沐浴，或卧地贪凉，皆足以种痹之因，慎疾者所当戒也。

风寒湿三气内应肝肾脾三脏，人必肝肾脾之正不足，然后风寒湿得以深入而成痹，故治痹之要，恒以辅正为主，驱邪为次。此方黄芪、白术、甘草、益智仁、附片、官桂、巴戟、鹿茸、枸杞等一派补药，皆补正也；而桂枝之祛风，木香之理气，当归之活血，则窒者通也；白芍之平肝敛阴，以节制诸辛温辛热之刚，动则不安者，安之也。

风邪在阳，可散而愈。桂枝汤，桂枝合白芍则发中有收，桂枝合甘草则急中有缓，俾邪去而正得留，故为《伤寒论》治风之主方。寒湿在阴，邪已深入，而血遇寒则凝，遇湿则结，有附、桂辛热以胜寒，白术之苦温以燥湿，则凝者释而结者开，再得当归之散寒活血，鹿茸之补精血、破留血，则血气流行而周于身矣。

后天重脾胃，肝之脾胃不足则生风，肾之脾胃不足则生寒，脾胃自不足则生湿。此病三气俱胜，故以后天湿土为主而重用白术。人身血随气行，正虚则怯而不行，邪凑则阻而不行，怯者壮之，阻者通之，乃必然之势也。此病正虚邪凑，既怯且阻，《营卫生会》篇曰"卫出于下焦"，故用芪、术合附片振三焦之阳，充运行之气，以治其怯；其余辛通诸药则治其阻，又与芪、术、附相得益。《至真要大论》有"塞因塞用"之法，此其一例，苟不知此，而唯以通治塞，则虚者愈虚，而邪入转深矣。

阳无阴则不化，刚无柔则易折，故用枸杞之阴柔，化阳和燥，以安肾气，与桂枝汤之用白芍、甘草，发中有收、急中有缓，以安脾气，同一妙义；

巴戟天入肾经血分，补气益精，祛风除湿；鹿茸入肾经血分，养血助阳，兼破留血；益智仁入脾肾气分，振奋颓阳，宣通气郁，均为此方补而兼通之要药，与桂枝之由营出卫，但驱邪而不补正自别，学者所宜熟玩也。

三副毕，接服后方。

前方加沙参三两　金樱子五钱　防风二钱　首乌八钱　黑豆八钱

共末为丸，用盐汤下，合前汤剂共服二十剂。

后据病家言，服丸剂至二料即愈。

前方寒者热之，湿者燥之，虚者补之，闭者通之，治在胜邪，非调补也。正气渐复，邪气渐退，凝者渐释，结者渐开，可以进而调补矣。夫气生于下焦之阴，血生于上焦之气，故即前方加首乌、金樱子、黑豆静阴以生气，加沙参益气以生血，以挽既颓之局，而驱未尽之邪。《至真要大论》曰"阴阳之气，清净则生化"，盖阴静则生阳，阳静则生阴，而阴在内为阳之守，又必阴静而阳乃静。首乌、金樱子、黑豆皆入肝肾之阴，补其不足，强其内守，以静制胜者也。肝肾之阴静，则方中温热诸药所生之阳皆获转为封藏之阳，而起亟于下矣。病由正虚邪凑而成，故向者之阳，唯虑其虚与不通，宜补而通之。及其通也，则虑其露而不藏，宜敛补而藏之，此乃先后天之着，亦生化之序也。人以生气为主，阖则能含生气之本于宥密，开则能畅生气之标于一身。故用药之妙，往往开中有阖，阖中有开，观于此证前方之用白芍，及后方之再加防风可以知矣。

《灵兰秘典论》曰"肺者相傅之官，治节出焉"，夫治节者，令出必行，规矩从心也。凡肢体不仁于下，其治节必已不行于上，非独风寒湿胜之咎也。此方既变为调补之方，而加首乌、金樱子、黑豆，封藏肾阳于下，俾地气上而生气自应；于黄芪补托之外，半阴半阳之沙参以复其治节于上，俾天气降而生血。而适用此法之良机则在下焦、中焦能运之候，如此则交泰之功成，一身之步趋转动，莫不听命于相傅之官，而唯心所欲矣。《五常政大论》曰"病在下，取之上"，《五脏生成》篇曰"足受血而能步者"，此也。唯下焦之阳虽宜密，而流行经脉之气则宜通，故再加祛风胜湿、养血荣筋之防风，以补前方诸辛通之不逮。

三十三、廖某之戚，足杆肿，肚胀，食不化，筋骨痛。

桂枝三钱　独活一钱　白术八钱　广皮二钱　杜仲三钱　破故纸五钱　甘葛二钱　前仁三钱　枸杞三钱　干姜五钱　五味一钱　生姜三钱　桑寄生五钱

五副，服至四副，痊愈。

此中下阳虚而风湿胜也。肝合筋，肾合骨，脾合肌肉，犹之表里也。脾阳虚则健运不行，故食不化而肚胀；脾湿盛则害人皮肉，故脚杆肿；肝肾虚而风湿凑之，则留连筋骨间而不去，故筋骨痛。夫风为阳邪，上先受之，上行极而下；湿为阴邪，下先受之，下行极而上。上下纠结不解，故生痹痛也。

脾胃阳虚，补以干姜、白术；肝肾阳虚，补以杜仲、故纸，又杜仲能强骨健筋，为筋骨痛补虚正药，合故纸则为补火生土之用。风邪无上出之路，故用桂枝、甘葛、独活、生姜之辛甘升而散之；湿邪无下出之路，故用车前仁之甘淡从小便以泄之，桑寄生之甘苦从肝肾以祛之。阳无阴不化，故用枸杞为故纸、杜仲之佐。有补必有通，故用陈皮为白术之使。肺欲收，二姜、桂、葛等皆偏于放，故用五味以节之。

三十四、某，兴寒冷，头痛骨节痛，口干，胃不利，小便少，稍有点痛。

血通二钱　紫苏一钱　甘葛五钱　白术五钱　生黄芪五钱　黄芩一钱　防风三钱　灯心三钱　玄胡一钱　薄荷一钱　柴胡八分　生白芍三钱　生姜三片

三副。

此脾胃虚也。土为金母，虚则并虚，脾胃虚气化不行于中州则心下满；肺虚气化不行于皮毛、不输于膀胱则恶寒而小便不利。若夫清不升则口干，浊不降则头痛，风湿盛于经络则骨节痛，病象虽多，皆由中气不足，层层相因而至，非各为一病也。

《调经论》曰"阳虚则外寒……阳受气于上焦，以温皮肤分肉之间，今寒气在外，则上焦不通，上焦不通，则寒气独留于外，故寒栗"，夫寒气外留而至寒栗，虽阳虚为本，亦不无表邪，若知补而不知散，或知散而不知补，皆非治也。

黄芪、白术补中益气以治虚，生姜、紫苏开发上焦、宣阳于外以治外寒。柴、葛、薄荷升清散郁，合黄芩、灯心之清降以治头痛、口干；防风祛风胜湿以治骨节痛，血通合灯心降心火、通膀胱以治小便不利。中虚气陷，木即随郁，故用柴胡以达之；白芍则为诸升散药之守，俾邪去而营不被劫，非以平肝也；玄胡则活血利气而已。

三十五、某，食后二三小时吐出，内有虫，长者寸许。

黄芪一两　白术五钱　南星一钱　法夏三钱　干姜五钱　吴萸二钱　花椒三钱　枯矾（研冲）三钱　陈皮二钱　沙参五钱　厚附片八钱　艾叶二钱

五副。服后，痊愈。

此阳虚湿盛也。原批云：此扶阳驱湿之法也。虫由厥阴而生，治当温燥杀虫为要。按《气交变大论》曰"岁木不及……收杀气行，寒雨害物，虫食甘黄，脾土受邪"。夫木为温散之气，金为凉收之气，木不及则金太过，故收杀气行。水者金之子，金太过则水亦盛，故寒雨害物，寒雨盛则阴湿盛。虫生于湿，脾恶湿，故虫食甘黄，脾土受邪。原所谓虫由厥阴而生者，木不及也。木不及则不能生火以生土，故宜治之以温燥也。

吐由于胃阳虚，虫生于寒雨盛，故用附片补火以胜寒，姜、术暖土以燥湿，此治虫本也。南星、半夏、吴萸、花椒、枯矾、陈皮、艾叶皆温燥之品，燥湿散寒、开郁理气，以为杀虫之佐使也。土湿不能生金，则脾肺之气虚，黄芪、沙参则补虚也。肝欲散，散不及则宜辛以补之；肺欲收，收太过则宜辛以泻之。此症则散不及而收太过，故此方辛味之药为多，补肝即所以泻肺也。

《至真要大论》曰：诸逆冲上，皆属于火；诸呕吐酸，皆属于热。夫冲逆者，厥气也，无论虚实，皆火郁之发也。冲逆为病不一，呕吐其一症也。少阳之气曰火，少阴之气曰热，呕吐不言火而言热者，就少阴而言之也。五行唯木火之气主升，舒畅则为氤氲之生气，抑郁则为冲逆之厥气。此症金水之气太过而寒湿盛，寒湿盛则木火土皆郁，木郁则厥气起于肝，火郁则厥气起于肾，土郁则厥气起于脾，而胃不能独治矣。胃既不能独治而厥气乘之，未有不食入反出者，故此方除补火生土、补土生金以治其虚外，并用吴萸治肝脾之厥气，花椒、艾叶治脾肾之厥气，以期三阴之气皆得其平，而后食物之在胃中者，乃能精华上输、糟粕下传而复其常也。半夏降胃、陈皮理气，则治厥之标也。

呕吐既属于热而不治其热者，盖火之郁也必有因。去其因，俾气机得畅，即以治其热也，非必胜之以寒也。亦有胜之以寒者，则必其冲逆之火为实火，如《金匮要略》大黄甘草汤之治食已即吐，泻心汤之治"心气不足，吐血、衄血"是也。

三十六、冯某，常肚痛，发干吐，胃不好，大便溏。

砂仁一钱　法夏三钱　白术（土炒）八钱　雷丸三钱　茅术二钱　沙参五钱　陈皮二钱　使君肉二钱　甘草一钱　建曲二钱　川椒（开口）三个

三副，服毕痊愈，后永未发。

此虫在胃也。上吐下溏，脾胃虚也。常肚痛、胃不好，则为虫之征矣。夫肚常痛者，虫不安于胃而啮蚀也；发干吐、胃不好者，虫不安于胃而嘈杂也。昔人称虫生于湿，湿生于虚，虚生于饮食不节，盖此症之谓也。

虫生于湿，砂、半、二术温中燥湿；湿生虚，白术、参、草温中补虚；虚生于饮食不节，陈皮、建曲快滞消积。若雷丸、使君、川椒等则治其蟊贼也。

夫湿未必生虫也，湿而郁则生虫矣。白术燥湿则而补虚，苍术燥湿而开郁，故并用以为功也。

三十七、张心田，年五六岁，每日吃泥沙数次，三年多了，人弱腹胀，胃不大好，经多医不效。

白术五钱　乌梅三钱　雷丸五钱　干姜二钱　砂仁一钱　法夏三钱　陈皮三钱　苍术二钱　榧子三钱　厚朴一钱　吴萸八分　黄芩一钱

五副，服三副即愈。

此虫症也。医书称嗜食生米、茶叶、土炭者，皆为虫症。盖以此等物非人之所宜，而有嗜之者，故知其为虫，如此症日食泥沙是也。脾恶湿，脾阳虚则生湿，湿郁则生虫，此必然之势也。阳滞于湿而不运，故腹胀；虫不安于胃而上扰，故作难。

白术补虚燥湿，半夏降逆燥湿，干姜、砂仁温中燥湿，苍术、吴萸开郁燥湿，陈皮、厚朴疏气燥湿，以上诸药虽各有专司，而其为逆者正治则一也。

虫上扰则木火之气皆逆，而天气难以下布，故用乌梅敛浮火以宁心，黄芩清天气以保肺。心肺之令下行，则火生土、金制木而中下受益，温中诸药克尽其长矣。若雷丸之除热积，榧实之润肺燥，虽杀虫是其专职，而于诸温燥药则不无反佐之义焉。便溏者，白术宜重，雷丸宜轻，榧实则不可用矣。此症大便不溏，故雷丸、榧实皆可用。

三十八、周某之戚张某，八九年来，每食入俟半刻完全吐出，心内不好，胃不利。

均姜三钱　白术五钱　乌梅五枚　吴萸三钱　大腹皮三钱　沙参八钱　榧子二钱　广香八分　黄芩一钱　藿香二钱　雷丸三钱　川椒子三钱

五副。

此下膈也。《上膈》篇曰："虫为下膈，下膈者，食晬时乃出。"由虫居下脘，人食则虫上食，虫上食则下脘虚，下脘虚则浊气胜之也。质言之，晬时者，应时也。食物入于太仓，虫即起于幽门，故应时而出，每食皆然，无或爽也。此病之食入复出时间，经八九年如一日，假无闻风而起者，必不若是准确也。且人情一日不再食则饥，七日不食则死，假无相依为命者，必不若是之耐生也。若完全吐出之说不尽然也，吐者自吐，饱者自饱，虫饱则人反依之以为命，而不即死也。

"物必先腐也，而后虫生之"。凡虫大都生于饮食不节或过服生冷，二者，脾胃之所由虚也，虚生湿，湿生虫，必然之势也。然虚而不生虫者有之，未有生虫而不虚者也。王太仆曰"食入反出，是为无火"，足以尽之。

《伤寒·厥阴篇》曰："蚘上人其膈，故烦……蚘闻食臭出，其人常自吐蚘。"盖蚘厥蚘在上，故吐蚘而不吐食；下膈虫在下，故吐食而不吐虫。虫在上者固烦，虫在下者亦烦，皆由于心火之不降与浊气之上干也。至于胃在后天以降为顺，兹既吐逆，何以利乎？

虫生于虚，白术、沙参补虚厚土。虫生于湿，干姜、吴萸燥湿暖土，此治虫之本也。乌梅之酸静，花椒之辛伏，雷丸之苦下，榧子之甘涩，治虫之标也。治本则新虫不生，治标则旧虫渐灭，二者不可偏废也。

水谷入胃，经胃底之阳，腐熟升腾，从上焦出，熏肤充身泽毛，若雾露之溉，谓之上焦开发。今食入复出，仓廪空虚，下无脾升之谷气，上无肺降之津液，气化之窒塞久矣，若不有通之，何以和胃气而止吐逆耶？腹皮、藿香、木香等虽无补益之功，却有通和之力，参、术得之，其效乃著。黄芩清天，适可而止。

前方服毕，好一半，又方：

生地三钱　砂仁三钱　黄芪八钱　官桂三钱　枳实八分　扁豆三钱　五谷虫五钱　白术二两　豆蔻一钱　使君子五钱　霜术一钱　怀药五钱　生姜皮一两　大枣三枚

三副服毕，八九年之苦一旦尽去，真神方也。

前方补虚杀虫，调中而已。后方除补虚外，交水火，和表里，清热疗疳，妙义无穷。虫据下脘，出则食人之食，居则食人气血。唯黄芪能补中气，唯大枣能滋脾血，前方所以不用者，由虫之性喜甘，故先用辛酸苦以杀之也。虫生于湿，唯白术能燥脾湿，故此方更重用之。

人身有交媾也，水火会于中黄，方得既济之用。此病胃反、心烦，火不归土也久矣。火不归土，即不得水，火之神妙在得水，失水则火偏盛而主不明，何以主宰一身邪？此用生地之义一也。坤土体柔而用升，然过柔则不升，势必济之以刚；离火体刚而用降，过刚则不降，势必济之以柔。此病吐亡津液，阴气上竭，火不得水，亢害偏盛，其过刚也宜矣，此用生地之义二也。前方之所以不用者，湿逆生热，宜先除以黄芩之苦寒，尚不宜生地之凉润也。

胃反、心烦，火不降矣。火既不降，水即不升也。不降者，宜清；不升者，宜温。故必假官桂之辛热，以复其温升之常，与用生地之理异曲同工。然后心肾交、水火济，土在其中，万物生矣，此补中而兼交水火也。

前因虫势方盛，中土正虚，犹之国是未定，众君子成之而不足，一小人坏之而有余，故以补虚杀虫为先务，未遑交媾水火也。今则虫势已杀，不可缓矣，然乌梅、花椒、干姜、黄芩等，亦何尝无刚柔升降之配合？不过一为定乱之升降，一为善后之升降，目标各有在耳。

肌肉者，脾胃之表，本一气也。往者寄生肆虐，夺口枵肠①，内无水谷之养，外失雾露之溉，脾胃之虚衰，固无论已，而肌肉之枯极，其能免乎？《经》言：病有由内而之，先调其内，后治其外。故此方补中必兼固表，而用黄芪；和内必兼和外，而用姜皮也。

怀药收涣散之气血，扁豆分淆乱之清浊，砂仁、豆蔻、枳实、霜术等开郁调中、宣通气化，此和内也。姜皮通肌肉，黄芪固表气，此和外也。有通

---

① 枵肠　xiāo cháng 腹中空虚。谓饥饿。清·蒲松龄《聊斋志异·西湖主》："〔陈弼教与僮仆〕相与曝衣石上，近午始燥可着。而枵肠辘辘，饥不可堪。"

即有固，其旨密矣。且通即以宽中，病固多治在此而效在彼者，匪特上取、下取、傍取为然也。是则此方之姜皮不仅和外已，每见大病后肌肉虚肿者，庸非医者之疏乎？沙参之力不及表，故选用有前后，此补中而兼和表里也。

谚云"久病成疳"，杨氏云："疳者，干也。"大约疳之为病，无不由病久根深、气血衰败所致。此病经八九年之久，虫巢下脘，生蛔生蛋，不知凡几矣。纵身体素健，不死为幸，其能免于久病成疳乎？使君子杀虫除疳，五谷虫清热疗疳，以绝其根而善其后也。

三十九、某，年五十余，宿有饿病，肾膛及两足常畏冷，背易出汗，今端节日饿病发，脉浮软无力，神气颓败。

云苓四钱　木通二钱　生白芍四钱　制首乌四钱　泡参三钱　苡仁四钱　芡实二钱　炙草一钱

二副。

此精气不藏也。《大惑论》曰："精气并于脾，热气留于胃，胃热则消谷，谷消故善饥。胃气逆上，则胃脘寒，故不嗜食。"《五脏别论》曰"五脏者，藏精气而不泻"，《脉要精微论》曰"五脏者，中之守也……得守者生，失守者死"，《伤寒论》曰"厥阴之病，饥而不欲食"。夫精气并于脾者，脾不升也；热气留于胃者，胃不降也。胃不降则逆，逆则上脘热而中脘寒，故饥而不嗜食也；厥阴病饥而不欲食者，气上撞心，心中疼热，火不下藏于肾而上并于心也。此与《大惑论》所述病源虽殊，而上热下寒则一。按之此症皆不符合，夫脉浮者，其内必空；软者，其气必弱；内空，故善饥；气弱，故神惫。水火二气，一刚一柔。《脉要精微论》言肝脉软而散者，当病溢饮；脾脉软而散者，当病胕肿，若水状，是脉软又为水气偏胜之候也。其肾膛及两足畏冷者，湿伤于下而厥也；易出汗者，阳素不固也，合而观之，论标则水湿气胜，论本则肝脾肾之精气皆不敛藏也。

脉浮宜降宜敛，故用白芍降肝，首乌养肝及肾，芡实固肾及脾，以资内守。脉软为气虚，故用泡参、炙草补中益气；又为水湿气胜，故用云苓、木通、苡仁利水除湿，俾邪去正安而各守其乡也。

服前方毕，尚未尽痊，又方：

云苓四钱　泡参三钱　生白术二钱　芡实三钱　苡仁四钱　生怀药四钱　甘草一钱

一副愈。

肝为五脏之首，生气之源，故前方以治肝为主。服毕未能痊愈者，肝治而脾未治也。故此方用泡参、白术、芡实、怀药、甘草共以补脾肺之不足，敛脾肾之不藏，而云苓、苡仁则利水除湿，与前方无异也。

闻某得此病已五六年，每发即用此两方，随病情及时令加减服之而瘳。如左脉浮大则以白芍、首乌为主；右脉浮大则以怀药、芡实为主；气弱则加泡参；便溏则加白术；秋冬便燥则加枸杞；温肾则加巴戟；阳浮面热足冷则加牡蛎；风热在上则加防、薄、银花；小便黄则加木通等类。唯云苓、苡仁、芡实为要药，不可或少。后渐罕发，即发亦微，几若痊愈。至附、桂之辛热，则始终不用。盖所苦者，湿邪上逆，脏真失守，非阴盛阳虚，故不宜附、桂助阳，俾阳愈旺则阴愈消，而气愈浮也。古方书及医案无专治饿病法，故备言之，以供参考。

卷　二

阳盛阴虚类

附：厥、狂

一、某，发热不退，舌黄，日夜不宁。

生地五钱　枳实一钱　木通三钱　玄参五钱　生白芍五钱　薄荷八分　生军三钱　沙参五钱　菊花五钱　花粉一钱　生甘草三钱　生姜三片

此阳盛阴虚也。《调经论》曰："阴虚则内热。"《阴阳应象大论》曰："阳胜则热。"夫一日之内，昼为阳，夜为阴；人身则身半以上为阳，身半以下为阴；而又阴中有阳，阳中有阴，皆宜平不宜偏。阳盛于阳则阳中之阴虚而昼发热，阴虚于阴归则阴中之阳盛而夜发热。此证发热不退，日夜不宁，是阳盛于阳、阴虚于阴也。昼热及舌黄均为阳盛于阳之征，亦有湿盛黄腻而非阳盛者，此但言黄而不及苔，其为燥黄可知也。

人身不外水火二气，阴虚于阴者，水不足也，不足之水宜补，故用生地、玄参以补之；阳盛于阳者，火有余也，有余之火宜降泻而兼升散，故用花粉、枳实、大黄以泻之，薄荷、菊花、生姜以散之。盖火分少壮，有余之火即壮火，未壮之火即少火，壮火之气虽少火之气则宜升，故治火之法，过者折之，郁者发之，不可偏废。《经》曰"少火生气"，又曰"清阳出上窍"，苟知降而不知升，则不唯火之郁者无以发，而火之少者亦被扑减，清阳不得出上窍矣，非治法也。火炎则上灼肺金而伤气，故补以沙参；发热则阳盛于上而脉壅，故通以木通。五脏不和之机在木，四隅交会之地在土，上开下夺，木不可无守，故守以白芍、甘草。按此证乃阳盛阴虚，非阴虚阳浮，故宜补虚泻实，而可敛阴回阳也。

夫阴主内守，阳则有运行与蛰藏之别。运行之阳传化精微，熏肤充身，而蛰藏之阳则无为而无不为。风寒外郁，营卫之气争；饮食内郁，升降之气阻，则运行之阳不通于皮毛，不输于上下，积渐而为阳盛发热。情志不和，木火之气乱；色欲无节，金水之气衰，则蛰藏之阳如鱼失水、如舟弛系，积渐而为阴虚发热。此阴虚与阳盛发热之两大原因也，按之此症皆不符合。《方盛衰论》曰："至阴虚，天气绝；至阳盛，地气不足。"夫阳盛为实，阴虚为虚。至阴虚，天气绝者，乃地气不上为云，由阴虚而阳盛也。由阴虚而阳盛则虚为主而实为从，主虚可补，而从实不可泻也。至阳盛，地气不足者，乃天气不下为雨，由阳盛而阴虚也。由阳盛而阴虚则实为主而虚为从，主实可泻，而从虚可补也。据此以观则此证之为由阳盛而阴虚，即《伤寒论》所谓阳明病是已。然《伤寒论》阳明病所列证象甚多，此则但有发热而不恶寒一证，殊未可据为定案。反复推求，折衷至当，盖阳盛阴虚，莫辨主从之奇热证也。古方有寒食散，魏何晏服之，颇获近功，一时士大夫尤而效之者无不罹远害。皇甫谧因试其药遂成废人，隆冬裸袒食冰，至悲恚欲自杀，乃列举所见闻者笔之于书，以昭炯戒。夫金石燥烈之品，过服之则阳气暴长，阴气暗消，迨燥烈之毒传遍脏腑，则发为表里上下，靡不阳盛阴虚，难辨主从之热证。此证之原，殆类是乎？审如是则不用玄参、生地不足以补其阴虚，不用大黄、甘草尤不足以泻其热毒，此本方之所以泻实补虚，并行不悖也。

二、某，病夜头面肿，发热，心内不安。

银花一两　薄荷一钱　土茯苓三两　苍耳三钱　连翘三钱　桔梗二钱　白菊花五钱　生栀子五钱　淡豆豉一钱　防风三钱　甘草五分

三副，服二副即痊愈。

此湿热格阳于上也。《营卫生会》篇曰："卫气昼行于阳，夜行于阴。"《阴阳应象大论》曰："阳胜则热……热胜则肿。"《宣明五气》篇曰："心恶热。"《太阴阳明论》曰："阴受湿气。"又曰："阴病者，下行极而上。"夫面属阳明，头为诸阳之会，心为阳中之阳，头面肿，心内不安，发热者，心胃二经之阳不降，而诸经从之，甚于上以及于外也。其病于夜者，湿热在下，阳不得行于阴也。百病皆以夜盛昼衰，而湿为阴邪，尤盛于夜，盛于夜则厥于夜，斯上焦之阳亦满于夜，故夜病也。

《至真要大论》曰："热者寒之。"《玉机真脏论》曰："其高者因而越之，其下者引而竭之。"故用薄荷、苍耳、桔梗、菊花、豆豉、防风之辛以散郁火于上，银花、连翘、栀子之寒以泻实热于内，土茯苓之淡以竭湿热于下。火散、热平、湿去，则天气以清而下降无阻，故收效速也。凡体实症实者，去邪即以安正，故缓中之甘草少用。闭者治之以开，不开则上下之邪皆不出，故酸敛之白芍置而不用也。

厥气为病，《内经》以"厥"名篇者三，言之甚详。夫厥者何？一言以蔽之，气不顺也。论邪则以寒厥、热厥、湿厥、寒湿厥、湿热厥为多，论六经则以足三阴为主。肝宜平，不平则厥；肾宜藏，不藏则厥；脾宜运，不运则厥；阴虚则阳不秘而厥；阳虚则阴不化而厥，邪实而不去则与正相争而厥。阴邪下行极而上，则足三阳之经及心肺之气皆得下行而上实，如此症湿热在下而厥，遂致阳盛于阳而病其一端也。有谓风寒外感，仅在三阳之表，应无厥气者。不知人身经脉流行不止，环周不休，邪伤于外则经脉之气劈郁，郁则不顺，乃必然之势，不过与足三阴厥有浅深之别耳。治厥之法，随宜而施。此症邪实于上，势颇危急，邪不去则正不留，故用急则治标之法，辛开上焦之郁以通天气，寒泻上焦之热以清天气。土茯苓则祛湿热于下，以治厥之本也。苟不知此而攻以涤肠之黄，则诛伐无过矣；或凉以补阴之生地，则助湿为虐矣。此症俗称为大头瘟，此方亦与东垣普济消毒饮同义，特东垣未治及邪之本耳。未有身半以下无厥气，而身半以上之天气自不下降，壅于头面而为肿者也，知此则凡上焦不清之病，其源皆不在上而在下也，明矣。《通评虚实论》曰："头痛耳鸣，九窍不利，肠胃之所生也。"盖六腑者传化物而不藏，传化失职则清浊相干，故有九窍不利等病，若以脏言之，即脾不运也。

三、某，兴寒冷发热重，口干，口渴，舌苔黄，谵语。

洋参二钱　石膏五钱　生地三钱　连翘三钱　生栀子五钱　姜黄一钱　知母一钱
薄荷八分　香附三钱　甘草二钱　玄参三钱　青蒿八分

五副。

此热入阳明也。热入阳明则胃中津液销烁，故口干口渴。土燥则舌黄，神昏则谵语，皆热象也。发热重而犹恶寒者，尚有未和之表气也。《经》曰："诸禁鼓栗……皆属于火。"盖热证之初，卫气内凑而反恶寒者多矣。

白虎汤为治阳明热盛而腑未实之主方，故全用之。土居中央，热则金失其清，水推其流，白虎汤虽能兼及，究非专剂，故用栀、翘清上，玄、地润下，以臻于备。心主血而神，热伤血则神乱，生地能清血热以宁之。肺主气而布精，火克金则气耗，洋参能于白虎汤中泻肺火以生之。若薄荷、青蒿则以散热疏表气，姜黄、香附则以解郁理血气者也。

赵氏《医贯》以大剂六味地黄汤治伤寒大烦渴之白虎汤证，诚有卓见。盖肾为水脏，大烦渴者，热有余而水不足也，白虎汤泻热以救水，六味汤补水以济火，补泻虽不同，而平均水火则一，故皆有效。此方则神而明之，不泥古而合于古者也。

《厥论》曰："阳气盛于上则下气重上，而邪气逆，逆则阳气乱，阳气乱则不知人也。"夫上为阳，下为阴，阴阳之理，平则互宅，偏则互凑。阳气盛于上者，阳不宅于阴也，阳不宅于阴则偏盛于上而阳中之阴虚，阳中之阴虚则天气已不能降，而阴中之阳复凑之，故曰下气重上。阴中之阳当其位则正，非其位则邪，上凑则非其位矣，故曰邪气逆。夫心以神明为一身之主，而心之精华非水济之则不光明，下气重上而阳气乱，则火中无水而光明失，故不知人也。凡热症而至谵语狂言者，其源虽不同，而火中无水，神明不用则一也。

四、廖周氏，头痛，喉右生白，每闲坐身上一股一股冷气。

防风三钱　枳实一钱　生地三钱　薄荷一钱　生石膏一钱　香附（酒炒）三钱　生栀子五钱　木通二钱　寸冬五钱　生甘草三钱

二副愈。

此金郁火郁也。《阴阳应象大论》曰："肺在地为金，在色为白。"《至真要大论》曰："诸禁鼓栗……皆属于火。"《卫气》篇曰："上盛则热痛。"夫上焦为阳，肺为阳之阴，喉右生白者，金郁也。身上频作冷气者，火郁也；头痛者，上盛也。唯金郁而上焦之阳不行于皮肤分肉，故外寒而鼓栗，上盛而头痛也。

火郁发之，故用防风、薄荷发之于肤表。过者折之，故用栀子、石膏折之于心肺。《伤寒论》热入阳明，但烦渴而大便未结者白虎汤，已结者承气汤。此症本非正伤寒，未至烦渴便结，故唯从上焦发之、折之，而不治阳明也。火有余则水不足，故补以生地；火克金，故清以寸冬；火性升，故降以木通、枳实；火性急，故缓以甘草；若香附之郁理气，则与防风、薄荷同功，而有内外之别耳。

五、正阳之子，大烧大热，口干乱说，五六日不大便，胃不食。

薄荷八分　菊花五钱　枳壳一钱　甘葛三钱　法夏三钱　黄芩三钱　柴胡一钱　生栀子五钱　沙参五钱　防风三钱　木通三钱　生姜五钱

五副。

此少阳阳明也。腠理闭塞，玄府不通，上焦不行，卫气不得泄越，故大烧大热。胃气不降，下脘不通，故不大便。热气熏灼，扰乱神明，故口干妄语。唯大烧大热而未溅①然自汗，口干谵妄而未烦渴引饮，不大便而未绕脐烦痛，皆津液未亡、大便未硬之征。盖伤寒传经，由少阳而阳明，虽热证而非

---

① 溅　jí a. 汗出的样子，如"溅溅汗出者愈。"b. 迅速的样子，如"翔尔鸿翥，溅溅凫没。"

承气证也。《伤寒论》曰："少阳阳明者，发汗，利小便，胃中燥烦实，大便难是也。"又曰："阳明病，不能食，及初头硬后必溏者，均不可攻。"医者于此当知所治矣。

实火宜泻，小柴胡汤之黄芩合栀子、枳壳、木通等，降泻心肺三焦之火，从内而泄之于小便；郁火宜宣，小柴胡汤之柴胡合薄荷、菊花、甘葛、防风等散三阳头面之火，从外而泄之于皮毛。火之种类不一，治火之法亦不一，此症既无可攻之确据，故仅用寒凉以胜之也。不能食者，中有寒也。不大便者，上焦不通、津液不降也。小柴胡汤之半夏、生姜通上焦、降津液，即以利大便；散寒逐饮、开胃和中即以纳食；沙参则和中气以通脉生津液以止渴，即小柴胡汤之人参也。

医书云"气有余便是火"，又云"火克金即伤气"，是有余者不足之始，不足者有余之终也。故制方之道，欲去热而不寒寒，涤邪而不伤正，则有寒热并用、补泻兼施者，仲景白虎加人参汤及诸泻心汤皆用人参，不仅小柴胡汤也。夫少阳病邪在表里之界，法宜和解。和解者，表里两和，不独表也。苟知和表而不知和里，则失仲景制方之义矣。人参则和半里正气之不足者也。

六、某，多食酒，身大热而喘，口渴饮冷。

黄芩三钱　生甘草五钱　通草三钱　老连三钱　花粉三钱　甘葛八钱　香附三钱　银花五钱　蔻仁一钱　厚朴（姜汁炒）二钱　陈皮二钱

三副。

此阳盛于阳也。人身以上下分表里，则上为表、下为里；以上下分阴阳，则下为阴、上为阳。酒气盛而栗悍常多饮，则心肺胃之阴虚，而阳气独盛，故身热息粗、口渴饮冷也。

黄芩、黄连、银花、花粉等泻阳中之阳，以治其独胜；应下解者用通草，从肺引之以出于前阴；应外解者用葛根，从阳明引之以散于肌表；白蔻仁消酒积、散滞气；厚朴、陈皮宽胸膈、降逆气；香附利三焦、理血气，皆所以调其气，使之平也。夫喘渴皆急象，而酒家则忌甘，然与苦寒肃杀之芩、连、花粉等并用，则各尽其长而互制其短，甘草又非所忌矣。盖苦中有甘则泻火而不伤中，甘中有苦则缓急而不升气，人身真气在中，唯甘能和，而去火者，又必以苦，当此时也，岂可不为之护而偏于用苦哉，此重用甘草之义也。

消酒积无如白蔻，解酒毒无如黄连、葛根，物性各有专长，在医者之善用耳。酒生热，又能生湿，故泻热泄湿而不养阴也。火之种类不一，有因湿热上逆而生者，谓湿火，宜黄芩、黄连之寒胜热、苦燥湿，不宜生地之滋润，如此症其一例也。

七、某，神昏妄语，舌苔黑，或不便。

犀角三钱　银花五钱　生栀子五钱　连翘八钱　川贝一钱　木通三钱　豆卷一两
生地五钱　薄荷一钱　灯心五钱　寸冬五钱　桔梗二钱　桑叶八皮

三副。

此热入心经也。言为心声，神为心主，心热偏盛则君主不明，故神昏妄语。黑为水色，舌乃心苗，火极则反见水之化，故舌苔黑。夫神昏妄语而无腹痛实满、发热汗出等情，或不便者乃间有一日不便，其非阳明证也明甚。盖热症后，余热未尽，传入心经所致耳。

心热有余则心阴不足，故凉以犀角、栀子、连翘，补以生地。心热则上迫肺金，下移小肠，故以银花、寸冬、桑叶、川贝、桔梗、薄荷散之于上，木通、灯心引竭之于下，豆卷则行陈腐积气以去黑苔者也。

《五味》篇曰："肾病者宜食大豆黄卷。"盖以其能于水中放芽，畅发生气也，味甘平，故入胃去陈腐积气，而《别录》则云："去黑皯。"夫黑色属肾，黑皯黑苔所现之地虽不同，而其为肾之色及陈腐积气之外现则一，此药今之药肆有清水及麻黄水制发两种，本方所用则清水制发者也。犀角为热入手少阴血分神昏要药，然阳明不实亦未可轻用也。

八、某，夜热早凉，无汗，形瘦已二月余。

青蒿三钱　生地八钱　知母二钱　丹皮八分　玄参三钱　玄胡八分　当归（酒炒）三钱　泡沙参五钱　生鳖甲三钱　桂枝一钱　柴胡五分　酒芍三钱

三副。

此伏火伤阴也。人身之气，阴阳相通，相火化气，由阴出阳，阴不与阳通，则相火所化之气郁于阴分而成伏火，医书谓"伏火即相火者"，此也。《素问·调经论》曰："阴虚则内热。"《阴阳应象大论》曰："阳胜则热。"夫人身阴阳宜平不宜偏，有胜即有负。阳之阴虚则阳盛于阳而昼热，阴中之阴虚则阳盛于阴而夜热，此证夜热早凉，盖相火于肝肾阴分，而虚其阴中之阴也。阴阳本相抱不离，凡阴虚于内，不能为阳之守者，其阳必失所附而易泄为汗。此证则阴虚阳郁，故热而无汗，与一般阴虚有别，而与伤寒证之热而无汗则有浅深阴阳之殊也。其形瘦者，乃热之久而内煎血液、外消肌肉也。

火伏阴中则血热而水涸，生地善治阴虚血热，玄参长于壮水制火，故并用之。然而病由火伏，以至发热无汗，其邪之固结可知，苟徒治其偏而不开其结，未能愈也，故用丹皮、鳖甲清伏火以消血结，归、芍、玄、桂活血利气，通经达郁，以为之佐。夫以寒治热，正治也，而佐玄、桂之温归、桂之温通者，盖阴中有阳，血中有气，欲生阴者必通其阳，欲生血者必通其气。此则非辛寒所能代，亦非从者反治足以尽其义也。唯火克金，知母清之；唯热伤气，沙参补之。后天生化，金为水母，补水而兼治肺者，即《难经》所谓"虚则补其母"也。沙参合青蒿则补而不同，青蒿合柴胡则退热除蒸、升阳散火，两擅其长。《六元正纪大论》曰："木郁达之，火郁发之。"此之谓矣。

阴虚而阳不密者，补水而佐之以阖，阳密者佐之以开，此大法也。然木生于水，既已阴虚，无论阳之密否，则肝之不平则一，故用白芍以平肝和血，唯不宜于阳密，故用酒炒。瘅疟温疟，皆热而不寒。详于《素问·疟论》及《金匮要略》中，与此证颇同，宜参考之。

九、某之兄，为狂邪触发，不时披发大叫，欲杀人，不避水火。

苦参八钱　犀角五钱　郁金三钱　法夏（姜汁炒）五钱　银花一两　生军三钱
枳实一钱　生甘草三钱　乌梅三钱　胆星二钱　白芥子三钱

三副。

此厥狂也。《生气通天论》曰："阴不胜其阳则脉流薄疾，并乃狂。"《宣明五气》篇："邪入于阳则狂。"《难经》曰："重阳者狂。"夫胃为阳而主四肢，心为阳中之阳而主神明，二经之阳并于上而不下，则四肢实而神明乱，故有登高逾垣、妄言骂詈等证。若狂而至于披发大叫，欲杀人，不避水火则勇气与怒气特甚，非独二经为病矣。《灵枢·论勇》篇曰："勇士者，其肝大以坚，其胆满以傍，怒则气盛而胸张，肝举而胆横。"即怯士得酒，栗悍之气入于胃中，亦胃胀、气逆、胸满、肝浮胆横与勇士无异，足征人之勇气与怒气俱出于肝胆，则此证之不仅心胃阳盛也，明矣。

古方苦参一味治狂邪触发，无时披头大叫，但欲杀人，不避水火，故以为君。胃为阳土，热不入阳明则势不盛；血属于心，热不入血分则神不乱。故用郁金入心解郁逐瘀，犀角除心胃血分热毒，大黄逐阳明血分热结。热在上则金不清，后天水谷之气皆郁为痰，填塞清道，阻滞气机，故用银花清金，枳实破气，法夏、胆星、芥子等行痰开窍以通气化。用甘草、乌梅者，急中有缓、开中有阖也。

苦参大苦大寒，而治热病狂邪，欲杀人，不避水火者，盖能除下焦血分湿热毒，以养肝胆也。夫水者木之母，下焦有湿热毒，则肝胆失养，而风阳偏盛，偏盛则肝举胆横，气勇情怒，更得心得胃之阳同恶相济，其暴戾恣肆，宁有限哉！得苦参则热毒消释，肝胆之气自平，此釜底抽薪法也。《药性》言苦参补中平胃气，皆肝胆气平之效，不知者以为有补性则误矣。

十、蔡某，病疯，不论亲疏，一月有余。

大黄三钱　郁金五钱　枳实二钱　白矾（研冲药内）三钱　芒硝四钱　厚朴三钱　人参头三钱　法夏（姜汁炒）三钱　黄芪五钱　甘葛二钱　木通三钱　泽泻二钱

五副，后服八副愈。

病狂此病狂也。《灵枢·癫狂》篇论癫狂及治法颇详，大要：癫为阴疾，狂为阳疾，皆由情志不遂，惊恐忧思过甚，以致阴阳气乱，痰火郁结而成。《癫狂》篇有曰："狂之发也，善骂詈，日夜不休。"《病能脉解》篇曰："阳盛则使人妄言，骂詈不避亲疏。"与此症情形无异也。

《灵兰秘典论》曰："心者，君主之官，神明出焉。"《宣明五气》篇曰："心恶热。"夫心之所以不能远热而失者，逆气为之也。大承气汤合泽泻、木通斩关夺门，降大小肠有余之逆而清乘传之邪，即《癫狂》篇所谓"取之手阳明、太阳"也。

神明昏乱，固由手阳明太阳不通、浊气上并，然非津液郁蒸为痰，痰聚血积，蒙塞心窍，亦不至于狂也。白金丸郁金逐恶血，白矾化顽痰以清之，即《癫狂》篇所谓"少阴盛者，皆取之"是也；

郁痰在膈，势难下趋，参头涌之；阴邪上逆，未尽化热，半夏降之，即《至真要大论》所谓"上之下之"是也。

《通评虚实》篇曰："癫疾厥狂，久逆之所生也。"凡病之生于逆者，难以备举，匪独癫狂也。治逆之法有二，虚则以守为降，脏内守而腑自和也；实则以攻为降，邪外出而正始安也。然人身气化，清升浊降，流行不息，未有但降而不升者。故此方有承气、白金之降，即有黄芪、甘葛之升，以合乎气化流行之化流行之常。至久逆之因，则此症及前症皆由于湿热生痰，观前后两方之苦参、白矾、半夏等，皆湿热、湿痰并治可以知矣。

病已一月有余，邪气虽实，正必渐虚，且上焦津液未亡，舌苔必不干燥，故可用黄芪之温升及半夏之温降。凡湿邪上逆之病，往往舌润痰多，以此为辨，否则尚宜细心酌之，庶免贻误。

诸痛类

十一、王杜氏，心口痛甚，引至周身作痛，腹内不安。

干姜三钱 白术（土炒）八钱 法夏三钱 甘葛一钱 生黄芪二两 薤白八分
桂圆肉一两 生鹿角一两五钱 桂枝三钱 薄荷二钱 独活三钱 杜仲（盐水炒）八钱
生姜五钱 香附（酒炒）二钱 佛手片八钱 生沙参一两 草豆蔻五钱

此胸痹也。胸痹者，胸中阳微，而阴凑之。阳主开，阴主阖，凑之则微阳不通而心痛也。考《内经·厥病》篇五厥心痛及《金匮要略》第九篇胸痹心痛，无引至周身作痛者。《痹论》曰："凡痹之类，逢寒则急。"《举痛论》曰："寒气客于脉外则脉寒，脉寒则缩蜷，则脉绌急则外引小络，故卒然而痛。"《调经论》曰："阴盛生内寒……厥气上逆，寒气积于胸中而不泻，不泻则温气去，寒独留，则脉凝涩，凝涩则不通。"观此，则此症痛以至牵引周身作痛之为阳不胜阴、脉急引络也审矣。盖胸与背皆为阳，五脏六腑之俞皆属太阳经而内通脏腑，厥心痛及胸痹心痛之心背相引而痛者，病由心包而背俞，或由背俞而心包也，此症牵引至周身作痛者，病由心包而背俞以及太阳之经也。《宣明五气》篇曰："心恶热……脾恶湿。"夫腹者，脾之部，知心内不安之为热，则腹内不安之为湿可知矣。

胸中阳微，补以干姜、白术、黄芪、桂圆、沙参；胸背阳痹，通以生姜、薤白、桂枝、独活。夫补胸中之阳而用杜仲温肝肾者，肝肾为脾之母也。用圆肉滋心脾者，诸血皆属于心，寒气客于经脉则脉涩，脉涩则血虚也。通胸背之阳，而用鹿角、独活通督脉者，宣畅其小周天气化也。腹内不安，由于湿郁，唯草豆蔻能燥湿开郁，故亦重用。胸痹则浊不降，浊不降则头目必多壅气，心下必有痰瘀，故用半夏化痰以降浊，薄荷疏肝泻肺，以散头目壅气，并微用甘葛以升清。若香附、佛手片则开郁理气，而佛手重于香附者，以痛在上焦气分也。

脾欲缓，痛则急而不缓，故用圆肉之甘以缓之，匪独养心脾之血，以灌溉百脉也。

十二、苏郑氏，心口痛，昏晕，心内不好，说不来，肚痛，背山腰均痛。

姜黄八分 艾叶三钱 生姜三钱 生栀子五钱 香附（酒炒）二钱 薄荷一钱
黑豆一两 白术五钱 桂枝一钱 生黄芪五钱 佛手片三钱 生鹿角八钱 当归五钱
柴胡八分

五副。

此胸痹也。《举痛论》曰"寒客于背俞之脉则脉涩，脉涩则血虚，血虚则痛，其俞注于心，故相引而痛"一证。及《伤寒论》心中懊憹、心中结痛之栀子豉汤证，皆与此证颇同，唯栀子豉汤证乃伤寒汗吐下后，正气虚而邪留上焦之余疾，故结痛在胸；若背俞脉即心俞脉，亦即太阳脉，故痛则上至心，下至腰，而异于栀子汤证。此证则有栀子豉汤之心中懊憹、结痛证，又有寒气客于背俞之腰背俱痛证，而兼脾虚不运之肚痛者也。夫上焦为阳，而心又为阳中之阳，寒气客之则郁而生热，昏晕、懊憹、结痛，固其宜也。阴不敛，热气上冲而心为之烦懑者，则不得与此同观。

《热论》曰"人之伤于寒也，则为病热"，《举痛论》曰"寒则脉络急，血气稽留不得行故痛"，是热与痛俱生于寒，而散寒泻热、疏理血气，即为此证之治法也。故此方除栀子泻心肺之热，生姜散肺胃之寒，为专治上焦阳郁生热外，其薄荷、桂枝、柴胡、艾叶、佛手、姜黄、香附、当归、鹿角等则统以通三焦前后、阳经阴经、气分血分之滞，以治诸痛者也。合之芪、术补中，黑豆镇下，则邪去而正复，痛止而神安矣。人之一身，所以运行不息者，气也。气旺则运行速，气弱则运行缓。诸痛虽由气血郁滞，实则中虚不运有以成之，故用芪、术补中益气，以为运行之本，然后诸通药乃得藉其力，以通气血经脉而止诸痛也。

阴阳之理，清静则生化，昏晕、懊憹、痛扰，皆不静为病也；通经、通气、通血诸品皆不静之药也，故重用黑豆镇肾宁神，以为无形之治，并以恢复由懊憹而消亡之阴气。

懊憹不安，心阳郁而心神亦郁，鹿角能通使道以畅心神，不仅补阳通督，治背腰痛也。寒则血涩，血涩则虚，当归通阳散寒、养血活血，与鹿角均为此方要药。昏晕、懊憹皆上焦有余之热所致，故用栀子凉心肺，薄荷清头目以治之。若黑豆之镇肾宁心，则病在上取之下也。

十三、周某室人，心口痛，背心胀痛，足杆痛，胃不食，勉强食则心口更痛。

生杜仲八钱　艾叶三钱　官桂三钱　防风三钱　白术五钱　广木香一钱半　圆肉五钱　怀药五钱　故纸五钱　黄芪八钱　制附片八钱　木通三钱　花粉五钱　腹皮三钱　桂枝三钱

五副。

此肾心痛也。肾心痛者，肾之厥气上乘于心而痛也。《内经》载五厥心痛，唯肾心痛与背相控，如从后触其心。夫相控者，心与背相应而痛也；后触者，肾邪从背注心也。此病心口痛而兼背心胀痛，虽未后触而实相应也。《太阴阳明论》曰："脾病则四肢不用。"《脏气法时论》曰："肺病者……尻、阴、股、膝、髀、腨、胻、足皆痛。"《经脉》篇曰："脾病者，食不下；肾病者，不欲食，脊股内后廉痛。"《厥论》曰："阳气衰于下，则为寒厥。"《痹论》曰："寒气盛者为痛痹。"夫肾者主水，而水中有火，为土之母，肾火虚，则脾胃之阳俱虚，故不食；肺气虚，肾气寒，故足杆痛；寒气厥而上，故心口痛，食下则与厥气相触，故痛甚。又足杆痛而无表证可据，其为寒盛于内，不由外传可知也。

《内经·举痛论》标证共一十三条，除寒热错杂于经脉及热气留于小肠二条外，余皆寒证也。此证既无"炅气相搏，痛不可按"之情，又无"瘅热焦渴、坚干"等象。其在内者，非即《调经论》所谓"阴盛生内寒，厥气上逆"乎？其在后者，非即《举痛论》所谓"寒客于背俞之脉"乎？

夫胸中阳位也，背脊阳道也。厥者，阴邪下盛，逆而上行也。厥气之所至，犹劫厄之所至，肾之厥气，乘于阳位则胸中痛，乘于阳道则背脊痛，固必然之势也。背俞通心，肾附于脊，唯肾邪乃能干背，唯手少阴气合太阳，故《内经》特揭"与背相控""如从后触"为肾心痛之据也。

病有内守不足而气浮者，缓则敛阴，阴敛而气自纳；急则回阳，阳回而阴亦回，气厚味甘之药均未可轻试也。病有劳倦内伤而气陷者，宜补中益气，大升大举，使气上归于肺，则甘温又在所急。此证阴盛于下而气滞，气虚于中而阳弱，故宜辛热驱阴于下，甘温益气于中也。

附、桂、故纸、杜仲益火消阴者也，芪、术、圆肉、淮山补中益气者也，阴消则肾无再厥之邪，中旺则肺气受益，治节下行，而致痛之源绝矣。虽然人身经脉流行不止，环周不休。倘偏于消阴益气而不通闭导滞，日月虽明，何以摛①光于曲穴乎？故用防、桂通阳经，艾叶通阴经，腹皮通脾胃，木香通三焦，木通通九窍，为诸辛热甘温之使，而成拨乱反正之功，亦犹王者设官分职，各警其事，而庶绩咸熙也。

五脏之情，上不可热，上热则治节不出，无以下生，故用花粉以保上焦清肃之令。

桂圆肉滋脾长肌、养心安神，子能令母实也。《经》曰："心者，君主之官，神明出焉。"阴邪上逆，灾及膻中，神明失其职矣。况邪之所凑，其气必虚，若但驱有余之邪，而辅不足之正，其能免于挂漏乎？己土在心，故用圆

① 摛　其一，舒展；散布：摛锦布绣。英名远摛。其二，铺陈："驰辩如涛波，摛藻如春华。"

肉补脾以补之，兼以和诸辛热之燥。凡上焦病涉及君主者，必兼顾之，虽神无补法，而阴阳气血之偏，未可恝^①置也。淮山药守脾，以节制诸辛热之剽悍及诸辛甘温之升举，则开中有阖、动有静也，其义尤精。

杜仲强骨健筋，其功似在腿足，然与附片、故纸同用则温生热，木生火，而非偏神之师矣。官桂合桂枝助阳驱邪，功在营分，盖营行脉中，寒气留则血涩不行，若偏于治卫，即与病不相当，而邪不尽除，故并用之。

十四、杜某之母，心口痛，不思转移，如动痛益甚，色不变。

沙参一两　炙甘草八钱　干姜三钱　生姜三钱　制附片三钱　蔻仁一钱　米百合五钱　杏仁二钱　法夏二钱　木通二钱　白芍五钱　瓜壳三钱

三副。

此肺心痛也。《灵枢·厥病》篇曰："厥心痛，卧若徒居，心痛间动作痛益甚，其色不变，名肺心痛。"与此无殊。夫厥在《伤寒》则为逆冷，在《内经》则为逆气，肺心痛者，肺之逆气注于心而为痛也，转移则逆气内动，故益甚也。《素问·五运行大论》曰："肺在天为燥，在地为金，其性为凉，其德为清。"是清凉者，肺之本气也，妙在火以克之，乃得其平，而无偏盛之患，否则气变肃杀，注于心而为痛，则金胜而火负矣。《六节脏象论》曰："心者，生之本，神之变也，其华在面，其充在血脉。"今金胜火负，心气不能上出于面，故痛而色不变也。

《难经·十难》曰："心脉涩甚，为肺邪干心。"夫涩者，滑之反，乃肺之本脉也，见于肺则当其位为正，见于心则非其位为邪，以傅相而犯君主，何其谬也！

金胜为清气有余，火负为热气不足，沙参、姜、附补热气以胜清气；肺之来源在土，姜、草补土生金；土之来源在火，姜、附补火生土。内伤杂病下寒上热者，比比然矣，未有上寒而下不寒者也。此方立法，一升一降，足以尽之。补正则附子、干姜、炙草等，逆而上之，以助沙参；降逆则半夏、白芍、木通等，顺而下之，以助杏仁。若宣畅胸膈、开痹止痛，则以二姜、瓜、蔻等为之前驱。然收者，肺之所欲也，故又以百合之甘敛和姜、蔻之辛开，盖不但寒热不可偏，即苦欲亦不可有违也。

夫治下者制以急，治上者制以缓，势不同也。王太仆曰："治上，制方迅急则止不住而迫下。"此甘草之缓，所以宜于治下也，然治上而泻火宜生，补

---

① 恝　淡然，不经心。《孟子·万章》："夫公明高以孝子之心，为不若是恝。"

虚宜灸。此病在上，制方宜缓，故重用甘草，又因在上而非有火，宜补不宜泻，故用炙甘草。若夫敛肺不用五味之酸涩，而用百合之甘涩，降肺不用枳实之酸苦，而用杏仁之甘苦，通痹不用陈皮之苦辛，而用瓜、蔻之甘辛，皆避急就缓，以为游刃有余之地，其旨密矣。

十五、某，心口痛欲绝，呕吐食不下，背心亦痛，唇青面赤，饮冷稍安。

三棱八分　姜黄二钱　砂仁一钱　甘葛三钱　桂枝三钱　白术一两　沙参八钱　木通三钱　制附片一两　广皮二钱　故纸五钱　花粉三钱　生姜三片

五副。

此阴盛格阳也。《举痛论》曰："寒气客于背俞之脉则血脉涩，脉涩则血虚，血虚则痛，其俞注于心，故相引而痛。"曰："寒气客于肠胃，厥气上出，故痛而呕。"夫背为阳，统于肾，腹为阴，统于脾，而邪之所凑，其气必虚，寒气客于背俞之脉及肠胃，而为心与背相引而痛及呕吐、食不下者，脾肾之阳不足也。唇者，脾之华，阳虚血滞则华色夺，故唇青；阳明行身之前，阴盛格阳，则阳明之阳不降，故面赤饮冷稍安。《举痛论》及《五色》篇皆言"青黑为痛，白为寒"，《皮部论》则言"色多青则痛多，白则寒"，《经脉》篇则言"脉色青则寒且痛"。夫青与白皆为寒，而一言痛一不言痛者。《经脉》篇曰："寒多则凝涩，凝涩则青黑。"盖白为血脱气虚之色，青黑为血涩变恶之色，未有寒气客于脉中，血脉凝涩而血色犹赤，通而不痛者也。有诸内者必形诸外，故望而可知。若《金匮》所谓"鼻头色青、腹中痛"，则木克土也。

心痛彻背，为肾寒干心，呕吐食不下，为脾虚胃逆，故用附片、故纸补火温下；白术、沙参补土温中，以治痛呕之本。三棱、姜黄入脾胃肝血分，破气行瘀；生姜、砂仁、广皮入肺脾胃气分，散寒宣痹；木通通窍行经络，以治痛呕之标。背俞之脉，寒客血涩，则用桂枝为附、故之使，温而通之。阳明之阳被格于上则用甘葛、花粉为参、术之使，升散而清降之。

《至真要大论》曰："热因寒用。"《五常政大论》曰："治寒以热，凉而行之。"盖为寒甚格热，恐热药不易下咽而立，此从者反治法也。此证阴寒盛于中下，阳明之阳被格于上，故此方以热治寒，即佐花粉之凉以顺病气，收从者反治之效。《经》又曰："从多从少，观其所当。"则神而明之，存乎人矣。

十六、郑某氏，心口痛，腹胀，胃不利，肚痛及胁背痛，微作寒热，月

水不调。

　　姜黄八分　艾叶三钱　生姜三钱　生栀子五钱　薄荷一钱　香附（酒炒）二钱黑豆一两　白术五钱　桂枝一钱　生黄芪五钱　生鹿角八钱　佛手三钱　当归五钱柴胡八分

　　五副愈。

　　此脾虚胃逆也。腹满、胁背痛及月事不调，皆脾虚也。胃不利、寒热、心下痛，皆胃逆也。人身上为阳，胃逆则天气不降，风火上郁，故为寒热痞痛；下为阴，脾虚则地气不寒湿下郁，故为背腹胀痛。若夫胁痛者，脾陷则生菀于下也；月事不调者，寒湿郁则血气不和也。

　　脾虚为此病之本，芪、术即为此方之君，盖必中气旺而后胃气行，五脏六腑受气也。生姜、薄荷、佛手、姜黄、栀子等宣上焦阳气之郁，理中上气血之滞，泻上焦偏盛之热，如此则上焦和而天气降矣。邪盛则正虚，寒湿盛则阳虚，艾叶散寒逐湿，鹿角祛寒通阳，如此则下焦和而地气升矣。祛寒用鹿角者，同桂枝通太阳督脉之阳，以治背痛也；疏肝用柴胡者，同香附升木行气，以治胁痛也；活血用当归、黑豆者，同艾叶、香附之逐寒湿利血气，以调经也。

　　黑豆不仅活血解毒也，人身以下元为本，诸辛甘之浮动，不无碍下焦之定静，故重用黑豆以静制动而资镇摄，其意深矣。

　　十七、王某，心口痛胀，打嗝，食入胃翻，不食亦可，发寒热。

　　桂枝三钱　大腹皮三钱　牡蛎五钱　生栀子三钱　薄荷八分　杏仁三钱　寸冬三钱　香附三钱　佛手三钱　砂仁三钱　三棱八分　白术五钱

　　三副。

　　中虚下不纳也。《经》曰："诸逆冲上，皆属于火。"呃逆翻胃，皆逆冲也。胃逆则心肺皆逆，故上焦不通则热生于内，寒留于外故营卫不和而寒热。胃之根在肾，胃之里为脾，病虽在胃，而致病之源，则在脾与肾也。

　　胃之不食由于脾之不运，白术健脾以行胃；上之气冲，由于下之不固，牡蛎纳肾以降胃，此治本也。若夫大腹、杏仁、三棱等之下气消积，砂仁、香附、佛手等之调气止痛，则治标也。热生于内，清以栀子、寸冬；寒留于外，散以薄荷、桂枝、共以治寒热不和。凡逆冲症，上焦唯虑其不清，下焦唯虑其不纳，故用栀子、杏仁之苦降，而不用参、芪、甘草之甘补。

　　逆降之，人皆知以下气为降，而不知以纳气为降，盖未明胃之根在肾也。纸鸢乘空而升降有则者，系之坚也，操之有术也。胃之升降亦犹是也，系坚则操纵在我，系弛则升降失驭。治呃逆而用牡蛎纳肾者，以此又《五常政大论》所谓"病在上，取之下"是也。

十八、曾某，心口痛，作吐，头昏，胃不利，腰痛。

藿香一钱　蔻仁一钱　甘葛二钱　白芍五钱　砂仁三钱　香附三钱　枳壳二钱　姜黄一钱　良姜一钱　薄荷一钱　防风三钱　生姜三片

三副。

此肝胃不和也。《举痛论》曰："寒气客于肠胃，厥逆上出，故痛而呕。"《气交变大论》曰："厥阴司天，民病胃脘当心而痛，食则呕。"《脉要精微论》曰："厥成为巅疾。"夫五脏不和之机在肝，凡运气木旺之岁及肝气不平之人，偶因寒饮食伤胃或秽浊气由口鼻入，乱其清明之序，以致上焦气机不畅，胃传化失恒，则肝胃郁争而灾异至矣。是故心口痛、呕吐、头昏、胃不利者，肝胃不和之气郁争于胃脘以上也。腰痛者，胃之根在肾，胃逆则浊不降、清不升，而肾气郁于下也。

肝胃不和之气郁争于胃脘以上，除白芍平肝、香附开郁，以治其不和之机外，防风、薄荷则开而泄之于上，行之于经，以治头昏；藿、蔻、砂仁、良姜、生姜则调之于胸中，温之于肺胃；枳壳则降之于肺胃气分，姜黄则通之于心胃血分，共以治心口痛、胃不利、呕吐；甘葛则升阳明之清气，以治腰痛者也。

人实症实，无虚象，亦无热象，故唯治以通阳、开郁、理气之法。气盛于上者，即头不昏，亦当开泄，防风、薄荷不仅治头昏也。

十九、某之室，腹胀，胃痛，不思食，夜不眠，心跳。

生白术三钱　炙黄芪五钱　生甘草二钱　生沙参五钱　桂心一钱　陈皮一钱　当归（酒洗）五钱　酒芍五钱　茯苓五钱　远志一钱　艾叶一钱　前胡一钱　甘葛一钱　灯心一团　大枣一枚　生姜三片

此土不制水也。《脏气法时论》曰："脾虚则腹满。"《举痛论》曰："寒气客于肠胃，厥逆上出，故痛。"《金匮要略》曰："病者腹满，按之不痛为虚，痛者为实。"夫阳虚气滞则胀，寒客血涩则痛，此证腹胀、胃痛、不思食，皆土衰木旺所致，其不拒按可知也。《至真要大论》曰："太阳司天，寒淫所胜……病心澹澹大动。"寒伤心主也。《伤寒论》曰："发汗过多，其人叉手自冒心，心下悸欲得按。"《金匮要略》曰："寸口脉动而弱……弱则为悸。"《五脏生成》篇曰："人卧血归于肝。"夫汗生于阴而出于阳，过多则阳随汗泄，气血两虚。此证不眠、心跳，皆寒伤心主，血不归肝所致，其寸口脉弱可知。

《内经》无心悸之名，盖心跳、心悸、心澹澹大动皆一病也。《宣明五气》篇曰："心恶热。"《天元纪大论》曰："少阴之上，热气主之。"夫心为阳，脏不病则已，病则热胜，从其本也。仲景书所谓心烦、心中懊恼、心中如啖蒜状，皆是也。唯心悸为阳虚，纵兼血虚，亦由阳虚而致。人劳力则汗出，口渴引饮，汗出则阳散于外，饮多则水停于内，不待肾水凌心，而心主已为停水所伤矣。故心悸为病，劳力者患之独多，虽有微甚之殊，而病因不外乎此，真武汤则治其甚者也。

脾之根在心，肺之源在脾，未有心脾虚而肺不虚者，补气则脾肺同治，养血则心肝同治。《难经·十四难》曰："损其肺者，益其气；损其心者，调其营卫。"故用参、芪、术、甘、枣补中益气，下制水而上生金；桂心、当归入心，通阳活血；酒芍入肝，且敛且散，阳和则血行而痛止，肝平则血归而卧安。仲景曰："伤寒而心下悸者，宜先治水，当服茯苓甘草汤。"《本草》：茯苓治心下结痛、恐悸，佐灯心则上格之虚阳同归治理。陈皮导滞气，生姜宣阳气，甘葛升胃气，前胡降胆气，远志通心肾，艾叶利阴气，皆以孚畅化机者也。

心病治胆，故用前胡。病源在中，故不及肾。夫寒气胜则水结而液枯，散寒不必细辛，而脉紧者必用之；润燥不必当归，而血寒者必用之。此症则血寒而脉不紧也。

腹满有虚实之分，实者不可补，恐益胀也；虚者补之，则肺气归元，而胀自已。有谓甘草得茯苓则不资满而泄满者，盖脾得甘草则正复，得茯苓则邪去也。

二十、周某，胃口痛，腹内响，胃不利，日夜呻吟。

生黄芩三钱　薄荷二钱　杏仁一钱　枳壳三钱　木通三钱　生栀子二钱　法夏六钱　干姜二钱　银花五钱　甘葛二钱　怀药八钱　生姜三钱

五副。

此中气不足也。中气不足有二，一为脾之阴气不足，一为脾之阳气不足。据方药以病情，此症乃脾之阴气不足，其右关脉之浮大搏指可必也。中气不足，而一切逆又乘虚犯之，故胃痛不利而腹鸣也。

《经》言："阴在内为阳之守，是阴者阳之系也。"脾为阴土，胃为阳土，是脾者胃之有系也。脏腑统于中气，脾之阴气不足，则匪唯不能为脾阳之系，且不能为胃阳之系，而升多降少，中土之纲纪弛矣。《口问》篇曰："中气不足……肠为之苦鸣。"《伤寒论》曰："胃中虚则客气上逆。"是知此症之腹鸣者，乃脾阳不秘而中气乱也；胃口痛者，乃胃阳不降而客气逆也。

客气者，下焦阴邪也，逆则格阳于上，上焦不通，郁而成热。《邪客》篇曰："阳气满，不得入于阴，阴气虚，故目不瞑，饮以半夏汤。"阴阳既通，其卧立至。此症胃痛，呻吟无间，昼夜阳气已满于上而不入于阴矣。《师传》篇曰："肠中寒，则肠鸣飧泄。"《金匮要略·腹满寒疝宿食》篇曰："腹中寒气，雷鸣切痛，胸胁逆满，呕吐者，附子粳米汤主之。"二症皆无上格之阳，但偏寒而已，非若此症之阴阳格拒于胃口也。

《伤寒论》太阳篇有半夏、甘草及生姜泻心汤三证，半夏泻心汤又见于《金匮要略·呕吐哕下利》篇。三症皆伤寒汗吐下后之余疾，因汗吐下而中虚而气逆，而格阳于上，而变见心烦、呕逆、心下痞硬、胃中不和、腹鸣下利等寒热不调、阴阳错杂之症。此症情誓虽未与之尽合，然或有或无，要不出中虚气乱范围。唯致疾之原，一由于伤寒误治以伤其中，一由于脾阴不守以虚其中，乃病同而原不同耳。

阳满于上，非栀、芩之苦寒不能泻；阳郁于上，非二姜之辛温不能开；阴邪犯胃，非半夏之辛温重滑不能降。盖阴邪不返地界，阳即无由下通，《经》言"半夏和胃气而能阴阳"者，此也。医书每言半夏能降胃逆，岂知其降者为犯胃之邪哉。

肺胃阳郁，生姜通之足矣。而兼用干姜者，盖以佐半夏驱逐上犯之阴邪，使之返还地界而天光始克下济也。生姜辛散有余，温守不足，岂能胜此任哉？故阴逆而阳未郁者，生姜不必用也；阳郁不由阴逆者，干姜不可用也，上满之阳宜苦寒，上犯之阴宜辛温，皆有必用之理，非恐苦寒伤中，预为之护也。凡阴阳格拒之症，必用阳阳错杂之药，始能各得其平，迎刃而解，否则必有一失，病不除矣。

肺苦逆，杏仁降之；热有不能苦寒直折者，银、薄清而散之；结有不能辛温消散者，枳壳破而去之；胃有升降，降以半夏，升以甘葛；木通通窍行水，引邪下行。以上药味与三泻心汤虽略有出入，而方义未尝变也。唯因致疾之原不同，用药终不能无别。汗吐下而伤其中者，宜甘温补中益气以复之，此三泻心汤之所以用甘、枣或参也。由阴不守而虚其中者，宜甘涩敛固阴气以守之，此本方之所以不用甘、枣与参，而重用怀药也。怀药入脾，补阴气之不足，敛阴气之不平。阴平则阳密而中气复，此为主治。其他皆治由阴阳不通而生之邪，与所成之病，乃辅治也。凡阴阳不通之病，寒多重用辛温，热多重用苦寒，此热多也，故凉药较重。

二十一、某，恶寒，头痛，腹痛，吐，昏晕，胃不利。

白术五钱　生白芍五钱　甘葛三钱　生大黄一钱　干姜三钱　紫苏一钱　薄荷一钱　桂枝二钱　黄芩二钱　吴萸一钱　枳壳一钱　生栀子一钱　生姜五片

三副。

此土木不和也。恶寒头痛属太阳，腹痛吐逆属太阴，阴阳二经同病则为两感，然伤寒传经无太阳传太阴者，有之则由误下，其人必下利。兹仅腹痛吐逆，而大便如故也。又腹痛在太阴为虚，在阳明则为实，而呕吐胃痞则无实证。故《阳明》篇有"阳明病，心下硬满"及"伤寒呕多，虽有阳明证"皆不可攻之戒。此证腹痛而胃家不实，阴阳同病而非两感，盖土木不和，正虚邪凑之杂病耳。

腹痛吐逆，均土衰木旺所致。盖脾者肺之母，脾为胃行气而升，肺为胃行气而降，脾虚肺无所禀，则均失其行胃之职，水谷乃藏而不化。肝与脾胃衰旺相关，土衰则木旺，木旺则中侮，上迫搏跃，冲激水谷，乃出而不藏。此吐逆为病与腹痛并见之委曲情形也。至恶寒头痛，病虽在外，实本于内，盖上焦为阳，肺既不能为胃行气而降，自不能输上焦之阳于外以温皮肤分肉，使外邪得以凑之。若头目晕则木旺生风，肺胃不降之绪余也。

肝有余，平以白芍，伐以枳壳；脾胃虚寒，补以白术，温以二姜；木和则不克土，土旺则能生金，而胃气之升降可复矣。胃逆表郁则上焦之阳不行于内外而生热，故用吴萸、生军、枳壳开郁破滞以通内；薄荷、甘葛、紫苏、桂枝、生姜祛风散寒以通外；黄芩、栀子则苦寒以清上焦之热者也。

凡土木不和、天气不降之病，无不上气有余，故除平肝降逆外，又宜开泄，不必其有外感也。而开泄药之选择及轻重，则以郁之所在及郁之微甚为标准。此证胃逆不利，其阳明之经气必上郁，故宜甘葛；恶寒头痛其太阳之经气必外郁，故宜桂枝；而宣发上焦则宜生姜；清利头目则宜薄荷；散寒快气则宜紫苏。此皆通外以畅内，开上以利下之辅治法也。内通之法，则寒湿据中者宜吴萸，实热成聚者宜大黄，正伤寒无此并用法，唯杂病有之。盖杂病土木不和于中，则湿浊瘀而舌腻；金木不和于下，则开阖争而大便滞。唯吴萸能祛寒湿以醒肝脾之阳，唯大黄能通大肠以达乙木之郁。此方二者并用，必有二证为凭可知也。

二十二、某，肚痛，发寒热，鼻塞，腰拜，腰痛，手足冷。

黄芩二钱　柴胡一钱　白术三钱　木通三钱　枳壳一钱　生白芍五钱　沙参五钱
生黄芪五钱　香附三钱　银花五钱　薄荷一钱　生姜五钱　法夏二钱

三副。

此中气不足也。《五脏生成》篇曰："脾之主，肝也；肾之主，脾也。"
《太阴阳明论》曰："四肢皆禀气于胃，而因于脾。"《本神》篇曰："肺气虚
则鼻塞不利。"夫肝为脾之主者，土畏木也；脾为肾之主者，水畏土也。故木
旺克土则腹痛，土陷克水则腰痛，脾主行气于四肢，中气不足则四肢无所受
气，故手足冷。肺为上焦布化之脏，外合皮毛，内朝百脉，土不生金，治节
不行则上焦不通，故寒热鼻塞。

人身斡旋之妙在中，治乱之机在木，中气不足则四隅失恃，木气有余则
五脏不安。其为病有显而易知者，有陷而难明者，如此症腹痛、手足冷，皆
中气不足也。中气不足天气不降而上焦不通，不通在肺则鼻塞，在少阳则发
寒热，此显而易知也；天气不降则地气不升，木气有余则与肺为敌，而天气
愈不降，上焦愈不通，此隐而难明也。内伤杂病盖未有能出此范围者。正伤
寒少阳病所列往来寒热、胸满口苦及烦呕咳逆等证皆为上焦不通，与内伤杂
病之源虽异而其郁则同，故内伤杂病虽无外感，苟上焦不通涉及阳者，即应
治以少阳之药。病源在何处，必浚其源而流乃清，则治本也。

中气不足，参、芪、白术补之；木气有余，白芍平之，香附理之；中气
旺则陷者举而地气升，木气平则迫者退而天气降，诸病皆可愈矣。然寒热鼻
塞，邪气颇盛，不治其邪，但补其虚，天虚未易降也。故除白芍制肝安脾，
俾天气不被迫外，而以银花、薄荷清肺热、抑肺盛；枳、半、柴、芩降肺胃
之逆，达少阳之郁；生姜开发上焦，共以泻虚中之实，而治上焦不通；又用
甘淡轻虚之木通，引心肺郁热之气下达于小肠膀胱，所以期治节之必行，天
气之必降也。

少阳病邪犯表里之界，以致上焦不通，乃实中有虚也；此证木旺土衰，
以致上焦不通，乃虚中有实也。实中有虚，故小柴胡汤去邪而兼补正；虚中
有实，故此方补正而兼去邪。肝气素和之人，己所胜不轻而侮之，己所不胜
不侮而乘之，则脏气不乱而虚邪少。《调经论》以上焦不通，但外寒而不内热
者为阳虚；上焦不行，但内热而不外寒者为阴虚。杂病往往寒热虚实互见，
盖脏气不利，阴阳错杂耳。

中气不足宜补中益气汤，上焦不通而有寒热者宜小柴胡汤，无者宜诸泻
心汤，此方补中益气汤与小柴胡汤合撰而化裁之者也。夫虚者补之，窒者通

之，虽易为施治，而配合则难，故此方之妙，不在补而在通，尤妙在补通之配合适当，学者于此宜究心焉。

少阳为相火之气，郁则生热，凡由升降不和以致少阳之经气郁而微有寒热者，宜少用柴胡、黄芩达之清之，体愈虚则用愈少也。今之医者动辄数钱，杂糅并进，即正伤寒少阳病且不可，况内伤杂病而经气郁者乎！观于此方，可以知矣。

二十三、某，腹胀，腰胀，神少，胃不利，心馁，稍稍兴寒冷，肚作痛。

木通一钱　防风一钱　香附（酒炒）三钱　玄参五钱　生白芍五钱　生沙参八钱　银花五钱　生甘草一钱　白术八钱　艾叶三钱

五副服四副，愈。

此心脾各病其本气也。少阴之上，热气主之，心阴不足则阴火盛而心馁；太阴之上，湿气主之，脾虚不能化湿，则下焦阴气郁于湿而不利，故腹胀、腰胀、肚痛。清气不升则上焦阳气滞于胃而不行，故胃不利、神少、微恶寒。然心馁而头不晕，足证上焦郁热未甚，而火中之土犹未亡也。

玄参补水奉心，银花保肺清肃以治心馁，参、术、甘草补脾祛湿痹，补中益肺气，合艾叶之逐寒湿利阴气，香附之通经脉理血气，以治腹胀、腰胀、肚痛及胃不利、神少、微恶寒。盖由脾不健运而生之病，健运复则无不迎刃而解也。土不足则木有余，肝气平则心火降，故用白芍平肝，并用木通下引以为之使；胃逆肝旺则上盛，防风则升阳于上，以散头目滞气也。

上焦郁热未甚，故清散从轻。火中之土未亡，故不用圆肉。药随病变，以平为期，此之谓也。

二十四、某，胁肋胀痛，梦寐不宁，气不顺，胃不利。

生白芍八钱　砂仁一钱　白芥子二钱　薄荷八分　法夏三钱　香附三钱　沙参五钱　藿香二钱　枳壳八分　生姜五钱　杜仲五钱　厚朴二钱　竹茹三钱

五副。

此肝病也。《经脉》篇曰："肝足厥阴之脉，布胁肋。"《脏气法时论》曰："肝病者，两胁下痛。"夫五脏六腑各有经脉以行血气，所以奉生而周于性命者也。人苟七情多郁、忿患不常，未有不伤其血气之和，以致经脉逆满而为胀痛者，如此证是矣。

厥阴之脉，挟胃注肺，肝所不平则侮土犯金，肺胃之气皆被迫而不平，故气不顺、胃不利。《宣明五气》篇曰："肝藏魂。"《逆调论》曰："胃不和则卧不安。"《病能论》曰："肺气盛则脉大，脉大则不得偃卧。"此证肝气鼓而肺胃逆，故梦寐不宁也。

《脏气法时论》曰："肝欲散，急食辛以散之，用辛补之，酸泻之。"夫木主条畅，反之则郁，郁极思达，则外鼓而内空。辛以散之者，散其外鼓与诸脏相争之气；用辛补之，酸泻之者，补其内空，泻其不平也。此证胁肋胀痛，郁在本位；气不顺，胃不利，争在中上，故以薄荷、生姜、藿香之辛而轻虚者宣通上焦；砂仁、法夏、厚朴之辛而重实者宣通中焦；香附快血中气，白芥豁胁下痰，皆辛散也。辛散之药即耗气，故用沙参以辅之；上焦不通即生热，故用竹茹以清之。诸辛散药合沙参则泻中有补而正不伤，合竹茹则燥中有润而津不涸。若杜仲之辛甘温以补内空，白芍、枳壳之酸苦寒以平外鼓，皆与经旨无异也。

太阴为湿土之气，凡木郁而土湿者，藿香、砂仁、法夏、厚朴等之温燥皆为要药。白芍、枳壳均酸苦寒泻肝之品，然白芍泻肝在本位而兼敛阴，枳壳泻肝则在肺而专克伐。盖肝气既迫于肺，自宜从肺而泻之，但不可多用耳，亦有肝气下迫而为大便不利者，与此证虽有上下之殊，而为金木不和则一也。

前方服毕，又方：

台乌五钱　白术八钱　木香一钱　橘红二钱　沙参二两　法夏一钱　生栀子五钱　丹皮一钱　建曲三钱　干姜二钱　黄芩一钱　茯苓二钱

三副。

木火同气，衰旺相关，肝气鼓迫则心火不降而有余，木火合邪则克土灼金而脾肺不足，此乱化之常也。夫肺主治节，脾主运化，然必上焦通而后治节出，中焦通而后运化行，此前方之所以重平肝理气而不重补虚也。五副服毕，中上得通，可以进而补矣。故重用沙参、白术补土生金以复其旧，而台乌、木香、橘红、法夏、建曲、干姜、茯苓等或搜风顺气，或化食消痰，或助阳泄湿，皆参、术之佐使也。栀子、黄芩、丹皮等则清木火合邪所生之热并及血分。盖心主血，肝藏血，血属于阴，夜为阴，梦寐不宁，其血分必郁热扰乱，匪特阴阳不和也。

下焦为阴，阴中有阳，故阴能从阳之化而上升。胃之根在肾，其来则升，其去则降不足，降不足则去者未去而来者又来。既来者塞，未来者阻，肾中阴阳郁而不化。肾主纳气，为肺之归，久郁则与子合邪，匪唯不窒，匪唯不纳，而且上冲，则气不顺。是气不顺，非肝鼓胃逆必有之病，乃肾郁为之原也。夫肾阴虚而气不顺者宜补阴敛阴；肾阳虚而气不顺者宜补阳潜阳。此则由于肾郁非台乌不能胜任，故重用之。前方重在平肝降胃，盖肝平则胃不受迫，胃降则去者去而来者来，乃克收全治之效也。

唯木生火，肝不平则不下生，而命火日衰，君火日盛，脾阳日微，此必然之势也。观前后两方均不离温燥调中之药，是此症中下之阳虽未大虚，而水郁生湿，湿郁生痰则必然也。

通药若无补药之推送，则不能尽其力，故前方通中有补；补药不得通药之疏达，难以展其长，故后方补中有通。前方不用栀、芩以泻心肺之热者，盖寒热虚实杂合之病，必治以温凉补泻杂合之方，乃克各随所喜而传变，否则一偏之药，利害相因，泻则虚虚，补则盛盛，非其治矣。前因中上未通，不宜甘温大补，故苦寒之泻亦与之俱有待耳。

二十五、陈刘氏，腹痛，呕难食，胁下偏痛，腹中满。

干姜五钱　泡参八钱　川椒（炒）二钱　生军五钱　制附片一两　细辛二钱　白术五钱　官桂三钱　茯苓四钱　甘草三钱　饴糖三两

三副，服一副好一半，二副痊愈。

此太阴寒疝并病也。腹满而吐，食不下，自利益甚，时腹自痛，太阴病也。上冲满痛则为阴寒内盛之寒疝，胁下偏痛则为阴寒成聚之寒疝，皆少阴证也。《金匮要略》曰："胁下偏痛，发热，其脉紧弦，寒也。"夫太阴与寒疝病，皆未尝以脉为凭，独此阴寒成聚之寒疝，必以脉为凭者？盖邪既内结，下利上冲，两俱无象，唯紧弦为寒疝正脉，舍此将何所据耶？此长沙之苦心也。此证寒象悉具，脉之紧弦固不切而可决，其不发热者，仅有少阴之里而无太阳之表也。

生理学分大肠为三段：其中段为结肠，连于盲肠下而上行称上结肠，当脐之右；次横行称横结肠；再次下行称下结肠，当脐之左。此证所谓胁下者，乃胁之尽处，偏者不在中而在傍，即下结肠之部分也。邪结大肠非大黄不能攻，寒在少阴非细辛不能散，阴盛阳微非附子不能补，此《金匮要略》所以立温下法，而用大黄附子汤也。

太阴病宜理中、四逆等汤，上冲满痛之寒疝宜大建中汤，阴寒成聚之寒疝宜大黄附子汤，三病具则合三病之方为一方，即此病此方也。

二十六、王某，头昏，胃不利，稍有寒热，胁作痛。

沙参五钱　香附三钱　木香一钱　枳壳八分　白术五钱　圆肉三钱　杜仲三钱　黄芪五钱　紫苏一钱　薄荷一钱　怀药五钱

三副。

此脾虚也。头为诸阳之会，脾虚则清阳不升，故头昏。脾为胃散精于肺，脾虚则胃气不行，故胃不利。内伤杂病，阳乘于阴则发热，阴乘于阳则寒，脾虚则斡旋失职，阴阳相乘，故稍有寒热。肝脉布胁肋，肺金为之官，收胜泄则肝痹，故胁作痛。

由脾虚而生之诸疾，补以参、芪、白术、怀药、圆肉，则清升浊降而头昏愈，阴阳各正其化而寒热愈，脾能为胃行气而胃不利愈。香附、木香、紫苏、薄荷则疏肝泄肺以治胁痛，枳壳则行肝胃之滞，以为参、术之使，杜仲则补肝气之虚，以资鼓舞之用也。

土不足则木有余，病之常也。木有余者，鼓动太过，不得其平也。此症之木为金所制而鼓动不及，故白芍之苦降酸收不可用也。

《气交变大论》岁木及岁金太过之年，俱有胁痛症，而有虚实之分，此症则为虚也。

二十七、某，腰痛不能俯仰，服多药不效，一月有余。

制附片五钱　车前仁三钱　白术二两　木瓜一钱　故纸五钱　黄柏（酒炒）一钱
苡仁八钱　云苓三钱　独活一钱　牛夕五钱　核桃仁一两

三副服毕，好八九分。

此恶血腰痛也。《刺腰痛》篇列举腰痛十余证，情状不一，唯言"衡络之脉令人痛，不可以俯仰，仰则恐仆，得之举重伤腰，衡络绝，恶血归之"，与此证无异。王注"衡络"，太阳外络之横者也；"归之"，归中经也。夫举重伤腰，横络绝则恶血归中经，令人腰痛，不可俯仰，而正虚邪凑，横络室，亦足为同样之病可知。《真邪刺客》篇曰："脊者，人身之大关节也。"《邪客》篇曰："人有八虚，皆机关之室，真气之所过……邪气恶血固不得住留，住留则伤筋络骨节，机关不得屈伸。"《本脏》篇曰："经脉者，所以行血气而营阴阳，濡筋骨、利关节者也。"夫关节筋骨之所以屈伸自如者，血气充濡、柔而有力也。苟邪伤经脉，血气不流，则关节筋骨无以润养，未有不硬而无力屈伸胥废也。此证腰痛不能俯仰，虽未详言所因，而大关节有邪气恶血住留及大关节之筋脉硬而无力，则可无疑义。

《口问》篇曰："邪之所在，皆为不足。"《痹论》曰："风寒湿三气杂至，合而为痹，风气胜者为行痹，湿气胜者为着痹，寒气胜者劳为痛痹。"此证痛而不移，且无烦渴、颧赤等象，是阳虚为本，寒湿为标也。《金匮要略·脏腑经络先后病脉证》篇曰："湿伤于下。"又曰："湿流关节。"此证在下与关节，是湿胜于寒也。徐东皋曰："腰者肾之外候，肾气一虚，腰必痛矣。"除坠伤不涉虚外，其余风寒湿热，虽有外邪，多有乘虚相犯者，而驱邪之中，又当有以究其本。夫病在下焦，阴虚阳虚必有其一，徐氏之论，可谓握其要矣。

《调经论》曰："血气者，喜温而恶寒，寒则涩不能流，温则消而去之。"此证寒湿合邪，痹于关节，必得脾肾阳和而后阴翳乃释，故用白术暖土脏，故纸、附片、胡桃仁暖水脏为主；而湿胜于寒，故白术独重。苡仁、茯苓、车前之除湿利小便，木瓜之祛湿利筋骨，独活之通阳搜风湿，皆白术之佐使也。牛膝偏师直捣、逐恶血以止痛，则虚者宜补而留者必攻也。热生于郁，即寒湿郁亦必生热，故微用黄柏为反佐以清之。《经》曰"无阳则阴无以化"，此之谓也。

《本草》载白术主风寒湿痹，《别录》称其利腰脐间血结，盖血因湿而结，湿不去则结不开，非白术不能行血也。筋脉不濡，硬而无力，宜治之以润，然润药大都属于阴虚，唯胡桃仁能入下焦，润血脉燥急，宜于阳虚，故选用之。郑相国方，胡桃倍故纸为丸①，大补肾命。韩飞霞称其有木火相生之妙，余则谓其有水火双调之功也。

二十八、陈卓如，脚杆痛，从腰际一股筋起痛至脚胫，不红不肿，不能行动，得之房后贪凉。

黄附片八钱　破故纸四钱　薏苡仁六钱　五加皮三钱　秦艽三钱　甘草一钱

一副愈。

此痛痹也。房后筋脉开张，最易受邪，从腰际一股筋起痛至脚胫，不能行动者，外寒乘虚袭人足三阴之经也，不红不肿者，内无热也。《痹论》言风寒湿三气杂至合而成痹，而以行痹、痛痹、着痹分别三气之偏胜。此症痛至不能行动，是寒气偏胜，而湿次之，风又次之也。

附片、故纸辛苦热以胜寒湿，五加皮、秦艽辛苦温以散之，薏苡仁除湿，甘草和中，补下治下制以急，故甘草不可多用。病非忧郁，五脏之气未乱；病由骤得，后天气血不虚，故聚飞骑突入重围之法以治之，而免过缓无功也。

二十九、刘太师母，腰胀痛，两少阳稍稍痛，心觉不安。

制附片八钱　杜仲五钱　洋参三钱　白芍一两　薄荷一钱　独活八分　白术（土

---

① 此处指青娥丸。具体配方：胡核三十个，去壳膜；故纸六两，酒炒；杜仲十六两，姜汁炒，蒜四两，炊为膏。共研末为丸如桐子大，酒下三十丸。

炒) 五钱   防风三钱   香附三钱   灯心三钱   玄胡二钱   首乌五钱   生姜三钱

五副。

此肾虚也。腰者肾之腑，丈夫肾气衰于五八，女子衰于五七，老人腰痛，肾虚何疑？《经》言："肾胀者，央央然腰髀痛，寒温和则经脉流行，关节清利。"胀痛者，温去寒留，关节不通也。乙癸同源，水不升者，木即浮，木浮则风上僭而两鬓痛，水沉则火上格而心不安。凡病有本即有标，知本则知标矣。

补肾者，往往不重肺而重肝脾，与《难经》虚则补母之说异，盖下虚则上实，水不升则火不降，木不生水则水不生木，安可拘执成说，妄用参、芪补肺生肾，以蹈实实虚虚之咎耶。

阳生于先天坎而不离后天土，故补肾者必补脾也，阳生于肾而不离肝，故补肾者必和肝也。此方用杜、附补肾阳，而配以白术补脾，芍、乌之和肝，盖一则由后返先，一则由子返母也。人皆知水能生木，讵知木亦生水乎？木生水谓之真水，亦即真阳，然非明于阴阳五行顺逆之理者，不足以语此也。木不可生风，两鬓微痛，木生风矣。白芍、首乌息风之本，防风、薄荷散风之标。火不可在上，心觉不安，火在上矣。虽有附子之温下，白术之温中，终必藉灯心之导引，而既济之功乃成。经脉宜通，腰部胀痛气血滞矣。香附、玄胡理气血之郁，独活通经脉之滞。

此病乃阳虚非阳浮，此方乃补阳非回阳，补阳非回阳，固不妨酌用洋参，施行上焦生化。然木已生风，君火上格，苟非有以散之、引之、平之，则火不降而木不沉，上焦生化不行矣。雨降于天，外输内洒，苟非生姜宣畅肺胃、开发上焦，则水精不布而膏泽不施，上焦生化亦不行矣。合药成方，本有互助为功之妙，医者不可不知也。

三十、宋太太，心内不好，腰痛，头昏，胃不利，微痛。

香附（酒炒）三钱   怀药五钱   圆肉三钱   玄参三钱   生栀子五钱   玄胡八分
银花三钱   台乌八钱   首乌三钱   姜黄一钱   白术五钱   黄芪五钱   牡蛎三钱   腹皮
三钱   生姜五片

五副。

此心不归脾，脾不归肺也。心不归脾则火郁于上，而天气不清，故头昏、心内不好；脾不归肺，则土陷于下，而阴气不利，故腰痛。六腑者，传化物而不藏，脾虚不能为胃行气，则传化失职，故不利而微痛。胃之根在肾，其来也升，其去也降，胃不和则降不及而升被阻，肾气郁而不升，亦腰痛之因也。

生姜开上焦阳郁，银花、栀子清金泻火，以治火郁；黄芪、白术补中升阳，以治土陷；脾阳宜升而脾阴则宜守，故用怀药。火之标宜清、宜散，而火之本则宜敛、宜潜，故用首乌、牡蛎。唯圆肉能滋脾血以补火中之土，唯玄参能壮肾水以济阳中之阴，合栀子、银花共以治心内不好，盖栀子、银花泻其阴火之有余，圆肉、玄参则补其阴血之不足也。肾郁腰痛，台乌理之，香附、玄胡、姜黄、腹皮等则共理血气之滞，以畅化机者也。

此证以心不生脾，脾不生肺，为正虚；火克金，土克水，为邪实，本此以索方义，则得之矣。

三十一、某，发热，周身作痛，胃不利，头昏眼花，口苦。

银花三钱　木通三钱　黄芩二钱　生姜五钱　苍术一钱　黄芪五钱　沙参五钱　柴胡八分　官桂三钱　生军二钱　白术五钱　生栀子三钱　甘葛八分　玄参八钱

五副。

此劳倦伤也。《宝命全角论》曰："水得土而绝。"《五脏别论》曰："六腑者，传化物而不藏，故实而不能满。"《调经论》中"帝曰：阴虚生内热，奈何？岐伯曰：有所劳，形气衰少，谷气不盛，上焦不行，下脘不通，胃气热，热气熏胸中，故内热。"观此则劳倦生热之义无余蕴矣。盖人身以元气为主，元气与邪火不两立，劳则耗气而脾虚，故形气衰少，谷气不盛；脾虚则不能为胃行气而阳明满，故上焦不行，下脘不通，胃气热。此症情形何以异？是其胃不利、发热，皆阳明满也；阳明满而少阳之气不降，则风火上郁而头昏、眼花、口苦；心肺之气不降，则经脉不通而周身作痛，合言之，乃劳倦伤而兼阴虚者也。

《灵兰秘典论》曰："心者，君主之官，肺者，相傅之官。"《五脏别论》曰"魄门亦为五脏，使水谷不得久藏"，乃腑听命于脏，下听命于上之明征也，故脏虚则腑实，上焦不行则下焦不通。此症虽未言及下焦不通，然而势本相因，可臆断也。

劳则耗气，而脾虚中无所主，故用沙参、黄芪、白术以补之，又用官桂从下焦以生之；劳则生热而阳明满，热气熏胸中，故用银花、栀子、黄芩以清之；上焦不行，行以生姜；下脘不通，通以大黄；水得土而绝，壮以玄参；若苍术、柴胡、甘葛等则入脾胃肝胆，升阳达郁；木通则降心肺，以行经脉者也。

胃不利，《伤寒论》所谓心下痞硬也。《伤寒论·太阳》篇生姜、甘草、半夏三泻心汤症，皆心下痞满，以辛苦治痞、甘温补虚。《阳明篇》则曰："阳明病，心下痞硬者，不可攻之。"可知心下痞硬一症，无不本于脾虚，与正阳阳明之胃家实证，大有区别，学者当明辨之。

东垣论劳倦内伤阳虚者多，故寒热并见，此兼阴虚，故发热而不恶寒，唯发热而不恶寒，足征胃热颇盛，故降药中并用大黄。综合全方，盖长沙生姜泻心汤，东垣补中益气汤之合撰而加减者也。

水者火之宅也，水不足以宅火，则火恒有余于上，不足于下。有余宜泻，故用银花、黄芩、栀子、生军以泻之；不足宜补，故用官桂以补之，火必下宅而后生土，故用玄参壮水以宅之。

霍乱、吐泻类

附：吐酸、吞酸

三十二、某，腹痛吐泻并行，危险二三日。

豆蔻二钱　吴萸三钱　白术（土炒）八钱　茯苓三钱　陈皮二钱　细辛一钱　干姜三钱　制附片五钱　广木香一钱　黄芩八分　连翘三钱　厚朴（姜汁炒）八分　腹皮三钱

三副。

此霍乱也。霍乱有中虚者，《气交变大论》曰：岁土不及，民病飧泄，霍乱是也。有热与郁者。《六元正纪大论》曰：不远热则热至，热至则生热，吐泻霍乱。又曰：土郁之发，为呕吐霍乱是也。夫脾胃者，后天之本，四隅之统，五味所出，性命所在，吐泻则中宫无主。遑论健运，因于虚者固虚，即因于邪者，亦无不虚也。治法宜分别邪之有无轻重，以为补泻并行、独行之方，或缓急先后之着。正虚者，不可消导；邪甚者，不可呆补。《伤寒论》治霍乱口不渴者用理中汤，乃正虚而无邪也，有邪则未可拘执矣。大抵酒家厚味之人，肺胃阴虚，湿易化热，湿虽宜温，而热则宜清。王孟英之所以戒温补而立蚕矢汤者，此也。至土郁之发，或寒热燥湿纷见杂陈，或外而风寒内而食积相为倚伏，或四肢厥冷而烦躁，或六脉沉细而搏指，斯时也，苟不以去邪开郁为急，而遽进理中汤人参、甘草之补则殆矣。此症外无发热恶寒之表，内无口渴溺赤之里，且病邪不因吐泻而衰，腹痛不因吐泻而减，其为生冷伤中、寒湿蕴结，以致清浊不分、升降失常，而非食积也明甚，治法宜理中，而不宜甘温之补也亦明甚。

每年夏至后，阳极阴生，暑湿交蒸之时，正吐泄霍乱流行之候。《宣明五气》篇曰："脾恶湿。"《口问》篇曰："邪之所在，皆为不足。"可知人必脾胃之阳不足，而后时令之湿得以乘之也。五行唯火生土，此火自下蒸上，为水中之火，又可知人必水中之火不足，而后脾胃之阳不足也，故用附片暖水补火，白术暖土燥湿以治泄；蔻、姜入肺胃，宣畅滞气驱逐邪气；吴萸入肝脾，排除寒湿，下气开郁以治吐。人身下温则升，上清则降，吐逆则心火不降而克金，虽无显然热象，而气化之常同如是也。故用附片温下，即用芩、翘清上，以成交泰之功，且姜、附、术、萸皆温燥之品，用温燥而不知保肺之清肃，纵无宿热，亦足以新生浮热，而碍天气之降也。若陈皮、厚朴、木香、细辛、茯苓、腹皮等或导滞和中，或通阳散寒，或利水泄湿，皆室者通之，为治腹痛吐泻之佐使也。

水寒则不化，不化则无以与云致雨而成寒燥，细辛之辛与附片相辅而行，能搜风寒、行水结、开腠理，致津液以润之。

三十三、某之母，肚痛吐泻，胃不食，口干无味。

花椒二钱　干姜五钱　白术（土炒）一钱　广木香一钱　生军二钱　山药五钱　砂仁三钱　生沙参八钱　白芍三钱　建曲三钱　茯苓二钱　生姜五钱　甘草八钱

五副。服二副吐泻痛皆止，三副痊愈。

此脾胃虚而有宿食也。外无发热恶寒、头痛之表，内无口渴、溺赤之里，且心不烦、四肢不冷，亦无上下偏盛之寒热。权衡虚实邪正，吐为胃阳虚，泻为脾阳虚，肚痛则不通也。凡霍乱皆起于不通，不通之气则溃裂横决以逞，故吐泻并作。而不通之故，则不外宿食停饮，或寒湿、湿热结邪室碍于中，以致正虚之脾胃不得升降。然吐泻则邪出痛止，必然之势。此症之邪不因吐泻而去，痛不因吐泻而减，盖由宿食根深，与寒湿纠结而不解也。《经脉别论》言："脾气散精于肺。"《脉度》篇言："脾和则口知五谷。"兹既脾胃失职，以至上吐下泻而不食，口干无味等证，皆绪余矣。

《伤寒论》曰："霍乱寒多不用水者，理中丸主之。"《金匮要略》曰："下利不欲食者，此有宿食也，当下之。"故此方用理中汤补脾温胃，健运于中以治虚，建曲、大黄化宿食、涤肠胃以治实，而生姜之散寒开郁，花椒之温中下气，茯苓之渗湿化气，广香、砂仁之调中快气，皆吐泻痛之辅治药也。夫痛分虚实，喜按者为虚，拒按者为实，此症本脾胃两虚，而攻实乃用大黄，其拒按可知。若白芍、怀药之入肝脾，强内守则所以安定脏气者也。

吴萸、花椒均有温中下气，除寒湿痹痛之长，而所下之气亦均为寒湿郁气，非但寒而不湿者也。然吴萸下气，由脾胃而极于肝；花椒下气，由肺脾而极于肾。则寒湿郁气之溃于肝者，宜吴萸；冲于肾者宜花椒，可无疑义。至寒湿之辨则以舌苔滑腻为凭，而在肝在肾则以舌边或舌根为凭，又当辨之以脉及六经证象，庶无贻误。吴茱萸汤为治厥阴寒湿郁气上冲于头之方，大建中汤为治少阴寒湿郁气上冲于胃之方，观此则知吴萸、花椒之用各异。若但寒而不湿，则内寒外寒、气分血分均有专药，又无取于二物矣。

三十四、某，上吐下泻，肚痛不食。

粉葛二钱　白术（土炒）五钱　干姜二钱　莱菔子（炒）三钱　建曲二钱　腹皮五钱　紫苏一钱半　茯苓三钱　厚朴（姜汁炒）二钱　藿香二钱　香附二钱　生姜三片

三副。

此不及之土郁也。邪在上则吐，在下则泻，在中则呕吐而利，谓之霍乱。肚痛者，土郁之征；不食者，土虚之候。人当夏日炎天，畏热贪凉、恣食生冷而病此者比比也。

《气交变大论》曰："岁土不及，民病飧泄霍乱。"《六元正纪大论》曰："土郁之发，为呕吐霍乱。夫土居中央，主持上下，或郁或不及，则气化失运于中，故降者不降而吐，升者不升而泻，治法以补土之虚，开土之郁为要。"亦有不宜补者，《六元正纪大论》所谓"不远热则热至，热至则身热吐泻霍乱"是也，然必有身热、烦渴、小便黄赤，或兼厥逆假寒等象，而非此证也。

唯土喜温而恶湿，土不及，故温以白术、干姜，渗以茯苓；肺胃有寒湿郁，宜生姜、紫苏、藿香；脾胃有食积郁，宜莱菔、建曲，并宜腹皮、厚朴、香附以调其气，粉葛则升胃中遏抑之清气以归于天者也。

三十五、某之弟媳，吐泻腹痛，发烧，胃不食，四肢冰冷。

黄连一钱　银花八钱　生白芍三钱　黄芩三钱　厚附片八钱　白术（土炒）一两桂枝二钱　法夏一钱　干姜五钱　生沙参八钱　上桂二钱　炙甘草五钱

五副，至吐泻止，再加：

生姜三钱　牡蛎五钱　枳实八分　连翘三钱　柴胡一钱　大枣三枚

此太阴少阴合病也。釜底无薪则釜内寒，下焦无阳则中焦寒，吐利、四逆、腹痛不食，皆太阴少阴共有证也。唯发烧一证为少阴所独，盖少阴上火下水，往往寒热互见。《伤寒论·少阴》篇上热而下不寒，或下寒而上不热者虽有之，然不如上热下寒者之多也。

理中汤温中散寒，加半夏降逆，附片温肾，肉桂、桂枝和营通血脉，白芍平肝，共以治吐利、腹痛、四逆，若黄连、黄芩、银花则泻少阴不降之火，以治发烧者也。

吐利、四逆，中下之阳皆欲绝矣。服理中汤则中焦之阳自无而有，既有则宜外输以温表，内漉以生水，故加生姜以行开发，加枳实、连翘以助清降。服附、桂则下焦之阳自无而有，既有则宜下蛰以固根荄[1]，故加牡蛎以纳肾气。大枣则合缓肝脾之炙草，共滋脾胃以生营血而和经脉，柴胡则达木火之郁以升清阳，与枳实为对待，故皆于吐利止后加之。

三十六、何某之子，吐泻，食入即吐，吃药亦吐，食入不能容，还要吐出，十分危难，将死了。

老连一钱　黄芩（酒炒）三钱　干姜五钱　白术（土炒）二两　厚朴（姜汁炒）八分　法夏（姜汁炒）一钱　木香八分　神曲二钱　姜黄二钱　黄土一块　藿香二钱

三副，一服即安。

此土虚火逆也。土虚则中无主持，故上吐下泻；火逆则有升无降，故食入即吐。《金匮要略》大黄甘草汤治食已即吐，乃通地道以承天气，与此不同，盖一则大便虚，一则大便实也。

夫胸中之阳，离照当空，下行交土者也；水谷之气，变化精微，由土以转输于四脏者也。火逆则土中无火而土寒，水谷不入则土无所禀，而四脏皆虚甚矣，其危也。

人身脾胃居中，主持气化，为后天生化之源，一旦失其转输出纳之常，而上吐下泻，岂特虚且寒哉？必有所不通矣！

寒者温之，虚者补之，干姜、白术暖土之寒、补土之虚，建中立极，唯兹是赖。然而必火上逆不用芩、连折之，何以下行交土乎？血凝气滞，气化辍息，不用朴、夏之辛开苦降，二香之快气和中，神曲之消食化积，姜黄之破血下气，何以反逆为顺、反寒为通乎？黄土秉坤顺之德，擅静谧之均，中央戊己，经此大乱，动宕不安久矣，故用黄土以安之，亦以土和土，以静和动之意也。一服即安，抑何神邪？

三十七、陈松丹，忽得暴疾，手足冷，四肢缩筋，上吐下泻，胸部极热，有上下不相接之象，心内甚慌，吃药难进。

荜茇二钱　草果仁（去油）三钱　干姜四钱　槟榔二钱　柴胡二钱　葛根二钱

---

[1]　根荄　gēn gāi　比喻事物的根本，根源。《旧唐书·元稹白居易传论》："臣观元之制策，白之奏议，极文章之壶奥，尽治乱之根荄。"清龚自珍《勇言行箴》："其精神外矣，其根荄荂矣。"

黄芩三钱　羌活一钱　厚朴二钱　甘草一钱

一副愈。

此霍乱也。《六元纪大论》曰："土郁之发，为呕吐霍乱。"《气交变大论》曰："岁土不及，民病飧泄霍乱。"《五乱》篇曰："气乱于肠胃则为霍乱。"《癫狂》篇曰："厥逆为病，足暴清，胸若将裂……烦而不能食。"《痹论》曰："凡痹之类，逢寒则急。"《太阴阳明论》曰："四肢秉气于胃而因于脾。"《伤寒论》曰："凡厥者，阴阳气不相顺接，便为厥。厥者，手足逆冷是也。"夫脾胃居中，主升清降浊之权，吐利霍乱者，不及之土为湿所郁，清浊之气乱于肠胃而中焦不通也。手足冷缩筋者，中既不通，四肢无所禀气而寒胜也。上下若不相接者，吐则气乱于上，泻则气乱于下，而中失主持也。胸部热、心慌、吃药难进者，胃逆则木火之气乱于胸中而上焦不通也。

夏月霍乱，以湿为主邪而分寒热，大抵挟生冷宿食而寒胜者多腹痛，此症腹不痛为无宿食，而四肢冷缩筋则寒胜也。胸部热，心甚慌，有似热胜，然外无发热、汗出之表，内无口渴、舌黄、溺赤之里，不得谓之实热，乃寒湿厥气格阳于上，上热初起之候也。上热初起，尚未外传下传，故无实热之象。合而观之，则此症犹在寒湿较胜范围中矣。

《至真要大论》曰："湿淫于内，治以苦热。"《脏气法时论》曰："脾苦湿，急食苦以燥之。"夫吐泻霍乱者，脾胃不足之阳为寒湿所郁，不能升降，匪独湿淫于内也。唯辛能开，唯苦能燥，温中燥湿固宜苦热，而温中通阳则宜辛温，此不易之法也。干姜、荜茇之辛温热，长于温中通阳，治中寒阳郁霍乱；草果之辛温臭，长于温中燥湿，治中寒湿郁霍乱；槟榔、厚朴之辛苦温，长于温中下气，治中寒湿逆霍乱，故并用之以理肠胃之乱。而柴胡、葛根、羌活则通上焦遏郁之阳，行于三阳之表，以与肠胃诸药相辅而行者也。《决气》篇曰："上焦开发，宣五谷味，熏肤充身泽毛，若雾露之溉，是谓气。"夫上焦之气内行于脏腑，外行于皮毛，无止息也。上焦不通，则治节不行于内，外而生热，乃必然之势也，故必降而抑之于下，开而泄之于外。再得黄芩以泻其有余之热，则上焦气化自复其常，而治节出矣。甘草协和诸药，以安中气，因邪甚不可多用。

上焦之气不行于表，故用柴胡、葛根、羌活，因势利导，泄之于外，非有三阳表症也。上焦之热未传于中下，故用黄芩泻之于上，而不用中下凉药，以免诛伐无过也。全方燥湿之药为多，而荜茇、草果、槟榔又为逐秽恶、宣壅滞之峻剂，其舌苔之厚腻且嫩，而不燥可必也。霍乱症无不邪盛，邪不去则正不安，故以去邪为急，唯正虚霍乱而无杂合之邪者，可用参、术之补，如《伤寒论》以理中汤治霍乱是也。

三十八、某，胃不利，发吐食，下泄脂液，有点浮肿，时常吃酒多。

白术（土炒）一两　制附片八钱　砂仁二钱　洋参三钱　生白术五钱　生白芍五钱　云苓三钱　干姜二钱　生地三钱　苡仁三两　官桂三钱　藿香二钱

五副。

此脾湿也。《宣明五气》篇曰："胃为气逆，大肠小肠为泄。"《伤寒论》曰："太阴为病自利。夫胃阳虚则吐，脾阳虚则泻，大肠主津，小肠主液，泄脂液者，饮酒多则栗悍滑疾之气甚，而津液不守也。"《六元正纪大论》曰："阳明所至为浮虚，太阴所至为积饮否隔①。"夫阳明为燥金之气，太阴为湿土之气。浮肿者，燥金之气不降于上，湿土之气不运于中也。

姜、术、洋参温胃燥脾，益气理中焦；白芍泻木和土，定乱气以治吐泻之本；附、桂温升，生地清降，俾水火交媾于中以广生化；藿香、砂仁辟恶调气，茯苓、苡仁利水除湿，则治吐泻之标也。

上焦为阳，阳中有阴则天气降，故古人有用热药毋犯上焦之戒。然清上之药不一，而此方独用生地者，盖心藏己土，为脾之根，脾恶湿，心恶热，白术燥脾湿，即足以伤心血而生热，理中虽补，反乖气化，可勿虑哉？唯生地能保离中之阴，而和白术之燥，俾心血不因燥脾而伤，然后心火乃克下降而生脾土。土旺生金，火不刑金，然后治节乃克下行而消浮肿。此用生地之委曲情形也。苟不知此，未有不伤上焦之和，而反助火耗气者。庸医于此，不唯束手无策，每有认为虚不受补之死症者矣，可不哀哉！

白术本补脾燥湿之药，土炒则偏于燥，生用则燥中有补，生炒并用且轻重不同者，燥湿与补虚之斟酌也。

三十九、某，吐清水不止，饮食减。

桂枝八钱　法夏三钱　生杜仲八钱　怀药五钱　官桂三钱　白术一两　茯苓五钱甘草五钱　砂仁二钱　沙参五钱　姜黄一钱　上桂一钱

三副。

此土不制水也。原批云：此非胃寒，乃中土湿盛不能制水，亦由太阳之气化不宣。今培其土，土旺自能制水。按：饮食减为脾湿，吐清水为胃寒，吐而不止则非胃寒，乃郁而不化之太阳寒水越土淫溢为病。夫制水者，土也。

---

① 积饮否隔　底本作"浮肿"。

《五运行大论》曰："其不及，则己所胜轻而侮之。"此症是已。

水来侮土，故用四君子汤培土泄湿以制之；脏真宜藏，守以怀药；湿浊宜驱，降以半夏。湿盛则气血稽迟，有通则补药得力，故用砂仁快脾胃之气，姜黄理脾胃之血。太阳之阳根于少阴，太阳气化不宣，亦少阴之阳不足也，故用桂枝宣扬太阳气化，即用杜仲温木生火，肉桂、官桂入肾助阳，以培其源。唯土恶湿，太阳寒水气胜，则沉阴化湿而害土，凡温热药足以胜太阳之寒者，即足以化太阴之湿，故杜仲、肉桂、官桂等，又皆隔一隔二培土之药也。

四十、黄某，胃上有一块，不食亦可，如食过点，腹即下泻，神少，出汗多，半年多了。

砂仁三钱　白芍五钱　干姜五钱　枯芩三钱　木香二钱　白术五钱　巴戟八钱　枳壳一钱　桂枝二钱　腹皮三钱　白前根二钱　牡蛎五钱　艾叶一钱

此方不记付数，但云服毕病减三四，想不仅一二副也。

此痞证也。《伤寒论》有结胸、脏结与痞三证，大要结胸为阳证，脏结为阴证，痞则为阴阳不和之证。病发于阳而反下之，热入因作结胸；病发于阴而反下之，因作痞，此其因也。心下满而硬痛者，为结胸，但满而不痛者为痞，此其别也。结有凝结之义，故痛；痞则聚而未结者也，故不痛。

结胸总由下之太早，痞则有不尽然者。盖邪之所凑，其气必虚，不分外邪、内邪也。汗者，心之阳，汗多则心气伤，寒水之邪即乘虚上犯，蓄于心下，故误下足以成痞，过汗亦足以成痞也。生姜泻心汤证曰："伤寒汗出，解之后，胃中不和，心下痞硬。"是过汗成痞之征也。而误下成痞，亦不尽由外邪内陷，甘草泻心汤证曰："伤寒中风，医反下之，其人下利，心下痞硬，复下之，其痞益甚。"此非结热，但以胃中虚，客气上逆，故使硬也。所谓客气者，非外邪也，即中虚而下焦湿土与寒水之邪乘虚上犯也。太阴病提纲曰："太阴之为病，腹满而吐，时自利，腹痛，若下之，必心下结硬。"尤足证明与外邪无关也。

此证胃上一块而不痛，即《伤寒论》所谓痞也。痞而食少，胃阳虚也；痞而下利，脾阳虚也；痞而神少，中气虚也；痞而多汗，表虚而营卫不和、风木之气有余也。

戊土在肾，虚则并虚，干姜暖胃以化痞块，白术暖脾以节大便，巴戟暖肾以除风湿，此皆补主气以胜客气，治其本也。胃上一块，气与水合聚而成者也，香、砂、腹皮开郁理气，白前、枳壳破气降痰，艾叶通下焦之阳以逐寒湿，共驱客气以安主气，治其标也。

土之不足由于木之有余，白芍平之，合桂枝则调和营卫以止汗，合牡蛎则化痰软坚以敛汗。

痞为阴邪，阴邪居于阳位，则阳郁于上而下济者寡。凡阴阳不和之证，往往脾胃寒而胸中反有热者，此也，故用黄芩以清之，此与诸泻心汤之辛开苦降无二理，唯寒多热多则在临症时细心斟酌，以为辛温苦寒进退之标准也。

又方：

怀药三钱　白术一两　当归二钱　黑豆三两　制附片八钱　故纸三钱　蔻仁一钱茯苓三钱　益智仁三钱　枣皮三钱　丹皮一钱　黄芪五钱　建曲二钱　生姜五钱

三副，服毕平安如常。

用药有先后之着，不可不知也。此证脾胃两虚，中气不足，前方何尝不可补气，唯痞块在胃，上焦不清，心肺之令难以廓然下行，补气尚非其时。今则病减三四，痞邪已轻，非复向日之负固矣。此前方所以只用白术，而后方则芪、术并用，补中而兼固表也。益智温中摄水，茯苓和脾利水，则佐白术以成建中立极之功者也。

食少自利固属脾虚，亦火不生土也。前方温肾而兼去邪，故宜巴戟、艾叶；后方则专补命火以生土，故宜故纸、附片。命火必蛰藏而后能生土，其不易藏者，肝木为之疏泄也，枣皮敛肝以藏之，唯化痰软坚非其所长，肝有邪热亦非其候，故不宜于前方。

阳必配阴而后有守，有守而后有生化，白术、益智温燥药也，故以怀药之阴配之；附片、故纸辛热药也，故以黑豆之阴配之。《玉机真脏论》所谓"定其血气，各守其乡者"此也。

蔻仁、建曲、生姜等与前方之砂、姜、枳、前用意同而力较轻。本前方用桂枝之意，而易以当归则和营而不燥；本前方用黄芩之意，而易以丹皮则清火而在血，此皆先后之着也。至于有枣皮之酸温，即有丹皮之辛凉，又阖中有开、温中有清也。

四十一、杨某之叔，病胃不利，不化食，肚一日泻四五次，神少，口苦，耳鸣，夜多梦不寐。

当归二钱　枣皮三钱　沙蒺藜五钱　赤石脂八钱　砂仁三钱　黄芪五钱　杜仲五钱　肉苁蓉（洗）三钱　破故纸三钱　白术（土炒）八钱　干姜二钱　寸冬三钱　灯心三钱　生姜三片

三副。

此湿胜濡泻也。《阴阳应象大论》曰："湿胜则濡泄。"又曰："清气在下，则生飧泄。"又曰："年四十而阴气自半也，起居衰矣。"《上古天真论》曰："男子年五八，肾气衰。"《太阴阳明论》曰："阴受湿气。"又曰："脾主为胃行气。"《气交变大论》曰："岁土不及，民病飧泄。"《口问》篇曰："上气不足，耳为之苦鸣。"《决气》篇曰："液脱者，耳数鸣。"《海论》曰："脑海不足，则脑转耳鸣。"《方盛衰论》曰："五脏气虚，令人妄梦。"《淫邪发梦》篇曰："正邪从外袭内，使人卧不得安而喜梦。"夫阴气者，肾之精气也，人身身半以下为阴，故身半以下之精气谓之曰阴气。男子年四十，肾气渐衰，身半以下即渐受湿气，湿盛于脾胃则为濡泻，如此症是已。脾主健运，湿盛则健运不行，故胃不利、食不化。土为金母，气属于肺，健运不行则土不生金，故神少。苦者火之味，阴味下窍，耳者肾之窍，清阳出上窍，脾虚于中，水火不交，则阴味不出下窍，清阳不出上窍，故口苦、耳鸣。心藏脉，脉舍神，肝藏血，血舍魂，正虚邪凑则血脉不和，神魂不安，故夜多梦不寐。

火不生土则脾虚生湿，故用沙蒺藜、杜仲、故纸温木生火以生土。湿盛则濡泄，故用土炒白术燥湿止泻。清气在下则生飧泄，故用黄芪益气升阳。脾虚湿盛则健运不行，故用干姜、砂仁温中快气，为黄芪、白术之使。赤石脂则涩以固脱、重可达下，为久泻肠滑之要药。夫清阳不升，固宜温蒸湿运，而浊阴不降，则宜下固上清，故用枣皮固肝肾之精气，寸冬清肺，灯心清心，盖下固则气不浮，上清则浊自降也。大肠主津，小肠主液，利久则津液伤，耳鸣由于清阳不升，又由肾精不足，以致脑海不足，故用肉苁蓉合枣皮强阴益精，并以补之。夜多梦不寐，由于正虚而神魂不安，又由邪客而血脉不和，故用生姜、当归通神明，活血以和之。

年老血枯，利多液脱，渗淡虽能利湿，即能伤津液，故此方概从温化，不尚分消。肝通大肠，濡泻而用枣皮敛肝者，乙木之泄有余，庚金之收不足也。至梦多不寐，尤必有敛气归神之药。生姜、当归则治标也，沙蒺藜补肾祛风以利上窍，故选用之。

四十二、李某，每近天明必泻，一日泻五六次，色黄白，忽大泻不止，大汗喘呕。

吴萸二钱　五味三钱　杜仲五钱　沙参一两　白术三两　干姜五钱　茯苓三钱
制附片八钱　故纸三钱　砂仁八分　甘草一钱

五副。

此脾肾泄也。凡下泄无不由脾虚湿盛、分利无权，以致水谷精华之气、糟粕之汁并入大肠而成。然肾居脾胃之下，实胃底之薪也，肾火衰微，温蒸无力，则水谷之气遂不能上升，又非独脾胃之咎矣。此症黎明必泻，且一日泻五六次，皆脾虚湿盛、肾虚无火之象也。色黄白者，一线之土气犹未绝也；忽然大泻不止者，欲下脱也；大汗喘呕者，欲上脱也。危哉，其末即死也。

胃阳不虚不呕，吴萸、姜、砂驱阴降逆以止呕；脾阳不虚不泻，白术、苓、草暖土泄湿以止泻；肾不虚水不沉，附片、杜仲、故纸釜底加薪以升水，此大法也。沙参、五味补津液、收耗散，用之于大汗喘呕后尤为适宜，且金水一气，固上即所以固下也。当此湿邪正盛，微阳欲脱之际，自宜以救阳为急，一俟大局粗定，再为阴阳并治。

上下欲脱，以中为主，故方中脾胃药独多。

四十三、某之祖父，腹极痛，手足麻木，头痛，舌苔滑，心内不安，欲吐不吐。

银花五钱　连翘三钱　藿香三钱　枳壳二钱　黄芩三钱　干姜三钱　老连八分
法夏三钱　郁金二钱　厚朴一钱　桔梗一钱　甘草二钱

三副。

此寒饮格火于上也。膈膜为心肺与肠胃之分界，亦即清浊之分界，寒饮留滞，阻遏心肺下行之路，则为寒热拒格之病，如此症是已。夫舌苔滑者，膈间有寒饮湿浊之确据也。头腹痛欲吐者，胃气已逆壅而为历。不吐者，乃系饮邪，无物可吐也。心内不安者，火郁于上也。手足麻木者，天气不降无气以行于四肢也。

寒饮湿浊在心胃间，宜藿香、干姜、法夏、厚朴等之芳香逐秽，辛苦温祛寒燥湿，涤饮利气。火郁于上，宜银花、连翘、黄芩、枳壳、桔梗、郁金等之甘寒清热，苦寒泻火，辛苦寒降气开郁。火郁则神不怡，腹痛则脾不缓，治上者制以缓，故用甘草。

此症寒散饮去，心肺之气下行则愈。唯腹痛宜在心下脐上，否则即为不合病情。

四十四、某，背中冷，左偏微痛，食少欲呕，四肢强。

桂枝五钱　法夏三钱　腹皮三钱　独活一钱　白术五钱　生姜八钱　生甘草三钱
云苓三钱　葶苈二钱　干姜一钱　大枣三枚

三副。

此留饮也。《金匮要略》曰："心下有留饮，其人背寒如掌大。"此症则乳廓尚未大明耳。夫太阳行身之背而卫外，心为阳中之太阳而丽空，寒水之邪留于心下、着于背中，则两太阳之阳皆失其职，而有所不照与不卫，故或冷或痛也。胃阳虚则食少欲呕，脾湿盛则四肢强，盖脾者肾之主，土者水所畏，未有土旺于中而水留心下者也。

桂枝汤重用生姜宣化两太阳之阳，以复其离照与卫外之职。加葶苈以攻心下之水，寒者温而留者去矣。半夏、腹皮降逆行水，合二姜则温胃止呕，白术、茯苓培土泄湿，合甘、枣则安内调中。此本水有余、土不足之病，有余者当泻，而不足者必当补也。太阳之阳与督脉之阳并行于背，郁则并郁，故加独活以通之。

桂枝汤桂枝通阳外散，生姜助之，白芍敛阴内守，毋使被劫，阳通则邪去，阴敛则汗止，而营卫和矣。甘草大枣则调中益液，以补经脉者也。

四十五、王某之子，发寒冷，作吐，人昏头痛，咳二月余未好。

银花五钱　桔梗二钱　沙参八钱　百部三钱　柴胡一钱　白术五钱　桂枝一钱
紫苏一钱　枯芩八分　花粉三钱　连翘三钱　栀子五钱　大力一钱　甘草二钱

五副，服至三副即痊愈。

此外寒内热也。风寒外郁故发寒冷，木火内郁故多逆气，胃逆则吐，肺逆则咳，风火上郁于头则痛。

风寒外郁，桔梗、柴胡、桂枝、紫苏、大力等开而泄之，《六元正纪大论》曰："木郁达之，金郁泄之，火郁发之，无不备矣。"

火因郁而成，有非发之所能尽者，则用银花、枯芩、栀子、连翘、花粉之甘苦寒泻之于内，所谓实火则折之也。百部降肺通大肠，亦金郁泄之也。肺为娇藏，恶寒畏热，凡寒热不和之咳而大便实者，均可用之。

脾为肺母，久咳无不伤脾，故补以参、术、甘草。诸郁解则上焦之气行，土生金则治节之权复，而咳自愈矣。

四十六、张某之岳，发寒热，口苦，食不下，大便红白，兼绿冻清水。

柴胡二钱　苍术八分　干姜三钱　法夏三钱　沙参五钱　白术八钱　黄芩二钱
制附片五钱　白芍三钱　香附三钱　甘草一钱

三副。

此少阳兼太阴证也。寒热、口苦、绿冻，少阳证也；食不下、自利清水，太阴证也。阳而兼太阴，若不由误下，即系生冷伤，故或白或清水者，太阴虚寒之本；然也或红者，脾虚而血不统也；绿冻者，少阳之邪内陷，即伤寒传经所谓寒甚则入太阴之里也。

《伤寒论》太阳证误下，有四逆汤先救里法，而桂枝人参汤之治胁热下利，则为内温外散法。在少阳证误下而潮热实者，则有大柴胡汤及柴胡加芒硝汤之内通外散法。历观伤寒诸法，凡病有陷邪者，治之无不表里两解。盖陷邪不解，里不独和，无分虚实也。

此方即小柴胡汤易生姜为干姜，以治少阳表里寒热不和，加二术、附片双暖水土，以治太阴下利。有柴胡之升，即有白芍之守；有参术之补，即有香附之通，又法外法也。

四十七、某，胃不食，吐酸水，心内不安，不想吃，昏晕。

蔻仁一钱　生沙参一两　上桂三钱　桂圆肉八钱　香附三钱　干姜八钱　生北芪一两　砂仁三钱　厚附片三两　草果一钱　栀子八钱　花粉二钱　桂枝三钱　金樱子五钱

五副。

此木从金化也。木有太过、不及之殊，太过则鼓动而升，气血高涨；不及则凋零而落，生意索然。此证无太过之据，盖不及也。夫木主泄，金主收，平则调和，不平则害。《宝命全角》篇曰："木得金而伐。"《气交变大论》曰："岁金太过，肝木受邪，收气峻，生气下。"此收太过而泄不及也。《五常政大论》曰："五运不及，皆从胜己之化，委和之纪，木从金化。"此泄不及而收太过也。由收太过而泄不及者，有强迫之情而反动甚；由泄不及而收太过者，有顺承之势而反动力微，此症是也。夫火郁则生苦，木郁则生酸，凡热皆生于郁，而热生之度则无一定，此症木郁以至作酸，而气血无高涨之象，其为不及之木而从化于金也，不信然哉。

《生气通天论》曰："味过于酸，肝气以津，脾气乃绝。"《大惑论》曰："胃脘寒，故不嗜食。"《伤寒论》曰："大病瘥后，喜唾久不了了者，胃上有寒。"夫胃寒不能制水，故不食而吐水；水为酸水，则肝气津而脾气绝，又不仅胃寒矣。至无关饥饱之宿好，亦不思食，其胃气之虚尤甚。《六微旨大论》曰："地气上升，气腾于天。"《经脉别论》曰："脾气散精，上归于肺。"夫肾者主水，水中有火则水化气而升。若水入于胃，不化气而作酸，以至吐酸水，则不仅脾胃虚，而肾火亦虚矣。《阴阳应象大论》曰："阳为气，阴为味。"又曰："阳气出上窍，阴味出下窍。"夫阴阳气味，有胜即有虚，阴胜则阳虚，味胜则气虚，吐酸水则阴味独胜，其阳气之虚可知矣。脾主升清，胃主降浊，吐酸水则阴味出上窍，其清不升、浊不降可知矣。《宣明五气》篇曰："心藏神。"又曰："心恶热。"夫心火降，肾水升，则水在火上而交泰。心内不安者，寒盛于下而不化，则火郁于上而神躁也。火郁于上而肺无热象，金寒犹未负也，其为坚成之金可知也。《口问》篇曰："上气不足，脑为之不满，头为之苦倾。"《至真要大论》曰："诸风掉眩，皆属于肝。"夫上气不足者，脾不生肺；诸风掉眩者，肝气有余，侮所不胜也。昏晕属于肝旺者实，属于脾虚者虚。若肝脾皆虚，则未有实者矣。

《至真要大论》言："诸呕吐酸，皆属于热。"而征诸实验则多虚寒，故昔贤有为寒为热之争，迄于今莫衷一是，殊不知《经》所谓热者，乃复气非胜气也。夫天有阴阳胜复之气，人亦如之。胜气者，太过之气；复气者，复仇之气。有胜气即有复气，无胜无复则谓平气。病机十九条内有属于火者五，属于热者四，皆以阴寒为胜气，阳热为复气。盖其初则正虚邪凑、阴胜阳郁，其继则郁者思达，不甘屈伏，此不甘屈伏之气即复仇之气，故云属于火与热也。至火与热之分，则属于相火者命之曰火，属于君火者命之曰热，即《六元正纪大论》所谓"少阳之上，相火主之；少阴之上，热气主之"是也。若夫阴证之辨，则当审其或复而大胜、或复而相持、或复而不胜以定之，固不得以属于火者即为火症，属于热者即为热症也。亦有一气独胜无复气者，则十九条中唯"诸病水液，澄澈清冷，皆属于寒"一条为然。《伤寒论》少阳病本非热症而口苦，阳明病胃家实则不口苦而偏热，夫口苦且非热症，则口酸可知。以此症论，肾火不能化水为气，而水从木郁之化以作酸，不能生土以生金而吐酸、不食、昏晕，皆本寒之胜气也。唯心内不安为少阴复气，有此复气，乃能与胜气争。而涌出停腐不化之酸水，《内经》之谓其属于热者，以此若通盘计之，则此症之胜气犹甚也。

脾肾皆虚，本寒之胜气犹甚，故用附片、肉桂补火生土，参、芪、圆肉补土生金以治之。心火郁，明标热之复气已至，故用栀子、花粉泻火除烦以折之，心火犹未克金，故不重清肺。补火而用金樱子者，火宜潜，潜则温蒸于下以升水也。补土而用干姜者，土宜健，健则温运于中以散精也。土宜健，白术为健脾要药而不用者，已土在心，心血生脾，心热有余则心血不足，宜圆肉之润，不宜白术之燥也。若蔻仁、砂仁、草果、桂枝、香附等则结者散之、逸者行之，共以疏肝泄肺、和胃醒脾、温经通脉，而任使命之职者也。

《脏气法时论》曰："肝欲散，急食辛以散之，用辛补之，酸泻之。"《五味》篇曰："肝病者，宜食辛。"《金匮要略》曰："肝之病，补用酸。"何古法之矛盾乎？盖五脏皆主藏，藏者肝之体，散者肝之用，肝阳不密而用有余者，宜苦寒之酸以泻之，辛扬以散之，辛温以补之，或更生水以养之；肝阴不足而用有余者，治当以补水为主，而平以苦寒之酸，散以凉平之辛。若肝之阴阳俱虚而用有余者，则酸温、辛温、补水、补火并刚。若肝阳虚而用不足者，则宜辛热以补其虚，辛温以达其用，如此症是已。肝肾同治，温肾即以温肝也。

《阴阳应象大论》曰："辛胜酸，酸胜甘。"观此则知酸之有余者，辛甘之不足也。木本胜土，不足于气、有余于味之木则以味胜味，故有酸无甘。凡食物之酸臭者，必扬而曝之，乃足以达其郁气、消其陈气而救其未腐。此方诸辛并用，即扬曝之理也。水寒木不生，附、桂之辛热以温肾水，则水暖而木生也；金寒木不达，干姜之辛热以散肺寒，则金开而木达矣；蔻仁、砂仁、草果、桂枝、香附之辛则佐姜、桂、附，以为扬曝之使者也。参、芪、圆肉则补甘之不足，以配酸之有余，与补木火以配金水之义无殊。凡木不及而郁者，其阴邪必盛。阴邪者，寒与湿也。诸辛温、辛热皆逐阴邪以补木之不及者也。古法有以吐酸为本热标寒，宜用辛热以散寒发火而酸自止者，盖本《内经》之说而泥其词也。夫吐酸果系肝热为本，则有余之木必鼓动而升，气血高涨，决非仅治其标可以愈者，不可愈而愈，则彼所谓治标实治本也明矣。

四十八、某，朝食暮吐，吐的是酸黄臭水，一年余。

广木香一钱　橘红三钱　白术（土炒）八钱　草果三钱　胡椒五钱　怀药五钱
丁香五钱　沙参五钱　干姜五钱　藿香三钱　甘草八钱　鲜荷叶三张

五副。

此阴味出上窍也。朝食暮吐，则病根不在胃口，而在胃中；吐水不吐食，则病因不成于宿食，而成于宿水。夫饮食入胃，经火之蒸发、木之疏泄、土之健运，则精华上输、糟粕下传，本无留积，苟木火之力不足以化，则为宿食、或为宿水。此证则胃中有宿水而陈腐，故色黄而酸臭也。

《营卫生会》篇曰："卫出下焦。"《宝命全角》篇曰："土得木而达。"盖火之蒸发、木之疏泄，皆所以成土之健运，非各自为政也。多食生冷阴湿之物，损伤脾胃之阳以及肝肾，则胃中陈气与宿水互结不散，如痰饮之有窠囊，则非一吐所能尽矣。《五脏别论》曰："六腑者，传化物而不藏，故实而不能满。"胃中既有此病根，则每日水谷所化之精气，必有不尽输布以奉生，而与病根同腐者。此其所以一日一满，而吐于暮也。

中虚而无阴邪固结、宿水停痰者，白术、沙参、甘草补之足矣，此则不然，故并用广香、橘红、藿香、干姜、丁香、草果、胡椒等大队辛温热宣通之剂，以消阴翳而去陈莝①。《阴阳应象大论》曰："阴味出下窍，阳气出上窍。"吐酸黄臭水则气味倒置矣。唯荷叶能于濯淖污泥之中，升清气以通于天。诸辛温热能抑阴扶阳，即能助火耗气，得怀药以守脾，则动中有静、开中有阖，而无虑矣。

《阳阳应象大论》曰："辛胜酸，酸胜甘。"是酸之有余者，辛甘之不足也。广木香疏肝气以理脾气，橘红理肺气以消痰水，丁香暖胃阳以壮肾阳，干姜温胃散寒去腐臭，胡椒散寒逐湿辟秽恶，藿香入肺胃去恶气、止呕吐，草果入脾胃破气开郁、燥湿除痰。虽各有专司，而辛以胜酸则一，故与甘草俱重用也。

头不昏、心不烦，上焦毫无热象，故不清肺泻心。《脏气法时论》曰："肝欲散，肺欲收。"此则肺收有余，肝散不足，宜补火以克金，使金不克木，木能疏土，则胃复其传化之常，而病自愈。

朝食暮吐，本"反胃"病。王太仆曰："食入反出，是为无火。"此症虽不吐食，与反胃殊，而下焦之无火则一。夫治寒以热，治湿以燥，治酸以辛，治臭以香，皆正法也。而舌苔白厚、六脉沉迟，则寒湿内郁之征候也，观此方辛燥药之多，则此症之舌苔与脉象均可推而知之矣。

四十九、某，饮食不化，口酸，神少，有火，懒于言语。

砂仁二钱　香附三钱　藿香二钱　白术（一半土炒一半生用）四两　圆肉三钱　沙参二两　茯苓三钱　生黄芪五钱　甘草三钱　陈皮二钱　法夏二钱　广木香五分

五副。

此中虚也。饮食不化、神少懒言为劳倦伤脾、中虚气陷之本病，而口酸则成于土湿、金收、木郁三者，盖酸者木之味，土不湿、金不收则木不郁，木不郁则不作酸。有火者，木之子来复仇，不甘屈伏于金之收也。然火气与元气不两立，未有元气足而阴火妄行者，是金克木而火克金，虽曰复仇，实乱气也。五气循环，胜至则复，有复而大胜者，有复而不胜者，有全不复以伤生者，此症则复而相持，足征木火之气尚自有为也。

四君子汤加黄芪、圆肉，以治中虚气陷、神少懒言。然脾之根在心，白术能入脾，扶阳燥湿以治饮食不化，而不能护心阴，此佐以圆肉之微旨也。夫酸之有余者，甘之不足也，故宜圆肉、甘草之甘；又酸之有余者，辛之不胜也，故宜砂仁、香附、藿香、陈皮、法夏、广香之辛，唯辛能开，可以泄

---

① 莝　cuò. 铡碎的草，饲料草。此处代指人体内的糟粕。

金之收，达木之郁而通阳化湿、活血利气也。《阴阳应象大论》曰："辛胜酸，酸胜甘。"观于此，则治酸之法具矣。

前方服毕，又方：

即前方加　沙蒺藜五钱　腹皮三钱　生白芍五两　怀药八钱　制附片五钱

三副。

脾阳宜升不宜陷，肝阳宜潜不宜浮。脾阳陷则不能生肺以下生，肝阳浮则不能生肾以上生，故土衰木旺者，往往平肝与补脾并行，以期各循其化。然白芍降泻之性，宜于肝则不宜于脾，故脾虚之甚者，又有先补脾而后平肝一法。如此症木之子能复仇，其肝阳不潜可知，苟终无以平之，则脾虽升而肺不降，何以下为雨露而生万物哉？此后方所以承脾阳上升之后，即重用白芍平肝，以开肺气下降之路也，合之腹皮下气，怀药守中，则脾升肺降之功成矣。肝阳浮则有余于上、不足于下，白芍平其有余，蒺藜、附片则补其不足也。

劳倦内伤以脾阳虚为主，其兼证则有脾阴虚者，有肾阴虚者，又有肾阳虚者，各因人秉之不同为转移，此症则脾阳虚而湿盛也。

天地之气升已而降，降者谓天；降已而升，升者谓地。肺气下降者，即脾阳升已而降也。肝木不平与肺为敌，天气固不易降；脾中之阴不能为阳之守，天气亦不易降。此怀药与白芍并用之义也。夫脾阳下陷则升之于肾，既升则降之于肺，此治劳倦内伤者必然之序也。至降已而升，则当求之地气，而为蒺藜、附片之任也。

五十、刘某，发寒热，胃不利，腹有点泻，少阳胀。

白术三钱　桂枝二钱　莱菔子（炒）三钱　薄荷八分　沙参五钱　白芍五钱　柴胡八分　建曲三钱　砂仁一钱　生枯芩二钱　银花五钱

三副。

此脾虚伤食也。土衰木旺兼有食积，故胃不利、腹泻。阳受气于上焦，以温皮肤分肉。少阳之脉抵头角下胸中，胃不利则上焦不通、表里不和，故发寒热。肝不平则胆气逆，故少阳胀。

参、术补脾，白芍平肝，以治土衰木旺；白芍合桂枝和营卫，与柴胡、黄芩和少阳表里，以治发寒热、少阳胀；合莱菔、建曲、砂仁消食调气，以治胃不利、腹泻也。少阳为相火之气，少阴为君火之气，上焦不通则二火皆郁，而肺受克，故又用银花、薄荷清金泄肺以治之也。

胃不利、腹泻、少阳胀为木旺土衰之确据，凡木旺病恒多于岁木太过之年及每年冬至春分间木旺之时，情志不和者，不在此例。

二便类

五十一、王某之父，小便不通，胃不食，小腹胀痛，神气少，舌苔黑，口渴饮茶多，十分困难。

云苓五钱　桔梗二钱　上桂三钱　连翘五钱　通草三钱　银花八钱　知母二钱
干姜五钱　甘草梢五钱　黄柏二钱　益智仁三钱　生白芍二两

三副，服一副小便通，三副诸病去。

此癃闭也。《灵兰秘典论》曰："膀胱者，州都之官，津液藏焉，气化则能出矣。"此决渎气化之在下者。《经脉别论》曰："脾气散精，上归于肺，通调水道，下输膀胱。"此决渎气化之在上者。故小便者，天水气化之合也，有一失职均可致不利。此症寒水不化，停蓄胞中，少腹胀痛，下失职矣；火炎金热，化源涸绝，口渴饮多，上失职矣。上下均失，此其所以不通也。

脾为胃使，肾为胃关，胃不利者，脾不能为胃行气，肾不能为胃降浊也。黑为水之色，舌乃心之苗，舌苔黑者，土不制水，水来克火也。气逆脉满，则神不安。十分困难者，肝正苦急，郁而不泄也。夫心为君火而司知觉，当行溺时知觉之所至，即心火之所至，各官无不翕然从之，是小便虽为膀胱与肺之职，而司输送者则心也。若火炎金热，知觉至而火与金皆不至，未见其能通调也。人皆知天交于水则小便出，抑知心交于肾又为天水相交之前导乎？此症之困难也、口渴也、闭癃也，皆水火不交之明征，未有心火不降而天气得以下交者也。薛立斋曰："人之溲溺，赖心肾二气为之输送。"洵不诬也。《口问》篇曰："中气不足，溲便为之变。"《经脉》篇曰："肝所生病，遗溺闭癃。"故治小便不利者，宜详察病机所在，何脏有失而调之使平，不可拘责之膀胱与肺也。

李东垣曰："口不渴而癃闭者，病在下焦血分，得之膏粱积热，损伤肾水，无阴则阳无以化也。"夫肾为水火之脏，司开阖而行化于下，小便不通者，有阖无开而化不行也。唯阳主开，唯肉桂能入下焦血分，化肾气以速其开，阳无阴不化，故又配以知、柏之辛苦寒以速其化，此滋肾丸寒热并用之义也。东垣治王善夫一案，腹坚如石，腿裂出水，而舌苔不黑，盖气有余便是火，胀甚者热亦甚，故重用知、柏。此症少腹胀痛，虽不无热，而舌苔黑色，则又为寒，故用滋肾丸而变更其轻重之配合。肺为水之上源，王善夫病虽下剧上轻，然未有治水而不治肺者。知母色白味辛，能清肺金气分，源清而流自远也。至东垣下焦血分宜阴中阴药之说，殊未可全信，即以滋肾丸而论，曷尝不及上焦气分哉？此为偏治下焦血分。

口渴而癃闭者，病在上焦气分，宜气薄渗淡之药以清水之上源，知母味厚，究非肺经专药，故用连翘清心火以导天气；银花、通草清肺热，肃肺气下行以通膀胱；桔梗则升提肺气，开上窍以资下达，犹之滴水器然，上窍开则下窍自利也。此为专治上焦气分。

黑者，寒水之色也。寒水之气能越土上凌，而侮所不胜，不但水寒，而土亦寒矣，故用干姜、益智温中厚土、摄水归元而堤防之；茯苓则以伐肾邪，与干姜、益智相辅而行者也。五脏之情各随所喜，此之谓矣。此为治卑坚之土应崇其堤。

《生气通天论》曰："苍天之气，清净则志意治，顺之则阳气固……失之则内闭九窍，外壅肌肉。"夫苍天之气，生气也，在人身为肝阳之气，禀受于天者也，顺之则得天者全，故志意治而阳气固；逆之则得天者削，故五行之气皆逆而内闭外壅。此症上下不通，十分困难，正浊气膜胀、阳强欲绝之时也，故重用白芍平之，甘草缓之，以强内守而安志意。倘失此不治，一旦溃围而出，阴阳相离，腠理发泄则无及矣。甘草用梢者，并取其泻火达茎以利小便，一举而两得之也，此为治太过之木不安于位。

《脏气法时论》曰："肝欲散，急食辛以散之，用辛补之，酸泻之。"夫肝欲散者，木喜条达也；辛补者，阳虚也；酸泻者，阳强也。然《金匮要略》曰"肝之病，补用酸"，与《经》言能勿悖乎？盖从阳则谓之泻，从阴则谓之补。当阳强时，苟不用白芍之苦酸寒以泻之，则不能保其垂绝之阴以为阳之守，得不谓之补乎？若有补无泻之酸温，则宜于阳虚不敛，又非阳强所宜矣。阳虚辛补，治在肝肾，阳郁辛通，则无界畔。人身无处无生气，即无处无肝气，阳郁宜辛者，乃欲使生阳之气流行于五脏、六腑、十二经脉而不滞，如此方桔梗上开，肉桂下化，干姜、益智运脾胃，茯苓、通草利水道，皆足以疏达肝气，非必从肝而散之也。不唯此也，且须从肝而守之，俾郁遏之阳随各经辛药之开，但条畅于内而不消亡于外，乃为上工，否则辛能散之，即能亡之，能勿虑乎？凡病除治其偏盛偏虚外，微用通药，以畅其机者，皆散之义。若疏肝不离生气发源之厥阴，疏肝之药不离升阳劫阴之柴胡、川芎，则刻舟求剑矣，非《内经》立言之意也。若夫肺以酸为补者，当在收令不及、开泄太过之候，此症失之过阖，唯宜治之以开，即参、芪之固亦所不可，况酸收乎？

五十二、某，小便不通已二日，涓滴俱无。

砂仁三钱　桔梗二钱　上桂三钱　蔻仁二钱　通草五钱　生甘草梢三钱　法夏五钱　香附二钱　益智仁三钱　鲜荷叶二张　甘葛五钱　生姜三钱　灯心三钱

三副。

此癃闭也。原批云：此宜开提化逆，使中枢得运，下焦自通。夫饮入于胃，游溢精气，上输于脾，脾气散精，上归于肺，通调水道，下输膀胱。是为脾行气者，肺也；为胃行气者，脾也。肺郁则不唯通调失职而小便癃，即脾胃亦随之递郁而运化歇矣，故宜开提化逆，俾脾胃之郁递开，则中枢得运，而下焦自通，此必然之治也。

《经》曰："其高者，因而越之。"又曰曰"病在下，取之上。"故用桔梗开提通肺窍，荷叶、甘葛升少阳阳明之清气以散头目滞气，犹之滴水器然，上窍开则下窍自利也。半夏降胃行肺，复其治节，合甘草梢之泻火达茎，通草之行肺气于膀胱，灯心之降心火于小肠，则《经》所谓"其下者，引而竭之"也。砂仁、蔻仁、生姜开发中上之郁结，益智开发中下之郁结，香附理气，皆窒者通之。非桔梗开提，遂能使胸膈脾胃之气皆畅也。《经》曰："膀胱者，州都之官，津液藏焉，气化则能出矣。"此症肺之治节，既不行于膀胱，则膀胱之气自不能化，故除开提化逆、转运中枢外，并用肉桂直达下焦以化之。

小便不通已二日，而病者尚无危急之状，故不用安定脏气之药。

五十三、方某之雇工，小便不通胀，有外感，经过四五医皆益甚。

桂枝五钱　白术三钱　猪苓二钱　泽泻三钱　瞿麦三钱　云茯苓二钱　桔梗二钱　甘葛五钱　薄荷二钱　银花八钱　腹皮五钱　车前草引

三副。服一副小便通，三副痊愈。

此癃闭也。膀胱为太阳寒水之腑，寒水之气内结而不化，则小便不通，太阳之阳外郁而不宣，则洒淅恶寒，非《伤寒论》太阳证悉具之外感也。经过四五医皆益甚，其初非涓滴不出可知也，唯不通而至榨胀，又不仅膀胱一腑之戾遂克臻此。

五脏所欲，肺收肝泄，恰得其反，幸有戊己居中，和其偏盛，金木交并，相辅而行，方无过、不及之弊。不然过泄则失之开，开则阴阳离决；过收则失之阖，阖则五脏气争。此病乃收有余、泄不足，肺肝肾胃诸气聚争于州都，致下焦不能如渎，寒水内结特病因耳。夫木曰曲直而喜条达，收者过收则达者郁矣；肾藏戊土而司开阖，阖者过阖则升者陷矣，其势均不能不争也。

五苓散白术、茯苓厚土制水，猪苓、泽泻通窍利水，重用桂枝宣太阳之郁，化寒水之结，病之仅在太阳表里者可已矣。虽然五苓能治太阳证之表里，不能解诸气之纠纷，故加甘葛以升胃气，胃气升则不下逼膀胱，而气化自宣。桔梗以开上窍，上窍开则下窍而江河若决，然后诸郁皆释，各安于位而不争矣。薄荷疏肝泄肺，银花清金浚源，一以助桔梗之上开，一以助桔梗之下降，此下病上取之法也。

决渎之官失职，浊气不能下趋，势必上犯，故有桔、葛等之升，必有大腹皮之降，始无相因相召之变也。

水郁生湿，湿郁生热，再加瞿麦、车前，并泻心肝肺诸经之湿热，以补猪、泽之足，所谓"下者引而竭之"也。

昔贤称癃闭为危急之候，乃病者却无危急之情，足证脏气之坚矣，故全方上下通、内外通，虽有白术之燥湿补脾，亦不多用，所谓阖者治之以开也。

五十四、张某之戚，小便痛，下白浊有二十余日，神色短少，换数医皆不效。

通草三钱　血通五钱　白术三钱　云苓三钱　广滑石五钱　木通三钱　百花草五钱　甘葛一钱　黑豆八钱　香附（酒炒）三钱　海金沙三钱　甘草三钱　甜酒一杯

三副。

此淋浊也。痛者为淋，不痛者为浊，初起时无不淋浊兼备，久则另开侧径，溺道扩张，即但浊而不淋矣。此病得之花柳传染，与医书五淋小同大异，盖湿热同而微毒异也。夫膀胱者，气化之所由宣；溺道者，浊阴之所由出。一旦微毒传人，着于一点，发炎溃脓，窒塞其间，有不妨害膀胱气化、阻遏浊阴下行而乱其清明之体者乎？《经》曰："厥气上行，满脉去形。"盖浊邪不能下泄，势必上攻，上攻则脉满，脉满则阴不能守于内，神不能安于室，脏腑气血均失其平，人身至危险之事有过于此者乎？奈何人之不贷觉悟也。就余经验所及，患此病而头昏胸胀者比比也，患此病而渐至虚弱者又比比也，皆浊气上行之感召，而暗促年寿，影响子孙又势所必至也，养生之士当切戒之。

通可去滞，滑可去着，通草、血通、云苓、滑石、木通、海金沙等或从气分，或从血分，皆泻湿热、排浊秽，由溺道下行者也。唯利水药过多，必暗消肾气，且易伤中气，故用术、草以保脾，黑豆以保肾，非补也。黑豆合甘草又能解百毒，一举而两得之也。

《经》曰："浊气在上，则生䐜胀。"淋浊忌升势也，然当此群力厉行驱浊之际，何尝不可少用葛根以升浊中之清乎？百花草苦寒专入膀胱除湿热，散结止痛；香附通和气血，无他妙义。

此本湿热病也，而反用善生湿之甜酒为引，此所谓反佐法也。譬如兵家之诈降反间，既有深入之细作，复有应援之大兵，然后能一举而歼之也。

上述治法唯宜于初起脉实时，若脉浮大而沉不足或浮弱者，均属不宜。爰有管见，数条录出，以备参考。

一宜敛，敛其脏真之气，若伏若匿，各守其乡也。凡病脉浮大而无表邪者，莫不宜敛，左大敛肝肾，白芍、首乌、牡蛎等选用；右大敛脾肾，莲米、怀药、芡实等选用。盖医病必先医命，勿贸贸然徒攻邪也。

一宜补，气虚补气，血虚补血，阴阳亦然，以平为期，勿听其偏。

一宜通，通头面、通胸胃、通小便也。通则血气流行，气化敷畅。通药颇多，在人斟酌，如茯苓、木通能通小便，甚则加牛膝之类。

一去邪，有热去热，有湿去湿，至于外感，更不待言。淋浊病无不湿盛，利水药皆能去湿。中焦下焦、气分血分之剂，随宜选用。合四法以为方，则邪去而正不伤，百日之内可愈，否则未有不欲急之而反以得缓者矣。

五十五、张锡之，肾子肿如鹅蛋大，行路下坠颇痛。

白术八钱　怀药五钱　益智仁三钱　黄柏（盐水炒）一钱半　玄参五钱　橘核三钱　荔枝核八钱　白芍四钱　知母二钱　上桂二钱　沙蒺藜五钱　首乌五钱　甘草二钱　灯心三钱

五副。服二副痊愈。

此疝气也。原批云：此因肝脾不足，亦是脾不生。土为四象主而其机在木，乙木之心火肆，而真阴受病，真阳亦渐少，奈何不生病？治须培其根，必要真火去生真水，而真阳乃可克阴火，即真水可以养肝阴，医理如此，宜究之。谨按：脾为后生化之源，出五味以溉四象，故以后天论则肝脾不足，亦脾之不生也。然肝为先天生化之源，土在后天，虽为四象主，而以先天论，则其生机实不离木，故曰其机在木。心为火脏，肾为水脏，而火之精谓之真火，亦即真阴，水之精谓之真水，亦即真阳，此乃先天真气不可太分。乙木之心火肆而真阴受病，故真阳亦渐少也。阴火者，水中之火，即相火也，相火之所以能蛰藏于下而发为氤氲之气，以奉生身者，赖有真水以率之也。若真水不足则阴火妄动，木先失养而灾害至矣。《评热病论》曰："邪之所凑，其气必虚。"木既失养，则正虚邪凑，安得不为肿痛而下坠乎？

以后天气化言之，此本肝脾不足，水火不交之病。盖厥阴之脉绕器，疝气不离厥阴肝经，肝既不和，则水升火降之机乱，脾土无所禀气，乃必然之势也。原批谓其木之心火肆而真阴受病，真阳亦渐少，是其病乃由心火有余，心阴不足，以至伤及肝阴，为之原耳。

《太阴阳明论》曰："土者，生万物而法天地。"夫脾为后天主，水火之交在此，不足则斡运失职，水火不交，生化不出，故补以白术、怀药、甘草，建立水火交媾之地。《生气通天论》曰："苍天之气，清静则志意治，顺之则阳气固。"夫苍天之气，在人身即肝气也，水火交媾之机在此，人不幸而苍天之气逆，则莫要于和肝，故以白芍平之，沙蒺藜、首乌温之、养之，以抵于和而转其机，合之灯心引火下行，肉桂化水上行，以任交媾之使，则南北气化无间，而大功成矣。张某之病，要真火去生真水，而后真阳乃可克阴火，即真水可以养肝阴。夫真火生真水，真水养肝阴者，乃后天火降水升如常，而先天真火真水不至为后天乱气蔽隔，自复其生化克制之妙也。人在后天即不离后天气化，未有后天气化不和以致先天气化不和而不由后天以返先天者也。真阳渐少则阴火渐炽，而肾水亦虚，故用知、柏泻阴火之炽，玄参补肾水之虚以降之、宅之，阴火妄动则地气寒，肾囊肿痛则地气窒，故用沙蒺藜温肝肾以助阳气，益智仁温脾肾以开郁结，而荔枝核、橘核则专入肝肾膀胱，消肿止痛以治疝气之用也。

五脏皆有先天真气以率后天凡气，故气从以顺，各从其欲，皆得所愿。所谓先天真气者，即前所云心属火而有真火，肾属水而有真水也，他脏仿此。然真气虽有五实，皆真阴真阳之化分也。《易》曰："太极生两仪，两仪生四象。"而当未化分之时，即真阴真阳亦非二也。人能持之以静，由分而合则复还太极，谓之道矣。此案以先天真气论病，医者不知，无须深求，但于后天水升火降之理而精研之，亦未尝不与先天气化暗合，盖逆生虽异而和合于中，则无异也。

五十六、某，小便后有精如丝，或一点点滴。

金樱子五钱　五味一钱　干姜三钱　怀药五钱　玄参五钱　白术五钱　法夏二钱　制附片五钱　枸杞三钱　石斛五钱　牡蛎八钱　枣皮一钱

五副。

此肾不藏精也。原批云：此过于房劳损伤，真气封锁不固。当心火下降，溺窍开，而精窍亦与之俱开也。按真气者，真脏气也。《玉机真脏论》言："真脏气衰则真脏脉见，见则死。"盖人身之有真气，犹舟之有系，系不弛则舟不逝。此过于房劳损伤，真气则系弛矣，系弛则舟逝，所以不因交媾而精随溺出也。

《阴阳应象大论》①曰："五脏者，藏精气而不泻。"此其本体也。人能守静以养心，惩忿以养肝，淡食以养脾，寡言以养肺，啬欲以养肾，则本体全而精气藏。《生气通天论》曰："苍天之气，清净则志意治，顺之则阳气固。"此之谓也。苟有一脏之精气不藏，未有不气血高涨而为病者。《六节脏象论》曰："肾者主蛰，封藏之本，精之处也。"此症肾不藏精，其伤在本，本伤则不能纳气归元，其血气之高涨，为病不远矣。肾者水火之精，肾不藏精，故用玄参、附片、枸杞补肾中水火以生精，而以金樱、牡蛎固肾涩精、敛其真气。五脏之情还相为宫，弛则俱弛，而分主从，主者重治，从者轻治，而从者之中，又审其轻重以为治，故除金樱、牡蛎敛肾外，又并用怀药、石斛敛脾胃，五味敛肺，枣皮敛肝，各以平为期。干姜、白术则健运于中以行后天生化。盖化糟粕转味而入出者，脾胃之职，故与怀药、石斛相辅而行也。《阴阳应象大论》曰："清阳上天，浊阴归地。"此症精随溺出，清浊不分，升降失常，故有附片之温蒸，以升清阳于天；即用半夏之滑利，以降浊阴于地。半夏善降胃逆与脾阳不足而生之痰湿，及小肠膀胱不清上逆之浊气，若气离经，由于真脏不守而宜敛者，则非所长，故此方收敛之药独多也。

五十七、某，脱肛四月不收。

生黄芪三两　沙参五钱　白术五钱　云苓二钱　荆芥八分　广皮一钱　当归五钱生白芍八钱　防风三钱　乌梅二钱　甘草一钱　甘葛五钱

三副。

此脱肛也。地无凭也，大气举之，庚金收也，乙木泄之。脱肛者，大气不举于上而虚陷，金木不和于下而泄胜也。有肛门痒痛者，为湿热；大便燥结者，为津枯。此证则唯脱出耳，《难经》云："病之出者为虚。"医谚云"久病多虚"，盖此证之谓矣。

参、芪、术补中益气以归于肺，而重用黄芪者，下病上取，大气举之也。大肠主津，气血并盛，用当归者，兼活血也。木泄有余，白芍平之；金收不足，乌梅敛之；云苓、甘草、广皮则以渗湿和中；荆芥、防风、甘葛则以升阳散风、鼓气上行，乃参、芪、术之佐使也。

《天元纪大论》曰："厥阴之上，风气主之，阳明之上，燥气主之。"此证金木相争于下，大气不举于上，应以脾肺两虚为本，风燥合邪为标，故除

---

①　据下文可知底本有误，应为《五脏别论》。

参、芪、术补土生金外，并用荆、防、当归以散风润燥也。

五十八、王恒之弟，大肠下坠，十余日未收，作痛，如大便即不了，又下血，食少，神微。

黄芪三两　首乌五钱　甘葛三钱　白芍一两　沙参八钱　桔梗二钱　五味三钱
白术五钱　苦参三钱　苡仁五钱　制附片五钱　香附三钱

三副，服二副肠收一半，胃口亦利，服毕全收。

此脱肛也。地无凭也，天以大气举之。《六微旨大论》曰："天枢以上，大之气也，天枢以下，地之气也。"凡天枢以下有崩坠之失者，皆由天枢以上之气不举，如此症是也。然五行之理，木泄金收，坠而不收，则木令之有余可知，木有余则土不足，故食少而神微也。

薛立斋曰："脱肛属大肠气血虚而兼湿热。"缘湿为阴邪，虚者无不生湿，而酒家尤甚。湿郁生热，遂为湿热，热伤阴络则血内溢，血内溢则下血，此症脱肛而兼下血，是阳虚为本而湿热为标也。

虚者补之，陷者举之。黄芪、参术大补天枢以上之气，以为举陷之君；桔梗升肺，甘葛升胃，以为举陷之佐。脱者收之，五味子酸以收脱，使升而获上者不至溜而复下，此皆下病上取之义也。然安良者必戢暴，扶弱者必抑强，否则用力虽多，成功则寡，非其治也，故用白芍平肝阳之不静，首乌敛肝阴之不守，俾木气归原，不复下迫，肾气受益，封藏有度，则脾肺诸药各展其长而无碍矣。

白术、附片苦温辛热以治阳虚生湿之本，苦参、苡仁苦寒甘淡以治湿郁生热之标，附子彪悍之性能鼓阳气上升，凡中气下陷而阳虚者，合之参、芪，举陷尤速也。

黄芪、白芍为此方调和金木之主药，故重用。又以香附疏达血气者，阖中有开也。

肝气下迫而阖有余者，宜平肝而治之以开；肝气下迫而开有余者，宜平肝而治之以阖。金木相争之为病虽多，苟能察其胜负所在而调之使平，无不愈者。此症肝气下迫而开有余，故除补中举陷外，于木则平之，于金则阖之也。

第二方遗失，第三方如后：

莲子五十个　白芍五钱　牡蛎五钱　玉竹三钱　米合五钱　枣皮二钱　广皮二钱
沙参五钱　官桂二钱　百部三钱　大腹皮三钱　生姜皮五钱　大枣三枚

此方服毕，事事如前，病家极为称赞。

第三方以内守为主，补虚为辅。第一方以举陷为主，内守为辅。第二方补虚与内守并重可知也，兹因第二方遗失义已不全，姑录存之。

五十九、某，大便素坚，今病大便燥结，肛门之右肿起如痔，甚痛，口鼻及小便微有热象，精神饮食如故，病之得忿恚不平四月。

厚朴三钱　　大黄三钱　　银花四钱　　杭芍四钱　　木通二钱　　生甘草一钱

一副愈。

此肝热迫于大肠也。肝欲泄，大肠欲收，收泄相争，泄胜则为暴注下迫，收胜则为大便不利。时当孟夏，木已生火，而不平之气未能泄于大肠，故迫于肛门之侧而为肿痛，幸脾胃尚健，无须补正，以肝病通大肠之法治之。

白芍平肝，厚朴、大黄通大肠以达肝郁，银花、木通清口鼻及小便之热，甘草和中。凡平人而大便不利，无论或坚或溏，皆肝病也。虚者宜先补正而后通大肠，此症无虚象，故引而竭之可矣，亦有补通并行者，则活法在人也。

六十、某，身热恶寒，口渴，小便黄，作痛。

银花五钱　　寸冬三钱　　通草三钱　　生地五钱　　扁豆三钱　　苍术一钱　　厚朴二钱

瓜壳五钱　　米百合八钱　　玄参三钱　　杏仁三钱　　桑叶五皮

三副。

此热盛于心也。心者，肺之主；小肠者，心之使。热盛于心而口渴身热者，火克金也。小便黄作痛者，火移小肠也。《伤寒论》曰："凡发热而犹恶寒者，谓之太阳证未罢。"然太阳证头痛而此则否，其非太阳证可知也。《至真要大论》曰："诸禁鼓栗，皆属于火。"盖热证必先火郁，火郁则恶寒，此症小便黄作痛，显然是火郁于小肠、膀胱。小肠、膀胱为手足太阳之腑，火既郁于腑，则不畅于表，故恶寒也。《活人书》曰："脉虚身热谓之中暑，为不足；脉盛身热谓之中热，为有余。"此证无不足之象，盖中热也。李东垣曰："小便不利而口渴者，热在上焦气分。"此证是已。

火之有余，由于水之不足，故用生地泻心、小肠之火，并合玄参补水之不足，以配火之有余；火克金，清以银花、寸冬、瓜壳、米合、桑叶，合之通草清热利水，由上窍以通下窍。杏仁辛开苦降，由傅相以达州都，则天气下为雨者，地气自上为云，太阳之腑气畅于内者，其表气自畅于外，诸病均可迎刃而解矣。扁豆、厚朴、苍术消暑行湿，盖时当夏令，宜酌加时令药以和肺胃，而免中焦之阳滞于生地也。

此方上焦药颇多，盖上焦气分为布化之地，上不行则下乱，故治之不遗余力。夫补水以治口渴身热者，病在上取之下；清金以治小便黄作痛者，病在下取之上；和脾胃以升清降浊者，病在上下取之于中也。又上焦药中，清中有温，降中有散，清降则内行下行，温散则上行外行，内外上下之气皆行，而诸病犹不愈者，未之有也。

钱仲阳导赤散所治之症与此症无殊，此方亦即导赤散而发挥之者也。

卷　三

诸血类

一、某，吐血，发热，胃不利，神倦。

沙参五钱　干姜五钱　当归三钱　青木香一钱　生甘草一两　白术五钱　木通二钱　艾叶二钱　橘络三钱　石斛五钱　茯苓二钱

三副。

此脾虚失血也。原批云：此方辛温，治吐血，有引血归经之妙用。是于甘温除热法中出来，宜细思之。按：《刺节真邪论》言："阳胜者则为热。"《调经论》言："阳盛生外热。"皆属有余；而《刺志论》言："气虚生热，得之伤暑。"《举痛论》言："人劳则气耗，喘息汗出。"则为不足。观生脉散之用人参，清暑益气汤之用参、芪、术、草，即时邪为病而气不足者，亦不离甘温之补，况得之劳倦哉？《至真要大论》言："劳者温之。"后贤因之而有甘温除大热，及参、芪、甘草为泻火之圣药等语，皆为气虚立论，非阳盛也。盖治病必求其本，发热由于气虚者，唯甘温能益气，用甘温以补之，则元气复而热自退也。至气虚发热而兼吐血，则其血之妄行必由于气之不运，故宜于甘温药中辅以辛温之运，而引血归经之妙即在其中。《调经论》曰："血气者，喜温而恶寒，寒则血不能流，温则消而去之。"褚侍中曰："血虽阴类，唯须运以阳和。"观于此，则不唯气虚吐血宜用辛温，即阴虚吐血亦宜于甘苦寒药中酌加辛温，以和胃通阳，庶不至抑遏生机也。

《平人绝谷》篇曰："神者，水谷之精气也。"夫水谷之精气出于脾胃，脾胃虚则水谷之精气不足，故神倦。《阴阳应象大论》曰："浊气在上，则生膜胀。"夫胃阳旺则精华上输，糟粕下传，虚则清者不升，浊者不降，故胃不利。人身血统于气，以神倦、胃不利而吐血、发热，则其因于脾胃之虚可知也。

气虚发热，补以参、术、甘草，甘草补虚而兼泻火，故以为君。浊气在胃，运以干姜之辛温，合参、术、甘草之补中益气，则阳升而统血，再合当归、艾叶之辛温以散寒、活血、利阴气，则血行而归经。胃阳宜运而胃阴则宜守，运则不利者利，守则不平者平，故石斛与干姜并用。橘络专通经络以行血气，尤擅引血归经之长。若木香之通阳顺气，茯苓、木通之泄湿降火，则补中有通，以防甘草之壅满者也。

服前方毕，但血止，人仍烦热口渴，少神，头面赤热，眩晕，又方：

熟地三两　洋参二钱　香附（童便炒）三钱　白术五钱　怀药一两　甘草二钱　五味二钱　牡蛎八钱　生白芍八钱　生姜三钱

五副。

原批云：此方治命门火衰，不能生土，有时阴火上冲，烦热口渴，是为补少火驯剂。按：脾阳下陷，销烁肾水，则为阴虚发热。《痿论》曰："阴气者，静则神藏，躁则消亡。"服前方但血止，而热象有加者，中焦得辛温之运而血归经，下焦得辛温之燥而阴不平，以致阳不密也。夫由脾虚而肾虚者，权其轻重缓急，或先治脾，或兼治肾，随所利而行之可也。此症之初，肾之虚象未著，且脾不统血，唯宜甘补辛运，不宜壮水收纳，此前方之所以治脾不治肾也。今肾虚之情既大见于血止之候，正宜大补肾阴以收全功而已，能统血之脾则保其健运之力足矣。后方于水中补火，外柔内刚，既能使出位之火归于水，又能使盈科之水上升为云，故谓之补少火驯剂，凡命门火衰及火在上不能生土者皆宜之。

烦热、口渴、眩晕有似实火，然与头面赤、神少并见，则为阴火上冲，而非实火矣。夫水者火之宅，阴火上冲则水虚不能宅火可知，治此唯有上病下取，补阴含阳，俾俾火降而水升，则一切热象皆除。故用熟地为君，而五味收肺，白芍平肝，怀药守脾，牡蛎定肾，皆敛阴归阳，以补君之阙者也。附片以火引火，谓之反佐，然阴无阳则不生，阳不密则耗散，上有余则下不足，皆有酌用温热品之必要，虽反而实正也。肺朝百脉，阴火上冲则伤肺，故用五味、洋参收肺降火，补气生津以生脉。水火之交在土，土燥则火不降，土湿则水不升，故并用怀药、白术、甘草以期于平。谷入于胃，乃传之肺，外输内洒，以奉生身。五味得生姜则阖中有开，无间内外。香附童便炒以快血气而兼理瘀，失血家用之适合。

中气不足而四肢无力、表虚畏寒者，必用黄芪。此虽中气不足，却无必用黄芪之症，且吐血则所伤在营不在卫，尤与黄芪不宜，故前后二方皆不用也。

命门火衰则不生土以生金，阴火上冲则不生土而刑金，二者病情原有缓急之异。此方则不足者补之，不潜者潜之，故皆治也。至火衰与火炎有微甚之不同，则方理有定而方药无定，又当随宜加减，以求适合，而不可泥也。

中气下陷之症不一，余曾治一人，因遇变藏匿，一昼夜未得食，继脱险而行二百余里乃获休息，二三日后欲再行，遂有一足不用，勉用之则痛甚，余无他恙，服舒筋活血药不效。余因思此病得之忍饥劳役，其脾土必伤，中气必陷。《太阴阳明》篇曰"脾病则四肢不用"，为疏补中益气汤，与之一剂即愈，故医者贵达于理耳。

二、汪某，吐血不止，每次多兼鼻亦流血。

生军三钱　艾叶三钱　生甘草三钱　竹茹三钱　生侧柏三钱　黄芩二钱　黄连八分　生白芍五钱　木通三钱　菊花五钱　降香一钱　生地八钱

三副。

此火逆失血也。原批云：此火邪甚，迫血妄行，血伤心无以养，心阴之气不足，芩、连入心，培心阴之气，大黄去瘀，一补一泻之法。按《至真要大论》曰："诸逆冲上，皆属于火。"《五脏生成》篇曰："诸血皆属于心。"又曰："五味之所合，心欲苦。"《阴阳应象大论》曰："苦生心。"又曰："阴为味。"《生气通天论》曰："阴之所生，本在五味。"《金匮要略》曰："心气不足，吐血衄血，泻心汤主之。"夫血随气行，气随火升，失血而至口鼻俱出者，逆冲之火甚也。气有阴阳，血中之气谓之阴，气血伤则血中之气亦伤，五味入胃，各归所喜，芩、连入心，培心阴之气者，苦生心也。《金匮要略》以泻心汤治心气不足，吐血衄血，实同此义，而柏叶汤之治吐血不止则为阳虚。凡病不外阴阳，有阳盛吐血，即有阳虚吐血，故仲景各出一方以示人而触类引申，神明变化，则在善学矣。

大黄、黄连、黄芩不尽心经药，而皆苦寒，寒以泻火邪之有余，苦以培阴气之不足，非芩、连独补而大黄独泻也。火邪冲逆，非大黄之猛厉不能平，匪独去瘀也。

夫火者，木之子，土之母，上克金，下配水，本此叫义，以平为期，则治理得而治功着矣。火有余则水不足，唯生地能补水配火，此为治病要着。盖泻有余以配不足，不如不足以配有余之为妙也，而太过者必泻，则二法每并用。火克金则伤肺，肺伤则苦气上逆，故用竹茹清肺金气分，侧柏清肺金血分以降之。子母一气，乱则俱乱，故用白芍平肝和血以安母气，甘草缓中泻火以安子气。《痿论》曰："心气热则下脉厥而上。"夫下脉厥而上，则上气盛而下气虚，盛则胀而不通，虚则缩而不通，故用菊花清散之于上，艾叶温理之于下，此法外法也。升者治之以降，然有降无升则上窍不开，仍不易降，木通、菊花皆能开上窍，通血脉以下行，降香入上焦血分以顺气，气顺则血顺矣。

《玉机真脏论》①曰："其高者，因而越之。"夫高者，邪在上也，邪在上者，或由外郁，或由内壅，而分有形无形，有形者吐之，无形者散之，皆所谓越也。火邪上迫，气随火升而壅于上焦气分者，唯辛可以散之，而实火冲逆则忌辛温之升，本方选用甘苦性平之菊花者，此也。艾叶为逐下焦寒湿以利阴气之专药，阴火逆冲，内因则水不足以配火，外因则寒湿郁而阴气不利也。

三、周某，失血，咳嗽，出虚汗，发潮烧，胃不利。

白芍一两　百合五钱　菊花三钱　薄荷一钱　北沙参五钱　玄参三钱　杜仲五钱　生甘草三钱　白术五钱　苏子二钱　广皮二钱　冬花三钱　生姜五钱

三副。

此阴火上冲也。阴火者，水中之火，即相火也，水中之火在位则生土而生万物，出位则克金而戕生命。《六微旨大论》曰："当其位则正，非其位则邪。"此之谓也。《举痛论》曰："怒则气上。"《本神》篇曰："肾气虚则厥。"《阴阳应象大论》曰："阴在内，为阳之守。"《脉要精微论》曰："得守者生，失守者死。"

夫七情六欲无不伤人，而阴火妄动因于七情者，莫如忿怒伤肝，因于六欲者，莫如色欲伤肾，其初但觉胸胃咽喉头目不舒畅者，乃阴火起陆之渐，若至发潮烧则已离玄海而冲霄汉矣。似此气化反常，无论病根孰在，非肝木过泄、肾失封藏、肝阳挟相火鼓动僭越，决不至此！土居中央，为水之官，又非卑监之土堤封失职，亦决不至此也！

《五脏生成》篇曰："诸血皆属于心。"又曰："人卧血归于肝。"《调经论》曰："肝藏血。"《阴阳应象大论》曰："肺之变动为咳。"《宣明五气》篇曰："胃为气逆，肺为咳，"又曰："五脏化液，在心为汗。"《评热病论》曰："阴虚者，阳必凑之，故少气时热而汗出。"夫血之与气，阴之与阳，恒相依相抱而不离。金之与木，水之与火，恒相交相济而无间。失血出虚汗者，心肝之气逆而血不藏，阴虚而阳不密也。咳嗽、胃不利者，火不潜水而克金，木不畏金而克土也，合而言之，阴阳两虚，玄海无根之危瘅症也。然阴阳两虚，亦不无别，有由阳虚而阴虚者，得之阳不能为阴之卫而阴乃消亡，其脉必浮大无力甚或浮迟，而上实症少有；由阴虚而阳虚者，得之阴不能为阳之

---

① 据下文可知底本有误，应为《阴阳应象大论》。

守而阳气浮越，其脉必浮大有力甚或浮数，而上实症多，此阴阳两虚之症未可一概论也。以此症论之，潮烧、失血、咳嗽、胃不利皆属上实，其为由阴虚而阳虚可知也。凡病有躁急之情者，其机无不在肝，盖肝为将军之官，怒则奋然而起不可遏也。阴阳二气共存共亡，无论阳胜阴病、阴胜阳病，苟治不如法，未有不同归于尽者也。

五脏不和之机在肝，肝既不和则水火之气皆不和，克所胜而侮所不胜，有亢害而无承制，宜其气血离乱，平肝则火降水升而枢机转，故重用白芍。水生木而配火，凡木火有余，皆由水之不足，而水中之火既赖水养，尤赖水降，故用玄参。火在下则为生气，在上则为邪火，邪火有余于上，则生气不足于下，而胃无所禀，故用杜仲。《六微旨大论》曰："天枢以上，天气主之。"心肺胃皆天之气也，咳嗽诸病，皆天气不降也，白芍平肝，为降天气之君药，而菊花、薄荷、生姜、陈皮等散已发之火、宣肺胃之滞；百合、冬花、苏子等清润降肺之阴、温润降肺之阳，皆佐白芍以成天气下降之功者也。土则斡旋于中而司温运，故用参、术以补其不足。甘草合白芍善于平肝缓中以治血症，医书称为甲已化土汤。当此气血奔忙之时，固宜治之以降，然操之过切则反致变，犹奔轶之马难以骤止，故用甘草以缓之也。

肝主升泄，肺主收降，升泄太过则收降不及，二者恒相倚伏，失平则病，如症此是已。然脾肾者，肺肝之母，子母一气，伤则俱伤，不仅制已所胜也。夫将欲去邪，必虑伤正，欲泻其子之实者，尤虑陷母于虚，故此方两泻肺肝之实，即两补脾肾之虚，以为之防，而阴阳错杂之情，亦无不一一备治，非培养也。

前方服毕，病好些，血不吐，烧不发了，食亦多些，再换第二方：

干寸冬五钱　五味八分　白术三钱　牡蛎五钱　沙蒺藜三钱　枸杞三钱　怀药五钱　故纸三钱　法夏一钱　谷芽三钱　首乌（制）一两　枇杷叶三钱　生姜三片

三副。

人在后天，脾胃居要，然生气长于肝、藏于肾而为先天母，脾胃则禀之以行后天生化而灌溉四隅，肝不平则生气之源匮，肾不藏则生气之宅倾，源匮宅倾则脾胃虽为后天母，将何所恃而施行生化耶？此第二方之所以乘肝平肺降、天气下交，即用牡蛎、沙苑、枸杞、故纸、首乌等大补肝肾而封藏之，以培其根也。而后天脾胃则仅用怀药以为之守，白术、谷芽、半夏、生姜等保其不滞，则生气可日裕矣。上焦经阴火焚燎之余，唯寸冬、五味、枇杷叶等可济其偏，而从阳分行开发以宣胃气，则生姜之职也。

第二方服毕，又好些，但神少，稍咳，又换方：

制附片五钱　熟地八钱　云苓三钱　广玄参三钱　橘红二钱　化红二钱　玉竹参五钱　百部一钱　木通二钱　故纸三钱　牡蛎五钱　生黄芪五钱　花粉一钱

三副。服毕痊愈。

肾为肺之先天母，脾为肺之后天母，内伤咳嗽之本，无不在脾肾，治宜酌泻其标之实而分别补其本之虚。若脾肾两虚则先肾而后脾，或以肾为主而兼运胃，甘温升补之药未可骤进也。第二方因补肺之先天，而后天尚有所待，故神少而微咳也。今则肾气受益，封藏有度，可兼甘温之升补矣，故除附片、故纸、熟地、玄参、牡蛎等峻补命门水火，蛰藏逆生外，即用玉竹、黄芪、百部、花粉等升补中气而降之，以培后天生化。而橘红、化红、茯苓、木通等化痰利气、通窍泄湿，则以畅气化之流行，而为上下相生之使命也。

玄参壮水制火是其所长，兹既火降热平，似可不用，然肾虚火炎之余，不无化热之气郁伏散漫于三焦，此火不净，五脏未能定也，故因微咳而复反用之。而失血之后，在肝则燥，在脾则湿，欲以一药而润燥除湿，肝脾两和，舍玉竹其谁与哉？

三方皆以肝肾为主而辅以后天脾胃，第一方偏治肝不平，第二方偏治肾不藏，第三方偏治肾不足。盖肝不平固不可补，而肾不藏尤不受补。故欲补肾者，必须肾藏，欲肾藏者，必须肝平，此一定之序也。而三方之兼顾脾胃，亦各随肝肾情况而有轻重缓急之殊，非心细于丝、眼明如镜者，曷克臻此？

此种病不治者多，咽病根在肝肾而脾肺受大害，先后天均无可凭。患此者务宜清心寡欲、悔过迁善以挽救之，否则纵有良医良药，亦未可全恃也，况不易哉。

据方药以察病情，第一方重用白芍，则此病之起于忿怒伤肝、食母太过，以致肾虚不藏可必。《玉机真脏论》曰："真肝脉至，如按琴瑟弦。"此症之脉当不外是，然已出虚汗则阳随汗泄，又当粗大而不甚弦劲也。治此类症者每苦于层次不清，或一方而顾此失彼，故难收效，观于此案用药之次序及其每方之配合，则成竹罗胸而胜算可操矣。

四、某，吐血，咳嗽，血紫色，气紧。

干姜三钱　三七七分　侧柏叶三钱　苏子二钱　甘草二钱　广木香一钱　寸冬五钱　陈皮一钱　蒲黄二钱　犀角三钱　丹皮二钱　天冬五钱　生地五钱　当归五钱甜酒引

三副。

此太阴不收也。《至真要大论》曰："诸气膹郁，皆属于肺，诸逆冲上，皆属于火。"按：吐血、咳嗽、气紧，皆不出贼郁、逆冲范围，而紫色则血热之征也。人身肺统气，气统血，肝藏血，咳嗽气紧则肺不统气，以次而至，气不统血，肝不藏血，故至吐血。而肺之所以不统气，则有阳虚、阴虚及外感之殊，阳虚则土不生金，阴虚则火克金，外感则邪碍正，皆足以使肺失统气之职，此无阳虚及外感见症，盖阴虚也。《四气调神大论》曰："逆秋气则太阴不收，肺气焦满。"夫秋气者，降气也，心肺之阴素虚，不能应秋气而降，则太阴不收，肺气焦满，未有不咳嗽气紧，甚则唾血者也。

热生于郁，血随气行，气郁则热生于气分，血郁则热生于血分，故用寸冬、天冬清心肺气分之热，苏子、陈皮、广香则开气分之郁，降逆理气，俾气行则血行者也。侧柏、犀角、生地清肺肝心脾胃血分之热，三七、蒲黄、丹皮、甜酒则开血分之郁，散瘀行血以生新血者也。《调经论》曰："血气者，喜温而恶寒，寒则血不能流，温则消而去之。"褚侍曰："血虽阴类，唯须运以阳和。"故于大队清热凉血滋水药中加入干姜、当归、甘草辛甘化阳之品，以保脾胃之阳而资温运。夫热者寒之，本属正治，然偏寒则塞阳之路，即塞阴之路，阴如何能率其然哉，此《至真要大论》所以有从者反治法也。

五、某，失血，咳痰，内有点血，心馁，少神。

米百合五钱　沙参八钱　侧柏叶二钱　生地三钱　香附五钱　生白芍五钱　女贞三钱　金樱子五钱　寸冬五钱　法夏（姜汁炒）三钱　莲米五钱　百部三钱

二副

此火克金也。五脏皆主藏精，而肾为之本。《五脏别论》曰："五脏者，藏精气而不泻。"《上古天真论》曰："肾者主水，受五脏六腑之精而藏之。"其明征也。盖人身有流行之血气，有守藏之精气，一动一静互为其功，必有不藏之精，乃有离经之气，必离经之气，乃有离经之血。苟静不足以驭动，精不足以纳气，未有不血随气乱溢出上窍，如此症者矣。夫心馁者，心不藏；嗽逆者，肺不藏；失血者，肝不藏也。五行之理，心肾交则水火调匀，肺肝交则金木和合，土居中央，主持气化，是以无病。此症之始，则由心不藏，不能下交于肾，以致肺不藏，不能下交于肝，遂使五脏之气皆失其平，故血得以妄行也。

善治失血者，不在止血行血，而在调平脏腑之气。夫心不藏则火不生土而克金，火不生土则脾湿生痰，克金则肺燥气逆，故用生地凉血养阴，以平君主之气；半夏燥湿化痰，以平脾胃之气；莲子安神镇土，以平心脾之气；侧柏清肺金血分，百合、寸冬清肺金气分，合之百部之温，消痰润肺止咳，以平心肺之气；白芍则以平因治节不行而太过之肝；金樱则以固因心肺不降而不藏之肾；女贞则以补肝肾不足之阴而安定气血；沙参则以补脾肺不足之气而运行气血；香附则以理不和之气血而为诸药之使，皆以平为期也。综观全方，治上之药独多，则其病之始于劳心太过，以致心火不降而克金，可无疑矣。

二副服毕，又方：

即前方加　白术五钱　化红二钱　五味二钱　生姜三钱　枇杷叶三皮

三副。

火不生土而克金，则金热而土寒，在肺虽宜清，在脾则宜温。唯脾之根在心，心阴不足，未可燥脾，故前方仅用半夏不用白术。肺欲收，咳则不收，宜食酸以收之，然燥热方盛，收以酸温，殊非其时，故前方仅用百合不用五味，二副后心阴渐复，肺热渐平则无碍矣。五味得生姜则阖中有开，得枇杷叶则温中有清，白术得化红则补中有行，皆用长制短，以期无弊之配合法也。医书有言："咳血嗽血，痰中带血，最为难治。"以脾肺肾皆伤也，然治之得宜，而又清心寡欲，以为生神之本，亦间有愈者，药饵未可专恃也。

六、范云龙，病耳鸣，一身无力，大便少，咳嗽，去年八月曾大吐血一次，以后痰中偶尔带血，近日口干血燥，口无味，出汗眼花，睡时恍惚谵语。

酒芍五钱　生地三钱　生沙参一两　知母三钱　寸冬三钱　法夏钱半　炙甘草八钱　连翘五钱　侧柏叶一钱　黑大豆一两五钱　生犀角八钱

二副。

此胃热也。阳明多气多血，八月燥气当令。此时曾大吐血，其因于燥及出于胃可知。夫燥者，热也，余热未净，故病无已时。近日口干、血燥、汗出、大便少，皆胃热所致，心主血而藏神，睡时恍惚谵语者，胃热干于心也。肺主气而苦逆，一身无力惶遽，咳嗽痰中带血者，胃热乘于肺也。肾气不和则耳鸣，肝气不和则眼花，心脾之气不和则口无味，《脉度》篇言之审矣。然五脏皆禀气于胃，以注其精气于诸窍，胃不和则五脏之气皆不和，故各见于所主之窍也。

犀角灵异之品，最清胃热兼及心肝，再辅以生地、连翘、寸冬、侧柏等共泻心肺胃气分血分之热。夫热淫于内则血脉燥急而土不缓，治以苦寒则元气戕贼而土易溃，唯炙草能润燥和急，缓土安中。热伤肺则气虚，气不行则血阻，唯沙参能益肺气、理肺血。火克金则水不生，上震宕则下不静，唯黑豆能补肾水、宁肾志。若半夏则以和胃气而化泥膈，酒芍则以和营阴而安脾气者也。

上焦血热，神不清，宜犀角；肺气虚而有热，宜沙参；肾水宕而不静，宜黑豆，药性言黑豆有聪耳明目之功者，此也。《至真要大论》曰："补上治上制以缓。"《脏气法时论》曰："脾欲缓，急食甘以缓之，用苦泻之，甘补之。"夫人身真气在中，急则溃散而变生，缓则迟留而渐定，而热盛者，无不血脉躁急，神情惶遽，脾岂能复缓哉？且苦寒泻上，即能伤中，唯和以甘，乃不为厉，故缓之、和之，皆所以补之，非甘草能补虚也。医书谓甘草能泻心火者，盖以泻心火之急而趋于缓和，非寒胜热也。本方以血燥、大便少之故，而用炙草则缓木火之急、和苦寒之厉，而兼润燥也。夫去邪不难，去邪而不伤正之为难，观于此方之结构，可以知矣。

七、魏某之女，咳嗽，吐血，吐饭，吐风泡痰，有点烧。

老连一钱　杏仁三钱　干姜二钱　生栀子三钱　白术三钱　法夏三钱　前胡一钱　黄芩三钱　薄荷一钱　紫苏二钱　北五味一钱　细辛三分　生姜五钱

二副。

此肺胃咳也。《经》曰"肺咳之状，咳而喘，息有音，甚则唾血"，盖邪实也；"胃咳之状，咳而呕"，盖正虚也。夫咳与吐本二病也，既咳且吐必有先后之分，先咳后吐乃肺逆传胃，此证是也。

六气为灾及痰饮积聚阻滞气机，肝肾内虚，气不归元，二便不通利，浊邪冲犯，皆能令人咳。《内经》论咳则始于肺，成于合，极于脏腑传，旨哉言乎！夫所谓合者，以邪召邪也；传者，正虚邪凑也；内无邪者，外不能合也；此不虚者，彼不能传也，推之各病莫不如是，匪独咳也。凡咳皆不离肺，即以肺言之，苟肺无内邪，而正气又足以自固，则消患于无形者多矣，何合、何传哉？

肺主气而行水，咳则治节不行，为火，水郁为痰，有用之正皆成害生之邪矣。火乘于肺则血热妄行，气郁于肺则痰清多泡，上焦不通、卫气不得泄越，则怫郁于表而发烧，统而言之，皆邪盛于上也。

唯火生土，唯土生金，火不下生而上克，则金热土寒，心肺实而脾胃虚矣，此古人所以言治咳病而不知顾脾胃者，必倾其生也。

金郁泄之，火郁发之。薄荷、紫苏、细辛、生姜等散之于外，外通而内自畅也；实火泻之，黄连、黄芩、栀子等泻之于内，火平而气亦平也。二者皆所以去邪，邪去则正安。合之杏仁降肺，半夏降胃，前胡降胆，则返逆为顺之功成矣。虽然不有五味敛肺，则为有开无阖，可以驱邪者，即可以耗正；

不有姜、术之温中，则为有泻无补，可以清心肺之热者，即可以亡脾胃之阳，医者可不慎哉！

八、曾某之子，流鼻血三四日不止，昏迷，如用纸条塞鼻就成血条子。

百草霜三钱　侧柏叶三钱　鲜荷叶一张　白芍二两　枯芩八分　生地三钱　枳壳五分　牛膝五钱　银花三钱　辛夷二钱　甘草二钱

二副。服一副即愈：

此鼻衄也。肺开窍于鼻，阳明之脉挟鼻。《百病始生》篇曰："阳络伤则血外溢，血外溢则衄血。"是论其经脉所至及渗出之窍，则属于肺胃二经。《海论》言："冲脉为十二经之海。"冲脉至则十二经无不至，是衄之甚者，义无不连及冲脉。《至真要大论》曰："少阴之复，郁冒不知人。"又曰："诸热瞀瘛，皆属于火。"瞀与郁冒，皆昏迷之象。盖火热之气乱于上，而神明忽失所主也。《六元正纪大论》曰："木郁之发，目不识人。"缘风木之脏，喜畅恶郁，郁则鼓动，以逞其势至暴，凡冲逆之势甚者，莫非肝为向之厉，故《阴阳应象大论》以天地之疾风名之。此症血热阳躁，神不内恬，君主之官方苦自乱，更何堪母邪之助虐？是其神志之昏迷，又为木火之气偏胜，而属于心与肝者也。

木火之气主升，偏胜则肺令不行，降负于升，血气遂并于上，故重用白芍以平其冲逆。牛膝从血分散结下行，枳壳从气分破滞下行，为之佐使，则过者可折、而强者可泻矣。唯心主血，故用生地补阴凉血；唯火克金，故用银、芩清肺经气分，侧柏清肺金血分，以抵于平，此皆所谓"逆者正治"也；鲜荷叶升清气以散头目之瘀，百草霜止诸血以散风火之标，辛夷宣肺气以复天德之常，则所谓"从者反治"，又所谓"肝欲散，急食辛以散"之也。至于肝苦急，宜食甘；治上者，制以缓，皆有用甘草之义焉。

血气并于上，则头面血气之壅滞可知，唯轻清轻阳之品可以散而去之，白芍、牛膝未能胜此任也，《玉机真脏论》曰"其高者，因而越之"是已。盖上窍不开，则交通不表、恶露不发，肝木之气终不能调畅，故守者、行者、上者、下者皆有相辅而行之妙，未可或缺也。

肝郁下迫，里急后重者，宜平肝而通庚金以折其郁气；肝郁上迫而气涌血溢者，宜平肝而通辛金以散其郁气，上下虽不同而调和金木则一，此本方用辛夷之义。病无口渴及中焦痞滞等象，足征气分热轻、脾胃尚和，无须顾虑，唯用甘草以缓之，缓中即所以缓肝也。

九、某，兴寒冷，头痛，咳嗽，牙舌均出血，发吐，目胀项强。

防风二钱　生白芍五钱　法夏三钱　薄荷一钱　桔梗二钱　干姜五钱　黄芩一钱　枳壳一钱　银花五钱　广皮三钱　白术（土炒）一两　桂枝五钱　柴胡一钱　木通三钱　生姜三钱

三副。

此上实也。《宣明五气》篇曰："肺恶寒。"又曰"肺为咳。"夫皮毛者，肺之合，手太阴之脉循胃口，由皮毛先受邪气以合于肺者，为外寒；由寒饮食入胃，从肺脉上至于肺者，为内寒；内外合邪，则治节不出而变动为咳。上焦为阳，咳则不和而生热，故咳病恒以寒为本，热为标。而脾肺为子母之脏，子伤必及其母，又恒以脾虚为本，肺实为标也。

《刺志论》曰："谷入少而气多者，邪在胃与肺也。"夫心胆肺胃皆天之气也，逆则俱逆，此症本非正伤寒，乃由肺胃素有内寒，上焦气郁，又值天时之外寒，肺气不得通皮毛而愈郁，故有恶寒、头痛、肺咳、胃吐、目胀、项强、牙舌齿出血等天气不降之症，目胀则兼肝风，项强则兼湿痹。《五脏生成》篇曰："诸脉皆属于目。"《阴阳应象大论》曰："肝在窍为目。"盖目胀虽由于外郁内壅，而肝气和者小易胀也。《至真要大论》曰："诸痉项强，皆属于湿。"《千金》曰"太阳中风，重感寒湿则变痉。"盖湿气胜者为着痹，太阳之脉从项下，项强虽为太阳病，而有风无湿者不易强也。《脏气法时论》曰："脾恶湿，急食苦以燥之。"夫人必先有内湿，而后召外湿，此症既无太阳伤寒之身痛、腰痛，又无太阳中风之发热、汗出，而独有太阳病之项强，其为湿邪外着可知也，其为脾湿之感召又可知也。推而论之，即肺咳、胃吐，亦莫非脾湿为之本也。

肺胃素有内寒，又值天时之外寒，以致天气不降而生上实诸病，故用干姜温胃及肺以散内寒，桔梗、生姜开提宣发以散外寒。天气不降则气郁为火、水郁为痰，故用银花、黄芩、防风、薄荷、柴胡清热散火，法夏、陈皮、枳壳降痰理气，合之白芍平肝以利天气之降，木通通窍行经络、引心肺之热及小肠之湿下行，共以治恶寒、头痛、肺咳、胃逆、目胀、牙舌出血等症。而白术则补脾阳、祛湿痹、以治肺咳、胃吐及项强之本，桂枝则宣太阳之阳，以治项强之标也。

十、某，眼舌均出血，心烦，口干，手足麻，畏冷。

茅草根三两　生黄芩一钱　生香附三钱　官桂五钱　生地五钱　厚附片八钱　首乌一两　牛膝五钱　当归（酒炒）二钱　砂仁一钱　艾叶五钱　荷叶一张　防风一钱

三副。

此阴阳不互宅也。《脉解精微论》曰："人厥则阳气并于上，阴气并于下。"《宣明五气》篇曰："心恶热。"《痿论》曰："心气热则下脉厥而上，上则下脉虚。"《五脏生成》篇曰："诸血皆属于心。"《气交变大论》曰："岁火太过，民病血溢。"《厥论》曰："少阴之厥，口干。"《营卫生会》篇曰："卫出下焦。"《邪客》篇曰："卫气者，出其悍气之标疾，先行于四末分肉、皮肤之间而不休也。"夫心为阳而阴宅焉，故阳能从阴之化而下降，肾为阴而阳宅焉，故阴能从阳之化而上升，病有上热下寒、各遏其偏，如此症者，乃阳盛于阳、阴盛于阴，而不互宅也。阳盛于阳则上热，故心烦口干；阴盛于阴则下寒，故手足麻、畏冷。若夫口干而不渴者，热在血分也，眼舌血出者，血并于上也，细玩经言，则此症详情可知矣。

阴阳不互宅，则水火不升降，人之大患无逾于此，故用附、桂补阴中之阳，生地补阳中之阴，以资互宅。有潜伏之火乃有升腾之水，有内守之阴乃有潜伏之火，潜伏则阳宅于阴，升腾则阴宅于阳，而其机则在木，故用首乌入肝敛阴以资内守。血并于上谓之血厥，热在血分谓之伏热，茅根为入心胃血分、清伏热、消瘀血、平血厥之要药。而生香附、酒当归之上行、利血气，黄芩之泻热、清天气，砂仁之和中、通上下，荷叶之散头目瘀血，防风之散头目滞气，皆茅根之佐使也。下脉厥而上则下脉虚，唯牛膝能引上厥之血气还于下脉，唯艾叶能逐寒湿、利阴气，为血气下还之先容，故用以补茅根之不及，则臣之职也。此症以虚实分标本，则补虚之药皆为治本，如附、桂、地、乌之类，其余则为治标；以上下分标本，则生地所治实为标中之本，牛膝、艾叶所治则本中之标也。

身半以上皆天之气，降则俱降；身半以下皆地之气，升则俱升。此症阳盛于阳而雨露不兴，胃气自不能独降；阴盛于阴而云霓不作，脾气自不能独升。李东垣重脾胃而以地气不升责之脾陷，黄坤载重脾胃而以天气小降责之胃逆，各抒所见，各立治法，实予后世方便法门。然以施之此症此时，则舍本逐末，非徒无益，而又害之。盖心藏己土，为脾之根，肾藏戊土，为胃之根，脾胃以形言，戊己以气言，必己土下行、戊土上行，形气合一，运化于中，乃有脾升胃降。唯己土下行，不离心火，戊土上行，不离肾水，此症则心火方苦不降，肾水方苦不升，戊己乌能各至其所以行其升降哉？是二子之法施之于清阳下陷、地气不升，浊阴上逆、天气不降之脾胃，固立竿见影，奏效甚捷；若施之于阴阳不互宅、形气未合一之脾胃，则升无可升，徒虚下焦之阳，降无可降，徒伤上焦之阴，未有不殆者矣。此方之所以屏去参、芪、术、半等药而不环用者，盖有待也。

目为肝窍，眼衄属焉。夫木火同气，旺则俱旺，固无足异，然平肝不用白芍，足征上厥之阳已随血耗而不实矣，其左手寸关脉虽浮大而不弦鼓可必，故不胜苦寒重剂也。

十一、张某之女，眼内流血，牙齿出血，目胀。

百草霜三钱　鲜荷叶一张　艾叶三钱　生侧柏叶五钱　白芍三钱　茅根一两
生香附三钱　菊花五钱　枳壳八分　甘草二钱　生地五钱

三副

此衄血也。《百病始生》篇曰："阳络伤则血外溢，血外溢则衄血。"《五脏生成篇》曰："诸脉皆属于目，诸血皆属于心。"《六节脏象论》曰："心之充在血脉。"夫血行经络，何以能上出于齿眼，盖由素食燥热之物，阳明血热，木火失营而经脉胀，则络脉裂而血外溢，循阳明经而上出于齿者为齿衄，循厥阴经而上出于眼者为眼衄也。此与鼻衄、耳衄虽各随所主，而有偏胜之殊，其心火不降则一。目者，宗脉之所聚，脉胀故目胀也。

衄血则风火皆壅于上而上实，故用茅根、生地入心胃肝凉血清热、通脉行瘀，以治衄血之本。柏叶清金凉血，荷叶升清散瘀，菊花散风降火，草霜散傲火止血，则共泻上实，以治衄血之标也。血气上壅，则肝脾皆苦急，故用枳壳降气以降血，白芍、甘草平肝缓中，以安肝脾之气。生香附、艾叶皆开郁之品，而一则上行外行，以利身半以上之血气；一则散寒逐湿，以利身半以下之血气也。

《痿论》曰："心气热则下脉厥而上，上则下脉虚。"夫正虚则邪凑，而心火不降，治节失职，以至衄血者，固无不上脉盛下脉虚，下脉虚则邪凑之而阴气不利，阴气不利则阳不得下宅。故本上病下取之法，用艾叶利阴气以降阳气，俾上下之脉均得其平，而阴阳自互宅也。

十二、王某之父，久疟不愈，自汗，衄血，牙血。

石斛二两　泡参八钱　白术五钱　首乌八钱　淮山药五钱　广玄参三钱　牡蛎
五钱　鳖甲三钱　丹皮二钱　白芍三钱　云苓三钱

三副。

此久疟伤阴也。《阴阳应象大论》①曰："阳加于阴谓之汗。"《脉要精微

---

① 据下文可知底本有误，应为《阴阳别论》。

论》曰"阴气有余为多汗"，此症乃阳加于阴之汗，非阴气有余之汗也。《调经论》曰："阴虚生内热。"《评热病论》曰："阴虚者，阳必凑之，少气时热而汗出也。"《伤寒论》曰："阳明病外证……身热，汗自出。"皆阳加于阴之汗也。

人身之阳宜密也，而阴不敛则阳不密。火宜在下也，而水不足则火在上，火在下则为元气，在上则为邪气。凡人情欲不节，皆升火之媒也，而恚怒及淫荡为尤甚。《易》曰"狄在水上，未济"，《孟子》曰"养心莫善于寡欲"，垂戒深矣。

此病久疟伤阴，阴不内匀，气血浮动，故汗出、血溢，非实火也。人身阴阳水火，无论虚实，皆不可偏，此病则虚而偏者也。虚者补之，偏者和之，故宜甘寒平补，略佐辛凉，柔以制刚，切忌温燥上升及苦寒化燥之味。

若分析言之，脾不刚则不升，故柔者脾之体，刚者脾之用也；胃不柔则不降，故刚者胃之体，柔者胃之用也。当此胃气刚有余、柔不足之际，故和阴涩气之石斛、怀药必倍于补中伐湿之参、术、茯苓，乃足以补偏救弊也。仲景急下存津，其治在胃，东垣补中升阳，其治在脾，此则师其意而两用之，俾脾之刚、胃之柔皆得其平而无偏盛之患。肾为水脏，职司封藏，而其机则在肝，故用白芍、首乌、牡蛎、玄参和肝养血、敛阴生水，以治阴虚之原。

以上系调和五德之偏，和偏即所以治病，乃治之大者也。若丹皮之凉血止衄，鳖甲之消症退疟，则为偏师杀敌，蔓不可滋也。

自汗衄血，热已泄矣，故宜沙参之平补，不宜防、薄之辛开，然血并于上，又非丹皮之辛凉不能理此，所谓各随所喜也。

服二副病愈，又方：

前方加　　炙黄芪五钱　　芡实五钱　　秦皮三钱　　生姜三片

八副。

熬煎，气血倍伤，欲求复原，自宜培养。唯第一方本属和剂，能和其偏盛，即可济其不足，非毒药攻邪，中病即止也。且久病根深，亦非一二剂略佐辛凉，遂可拔除结邪者，故第二方仅就前方加炙黄芪等四味，即为培养之方也。夫不和者和之即愈，故奏捷，不足者足之颇难，其获效缓，此第二方之以所宜多服也。

脾胃为后天生化之源，凡虚不在先天水火而在后天气血者，其培养自以脾胃为主。且血生于气，补气即所以补血，此第二方用炙黄芪，并用生姜为使，以资开发之义也。唯初定之局，内守未固，脾虽宜升而肾则宜藏，上焦虽宜开发，而肝则宜静，故加芡实、秦皮补牡蛎、芍、乌之不足，以固其根而坚其守也。

十三、某，小便有血，不作痛，二十多日，胃上食不得。

生沙参三两　桂圆肉五钱　制附片五钱　白芍三钱　五味五钱　怀药五钱　白术五钱　橘核三钱　沙蒺藜五钱　生姜五片　茯苓二钱　生甘草三钱

三副。

此阳不摄阴也。原批云：脾中之阳不能摄脾中之阴，血流注阑门，泌清别浊之时，与水谷湿气同渗入膀胱也。气为阳，血为阴，阳不摄阴则气不摄血，故血脱于下而溺血；开胜阃，故不作痛；脾胃虚，故不能食。《调经论》曰："血之所并，为气虚。"《口问》篇曰："中气不足，溲便为之变。"此病是已。

人身阴阳气血，宜平不宜偏，阳偏虚则不能为阴之统，阴偏虚则不能为阳之守，而灾害至，观于此症可了然矣。脏腑统于中气，中气虚则肺气先馁，治节不行，无论其为吐血、便血、溺血，皆以补中益气为正治，至《气厥论》所谓"胞移热于膀胱，则癃而溺血"，《痿论》所谓"悲哀太甚则胞络绝，绝则阳气内动，发则心下崩，数溲血"，又皆属于热，而非此症也。

脾之阳不能摄脾之阴者，阳不胜其阴也，四君子汤加附片、蒺藜补火生土、补土生金，则阳旺而阴可就范矣。用圆肉、怀药、白芍者，失血家宜养血、和血与敛阴也。大抵脾阳虚而内湿者，宜重用白术之苦温；外寒者，宜重用黄芪之甘温；此则摄阴之阳不足而非湿盛，故补中不用黄芪，而沙参重于白术也。脾阳虚而气陷者，宜补中举陷；血脱者，宜补中收脱；此则摄血之气不足而非气陷，故补中不用升麻、柴胡，而用怀药、五味。上焦为统气行阳之地，《五脏生成》篇曰："诸气皆属于肺。"《动输》篇曰："胃之气上注于肺，肺从手太阴而行之。"其明征也，故加生姜与五味相辅而行，收之发之，随其德，盖收之则脱者固，发之则馁者充，斯血随气运而治节如故矣。橘核则传治节之令于小肠膀胱间者也。金收木散适得其反，故往往不和为病，收中有散则无碍于肝之疏泄，散中有收则无碍于肺之肃降，此《脏气法时论》所以在肺则言酸补辛泻，在肝则言辛补酸泻也。

五脏不和之机在木，四隅交合之地在土，木为先天之原，土为后天之本，医者当视为关键，即病不在肝脾，亦宜酌加护守，庶五脏可得其平，无上损下损之分也。

十四、某，下血后头顶痛甚。

玄参五钱　寸冬三钱　沙参三两　怀药五钱　黄芪五钱　枣皮三钱　玉竹参五钱
白术三钱　金樱子三钱　黄柏（盐水炒）三钱　蜂蜜（冲）一两

三副。

此厥巅疾也。《脉要精微论》曰："厥成为巅疾。"《方盛衰论》曰："气上不下，头痛巅疾。"《经脉》篇曰："厥阴之脉，通巅顶。"《脏气法时论》曰："肝病者，气逆则头痛。"《调经论》曰："肝藏血。"夫气者，血之主；阴者，阳之系；下血者，脾肺气虚不能统血也。头顶痛不在下血前，而在后者，肝不藏血则阴不内守，厥阴之气上而不下也。《伤寒论》吴茱萸汤所治之头痛，由于厥阴寒湿厥逆，此则由于肝不藏血、气上不下，病源虽异，而标则无殊。至其气虚之故，据方药以察病情，则即《刺志论》所谓："谷入多而气少者，得之有所脱血，湿在下也。"盖卫出下焦，湿在下则肾气不和而卫出少，故虚；湿郁为热，以至伤血脱血，而气不独留，则愈虚。合而言之，邪则湿热在下，正则气血两虚也。

上之气不能下摄，故用二参、芪、术补土生金，以资下摄；下之阴不能内守，故用枣樱敛肝肾，怀药敛脾，以资内守。重用沙参者，肺为阳中之阴，沙参甘苦微寒，与同肺体，适合气不统血及气不生血之用也。湿郁为热，则必消水，血生于气，而不离汁，故用黄柏泻湿热以救肾水，玄参壮水，蜂蜜润燥，寸冬清金，以为之汁也。

肝苦急，血虚则燥急并至，当头顶剧痛之时，正血燥肝急之候，玄参能补水生木，不能润燥缓急，故必有待于蜂蜜之甘润与甘缓也。盖蜜乃百花之精，与蜂便合酿而成其清热润燥缓急之用，能上至头顶，下及大肠，凡便血者无不大便燥，故选用之，以润上下之燥，而缓肝脾之急也。此方润药颇多，除寸冬、玄参、蜂蜜外，玉竹则益气而润，枣皮则敛阴而润。盖补气以统血，固不离甘温之升，如参、芪、术等，然欲其升已而降以生血，则不离阴为之系与汁为之濡矣，否则未有血虚阴不内守而气不浮者也，未有气浮而能生气生血者也，尤未有干燥之气而能下为雨露者也。

《灵兰秘典论》曰："肺者，相傅之官，治节出焉，"《六节脏象论》曰："肾者主蛰，封藏之本。"《调经论》曰："肝藏血。"夫出治节者，代君行令，上统气，下统血，阳统阴也。失血虽有上下之殊，而肺不统、肝肾不藏则一。不藏者，治之以藏，无分上失下失；不统者治之以统，则唯下失宜之。而上失者，除脾不统血外，余皆不中与也。盖下失者，肺不统而势顺，故可偏于益气；上失者，肺不统而势逆，逆则上盛，盛者必泻，乃得天气下降，返逆为顺，与有邪者必去其邪，乃得气和血定，无二理也。脾胃居中，以运为主，无论何病，均当保其不滞。此症及前症均以失血在下而重用沙参，论上下则为下病上取，论气血则为补气统血，此外尚有通阳统阴、返顺为逆法，详本卷第十七案中，兹不赘。

十五、廖某之子，腹痛，满头上生红包，每腹痛时则包愈红胀，痛过包即缩小，红亦退，每日如是数次，又下部旧麻风疮如指大，一搔即有出血。

生地一钱　生首乌五钱　生栀子五钱　大力子三钱　酒芍三钱　薄荷一钱　官桂三钱　桂枝三钱　当归五钱　生香附三钱　生白术一两

三副。

此脾虚肝旺也。原批云：此病由血虚，亦是气虚，宜补脾通气，不可过于发散。按《至真要大论》曰："风气大来，木之胜也，土湿受邪，脾病生焉。"夫肝恶风，血虚则阳不秘而生风；脾恶湿，气虚则阳不运而生湿。土之不足由于木之有余，故肝旺生风与脾虚生湿恒相倚伏，此症腹痛为木旺克土、中气不运之明征。而当腹痛与头上红包并剧之时，则正肝旺生风、鼓动不平之候，故云病由血虚，亦是气虚，宜治以补脾通气之剂。下部有疮，一搔即出血者，肝脾不和，风湿相搏，血涩生热之所致也。

脾虚生湿，故用白术补脾燥湿；肝旺生风，故用酒芍平肝和血；当归、首乌活血养血，息风之本；薄荷、桂枝轻扬宣发，散风之标。木生火，火生土，肝旺则火盛于上而宜泻，故用生地、栀子以泻之；脾虚则火衰于下而宜补，故用官桂为白术之臣以补之。《难经》曰"虚则补其母，实则泻其子"，此之谓矣。大力子则祛风除热以散上下结毒，生香附则开郁快滞以通血气也。

《调经论》曰："血气者，喜温而恶寒，寒则涩不能流，温则消而去之。"夫寒气客于经脉则脉涩，脉涩则血虚，血虚则痛固已；而心为火脏，其充在脉，血涩则血脉不通，遂致心火不降而热上盛，又为寒热相因之常。故此方并用官桂、桂枝、当归之辛温，以治血涩而利血脉，生地、栀子则泻其上盛之热也。

十六、李某，素大便坚。今十月初旬大便结，便后血，食微减，口微木，精神亦微减，脉弦。

焦术二钱　茯苓三钱　灶心土八钱　熟地三钱　淮山药二钱　甘葛一钱

二副愈。

此脾湿肝燥也。《太阴阳明论》曰："脾主为胃行津液。"夫以大便素坚之人，而脾湿津液不行，则肝未有不燥者矣。肝燥不能藏血，故便结、便血、脉弦，至于食微减、微木、精神微减等症，皆土不足之象也。

焦术、灶心土燥以胜湿，茯苓淡以泄湿，湿去则脾健而津液行矣。熟地补水生木以润燥，燥去则肝和而血藏矣。怀药守脾阴，则焦术、灶心土燥湿而不伤阴，甘葛则升之清气者也。

灶心土以土之燥治土之湿，为调中止血要药。俗谓"心慌吃灶心土"，盖脾之根在心，土湿则火郁，用灶心土以燥其湿，则湿去而火得下交，故有是效。然心慌及失血不因于湿者，则非所宜也。

唯水生木，脉弦宜平肝，而便燥则不如生水，生水后大便如故而血犹未止，脉犹平，则白芍、首乌均可酌用矣。又脾湿大便难，医书谓之湿秘，大肠主津，小肠主液，液不足之人往往病此。观于此方，则治湿秘之大要可知矣。

十七、张太太，大便下血，面唇白色，心跳，耳响，口木，腰微胀，小腹微痛，血鲜红。

生地　黄柏　酒芍　桃仁　紫草　地榆　官桂二钱　生鹿角三两

按：此方前六味无分量，方后未注明副数，皆缺文也。

此阳不统阴也。原批云：此症热象多，寒象少，宜清热为主，驱寒唯用官桂、鹿角。《六元正纪大论》曰："不远热则热至。"血溢、血泄之病生矣。《百病始生》篇曰："阴络伤则血内溢，血内溢则后血。"夫主客岁气，有寒湿热凉之殊，时宜凉而用温，则不远热而热至固已。亦有不尽然者，大抵酒家厚味之人，造成燥湿热偏盛之体，以致血分不清，溢泄为患者比比也。心之华在面，脾之华在唇，血虚则华色夺，故面唇色白。血者气之依，阴者阳之守，阴虚则阳气跃，故心跳、耳响。腰者肾之腑，少腹者血海之部，血不和则经脉不利，故腰微胀、小腹微痛。脾开窍于口，脾不和则清阳不出上窍，口木。血色赤，赤为热，热甚则愈赤，故血鲜红。

血鲜红为血热偏盛，故用生地凉血养阴，紫草凉血清热；血离经则肝不平，故用酒芍平肝和血，地榆凉血止血，黄柏则泻阴火以安血气，桃仁则破瘀血以利经脉。《调经论》曰："血之所并为气虚。"官桂、鹿角驱寒，生气于下，以运壅滞之血者也。此症在下焦血分，不在上焦气分，故方中无清气分之药。

先天一阳，为人生赋气之始，由赋气而成形谓之后天，而有后天气化仍统于先天气化。有言肝肾为先天者，一阳生于东方，藏于北方也。有言阳生于子，阴生于午者，一阳升于后面，则地气从之上升而生阳，一阳降于前面，则天气从之下降而生阴。此为人身小周天气化，每日运行一周，如天之有四时。然不经定观养气、初功圆足，究未能确知其候也。血为有形之阴，唯阳统阴，唯无形统有形，未有一阳能升而阴血下溜者也，未有阳能统阴而血气离经者也。推而论之，凡失血皆由阳不统阴，不分上失下失。此症血并于阴，不流行于经脉而下溢于大便，其一阳之闭塞不伸可知。而一阳之所以闭塞不伸，则由于下焦燥湿热三气偏盛，为之壅遏障碍，故除治三气之偏盛外，并重用鹿角以通一阳之闭塞。通则阳能统阴，升降有主，运化如常，而血不下溜矣。此为由先天以行后天，较水升火降之理尤进一层，医者不可不知也。

眩晕、盗汗、不寐、潮热类

十八、颜某，心神恍惚，胃不食，食不多，恶油，神少，夜卧不安，昏晕已三月之久。

怀药三钱　枣皮二钱　白术八钱　均姜三钱　生鹿角五钱　柴胡一钱　法夏三钱　天冬五钱　白芍五钱　桂圆肉五钱　玄胡一钱　广香一钱

三副。

此脾胃虚也。《气交变大论》曰："岁木岁土太过，俱病食减。"《玉机真脏论》曰：脾虚则饮食不入。"《宣明五气》篇曰："心藏神，肝藏魂。"《本神》篇曰："随神往来者谓之魂。"《五脏生成》篇曰："人卧，血归于肝。"《平人绝谷》篇曰："神者水谷之精气也。"《八正神明论》曰："血气者，人之神。"《刺志论》曰："人虚则神游失守位。"《上古天真论》曰："恬淡虚无，真气从之，精神内守，病安从来。"《卫气》篇曰："上虚则眩。"《逆调论》曰："胃不和则卧不安。"夫后天以脾胃为主，脾病则四隅之病皆出，胃不食、食不多、恶油者，脾胃之阳不足而健运失职也；神少者，谷入少而精气不足也；心神恍惚、夜卧不安者，夜卧，血归于肝，而神魂俱得所止，土衰木旺则肝不藏血，而神魂失守位，不仅胃不和也；昏晕者，脾虚则土不生金，而上气不足，肝旺则侮所不胜而上气不清也。《方盛衰论》曰："少气之厥，令人妄梦，极则至迷。"夫少气者，气虚也，少气之厥令人妄梦者，气虚厥微也，极则妄迷者，气虚厥甚也。此症食少、神少、恍惚昏迷，盖少气之厥之微者也：

均姜、白术温中厚土以治脾胃虚，法夏降胃以治厥气之标，怀药守脾，白芍平肝，枣皮敛肝，以治厥气之本，柴胡则升达已郁于上而不能下降之厥气，亦治标也。己土在心，心血生脾，唯清制浊，唯火克金，脾血不足则心神不安而主不明，肺气不清而浊不降，故圆肉滋脾血以养心神，天冬保肺阴以出治节，土木和则厥气平，火金和则天气降，斯神魂得以内守，而诸病皆可愈矣。《灵兰秘典论》曰："主不明则使道闭塞而不通，形乃大伤。"故用生鹿角逆行，逐阴中邪恶气以通之；广香、玄胡则顺行，理气血之滞也。

十九、林某，心馁，腰腹及手足杆均作痛，不思食，神少，人昏晕。

生沙参五钱　防风二钱　桂圆肉一两　干姜三钱　法夏一钱　艾叶一钱　银花八钱　枣皮五钱　陈皮二钱　生甘草五钱　生白术一两　薄荷一钱　生地五钱　官桂三钱　生白芍三钱　厚附片五钱　洋参一钱　甘葛二钱

三副。

此心、肝、脾各病其本气也。《天元纪大论》曰："厥阴之上，风气主之；少阴之上，热气主之；太阴之上，湿气主之。"《宣明五气》篇曰："肝恶风，心恶热，脾恶湿。"夫风、热、湿为肝、心、脾之本气，而反恶之者，谓偏胜也。风热偏胜则为阳邪而亲上，故心馁、昏晕；湿气偏胜则为阴邪而亲下，故腰疼、腹痛。《评热病论》曰："邪之所凑，其气必虚。"而风热湿之所以偏胜者，则由心肝之阴虚而阳凑之，脾之阳虚而阴凑之也。四气于脾，脾气散精于肺，手足杆痛、神少、不思食，皆脾虚也。人身之阳生于肝，藏于肾，以为诸阳之本。杂病心火不降，眩冒懊恢，皆肝阴不敛、肾失封藏所致，非火之多也。火既不降，不生土而刑金，往往心肺之热有余，脾肾之阳不足，此证其一也。《生气通天论》曰："苍天之气，清净则志意治，顺之则阳气固，虽有贼邪，弗能害也。"此西风热在上，阳不固也；湿气在下，贼邪害也。其逆苍天清净之气，可概见矣。

脾虚宜补，湿盛宜燥，故沙参、洋参、圆肉、白术、干姜、甘草并用，白术祛湿痹，附、桂之补火生土以治诸痛；圆肉养心血，合生地之补阴凉血以治心馁；干姜运胃，合二参之补土生金以治神少；甘草缓诸急，合白芍之平肝泻火以安脾气。肝肾之阳不周于下则上为风热，银花、防风、甘葛、薄荷清而散之，以治其标；白芍、枣皮平而敛之，以治其本。附、桂合枣皮补火之不足，敛火之不藏，则肾阳乃复固于下而生后天土。俗医知散火而不知敛火，是知标而不知本，将并本而拨之也。艾叶利阴气，陈皮、半夏利胃气，则补中有通也。

三副服毕，又方：

玄胡一钱　生地三钱　生黄芪五钱　黑豆八钱　枣皮五钱　香附（酒炒）三钱　木通二钱　艾叶三钱　生军一钱　白术（土炒）一两　防风三钱　银花八钱　干姜三

钱　生姜三片

五副。

阳易复而阴难长，阴不平则阳不密，脾之根在心，心血得养，乃可加意燥脾。补阳中之阴气宜苦甘平，补阳中之阳气宜甘温，此后方之所以去附、桂而加黑豆，与生地、枣皮共成和阴之功；去圆肉而白术用土炒，以燥脾家独胜之湿；去沙参、洋参而用黄芪，以补阳中不足之阳气也。肝苦急、脾欲缓，土木之急已趋缓和，故不用白芍、甘草，又枣皮得艾叶则下焦阴气不因敛而滞，黄芪得生姜则上焦阳气不因补而壅。金木之气争于上则头目不清，故宜银花、防风之清散；争于下则大便不利，故宜大黄之通降；且白术燥脾则大肠愈固，亦宜调之使平也。香附、玄胡活血利气，木通降心火、行经络，皆以孚畅化机者也。

二十、某，昏晕，发吐，耳少少闭。

川芎二钱　大黄（酒炒）二钱　玉竹参五钱　法夏（姜汁炒）五钱　防风一钱　白术五钱　泽泻四钱　细辛一钱　云苓三钱　鲜竹茹四钱　钩藤三钱　广皮二钱

五副。

水不平也。人行舟中，不胜波涛之险，有眩晕发吐者，与此症情无异。盖肾者，人本也，水者，肾所藏也，肾水不平则五脏六腑之气皆不得其平，故下失其载，上失其统而眩晕也。《阴阳应象大论》曰："清阳归天。"又曰："清阳出上窍。"夫头为天象，耳目为清窍，头昏者，清阳不归天；目眩耳闭者，清阳不出上窍，而浊气凑之也。《宣明五气》篇曰："胃为气逆。"发吐者，胃逆也。

《金匮要略》曰："心下有支饮，其人苦冒眩，泽泻汤主之。"又曰："卒呕吐，心下痞，隔间有水，眩悸者，小半夏加茯苓汤主之。"此方则合二汤而加川芎、防风之上开，以通天气，俾清阳出上窍；酒军之下夺，以通地道，俾浊阴出下窍；其余玉竹益气润，陈皮理气和中，竹茹清肺和胃，细辛散寒行水，钩藤息风静火，皆因病制宜者也。

汤证无心下痞与悸及呕吐三者，故但用白术厚土制水，泽泻逐膀胱停水，而不用半夏、茯苓，乃上病下取也。小半夏加茯苓汤呕吐宜生姜、半夏，心悸宜茯苓，心下痞不宜白术，乃和中以安上下也。此症则昏晕而心下不悸，吐逆而心下不痞，故二汤并用。

古方治呕吐有用大黄竹茹者，必其地道不通或肺胃有热。治眩晕有用细辛者，必其脉象弦紧，寒水不化，否则未可轻试也。平肝息风，仅用钩藤，不用白芍者，白芍性敛不宜弦紧之脉也。

二十一、王某，年四十余，眩昏，如眼黑即倒地，心内不好。

生黄芪八钱　银花三钱　怀药五钱　熟地八钱　枸杞三钱　枣皮三钱　花粉一钱
细辛五分　白术三钱　甘草二钱　上桂一钱半　鹿角五钱

三副。

此内伤眩晕也。《卫气》篇曰："上虚则眩，下虚则厥。"《口问》篇曰："上气不足，目为之眩；下气不足，则为痿厥心悗。"《决气》篇曰："气脱者，目不明。"《解精论》曰："厥则目无所见。"《五乱》篇曰："清浊相干，乱于胸中，是谓大悗；气乱于心，则烦心；乱于头则为厥逆、头重眩仆。夫人以中气为主，劳倦伤脾则中气不升而肺虚，中气下陷而肾虚。肺虚则气乱于上而眩昏，肾虚则气乱于下而厥逆。神依于气，气乱神耗，君主不能独明，故发则眩仆、心悦也。"《调经论》以卒然昏冒不省人事为大厥，气复反则生，不反则死。有眩昏而不卒倒者，固非大厥，即如此症；卒倒而犹未至无知者，亦非大厥也。盖眩昏有阴虚、阳虚、气虚、血虚及风、火、痰、饮之别，此症虽眩仆、心悗，而无痰鸣、口噤、搐搦，暨口渴、发热、面赤等象，盖劳倦伤脾之所致也。

黄芪、白术、怀药、甘草补中升阳以治上虚，熟地、枸杞、枣皮滋水生精以治下虚，银花、花粉清天气以资下交，细辛、肉桂温地气以资上交，鹿角通使道以达神明，如是则水升火降而神明复，诸病均迎刃而解矣。至于补中升阳者，必守其阴，故用怀药。补敛阴者必通其阳，故用细辛。阴中有生气之药则阴生尤速，故用鹿角。此用药之又一义，亦审方者所宜详也。

本方阴阳平补，病由劳倦伤脾，阳虚于上而阴虚于下者，适中肯綮。夫阴虚则阳盛，阳盛则忌甘温之升补，此通例也。唯得之劳倦伤脾者，其阴虚由于阳陷，必举其乃足以利其阴，则非通例所可绳矣。《阴阳应象大论》曰："清阳归天，浊阴归地。"夫清阳归天者，由地而归天也；浊阴归地者，由天而归地也。中气下陷则肾水被填，而清阳归天之化源绝；中气不升则肺金失恃，而浊阴归地之化源绝。故必补而升之，俾肺资母气，肾不受克，然后伎巧得出于下，治节得行于上，而清升浊降矣。否则陷者不举，则肾气屈抑不伸，化热消水，靡有已时，将见阳虚于阳，阴虚于阴，各造其极，昼恶寒、夜发热，二六时中无宁晷矣。唯黄芪为补中举陷以利阴气之要药，而已虚之阴，则唯熟地、枸杞足以任之，故均重用也。

二十二、某，头重足轻，人昏晕。

黑豆_{五钱}　苁蓉_{三钱}　制附片_{五钱}　白术_{五钱}　怀药_{五钱}　泽泻_{五钱}　上桂_{三钱}
干姜_{五钱}　银花_{五钱}　黄芩_{二钱}　细辛_{八分}　法夏_{三钱}

三副。

此心下有水也。《金匮要略》论饮证有四，凡饮在心胃间者，大都头目眩晕，而心下有支饮，其人苦冒眩一证，尤与此证吻合。《阴阳应象大论》曰："清阳上天，浊阴归地"夫人一吸则浊阴下降，一呼则清阳上升，若心下有饮，窒碍交通，则肝肾浊中之清，心肺清中之浊，必有不尽随吸呼之升降，以上天归地者矣。头为天象，清阳所居，久则浊阴上积，清阳日蔽，故头重足轻而眩晕也。《至真要大论》曰："诸风掉眩，皆属于肝。"《口问》篇曰："上气不足，目为之眩。"《卫气》篇曰："上虚则眩。"是眩晕为病，不仅痰饮一端也。此何以知为水耶？师曰："寸口脉沉滑者，中有水气。"又曰："水停心下，甚者则悸，微者短气。"夫水属阴而润胃下流利，故中有水者，脉应沉滑。其见于寸口者，《五脏别论》言气口为五脏主，与眩晕因于肝风而左脉上盛者有别。此症既因于水，自必须有上述脉症为凭，可臆断也。

唯火生土，唯土制水，有形之水得以越土凌心、停而不化者，火土之力不足也，故用附、桂补火于下以资温蒸，姜、术暖土于中以资温运。停水碍气，呼吸不利，则以泽泻、半夏消之；心肺被格，天气不清，则以银花、黄芩清之，如此则交通畅而升降匀，斯头目清而眩晕已。肾主水而恶燥，水停不化则燥随之，故用苁蓉强阴、益精血，以为润燥之体；细辛散寒、致津液，以为润燥之用。若黑豆、怀药，则镇水于下，守土于中，以安脏气而定眩晕，并以和附、桂、姜、术之刚燥者也。

《金匮要略》以五苓散治病人脐下悸，吐涎沫而颠眩，则泽泻、茯苓、猪苓三物并用；以半夏加茯苓汤治卒呕吐、心下痞，膈间有水眩悸；以苓桂术甘汤治心下有痰饮，胸胁支满、目眩，则仅用茯苓，而猪泽不与矣；以泽泻汤治心下有支饮，其人苦冒眩，则用泽泻而二苓不与焉。观此则三物之各有专主可知。考《内经》水之本在肾，水之标在肺，三焦为水道，而《本经》着三物之功用，则曰茯苓利小便，猪苓利水道，泽泻消水，合斯二说及仲景之方以互证之，则茯苓利水之功在脾肺，猪苓在三焦，泽泻在肾肺可无疑义，而消之力大于利尤为显然。吐涎沫，胃不和也；脐下悸，则及肾矣，故三物并用。呕吐、心下悸、胸胁支满，皆脾胃不和所致，故宜茯苓。若无脾胃不和等证而苦眩，又确知其为水，则此水自为阴邪乘于阳位之水，而非半途拦截逗留之水，其源在肾，而不在胃明矣，故宜泽泻。夫泽泻汤仅以泽泻消水、白术制水，治心下有水苦冒眩，此方则左右逢源、发挥尽致，而活法圆机，可类推矣。

余临症经验，凡心悸而脉迟无力者，其人大便必燥。夫脉迟无力为阳虚，何以大便反燥？盖饮入于胃，必输脾、归肺而后下溉，阳虚则停蓄不化，既无以升，又无下降，乌得不燥？宜补中益气、利水润燥而兼安定脏气以治之。郁李仁行水润燥，适合水停不化之燥，但不如苁蓉之补耳。若心悸而脉弦紧则为寒，寒与阳虚有别，阳虚宜温补，寒则宜温散，治水饮之用细辛者以此。方有细辛之散，怀药之敛，而无白芍以平肝，揣其脉当左弦紧而右缓大也。

二十三、某，眩晕一天，头部不清爽，耳目口鼻等处均有热象，于坐卧时骤然起立必眩晕，脉左寸溢，因受意外之辱忿恚而成。

制首乌四钱　生白芍三钱　茯苓三钱　银花三钱　花粉二钱　粉葛二钱　生甘草二钱

一副愈。

此肝不平也。《至真要大论》曰："诸风掉眩，皆属于肝。"《六元正纪大论》曰："木郁之发，耳鸣眩转。"此症是已。盖忿恚则火起于肝而肝阴伤，肝阴伤则肝阳无所附而升于巅顶，故左寸脉溢，头目不清而眩晕也；耳目口鼻等处有热象者，均火在上所致甚矣，肝气不平之为害也。

肝阴伤，制首乌补而敛之；肝阳升，白芍平而降之；耳目口鼻有热象，清以银花、花粉，散以粉葛；至茯苓、甘草则通窍和中也。

白芍平肝，首乌补肝，则火降而水升。甘葛起阴气、鼓胃气则水升而火降；茯苓则升清以通上窍，降浊以通下窍。病由气乱而非气虚，故调而不补，药味无多而理法至清，宜细玩之。

二十四、某，胃不利，下轻上重，眼目昏花，发晕，肚内作响。

生白术五钱　桂枝三钱　银花八钱　生姜五钱　木通三钱　茯苓皮八钱　防风一钱　熟地五钱　生白芍八钱　薄荷八分　法夏（姜汁炒）五钱　泽泻二钱　紫苏一钱

三副。

此厥阴太阴之胜也。《至真要大论》曰："诸风掉眩，皆属于肝。"又曰："厥阴之胜，头眩。"又曰："太阴之胜，湿气内郁，头重。"《六元正纪大论》曰："太阴所至，为饮否隔。"《气交变大论》曰："岁土岁水太过，民病肠鸣。"《金匮要略》曰："心下有支饮，其人苦冒眩。"又曰："水走肠间沥沥有声，谓之痰饮。"夫厥阴之胜者，风木之气；太阴之胜者，湿土之气胜也。

而头为天象，清阳所居，故天气不清因厥阴之胜者，眩晕；因于太阴之胜者，必头重，此症则二气俱胜，故上重下轻而眼目昏花也。支饮苦冒眩，亦未尝无风，而泽泻汤独崇土泻水者，风生于饮而非木旺，饮去则天气下降而风自灭也。脾恶湿而司健运，积饮否隔者，脾湿不能为胃行津液也。肠鸣者，无形之风气与有形之水饮相搏而成声也。

水畏土，土不足则水湿气胜，故补以白术，蠲以半夏，利以茯苓皮、木通、泽泻，重用茯苓皮者，标甚则以标为主也。木生火，木有余则风火气胜，故平以白芍，清以银花，散以桂枝、防风、薄荷，并用生地者，补水生木以息风也。上焦之气不清则天气不降，上焦之阳不宣则水津不布，故用生姜佐紫苏以行上焦开发，与银花相辅而行，又土湿则寒水受邪，而太阳气郁，唯桂枝可以宣之也。

《易》曰："润万物者，莫润乎水。"《脏气法时论》曰："肾恶燥。"夫脾为胃行津液以灌溉四隔者也，湿则津液不行，必有失其灌溉者矣。故饮家往往湿中有燥，而治饮之法，则往往燥中有润，唯润燥之法不一。寒水结而不化者宜细辛，心阳虚而血涩者宜当归，大肠血燥而肾阳虚者宜肉苁蓉，不虚者宜郁李仁。水不足以生木，而风气上甚者宜熟地。医者于此，详审其宜而用之可也。

《至真要大论》曰："风气大来，木之胜也，土湿受邪，脾病生焉。"夫土之原在火，土不足则补火以生之，定法也。而兹乃不然者，盖其土之受邪，由于木之偏胜，而匪肾阳虚，故以平肝为主，补土制水，补水生木次之，而不补火生土也。

二十五、某，病口苦，盗汗，耳鸣，心跳，心内恍惚。

苡仁八钱　怀药三钱　泽泻一钱　沙参三两　生地三钱　寸冬三钱　五味二钱
白术五钱　女贞三钱　桂圆肉五钱　香附三钱　巴戟五钱　生姜三钱

五副。

此阴受湿气也。《太阴阳明论》曰："阴受湿气。"又曰："阴病者，下行极而上。"《五色》篇曰："厥逆者，寒湿之气也。"《脏气法时论》曰："肾病者，寝汗出。"《气交变大论》曰："岁水太过，甚则寝汗出。"《阴阳应象大论》也："清阳出上窍，浊阴出下窍。"又曰："南方生热，热生火，火生苦。"《口问》篇曰："上气不足，耳为之苦鸣。"《痹论》曰："心痹者，脉不通，烦则心下鼓。"《营卫生会》篇曰："血者，神气也。"《刺志论》曰："人虚则神游失守位。"《灵兰秘典论》曰："主不明则十二官危。"夫人身身半以上为阳，身半以下为阴。身半以下之湿气胜，则天气不降，而身半以上之阳病。《经》言"阴胜则阳病者"，此其一义，不仅阴有余而阳不足为病也。人年四十以后，无因而病，上焦不清者极多，皆肾气渐虚，湿气渐胜，下行极而上，为之厉阶[①]也。血属于心，而心藏神，湿气上逆则心气不得下通而上鼓，故心跳。汗生于阴而出于阳，心气上鼓则火与金争，气化为汗而外泄，故盗汗。气为血之主，神为气之主，盗汗则气血虚，神失所主而不明，故恍惚。清为阳，浊为阴，阳为气，阴为味。火不归土，则阴味上出于口而口苦；火不得水，则清阳不出于耳而耳鸣。皆阴邪上逆、格阳于上之绪余也。盗汗即《内经》所谓寝汗，患此者无论病起何因，而心肾不和则一。此症则起于阴受湿气也，夫阴受湿气，格阳于上而未成热症者，盗汗则阳随汗泄也。

人身有内守之气，即有内泽之液；有外卫之气，即有外泽之津。盗汗则内外之津液及内外之气皆不保矣，故重用沙参大补肺之阴气以复津液而资灌溉为君，合五味敛汗，麦冬清金，名生脉散，为治火克金，肺气虚而有热，耗散不收之专方。此心病治肺也。心阳跳跃，散以生姜；心热有余，凉以生地；心血不足，养以桂圆。此心病治心也。上之不降由于下之不纳，女贞、怀药安肝、脾、肾之阴，以纳心、肺、胃之阳，此上病下取也。湿逆阳格而外泄为汗，则气血虚于上而阴湿愈盛于下，白术、巴戟温脾肾以胜湿，苡仁、泽泻利水道以除湿，此治病必求其本也。香附活血利气以畅化机，则使命之职也。

白术、巴戟、苡仁、泽泻扶阳祛湿以治阴邪上逆，女贞、怀药安定脏气以治阴不含阳，再得生地、麦冬、五味清心润肺，敛降于上，则下无逆气、上无积气，而因于邪正拒格、阴阳不和所生诸疾均可愈矣。夫湿逆而用生地者，盗汗伤其阳中之阴，心血虚而热，非他药所能代也。五味、沙参得生姜则阖中有开、补中有行，而治节乃出也。

二十六、某，久病，常有大热，自汗，盗汗，每一二日鼻血。

首乌五钱　沙参五钱　银花八钱　白术五钱　生白芍五钱　法夏二钱　生杜仲五钱　生地八钱　怀药五钱　生鹿角五钱　巴戟三钱　牡蛎五钱

五副。

此火在上也。自汗属阳虚，然阳气耗散则阴气消亡，是自汗不独阳虚也。

---

① 厉阶　祸端。《诗·大雅·桑柔》："谁生厉阶，至今为梗。"毛传："厉，恶。"《诗·大雅·瞻卬》："妇有长舌，维厉之阶。"

盗汗属阴虚，然阴不平则阳不密，是盗汗不独阴虚也。热炽者，火在上而水不升也；鼻衄者，火在上而血离经也。

常有大热而夜不热，口不渴，足征病源不在肝肾，热不在阳明，盖心阴虚而心火不降也。夫心火不降则上灼肺金，下消肾水，肝木之阴尤难为继，其害在先天。而中央戊己全赖水火之交，成其生化之妙，不交则火中无水而土燥，水中无火而土湿，其害在后天甚矣，水火之不可偏也。

土之妙用在摄水火归中以成其妙用，医家之妙用亦然，不可不知也。夫木火同气，则皆旺，木火旺则金水衰，土遂燥而不生物，故用生地养阴，白芍平肝，银花、沙参清肺，泻木火、补金水以和燥土。《阴阳应象大论》曰："阴在内，阳之守也。"木火之气，升有余则守不足而阳易散，热炽血溢、自汗、盗汗皆此故也，故用首乌、怀药、牡蛎分别敛足三阴之阴，以守未离之阳而收耗散之气。人身木火之气皆生气也，生气升泄于上，则不生土于中，土遂湿而不生物，生地能润燥即能滋湿。君有阙，臣补之，故又用杜仲、巴戟补下焦不足之生气，合白术之苦温燥以和湿土，且生地沉阴之质，善用之则阴得其平而阳秘，否则未有不反碍其阳者，故又佐以温运胃阳之半夏，及温通肾阳之鹿角以济其偏，夫然后生机不滞而生发乃畅也。

唯火生土，唯土恶湿，火在上则不生土，而土湿乃必然之势也。凡下伤于湿，由湿逆而火不降，以致热甚于上者，生地宜慎用。若由心阴虚而火不降以生湿者，则又非用生地补心阴降心火以治其生湿之源不可，此症其明征也。

五副。服毕，又方：

玄参五钱　白芍八钱　北沙参二两　五味三钱　寸冬三钱　黄芪五钱　官桂二钱　熟地五钱　怀药五钱　莲米八钱　白术五钱　苡仁五钱　香附二钱　生姜八钱

十副。服至七副，好八九分，服毕，痊愈。

《素问·调经论》曰："阴虚则内热。"夫汗多则热随汗泄，血溢则热随血溢，而犹常有大热者，盖血属于心，汗为心液，汗出血溢则心阴愈虚也。前为治其热炽，故偏凉血而用生地。今则血热已平，而血虚亟宜补矣。唯血生于后天脾胃，又生于先天肝肾。生于后天脾胃者，参、术、芪补土生金以生之也；生于先天肝肾者，熟地、玄参补水生金以生之也。上焦为阳，必藉于阴之化而后清肃下降，故佐以味、麦；下焦为阴，必藉于阳之化而后氤氲上升，故佐以官桂。木为水升火降之机，然必真气下生，其效乃着，故以白芍平之；土为升降交会之地，然必真气内藏，其用乃神，故以莲米、怀药守之。若夫生姜则为参、芪之佐，输肺气于皮毛以固表；苡仁则为白术之佐，化湿邪于水土以利阴；香附则为诸药之使，利血气于三焦，以通气化者也。

热证之后，必有余热留滞不清，玄参能肃阴虚火盛化热之气及为热所结之气，以定五脏，故与熟地并用。且血虽生于气而汁药亦不可废，此本方所以用玄参、熟地壮水滋阴，为参、芪、术补气生血之后盾也。夫自汗、盗汗者，阴不平于内、阳不密于外也，故宜治以敛固。敛者，敛其脏阴于内；固者，固其表阳于外也。唯人身脏腑之气无时不与外气相通，不通则内闭九窍，外壅肌肉而灾害至，《生气通天论》言之甚详。此本方之所以有五味、莲米、怀药之内敛与参、芪、术之外固，而即有香附之内通与生姜之外通也。

二十七、孙某之妻，夜出盗汗，人虚弱，头昏，时而眼发晕，食作胀。

生黄芪五钱　生地三钱　当归二钱　黄芩一钱　生牡蛎一两　生白术五钱　怀药八钱　寸冬三钱　熟地三钱　生白芍五钱　浮小麦三钱　扁豆三钱

三副。

此阴虚兼阳虚盗汗也。阴虚而不盗汗者有之，未有盗汗而不阴虚者也。诸书皆以盗汗为阴虚固也，然因禀质之偏及受病之原，有兼气虚、血虚、阳虚或阳盛阴虚或气血两虚者，是又同中之异也。

《阴阳别论》曰："阳加于阴谓之汗。"是汗生于阴而成于阳也，然亦有自出于阴而非成于阳者。《阴阳应象大论》曰："阴胜则身寒，汗出，身常清。"《脉要精微论》曰"阴气有余为多汗身寒"是也，此则全属阳虚自汗不挟阴虚者也。若夫劳作火劫、醉饱沐浴，以及天热衣厚等汗，皆阳加于阴之汗也，而盗汗亦然，其所以名盗者，寐出而寤收也。然寐时阳行于阴，尽人所同，而不皆汗者，盖阳生于子，常人阴平足资内守，阳即生于卫气行阴之时，匪特不汗也。虚则不能自密，阳复加之，安得不熏蒸为汗，乘表气之虚而外泄乎？观其觉后，阳还于表，汗即自收，其理益着。

心统诸汗，乃心液，肾主五液，又主闭藏，汗则液泄而心肾皆失职矣。余如肺合皮毛，肝主疏泄，脾胃居中，分布气化均不无关，故治此病者，宜察其标本轻重而一一细匀之，各以平为期。

其致病之源，凡多怒、多郁及欲火伤阴，脏真不藏者，或病后多服参、芪，不知敛阴纳气，以致表里阴阳气血不能互根为用者，恒多患此。

此证食入反胀，脾阳虚也；头昏目眩，上气虚也；土为金母，原属一气，非二病也。夫心阴不虚则不盗汗，脾阳不虚则不反饱，此证兼而有之，是阴虚而兼阳虚也。

中气不足之人，清气则降多升少，浊气则降少升多，往往下虚上实，头目不清，此则腠理常开，浊在上而不郁，特正虚耳。

盗汗由于心肺有热，盖心有热则及于肺也，生地、浮麦凉血除烦以治心，黄芩、寸冬清金生水以治肺。盗汗由于肝肾不藏，盖肾不藏则及于肝也，熟地、牡蛎壮水敛阴以治肾，当归、白芍和血敛阴以治肝。汗成于阳，又出于阳，前者之阳乃邪热宜清，后者之阳乃表虚宜补，再用黄芪补中以固表，而治法备矣。

阴虚为盗汗所共有，脾阳虚为盗汗所或有，此证是也。脾恶湿，阳虚者无不生湿，故加白术、扁豆补不足之阳，去有余之湿，合之黄芪与治阳虚自汗无殊，此固因病施药，不以阴虚而废甘温苦燥也。

盗汗虽有兼阳虚、气虚、血虚之不同，而阴之不敛则一也。怀药敛阴守脾，本属盗汗要药，此方黄芪之升有碍脾阴之守，白术之燥有损脾阴之和，故不嫌重用。

二十八、某，夜不寐，胃上不安。

寸冬三钱　茯苓五钱　怀药五钱　枣仁五钱　黄芩二钱　阿胶（冲服）三钱　白芍五钱　法夏三钱　生地三两　甘草三钱　广皮二钱　白术（土炒）五钱

此阴虚也。原批云：此阴亏津枯，阳不得下也，大滋肝肾之阴以顾胃之母气则可。又胆热则痰生，少阳木中之火，协热为痰，往往不寐，主二陈汤加竹茹、炒枳实，一服即愈。按：人之生也，先有肝肾，后有脾胃，故肝肾为脾胃之母，母之于子，犹源之于流，源远则流长，母饶则子裕，故阴亏津枯，阳不得下者，宜大滋肝肾之阴，以顾胃之母气也。《方盛衰论》曰："至阴虚，天气绝。"《阴阳应象大论》曰："浊气在上则生䐜胀。"又曰："浊阴归地。"夫阳入于阴则目瞑，浊阴归地则胃和，夜不寐者，至阴虚于下则天气绝于上，而如不系之纸鸢也。胃上不安者，浊气在上，则并于胃而欲作痞也。

《大惑论》曰："病不得卧者，卫气不得入于阴，常留于阳，留于阳则阳气满，阳气满则阳跷盛，不得入于阴则阴气虚，故目不瞑。"此节论不得卧之因甚详，而卫气不得入于阴之故，则未言及，盖其故非一端也。除阴邪在下、格阳于上外，凡胃中有宿食、停饮者，皆足以碍天气之降，而阴虚之人，阳无所附，则下气重上而为热厥，其势尤甚。卫气者，日人则随胃气之降而降。胃不降，则卫气即留于阳而阳盛，阳盛则阴虚，《大惑论》之所谓阴气虚者，此也。此症则由阴虚而胃不降，与由胃不降而阴虚者，大有轻重之别。夫由胃不降而阴虚者，胃降则愈；由阴虚而胃不降者，必补其虚乃愈，观《邪客》篇治阴虚目不瞑而用半夏汤，可以知矣，然未足以愈此症也。

　　人身阴阳互根互宅。互宅者，阳宅于阴，阴宅于阳；互根者，阳根于阴，阴根于阳也。唯阳宅于阴，故阴能生阳而为阳之根；唯阴宅于阳，故阳能生阴而为阴之根。脾胃则居中斡运，无稍间息，此后天气化之常也。夫胃为火土，脾为水土，后天所重，而元海深处又有先天水火，为后天脾胃之根，无论阳虚阴虚，其极也皆以补下为主。人苟阴虚于阴，无以上宅，则后天生阴之源绝，而脾胃偏燥，若仅施行后天生化，清降天气以生阴，则舍本逐末，非其治矣。故宜从其母而治之，俾阴中之阴不匮，乃得上宅于阳，而为后天生阴之根。原批所谓大滋肝肾之阴以顾胃之母气者，此也。后天生化不离脾胃，降则生阴，升则生阳，然未有阳中之阴虚而胃气能降者也，犹未有阴中之阴虚而阳中之阴不虚者也。

　　阳盛阴虚者，以水火言之，即火有余水不足也，火有余而不降者，必水升而后火降，又必水足以配火，而后水升火降，故重用生地大滋肝肾之阴，补水以配火，而黄芩、寸冬、阿胶则清热润燥，以治上焦阳盛，而辅生地之不及。《阴阳应象大论》曰"阴在内，阳之守"也，《生气通天论》曰："阴平阳秘，精神乃治"，故用枣仁、白芍、怀药敛心肝脾不平之阴，以含不秘之阳，如纸鸢之有系，俾可上者复可下。《宣明五气》篇曰："胃为气逆"，《逆调论》曰："胃不和则卧不安"，故用茯苓、半夏、陈皮化痰快气，分理阴阳，以降不降之浊，而和不和之胃。土燥不生物，土湿亦不生物，故用土炒白术保脾阳，以和生地、阿胶之阴柔而资健运，与治火不生土、脾阳虚而生湿，微用生地以和心阴而资清降之理无殊。甘草则缓中，以和诸药者也：水火均平，土运于中则后天气化之常复，而安眠如故矣。

　　生地用为补下焦之阴之主药，则宜重用，为和上焦之阴之辅药则宜轻，医者当知。

　　失眠症之因不一，而治法亦殊。《内经》半夏汤及此方之义已知前述，至《金匮》酸枣仁汤则为治虚劳、虚烦神气不安者。二陈汤加竹茹、炒枳实则为治胆火不降协热为痰者，盖二陈、枳实化痰理气，竹茹清热，且胆为清虚之腑，竹秉清虚之气，犹以类相从也。临症选方者，详察色脉以求之，则庶乎其不差矣。

二十九、某，不寐，心常作惊，神少，食口无味，夜小便多。

柏子仁五钱　牡蛎五钱　怀药三钱　枣皮二钱　枸杞三钱　白术五钱　杜仲五钱
生地五钱　故纸五钱　沙参一两　厚附片五钱　首乌五钱　生鹿角五钱

　　五副。

此神不藏也。《本脏》篇曰："五脏者，所以藏精神血气魂魄者也。"《本神》篇曰："心怵惕思虑，则伤神，神伤则恐惧自失。"盖脏阴皆主内守，故能藏，能藏故能形与神俱而无病，否则未有不神魂失御，如此症者。不寐之因，《内经》言之不一，而阳不入阴之言最握其要。凡天枢以上，但有一气不能下交者，皆足令人转侧不寐，至不寐而惊，则为心神伤，其病犹重。夫神者，血气之主，休戚相关，心神既伤，则脏阴与血气之失其和也久矣。又《金匮真言论》曰："东方青色，人通于肝，其病发惊。"骇惊之为病，若与君主无涉者，然外触之来，恐惧之萌，虽在肝魂，而知觉则在心神，假令杯中蛇影、床下蚁声，神罔觉则魂不动，固泰然自若也。唯不能无觉则发为惊骇，两者皆失其所而不藏，此《举痛论》所以言"惊则心无所倚，神无所归，虑无所定"也。《本神》篇又曰"随往来者谓之魂"，是知魂也者，不动则已，动则必与神俱而浮也。《五脏生成》篇曰"诸血皆属于心"，又曰"人卧血归于肝"。《营卫生会》篇曰："血者，神气也。"是知神也者，不寐则已，寐则必与魂俱而沉也。此症则为魂与神俱浮而不沉，故不寐善惊也。

五行唯木生火，而火分君相。君火者，火之神丽天而部于表；相火者，火之气潜地而治于里。不寐善惊者，火之神不足于上；口无味、小便多者，火之气不足于下，而木之不生火可知也。《脉度》篇曰："心气通于舌，心和则能知五味矣；脾气通于口，脾和则能知五谷矣。"此症木不生火，火不生土，故心与脾皆不和而口无味也。《宣明五气》篇曰："膀胱不约为遗溺。"《经脉》篇曰："肝所生病，实则闭癃，虚则遗溺。"《生气通天论》曰："平旦人气生，日中而阳气盛，日西阳气虚。"此症肝肾虚于下，肺金虚于上，膀胱约束之气自不能足，加以夜来阳不统阴，其虚尤甚，故小便独多于夜也。

木不生火，故用杜仲、首乌、枣皮温敛肝木以生火；火不生土，故用附片、故纸、牡蛎温潜相火以生土，此逆生也。沙参、白术、怀药则补中守脾，以交水火而生万物，乃顺生也。重用沙参者，补金中之土以生肾水，助人气以约膀胱也。阳必配阴，《易》道所重，心之阴阳得配则火降，肾之阴阳得配则水升，肝之阴阳得配则木平，故用柏仁、生地、枸杞等分别补之、配之，以平为期。而柏仁清心降肺以生血，降肺平肝以藏血；生地泻心火以补肾水，补肾水以填心阴，《本草》皆言治惊悸，尤为此症调和心肾、润燥宁神之要药。唯神无补法，补火之气即足以生火之神，敛阴养血即足以返神于虚，安神于室。《本神》篇曰："两精相搏谓之神。"夫两精者，先天与后天之精也，补其先天后天则精生，而神亦与之俱生矣。

《阴阳应象大论》曰："阴在内，阳之守也。"夫神宜藏，神且不藏，其阴不能为阳之守可勿论。敛之则阴守其位，阳返其乡，而神乃得安于室，此用牡蛎、怀药、枣皮、首乌之要义也。

《灵兰秘典论》曰："主不明则十二官危，使道闭塞而不通，形乃大伤。"夫神藏宥密而能廓然无外者，以使道通也。此症神既不藏，其使道必有为邪恶所蔽而不通者矣，故用鹿角逐邪恶以通之。

三十、钟某，病胃不食，神少，渴不吃茶水，口内无津液，胃上有物，夜不寐年余，小便要用力，少少点点，滴又不快，行动气紧。

枣皮三钱　熟地一两　淮药五钱　黄芪二两　制附片八钱　泽泻一钱　云苓三钱
丹皮二钱　上桂二钱　枸杞三钱　炙甘草五钱

十副。服毕，好七八分。

此肾虚脾陷也。《生气通天论》曰："阴者，藏精而起亟也……阳不胜其阴，则五脏气争，九窍不通。"《本病》篇曰："饮食劳倦即伤脾。"《宝命全角》篇曰："水得土而绝。"《口问》篇曰："中气不足，溲便为之变。"《五常政大论》曰："肾主二阴。"《水热穴论》曰："肾者，胃之关也。"《举痛论》曰："劳则气耗……劳则喘息汗出。"《逆调论》曰："胃不和则卧不安。"《经脉别论》曰："脾为胃散精于肺。"夫肺金主上，肾水生下，土运于中，气化之常也。肾虚而脾阳未陷者，犹可生金以生水，陷则不唯肾水被克，且肺金失母而后天生化之源匮，如此症是已。气紧劳则发者，无不肺肾两虚。盖肺者，呼吸之门；肾者，呼吸之根。虚则上不摄而下不纳，吸不深而呼不长，以不深长之呼吸，何能劳役耗气？故行动则气紧，顿呈不相接续之势也。口无津液，渴不思饮者，上虽无热，而脾精肾水均不升也。小便费力，点滴不快者，肾无阳以化而伎巧不出，肺无力下输而节不行也。胃上有物，夜不寐者，脾虚则胃气留，肾虚则胃关阖，留则清不升，阖则浊不降，而阳明逆满，不得入于阴也。若夫不食、神少，则为脾胃虚而中气不足之本病也。

脾阳陷入阴中，则阴火被郁而发热，若肾阳虚则不易发热。小便难有中虚气陷不能运送而如淋者，谓之气淋，此症小便用力多而溲出少，即此一端可以隅反矣。

虚者补之，陷者举之，唯八味地黄汤能从水中补火而起亟，唯黄芪能从阴中升阳而起亟，《经》言"补上治上制以缓，补下治下制以急"，此则合而撰之也。或谓命火者，水中之火也，八味汤熟地、桂附并用，从水中以补之，又用怀药、枣皮从土从木而封之，俾蛰藏不露，其能行化于下而起亟，理则然矣。黄芪益脾胃补肺气，是中上焦药，何以亦能起亟耶？盖中气者，可升而不可陷者也，陷则下焦阴气被填而不利，若但用八味以起㿉，是犹手足束缚之人而欲其舞蹈也，何可得哉？故黄芪乃升脾气、利肾气以起㿉，而非行化于下以起㿉也。凡中气下陷、肾气不升之症，无论阳虚、阴虚皆用之，唯肝肾不藏、下虚上实者，则在所忌。此症本肾阳虚而脾阳陷，故补肾举陷并行，陷举则土生金而肺气治于上，土不克水而肾气利于下。斯气化之常复，诸病皆可愈矣。此补中举陷之宜黄芪，实无他药可与为匹者。《别录》言"黄芪利阴气"，刘潜江疏黄芪治阳不足而阴不利之病，不治阳有余而阴不足之病，《卫生总微论》以黄芪一味治小便不通，皆一理也。若夫枸杞佐熟地以生精，炙草佐黄芪以培土，义甚显明，无须赘论。不寐、口渴，水火不交，心血耗矣。己土在心，耗于心者，必及于脾而为脾约，此其所以中下阳虚，小便不利、大便应溏而不溏也。小便多而大便干者，白术能节小便以润大便，此症虽干者宜润，而少者不可节，故白术、姜、砂之燥皆暂弃而不用。脾阳上升则为正，下陷则为邪，兹正欲其上升，故不用五味，俟其升已而降则当用矣。

服满十副，再诊求方：

首乌一两　黄柏（盐水炒）三分　黑豆二两　熟地三钱　黄芪一两　圆肉一两杜仲五钱　五味三钱　甘草梢二钱　砂仁三钱　白芍三钱　干姜二钱　附片五钱　柏子仁三钱　白术三两

五副。服二副，痊愈。

脾恶湿，阳虚与小便不利皆生湿。血属于心，心血生脾，年余不寐，则心血虚无以生脾，是此症之脾匪独阳虚不升，且又湿有余而血不足也。至胃上有物不食，则土不运也，年余不寐则火不降也，口无津液则水不升也。肾为水脏，水中有火，口无津液、不饮茶水则肾之阴阳俱虚也。夫欲调水火之升降者，必先调水火之根；欲补土者，必先补土之母；欲补土之母者，必畅其机。此前方所以用八味地黄汤加枸杞水火双调，又用黄芪、炙草益气举陷以利肾气也。今则脾陷已举，肾虚渐复，宜重用白术之苦甘温以燥湿培土，圆肉之甘温润以滋脾养心矣；黄芪则退而为臣，补中益气，以补白术之阙；姜、砂则和胃醒脾、快气消痞，以任芪、术、圆肉之使，此前后二方补肾补脾，先后缓急之序也。夫血燥无湿者，禁用白术，此则血不足而湿有余，故圆肉与白术并用，各以平为期也，再得柏仁之润以护心血，则白术有利无弊矣。柏仁清心养血，合五味之收肺下气则治节出，而天气下为雨。白芍、首乌和肝养血，黑豆、熟地强阴益精，合杜仲、附片之温木生火，则谋虑出而生机畅于下，伎巧出而地气上为云，此则共调四隅之偏，以交媾金木水火而归于中土者也。甘草梢则引胸中郁热，黄柏则泻膀胱湿热下行出于小便，盖脾陷胃逆、小便不利，皆足以生热，宜调之使平也。

先天木生水，谓之真水，亦即真阳，此有生之初，人人所尽同也，以次而各脏赋气皆为逆生，由赋气而成形则为顺生。唯有道者，能反顺为逆，常人则习与性违，然其先天化机实未尝绝，故得为后天气化之主宰，循环顺生以登寿域。《宣明五气》篇曰："肾藏志，脾藏意。"《生气通天论》曰："苍天之气，清净则志意治。"《本脏》篇曰："志意和则精神专直，魂魄不散，悔怒不起，五不受邪。"夫苍天之气在人身即肝气，乃先天化机之始，唯惩忿窒欲可以保其清净，养生却病之要诀也。水之精为志，土之精为意，苍天之气清净则志意治者，肝能生肾，肾中有真水以制阴火，火自下藏而生土也，志意治则五脏之气无不治，故精神魂魄皆得安定，而邪弗能干也。凡人左手脉有浮动之象者，其肝气即不清净，而先天化机即不如常，苟不知内外交修以调平之，欲求保其天年，难矣。《营卫生会》篇曰："中焦受气，泌糟粕，蒸津液，化其精微，上注于肺脉，乃化为血，以奉生身，莫贵于此。"盖人非气血不生，脉浮动则火不藏，不能蒸津液为气以生血，而邪火日甚，气血日虚，故不寿也。昔贤有谓必血能生气而后气能生血者，其义甚精。盖血生气者，水生金也，先天逆生也；气生血者，金生水也，后天顺生也。人必有逆生而后有顺生，故必血能生气而后气能生血，又必肝生之、肾藏之而后有逆生，故苍天之气宜清净也。此方以杜仲、附片温肝肾，而不离白芍、首乌、黑豆、熟地之强阴内守者，皆使阴足以宅阳，俾苍天之气清净，先天化机如常计也，补土而得先天后天互为生化，未有不事半功倍者矣。

三十一、李董氏，连日头晕，太阳胀，肩膀痛，腰杆亦痛，时而腹内热气上冲，头上面上均发烧且晕，舌心黄，右眼皮撒，下寒重，大便不利，欲解不解，大约有内热。

生黄芪五钱　防风三钱　枳壳二钱　怀药（炒）八钱　白术八钱　土炒知母三钱生栀子三钱　生白芍三钱　官桂三钱　大腹皮五钱　酒军二钱

三副。

此中气不和也。脾阳虚则湿气下着而腰痛，脾阴虚则虚火上冲而头面发烧，其头晕、太阳胀、肩膀痛，皆逆冲之绪余也；舌心黄、大便不利则阳气不固之所致也。大抵喜食辛燥之人，久则必有所伤，大肠津伤则传化失职而大便不利，脾阴伤则阳不能秘而堤封不固。据病情以揣脉象，其右寸关尺俱大而无力可知也。

唯白术能祛湿痹，合黄芪补中升阳以治腰痛；唯怀药能敛脾阴，合白芍平肝内守以制冲逆，故用之以为和中之本。知母、栀子清心肺之热，枳壳、腹皮降肝脾胃之逆，则以治中气不和之标也。防风通上以治头晕、太阳胀、肩膀痛，酒军通下以治大便不利，与枳壳、腹皮所主虽殊，而理气则一。热气上冲则火有余于上、不足于下，故用知母、栀子以泻上之有余，即用官桂以补下之不足也。夫阴虚阳虚，本不同类，不应同病于一脏，而此则同者，盖阳虚乃其本体，阴虚则得之多食辛燥，故各逞其偏而同病也。

三十二、傅高氏，心跳，头空耳鸣，口干苦，周身痛，微肿，气短，眼皮口唇均白无血色，小腹痛，午后面烧。

酒芍五钱　官桂一钱　桂枝三钱　牡蛎八钱　生沙参八钱　寸冬三钱　枣皮八钱
木通二钱　生白术三钱　香附（酒炒）二钱　柴胡二钱

二副。

此阴不敛也。原批云：此疾宜以敛阴为主，清热次之。小腹痛又当补脾，眼唇均白又宜温，但此人陛情不好，又宜理气，体素强旺亦要用柴胡疏肝，所以行医贵知人境地也。

按阳性升浮，其能固密于外以温皮肤分肉，或潜伏于下以默主一身者，赖有阴气敛藏于内为之安守也。否则有上无下，有耗散无归止，与逸系之纸鸢何异？夫阴之所以不敛者，好色伤肾，热中伤心，多怒多郁伤肝，美酒厚味伤脾肺，必有一于此也。而肝为生气之原，肾为封藏之本，关系尤重。《脉要精微论》曰："五脏者，中之守也，得守者生，失守者死。"盖五脏属阴而藏神，神统阴阳气血，神不藏则阴不敛，阳不密而血气高涨，血气高涨则热常盛、脉常满，而神愈不藏，精华之气上涌下竭，而欲尽其天年，其可得哉？故有形体肥硕而暴病卒死者矣。此《内经》所以大声疾呼而戒人之任情纵欲以致神不藏也。此证午后面烧，盖肝肾之阴不敛而阴火上冲，其口干苦、心跳耳鸣、头空微肿、气短、眼唇俱白者，天气不清与上气不足也。天气不清由于阴不敛而阳浮，上气不足由于阴不敛而阳散。《经》言"病有标本，知本则知标"，此之谓矣。经络之气不顺而邪凑之则周身痛，己土之阳不足而木乘之则小腹痛，此皆性情不和者常有之病也。

病由肝肾之阴不敛以致阴火上冲，故用枣皮敛肝阴，回生气于乙癸；牡蛎敛肾阴，定相火之飞腾。木旺宜平，而用酒芍；木郁宜达，而用柴胡，义已见前，不赘。上气弱而不清，沙参、寸冬清之、补之；下气弱而不温，白术、官桂温之、补之；若香附、桂枝、木通等则以理血气、通经络，治诸痛者也。

体素强旺，故不重补，但使阴敛阳潜，复其内守，则水升火降，气血自生。然其要尤在能恃其志，毋暴其气，否则一念浮动，阴阳遂离，岂区区草木所能克服哉。《五常政大论》曰"病在上，取之下"，此证在上之病多矣，而其本则在下，故以下取为重也。

三十三、孙代樵，流眼泪，生眼屎，口臭，流清涕，或时面红发烧。

生白芍三钱　生栀子三钱　花粉五钱　大腹皮三钱　生党参五钱　当归三钱牡蛎八钱　枣皮五钱　故纸（盐水炒）五钱　生地一钱　酒军八分　白术（土炒）三钱广木香八分

二副。

此阳明厥也。肝热则目眵泪，肺热则鼻涕，胃热则口臭，至于面红发烧，则《厥论》所谓阳明之厥，面赤而热。盖阳不藏，非偏盛也。人身有封藏不露之肾阳，有禀于肾阳以司后天健运之胃阳，其为阳虽不二，其致用则不同。苟封藏之阳不露，则健运之阳纵有偏盛，不过酿成热实之白虎证与热结之承气证而已，何至厥而上行，面赤且热，炭炭乎欲外亡哉。是则阳明厥者，乃肾中之阳假道于阳明而厥，非独阳明之厥也。《厥论》又言"阴气衰于下则为热厥，其候足下热，阳气衰于下则为寒厥，其候从五指至膝上寒"，是寒厥、热厥之分，不在上而在下之明征也。观此方用药上清下温，是其病情亦必上热下寒，可无疑也。

面赤而热，下则肾失封藏，中上则心胃不清，堤封失职，故下用牡蛎、枣皮、故纸等补其阳而敛之，中上用白芍、栀子、花粉、生地、酒军等清其热而降之，党参、白术厚其土而防之，各以平为期。《五脏生成》篇曰"肾之主，脾也"，脾虚则肾无畏，故能假道阳明而厥，非偶然也。且五脏六腑皆禀气于胃，以注其精气于目，阳明既厥，则脏腑皆无所禀矣，其精气尚得足于目而不为邪所凑哉？此目之所以多眵泪而不清也。肝藏血而开窍于目，正虚邪凑，则阳郁而血不和，当归为血分通阳散寒、和血活血要药，故与白芍、栀子并用，以成开郁去热之功。若腹皮、广香则顺气降逆，使命之职也。夫火郁发之，血分之用当归，与气分之用生姜同义，而川芎燥烈，亦有当用之时，神而明之，存乎其人矣。

三十四、李刘氏，近日头晕，心内不好则热气上冲，耳心便鸣，每晨起来牙龈打不开，有血粘住，腹痛，天膛夜间干痛。

枳壳钱半　生白芍五钱　法夏三钱　白术（土炒）三钱　知母五钱　生地三钱　花粉五钱　生栀子五钱　猪苓三钱　牡蛎三钱　官桂三钱

二副。

此阴不敛也。人身中之火，赖水以济之则不燥，赖阴以守之则下潜，故能生生不已，否则或亢于心而心内不好，或炎于上而耳鸣头晕、天膛干痛，或盛于胃牙龈血泣，或不生土而土衰腹痛，其为害可胜道哉！凡阴不敛而生之火皆谓之阴火，亥时木气初萌而水不生，子后阳气来复而水不升，则木偏旺而阳偏浮，故阴火每甚于夜也。

积于心肺胃焚烧之火宜泻宜降，故用白芍、知母、生地、花粉、栀子、枳壳、法夏等泻而降之；上冲于心无根之火宜回宜敛，故用官桂、牡蛎回而敛之。白术则补脾之虚以治腹痛，猪苓则开湿之蔽以通气化者也。

三十五、王相仁之母，肚胀痛，每日午时手足发烧，胃不利，小便多。

郁金三钱　巴戟五钱　黄精一两　藿香二钱　姜黄一钱　生地五钱　白术五钱　广皮二钱　圆肉八钱　柴胡八分　香附三钱　生白芍八钱　生姜五钱

三副。

此心阴虚也。《厥论》曰："酒气盛而栗悍，肾气日虚，阳气独胜，故手足为之热。"《逆调论》曰："人有四肢热，逢风寒如炙如火者，何也？曰：是人者，阴气虚，阳气盛。四肢者，阳也。两阳相得，而阴气虚少，少水不能灭盛火，而阳独治也。"夫阴阳宜平不宜偏，阴虚则阳无所附，故《易》卦以阴止阳曰"小畜"，而《经》则谓"阴在内，为阳之守"也。脾之阴虚不能畜阳，故溢于四肢而手足发热，不能为胃行气而胃不利。肝之阴虚不能畜阳，故乘于脾而肚胀痛，泄于膀胱而小便多也。其发于午时者，心阴虚也。《脏气法时论》曰："心病者，夜半甚；肺病者，日中甚。"夫海水潮于子午二时，人身气血亦然，唯水克火而旺于子，唯火克金而旺于午，心病夜半甚者，水旺克火也，肺病日中者，火旺克金也。此病手足发烧于午时者，即心阳旺而潮于午也。肝者心之母，脾者心之子，子母一气，虚则并虚，心阳有余，故肝脾之阴皆不足，而阳不秘也。

心阴不足而阳独治，则应天气不降而上实。兹仅胃不利者，盖肺金为内收降之气，木为升发之气，心肝之阴虽不足，而肺金收气足以制之，则木火之气反为所郁，不能上攻而下迫，故肚胀痛、小便多，见病不在上而在下也。

心阴不足，心阳有余，故用生地凉血补阴。营出中焦，心藏己土，故用黄精、圆肉润脾滋血以养心。白芍则平肝之太过，不分上攻下迫，均为要药。柴胡则升下迫之清气者也。而白术、巴戟一则补脾助阳以资健运，一则补肾祛风以节小便。盖不畜之阳宜补阴以畜之，而由不畜以至于虚之阳，则宜本《易》卦大畜以阳畜阳之义而补之以温也。生姜、藿香、广皮通阳快气，开肺胃之郁；郁金、姜黄凉血去瘀，开心脾之郁；香附则理三焦血气之郁，共以治阴虚不能畜阳而为壅满之痞胀者也。然阴虚不能畜阳，应以补阴配阳、敛阴秘阳为正治，而此方乃不尽然者，盖金气犹胜，木火有被郁之势，故以补阴蓄阳为主，开郁理气为辅，而敛阴秘阳之法，尚有待也。

按此方滋阴养血以脾为主，其阴虚之源，系由脾伤于燥以传心肝可知，非由肾也。肚胀痛者，血虚不能敛气而气散作胀也。

三十六、张芸芳，前十日脚杆冷得痛，现刻一身烧，口热口渴，坐则流清涕，卧则鼻干头晕痛，眼多流目，眼皮重，夜间喉痛，手足均冷，胃口不开。

制附片八钱　防风三钱　生白芍五钱　柴胡八分　生地三钱　玄胡一钱　薄荷一钱　生姜一钱　紫草三钱　胆草二钱　寸冬五钱　银花五钱　艾叶三钱

此阳并于上也。《通评虚实论》曰"气逆者足寒"也，《解精微论》曰："人厥则阳气并于上，阴气并于下。阳并于上，则火独光也；阴并于下，则足寒。"《五脏生成》篇曰"头痛巅疾，下虚上实。"《卫气》篇曰："上盛则热痛。"《阴阳应象大论》曰："阳胜则热，阴胜则寒。"《五癃津液别论》曰："肺举则液上溢。"《宣明五气》篇曰："肺为涕，肝为泪。"夫人身身半以上为阳而不热，身半以下为阴而不寒者，阴阳互为其宅也，反之则未有不病者矣。前十日脚杆冷痛者，寒盛于下也；现刻一身烧、口热口渴者，寒气厥逆则阳并于上，以至内外皆热也。鼻涕眼泪者，肝肺热也；头晕头痛者，上盛也；夜间喉痛者，血分热也。统而言之，皆热盛于上也。眼胞属脾，肾藏戊土，四肢为诸阳之本，眼皮重、胃口不开、手足均冷者，虽热盛于上，而下寒之本犹如故也。

附片补下焦垂绝之阳，合艾叶驱下焦凝固之寒，以治其本病。而火之郁于上焦者，则用防风、柴胡、薄荷、生姜散之于外、行之于经；火之盛于心肺肝者，则用白芍、生地、紫草、胆草、寸冬、银花泻之于内、降之于下，统以治其标病。玄胡则活血利气以内通者也。

火盛则伤阴，盛者宜泻，而伤者则宜补，故于凉药中并用生地、寸冬以养肺之阴；血分有热，宜用凉血药，则紫草与生地是已。病为上热下寒，方则治以下热上寒，盖阳并于上者，必寒之而火乃降，阴并于下者，必热之而水乃升，火降水升则阴阳互宅而抵于平矣。《标本病传论》曰："病发而有余，本而标之，先治其本，后治其标；病发而不足，标而本之，先治其标，后治其本。"又曰："间者并行。"夫病以先起者为本，继起者为标。病发而有余者，本病重而标病轻；病发而不足者，本病轻而标病重。故宜以重者为先，轻者为后。此症以下寒为本，上热为标，既上热而下仍寒，故用间者并行之法，至调理之方，则当求之脾胃，而辅以下温、上清之剂矣。

三十七、李朱氏，每夜未天明时咳嗽，咳则心内热气上冲，面赤，周身发微烧，出汗，口鼻干，睡热流眼泪，左睡咳，右睡不咳，早午气上冲则咳嗽，心翻，心内不好，痰在喉内，咳不易出，面微肿，唇起干壳，喉内微干，舌苔白，舌心微黄，饮食少，不思吃，味惧咸，口木无味，说话气短，精神少。

生白芍三钱　枳实八分　生香附二钱　防风二钱　黑豆子八钱　生甘草五钱枣皮一两　制附片八钱　鹿胶一钱　砂仁一钱　生黄芩八分　生栀子一钱　百合三钱生女贞五钱　白菊花三钱

三副。

此肾不藏也。《上古天真论》曰："肾者主水，受五脏六腑之精而藏之。"夫五脏皆主藏，而肾独为封藏之本，故五脏六腑之精皆以之为归也：每日黎明至午，木火之气主令而性升，值此时而咳嗽、热气上冲，以至面赤、发烧、出汗者，肾不藏而木火之气过升也。木火之气过升则热盛于上，故有口鼻干、唇干、喉干、眼泪、心翻、心内不好、痰不易出、舌心微黄等症；寒盛于下，故有面微肿、饮食少、味惧咸、舌苔白、口木无味、气短、精神少等症。《刺禁论》曰："肝生于左。"左睡咳者，病在肝，压之则不舒也。五脏生机在肝，乱机亦在肝，除饮食劳倦伤脾外，举凡忿恚忧郁、情志不遂，无不伤肝，肝伤则火不下藏生土，而上炎克金，火既克金，则一身之气无不乱，其此证之谓矣。治此唯有重用枣皮、附片敛阴回阳，阴敛则疏泄无虞，而封藏有度，阳回则火下生土而不上克金。再本《易》卦小畜，阳得阴则止之义，和以黑豆、女贞，共以治下焦不固之本；而甘草之安脾气，白芍之安肝气，百合之安肺气，暨枳实、防风、黄芩、栀子、白菊等轻以泻上焦之实，皆治标也。砂仁通阳醒脾胃，鹿胶通阳生精血，香附开郁利血气，则使命也。

《至真要大论》曰："各安其气，必清必静，则病气衰。"《生气通天论》

曰："味过于酸，肝气以津，脾气乃绝。"五脏各有内守之气，无论正虚邪实、偏寒偏热，此皆不安，安之之法，不外虚者补之，实者泻之，寒者热之，热者寒之。而亦有不尽然者，盖奔者难以骤止，高者难以骤下，寒者难以骤热，热者难以骤寒，过骤则每有意外之变，不可不慎也。甘草缓中，本为肾虚所忌；黑豆镇冲逆、活血气；女贞安五脏、养精神，本为滋阴所不取，而此方用之者，枣皮味酸，附子性热，和之以甘草、黑豆、女贞，则酸得甘之配而木中有土、脾气不绝；阳得阴之配而刚中有柔、肾气乃坚。斯敛阴回阳，皆得于迫切中收从容之效，则无不安之气而生机续矣。《内经》之言当观其通，苟执"补下治下制以急"之说而强括之，未有不顾此失彼者也。

敛者肝之体，散者肝之用，用有余而体不足则宜敛，唯肝有邪热者，则宜白芍之泻敛，不宜枣皮之补敛。夫清散于上者，治火之标；敛固于下者，治火之本。若唯知清散而不知敛固，则火之本日拨而土日衰矣，可不虑哉？

三十八、雷某之侄女，咳，夜发烧，白日不烧时而发吐，吐不出，小便少，胃不食。

薄荷一钱　贝母二钱　柴胡二钱　银花五钱　土茯苓五钱　杏仁三钱　甘葛二钱白芍五钱　法夏二钱　麦芽二钱　黄芩一钱　生姜三片

二副。

此胃不和也。《痹论》曰："饮食自倍，脾胃乃伤。"《刺志论》曰："谷入少而气多者，邪在胃与肺也。"《五脏别论》曰："六腑者，传化物而不藏。"《阳明脉解》篇曰："阳明之脉血气盛，邪客之则热。"《阴阳应象大论》曰："阳盛则热。"又曰："秋伤于湿，冬生咳嗽。"《宣明五气》篇曰："肺为咳……胃为气逆。"《太阴阳明论》曰"阴受湿气"，又曰"阴病者，下行极而上"。《金匮要略》曰："湿痹之候，小便不利。"夫人身身半以上为阳，身半以下为阴，阳气昼行于阳，夜行于阴，阳盛于阳则昼发热，阳盛于阴则夜发热，夜来阳不入阴，亦盛于阳而夜发热。此症发吐不食，邪在胃也；小便少，湿在阴也；邪在胃则胃逆，湿在阴则下厥，故夜来阳不得入于阴而发热也，阳不入阴则上灼肺，故变动为咳也。

小柴胡汤柴胡达木火之郁，黄芩清热，生姜、半夏通阳降逆、和胃止吐，颇中病情。然木火之郁宜达，而逆则宜平，故用白芍；胃之浊气宜降，而清气宜升，故用甘葛；肺热而咳，银花、薄荷、贝母、杏仁清之、散之、降之；合之麦芽消食通肠胃，土茯苓泄湿利小便，则治法备矣。（按：肝气旺于冬至后春分前，以此症之咳及此方土茯苓、白芍之重，计之其为秋伤于湿而发于冬至后可知也。）

三十九、曾邓氏，患痊，现串烂胸上，昼夜发烧，心慌乱，咳痰，胃口不开，口干不渴。

独活二钱　白芍（酒炒）五钱　生栀子五钱　甘葛三钱　玄胡二钱　桂枝五钱　银花八钱　枣仁五钱　生地五钱　生鹿角八钱　破故纸（盐水炒）五钱　干姜三钱　生姜三钱　桂圆肉一两　薄荷一钱

五副。

此瘰疬也。原批云：此疮地位乃太阳经所管，太阳阳气不上，所以有此，宜用桂枝舒太阳之阳；又督脉之阳与太阳相辅而行，又当通督脉之阳，如生鹿角、独活等。（按：《灵枢·寒热》篇曰："寒热瘰疬在于颈腋者……此皆鼠瘘寒热之毒气也，留于脉而不去者也。"又曰："鼠瘘之本，皆在于脏，其末上出于颈腋之间，其浮于脉中而未内着于肌肉，而外为脓血者，易去也。"）夫肾者，水火之脏，寒热毒气者，肾脏不和之所生也。其本在脏而外发于少阳颈腋之间者，少阳生于水中之火，寒热毒气由脏阴而出于腑阳也。原批谓其为太阳阳气不上，与《经撵》旨似异而实同。盖太阳本寒水之气，寒水气化则为太阳阳气，而上升不化则为寒热毒气而下郁，久郁思达则随木气之疏泄出于颈腋而为鼠瘘也。说文训"瘘"为颈肿瘰疬，而称鼠瘘者，盖如鼠之颈腋多块垒也。

人身之妙水升火降也，水升则生阳，火降则生阴，阴阳互生无或止也。然润下、炎上者，水火之本性，人身乃能逆而行之者，心为火脏而孕阴，肾为水脏而孕阳，阴阳互为其宅，则互为其功也。此症心慌乱，为火不下降之明征。火不下降则阳盛于阳，而阳中之阴虚，阳不生阴而阴中之阴亦虚，故昼夜发烧。又火不下降则阳不宅于阴，而阴中之阳虚，阴中之阳虚则水不上升，而三阳之阳俱虚，故寒热毒气得以浮于少阳之脉而生瘰疬。夫瘰疬本发于少阳地位，而原批乃归之太阳者，三阳以太阳为主也。至于咳逆、口干、胃口不开等症，皆水火不交之余疾，其干而不渴者，水虽不升而胃无热也。

生地凉血补阴，栀子泻火除烦，枣仁敛气归神，此皆不降者，治之以降，与水不升者，升之以甘葛为对待。火克金而肺苦逆，清以银花，宣以生姜，并用薄荷散及头目。火不生土而胃口不开，温以干姜；并用故纸，补其命火；火之母为木，降心火者必平肝，故用白芍平之；脾之根在心，养心血者必润脾，故用圆肉润之，此皆心火不降以失其平，而一一以平为期也。玄胡活血利气，与生姜同为通剂，而有阴阳之别，若桂枝、鹿角、独活则原批已备言之矣。

火不降则阳不生阴，且阳不宅于阴，以致阴中之阴阳两虚，火降则二者兼治。故纸似可不必用矣，然火在上则耗散，而降火之法，又非以苦寒泻其在上之有余不可，苟不有以温之，断难复其故旧，此必用故纸之义也。此方各随寒热虚实用药，与治内症之理无殊。唯通太阳及督脉之阳为治疗疬另开一法门，诚医道中独树一帜者也。推而论之，凡疮在腰背以上，暨头面胸颈等处，皆可参用此法，固不独疗疬为然也。

眼耳鼻舌喉齿类

四十、苏馨三，目赤红刺痛，前不羞明，今羞明。

银花八钱　赤芍五钱　灯心五钱　桂圆肉八钱　生栀子五钱　三棱八分　桃仁（研）三钱　生鹿角一两　当归五钱　生香附三钱

三副。

此风热上攻也。《阳明脉解》篇曰："阳明之脉血气盛，邪客之则热，热甚则恶火。"眼科书曰：目有怕日羞明者，风热上攻于目也。夫南方生热，热生火，火克金。伤寒之热极，于邪传阳明；杂病之热极，于心火不降，虽来源不同，而克金则一。眼分五轮，白睛为气轮，属肺金；大小眦为赤轮，属心火，各有界畔，不得相侵，满目赤痛者，火升血升，乘于金位则金不胜内火之灼，遂并外火而恶之，故怕日羞明，不以阳明少阴拘也。刺痛者，热壅血瘀，孔窍之气欲通而不通也。

风热者，肝木不平，心火不降，离经上壅之乱气也。赤痛羞明，由于风热上攻，火乘金位，故用赤芍平肝息风，通经泻热；栀子、银花、灯心清肺泻心，导火下行。寒客则血涩，血涩则瘀而生热，故用当归散寒活血，以治血涩之因；桃仁、三棱、香附开郁行瘀，佐赤芍、栀子以治血涩之果。后天以脾为重，血属于心，心血生脾，心火不降而热甚，则心脾之血皆虚。栀子能泻心火，即能伤脾气，故用圆肉之甘以和脾，润以滋脾燥而养心血。人身上为阳，下为阴，阴阳互为其宅，阳盛于阳则阴盛于阴，而不互宅，故用栀子泻阳中之阳，以为阴之宅；即用鹿角驱阴中之阴，以为阳之宅也。

唯火生土，唯土喜温，火在上，不能毙生土，则失其平，此上热症之所以中上宜清、中下宜温也。温中之药不一，其大要气虚有湿宜白术，气血两虚宜桂圆，气血两虚而有湿，白术、桂圆并用，在临症者之斟酌措施耳。《灵枢·顺气一日分为四时》篇曰："百病多以旦慧，昼安，夕加，夜甚者……春生，夏长，秋收，冬藏，是气之常也。"夫常者，升降有信；气者，先天一阳。学道人凝神内顾，氤氲上升，逆流三关[①]，粹面盎背，不以时限，谓之活子时[②]。常人则阳生于子，从后面起，一日夜周身一度，为后天阴阳之主宰运化，非心、肾、命门所能赅，至为重要。人身一阳一日一周，天地一年一周，旦昼正一阳生长当令之时，故邪气退而病气衰；夕夜为一阳收藏退令之候，故邪气进而病气盛也。前人以水火论医，谓心火不降则阴火上乘而病热症，识见诚卓然，总不如再加以一阳之为无漏也。《大惑论》曰："五脏六腑之精华，皆上注于目而为之精。"夫精华者，先天后天相辅而行合化之清气，不仅出于五味五谷也。目为清窍，清气所注，以清气所注之地而病赤痛羞明，其先天一阳每日周身一度之运化尚如故哉？唯一阳能制阴火于下以生万物，唯鹿角能通督脉逐邪气恶血，直上头目，以行一阳。此中微妙，在逆行以合先天，医道与性功[③]相通，洵不诬也。

四十一、孙治平女，左眼生翳两月余，起红筋，天癸不调。

生地一钱　黄芩（酒炒）一钱　香附（酒炒）二钱　赤芍五钱　银花五钱　黑豆五钱　蒙花五钱　蕤仁三钱　干姜八分　腹皮五钱　生白术五钱　生杜仲五钱　橘核五钱

二副。

此外障也。《阴阳应象大论》曰："清阳归天，浊阴归地。"又曰："清阳出上窍，浊阴出下窍。"《大惑论》曰："五脏六腑之精华，皆上注于目而为之精。"夫清升浊降，事本相因，清升则浊降矣，浊降则清升矣。五脏各有上窍以通天气，而肝开窍于目。凡上窍病，皆由五脏浊阴不降而分主从，肝之浊阴不降则以肝为主，余为从。而病在目，有得之六淫外感者，由经气不和以及于脏；有得之七情内伤者，由脏气不和以及于经。然外感必兼头痛鼻塞或发热恶寒或胀痛涕泪，而此则无之，盖内伤也。眼科书外障共四十六证，一言以蔽之，风凝热积血滞也。夫肝为风木之脏而生火，风寒外伤则风火内郁，内外相搏，血随火升故病赤眼。然暴怒不常则内风起而浊阴逆，尤足以壅滞于目而生翳障，况风寒不必病目。凡因风寒而病目者，皆肝气不和有以

---

① 三关　指人体的三个重要部分，说法不一。其一，指耳、目、口。《淮南子·主术训》："夫目妄视则淫，耳妄听则惑，口妄言则乱。夫三关者，不可不慎守也。"其二，指口、手、足。《黄庭内景经·三关》："三关之中精气深，九微之内幽且阴。"梁丘子注："据下文，口、手、足为三关。又元阳子以明堂、洞房、丹田为三关。"

② 活子时是指小周天功法中该起火的时机。所以称它为活，是因为要等待身体中自然景象的产生，而不是固定的时刻。

③ 气功内丹术术语。又称性学。即修性之功，指修炼心神的功夫。

应之之咎也。肝合筋，血随气，目内起红筋者，风热壅滞，血侵于筋而传于目也。翳障者，浊阴不降，风热熬煎而结于目也。天癸不调者，心主血脉，心火不降则血脉不和，而月事不以时下也。

赤芍平肝通经、破血降火，蒙花平肝清热、消目中赤脉肤翳，蕤仁清热散风明目，生地凉血养阴清火，故并用之以理血热、血滞，而治翳障红筋及天癸不调。木生火，宜藏于肾，以为生发之本，肝不平则火不下秘而上攻，上攻则有余于上而克金，故清以银花、黄芩。不下秘则不足于下而不生土，故温以杜仲、白术。目病以肝脏之浊阴不降为主，而诸脏从之，故除赤芍、蒙花、蕤仁治肝之主外，并用香附酒炒以利血中之气，腹皮以顺脾肺之气，橘核以通丹田少腹之气，俾气顺而血从，则浊降而清升。肾主封藏，胃主传化，黑豆则补水镇火以制厥气，干姜则通阳和胃以资转输者也。

心肺在上，喜清而恶温；脾肾在下，喜温而恶清；肝则为水升火降之枢纽，宜平不宜旺，杂病往往心火不降而热甚于上，故治法宜平肝以转其枢，上清散、下温敛，以复其常平也。

四十二、刘性孚，头晕，左眼甚红痛，大眼角更红，夜间腹胀，大便不通。

生沙参八钱　白菊花五钱　银花八钱　香附（酒炒）二钱　干姜八分　生地三钱

五副。

此血虚也。《调经论》曰："气之所并为血虚。"又曰："肝藏血。"《宣明五气》篇曰："肝恶风。"《阴阳应象大论》曰："肝在窍为目。"夫肝为风木之脏，血足以濡之，则脏气安静而行仁，否则未有不生风生火而肆虐者矣。高巅之上，唯风可到，头晕者，风火肆虐于高巅也。逆气象阳，阳升于左，左眼甚红痛者，风火肆虐于肝窍也。大眦属心，心火旺则大眦赤痛，大眼角更红者，心血虚则心火旺也。夜与腹与血皆为阴，夜间腹胀者，血虚则气并于阳而不行于阴也。

血生于气，血虚者，其气必虚，故用沙参补气以生血。血生于治节下行，风火在上而头晕，其治节必失职，故用银花、菊花清散风火以出治节。至由心血虚而生之血热、血燥，则用生地凉之、润之。香附则为沙参生血之使以消胀，干姜则为生地凉血之反佐以和胃阳者也。

大便不通由于血虚而治节不出者，治节出而血生则浊阴自降，无须另治。观此方，则补血之法可以知足矣。时医习用四物以为补血之良剂，岂其然哉？

四十三、周某之室，目翳流泪，胀痛夜甚，巳酉八月。

防风二钱　独活五分　荆芥花一钱　薄荷八分　生香附三钱　前胡一钱五分　细辛三分　山栀仁（炒）一钱　蔓荆（炒）一钱　白芍三钱　沙参三钱　生地三钱　木香一钱　夏枯草五钱　熟地三钱

二副。

此水虚金郁也。金郁于外则阳内遏而生热，水虚于内则木失养而生风。八月收气盛，目者肝之窍，风火内燔，欲泄不泄，随经上冲而壅于目，故为翳、为泪、为胀痛，夜甚属阴虚，肝热则流泪，皆水不足所致也。

闭者治之以开，防风、独活、芥花、薄荷、前胡、细辛、蔓荆等泄之、发之，此外托也；热者治之以凉，山栀入肝解郁热，夏枯入肝散结热，此内清也。生地入心凉血，实则泻其子也；熟地入肾滋水，虚则补其母也；火克金，沙参护之；木生火，白芍平之；香附、木香疏畅气血，各以平为期。眼病无外郁，不得肆行发散，此证目胀流泪，为外郁之确据，故散药颇多。

前方服毕，诸病皆愈，但视物不明，又方：

生熟地各五钱　郁金二钱　细辛四分　枣皮二钱　怀药五钱　当归一钱　丹皮二钱　独活四分　菟丝三钱　白芍五钱　五味一钱　生香附三钱

三副服毕，痊愈。

肝肾之阴足则耳能听而目能视，服前方外郁与内热虽解，而里阴未复，故视物犹不明也。

损者益之，二地、菟丝生水益精明目以补其虚；散者收之，枣皮、怀药、白芍、五味平肝敛阴以复其散。唯经清秋外郁、风火内燔之后，不无余热伏火留滞手足厥阴阴分，故用香附、当归通血中气，郁金、丹皮理血中滞、清血中热，以免伏留为患。阴无阳不生，故用细辛、独活通阳以生阴也。

四十四、廖某，目有白膜，视物不明，昏晕。

台乌五钱　洋参三钱　制附片八钱　寸冬五钱　菟丝三钱　五味三钱　上桂三钱　肉苁蓉（洗）五钱　香附三钱　腹皮五钱　白术五钱　青木香二钱　生姜三片

五副。

此白膜遮睛也。原批云：目疾起红朦黄朦者易治，唯白朦难治。白朦系虚证，当以补正为主，驱邪次之。按《脉度》篇曰："肝气通于目。"《五色》篇曰："白为肺。"又曰："白为寒。"据此则白膜遮睛者，乃寒气胜而肺金克肝木，肝木被克则清不升而浊不降也。《大惑论》曰："五脏六腑之精华，皆上注于目而为之精。"兹则五脏六腑之浊气皆上浮于目，从肺寒之化而结为白膜也。夫人心易动而难恃，私欲憧憧，自拂其性，则神明乱，浊气常浮，阴寒与浊气互结，则清窍起白膜如云，匪一朝一夕之故也，昏晕亦由正气虚而浊气上干也。

寒气偏胜宜补火，故用附片、肉桂、菟丝、苁蓉、白术等以补其火。浊气上干宜顺气，故用台乌、香附、腹皮、木香等以顺其气。气生于下焦之阳，阳衰于下则气虚于上，洋参补之；肺欲收，五味收之；肺宜清，寸冬清之；肺恶寒，生姜散之。生脉散加生姜适合肺脏之情，以复其治节也。

药石虽可以和寒热之偏，尤须静养其心，方可以治神明之乱，患此者苟能洗心涤虑，复其清静，则静极而清气生，清升而浊自降，而又服药无误，可望重明。若不能援本塞源，而欲冀效于刀圭，未见其有济也。

四十五、某，头昏，口苦，耳鸣，心内不安说不来，饮食无味，口淡，小便多，时时出汗。

厚附片二两　五味三钱　北箭芪（炙）八钱　黑豆子五钱　杜仲（盐水炒）五钱　沙蒺藜八钱　熟地一两　怀药五钱　官桂五钱　白芍（酒炒）五钱　香附三钱　桂枝三钱　上桂三钱

八副。

此肾虚气乱也。《口问》篇曰："上气不足，耳为之苦鸣，头为之苦倾；下气不足，则为痿厥心悗。"《脉度》篇曰："心气通于舌，心和则舌能知五味；脾气通于口，脾和则口能知五谷。"《五变》篇曰："肉不坚，腠理疏，则善病风厥漉汗。"《评热病论》曰："阴虚者，阳必凑之，故少气时热而汗出。"《决气》篇曰："津脱者，腠理开，汗大泄，液脱者，耳数鸣。"《灵兰秘典论》曰："膀胱者，州都之官，津液藏焉。"《脉要精微论》曰："水泉不止者，膀胱不藏也。"夫脏腑之有肾，犹纸鸢之有系，未有肾虚于下而脏腑之气不乱者也。水者火之配，火者土之母，饮食无味，口淡头昏及心内不安、口苦者，肾火不能生土以生金，肾水不能生木以济火也。膀胱者，肾之腑；耳者，肾之窍。小便多、耳鸣者，肾虚津液不藏于州都，清阳不出于上窍也。汗者，心之液，皮毛者，肺之合，时时出汗者，心阴虚而阳不密，肺气虚而表不固也。心内不好、口苦、头昏，皆火郁生热之象，而却无热者，时时汗出则阳随之耗散也。

附片、杜仲、蒺藜、官桂、上桂补火生土，以壮脾阳而出五味；黄芪补土生金，以充肺气而治节；熟地补水济火，以填离阴而出神明，此皆治其不足。而扶阳之剂重于养阴者，阴阳两虚，应以阳虚为主也。然地气上升者，必得天气下降，乃能行上升之气于内外，以固腠理而约膀胱，故用怀药守中，五味敛肺以降之。白芍、桂枝则和营卫以祛邪止汗，黑豆则安肾气以聪耳宁心，香附则利血气，以为诸补药之使也。

《评热论》曰："邪之所凑，其气必虚。"夫汗可由内而出者，邪即可由外而入，黄芪合五味专治肺虚腠理疏、汗出溱溱然，必得桂枝之发泄乃收中有发，汗止而邪不留。脾之根在心，心阴不足，未可燥脾，故用炙黄芪，不用白术。上焦开发，主行气于外，自汗则上焦已失之过开，故用桂枝不用生姜。若沙蒺藜则为肾虚而风气不和，扰于上窍之要药，故用以补附、桂之不逮也。

此症头昏为上气虚，饮食无味、口淡为脾阳虚，小便多、自汗出为阳不统阴，口苦、耳鸣、心内不安为阴不含阳，而阴阳水火之根皆在下。本此以索方义，则头头是道矣。

四十六、周某，耳心痛，不能卧，不食三日夜。

生地一两　玄参一两　菖蒲一钱　枳壳五分　寸冬一两　黑豆五钱　白芍三钱
熟地一两　石斛三钱

三副。服一副减半，二副痊愈。

此水不足也：耳心痛而不发寒热、不见红肿，非风寒外邪可知也。夫肾为水脏，开窍于耳；心为火脏，寄窍于耳；三焦之脉入耳。《至真要大论》曰："少阳之胜，耳痛。"以六气论，少阳即相火也，《经》言：其胜乃岁气之胜，在人身肾水不足则相火偏胜，与岁气之胜何异？火既偏胜，其胜气之所至，莫不为灾，故淫于耳则为耳痛也。阳不入阴，昼夜皆痛，故不卧、不食。

阳不入阴者，阴虚于下而水不升，则阳亢于上而火不降。即《方盛衰论》所谓"至阴虚，天气绝"是也。阴虚宜补，而由阴虚所生之内热，则有气分血分之别。在气分者，宜玄参之壮水制火；在血分者，宜生地之壮水凉血，故与熟地之滋水生精并用也。阴得补，足以宅阳，则火降水升，清阳之气上出于耳，而耳复其常矣。火性浮动，宜治之以静，故用白芍静肝，石斛静胃，黑豆静肾，以为之守。火刑金，麦冬清之，枳壳降之；火伤气，枳壳破气，故不多用。菖蒲开心孔、通九窍、明耳目，则任使命之职者也。夫阳不统阴者，宜扶阳以统阴，此症则阴不含阳，故一意扶阴，以为阳之宅也。

四十七、某，耳内流脓血痛，心内不安，天膛破，皮与舌均痛。

黑豆五钱　天冬五钱　上桂二钱　首乌五钱　黄柏（盐水炒）一钱　沙蒺藜五钱
怀药三钱　胆草八分　花粉一钱　甘草二钱　玄参八钱　干姜八分

三副。

此阳盛也。《阴阳应象大论》言："肾在窍为耳，心在窍为舌，天膛则医书谓之上腭，有窍通百会穴，为天水精气流行之道，天水交则泉出高原，注津于口，昔人喻之为瀑布者。"此也。《方盛衰论》曰："至阳盛，地气不足。"夫至阳者，天气也。盛则天气有余于上而地气不足于下，如此症之耳内流脓血痛者，肾水虚而相火炎也；上腭脱皮痛者，火灼于肺而天水不交也；心内不安、舌痛者，火亢于心而坎离不济也。《六微旨大论》曰："天枢以上，天气主之。"是此症之病象虽多，其为天气有余、地气不足则一也。

天气有余则地气不足，故用玄参壮水降火为君，而辅以补水镇火之黑豆，此补不足以济有余也。《阴阳应象大论》曰："五脏者，藏精气而不泻。"凡上窍病，皆由肝肾之精气不藏而风火上攻。风为内风，火为阴火，宜降、宜回。沙蒺藜补精气以降之，肉桂补火以回之，又得首乌敛肝、怀药敛脾，以断其上攻之路，则封藏有度、精气内守而风火自平，此固下焦以靖上焦也。若夫天冬、花粉之清肺胃，胆草之凉肝，黄柏之泻肾，则热者寒之，乃正治。唯土善温恶清，喜缓恶急，火炎则不缓，泻火则碍温，故缓以甘草、和以干姜。

刺蒺藜泻肺散风，沙蒺藜补肾治风，故眼耳病多用之。盖刺蒺藜之性能先扬其气化于上，而后达其气化于下，散中有降，唯天气有余而地气未尝不足者宜之。沙蒺藜则直致其功于肾而益精强阴，降中有固，唯地气不足而天气遂致有余者宜之。病有阴虚阳虚，方有正治反治，正治者以热治寒、以寒治热，反治者温中有清、清中有温。此方则寒治热而清中有温也，从多从少，观其轻重，《经》已言之，而清中有温之选药法则兼回阳者，宜肉桂；肾虚而风阳上甚者，宜沙蒺藜；风湿并甚者，宜巴戟天。此方则重在回阳固肾，以息风火而清上焦也。

四十八、某，鼻流浊涕，天膛肿痛，声嘶，耳闭，头昏项痛。

薄荷八分　防风二钱　苍耳子三钱　辛夷（去毛）三钱　白芷一钱　黄芩二钱
桔梗二钱　天麻一钱　川芎八分　生白芍一两　茯苓五钱　甘草二钱　银花八钱

三副。服二副即愈。

此鼻渊也。《五癃津液别论》曰："肺举则液上溢。"《气厥论》曰："胆移热于脑，则辛颏鼻渊。"鼻渊者，浊涕下不止也，王注：颏谓鼻颈、辛谓酸痛。夫上焦为阳，阳中有阴，应乎天而主降，肺为五脏六腑之盖，脑为髓之海，皆富于金水之气，位上焦而司清降之职。热在肺，不能布水谷之精以下溉，而溢出于鼻，俗谓之热伤风；热入脑，脑液守下渗，如泉合不布之水津源源溢出，则谓之鼻渊。胆为少阳相火之气，其移热于脑者，火克金也。然必先肺而后脑，必热伤风不治而后酿为鼻渊也。三阴三阳之经脉上下项耳目口鼻诸上窍，皆在天气范围中。天瞠痛、声嘶、耳闭、头昏项痛诸病，皆上焦清肃之令不行，风热痰浊壅滞所致也。

肺开窍于鼻而通脑，故下渗之脑液及不布之水津皆得出焉。然鼻涕有得之下虚上实者，《阴阳应象大论》曰"人年六十，涕泣俱出"是也；有得之神不守精者，《解精微论》曰"志悲则脑渗为涕"是也。鼻渊为病则得之风寒外郁，风热上壅。虽未下虚，而上实则一；虽未悲哀，而神不守精则一也。

方以白芍安定脏气为主，薄荷、防风、苍耳、辛夷、白芷、桔梗、天麻、川芎则祛风散寒、豁痰开窍以通天气，银花、黄芩则散热泻火以清天气，茯苓则通上窍以出清阳，甘草则缓中气以和诸药者也。

诸辛散药之躁动，得白芍之柔静以节制之，则邪去而正不扰。《至真要大论》曰"补上治上制以缓"，故用甘草。夫鼻渊之为热，本由于风寒外郁而非阴虚，故不养阴生水。然至阳盛则地气不足，亦有热甚则消水而成阴虚，宜治以六味及犀角地黄等汤者。此证虽阳盛于上，犹未至于阴虚也。

四十九、帅思雄，牙痛，发寒热，口不开，周身痛。

沙参五钱　法夏三钱　枳壳八分　沙蒺藜五钱　白芍五钱　防风三钱　生地五钱菊花五钱　生军三钱　薄荷一钱　生甘草三钱　生栀子三钱

三副。一副即愈。

此阳明牙痛也。手足阳明之脉入上下齿，内有积热、外有风寒则郁遏而为牙痛。内外之气不和，则相争而为寒热。阳明胃络环口唇，心之充在血脉，内外皆郁，则经络壅滞，脉道涩，故口不开而周身痛也。

凡发寒热之火皆谓之郁火，火郁发之，薄荷、防风、菊花、散之于外；火实折之，生栀子、大黄泻之于内。此表里两解之法也。生甘草泻火安中，为之缓和。唯火克金，沙参补之；唯木生火，白芍平之；唯血荣筋，生地清心胃以润之；法夏、枳壳祛痰浊、宽胸膈，以助天气之降，而成既济之功。

胃之根在肾，大黄能泻胃热，即能败肾阳。沙蒺藜温能补肾、降能固肾，固肾即所以固齿，合之沙参、甘草护守三焦正气，何虑定乱诸药之外散内清与下夺耶？善医病者，宜知医命，不可忽也。

五十、某，头面如火，眼痛，牙痛，周身如火热。

怀药三钱　地骨皮二钱　寸冬五钱　白芍五钱　生地五钱　制附片五钱　枣皮三钱　上桂（去粗皮）三钱　玄参三钱　生甘草二钱　首乌一两　官桂三钱

此方未注副数。

此阳浮也。《阴阳应象大论》曰："阴在内，阳之守也。"夫肾者，水火之脏。水为阴之根，火为阳之根。诸阴阳之是否平密，皆以肾之阴阳为转移，苟肾之阴虚而阳失守，则其他之阳未有不离经外越者。此其所以头面及周身皆如火热也。目为肝之窍，齿乃骨之余，眼痛牙痛皆阴火上冲也。是此证自肾言之，则为玄海无根、虚阳上浮；合六经言之，则阴虚于下、格阳于上也。

阳浮宜回，附片、二桂直入下焦以回之；阴虚宜补，生地、玄参从少阴以补之。阴不守宜敛，怀药、枣皮、首乌从土木以敛之。白芍平肝，与枣皮、首乌大约为一类而补泻不同。泻者泻其外鼓之阳，补者补其内虚之阴，而静以制动、潜以制浮之妙则一。火克金，清以寸冬，降以地骨；火性急，缓以甘草。

阳虚而不浮者，宜先补而后敛阳；浮而虚者，则宜补敛并进。盖阳浮于上则虚于下，补之则同类相求而阳回，敛之则阴守于内而阳畜也。若生地、玄参之寒则即以养阴者清热，壮水者制火，一举而两得之也。俟阴敛阳回，则当温补肾水，以求阳含于阴矣。

官桂色赤入血分，辛温助阳，与砂仁气味颇同而较薄，盖中下二焦之温剂也，同桂枝则能宣扬血中之气以治血痹、血涩，同附、桂则补中下不足之阳以治阳虚、阳浮。产四川西南两路，南路者体厚较佳，诸本草言官桂即桂心者，非也。《药性赋》云：官桂善能调冷气。今人多用以治腹痛，亦颇中肯。

五十一、某，牙龈肿如茄，面赤，舌黄白色。

菊花三钱　生地二钱　上桂三钱　生白芍一两　枣仁三钱　生沙参一两　金樱子五钱　牡蛎五钱　肉苁蓉三钱　怀药五钱　制附片一两　知母八分

五副。

此阳浮也。原批云：此是元气浮于外而不潜藏，回阳收纳为要，如以养阴清火治之，则误矣。按元气者，乃人身封藏不露之阳，以默主周身者也，浮则有余于外、不足于内，其脉必洪大而空或足寒而厥。失今不治则不能下归者，势必上脱，故宜回阳收纳。《阴阳应象大论》①曰："五脏者，藏精气而不泻。"《上古天真论》曰："肾者，主水，受五六腑之精而藏之。"是五脏皆主藏，而肾为尤要也。

牙龈肿、面赤、舌黄，皆热象也，然未有实热证。牙龈肿而不痛，舌黄而带白者，伤寒面赤为阳气怫郁于表或下虚，杂症面赤则无不下虚者。《方盛衰论》曰"至阳盛则地气不足"是已。茄色为黑红色，即水胜火之外见也，亦有火极似水者，然必另有热症可据，不难辨也。

木火同气，浮则俱浮，而木尤为水火升降之机，故用附、桂引火归元者，必同用白芍平肝以转其枢，而后火乃克降。金樱、牡蛎则固精秘气、潜之于下；怀药则敛阴守土、堤之于中；枣仁则敛气归神、摄之于上。各以平为期。肾恶燥，附、桂皆刚燥，故和以肾经血分补阳润燥之肉苁蓉。天气宜清，阳浮则不清，故和以入心肺、保清肃之生地、知母。合之沙参甘苦微寒，能补金中之土，则天气下为雨，而后天之精气复归于肾，固不仅浮者得沉而已也。牙龈肿，虽由阳浮，不无虚闭，荆、防、芷、葛皆升阳而不降火，未可轻试，故选用益金水、降木火之菊花以散之。

此症似由暴怒后入房，下焦精气被夺所致，而中土犹未坏，故治法除回阳收纳、平逆生外，不待火生土以复后天脾胃，而即补肺金以生肾水也。

五十二、廖某，眼花，昏晕，肚响痛，胃不利，口苦，耳鸣，牙痛。

银花三钱　骨碎补三钱　熟地五钱　生白芍五钱　干姜三钱　青木香二钱　连翘五钱　黄芩八分　粉丹皮一钱　桔梗一钱　黑大豆一两　灯心五钱

三副。

此水火不升降也。《海论》曰："髓海不足，则脑转耳鸣眩冒。"《阴阳应象大论》曰："火在味为苦。"又曰："肾生骨髓。"又曰："九窍为水注之气。"《五味》篇曰："齿者，骨之所终。"《经脉别论》曰："脾为胃散精于肺。"《宣明五气》篇曰："胃为气逆。"《师传》篇曰："肠中寒则腹鸣。"《气交变大论》曰："岁木太过，脾土受邪，民病肠鸣。"夫土运于中，水升火降者，平人也。此症眼花、昏晕、口苦、耳鸣、牙痛，皆火在上致；而肚响痛、胃不利，则土不运于中。然火在上，除失烦热、口渴为有余外，有因于脾阳下陷者，症必气弱神倦，而上实象少，此则上实象多，而无烦热口渴及气弱神倦等症，盖肝肾不和也。夫肝肾不和者，肝过泄而肾不藏也，肝

过泄、肾不藏则木不平，而火不降、水不升乃必然之势。耳为肾窍，目为肝窍，髓海与齿皆属肾，木不平而火不降、水不升，则髓海耳目等上焦如雾之地，必金水之气不足而木火之气有余，故头目眩昏、耳鸣、牙痛一时并见也。味为阴，口为脾窍，口苦者，阴火乘脾也。此症火在上之象极多，唯肚响痛及胃不利为虚寒，盖木不平而火不降，则木克土而火不生土也。

木不平则火不降而水不升，火有余于上则不足于下，故用熟地、骨碎补温补肾水，芍寒泻肝木以期火降水升。丹皮凉血清火，合之银花、连翘、黄芩、灯心统清降心肺之火，以治上实诸症；干姜、木香则温运于中，以治肚响痛、胃不利，《经》所谓"寒者热之，逸者行之"也；黑豆则补水镇火，安定肾气，《经》所谓"病在上，取之下"也；桔梗则开提肺气、清利头目，《经》所谓"肺者相傅之官，治节出焉"，又所谓"其高者因而越之"也。

头目眩昏、耳鸣、齿痛、口苦，病象虽多，统而言之，皆火不降而水不升也。夫火不降、水不升之枢纽在肝，故此方补肾以治其本，平肝以转其枢，清上以治其标，但得水升火降则诸症自愈。骨碎补则因有治牙痛耳鸣之长，故于温肾药中选用之，一举而两得也。

五十三、某，两腮肿，一边一条硬作痛，兴寒冷，口不能开。

柴胡二钱　桔梗二钱　川芎一钱　黄芩三钱　荆芥一钱　黄连八分　防风二钱　独活一钱　射干二钱　连翘五钱　僵蚕二钱　生姜五钱　蝉蜕三钱　竹茹引

三副。服二副痊愈。

此腮颔发也。《痈疽》篇曰："血脉营卫，周流不休……寒气客于经络之中则血涩，血涩则不通，不通则卫气归之不得复返，故化为热而痈肿。"华元化曰："痈疽疮肿之作，皆五脏六腑之畜毒不流，非独因营卫闭塞而发也。"夫两腮属阳明少阳二经，二经素有蓄毒，而寒客之则邪正纠结，壅遏为患，故两腮肿硬作痛也。兴寒冷者，卫气归之，不得复及，则寒气独留于外也；口不开者，腮肿则颊车骨之运动不灵也。此症俗谓之马夹嘴，又名衬耳寒，治不如法，亦有热盛肉腐而溃脓者，与痈肿无大异也。

《六元正纪大论》曰："火郁发之。"《至真要大论》曰："抑者散之，热者寒之。"风寒外郁，故用柴胡、川芎、桔梗、荆芥、防风、独活、生姜、僵蚕、蝉蜕等升散之于外；热毒内壅，故用黄芩、黄连、连翘、射干、竹茹等凉泻之于内。内外和，则病已矣。

五十四、某，喉痛起白点点，耳心亦痛，作冷。

银花三钱　生栀子五钱　薄荷二钱　贝母三钱　犀角三钱　生地八钱　玄参一两
黄芩二钱　生甘草三钱　芥穗一钱　连翘八钱　木通三钱

三副。

此白喉也。《刺志论》曰："五疫之至，皆相染易，无问大小，病状相似。"《本病论》曰："乙庚失守，其后三年，化为金疫。"按：金在天为燥，在脏为肺，在色为白，金疫者，燥毒流行之传染病也。其证象虽无可考，然以色衡之，则白喉实其类也。《阴阳别论》以"一阴一阳结谓之喉痹"，夫一阴者少阴君火，一阳者少阳相火。王注谓"一阴为心主，一阳为三焦"，仍不出君相二火范围。二火之气不降，故结于喉而成喉痹，而二火所以不降，则有风寒外郁与肾水内虚之殊，此症则肾水内虚，而复感岁运之燥也。唯二火不降而结于喉，故喉痛，冲于耳，故耳痛。唯肺燥而气郁，故内起白点而外作寒栗，《至真要大论》曰："诸禁鼓栗，如丧神守，皆属于火。"盖火性就燥，内热既甚，卫外之阳，反凑入内，故寒栗也。

古无白喉症，清代乾隆四十年后始有之，传染而害速，非一般喉痹可比。有随发而白随见者，有二三日而后见者，有白点、白条、白块甚至满口皆白或白块自落者，《脉要精微论》曰："五色精微象见者，其寿不久。"盖真气不虚则真色不见，而白喉之为险症，即此可知矣。

白喉由于阴虚燥胜，故养阴清燥为治白喉之大法。《阴阳应象大论》曰："燥胜则干。"《易》曰："润万物者，莫润乎水。"故用生地、玄参补水润燥以治其本，银花、连翘、栀子、黄芩、贝母凉心清肺以治其标，薄荷、荆芥则散郁火于皮毛，木通则降心火于小便，犀角则除热毒于血分，甘草则和元气于中宫，治上者制以缓也。

验方养阴清肺汤：生地一两，寸冬六钱，白芍炒（一作杭菊），贝母、丹皮各四钱，薄荷二钱五分，玄参八钱，生甘草二钱，为治白喉大中至正之方，与此方大旨无殊。今人去白芍加银花、连翘、大力等，以治麻疹及西医所谓猩红热尤效，盖养阴清肺之功也。后世白喉症书，凡开提升散及苦寒直折之剂皆列为禁药，盖恐人以治火郁热实之法治水虚火炎耳，究之热甚于上及阳郁于表，未尝不可酌用苦寒与辛散。观于此方，可以知矣。

五十五、某之母，喉肿痛，兴寒冷，小便少，大便溏。

紫苏一钱五分　广玄参一两五钱　生军三钱　木通二钱　银花八钱　寸冬五钱
薄荷一钱　明雄（冲）三钱　桔梗二钱　生地五钱　柴胡一钱　生甘草八钱　牛膝五

钱

五副。服二副痊愈。

此喉痹也。《六微旨大论》曰："相火之下，水气承之；君火之下，阴精承之。"夫少阳为相火之气，少阴为君火之气，承之者所以制其太过，不克则不生也。二经之脉并系咽喉，水不足以济火，则火上炎而为咽喉不利，此《阴阳别论》所以言"一阴一阳结谓之喉痹"也。《生气通天论》曰："营气不从，逆于肉理，乃生痈肿。"《正理论》曰："热之所过，则为痈肿。"《痈疽》篇曰："寒邪客于经络之中，则血涩，血涩则不通，不通则卫气归之，不得复反，故痈肿。寒气化为热，热胜则腐肉，肉腐则为脓。"《至真要大论》曰："诸禁鼓栗，皆属于火。"夫痈肿与喉痹皆为结毒，外因则皆由寒束于外、热郁于内，以渐而成其内热而外反寒者。盖火不郁则热不盛，郁则卫外之阳不得复反于外，而外之寒气独留也。迨内热既极，蒸于肌肉，则恶寒自罢矣。肺为水之上源，热则通调失职，故小便少。大肠产津，热则津液内涸，应大便燥。兹反溏者，盖由曾服下药所致，非其本也。《至真要大论》曰："暴注下迫，皆属于热。"以此观之，大便溏亦何尝无热证，然必有暴注下迫为凭，非仅之溏谓也。

肾为水脏，血属于心，火有余则水不足而血热，故用玄参以壮水制火，生地以生水凉血。火克金则伤肺，故清以寸冬、银花，导以木通。卫阳郁则恶寒，故散以紫苏、柴、薄，开以桔梗。阳明热结则宜生军，痰涎壅塞则宜雄黄，血气上并则宜牛膝。若甘草则缓正于中，俾诸药得以从容理乱，即《至真要大论》所谓治上者制以缓之义也。

雄黄为治风寒暑湿结毒要药，非结毒不可妄用，喉症固结毒也，然非痰涎涌盛，亦不可妄用。

五十六、某，喉肿痛，发寒热，有疹子形。

银花五钱　大力子三钱　薄荷一钱半　犀角三钱　生甘草五钱　土茯苓三两　防风一钱　玄参一两　浙贝三钱　生军（酒炒）二钱　芥穗一钱　花粉二钱

三副。

此湿热喉痹也。《内经》六经皆有喉痹，而《阴阳别论》谓为"一阴一阳结"者，盖一阴为君火之气，一阳为相火之气，无论病起何经，苟非二火之气上结，未有成喉疾痹者也。此症则湿热甚于下为之本，阳气积于上为之标，合君相二火而结于喉，故喉肿痛；合脾之肌肉、肺之皮毛而进于外，故有疹之形也；发寒热者，阳郁则卫气归之不得复反，故内热盛而外寒犹未罢也。

喉管即肺系，胃为阳土，实热所归，火有余者，水必不足。凡阳实喉痹，应从肺、胃、肾三经施治，然结毒必兼气滞、血凝、热聚三者研而后成，义非但治气分可以奏功者也。

阳明热实宜泻，故用犀角、生军以除阳明血分之热毒热结，土茯苓则去湿热以清其；少阴水虚宜补，故用玄参以壮水；银花、大力、浙贝、花粉等则统以清热开郁、化结毒、消肿痛，治在心肺胃气分者也；表阳郁宜散，故用薄荷、防风、芥花；治上以缓，故用生甘草。

湿热下盛而水虚，则胃阳及二火之气上壅而咽喉不利，大力子消疹散结以利咽喉，与犀黄、银、贝、粉、薄、防、芥等之凉散，皆治标也。玄参壮水降火以利咽喉，与土茯苓之去湿热，则一为治正虚之本，一为治邪盛之本也。《至真要大论》曰："身半以上天气主之，身半以下地气主之。"《邪气脏腑病形》篇曰"身半以下湿中之"也。《太阴阳明论》曰："伤于湿者，下先受之。"又曰："阴邪者，下行极而上。"夫身半上下既有天气地气之殊，而阳明经脉自有属于天气地气之别。阳明下伤于湿，湿郁为热而上行，则地气逆而天气壅，随所合所凑，而发为上盛诸病，乃必然之势，固不仅如此症上为喉痹，外为疹子也。湿热不去，则上逆不已，病终不除，此土茯苓之所以宜重用也。人身阴阳互为其宅，凡上盛诸病，皆由于阳不下宅，而阳不下宅之故，则湿热居其一，而属于湿热之候，则以夜甚为据。盖湿为阴邪，午后渐甚，阳明之阳夜行于阴湿中，身半以下之阳明经下行极而上，则身半以上之胃阳不得夜行于阴，未有不患热症而甚于夜者也。唯土茯苓能去身半以下阳明经之湿热，以开身半以上天气下降之路，而治上盛诸病。刘潜江谓其功在肝之脾胃、肾之脾胃，则为治筋骨拘挛、杨梅疮毒之效，由中土而推及四隅之土也。

五十七、杨某，患喉症已十余日，喉内现白点，吃茶水均难，又发寒热，大便四五日不解，小便短。

广玄参八钱　犀角三钱　寸冬一两　兰草根五钱　薄荷二钱　银花五钱　浙贝三钱　连翘三钱　生桑皮三钱　马勃一钱　生甘草八钱　生军二钱

三副。服一副减八分，二副进食，三副痊愈。

此白喉也。五脏分五色，白为肺之色，五脏真色之不可见，与真脏脉等，故《脉要精微论》曰"五色精微象见者，其寿不久"也。医书称：白喉为热伏少阴，盗泄肺气所致，多发于燥气流行之年。盖热症色应红而反白，斯其所以为伏热与燥气欤。

考《内经》六经皆有喉痹，唯少阴上火下水，有属于虚火者，余皆为热症。此症四五日不大便，阳明内实也；热结于上而水源涸，故小便短；热郁于内而阳不舒，故发寒热。

热者寒之，郁者开之，寸冬、银花、桑皮、浙贝、连翘、犀角等共泻心肺胃之热，以治其有余；薄荷、马勃、兰草根、生军等共开上中下之郁，以治其不通；热盛则水不足，故重用玄参以壮水；治上者制以缓，故重用甘草以缓中。

大黄除血分之热结，犀角除血分之热毒，皆阳明药也。然一以猛厉直攻，有降无升，热结在中下者宜之；一以灵异泛应，上下解散热毒，在中上者宜之。此症热毒在上、热结在下，故并用也。

五十八、某，因受意外之辱，忿恚不平者数月，病耳鸣窒塞不清，己巳年冬月（诚一）。

枸杞三钱　巴戟三钱　钩藤二钱　生白芍三钱　茯苓四钱　何首乌五钱　生甘草一钱

一副愈。

此忿恚伤肝也。《师传》篇曰："肾者，主为外，使之远听。"《脉度》篇曰："肾气通于耳，肾和则耳能闻五音。"又曰："五脏不和，则七窍不通。"《六元正纪大论》曰："木郁之发，甚则耳鸣。"《阴阳应象大论》曰："清阳出上窍。"夫五脏各有真气主宰于内，故能各司其窍之知觉而不失职。耳鸣窒塞不清者，肾气不和则浊阴上干而清阳不出也。此症得之忿恚伤肝，自由木郁之发，而非少阴本病。然木郁之发而病见于肾之窍者，《四气调神大论》曰"逆冬气，则少阴不藏"，《难经》曰"子能令母虚"，际兹冬月闭藏之候，肾欲藏而肝泄之也。

白芍平肝和血，首乌补肝养血，钩藤息风静火，此肝病治肝也；巴戟壮元阳而祛风，枸杞生精血以益志，则补肾生肝也。论开阖则必肝之疏泄有度而后肾之封藏无虞，论生养则必母气足而后子气充，故肾不藏宜敛肝，肝不足宜补肾也，合之茯苓通窍，甘草和中，则司听之官，未有不复其常者矣。

五十九、某，年四十余，右下尽牙微痛，不肿，冷热均不可近，耳出冷气。

地骨皮三钱　丹皮二钱　熟地四钱　怀药三钱　枣皮二钱　茯苓三钱　细辛八分

木通二钱

一副愈。

此肾虚牙痛也。肾主骨，齿者骨之余，耳者肾之窍也。肾之阴虚不能纳气，浮于齿则为齿痛，溢于耳则为耳不聪，其痛之微甚，则以内虚外郁之轻重为转移；外有郁者，得寒则愈郁愈痛，故牙痛，而喜冷者，可知其内热甚而外郁轻也；内有热则恶热，一般牙痛喜冷者多，喜热者少；若寒热均不喜者，乃外有寒、内有热也。不肿者，乃肾经虚火，非阳明实热也。

六味地黄汤补水敛阴、收纳肾气，为治肾虚牙痛主方，加地骨皮助丹皮以清上下伏火，加细辛升水降火、散寒开郁以止痛，易泽泻为木通者，用以上行清热通窍也。

六十、某，年五十余，左上牙床尽处微痛微肿。

白芷二钱　细辛六分　生地三钱　白芍五钱　木通一钱　甘草三分

一副愈。

此胃肾二经之厥气也。齿者骨之余，肾之标。上下龈属手足阳明，阳明之厥气随上壅于龈而不得泄，则为牙床肿痛，足少阴之厥气随经上壅于齿而不得泄，则为牙痛《经》言阳受风气、阴受湿气，而气厥之故，在足阳明则因于风热，在足少阴则因于湿寒可知也。此症左上牙床肿痛，盖胃肾二经之厥气所致也。经气上壅则生热，热在气分而口渴者，宜石膏；不渴者热在血分，故仅用生地从血分以清之。已厥之气宜散，故用白芷、细辛分别胃肾以散之；未厥之气宜敛，故用白芍平肝和血以敛之。木通则通经脉以降火下行，甘草则和诸药以缓正气也。药虽数味，无不中肯，故一服即愈也。

齿牙痛除肾虚火炎，但痛而不肿，或夜甚于昼，宜于补肾水药中加通气药以治之外。其余皆宜内清外散，若恶寒头痛则防风、荆芥以及三阳经表药均可按症酌加。至外治法，则寒痛宜干姜、荜茇、细辛；热痛宜石膏、牙硝；风痛宜皂角、僵蚕；虫痛宜石灰、雄黄，对症而施，无不愈也。

卷 四

痢疾类

一、某，病痢红白相兼，每日百余次，腹痛甚。

银花八钱　广香一钱　桔梗二钱　旱莲草三钱　枳壳二钱　当归三钱　生白芍五钱　砂仁三钱　生军一钱　陈皮二钱　建曲二钱　马鞭梢引

三副。

此滞下也。肠胃间寒热不和，火湿郁蒸津液，腐为糟粕，故利白；热聚血伤，浸淫而出，如疮之溃，故利红；每日百余次，腹痛甚者，金木土之郁，皆有余而气争不已也。

《六元正纪大论》曰："土郁夺之，金郁泄之。"故用建曲、生军、广香、砂仁、枳壳、陈皮等消积导滞，以开金土之郁。大肠与肺为表里，病在下者取之上，故用桔梗、银花上清。上开者，提之以舒其壅而下窍自利；上清则治节行而二便通，一切热毒均有出路也。肝通大肠，大肠郁则肝不平，故用白芍以平之，以上皆红白痢之通治法。当归活血，旱莲草清血热，则偏于治红痢。马鞭梢之清气分湿热，则偏于治白痢也。

砂仁和胃醒脾，凡土湿阳郁而舌有苔、口无味者均可用，无热则为温剂之辅，有则为凉剂之佐。盖人身气化在中，湿为浊邪，必和以芳香之品，斯湿浊开而气化乃复也。

二、某之弟，下痢赤白，里急后重，脐腹痛甚，大肠坠下二月之久，口渴。

洋参三钱　当归五钱　肉豆蔻（面煨）二钱　广香八分　白芍一两　白术八钱上桂一钱　制附片五钱　粟壳五钱　黄连五分　吴萸（水炒）二钱　生姜三片

二副。

此久痢阳虚也。痢久则虚，脐腹痛，为木旺土衰，而健运不行；大肠坠，为木旺土衰而肺气不摄；口渴，为木旺土衰而水火不交；至下痢赤白，乃肠脂与血液被迫而下，非邪盛也。里急后重，乃肝气乘于大肠，非过阃也。病为阳虚或阴虚，临症时必有色脉可凭，不难一望而知也。

木旺平以白芍，土衰补以白术，合之附、桂，补下焦不足之阳；黄连泻上焦不降之火，木和土运，火降水升，则腹痛、口渴及里急后重自愈。肠坠由于中虚气弱与下虚肠滑，故用洋参与肉蔻、粟壳上举下固，互为其功。洋参得生姜则补中有行，肉蔻、粟壳得广香则阖中有开，当归得肉桂则血气复其故道而不下溢。综观全方，盖久痢而阳虚者之治法也。

三、某，发热恶寒，下痢如清涕，略带赤丝，腹痛。

桂枝三钱　生白芍八钱　生大黄二钱　广木香一钱　干姜三钱　黄芩二钱　当归五钱　生甘草二钱　制附片五钱　生姜三钱　吴萸（黄连水炒）二钱　粉葛五钱
　　三副。

此寒湿痢也。四时之气，春生夏长，秋收冬藏，人身之气亦如之。然天道有常，人则秉质难齐，奉生不一，或有不能合天之常而为病者，痢疾其一也。多怒多郁、酒酪厚味之人，木火气浮，肺胃阴虚，则变在中上而为咳逆喘满、太阴不收之病。大肠为肺之腑，同与秋气相应，好食瓜果生冷之人，肠胃不和，暑湿内蕴，则变在中下而为腹痛里急、阳明过收之病。夫秋收者，时气之正，本无过不及之差，而按之病情，则有差者，乃就邪正相争之势而言之耳。

《五脏别论》曰："六腑者，传化物而不藏。"又曰："魄门为五脏使。"夫大肠庚金，其性本收，而职司传化者，盖听命于五脏以尽厥职也。唯其为腑而性收，故能容受糟粕；唯其为使而不争，故能排除浊秽。否则贱而自专，匪特传化失职，而五脏之气皆不平矣。五脏之气，肝主疏泄，肺主收降，传化失职，则泄者不泄，降者不降，其不平也，当以肝为第一，而肺次之。然浊秽内郁，不久则积不厚；外气不收，则郁不极；积不厚、郁不极则邪正之争不烈，此痢疾之所以必发于秋，而腹痛里急也。至恶寒发热，则为内外相争，与痢疾同情而异地。缘上焦为阳，皮毛合肺，肝肺之令既不行于大肠，则太阴不收而毛窍开，开则凉气凑之，而上焦阳郁，郁则外阳虚而内阳盛，故恶寒而发热也。人身之气内和则外固，下焦利则上焦平，此症下不利、内不和，故外不固而上不平也。

秋后痢疾，皆因于湿，而成于郁同已。而热痢、寒痢之分，则因禀质之殊，及湿邪之从水化、从火化为传变。就此症论之，恶寒发热乃阴阳相争之象，即寒热错杂之征，而白为寒，红为热；清稀者为寒，浓浊者为热。此证痢如清涕，义为湿从水化，寒湿偏盛之征，虽略带赤丝，已由气分伤及血分，而寒湿真相不为之减，其人必属阳虚可无疑义。

桂枝、生姜、粉葛宣上焦之阳于外，以治恶寒；黄芩撤上焦之热于内，以治发热；此通外即以畅内，清上即以利下也。广香、大黄导滞涤肠，以达肝气之郁；白芍平肝敛阴，以解大肠之迫，此泻腑守脏，调和金木以息纷争也。姜、附、吴萸温中下，治本气之虚以胜寒湿，开肠胃之郁以逐寒湿，又吴萸用黄连水炒者，引火归土也。当归入血分，融孜寒通阳，与姜、附、吴萸相辅而行，气血并治。中气宜缓，外散内攻之药皆急而不缓，故除白芍平肝守肝外，更用甘草以缓脾。

大黄能攻肠胃实满，阳虚则为姜附之使，变寒下为热下，盖古法也。痢疾初起，正气未伤，颇中窍要。

痢疾为金木相争于下之病，故平肝以解大肠之逼，通大肠以达肝木之郁，为不易之治。亦有但通大肠而不平肝者。余曾治一痢颇剧，发热、口渴、无汗、脉数，用清热导滞而兼青蒿、丹皮、薄荷、粉葛等以散其外热。服二剂微汗出，热退身凉，痢亦稍减，左手脉平复如故，唯右脉不和，用升降散调蜂蜜水，每服一钱，早晚各一次，四五日而愈。继以养胃阴为善后，又数日即复原，始终无用白芍平肝之脉证也。

四、周某，噤口痢二十余日，甚危殆，一日三四十次，肛门肿痛，食不进，每日只能食点茶而已。

粟壳（炙）三钱　干姜五钱　地榆二钱　白芍五钱　吴萸二钱　仓米五两　陈茶叶三钱　黑豆二两　广台乌二钱　五谷虫三钱

三副。

此痢疾也。痢疾古称滞下，《内经》谓之肠澼，按《庄子》注：澼，漂也。肠澼者，附肠脂膏经邪热郁蒸，发酵腐烂，遂漂澼而出于大便也。其初由生冷食物入于肠胃，凡肠胃间着受寒气而气血郁滞之处，即暑湿蕴蓄、糟粕留聚及肠脂腐坏之处，郁之愈久则热愈甚、邪愈固，而胶粘腐秽之脓血愈多，其发为肠澼也亦愈甚。张景岳曰："口不受寒，痢从何得？"洵不诬也。夫大肠庚金本以收为用，而其职司传导，得以降浊，收中又有放者，乃肝以泄之，脾以运之，肾以节之也。大肠气郁，则肝气尤郁，收者过收，泄者必泄，故下而必滞，滞而必下，运节皆不行矣。

脾主健运，肝主疏泄，肾主二便。不食、下利，太阴病也；后重下迫，厥阴病也；开阖无节，少阴病也。凡肠澼无不备斯三者，《内经》称其为脾肝肾之病，良有以也。噤口，饮食入口皆吐，乃邪盛于胃而气逆。此症食不下，乃寒盛于中而阳微，非噤口也。其肛门肿痛者，乃厥阴阳明之气开阖相争，以致湿热毒邪逼于广肠下端而不解也。

先天重肝肾，后天重脾胃。痢而脉静身凉，饮食如故，虽剧无害。痢而脉大身热，或不能食，皆危证也。此症食不进及历时之久，则为正虚，而每日次数之多及肛门肿痛，又为邪盛。正虚宜补，而邪盛不可补；邪盛宜攻，而正虚不可攻。病之难治，孰有逾于此者？盖犹丧乱之局，民不聊生，盗贼纵横，地方糜烂，一于用兵则恐玉石俱焚，胜算未操，一于安抚则恐养寇遗殃，噬脐莫及。当斯时也，唯有择守形胜，缮甲修隍，脤恤颠连①，怀柔流散，迨贼势孤穷，然后一举而歼之，则事半功倍矣。此症治法，何以异是？是故仓米者，甘以养正，淡以除湿。干姜、吴萸温中逐寒湿，以辅之巩卫仓廪重地也。黑豆者，静以制动，甘以解毒，白芍、粟壳、地榆敛阴摄正气，真辅之镇定作强重地也。茶叶降火涤垢腻，谷虫清热治秽浊，乌药开郁散结气，共为之使，俾硕果之危得苞桑之系，可守而复可战矣。

肛门肿痛，非大肠一腑之戾也。方主安定血气、摄回耗散，俾各守其乡，而纠纷自释。虽根株未能痛断，而贼势日孤矣。

痢疾为害，有有形者，有无形者。如下利、不食、肛门肿痛，此有形也；若毒聚于下肾水暗消，而肝木失养，气争于下，神志不宁而真气易散，乃无形也。当此邪盛正虚，泻均非之时，欲求介于补泻之间，以进正退邪，而可以为君药者，舍仓米、黑豆二味其谁与哉？盖黑豆甘平沉静，具除热补水、镇肾宁志、活血通脉、消肿止痛之功；陈仓米则甘淡冲和，调胃治痢。施之此证此时，皆绝无而仅有者。有形无形，靡不适合，虽无煊赫之功，却有回天之力，至平至常即至神至奇也。粟壳固肾涩肠，地榆清血涩血，唯久痢虚而邪不盛者为宜，然善用之，则守正而不固邪。观长沙治咳方，往往麻、辛、五味并用，识得此中三昧，神而明之则不泥矣。五谷虫以秽治秽，而主毒痢。茶叶不唯涤垢腻，且保上焦清肃，皆以平淡制胜者也。

前方服二副，病减八分，又方：

莱菔（炒）三钱　生姜三钱　腹皮五钱　砂仁二钱　白芍三两　香附三钱　豆蔻二钱　银花三钱　广香五分　明雄三钱　生白术五钱　山楂三钱　干姜三钱　黄芩一钱

五副。

白芍轻重，前后迥殊，其义何居？《伤寒论》曰："太阴为病，脉弱，其

---

① 颠连　困顿不堪。

人续自便利，设当行大黄芍药者，宜减之，以其人胃气弱易动故也。"此前方之所以轻也，今则中焦之温运及下焦之镇固均已日增，故重用白芍以和气血，并以莱菔、腹皮、香附、木香、山楂、雄黄等，或活血利气，或破滞消积，共张挞伐之师，以开肠胃之郁。夫痢之下而必滞者，木欲泄而金收之也；滞而必下者，金欲收而木泄之也。金郁不开，则肠胃之邪愈郁、愈固，而里愈急；木郁不达，则厥阴之气愈郁、愈鼓，而后愈重。此平肝通肠胃，所以为治痢不易之法。然人身健运在中，布化在上，值此胃气初复，未可一意消导，故不离白术、干姜、砂仁、豆蔻等之甘温补中、辛温醒阳，以资健运而行药力。并用生姜以开发之，银、芩以清降之，则由中而上，由上而次第行于诸经百脉，以奏其功矣。此为脾胃不强者立法，否则固不必妄用甘温，反以同邪也。

肝不平则阳不密而阴不藏，鼓动怒号，伤折奔厉，匪特肝之气血不平，即各经气血亦失其平矣。唯白芍能泻不密之阳以就阴，义能敛不藏之阴以守阳，俾阴阳相抱不离，斯气血自和平不乱，而各经皆从之矣。故白芍者，乃和气血之本，而通利诸药则仅治其标，两者相辅而行，斯无弊已。

雄黄为治风寒暑湿诸结毒要药，厥阴离经之风毒，固非雄黄不散；湿热陷于肛门之结毒，亦非雄黄不解，但非结毒不可妄用。

第二方服至三副，病已痊愈，但神少，食稍多，腹胃均胀。又方：

白芍三钱　怀药五钱　茯苓三钱　砂仁二钱　桂枝一钱　沙参一两　白术五钱牡蛎八钱　制附片八钱　桂圆肉三钱　建曲二钱　柏子仁三钱　生姜三钱

三副。服毕精神还原。

五行之气，一郁皆郁，不过有主从之分耳。痢疾为土金两郁，而本乎湿。湿从阳化则为热痢，从阴化则为寒痢，但热痢多寒痢少。又有寒热错杂者，然皆邪结于内，故其初皆忌参、芪之补，以防胀满。而阳郁者，开之以辛温；寒甚者，胜之以辛热，则不拘也。唯湿为阴邪，其标虽热，其本则寒，故又有标热去而本寒见，宜辛甘温，气血并补，以善其后者；或标热甚而津液竭，宜甘苦寒，柔润育阴，以调其偏者，皆以平为期也。此症服一二两方后，邪尽病除，而神少者，中上之气虚也；食多即胀者，中下之阳虚也。久痢无不伤血，气虚无以生血，自以气血并补为宜。

气生于阴中之阳，故用附子以补肾；血生于阳中之阴，故用沙参以补肺；中土主持上下以生气血，故用白术、怀药、茯苓以补脾，此或云或雨，为之有道也。营出中焦以奉生身，故用桂圆；血属于心而心恶热，故用柏仁，俾如膏之雨，有所取资也。下焦之阳宜潜，故用牡蛎；中焦之阳宜运，故用建曲、砂仁；上焦之阳宜宣，故用桂枝、生姜。此或开或阖，驭之有方也。肝喜动，白芍静之，合桂枝、生姜则又调和营卫也。夫药以和偏，原非日食所宜，此不啻为病者另撰一五行矣。

黄疸、水肿、湿热类

五、刘彭氏，周身目珠发黄，小便及汗均黄色，心馁，神短少。

牛膝三钱　干姜三钱　云苓三钱　猪苓二钱　茵陈三钱　木通三钱　老连一钱
制附片五钱　木瓜三钱　银花三钱　杏仁三钱　白术一两　栀子五钱　紫苏一钱

三副。

此黄疸也。《内经》有黄疸、胃疸二证。《金匮·黄疸》篇有谷疸、酒疸、女劳疸共四证。黄汗证，《金匮》列水气篇中，后世医书有牵入黄疸门内，共成五疸之名者，非也。医书又有所谓阴黄、阳黄、胆黄及伤寒发黄、瘀血发黄者，皆因其源流而各为之名与《金匮》无异也。

《内经》以溺黄赤、安卧、脉小、不嗜食者为黄疸，即阴黄也；食已如饥者，曰胃疸，即阳黄也。然安卧、脉小、不嗜食，固为阴象，而小便黄赤则为湿热，与《金匮》女劳疸之小便自利，毫无里热者，虽皆名之曰阴黄，而实则不同也。

《通评虚实论》曰："黄疸暴痛、癫疾厥狂，久逆之所生也。"夫黄疸暴痛、癫疾厥狂之为病，其不类也明甚，而《经》皆谓为久逆之所生者。盖履霜之渐，其根深、其来远，则一也。人身气化，病者无不逆，逆者无不病，有因于外感与内伤之殊。外感则由邪有余而病而逆，内伤则由正不足而逆，而病黄疸则兼而有之，此《金匮》论黄所以偏重内伤也。《太阴阳明》篇曰："伤于湿者，下先受之。"夫邪在下而不逆，弗为害也；则上不得越、下不得泄，为害甚，亦非必病黄也。唯久逆久罦[1]，而黄于内以及于外，甚有黄积、黄涎在腑、在脏，为之根则害大矣。若不返逆为顺，仍驱湿邪从小便出，虽有智者，岂能倒裳而索领哉？

五行以水火土为三实，火降于离，水升于坎，则共交于土，而成既济之功。然火炎上而水润下，其本性也，乃能反而行之者，则由于中土之斡旋，与人身阴阳、水火之互根互宅也。阴中有阳，阳中有阴，火从阴化则降，水从阳化则升，非水火自能升降也。此症之心馁者，乃热甚于上而火不降；神少者，乃阳虚于下而水不升，水火既失其升降，则土固不能无咎也。医书无

---

① 罦　此处为覆盖，掩盖：热~法（热敷法）。冷~法（冷敷法）。又指捕鸟或捕鸟的网。

心馁之文，然《金匮》黄疸篇，或曰心中懊恼而热，或曰心中如噉蒜状，或曰心胸不安，皆湿邪上逆、心火不降所致，与心馁皆异名而同情也。《金匮》又曰："黄疸腹满，小便不利而赤，自汗出，此为表和里实，当下之。"此证腹不满而有汗，是表和而里不实也，汗之、下之均非其治也，明矣。

夫二土居中，必须不燥不湿，方能交媾水火，此症则偏于湿也。《脏气法时论》曰："脾苦湿，急食苦以燥之。"故用干姜、白术温中燥土，以为治湿之本；火不下交，银花、栀、连清心肺以降之；水不上交，附子暖肾命以升之，水火土三者合一，则妙用环生，而进阳退阴之基础建矣。凡上行之药均能升阳，下行之药均能降阴，猪苓、茯苓、木通等，皆先升而后降，升则同姜、附、白术、紫苏等致清阳于天表，降则同银、杏、栀、连、茵陈、牛膝、木瓜等泄浊阴于地极，皆相辅而行，以成转逆为顺之初治者也。

《至真要大论》曰："湿淫于内，治以苦热，佐以酸淡。"夫苦以燥湿，热以胜湿，淡以渗湿，皆有至理，而乃佐以酸收者，盖人身升降之斡旋虽在中，而其机则在木，湿邪久逆，肝必不平，土不及者，木必太过，若不有以制之，匪特为土之厉且大，为升降之害将何以转逆为顺，而驱湿邪出于小便哉？白芍平肝泻火，木瓜平肝去湿，故舍一而取一也。牛膝之力，上者使下，阻者使通，施之此证，与杏仁、木瓜等皆逆者治之以顺也。又木瓜下行而偏阖，牛膝下行而偏开，二者并用，则有开有阖，各尽其长而无碍矣。微用紫苏者，取其疏畅肺气，为杏仁之使也。

三副服毕，又方：

白术五钱　木通三钱　滑石八钱　干姜二钱　官桂三钱　针砂三钱　瓜壳二钱　花粉二钱　厚朴二钱　石斛五钱　陈皮三钱　葶苈二钱　白矾五钱

五副。服毕愈。

前方进阳退阴，反逆为顺，未惶从事征讨，故克服负隅之邪尚有所待。盖用药之道，与用兵同，必能守而后能战，时未至则养勇以须，时至则突坚而进，庶可以奏凯旋也。今则水升火降，土运于中，可以进而战矣。唯胃为五脏六腑之海，乃黄疸之发源地；肺为水之标，乃黄涎之储蓄所。故用针砂以攻黄积于胃，葶苈以攻黄涎于肺，白矾则追涎劫汁，澄清污淖于极下之水腑，合之瓜、粉、陈、朴之清上和中，木通、滑石之利水滑窍，则上焦复其如雾，中焦化其精微，下焦行其决渎，九天之上，九地之下，无不降之湿浊矣。仍本前方之意，而用姜、术、官桂暖水土之阳，石斛敛脾胃之阴，以立于不败地。夫然后有体有用，邪去而正不伤也。

白矾善治阴邪冲逆，又善吸已逆之污淖复返于下，凡久逆而成之癫疾厥狂等病，无不宜之，匪特黄疸也。夫引火归元，莫如桂、附；补气归元，莫如参、芪；纳气归元，莫如一切酸涩之品。然皆属于无形，而收有形之浊以归元，则未有如白矾之奇特者也。第燥急之性，毫无补益，唯湿热痰浊因于久逆而不关外邪者为宜，否则未可轻试也。

六、某，身目发黄，腹痛，身重，嗜卧，心馁。

茯苓三钱　沙参八钱　白术八钱　广皮一钱　干姜三钱　茵陈三钱　木通二钱　猪苓二钱　厚附片五钱　怀药三钱　桂枝二钱

三副。

此阴黄也。脾虚气滞，则腹痛。中气不足，湿气有余，则身重嗜卧。土不制水，水气凌心，则心馁。夫湿者，土之气；黄者，土之色。湿邪不能下出，则必上逆，久逆久罨，则成黄色，以次而转输流布，则身目俱黄。《通评虚实论》曰："黄疸者，久逆之所生。"信哉。

唯土制水，唯火生土，故用参、术、干姜补土以制水，附子补火以生土，再佐以茯苓、猪苓、木通伐水邪以保君火之气。桂枝宣心阳以化寒水之气，茵陈泄湿热以治黄疸，陈皮行滞气以运中土，则邪去正复，诸病皆可迎刃而解矣。怀药则守脾阴以安脏气者也。

《天元纪大论》曰："少阴之上，热气主之。"故仲景书中，凡言心烦、心中懊憹、心中如噉蒜状，皆属于热。唯心悸为阳虚，而有轻重之别，重者《伤寒论》治以真武汤，轻则治以茯苓、桂枝、甘草等。此症本无热象可征，而方则以温中为主，是其所谓心馁，实心悸也。

七、某，一身面目悉黄肿，腹胀作水响声，小便不利。

苍术一钱　白术二两　桂枝五钱　云苓一两　制附片八钱　砂仁二钱　腹皮五钱　甘草三钱　灯心五钱　生姜皮八钱　大枣十枚　莱菔子（炒）三钱

三副。

此黄肿也。考《内经》及《金匮要略》，黄疸黄而不肿，水肿而不黄，此症盖合黄疸、水肿为一病，世所谓黄肿病是也。《金匮》又有黄汗证，与此证尤为类似，特此症无汗耳。夫黄者，土之色，五脏真色不可见，病重则见，专黄者，为黄疸，尚非死症。《通评虚实论》谓其生于久逆。盖脾虚湿郁，浊气上并，此其本也。而西医所谓由胆液郁滞致胆色素混入血液而成则其标也。唯得之大惊大恐者，则直伤在胆，不可救药。

何柏斋曰："造化之机，水火而已，宜平不宜偏，宜交不宜分。"水肿病不交而水偏盛也，可知水肿病无论起于何经，而阳虚则一。夫脾者，肾所畏，而恶湿，唯脾阳虚不能制水化湿，故水气得以泛溢为肿，湿气得以罨郁为黄。《金匮》论水有风、皮、正、石及五脏之分，按之此证，胀在腹则属脾，肿在身则属肺，盖脾水而兼皮水也。脾失转输，肺失治节，则小便不利，而不和之气与不化之水激于肠间则濯濯有声。

脾虚湿盛，白术、甘、枣补虚除湿。苍术开郁燥湿，砂仁醒阳运湿，茯苓利水泄湿，合之附片温蒸于下，灯心清利于上，则水升火降，土运于中，而后天气化复其常矣。腹皮、莱菔者，有补必有泻，用以消肿也。肿胀消，水湿化，而黄亦与之俱愈矣。

湿者治之以燥，故方中燥药独多，而用大枣滋脾和血者，湿生燥也。五气有正生、有邪生，《经》言东南中西北生风热湿燥寒，皆本气也，而风生热，热生湿，湿生燥，燥生寒，寒生风，则五气递生也。本气无过不及之差，则以正生。正而苛疾不起，否则未有不以邪生邪者，如伤于四时之气而为温病、飧泄、痎疟、咳逆是也。然燥为西方本气，《生气通天论》及《阴阳应象大论》皆不言秋伤于燥而秋伤于湿，其故何哉？《太阴阳明论》曰："阴病者，下行极而上。"夫湿为阴邪，下先受之，夏秋之交，湿气正盛，其下行极而上者，盖不化于下则必逆而上也。阴邪上逆，则阳气不顺，其初则火克金而天气燥，甚则天气不能下为雨而大地皆燥。阴虚则生热燥，阳虚则生寒燥，质言之，伤湿者必伤燥，不伤于湿则不伤燥，此《内经》所以不言秋伤于燥也。唯脾能散精归肺以生血，故由脾湿而清不升，以致血虚发黄者，仍应从脾补救。况刚燥淡渗之药可以治阴邪者，皆足以伤津液，安可不有以和之，而弭燥患于无形哉。

八、某，四肢肿，水气在皮肤中，四肢聂聂动。

官桂三钱　白术一两　防己三钱　黄芪八钱　桂枝三钱　茯苓八钱　甘草八钱　广皮一钱　木通三钱　生姜皮三钱　厚附片五钱

三副。

此皮水也。《水热穴论》曰："劳甚则肾汗出，肾汗出逢于风，内不得入于脏腑，外不得越于皮肤，客于玄府，行于皮里，传为胕肿，名曰风水。"《金匮要略》曰："皮水为病，四肢肿，水气在皮肤中，四肢聂聂动。"合而观之，二症皆水在皮中，其主病原无区别，唯《内经》有风水而无皮水；仲景则以水在皮中虽同，而另有汗出、恶风之候者梦为风水，以别于皮水焉。

四肢者，脾所主，皮毛者，肺之合，而邪之所凑，其气必虚，四肢肿，水气在皮肤中者，脾肺之气不充于四肢与皮腠，而水气凑之也。华元化曰："水者，肾之制也。"肾者人之本也。肾气壮则水还于肾，肾气虚则水散于皮，据此则风水、皮水不仅为脾肺虚知①。盖土不胜水，水反侮土，相激而动，又以其动之微，故曰聂聂也。

防己茯苓汤为《金匮》治皮水之第二方。黄芪、甘草补土生金，以充四肢皮腠之茯苓、防己通调水道，以行氾滥之水；桂枝通四肢、利关节，以任使命之职。此其方义也。本方加白术补脾中之阳以胜水，加附、桂补肾中之阳以配水，则不仅水之溢者运于中，而水之积者亦可化于下矣。木通、姜皮、陈皮则通窍利水、理气行滞，均为通调水道之助者也。

《金匮要略》以防己黄芪汤治风水，脉浮，身重，汗出恶风。而防己茯苓汤，即防己黄芪汤去白术、姜、枣，而加茯苓、桂枝者也。防己能入膀胱泄水郁，以行十二经之水。黄芪、甘草能补中气以实卫气。水病有成于上焦不治，肿而喘渴者，防己不中与之也；有成于下焦不治，肿而不喘渴者，则可审而用之，此二方并用防己之义也。二水皆在皮中，自属卫气皆虚，风水汗出恶风，其卫尤虚，此二方并用黄芪、甘草之义也。风水身重，宜白术以驱湿痹；皮水四肢肿，宜桂枝以达四末。风水宜兼外散，故用生姜，不用茯苓；皮宜从内解，故用茯苓，不用生姜。至此方之用白术，则重在厚土，而非驱湿痹。附、桂则无论风水、皮水，审系下焦阳虚，均可酌用。俾水火之气两得其平，则卫出下焦，自畅行于四末皮肤分肉之间矣。

《至真要大论》曰：诸逆冲上，皆属于火；诸病胕肿，皆属于火；诸胀腹大，皆属于热。夫水肿、水胀之属于火与热者，相火在下而生气，火郁则所生之气亦郁，不得其平而冲逆也。相火为水中之火，凡水病必先水郁。水郁则水中之火未有不郁者。火郁之久，则勃发冲逆矣。三焦为相火之气，水中之火既郁而勃发，则三焦之气皆不得其平。是故水肿者，水之溢于外者也；水胀者，水之逆于内者也。皆不平之气激之使然，非水之自能溢、自能逆。此《内经》所以言其属于火与热也。否则水之为病，本属水偏盛而火不能化，苟无以激之，不过止为积水，或润下而为腰以下肿已耳，何至怀山襄陵无所不至哉？至《水热穴论》汗出因风之说，乃胕肿病之外因，《至真要大论》则言其内因也。

水肿、水胀既成于冲逆不平之气，故不能无火与热。然究始于不足之火郁，而非有余之热也。防己为利水药中之大寒药，能泄水郁以达火郁而泻其

①　底本此后有：聂，《集韵》戈涉切，音习，木叶动貌。

热，故防己黄芪、防己茯苓二汤皆用之以治胕肿之热。然若内有冲逆之气，外有风寒之郁，内外相争蕴为实热，以至发热、口渴，则非防己所能任矣。此越婢汤治"风水，恶风，一身悉肿"之所以麻黄、石膏并用，而内清外散也，医者宜详之。

九、某，脚杆肿，肚胀，面黄色，小便多，大便燥。

胡芦巴五钱　杜仲八钱　干葛三钱　枸杞三钱　白术五钱　枣皮五钱　腹毛①五钱　上桂五钱　生地八钱　故纸五钱　黄芪五钱　桑寄生五钱　生姜皮一两

五副。

此湿脚气也。脚气为病，不专主一气，亦不专在一经。唯分干湿，不肿者为干脚气，肿者则为湿脚气。《至真要大论》曰："诸湿肿满，皆属于脾。"《脏气法时论》曰："脾病者，虚则腹满；肾病者，腹大胫肿。"《口问》篇曰："中气不足，腹为之善满。"《厥论》曰："下虚则腹胀满。"夫化机在下，健运在中，正虚则邪凑。脚杆肿、肚胜胀者，火不生土，脾肾虚而阴邪凑之也。《经脉》篇曰："肝所生病遗溺。"《宣明五气》篇曰："膀胱不约，为遗溺。"《脉要精微论》曰：五脏者，中之守也；水泉不止者，膀胱不藏也；五色精微象见者，其寿不久也。夫肾藏精，膀胱藏津液，肝主疏泄，黄为土色，小便多、面色黄者，木不生火，肝肾虚而津液不藏，脾虚而真色外见也。阴虚而大便燥者，为阳结，此症则为阳虚而大便燥之阴结也。夫肝虚则生风，肾虚则生寒，脾虚则生湿，阳虚不能化阴则生燥，此症皆备之矣。

方用杜仲、肉桂补木生火，胡巴、故纸补火生土，白术、黄芪补土生金，节节相承，俾先天后天互为生化。凡木不生火，火不生土，下焦虚寒而冲逆气甚者，宜先治肾。此则但虚寒而无冲逆之象，故脾肾并治也。命火宜潜，潜则逆生，故用枣皮敛肝肾以潜之；中气宜升，升则顺生，故用干葛鼓胃气以升之。若生地、枸杞则与肉桂合化，以生津液而润阴结。桑寄生则益血去痹，以逐风湿而坚筋骨。腹皮、生姜皮则下气行水，以除肿胀者也。

大便秘结，方书有虚秘、风秘、气秘、热秘、寒秘等名目。阴阳寒热虽殊，而津液不足则一。例如湿秘、寒秘皆为阴结，一宜白术之苦温以燥湿生津，一宜肉桂之辛热以胜寒开结，而润燥之品则均不可少。《金匮要略》风湿相搏证，若大便坚，小便自利者，去桂枝加白术汤主之，即用白术以治湿秘之一例，而方中大枣则兼润也。此症寒湿并甚而大便燥，故合白术、肉桂、

---

① 腹毛　大腹皮的别名。

生地、枸杞以为治，而胡巴则偏于治寒湿脚气，故纸则偏于治虚冷遗溺，与秘结无关。昔人谓一药有一药之长，一病有一病之药，临症处方者，可不知所抉择哉！

小便不禁，有精气下脱之势，宜治之以逆挽。而逆挽之法，则必逆生，以蓄势藏精以起亟。此方杜仲、肉桂合枣皮，则逆生以蓄势；胡巴、故纸合枣皮，则藏精以起亟也。黄芪、白术，补土生金。甘葛起阴气上行，以承接之，则升已而降，不唯逆挽之功成，而小便有节，且天气下为雨，而大便亦润矣。

《药性》有谓：杜仲治肝经风虚，枣皮治一切风者。盖肝虚生风，宜补、宜敛，非若外中于风者，必治之以散也。肝虚生风，泄于膀胱，故小便多也。

十、曾，某之侄，脚杆肿，肚胀，胃不利，大小便不调。

制附片三两　甘葛一钱　当归三钱　杜仲五钱　故纸三钱　枸杞五钱　五味二钱
砂仁一钱　大腹皮三钱　怀药五钱　熟地二两　前仁五钱

五副。

此肾水也。《水热穴论》曰："肾何以聚水而生病？曰：肾者，胃之关也，关门不利故聚水而从其类也。"又曰："水病下为胕肿大腹。"又曰："肾为水肿。"《异法方宜论》曰："脏寒生胀满。"《金匮真言论》曰："北方色黑，入通于肾，开窍于二阴。"夫五脏六腑皆有水病，而以脾肺肾三脏为主。盖肾者，水之本；肺者，水之标；脾者，上生金而下制水者也。肺合皮毛而司呼吸，水在肺者，必有喘呼、不得卧或身肿等症。脾位中州而主四肢，水在脾者，必有腹大、四肢重或肢体肿等症。又有湿肿一症，早则面甚，夜则足甚，而腹不胀。此症唯脚杆肿、肚胀，与肺水、脾水、湿肿皆不合，盖肾水也。其二便不利者，肾阳虚而关门阖，故水得以聚也。其胃不利者，肾为胃关，关门阖则二便不利，而浊气填于胃也。

阴生于肺气之降，水中无火则无云霓以作雨露，而肾水未有不虚者，故用附片、杜仲、故纸、熟地、枸杞大补肾中水火，以为云霓出地之本。小便不利，由于肾寒关门阖，而非脾湿水道滞，且肾水既虚，不可过利，故淡渗药仅用利水而不伤阴之前仁。火下潜则有生无克，上犯则有克无生，故用五味收肺，怀药守脾，摄之于下。浊气宜降，清气宜升，二便不调、胃不利、肚胀，则浊不降而清不升，故用腹皮下气行水以降浊，甘葛鼓气上行以升清。少腹为血海之地，脏寒生胀满，附片、故纸益火消阴治其本；当归与腹皮则一通血分，一通气分以治其标。若以当归为活血润燥通便之用则误矣。砂仁则醒脾胃之阳以和中者也。

《灵兰秘典论》曰："膀胱者，州都之官，津液藏焉，气化则能出矣。"夫膀胱者，肾之外腑；气化者，金水互生也。人必有先天逆生，而后有后天顺生，必水能生金，而后金能生水，通调水道，下输膀胱。若肾中无火，则金水不能互生，未有不积水为肿者矣。治此之法，非补肾生肺不可。古医书以加减金匮肾气丸为治虚水之要方者，此也，而理法之精，则以此方为备。

十一、王金氏，足肿过膝，面皮、眼睛亦稍肿，饮食不消，心悸，耳鸣。

制附片八钱　玄胡一钱　茵陈五钱　生黄柏一钱　生姜八钱　茯苓一两　白术（土炒）一两　生黄芪八钱　香附（酒炒）二钱　干姜三钱　砂仁三钱

五副。

此湿肿也。《至真要大论》曰："诸湿肿满，皆属于脾。"又曰："湿气大来，土之胜也，寒水受邪，肾病生焉。"又曰："太阴之胜，足胫胕肿。饮发于中，胕肿于上。"《脉度》篇曰："肾气通于耳，五脏不和，则七窍不通。"《金匮要略》曰："水停心下甚者则悸。"夫水肿有阴阳之别。火克金，则天气不降而为肿，谓之阳水；水克火，则地气不升而为肿，谓之阴水。湿肿本与阴水同类，而不以水肿名者，因病根不由于水气，而水势及肿形俱有限，如此症是也。其饮食不消者，脾湿盛则脾阳虚也。足膝肿者，太阴之胜，寒水受邪也。心悸者，津液不行，水停心下也。面目肿者，饮发于中，浮肿于上也。耳鸣者，下焦湿郁为热，肾气不和也。

脾湿有余，由于脾阳不足。脾阳不足，由于火不生土。故用芪、术之甘苦温补之于中；附片之辛甘热生之于下；干姜、砂仁则消阴翳、散结滞，以资健运；茯苓则伐肾邪、去停水，以宁心气；茵陈、黄柏则泻阴火、泄湿热，以和肾气；生姜、玄胡、香附则以通阴阳气血者也。

《经脉别论》曰："饮入于胃，游溢精气，上输于脾，脾气散精，上归于肺，通调水道，下输膀胱，水津四布，五经并行。"《宣明五气》篇曰："肺恶寒。"夫火克金，则肺气苦逆，不能行水；土不生金，则肺气虚寒，不能行水。此症固土不生金也，故用黄芪充肺气，生姜散肺寒，以宣上焦而出治节。然后茯苓、茵陈乃得奏其渗湿泄热之功，亦下病上取之义也。

十二、某，大病后，周身面目浮肿。

生地三钱　白芍（酒炒）五钱　白术八钱　砂仁一钱　法夏五钱　干姜五钱　桂圆肉五钱　木通二钱　沙参五钱　藿香一钱　丹皮二钱　生姜三片

三副。

此气不归元也。《五脏生成》篇曰："诸气皆属于肺。"盖肺居脏腑之上，司统气之职，虚肿、虚胀皆由肺不统气，补之则肺气归元，而肿胀自已，义甚明也。《顾氏医镜》曰：大病后，脉症俱平，饮食渐进，忽肢体浮肿，别无所苦，此气复也。盖大病后，血未成而气暴复，血乃气之依，气无所依，故为浮肿。食加肿自消，若投利水行气之药则谬矣。按血生于气，大病后气初复，血尚未生，其无所附固已。然土者金之母，《脉要精微》曰"脾气散精，上归于肺"，《营气》篇曰"谷入于胃，乃传之肺"，是其生化本有常序，未可躐等①而施也。病后虽饮食渐进，谷气转增，而健运之阳及肺脏统一诸气之力皆未复，其新增之谷气安得不散漫无归而为浮肿哉？则病后浮肿，实为肺不统气之明征。肺既不统气，即不能生血，《医镜》所云血未成而气无所依者，盖隔一而言之也。

夫地气上为云，天气降为雨，此宇宙之常也。血生气，气生血，此人身之常也。治病最忌热邪未清而妄补，妄补则邪热内闭，熬煎气血。后医见其热炽也，唯知以寒治热，不知开郁透邪、生水济火，且仅治气分，不及血分。每有气分虚极，而血分反有郁热未净，以致病虽愈，而阴阳气血迄未和者。据方药以察病情，此症殆不免于是矣。《阴阳别论》曰："静者为阴。"《至真要大论》曰："阴阳之气，清静则生佐化。"血分有郁热则阴不静，阴不静则血不能生气，人必血能生气而后气能生血。血既不能生气，区区水谷糟粕之气何能生血以为气之依哉？此又病后浮肿之一因也。

血分郁热未清，生地、丹皮开郁凉血以清之；健运之阳未复，白术、干姜、沙参温中益气以复之。土旺生金，气自归元。补中兼用圆肉者，气血两虚，宜养心血以生脾土也；合半夏、木通之降浊驱阴于下，砂仁、藿香、生姜之醒阳、调气于上，则土运于中，清浊分而浮肿消，阴阳和而气血生矣。然气化升降之枢虽在脾胃，而其机则在肝，故用白芍平肝以顺其机，与生地、丹皮皆为入血分和阴要药。夫阴不平，有由于脏不藏者，宜敛而补其不足，此则由于郁热宜开而泻其有余，此白芍之所以用酒炒而欲其从开也。

大病瘥后，往往虚烦不眠，即阴阳气血不和之据，此病虽未言及，可意揣也。夫气为阳，血为阴，阳主外，阴主内，气虚则不足于外，脉应沉而无力；血虚则不足于内，脉应浮而有力。大病后之脉，每浮而无力者，气血两虚也。唯气血两虚，故虚气外浮，而为一身面目浮肿也。知此则知治病后浮

---

① 躐等越级；不循原有序列。幼者听而弗问，学不躐等也。——《礼记·学记》

肿之法，宜气血双调也审矣。《医镜》云："食加肿自消者。"盖听其由后天水谷之气以复其气血之常，较之治不如法，反生意外之虞者，自为优也。

十三、赵某之母，头痛项强，周身痛，发寒热，口渴，有汗，小便少，胃不食，昏晕，发吐，舌黄色。

厚朴（姜汁炒）二钱　云苓四钱　木通三钱　蔻仁一钱　广皮二钱　干姜二钱广滑石八钱　杏仁五钱　青蒿四钱　苍术一钱　苡仁五钱　通草三钱

五副。

此湿胜也。六气病之最复杂者，以温良淫为甚。如此症不食而吐，太阴证也；而口渴、舌黄，则为阳明证；头痛项强，寒热汗出，太阳中风证也；而一身痛，则为太阳伤寒证，似难办已，然此正湿邪之辨也。夫湿为阴邪，与寒同气，故伤于湿者，往往太阴之里证与太阳之表证并见，及其上甚而热传阳明，则阳明之里证并见。然太阳伤寒不得有汗，此所伤者，乃寒湿之寒，非凛冽之寒，故虽太阳证并见，而与太阳伤寒腠理闭密，卫气不得泄越者，究有同中之异。其发热汗出，且昏晕者，湿邪上逆，则天气不降而上盛也。

《金匮要略》曰："病者身热足寒，颈项强急，恶寒，时头热，面赤目赤。"与此证之寒热并见无异也，即《内经》所谓湿上甚而热也。又曰：太阳病，关节疼痛而烦，脉沉而细者，名中湿，亦名湿痹。其候小便不利，与此证之太阳表里证并见无异也，即《内经》所谓湿寒合德也。夫下湿则膀胱之气不化，上热则治节之令不行，皆足以致小便短少，此证则备之矣。

《至真要大论》以湿淫于内，为在泉之气；湿淫所胜，为司天之气，而皆治之以苦热淡。唯在泉湿淫，佐以酸淡；司天湿淫，佐以酸辛；至湿上甚而热，则治以苦温，佐以甘辛。此其别也。夫辛能上开，淡能下利，酸能内守，湿淫所胜之佐以酸辛，湿淫于内之佐以酸淡者，司天为天之气，身半以上主之，在泉为地之气，身半以下主之，邪欲去而正欲守也。若湿上甚而热，则以开发透邪为急，不欲其有制，故佐辛而不佐酸。此证口渴、舌黄，湿已上甚为热矣，故本《经》旨，用厚朴、广皮、干姜、苍术等之苦燥，温化辛通，治中焦以上之湿；茯苓、木通、滑石、通草、苡仁等之甘寒清热，滑淡利窍，治中焦以下之湿；再用苦寒而香之青蒿达木火之郁而清其热，以治湿上甚而生之热。然而诸辛苦温皆不以香胜上焦之湿，郁未易开也，故加辛温而香，善驱肺胃秽邪之蔻仁以为之使；诸淡味皆不以降胜水道之壅，滞未易达也，故加辛苦而降，善下肺金逆气之杏仁以为之使。病有在本而求之标，有在下而取之上者，此之谓矣。

《标本病传论》曰："谨察间甚，以意调之。"此证口渴、舌黄，虽为郁热，而不食而吐究属胃寒，故姜、蔻与青蒿并用，是论开阖为甚者独行，论寒热则为间者并行也。

利水药皆能止渴，盖湿去则气化而津生也。若通草之利水而清肺热，滑石之利水而解肌热，木通之利水而解身痛，茯苓、苡仁之利水而健脾胃，则各有专主，故并用不遗。《至真要大论》曰："病有从内之外而盛于外者，先调其内而后治其外。"此症虽有寒热，但内调则自止，非若风寒之邪从外之内，必先治其外也。亦有汗出乃愈者，则湿上甚而热，无汗或腰以上肿也。

湿淫病，渴不思饮，或饮而必热者，以其为阴邪也。若不用苦温治其本邪，而唯用苦寒治其标热，每有变为阴证者，不可不慎也。

前方服二副，烧退，口不渴，食亦稍进，服毕病好十之五六，又方：

白术五钱　香薷一钱　薄荷八分　云苓三钱　砂仁二钱　紫苏一钱　杏仁三钱 沙参八钱　白芍五钱　首乌三钱　枳壳八分　菊花五钱　生姜三片

三副。

服前方湿热俱去，阳醒于中，故烧退、渴止，而食稍进也。前以湿热上甚而宜开，自非酸涩可佐，今则正虚于中而宜补，应以甘苦为君。夫土者金之母，土湿则脾不运而肺先虚，故第二方则用参、术、茯苓，培土泄湿以生之也。然后天之生化在土，固宜砂仁之温运；而先天之生化在木，则宜芍、乌之静谧。此不唯各从其性，盖当辛开淡泄之余，虚者宜补，而散者可不收哉？上焦之阳宜外输内漉，香薷、紫苏、生姜则宣以外输者也，杏仁、枳壳则降以内漉者也。浊有不能降于下者，热必开而泄之于上，薄荷、菊花则清头目之滞，以通天气者也。《六节脏象论》曰："自古通天者，生之本。"此证湿浊上干以至昏晕发吐，天气之郁甚矣，故此方治之不遗余力也。

第二方服毕，又方：

艾叶三钱　香附三钱　怀药三钱　黄芪五钱　制附片五钱　花粉二钱

人必先有内湿，而后感外湿；又必先阳虚，而后生内湿，此必然之势也。服一二两方后，脾胃渐旺，金木亦和，所未复者，下焦之阳耳。然五脏之情，下虽宜温，而上则宜清，故用艾、附以温地气之寒，即用花粉以清天气之热。中则为上下之交，实秉升降之权，故用黄芪补中以启地气之温升，俾得致其气化于上；怀药守中，以承天气之清降，俾得致其气化于下。再得香附通利三焦以为之使，则生机畅矣。

十四、王某之子，病兴寒冷二十余日，言语错乱，口渴，日夜吃茶水数十次，不思食，不大便，小便少，昏晕，出汗，目胀头痛。

干姜三钱　厚朴二钱　茯苓五钱　青蒿五钱　广皮三钱　杏仁三钱　广滑石一两　茅苍术二钱　通草五钱　薏仁二两　蔻仁一钱　木通三钱　厚附片五钱

五副，服至三副，愈八分。

此湿胜也。太阳化气于表，脾散精于肺，湿在下则寒水受邪，故恶寒、小便少；湿在中则脾不散精，故口渴、不思食；而言语错乱，及昏晕汗出，目胀头痛等症，则天气不降成其始，二便不利成其终。缘二便不利，则浊阴不能下出者，势必上冲，而天气愈不降，壅于头则昏晕、目胀头痛，蒙于心则言语错乱，进于外则汗出也。《至真要大论》曰："湿上甚而热。"《脉要精微论》曰："阴气有余，为多汗、身寒。"此证已热甚于上而口渴矣，其犹未发热者，盖由阳不胜阴，而与伤寒传经，热入阳明即发热、汗出、口渴、不恶寒者异也。

《标本病传论》曰："大小便不利，治其标。"故用茯苓、滑石、通草、苡仁、木通之通窍利水，合杏仁降天气，以下出之水必能上而后能下，阳必能通而后能运。阳不足于中下，则水不升阳；不宣于中上，则水不行。故用附子、干姜暖水土不足之阳。蔻仁、厚朴、广皮、苍术醒土金不宣之阳以输转之，而蔻仁、厚朴、苍术、陈皮等香能逐秽、苦能燥湿、辛能开郁，皆治湿上甚之要药也。至湿上甚而热，则宜青蒿之香苦寒以清之散之。

因于湿胜阳郁，津液不行而口渴者，大都喜热饮；因于伤寒传经，热入阳明而口渴者，大都喜冷饮。此医者所当辨也。夫胃为纳水之器，肺为行水之脏，膀胱为决水之腑。津液不行，口渴引饮，小便不利，则上下皆有蓄水，而胃中尤多。人身气化，气行则水行，水蓄则气滞而生湿热。湿热在上宜通草，在中宜茯苓，在肠胃筋骨宜苡仁，而滑石、木通除利涩结、决水道、化津液、解烦渴外，皆有兼通大便之长，故并用之。

服毕，换方：

生白术八钱　通草三钱　生黄芪五钱　牡蛎八钱　砂仁二钱　生白芍八钱　艾叶二钱　女贞子三钱　茯苓三钱　怀药五钱　寸冬五钱　腹皮三钱

三副。

燥湿利水则伤阴，开郁快气则伤气，且邪之所凑，其气必虚，故后方承前方拨乱反正之余，而用黄芪、白术补土生金以充天气，牡蛎、白芍、女贞、怀药、寸冬和肝肾脾肺之阴以安脏气。通草、茯苓、艾叶、腹皮导湿热、逐寒湿，下气行水，以清余邪。病本于湿，故白术重而黄芪轻；汗出表虚，故不用参而用芪；目为肝窍，目胀则肝气余，故重用白芍；咸能软坚，敛阴则水道虑室，故选用牡蛎；补气者当运胃气，故用砂仁为芪、术之使；敛阴者，当利阴气，故用艾叶为牡、芍之使也。

十五、某之子，发热，眼胀痛，舌黄白色，口渴，不大便，胃上一饼，不食，腰痛。

厚朴二钱　香薷一钱　石膏五钱　沙参五钱　青皮二钱　银花三钱　甘葛二钱
桔梗二钱　独活一钱　木通三钱　茯苓二钱　玄参五钱

三副。

此暑湿也。暑为阳邪，而伤之者，则因人禀强弱，及内伤外感、动静劳逸之殊而有阴阳之别。此证内外皆热，故口渴发热；中下皆实，故不大便，盖阳暑也。暑必挟湿，舌黄白者，暑湿交蒸也；腰痛者，湿着少阴也；眼胀痛，胃痞不食者，浊气在上也。《阴阳应象大论》曰："浊气在上，则生䐜胀。"此证是已。

口渴不大便，则胃热有余，故用石膏。肾藏戊土，胃热有余，则肾水不足，故用玄参。热伤气，银花、沙参清肺益气。外热宜散，湿热宜利，故用香薷、桔梗、甘葛及茯苓、木通等，从上下而分消之。厚朴祛湿散满，青皮破滞削坚，以治目胀胃痞。独活则祛少阴气分之湿，以治腰痛者也。

阳明之脉络目，肝开窍于目。浊气在上而胃痞满及目胀痛者，非独阳明不降也。肝主疏而通大肠，大便结则不能泄于下者，势必逆而壅于所主之窍，故兼用伐肝破积气之青皮以治之也。

十六、某之父，大小便热，肚痛，舌苔厚，作寒冷。

木通三钱　干姜一钱　薄荷八分　青蒿五钱　杏仁二钱　防风三钱　沙参五钱
花粉二钱　砂仁一钱　丁香二钱　香附三钱　车前仁五钱

三副。

此湿郁也。六腑者，传化物而不藏。传化不足滞于内而生热，故大小便热而腹痛。卫阳出于下，以温皮肤分肉，湿为阴邪，阴盛则阳虚，阳虚则阴凑，故恶寒。苔生于湿，湿有微甚则苔有厚薄，湿有寒热则苔有白黄。舌苔厚者，湿上甚也；黄白色者，湿化热也。

治湿上甚以温燥，故用干姜、砂仁、丁香；治湿上甚之热以凉散，故用青蒿、防风、薄荷。而木通、前仁淡以渗湿，则引而竭之于下。肺气足则治节行，故用沙参；肺气降则二便利，故用杏仁、花粉。若香附则以理血气之滞而治腹痛者也。

湿生于中下之阳虚，而逆行为病，则由于牡之气虚，《五常政大论》曰："毋虚虚，毋失正。"凡邪盛而脉不盛者，本有辅正以助驱邪一法，犹之杀贼者必用戈矛，然以授之手足软废之人，则梃杖之弗如矣。肺位至高，有统下、行下之职，湿在下而能上者，肺之治节失也，补之降之则淡渗诸药乃得藉其力以尽其长。此本方用沙参之义也。然用之不当则又犯盛盛助邪之戒，神而明之，存乎其人矣。

湿邪上逆则恶寒，恶寒则阳郁而生热，以至发热，此传变之序也。凡恶寒而不发热者，寒正盛而热已萌也；寒热并见者，热已盛而寒未已也；但发热而不恶寒者，则寒已尽化为热也。此证虽未发热，而阳已郁矣，舌苔白黄而热已见矣，故用青蒿之香苦寒以散之泻之。凡湿逆为病，无不下寒上热，故当治标之时无不清上，而善后之方则无不温下也。

十七、某，心口痛，作寒热，发吐，口渴，不食，不便，腹内响。

茯苓五钱　白术五钱　青蒿二钱　滑石五钱　杏仁三钱　广皮二钱　通草三钱法夏三钱　厚朴八分　苡仁八钱　山楂三钱　蔻仁一钱

三副。服二副，痊愈。

此湿挟食也。胃湿挟食，则传化不行，故心下痛，不食而吐；湿邪上逆，故恶寒；逆则上焦阳郁，内外皆热，故口渴，发热；脾虚不能制水，肺逆不能行水，故腹响不便。

半夏、陈皮、蔻仁、厚朴等辛开苦燥温化，降逆止吐，治中焦以上之湿；白术、苡仁、茯苓、滑石、通草等，或燥土以培之，或开沟以泄之，治中焦以下之湿；用杏仁者，降肺气以通膀胱也；用青蒿者，泄上焦之郁热以退寒热也；用山楂者，健脾气以消宿食也。

此症即医书所谓湿温病也。湿为阴邪，阴甚则阳遏，故初起无不恶寒，郁久则湿随火化而成热，即但热不寒。此症虽发热口渴，而恶寒未罢，乃湿邪化热之初期也。阴邪为病，虽发热口渴，非其本也，不可肆用寒凉，唯宜开郁除湿，佐以清解。湿除则气得施化，津液生而渴自止。至解肌退热，则以内清外散之青蒿为最平稳，若妄用辛温升阳之药，则犯湿邪忌升之戒矣。

十八、朱某，发烧，口不渴，腰痛，周身麻木，肚痛，舌白。

法夏二钱　厚朴二钱　薄荷一钱　枳壳二钱　香附三钱　台乌五钱　白术八钱广皮一钱　紫苏二钱　白芍三钱　沙参五钱　百合五钱　生桑皮二钱　生姜三钱

三副。

此脾湿也。湿为阴邪，与寒同气，寒湿内甚，故舌白不渴。脾主健运，湿则不运，故肚痛。腰为人身之大关节，湿流关节，故腰痛。肺朝百脉，外合皮毛，唯土生金，唯火克金。周身麻木者，土不生金，肺气不行于百脉也。发烧者，火克肺金，热外蒸于皮毛也。《刺志论》曰："气虚身热，得之伤暑。"夫夏至后，暑湿交蒸，故恒合病。以此证论之，气虚身热乃伤暑也。湿症多而暑症少，乃湿为主而暑为从也。

《脏气法时论》曰："脾苦湿，急食苦以燥之。"故用甘苦温之白术燥脾土、祛湿痹为君，火克金则伤气，故用百合、桑皮清金，沙参益气；火克金，土不生金，则金不能制木而木有余，故用白芍平肝，合之乌、附、枳、朴、陈皮疏通内气，苏、薄、生姜宣发外气，则脏气平、内外和，而诸病皆可愈矣。李东垣曰："治湿不利小便，非其治也。"此症之湿，不在三焦水道而在关节经脉，故不利小便，然百合、桑皮清金即以利小便，乃不利之利也。

十九、胡某，周身发痒，时发寒冷，四肢生疮，出黄水。

生黄芪一两　细辛二钱　土茯苓三两　白术五钱　金银花五钱　防风三钱　生地三钱　柴胡二钱　薄荷一钱　生沙参五钱　甘草五钱　紫草三钱　蒲公英引

五副。

此脾湿阳虚也。《刺节真邪》篇曰："虚邪之中人也，洒淅动形，起毫毛而发腠理。""其入深……搏于脉中，则为血闭，不通则为痈。搏于肉，与卫气相搏，阳胜者则为热，阴胜者则为寒，寒则真气去，去则虚，虚则寒；搏于皮肤之间，其气外发，腠理开，毫毛摇，气往来行，则为痒。"《宣明五气》篇曰："脾恶湿。"《五常政大论》曰："湿伤肉。"夫邪之所凑，其气必虚，而为疮为痒，则因邪入浅深而异。淫气者，正虚邪凑，搏于皮肤间所生之郁气也。郁者，思达而不能达，则往来行于皮肤之间而不已。其发痒之时，即淫气往来不已之时也，此邪入之浅者也。四肢生疮出黄水者，正虚邪凑，搏于脉中，阳胜者则血涩热聚而为痈肿，湿胜者则血涩热聚而为黄水疮，此邪入之较深也。其发于四肢者，四肢属脾，脾湿阳虚，则四肢受邪甚也。时发寒冷者，正虚邪凑，则阴胜者为寒，而洒淅动形也。

《经脉别论》曰："脾为胃散精归肺。"又曰："肺朝百脉，输精于皮毛。"《决气》篇曰："上焦开发，宣五谷味，熏肤充身泽毛，若雾露之溉，是谓气。"夫皮肤在外，而能润泽者，上焦开发之功也。脾湿阳虚，水谷之气与湿合化，淫于四肢而为黄水，则归肺者少，而输于皮毛者亦少，少则皮肤干燥。

阳虚于内，寒留于外，邪正相搏，则肺气外输之路室而皮肤不通，不通则生燥热，是故皮肤干燥未必发痒。至若干燥不通，郁者思达而不能达，则未有不发痒者矣。

脾湿阳虚，内则湿郁为热，淫于四肢而为黄水疮；外则寒气留于皮肤而恶寒，又与卫气相搏而发痒，故用黄芪、参、草补脾阳之虚。土茯苓去脾湿之盛为主，芪、术、参、草皆能补中益气，上归于肺，黄芪则又由肺而表，以温分肉。唯腠理不开、寒郁水结则非黄芪之甘温所能代，故必与细辛之辛相辅而行。则肺气与皮毛通达无间，匪唯皮肤阳和而不恶寒，润泽而不发痒，即黄腐之水亦与正同化而为云为雨矣。血不涩则热不聚，热不聚则不成疮，故用银花、蒲公英清气分，生地、紫草清血分。《阴阳应象大论》曰："风胜湿。"《宝命全角》篇曰："土得木而达。"故又用防风、薄荷祛风胜湿，柴胡疏肝培土也。

疮症有阴阳之分，脓血稠粘者为阳证，脓水清稀者为阴证。黄水疮，黄为湿郁之色，虽不无郁热，而水总为阴象。《脏气法时论》曰："肾恶燥，急食辛以润之。"开腠理，致津液，通气也。夫腠理为致津液之道，细辛为开腠理、致津液、通气行水专药。此症水不输于外而郁为瘙痒，水不化于内而郁为黄水，除脾湿阳虚为病本外，其标则腠理不通、水道郁滞也，舍细辛孰能通之行之乎？

肝脾皆主升阳，有脾阳虚而肝阳强者，则脾愈陷而肝愈升，治宜补土平肝；有肝脾之阳俱虚而陷，则同陷者，治宜补土疏肝，此症是也。江浙诸医，狃于湿邪忌升之说，而不用柴胡。抑知湿淫于内而肝脾同陷者，非肝脾之阳俱升，则土不得木之达，而湿难去乎？此症时发寒冷，固由上焦阳虚，寒留于外，而上焦之阳所以虚者，即肝脾之阳俱陷而不升也。

女科类

二十、某之室，呕吐不止，身有孕。

寸冬三钱　茯苓三钱　干姜八钱　陈皮三钱　法夏（姜汁炒）五钱　沙参三两　木通二钱　白芍三钱　生姜三片　灯心三钱　艾叶一钱　白术五钱

三副。

此恶阻也。原批云：参补中气，法夏和胃，姜暖土，有益无弊。有寒则逆，有热亦逆，逆则呕吐作矣。谨按：《千金方》论曰："妊娠恶阻者，由经血既闭，水渍于脏，脏气不宣通，故气逆而呕吐也。"夫经闭于下，则气逆于上，而呕吐固已。然云有寒则逆，有热亦逆，寒热既异矣，而皆治之以温燥者何哉？盖无论寒逆、热逆，俱为火不生土，而火之所以不生土，则有不足与不降之殊。火不降者，谓之热逆，中焦虽寒，上必有热；火不足者，谓之寒逆，则中寒而上不必有热也。中寒既同，则以温治寒，宁有异哉？

妊娠一二两月，足厥阴、少阳脉养胎。夫厥阴少阳属木，木为生生之气，人身所谓阳气也、元气也、胃气也，皆木气之化分，同源而异流也。一二两月木既养胎，则生生之气钟于胎者多，而钟于土者寡矣，此寒逆之由也。又水者木之母，胎既日食木气以养，则木必日食母气以舒。苟一旦肾水不足，则木不平而火不降，木不平则克土而中虚，火不降则刑金而中寒，此热逆之由也。《至真要大论》曰："身半以上，天气主之。"夫积阳为天，胃逆则心火不降，即寒逆亦足以生热，况热逆哉！特其源不同，故治法略异耳。

《金匮要略》干姜人参半夏丸，治妊娠中虚而心下有寒饮、呕吐不止之方。夫中虚宜温补，寒饮宜温燥，理中、二陈适中肯綮。仲景立法，但挈其纲，而举一反三，则在医者之临症变通矣。此方理中二陈全用无遗，而白芍则平木以安中气，艾叶则温经以利阴气，寸冬、灯心、木通则清心肺之热，以降天气而行胃者也。

考《千金》《外台》治恶阻等方，皆不出仲景温中化痰范围，而半夏茯苓汤之用白芍、地黄，茯苓丸之用桂心、枳实、青竹茹，及橘皮汤之用竹茹、厚朴，则活法在人，期于至当也。又妊娠养胎诸方，用当归者颇多，而恶阻方，则无用者。唯傅青主顺肝益气汤，当归倍于熟地为独异。夫曰顺肝者，即肾水不足以生术，以致木不平而吐逆，故用熟地补水以生之，俾复其平也。当归虽润，究非入肾补水之药，似不宜过重，而运胃之药仅砂仁、神曲各一钱，陈皮三分，亦嫌太少。青主此方，似不无斟酌之余地矣。

二十一、某之室，产后三四月，阴户不闭。

厚附片五钱　艾叶二钱　当归八钱　洋参五钱　白术五钱　熟地八钱　沙参三两
上桂（去粗皮）三钱　生黄芪二两　柏子仁三钱　甘草二钱　圆肉三钱　生姜五钱

五副。

此门户不要也。《脉要精微论》以门户不要为内不守之死证，此则由产时努力太过，产后血气大虚，遂致开者不能复阖。虽形同门户不要，而无遗、泄、崩、带、下脱等情，其非内不守可知也。

《脏气法时论》曰："肺欲收。"《五脏生成》篇曰："诸气皆属于肺。"又曰："足受血而能步，掌受血而能握，指受血而能摄。"以此为衡，则阴门之开而不阖者，气血虚而收摄废也。肾为胃关而主下，补气生血，补金生水，则肾受荫而开者自阖矣。夫气生于中焦脾胃，而下焦阴中之阳实为生气之源，故用附、桂、芪、术、二参、甘草等补火生土、补土生金以充之；血生于滋润之气，而不生于干燥之气，故分别配以熟地、当归、圆肉、柏广之润以为汁。下焦之阴阳得配则水升，上焦之阴阳得配则火降，中焦之阴阳得配则健运不息，而为水升火降之枢纽。此本天地之化机，亦即人身之妙用。善补虚者，复此妙用而已。生姜宣阳气于上，艾叶利阴气于下，俾经脉常通，以匀血气者也。

当归为胎前产后活血润燥要药，此方用之，原无深意。若柏仁清心，以媾金木之气；圆肉养血，以畅心脾之神，乃气化要者，不可不知。《阴阳应象大论》曰："心生血，血生脾。"夫人身神为气之主，而气又为血之主。心生血者，火金一气之效也；血生脾者，火土一气之效也。苟知燥而不知润，则补子者反以泻母，燥土者反以伤血。诸血皆属于心，血伤则不唯火土之气不和，而火金及金木之气皆不和矣。故欲补气以生血者，必使心神和悦，然后营出中焦，其源乃裕也。

凡阴阳不和之病，或阴不平而阳不密，或水不升而火不降，无不病情杂乱。此证之虚可谓甚矣，却无杂乱之象，故仅按人身阴阳互根气化流行之常，及《五常政大论》下病上取之法以为治，而泻实就虚、平肝调气、敛阴秘阳之法不与焉。有肝火下迫、阴户肿胀、焮痛不闭而宜清者，则非此证矣。

二十二、钟某之室，产后发烧、作冷，咳嗽，胃不利，头痛，已十余日。

玄胡二钱　黑豆二两　薄荷二钱　生黄芪八钱　百部三钱　白芍五钱　香附三钱　白术五钱　焦荆芥一钱　甘葛二钱　艾叶五钱　桂枝三钱　生姜五钱

五副。

此产后风也。《经脉》篇曰："足太阳膀胱之脉，起于目内眦，上额交巅。"《脉要精微论》曰："风成为寒热。"《营卫生会》篇曰："谷入于胃，以传于肺。"《五脏别论》曰："食下，则肠实而胃虚。"《咳论》曰："肺合皮毛。"《脏气法时论》曰："肺苦气上逆。"头痛发烧作冷者，太阳中风也；胃不利者，脾不能为胃行气也；咳嗽上气者，正虚于内，邪合于外也。《金匮要略·妇人产后病脉证治》篇曰："新产血虚，多汗出，喜中风。"又曰："产后风缓续数十日不解，头微痛，恶寒，时时有热，心下闷，干呕，汗出。虽久，阳旦证续在耳，可与阳旦汤。"按《伤寒论》胃痞无实证，心烦则多热，生姜、半夏、甘草诸泻心汤所主之证皆寒热并用者，心烦与胃痞并见也。此证则心下如故，唯胃不利，其水火犹调可知也。

太阳中风，桂、姜祛风外出，白芍和营内守，此仲景法也。黄芪、白术、甘葛补脾，为胃行气以传于肺。薄荷、百部抑肺盛，降肺逆以交于土。人身健运在中，凡外感而兼内伤者，必补中益气，以为托邪之本，而后驱邪。诸药乃得藉其力以奏功，否则盛盛虚虚，必有一失，非其治矣。产后败血未净，宜香附、玄胡；血虚生风，宜焦芥；下脉虚，阴气不利，宜艾叶；阴气虚，冲逆易起，宜黑豆。夫辛甘无降，而产妇则下虚忌升，当此必用辛甘之时，故重用黑豆以镇肾也。

二十三、钟某之室，产后头项强痛，面红一瞬即角弓反张。

厚附片五钱　甘葛三钱　防风五钱　桂枝五钱　沙参一两　法夏（姜汁炒）二钱　桔梗二钱　甘草三钱　生姜二两　大枣八枚　元胡一钱　竹心三十根

三副。

此风痉也。原批云：竹心主风痉，甘葛主刚痉，桂枝主柔痉，生姜散风邪，桔梗除风痹，辛以散之；又佐以参生液养筋，附片补火制水，合甘、枣调剂经脉，全方发中有补，为产后中风大剂。谨按《金匮要略·妇人产后病脉证治》篇曰："妇人产后中风，发热，面正赤，喘而头痛，竹叶汤主之。"证方互较，则此方实为竹叶汤全方加玄胡，以竹心易竹叶，而证则多角弓反张耳。夫角弓反张者，筋脉拘急之痉病也，产后血亡于内，风中于外，因而致痉者，不分刚柔之风痉也。竹叶汤证虽未角弓反张，然发热面赤已启其端，履霜则坚冰至矣。《热病》篇曰："风痉，身反折。"《经筋》篇曰："足太阳之筋病，脊反折，项筋急；足少阴之筋病，在外者不能俯。"夫太阳与少阴为表里，少阴之外即太阳也。产后中风，角弓反张者，足太阳之筋急也。《经脉》篇曰："足太阳主筋所生病。"《灵兰秘典论》曰："膀胱者，州都之官，津液藏焉。"足太阳之筋急者，膀胱之津液不用也。《厥论》曰："阳明之厥，面赤而热。"《六节脏象论》曰："心者，生之本，其华在面。"又曰："肾者主蛰，封藏之本。"《经脉别论》曰："脉气流经，经气归于肺。"产后中风面红者，不秘之阳随阳明少阴之厥气上冲也；面红一瞬即角弓反张者，厥气上冲，肺之治节不行也，追冲气平，肺气降，则复如故矣。

方用桂、葛、防、姜散外邪，桔梗开肺窍，法夏降阳明，竹心清少阴以治标；参、附返固元气，甘、枣调剂经脉以治本。病为邪实正虚，方则发中有补，犹之执戈御盗，必强有力者为之，乃克有济。诸辛散药皆逐邪之戈，诸固本药则执戈者也。原批云：竹心主风痉者，清热散风以平冲气，益阴除烦以安元气也。甘葛主刚痉者，驱阳明之邪，而起脾肾之阴气也。桂枝主柔痉者，驱太阳之邪，而行膀胱之津液也。桔梗除风痹者，通上以利下，畅阳以舒阴也。沙参生液养筋者，金生水，水生木也。附子补火制水者，阳回则阴回，龙潜则水静也。

或问《生气通天论》言"阳气者，柔则养筋"，何谓也？盖水冰地坼，阴老则刚；草媚花娇，阳少则柔。非阳必刚而阴必柔也。人身阳藏于阴，阴从阳化则发为少火之气以奉生，而肝先受之，肝主筋，养肝即养筋也。不藏则出渊泉而为壮火，未有不灼血伤筋者矣。推而论之，肾藏精，膀胱藏津液，皆不离渊泉之阳默主其间，以为濡润之本，否则阴为老阴，冰坼堪虞，何能起蛰为云以交于天？此上热之所以必清、下寒之所以必温也！

《金匮要略·痉湿暍病脉症治》篇以无汗反恶寒，有汗不恶寒，分刚痉、柔痉。以病者身热，足寒，颈项强急，恶寒，头热，面赤、目赤，暨头动摇，卒口噤，背反张，描痉之状；以误汗、误下溯痉之源；以紧如弦，直上下行，或沉迟弦细揭痉之脉，提要钩玄可谓尽矣。独治痉三方，不无未周之处。夫沉迟者，脾湿阳虚之脉也；桂枝汤者，太阳病中风，发热、汗出、脉浮之方也。加栝蒌即以治太阳病身体强几几，然脉反沉迟之柔痉，而置脾湿阳虚于不顾，非治法也。葛根汤则为治太阳阳明风寒两伤，发为刚痉之方，而误汗、误下不中与也。大承气汤则为治热入阳明，发为阳痉之方，而阴痉不中与也。治痉之方，毕于此矣。得毋谓痉病之邪不出风寒燥湿，痉病之经不出三阴三阳，寒热虚实、温凉补泻已详论中，故于此篇但挈其纲，以资隅反欤？不然何既以之名篇，而治法乃寥寥无几也。常谓读古人书者，当观其会通，而后可以御万变不穷之病，苟不知竹叶汤之外散内补、上清下温为治虚实寒热杂合成痉之方，即为此篇病源病状等论之金针暗度，未有不茫然罔适者矣。王海藏立白术汤，上解三阳，下安太阴，以代桂枝汤治太阳病中风而有湿者神效，亦治柔痉，其余阴痉阳痉均各有方，实仲景之功臣也。

二十四、某之媳，产后败血流注经络，结成肿块，疼痛难忍。

生地五钱　当归（酒洗）一两五钱　川芎二钱　赤芍三钱　陈皮一钱　紫苏一钱　丹皮三钱　枳壳八分　红花一钱　怀药八钱　牛膝三钱　独活一钱　香附三钱

三副。

此败血留滞也。产后败血未净，阻于经络，则新血不行，故结成肿块，愈结愈固，则血中之气不通，故疼痛难忍。《举痛论》曰："经脉流行不止，环周不休，寒气入经而稽迟，涩而不行。客于脉外则血少，客于脉中则气不通，故卒然而痛。"夫血行脉小，寒为收气，故血遇寒则涩。此症虽非寒气入经，然产后败血之所以不净，亦由收气较胜，当下之血未能尽下，故有是果。《六元正纪大论》曰："不远寒则寒至。"殆临产时，将护未周，温气微有不足之所致欤。

血寒则滞，故治以当归、川芎、红花之散寒活血、开郁行气。血瘀则热，故治以赤芍、丹皮之通经泻热、凉血清火。血结则痛，故治以牛膝之破结止痛。血热则阴虚，故治以生地之凉血补阴。阴生于阳，故用紫苏、独活以通阳。血随气行，故用陈皮、枳壳以理气。《痹论》曰："阴气者，静则神藏，燥则消亡。"此症疼痛难忍，阴气之不静甚矣，故重用怀药敛己土之阴，以静守之。

治病无定法，各随其阴阳气血之偏而已。此症饮食如故，脾肺肾无不足之象，故不兼顾。

二十五、某之妇，产后七八日，忽腹胀、乳肿，不食。

生黄芪五钱　黑大豆二两　生甘草八钱　全当归三两　元胡一钱　熟地五钱
良姜一钱　洋参三钱　干姜八钱　巴戟二钱　生艾叶三钱　甜酒一杯　童便三杯冲服

五副。二副肿胀皆消，服毕愈。

此虚寒胀也。《五脏生成》篇曰：腹满腹胀，过在足太阴阳明，盖人身脾胃居中，气化所出，未有中能运化而腹胀者，此《伤寒论》所以列腹满于太阴病提纲中也。此症之虚为产后所固有，然亦不无寒也。《六元正纪大论》曰："不远寒则寒至，寒至则坚否腹满。"《经脉》篇曰："阳明之脉，从缺盆下乳。"胃中寒则胀满，太阴之脉入腹，是病则腹胀食不下。《异法方宜论》曰："脏寒生胀满。"《伤寒论》曰："阳明病不能食，名中寒。"据上以观此症，腹胀不食乃寒在脾胃，其乳肿则为寒在阳明之经，而不独虚也明矣。

伤寒有内外之分，腹满不食，内伤寒也。产后百脉空虚，败血未净，其腹满不食，固与《伤寒论》太阴病无殊。而气血两虚，血燥血涩，则唯产妇为甚，乃同中之异也。

参、芪、归、地、甘草补气血，以治产后之虚。干姜、良姜暖脾胃，以逐内伤之寒。而寒客血涩，则非当归莫属，故独重用。然血虚则干燥而急，寒盛则收引而急，当归能散寒润燥，活血行血，而缓急则非所长，故除用之为君外，并重用甘草为臣，安中缓急，以补其阙。《厥论》曰："阴气盛于上则下虚，下虚则腹胀满。"兹既胃寒于中，又当产后营血大损，冲任督带皆失所司之候。其下焦阴邪未有不厥而上者，故重用黑豆镇肾逆，巴戟、艾叶温之散之，以平为期。夫阴在内，阳之守也，常人内守不足则补而敛之，在产妇则离经之败血非去不可，故易收敛为镇摄，而以黑豆为要药。若玄胡之活血利气，甜酒之通阳达络，童便之导血行瘀，参、芪得之则补者、通者各行其是，而无固邪之弊矣。

虚胀宜补，实胀宜攻，寒胀宜温，热胀宜凉，乃定法也。此症腹胀由于虚与寒，故以温补为治。医书有云：胀不受补，及甘能益满者，乃指热、实两胀而言，非中虚也。若中虚作胀，用甘温补之则气归元而胀自已。故《别录》甄权并云：甘能除满，合之参、芪，其效愈大，洵不诬也。

二十六、张某之室，年二十余，临产十分危，三四日产不下。

当归八钱　川芎一钱　急性子一两　生黄芪一两　沙参八钱　艾叶三钱　官桂三钱　龟板五钱　香附三钱　牛膝四钱　桑寄生五钱

三副。一副平安。

此难产也。治难产法，补血以资滑利，补气以资运行；阳虚则补气补血而助之以辛热，阴虚则补气补血而和之以甘寒。此大要也。其次则利血气、开关窍，以畅其机而为之助。

参、芪、当归大补气血为君，盖非水无以载舟，亦非水无以行舟也。龟板滋阴益血，治当开不开，急性子软坚透骨而性急，牛膝散结滑窍而下行，皆治难产之药也。四味中，急性子、牛膝催生之力大，龟板、寄生则以补为通，行中有守，分之各有妙义，合之皆不可少也，临症时斟酌用之为要。

香附、川芎疏郁滞，以利血气，理自寻常；艾叶、官桂逐寒湿，以利血气，义颇精深。盖血脉得阳则开，运行尤速，况产妇临盆时，下衣单薄，外寒易侵，侵则血脉收缩，又为必然之势乎。

桑寄生益血安胎，安其母也，母安则胎安也。兹用于难产者，母安则胎易下，不催生之催生也。

二十七、某之室，产后三四日，精神恍惚，语言错乱。

生洋参三钱　菖蒲八分　枣仁五钱　生北芪二两　熟地五钱　元胡一钱　干姜三钱　荆芥二钱　生地三钱　枣皮二钱　怀药三钱　桂枝一钱　朱砂（冲）三钱

三副。

此神不守也。神者，气血之主；气血者，神所凭依。产后三四日，精神恍惚，语言错乱者，此数日内气随血脱，气血两虚，神失所丽也。《脉要精微论》曰："衣被不敛，言语善恶，不避亲疏者，此神明之乱也。"夫病不在肌肉经脉筋骨，而在神明，去生近矣。然有虚实之分，《至真要大论》曰"诸躁狂越，皆属于火"，乃邪盛也；《刺法论》曰"人虚则神游失守位"，乃为不足，如此症是已。

气血虚，不足以载神，而神失守，此病之所以不在肌肉经脉筋骨，而无定位也。然病虽无定位，而培养气血则有常经。人以中气为主，中气旺则上荣华盖而生血，下摄冲任而统血，故重用黄芪，而辅之以洋参，唯气虚则寒，必得干姜之温运，清阳乃升。血虚则躁，必得二地之润下，阴精乃奉。再得枣仁之敛气归神，朱砂之辟邪安神，则气血复而神明亦复矣。内蕴之气宜守，故用怀药、枣皮以守之；周流之气宜通，故用荆芥、桂枝、元胡、菖蒲以通之。

肝为风木之脏而藏血，血不足则生风，风气不能外泄，则壅于经脉，妨害气血之流行。二地、枣皮补水敛阴，息风之本，必得荆芥、桂枝疏肝泻肺，散风之标，以及玄胡活血利气，菖蒲开窍宣气，乃无挂漏，否则补而不通，未有不壅滞为患者也。

心肝为木火之脏，二脏血虚，必有化热之气。脾胃宜温，气虚则脾胃必有化寒之气。生地治心肝血虚所化之热，干姜治气虚所化之寒，熟地则补水而不清热，故有热者不可独用也。

《本脏》篇曰："人之血气精神者，所以奉生而周于性命者也。"夫以血气与精神并称，其相关并重可知。然由血气暴夺以致精神恍惚者可治，由精神内伤以致血气衰败者不可治。盖唯骤虚者可以骤复，若久病臻此，则本伐根坏，虽有智者，亦未如之何也已矣。

二十八、韩某之媳，产后昏迷，不省人事，发寒热，不举动。

黑豆二两　玄胡二钱　生黄芪三两　薄荷一钱　防风五钱　桂枝三钱　当归三钱　芥花（炒焦）三钱　制附片五钱　官桂三钱　香附三钱　沙参八钱

五副。

此阳虚血晕也。心藏神以率血气，血气奉生以载神，恒相倚也。《八正神明论》曰："恤气者，人之神。"是血气存而神即存也。《五脏生成》篇曰："足受血而能步，掌受血而能握，指受血而能摄。"是血气至而神即至也。产后昏迷不醒，医书谓之血晕，是血气去而神亦去也。然血晕有虚实之分，下血少，心下满急胀痛而晕者为实，否则为虚。医书有分产后昏迷为血晕与气脱二症者，实则气脱，即虚晕也。而虚晕又有阴阳之异，其素禀阴虚者，因亡血而阴愈虚，必气升息粗，而极于上脱；其素禀阳虚者，因亡血阳愈虚，必气陷息微，而极于下脱。此症气息谨属①，而无躁急烦乱之隋，盖阳虚气陷之血晕也。

阳虚则恶寒，阳陷于阴则发热，此劳倦内伤之常也。凡无外感而发热者，谓之阴虚；恶寒者，谓之阴盛；或精神短少而发热恶寒者，谓之阳虚气陷；有气血两虚，而乍寒乍热者，仍以气虚为主，不出内伤范围也。《经》曰：脾病则四肢不用。此症气息谨属，四肢不用而发寒热，其得之产中劳倦也，何疑哉？

血脱益气，陷者举之，故用黄芪重于沙参，大补中气以资升举为君，中气升则阳位于上，阴利于下，而寒热自已。然卫出下焦，下焦无阳，犹之釜底无火，气何以生？故气虚之极者，必用附、桂温蒸于下，乃克生土以生金也。昏迷不动，神机息减，非一补可以奏功。《经》曰："逸者行之。"故用桂枝、防风，佐参、芪升阳举陷，并行参、芪之力于经脉四肢筋骨，以复其屈伸转动之力。当归、芥花则温散血气之寒，香附、玄胡则疏利血气之滞，合之薄荷上通，黑豆下镇，共成升阳举陷、复气、复血、复神之功。夫补火而并用温血之热剂，行血而多用理血之通剂者，盖寒盛则血凝涩而脉不通，脉不通则血不复，非参、芪补血之母，遂并血脉之不通者而悉通之也。然唯骤虚者，方可骤复血气以复其神，若久病衰弱，则为积渐之势，非此法所宜矣。

血生于气，亦复于气。产后血脱，故宜重用甘温复气以复血。然五脏者，藏精气而不泻，而肾又为封藏之本。当此五脏不藏、百脉皆窄、客气易逆、败血未净之时，精气宜敛而败血堪虞，脾陷宜升而肾虚可畏，若不有以节制之，何以用其长而补其短乎？唯黑豆镇肾宁志而不升，活血通脉而不敛，参、芪得之，则犹纸鸢之有系，陷者举而虚者不被劫矣。

前方服毕，好一半有余，再方：

洋参二钱　柴胡二钱　木通三钱　腹皮三钱　薄荷八分　沙参三两　箭芪五钱　吴萸二钱　甘葛一钱　生地三钱　干姜五钱　黑豆八钱

三副。如畏风加：防风二钱　生姜三钱　白芍三钱

肝脾皆主升，脾陷肝亦陷。前方肾失封藏，根荄②不固，故本后天以脾胃为重之义，先升举脾陷，俾得居中主持，并重用黑豆以为之系，而升肝尚有

---

① 气息谨属　气息微弱，若有若无。

② 根荄　比喻事物的根本，根源。《旧唐书·元稹白居易传论》："臣观元之制策，白之奏议，极文章之壶奥，尽治乱之根荄。"

所待，故未能痊愈也。夫下焦为阴，而阴中有阳，故能协阴上升而生气；上焦为阳，而阳中有阴，故能协阳下降而生血。前方重在升阳举陷，俾地气上为云，故黄芪重于沙参，且扬之以桂、防，蒸之以附、桂，以期其必升。后方则重在补气生血，故沙参重于黄芪，且降之以腹毛，濡之以生地，以期其必降。沙参补五脏之阴，再本阳生则阴长之义，而佐以洋参，其效尤速。人身不外阴阳升降，凡欲升而生阳者，制方宜升多降少，且必酌补其阴中之阳以逆鼓之，此前方之所以用附、桂而不用生地也。欲降而生阴者，制方宜降多升少，且必酌补其阳中之阴以利导之，此后方之所以用生地而不用附、桂也。薄、葛少用之义已明，不赘。若木通则用以导赤通窍，黑豆仍用以补水镇肾，唯因情势之缓急，而异其轻重而已。

生气长于肝，藏于肾，而为命门火。命火蕴于下，则氤氲发于上，而为少阳气，布护周身，温养百骸，莫贵于此。肝陷则命火被填，而氤氲不发，故有寒热往来之证，此赵氏《医贯》用柴胡升木培土之说所由选也。夫下焦之阳，舒则阴与之俱化，而为平气；郁则阴与之俱郁而不化，而为寒热相争。虽与脾陷同因，而施治则异，故用柴胡升肝达其下郁之阳，吴萸入肝化其不化之阴，至由郁而生之热，则有生地、黑豆补水以胜之，以治前方未治之寒热。而仓廪之官，五味所出，乃火生土之功，非脾胃之能事也。氤氲不发于渊泉，则火不生土而健运弱，前已治本而用附、桂，此则治标而用干姜，亦先后之序也。阳受气于上焦，以温皮肤分肉，如恶风则上焦开发之力犹未逮也，故宜防风、生姜以宣之。然卫气固宜达于皮毛，而营气则宜保于脉中，故并用白芍以敛之。天地之道，一阖一辟，人身亦犹是也。

二十九、黄某妇，年三十三岁，产后三日，牙关紧，卧床不动，只一点气，小肠脱出五六寸长。

枣皮三钱　云苓三钱　干姜五钱　防风三钱　生鹿角一两　丹皮一钱　制附片八钱　熟地三钱　泽泻二钱　怀药五钱　薄荷一钱

三副服毕，好三四分。

此下脱上闭也。唇口、齿龈、四肢皆属脾胃，骨属肾，其开阖屈伸转动之能力与生俱来，无待于外也。耳下颊车属阳明，而司咀嚼运动，产后风寒乘之，则筋急缩，故牙关紧。阳在外，阴之使也，脾阳虚则四肢无所禀，故手足无力。肾阳虚则骨惫，故行动维艰。凡病阴虚者，无不气升息粗，此则阳虚气夺，故息微也。产后气随血脱，有形之小肠又随无形之气脱而脱，似无足怪。唯下焦开阖，肾实司之，今若此，其伎巧安在乎？

肾阳虚，六味地黄汤合附子，从水中以补之，阳得阴为之守，则蛰藏于下，而行其伎巧矣。鹿角入下焦，逆行举陷，逐邪恶气留血在阴中以通神明，不仅治肾阳虚也。下虽脱而上则闭，尚不宜甘温之固，故仅用干姜之辛开，以暖土而运其阳。防、薄之升散，以上通而启其闭。有谓微阳欲绝，生死关头，唯有陡进附子、干姜挽回垂绝之阳，庶足功再造者，是拘于中寒之说而未达也。夫中寒者，阳气闭塞，阴气冒明，故宜姜、附之辛热，以驱阴而救阳，不欲其有制也。产后百脉空虚，阴阳皆微，姜、附能扶阳，不能扶阴，何可独任？况小肠脱出，内守有硕果之虞；牙关紧急，参、芪无可用之势，安可舍六味之生精血、秘精气，与附子并用，而定其水火之总根乎？根定则生气来聚，自无而有，万物皆然。似此回天手段，施之于血气骤虚，岌岌可危之时，其价值岂度量权衡所可计哉？

又方：

生黄芪八钱　首乌五钱　洋参三钱　枣皮五钱　牡蛎五钱　荆芥一钱　甘葛二钱
官桂三钱　上桂（去粗皮）三钱　玄胡二钱　黑豆三两　当归二钱　生姜五钱

五副。

地无凭也，天以大气举之，肺在人身，与天同体同用者也。小肠脱出，但有收纳而无升举，法未备也，此用参、芪之义一也；产后营血大损，急宜补救，唯血不自生，须得生阳气之药乃生，非当归遂能生血也，此用参、芪之义二也；阳虚则外寒，宜益气药从上焦开发，以温皮肤分肉，此用参、芪之义三也。前方之所以不用者，因牙关紧而上宜开也。

阳浮而烦扰不安者，宜桂、附以回之，治在肝肾；阳虚而厥冷、嗜卧者，宜姜、附以温之，治在脾肾。此证息微气静，乃阳虚，而非阳浮，无须肉桂之平肝引火也。然阴盛生内寒，寒则血脉凝滞而营不和，卫先营后，故前方干姜、附子，但和卫而不和营；后方二桂、归、胡，但和营而不和卫，此其序也。亦有命火虚衰，并用附、桂以补之者，乃阳虚之极，合群力以为功也。

荆芥、甘葛、生姜诸味，能开发上焦，行阳气于经脉、皮毛、肌肉，盖参、芪之使也。若补而不行，则壅滞为患矣，何以成雾露之溉乎。

求木之长者，必固其根本；欲流之远者，必浚其泉源。人身之有肝肾，犹木之有根，泉之有源也。此方补中固表、举陷和营，结构可谓伟矣。乃吃紧关头，不在黄芪、洋参之升补，而在乌、萸、牡、豆之敛固，孙真人补脾不如补肾之说，岂徒然哉？盖先天为后天之母，肝肾为脾胃之母，人身气血水火不尽由脾胃生，若执谓脾胃能生万物，则生脾胃者又何物耶？此肝肾所以为要，而遇下元虚脱之症为尤要也。观前方用药，独重下元，其义已着。

假此方有敛固而无升补，其失不过挂漏而已；若有升补而无敛固，初定之局，不胜动荡，一旦根本摇曳，并后天之母而摔置之，其害可胜道哉？故此方之妙，不在参、芪之升补，而在乌、萸、牡、豆之敛固，两者相辅而行，各效其用，则举者举，而固者固矣。

黑大豆镇火而制脚气之冲，补水而息风气之扰，活血而解血中之毒，最宜于产后诸疾。

服前方四副，病好九分，唯头昏晕，怕风，足杆痛。又方：

白术三钱　艾叶五钱　姜黄一钱　牡蛎五钱　广玄参三钱　砂仁三钱　防风三钱　独活一钱　杜仲五钱　干姜三钱　黑豆五钱　腹皮三钱

阳邪在上则昏晕，阴邪在下则痛痹，伤风者恶风，正虚者亦恶风，此则正虚也。虽然此，两邪胡为而至哉？《经》曰："邪之所凑，其气必虚。"当大病时，由肝肾之阴不足而生者，则上亲而为阳邪；由脾胃之阳不足而生者，则下亲而为阴邪。尔时正衰邪盛，故无争无苦也。兹则正气渐复，邪未尽去，邪正相争，故上昏晕而下痛痹也。

黑豆、玄、牡补水生木，息风气之本；防风养血荣筋，散风气之标，以治头昏。姜、砂、术、杜暖水温土，祛寒湿之本；艾叶、独活和血行气，逐寒湿之标，以治痹痛。夫治病而不知去邪，非法也；去邪而不及邪之所由生，亦非法也。若腹皮、姜黄则为理气导滞，宣布中宫气化之用，职分虽卑，曷可少哉？

三十、曾某之室，乳肿不通，无乳，寒热均作，牙龈肿。

银花一两　蒲公英八钱　生地三钱　生首乌八钱　生白芍五钱　通草三钱　白芷二钱　香附三钱　干姜三钱　黄芩一钱　薄荷二钱　栀子三钱　生姜二钱

三副。一副即愈。

此乳痈也。乳房与牙龈属阳明，乳头属厥阴，二经之气血郁，故二经之属，肿而不通。寒闭于外，热生于内，故作寒热。凡痈肿莫不由风寒壅遏，血凝气滞，热聚肉腐而成。而性情嗜好之偏，以致气血不和，内窍不启，风寒易袭，又其主因也。《刺节》篇曰："虚邪中人，搏于脉中，血涩不行，发为痈肿。"此外因也。《生气通天论》曰："营气不从，逆于肉理，乃生痈肿。"则不尽外因矣。此症热已聚，而肉未腐，急治之，犹可消患吊蛤萌也。

阳明之气血不通于乳房与牙龈，而为痈肿，其害犹轻；厥阴之气血不通于乳窍而内变，其害则大。盖木之性喜畅恶郁，郁则无不鼓动以逞者。《六微旨大论》曰："成败倚伏生乎动，动而不已，则变作矣。"诚可惧也。唯白芍能泻肝阳之有余，以治其鼓动之标；唯首乌能补肝阴之不足，以治其鼓动之本，鼓动已则血气平，而正气不至与邪同化矣。

《别录》载：何首乌外主瘰疬消痈肿，内长筋骨益精髓。故昔人解其能为阳之开而治气血之结，又能为阴之阖而治气血之劣。言虽是，而尚有当申补者，盖首乌苦涩之性，禀柔静之德，故有是效耳。夫人心唯危，易动难静，肝为之母，如响应声，故心有一念之不平，而肝气即随之浮动，则窍开而邪入。不平则气拂而血壅，养生家惩忿窒欲，以保其元气，明于此也。夫静而行仁者，肝之先天也；刚而喜动者，肝之后天也，未有肝气和而周身之气血不和者。何首乌入肝，柔以济刚，静以制动，以复其先天，则凡因气血浮动不平而生之疾，自可随气血之平静而复其初，非首乌博赅众长而能行气血之结也。《至真要大论》曰："阴阳之气，清静则生化。"首乌之能长筋骨、益精髓者，乃肝肾由清净而自行生化之功，非首乌之能锐于补也，是则首乌之消痈肿，乃在内安其本，不在外攘其标，而寒热之偏与气血之结，势必有待于他山之助也审矣。

金银花、蒲公英清热散结，为解疮毒、消乳痈圣药，均宜重用。唯心恶热，唯火克金，栀、芩泻心肺气分之热，生地清心肝血分之热。唯阳宜通，唯表宜和，白芷、薄荷开泄肌表，生姜、干姜宣通肺胃，合之香附理气血，通草通乳汁，共成治平之功。此皆首乌所不能治，而必集众长以为力者也。

五脏之情，中上宜清，中下宜温。诸凉药可以泻心肺之热者，即可以伤脾胃之阳，故用能通能守之干姜，以为反佐，而资健运。盖阴之不可无阳，犹阳之不可无阴也。

病有宜热而佐之以寒者，保中上之清肃也；有宜寒而佐之以热者，保中下之氤氲也；有宜升而佐之以降者，降浊以镇下也；有宜降而佐之以升者，升清以清上也；有宜阖而佐之以阖者，阴宜守也；有宜阖而佐之以开者，阳宜通也，此皆"从者反治"之义也。

三十一、某之妇，精神少，小便无度，白带、经水不调。

熟地一两　生北芪八钱　白术八钱　厚附片八钱　当归五钱　茯神三钱　枣仁五钱　杜仲八钱　破故纸五钱　银花五钱　菟丝三钱　山药五钱　防风三钱　鹿茸（为末冲）三钱　上桂三钱　白燕（为末）三钱　远志二钱　干姜三钱

五副。

此气陷血虚也。地无凭也，气以举之；水润下也，火以升之。小便无度、白带，有下脱之势，盖上无统摄之气，下无温蒸之火也。《汉书·翼奉传》晋灼注曰：脾性力，力行信。《上古天真论》曰："女子太冲脉盛，月事以时下。"经水不调者，脾不行信，而血海虚也。《通评虚实论》曰："精气夺则虚。"精神少者，精气夺也。

《脉要精微论》曰："水泉不止者，膀胱不藏也。"《六节脏象论》曰："肾者主蛰，封藏之本，精之处也。"夫六腑者，传化物而不藏，然必精神内守，开阖有节，乃泻者泻而固者固，否则并封藏之本而不藏，未有不殆者矣。

水不升者，补火生土以升之，故用附片、故纸、肉桂、鹿茸。火不离水而潜，阳不离阴而化，故配以熟地。木者火之母，温者热之渐，故用杜仲、菟丝，如此则火能生土而水升矣。气不举者，宜补土生金以举之，故用黄芪、白术、干姜、圆肉。阳宜升，升以防风；阴宜守，守以怀药。如此则土能生金而气举矣。茯神、远志则以交通心肾而去邪。银花、白燕则以清肺养阴而下溉。当归、枣仁则以活血安神而调经也。

神者，气血之主，未有气血虚而神不虚者也。神生于静而无补法，唯有用枣仁敛其散，茯神安之，远志通之。《评热病论》曰："月事不来者，胞脉闭也。胞脉者，属心而络于胞中。今气上迫肺，心气不得下通，故月事不来。"夫经水不调者，月事不来之渐，胞脉属心而络于胞中，势必心气下通，而胞脉乃和也。然心气不下通，有虚实之别，实通降，如郁金、丹参等；虚宜温通，故用当归、鹿茸等。

《本经》：当归主漏下、绝子；鹿茸主漏下、恶血；菟丝主续绝伤、补不足。夫漏下者，下元不固，漏而下泄；不足者，下气不足，滑泄、崩带之类皆是也。当归苦入心，活血散寒，调和冲任，以治漏下。鹿茸咸入肾，致血气上行，破留血在腹，以治漏下。菟丝辛甘平，入肝肾，续垂绝之生气，以治绝伤。故本方皆用之。

血生于气，而不离汁。故此方以补火者益气，益气者生血，而必配以熟地、当归、圆肉、白燕等之滋润也。古方十全大补及人参养荣等汤，俱不外此。然配合之周详，补养之有力，则以此方为最。凡滑泄崩带、气血虚而阳不浮者，俱宜服之。

三十二、某之女，月经不调，肚腹、骨节痛，头昏，心内不安。

砂仁三钱　艾叶二钱　生白芍五钱　香附（酒炒）三钱　丹参五钱　白术五钱生鹿角八钱　阿胶三钱　桂枝三钱　黄芪五钱　郁金三钱　菟丝三钱　杜仲一两

五副。

此血气不和也。《上古天真论》曰："女子二七而天癸至，任脉通，太冲脉盛，月事以时下。"《评热病论》曰："月事不来者，胞脉闭也。胞脉者，属心而络于胞中。今气上迫，心气不得下通，故月事不来。"夫人在后天，血气情欲与岁月同增，故女子天癸至，任脉通，太冲脉盛，俱在二七之年。女子之身应月，月盈则亏，冲盛则损，故月事以时下；丈夫则二八后，精气下泄而生子，血气上荣而生须，与女子异。胞脉主下行，为月事之使；冲脉主上行，为月事之本。一盈一亏各恒其德，则月经自调，否则未有不乱且闭者也。

　　《五音五味》篇言："冲脉、任脉皆起于胞中。"《海论》言："冲为血海，胃为水谷之海。"《痿论》言："冲脉为经脉之海，阳明为五脏六腑之海。"《动输》篇言："冲脉为十二经之海。"夫阳明为五脏六腑之海者，后天水谷之气所由出也。冲为诸海，其义何居？盖人身灵宝在中，脾胃居四隅之中，带脉束上下之中，冲脉介任督之中，带冲之交则为四隅上下前后之总。中，至善之地，万化之原，无所不贯，无所不赅，圣贤存养之学，皆基于是，其为海也，岂区区后天所可尽哉！后天水谷之气，上归于肺，下合于心而生血，外输内洒，以奉生身，其由诸经汇注于血海者，复上行渗诸阳、灌诸阴，故谓之冲。由此观之，阳明之为海，仅系后天顺化；冲脉之为海，则含先天逆化，非阳明之运化精微，无以成海之量；非冲脉之渗灌溪谷，无以彰海之功。又相济为用，而不可离者也。

　　月事不调，由于冲脉不盛，血气不和。而冲脉之不盛，则由饮食劳倦伤其脾胃，以致海之量不足，咎在阳明。然肝肾者，脾胃之母，亦有肝肾虚，不能生脾胃，以致海之量不足者，则得之情志怫郁，或秉质较厚，病源较深。此症肚腹痛、头昏，乃脾胃虚而清不升也；骨节痛、心闷，乃肝肾虚而火不降也。人之大患，在水火不交，不交则火炎于上，五脏皆以次而坏。女子经闭之易于戕生者，此也。《痹论》曰："心痹者，脉不通，烦则心下鼓。"此症幸未至脉不通耳，然而月事愆期，心君不宁，与心痹相距几何？再进而烦热骨蒸，则不可为矣。

　　脾胃虚，补以黄芪、白术，运以砂仁；肝肾虚，补以菟丝、杜仲，通以鹿角；血生于气，而必资于汁。炎上者，治以润下，故加阿胶清肺益液，与补气诸药相辅而行，此皆所以成海之量也。桂枝、香附、艾叶等，或入心营温经通脉，或入经络开郁理气，或入胞宫和血行气，皆以疏达海运而彰其功也。土不足则木有余，白芍平之。胞脉不和则心气怫郁，郁金、丹参清热解郁，逐瘀生新，则实者泻之也。《三部九候论》曰："血病身有痛者，治其经络。"故香附用酒炒。

心君不宁，为月经不调者必有之病，盖心气不通于下，则迫于上也。五脏不和之机在肝，心气既不降，肝气必不平，故用白芍。《调经论》曰："血气者，喜温而恶寒，寒则涩不能流，温则消而去之。"此治本之法也。若迫而生热，或久郁生热，则寒之本虽宜温，而热之标则宜清，故此方以温补、温行为主，而阿胶、郁金、丹参等之养血安神、清热除烦，则治标也。

《灵兰秘典论》曰："心者，君主之官，神明出焉。"又曰："主不明，则使道闭塞而不通，神乃大伤。"此症心内不安，即主不明与使道闭塞之发轫也，唯鹿角之灵，能通使道以复其旧，而以骨治骨，助长生气，厥功尤伟焉。

三十三、余某室人，红崩十余日不止，每日次数不定，大概次数多血亦多。

潞党参五钱　胡椒三钱　鹿茸四钱　五味二钱　牡蛎五钱　香附三钱　艾叶三钱　白果二十枚　官桂二钱　金樱子三钱　白芍三钱

三副。服二副痊愈，再服精神复原。

此脾不统血也。失血有阴阳二证，肝之阴虚不能藏血，则为阳证；脾之阳虚不能统血，则为阴证；肝脾两虚，土衰木旺，则为阴阳错杂之证。阳主升，故多上失；阴主降，故多下失。此症则脾阳虚而下失者也。

人身以气为主，血之所以流行于周身者，气运之也。运之太过，则血随气奔而离经，《经》所谓"阴虚阳搏谓之崩者"是也。运之不及，则血随气滞而离经。《经》所谓"结阴者，便血一升，再结二升，三结三升者"是也。有阴虚阳搏之崩，即有阳虚阴结之崩，此证则阳虚而阴结者也。

《阴阳应象大论》曰："阴在内，阳之守也。"是知阴虚则阳无所附，火未有不离经者，凡上焦热多及脉大搏指，皆是也。火离经，而血乃随之离经，又其序也。此症下虽失血，上无热象，有离经之血，而无离经之火，其为阳虚可知。然上炎者，火之性也；下济者，火之妙也。君火不归中，清肃即失令，阳虚证岂遂无上热者乎？有之则变也，而非常也。阴虚失血，因火离经之故，不论在上在下，无不上热。阳虚失血，在下者其势顺，故无热；在上者其势逆，故有虚热。皆病之常也。若阳虚失血在下而上有热，则反常矣。其人情志之偏，即嗜欲无节所致。夫变生于闭及水火不交，凡下寒上热、热极似寒、寒极似热等，皆病情之变者也。

阳虚证不尽失血，此而失血者，阴结也。何谓阴结？阳虚则寒气偏盛，客于阴分，阴中之气结而不行，则血凝涩，留聚而旁溢矣。故阳虚未必失血，阳虚而至阴结者，未有不失血者也。

《六元正纪大论》载："血溢血泄之病，有生于不远热而热至者。"隅而反之，此证之因于不远寒而寒至可必也。夫邪之所凑，其气必虚，若阳虚而口腹不能远寒，则寒生于中，而脾胃之阳滞矣。肢体不能远寒，则寒着于外，而经脉之阳滞矣。阳滞则气不行而阴结，阴结则血不行而留聚，故阳虚者未必阴结，阳虚而不能远寒，则阴未有不结者也。据方药以察病情，此证之标本昭然若揭矣。

脾不统血，由于健运无权，党参补中益气，以为健运之体。肾者，水火之精，阴虚则补其水以生木，阳虚则补其火以生土。此阳虚也，故用鹿茸、官桂以温之，胡椒则祛寒湿冷气，由中宫以通上下之阳，乃健运之用也。

本方用鹿茸之义有三：一大补下焦血气，二通督脉致血气上行，三破留血在腹。凡崩症，血无不虚，而血既离经，有漏下者，有留阻者。斯时也，虚者补之，下者挽而上之，留者逐而行之，舍鹿茸其谁与哉？《本草》称其主漏下恶血，洵无愧已。肾者主蛰，封藏之本，精之处也，封藏有度，则能纳气归根，不致妄行，气不妄行，血自和畅。此证血既离经，肾不藏矣。肾不藏，则气血无依，不系之舟，随波漂没，安所止乎？故既以鹿茸、官桂温补其不足，尤必以牡蛎、金樱封而藏之，如舟之有系也。不知者，仅以为收脱则浅矣。

肺苦逆，宜降；肺欲收，宜敛。反之则上不能统下，气不能统血，虽肾能纳，而肺不归矣。此证上既无热，故除党参补土生金外，即用五味、白果温敛肺气，俾归于肾，以复其上统下、气统血之职，而不用寒凉。与上失有热者，治法稍异。

肝者，肾之子也。肾既有失，肝未能独和者，故用白芍以和之。五行之理，一气如环，不过阴虚阳虚，主从不同耳。阴虚者，治在肝肾，和脾次之；阳虚者，治在脾肾，和肝次之。然无论为主为从，均以平为期。

阳虚失血，岂特不足于阳，亦且不足于血。官桂助阳，温运营气；鹿茸助阳，大补精血，斯无挂漏矣。温中不用干姜，而用胡椒；温肾不用附子，而用鹿茸。固有阳虚同，而用药之取舍不同者，因病制宜也。

香附利三焦，快血中气。艾叶逐下焦寒湿，通经脉，行血气，与官桂、胡椒皆调冷气，消阴结之品也。全方损者益之，逸者行之，脱者收之，结者散之，并行不悖，互为其功。是故党参与胡椒并用者，补中有通也；牡蛎、金樱与香附、艾叶并用者，阖中有开也。否则补气者反以壅气，藏精者反以固邪，岂良工哉？

三十四、余某之女，年十五岁，月水不调有半年，腹腰、四肢常常痛，胃不利，咳无痰，昏晕，神少。

生白芍八钱　香附（酒炒）三钱　砂仁三钱　生艾叶一钱　沙参五钱　枳壳一钱
木通三钱　吴萸二钱　玄胡二钱　续断三钱　制首乌五钱　生侧柏叶三钱

三副。

此经乱也。脾为胃行气于四肢，虚则不能健运，故胃不利而四肢痛。然土之不足者，木之有余也，脾恶湿，肝恶风，土不足则寒湿盛于下，而气血不和，故腹痛、腰痛、月水不调。木有余则风火盛于上，而天气不清，故昏晕、神少、咳无痰。

《上古天真论》曰："女子二七而天癸至，任脉通，月事以时下。"此其常也，顾多忧善郁则伤肝，喜食生冷则伤脾。《汉书·翼奉传》晋灼注曰：肝性静，静行仁；脾性力，力行信。盖仁者，生发之机，而信者，健运之恒也。肝伤则失其静而不行仁，脾伤则失其力而不行信，遂致阴阳不和，水火不交，气血离乱，月事不以时下矣。夫伤于忧郁者，宜和肝。白芍平肝之有余，首乌补肝之不足，俾木和风静而行其仁，则血气自生。伤于饮食者调中，砂仁和胃醒脾，以资运化，吴、艾开郁通阳以逐寒湿，俾土和力复，而行其信则血气自畅。合之沙参、侧柏清金保肺；香附、玄胡、续断共理三焦气血；木通通窍降火，行经络。则上下均得其平，而病气衰矣。

三副服毕，再求方：

血余（煨）三钱　益母草三钱　女贞五钱　广木香八分　白术三钱　地骨皮三钱
茺蔚子三钱　当归二钱　白凤尾花五钱　棕榈（煨）三钱　生白芍一两　制附片五钱
朱砂二钱

五副。

服毕痊愈。又二年出阁后生二子一女。

《本脏》篇曰："经脉者，所以行血气而营阴阳，濡筋骨，利关节者也。"《金匮》载"血痹虚劳，经络营卫气伤，内有干血。"夫血瘀而至于干，则经脉之失其行营濡利之职可知。心主血脉，经脉不行，则心气不通，心火不降，不但新血不生，而积瘀积热为害尤烈。此干血劳之所以不救也。此症虽未成劳，然履霜之渐，其势已成，白芍能平高涨之气血，而不能去瘀生新。瘀血不去，病终不已，故用大队血余、当归、益母、茺蔚、棕榈等行血止血之药，与白芍相辅而行，血余、当归、茺蔚行中有补，合棕榈则行中有止。盖暴者固须除，而良者亦须安也。地骨皮凉血而补正气，朱砂清心而通血脉，凡妇女瘀血郁蒸，渐成劳热者，此二味尤不可少也。

邪之所凑，其气必虚。湿盛于下者，阳虚之征也。人身火在上，水在下，凡水火不交之病，往往上热下寒，故施治亦往往寒热并用。前方开郁逐邪，故用吴萸、艾叶，后方则补水土之阳，以善其后，故用附片、白术。补必有通，故以广木香通之；阳必配阴，故以女贞子配之。人身以血为宝，经乱之后，血无不虚，而养阴生血，宜向肝肾求之，不可徒恃后天脾胃也。

三十五、易彭氏，月经不调，心跳，昏晕，胃不利，多梦，白带，腰与四肢均痛。

杜仲五钱　菟丝三钱　续断三钱　台乌三钱　生黄芪八钱　艾叶（炒）三钱　桂枝二钱　白术五钱　枳壳一钱　白芍三钱　干姜三钱　独活一钱

五副。

此脾虚也。人身土斡于中，上下相维，本一贯也。上虚下失其统，上先病而下即随之；下虚者上失其奉，下先病而上即随之。中虚，由于饮食不节者，则胃先病，而脾无所禀；由于劳倦内伤者，则脾先病，而胃气不行。脾胃既虚，斡旋斯乱，十二经之病不一而出矣。夫脾胃病之显然者，莫如四肢痛与胃痞，因四肢皆禀气于胃，脾虚不能为胃行气，则四肢痛而胃痞也。而循环相生之病，亦不难按迹推求。人皆知脾升胃降，不知胃因脾而升，因肺而降。《经脉别论》曰"食入于胃，浊气归心""脾气散精，上归于肺"，是胃之升，因于脾也。《灵枢·动输》篇曰：胃之清气，上注于肺。肺气从太阴而行之，是胃之降，因于肺也。脾虚则胃气不升，心肺首失所禀，无以行气于百脉内外而下摄，其为病固不仅四肢痛胃痞已也。况脾为阴土，喜温恶湿，阳虚则寒湿下凑而气血不和，又不仅四隅失灌溉已也。是故昏晕、心悸、多梦者，皆清阳不足于上，心脾积弱之病也，亦下虚失奉，有以成之。白带、腰痛、月经不调者，皆寒湿偏盛于下，气血不和之病也，亦上虚失统有以成之。此症各情何以异是，若求一言以握其要，则唯曰脾虚而已。

脾虚则清阳不升，黄芪、白术补中升阳为君，加干姜温胃通心助阳。枳壳消痞，桂枝行四肢，则不但脾胃健而四肢和，且清阳得以正位于上，而上气不足及下失所统诸病，均无不治矣。然胃之根在肾，胃之使为脾，三者恒相为倚伏，故用杜仲、菟丝以培其本，本实而枝叶自繁茂也；并用艾叶、独活散寒湿，以和血气；台乌、续断通郁滞，以理血气。与诸补虚药相辅而行，则有体有用，而无挂漏矣。白芍则守肝脾之阴，和辛燥而安神志者也。

眩晕有属于邪实者，《至真要大论》曰："诸风掉眩，皆属于肝。"《六元正纪大论》曰"木郁之发甚，则耳鸣，眩转，目不识人"是也。有属于正虚者，《口问》篇曰："上气不足，头为之苦倾，目为之眩。"《卫气》篇曰："上虚则眩。"如此症是也。夫心阴不足，不能为心阳之守，则悸；心阳不足，不能为心阴之卫，亦悸。此症则心阳不足者也，病中下虚寒，而上无风热，足征肝气尚和。月经不调，由于寒湿下郁，脾虚不能行信，非乱也。

三十六、林谷先之女，十四五岁，心跳，手足烧，胃不利，有汗，口舌时痛，月水不调，时常想吃冷的。

牡蛎三钱　丹参五钱　红花一钱　宫桂三钱　制首乌一两　白芍八钱　香附三钱青木香二钱　当归三钱　台乌三钱　制附片五钱　寸冬三钱

三副。

此火不归元也。师无纪律，四处骚扰，踪迹所至，人心惶惶，火之为害，何以异此？人身之火无多也，离经则多，多则乱，乱则自焚，奉生之气血，皆不和矣。林女之病，总言之，火离经而气血浮动也；分言之，手足烧、口舌痛、时冷饮，乃离经之火自焚也；其心跳、胃不利、汗出与月水不调，乃离经之气血自乱也。有离经之火，即有离经之气血，如桴鼓之相应也。

《经》曰：君火以明，相火以位。夫位者，蛰藏而温蓄于下，不可一息离者也。离则诸经之火翕然从之，有扰乱而无安静，血气尚得循经乎？然龙潜则水不波，治之之法，唯在引火归元而已。

附片、官桂与火同气，据其窟宅而招之，同气相求，火必归矣。然而不可恃也。人身疏泄在肝，最易动火，火不归经，肝实助之，故用白芍以平肝气之浮动。火贵凝藏，又须水养，牡蛎、首乌补水潜阳，有火而不见火之形，无火而得火之用，尚何酷烈自焚之有哉？

心气不平则悸，胃气不平则痞，阴气不平则汗。而月事愆期，由于气血之错乱，亦不平也。丹参通血脉，以平心气；木香理积滞，以平胃气；白芍安气血，以平阴气；当归、红花、香附、台乌活血行瘀、开郁散结，共平血气之不平，以调月经之乱气。寸冬则保上焦之清肃，以平肺气。凡此皆以平为期也。然无附子、官桂之引火归元，首乌、牡蛎之潜阳内守，不特愈平愈不平，且徒伤血气矣。盖血气随火离经而离经，必火归经而始归经也。仅从标治，容有效乎？

三副服毕，又方：

独活一锭　白芍（醋炒）三钱　枳壳八分　花粉五钱　女贞三钱　巴戟三钱　制附片八钱　沙参五钱　白果十枚　黄芪五钱　菟丝三钱　丹皮二钱

五副服毕，好七八分。

不戢兵而安民，民弗能安也；不回阳而补虚，虚弗能补也。盖当气血浮动之际，唯有回阳敛阴，定其血气，方为上策。若血气未定，而妄补之，非徒无益，反以助虐，乌乎可哉？前方既回阳而使之潜矣，劫后群生，喁喁望治，参、芪补养，亟合时宜。若乃枝叶之荣在根柢，釜爨之用在柴薪。向者腠理开，汗出阳泄，虽以附、桂回之，而合浦珠还，已非完璧。畴昔燎原而有余，今则退藏而不足矣，菟丝、巴戟、附子由温生热以补之。阳无阴，犹夫无妇，故配以女贞；肝不静则阳不潜，故敛以醋炒白芍。必使疏泄无虞，而后封藏有度。相火离宫，回之未必尽回，或虽回而心肝肺等处已受其灾，故用花粉清心肺气分，丹皮清心肝血分，为之善后。火在上，则上热而降不足，下寒而通不足，枳壳、独活一以助天气之降，一以通少阴之阳。白果温敛肺气，合之黄芪，大能下摄。盖病在下者，取之上也。

五副服毕，病好八九分。以后调理，早晚服补中益气丸，午服参苓白术丸，童便盐汤冲下，月余痊愈。脾胃为后天生化之源，病后调理莫要于此。补中益气丸，其方名已着其义，无须赘述。参苓白术丸，补中去湿，交媾心肾。阴生于午，湿为阴邪，午时服之，恰中肯綮。用童便盐汤者，引火下行也。

三十七、谢某之女李氏，腰肚、足杆痛，头昏，白带。

白术三两　菟丝三钱　生黄芪五钱　柴胡八分　干姜一钱　杜仲五钱　枳壳一钱　甘葛二钱　阿胶五钱　乌贼骨八钱　泽泻二钱

三副。

此脾湿而地气不升也。腰腹以下痛、头昏、白带，皆脾湿也。人身天枢以下，地气主之，脾湿则地气不升，木郁水沉，津液随湿下注，则为白带。脾湿不运，血脉不通，则为腰腹以下痛。中气下陷，上气不足，为头昏。且上不足，即无以统下，尤不无相因之势也。

四肢皆禀气于胃，白术、干姜燥湿暖土以行胃气，黄芪、甘葛益气补中以升胃气。胃气行则脉道通而四肢畅，胃气升则天气足而地气举，似不必另有辅治，而诸病皆可霍然矣。然而胃之根在肾，地气不升亦肾气之不足也，故用杜仲、菟丝以补之。土得木而达，肝脾同虚则同陷，故用柴胡以升之。

且带下则津液亡而血枯，人身以血气为本，虽血生于气，安可不从血上用药以速其生哉？乌贼骨、阿胶均润血枯、治带下之药，而乌贼骨又能祛寒湿、通血脉，凡土湿水寒，以致血脉不通而为腰以下痛者，固非此不为功也。

阳欲其升，固也，而湿为阴邪，终当泄之于下，故用泽泻以开下泄之路。

又升降之道，升已而降，降者为天，证由地气不升，故立方以升阳为主。用枳壳者，升已而降也。

《十剂》云：燥可去湿，润可去枯，两者并用，似乎不类。然湿胜者，不得不燥；血枯者，不得不润，各随所喜，又何嫌乎？

三十八、某氏，腰痛，有带病，一身多重。

当归二钱　淫羊藿八钱　牛膝三钱　首乌五钱　白术三钱　杜仲五钱　桂枝二钱　制附片五钱　茯苓五钱　炙草五钱

三副。

此肾着也。肾受冷湿，着而不去，谓之肾着。虽身重、腰痛，而饮食如故，盖得之坐卧湿地，或下体衣湿，邪在外而不在内，在下而不在上也。

《脏气法时论》曰：脾病者，身重。又曰：肾病者，身重。夫人身阳盛则轻矫，湿盛则重着，故身重者，湿之征，亦脾肾阳不足之征也。《素问·痹论》曰：寒气盛者，为痛湿气盛者，为着痹。此证身重、腰痛，又寒湿合邪之征也。带下即有形之寒湿，非另为一证也。

脾恶湿，凡治湿，皆以脾为主。肾着，病在肾，《金匮》已明言之，而甘干苓术汤温中渗湿，仅从中治，职此故也。《药性》载：白术轻身，补腰膝，利腰脐蓄血，皆燥湿暖土之功也。治病必求其本，凡因于湿而生之病，必先去其湿，而后辅之剂乃克有效，非白术果能行血也。亦有因本邪去，其他皆迎刃而解者，被郁不甚也。

《金匮》白术附子汤及甘草附子汤为治湿之方，皆术、附并用，果寒湿也，甘干苓术汤何尝不可附子哉？此证胃无不和之象，故不用干姜。然地气不温则不升，兹因下焦虚，寒湿偏盛，致奉生之津液不蒸发而上，反浸淫而下，安可徒恃白术之苦温，茯苓之淡渗，遂谓足以治湿。而不用杜仲、附子由温生热，以消阴翳，而逆行之哉？至于散寒蠲痹、驱邪外出，则有淫羊藿任之。

邪着而不去，则气血郁滞而成结邪，未有不痛者也。气郁宜开，血结宜破，故本方除术、附、羊藿之燥湿、助阳蠲痹外，更以归、桂通血脉，牛膝破血结以治之。补阳者必和阴，故用首乌；破结者必缓中，故用甘草，炙则兼补元气。

三十九、王某之室，有孕，四五月忽红崩，阴户内出一条。

黄芪五钱　续断三钱　生杜仲二两　甘葛五钱　五味二钱　白芍五钱　厚附片

（盐水炒）一两　菟丝三钱　洋参一钱　广木香一钱　砂仁三钱　白术五钱

三副。

外用五味一钱　青矾（煅）二钱　杏仁（去皮尖）三钱　大枣（去核）三钱

捣如泥为丸，纳户内。

此胎漏也。暴注者，谓之崩。绵绵不绝者，谓之漏。妊妇得之，谓之胎漏。然其来也忽，即谓之崩，亦无不可。

人身阴阳相抱，上下相维，阳在上而不越者，阴系之也；阴在下而不沉者，阳举之也。故上脱者，责之阴虚；下脱者，责之阳虚。此其常也。亦有不尽然者，盖有常，即有变，或因性情之乖谬，或因起居之失节，皆变之类也。《难经》曰：病之入者为实，出者为虚。此病有物出，而无热象，其为阳虚血崩也，信哉！

《素问·金匮真言论》曰："北方黑色，入通于肾，开窍于二阴，藏精于肾。"《六微旨大论》曰："气之升降，天地之更用也。"升降息则气立孤危，故二便者，关门也，司之者，肾也。关门不节，阖少开多，肾阳虚而不升也。菟丝、杜仲、附子并用，有温生热、木生火之功，向之由于阳虚不升者，得此则阳旺而升矣。续断以通为补，乃补之用，非补体也，与脾胃药中之木香、砂仁同义，体之不可无，犹君臣之不可无佐使也。

人身血统于气，气统于肺，血之所以下崩者，匪独封藏失职也。然肺位至高，虽统气而不生气，《经》言：胃为五脏六腑之海，其清气上注于肺。又言：脾气散精，上归于肺。是参、芪、术补中，则肺自受益。土生金，金又生水，而一身之气无不就范矣。此方补肾而兼举陷，故脾肾药并用，而各着其功。杜仲重而参芪等轻者，以逆挽为君，举陷为辅也。

五脏所欲，肝泄肺收，戊土之原，实本乎肾。崩漏则泄有余，收不足，而戊土不升，故平以白芍，收以五味，升以甘葛，共佐芪、术、附、杜，以成升阳举陷之功。收泄相争之病不一，此则争于下而泄胜也。

青矾蚀恶肉、消瘀积，杏仁之润之散，五味之收，大枣之补，同为丸，纳户中，以为内治之助。

四十、鲜金氏，年二十余，为鞠育多劳，病带下，心烧，多烦，减形。

干姜三钱　胆草三钱　桂圆肉八钱　生地五钱　白果仁三钱　甘葛五钱　白术一两　灯心五钱　香附（酒炒）三钱

五副。

此火在上也。五行以水火为主，水火不调，则百病丛生。心烧多烦者，火在上而不降也。带下者，水在下而不升也。减形者，火在上则不生土，而销铄肌肉也。

火不生土则土湿，故用干姜、白术暖之于中。木者火之母，母能令子实，故用胆草凉之于肝。血为阴而属于心，心烧则阳盛而阴虚，故用生地、圆肉凉血养血，合之灯心降心火，甘葛起阴气，则水升火降之功成，而病可愈矣。白果仁温敛肺气，以治带浊，病在下取之上也，肺有热者忌之。此症火虽在上，犹未克金，故不忌。香附则开郁利气，补中存通也。

服前方，病愈。两月余，带病复发，就近医治无效，今手足心发烧，面黄瘦。

益母草八钱　龟板（酒泡）五钱　干姜三钱　桂圆肉八钱　熟地八分　台乌五钱制附片一两　艾叶五钱

五副。

此带下也。人身身半以上为阳，身半以下为阴。带脉当脐环绕一周，适在身之半。《金匮要略·妇人杂病》篇言："妇人之病，因虚、积冷、结气……血寒积结，胞门寒伤，经络凝坚。"为诸杂病，共三十六，皆称带下。盖病起于带脉之下，故总名曰带下也。其矾石丸证言："妇人经水闭不利，脏坚癖不止，中有干血，下白物。"则与时俗所称白带无异。温经汤证则以①暮即发热，手掌烦热，唇口干燥，为有瘀血在少腹。合二者而观之，则此症无遁情矣。带病复发者，血海少腹之地有瘀血以阻新血，得寒湿则腐化为白物，浸淫而下也。手足心发烧者，手足背为阳，手足心为阴，少腹有瘀血则阴结于阴，而血脉不通，历久生热，而独治于阴也。面黄瘦者，心之华在面，土在体为肉，心脾之气血虚于内，则色与形自不足于外也。

带病复发，手足心烧，由于少腹有瘀血。少腹有瘀血，由于积冷结气。故以附片、艾叶治积冷，台乌治结气，益母草、龟板治瘀血。血热至面黄瘦，由于心脾气血虚，故以圆肉补之，干姜运之，熟地则阴以化阳，润以和燥者也。

上焦主降，下焦主升，脾胃居中斡运，此人身气化之常也。带病者，土湿水寒，温蒸之化不行于下焦也。然土湿水寒，温蒸不行于下焦，虽为带症所同，而其源则不尽同。此症之初，由于火不降，而病源在上，继则瘀血在少腹，而病源在下。据《金匮要略》命名之义，必病源在下者，乃谓之带下也。

---

① 以　据上下文义，"以"疑为衍字。

服第二方后，病虽愈，而羸瘦如故。以人参养荣汤加减调理之。

陈皮二钱　远志一钱　生姜三钱　大枣二枚　生地二钱　白芍三钱　当归五钱
党参八钱　白术八钱　茯苓三钱　甘草五钱　黄芪八钱　肉桂五钱　柴胡二钱

八副服毕，身体复原。

此补土生金，补气生血之方也。病由心烧之后，继以瘀血，故用生地护心阴，当归、肉桂活血通脉。白芍、柴胡则和肝达木以培土；陈皮、远志、生姜、茯苓则通气化，以成参、芪、术、甘、枣补益之功者也。

心恶热，热则阴虚，唯生地能凉血补阴；脾恶湿，湿则阳虚，唯白术能燥湿扶阳。二脏各病其本气，则各随所喜而用之，如第二方是也。若心烧而脾不湿，则宜生地，不宜术；脾湿而心不烧，则宜白术，不宜生地。至调养之方，则阳不离阴，阴不离阳，故有补阳而和以生地，或补阴而和以白术者。第三方即微用生地以和白术之一例也。四隅皆得气之偏，故寒热补泻每有并用之时，医者举一反三，则凡二脏以上杂合之病，均可类推矣。

四十一、某之室，小腹胀，小便难，口干不渴。

大黄三钱　通草五钱　甘草梢三钱　阿胶（炖冲）八钱　甘遂二钱　旋覆花三钱
木通二钱　吴萸一钱　生姜三钱　艾叶三钱　厚附片五钱

按：四十一、四十二两个医案缺方剂的副数。

此蓄血、蓄水也？《金匮要略·妇人杂病》篇曰："妇人少腹满如敦状，小便微难而渴，生后者，此为水与血俱结在血室也，大黄甘遂汤主之。"与此症无异。夫血室位于少腹，盛黍稷器也，其形如盂，水与血结在血室，故少腹满如敦（敦音对）状。水结则津液不生，故小便难而口干，病在下焦血分，不在上焦气分，故口干而不渴。

大黄攻血结，甘遂攻水结，而必佐以阿胶者，盖血与水皆主润，结则失其常平而润不足，且大黄、甘遂皆峻厉之剂，能攻邪即能伤正，养血和偏，阿胶皆不可少也。甘草梢反甘遂，达下焦，合用以治结水，其力尤大。旋覆花逐大腹结水结气，以补甘遂之不及。甘遂之下水，再得通草、木通之利水者，相辅而行，则结者开而不利者利。阿胶粘腻之性，遇寒则滞，遇湿则着，故用生姜、吴萸通肺胃肝之阳以行之，用其长而制其短。苟阳旺阴虚，无寒湿邪气者，不在此例。腹为阴，阴中有阳，血郁水郁则阴气不利，苦寒攻伐则肾阳不胜，故利以艾叶、救以附子。

少腹为至阴之地，而阳宅焉，阳不虚则邪不易结，邪既结，则必郁而生热，血结则热生于血分，水结则热生于水分。攻血结宜大黄，而清热养血则宜阿胶；攻水结宜甘遂，而清热利水则宜通草、木通固已。然口干不渴，乃津液不生，而非有火；少腹如敦，乃血结水结，而非热结。虽有可清之郁热，确无可攻之实热，其理甚明。而大黄、甘遂又非但攻结不攻热者，讵勿虑其诛伐无过哉？故用生姜、吴萸以行阿胶之粘腻，用附子以制大黄、甘遂之阴寒，本仲景之方而引申之，所以补偏救弊，防患未然也。

人身妙用，水升火降，土运于中，生生不息。然水之所以能升者，阴中有阳而地气温也；火之所以能降者，阳中有阴而天气清也。用热剂者，不虑地气之不温，唯虑天气之不清，宜酌护其阳中之阴，俾热药毋犯上焦；用凉剂者，不虑天气之不清，唯虑地气之不温，宜酌护其阴中之阳，俾凉药毋犯下焦。此治杂病之大法也。大黄甘遂汤本治血结、水结之专方，以症非少阴中寒，故原方不入附子。在北方壮实之人，实中窍要；南方人脆弱，则利之所在，害亦随之，不可不思患而预防之也。

四十二、某妇人，始患崩症，服热药崩止，人谵狂；服清凉开窍药，又病生眼粪，口干，半夜发烦，月信通，人遂清醒；今月信未止，较初通时稍少，人觉无力，大便初结后溏，肛门微动。

生黄芩二钱　白芍（酒炒）五钱　红花一钱　防风三钱　生香附五钱　生栀子三钱　黑豆子一两五钱　火麻仁五钱　桃仁三钱　生鹿角八钱　生地三钱　牡蛎五钱

此热入血室也。原批云：红崩宜服凉药，可于每剂中加棕灰。白带宜温、宜补及生命门火。《洄溪医案》崩症往往在五十以前，天癸将绝之时，冲任有火不能摄纳，横决为害，亦有气旺血热，过时仍见此症者，当因时消息，总不外填阴补血、养血清火，万不宜温热峻补，使气愈旺，而阴愈耗，随手杀人耳。按《阴阳别论》曰："阴虚阳搏，谓之崩。"《宣明五气》篇曰："心藏神。"《评热病论》曰："胞脉者，属心而络于胞中。"《阴阳应象大论》曰："壮火食气。"又曰："风胜则动。"夫红崩本属血热，乃误服热药，以致热入血室，热甚血凝，而上干于心，故崩止人谵狂。转服清凉药，虽未获痊可，而热则减轻，故大便初结后溏。其余生眼粪、口干、半夜发烦，皆热象也。月信通，人清醒者，胞脉通，心气亦随之而通也。人觉无力者，火克金即伤气也。肛门微动者，热生风也。

《伤寒论》有妇人热入血室三证，得之伤寒中风，经水适来或适断。又有热结膀胱、膀胱蓄血各一证，得之太阳病不解，邪热随经入里，伤及血分。血未结者，谓之热结膀胱；血已结者，谓之膀胱蓄血。与此症皆类似，而源则不同。夫火之本在下，阴平则阳密，眼粪、口干、半夜发烦，皆火在上也。

火在上者，阴不平也，故用黑豆补水镇火，牡蛎敛阴潜阳，白芍平肝和血，以治其本。而黄芩、栀子、生地之清热凉血，防风祛风散火，则过者折之、郁者发之，治其标也。红花行瘀，香附开郁，鹿角辟邪，桃仁破血润燥，治蓄血发狂，麻仁疏风润燥，治脾约便秘，皆不通者通之也。月信将来之前数日，人不清醒，尚非瘀血已结之抵当汤症；已服清凉药大便初结后溏，尚非少腹急结之桃核承气汤症。且非得之伤寒中风、寒热往来之热入血室证，故仅治中上有余之热，中下不平之阴，加桃仁以破瘀血，适可而止也。《灵兰秘典论》曰："主不明则十二官危矣，使道闭塞而不通。"夫使道者，神气行使之道，鹿角能入阴中逐邪恶气留血，为通使道之要药，故选用之。

四十三、某之室，年三十余，于岁除前三日经净；今正月初一日复来，即十余日不止，左脉有力，往常经期大约二十六七日一至。

紫草三钱　秦归二钱　泡参三钱　地骨皮二钱　杭芍三钱　黄芩（酒炒）一钱
甘草三分

一副痊愈。

此经漏也。月事不时而至，谓之经漏。经漏者，血崩之渐也。宿昔皆先期至者，血分素有热也。冬尽春来，由寒生温，寒温相搏，郁而生热，则血分较往时尤热，故离经行而为经漏。正月建寅，肝木渐旺，至而太过，则满于经，故左脉有力也。木旺宜平，平以白芍。血热宜凉，故凉以紫草、地骨皮。寒温相搏而生热，热宜凉，而寒宜散，故散以当归。五行消长之序，木旺则金衰，金愈衰则木愈旺，故用酒芩、泡参清金益肺，以生水养木。四时皆不离土，故微用甘草，以和中也。

服毕血止，唯右胁串痛，又方（正月下旬）：

秦归三钱　泡参三钱　杭芍四钱　苡仁三钱　木通二钱　甘草五分

一副痊愈。

肝脉布胁肋，脾之用在右，右胁串痛者，木旺克土也。白芍平肝之有余，当归散寒活血，木通行经络以止痛，泡参益气生血，苡仁健脾除湿，甘草和中，则补土生金，以胜木也。

《至真要大论》曰："风气大来，木之胜也，土湿受邪，脾病生焉。"夫木有余则土不足而生湿，本方之用苡仁、木通者，此也。然白术为补脾燥湿要药，援《金匮要略》肝病当先实脾之例，正中窍要，而竟不用者，盖病之本由于血热。血热则燥胜，白术温燥，利于脾则不利于肝，故仅用苡仁平淡之品以为治，而免顾此失彼也。前后两方皆平淡无奇，唯上工能以平淡无奇之药治大病。孙子曰："善用兵者，无赫赫之功。"此之谓矣。

幼科类

四十四、某小儿，五六岁，发烧，咳嗽，喉间哮吼，一遇外邪即发。

法夏五钱　薄荷二钱　红泽兰四钱　陈皮三钱　生姜五钱　细辛一钱　橘叶五皮
紫苏三钱　干姜一钱　冬花三钱　紫菀二钱　五味八分　金沸草三钱

三副。

此哮喘也。肺主气，而为水之上源，外合皮毛，内覆脏腑。皮毛外郁则发烧，气与水内郁，壅塞不利，搏击有声，则咳嗽哮吼。一遇外邪即发者，内有宿根也。盖其先后皮毛受邪，失于表散，入留肺俞，或食寒饮冷及酸咸等物，以致血脉凝滞。《调经论》曰："血气者，喜温而恶寒，寒则涩不能流。"《五脏生成》篇曰："多食咸，则脉凝涩而变色。"此其致宿根之由也。有此宿根，则相傅之官早失治节，故一触即发耳。外郁治以生姜、紫苏、薄荷。内郁则有内寒及气郁、血郁、水郁之别，内寒治以生姜、干姜、细辛、冬花、紫菀，气郁治以陈皮、橘叶，血郁治以紫菀、泽兰，水郁治以细辛、半夏、金沸草。《五脏别论》曰："五脏者，藏精气而不泻。"《脏气法时论》曰："肺欲收。"诸辛开药得五味则发中有收，以保肺之精气也。

紫菀、冬花，善治寒咳痰结；干姜、细辛，善治寒咳水结。据方药以察时令，此病必在冬天，若春夏则当酌为变通也。

四十五、周某之子，每感风寒发烧，齁，咳，鼻塞。

橘叶五皮　青蒿四钱　枇杷叶五片　紫苏三钱　泽兰五钱　薄荷二钱　法夏三钱
白芍五钱　沙参三钱　云苓二钱　生姜三片

外批：大人全服，小儿减半，一二副即愈，至多三副。

此齁齝也。《至真要大论》曰："诸气膹郁，皆属于肺。"夫肺者，气之主，膹郁者，气满于上而呼吸迫促也，齁齝、哮喘皆有此象。然嗽哮有水鸣声，而喘无之，齁则与哮同，而鼻息不利，无大别也。其每感风寒即发者，因素有深入之邪郁于上焦，皮肤分肉无以受气，而外卫不固；且郁之久，必有停痰瘀血为之宿根，故一有新感，即壅者愈壅，而发烧与齁咳鼻塞一时并见也。

肺合皮毛，皮毛郁则肺郁而生热，故用紫苏、薄荷、生姜散外邪；枇杷叶、青蒿清内热。肺主通调，肺郁则水郁而生痰，故用茯苓行水、半夏化痰。肺主气，而气运血，肺郁气郁而血瘀，故用橘叶利气、泽兰活血。此唯痼疾有宿根者宜之，否则诛伐无过矣。夫邪之所凑，其正必虚，故用沙参之补；欲外攘者，必筹内安，故用白芍之守。观于此，而治理得矣。

四十六、某半岁小儿，病吐泻已止，今胃不食，冷汗不止，吐涎沫。

白术五钱　干姜二钱　沙参五钱　茯苓二钱　厚附片五钱　吴萸一钱　生黄芪五钱　法夏一钱　故纸三钱　砂仁一钱　生甘草二钱　生姜三钱

三副，二副即愈。

此阴气有余也。《脉要精微论》曰："阴气有余，为多汗身寒。"《伤寒论》曰："太阴为病，食不下。"又曰："大病差后，喜唾，久不了了者，胃上有寒。"又曰："干呕，吐涎沫，头痛者，吴茱萸汤主之。"观此，则此症详情可知矣。夫吐泻者，脾胃阳虚，而气乱于中也。吐泻止而不食，冷汗，吐涎沫者，乱气难平，而阴寒犹如故也，当与温药。

土之源在火，理中汤以温补为理，仅在中焦，故用附片、故纸补下焦之火以生之。自汗则表虚，非黄芪不能固表气。胃寒则喜唾，非生姜不能散胃寒。若苓、夏之降逆导水，砂仁之和胃醒脾，吴萸之开郁下气，则皆理中之佐使，以通利为理者也。

四十七、张某之小儿，发热，咳嗽，吐泻。

紫苏一钱　法夏二钱　白术五钱　生姜五钱　桂枝二钱　防风二钱　甘葛一钱　枳壳一钱　青木香二钱　茯苓三钱　柴胡八分　沙参五钱

三副。

此两感证也。太阴为病，呕吐自利；太阳为病，恶寒发热，此不言恶寒者，小儿未能自述也。脾虚者，咳嗽之本，外感则其标耳。夫两感证者，肾膀胱表里之经，或脾胃或肝胆同感于邪而病也。此证太阴太阳虽非表里，然土衰不能制水，水反侮土而同病，亦两感之类也，参、术、云苓培土泄湿以治内；防、桂、紫苏祛风散寒以治外。补必有通，木香调气滞，佐参、术以治吐泻。生姜合防、桂则外散，合法夏则温降肺胃，治吐与咳。人身清升浊降，此其常也，吐泻咳嗽，则升降乱，而清浊不分矣。土居中央，斡旋上下，实秉降之权，故除参、术补中建极外，法夏、枳壳之降浊，甘葛、柴胡之升清，皆使命之职也。

两感证颇难治，故仲景书不立治法。冗而伤寒里急，下利清谷不止者，则先用不固表邪之四逆汤以救之，未尝表里并治也。后世虽有内温外散之方，然用之不当，动关生死，苟非神而明之者，可轻试哉？

四十八、小儿发热，吐乳，肚大青筋。

薄荷八分　银花三钱　吴萸一钱　腹毛三钱　白术五钱　防风二钱　黄芪五钱
柴胡八分　甘葛一钱　沙参五钱　丁香一钱　生姜五钱　灯心三钱

五副。

此脾虚也。吐乳、肚大，与《伤寒论》太阴病之腹满而吐无异。上焦为阳，阳不下行，则郁而为热，诸脉之浮而色青可见者，曰络脉。《灵枢·经脉》篇曰："脉之见者，皆络脉也……色青则寒且痛。"此言青筋者，误耳。

参、芪、术补中益气以治虚。吴、姜、丁祛寒湿、暖胃助阳以治吐。腹皮下气行水以治胀。薄荷、防风、柴胡、甘葛散头目滞气及三阳怫郁之气，以治外热。银花、灯心清心肺不降之郁热，以治内热也。

四十九、某之小儿，吐乳，哭不止，不食乳。

香附二钱　谷芽一钱　生白芍五钱　生栀子三钱　砂仁五分　木通一钱　官桂
三钱　法夏八分　银花三钱　干姜八分　白术五钱　生姜三片

五副。

服一副乳不吐，二副不啼，药毕痊愈。

此土木不和也。脾胃虚寒则吐而不食。土之不足，由于木之有余，木有余则火不降而心烦，土被克而腹痛，故哭不止。凡脏气不和之机在木，而虚则在土，木火同气，旺则俱旺，土金一德，虚则并虚。知此则调和五行之法，思过半矣。

土不足补以白术，木有余平以白芍，土旺木平则肝脾无争，而腹痛自已。谷芽、砂仁、二姜、法夏则统以和胃止吐、健脾消食，皆白术之佐使也。《至真要大论》曰：诸逆冲上，皆属于火；诸呕吐酸，皆属于热。夫火宜在下，胃寒吐逆，则火上郁而不下，二姜散寒开郁。栀子、银花清上焦有余之热以生水，官桂则补下焦不足之火以生土。盖热虽宜清，而寒则宜温。苟知清而不知温，则足以泻上焦有余之热者，即足以伤中下不足之阳，不可不慎也。香附、木通一则理气血之滞，一则引心火下行，以出于小便者也。

五十、周某之子，出麻子，发热，口渴，出一半收一半，声不出，大小便均无，目闭，数日不食，病甚重。

桔梗二钱　淡豆豉二钱　菊花五钱　薄荷一钱　连翘三钱　大力三钱　生栀子
五钱　石韦三钱　香附三钱　生甘葛八分　银花五钱

三副。

此肺郁毒陷也。声不出、大小便均无，皆肺郁也。发热、口渴，内外皆热也。肺主皮毛，皮毛不开，热不解也。桔梗、豆豉、菊花、薄荷、大力、甘葛等开泄上焦，使内陷之毒复由表解，此外托也。生栀子、石韦、银花、连翘等以寒胜热，泻心肺之热从小便出，此内清也。香附通畅气血，为外托内清之助。

前方二副，麻子周身发透，服完二副，声出、目开，服完三副，热退神清，病愈十之八成。又方：

沙参三钱　银花三钱　寸冬三钱　白芍五钱　生香附二钱　木通三钱　谷芽三钱
土苓三钱　甘草一钱　紫草二钱　山药三钱

五副，服三副即痊愈。

前方尽力外托内清，有开无阖；后方清热解毒，而兼补虚守正。盖大乱初定，伏莽堪虞，邪热既去，即宜安抚，譬用兵者，既战胜攻取于前，必休养生息于后也。沙参、寸冬、银花、怀药甘寒清补，合白芍、甘草酸甘化阴，以安手、足太阴之气血。银花、土苓、木通、紫草则清扫上下气分、血分一切留毒余邪，俾无害于气血之正。谷芽、香附则通脾胃、理气血，以速其生长之机也。

五十一、周某之侄，出麻子，声哑，口渴不休，日夜卧床呻吟。

大力三钱　银花八钱　桔梗三钱　寸冬五钱　黄芩二钱　木通三钱　甘葛一钱
百部三钱　白前根二钱　儿茶二钱　硼砂三钱　玄参五钱

三副。服二副，麻满现，声出，不渴，食稍进，服毕病痊愈。

此麻疹瘖也。发音之本在下，而标在上。有内夺而瘖者，其病在本；有窍闭而瘖者，其病在标。麻疹瘖，则无在本者，盖麻疹内挟胎毒而外出于肌肉、皮毛，脏腑之伤，唯肺为甚也。

麻疹之初，往往寒热、咳嗽、喷嚏、涕泪并见，与外感风寒无异；继则有颗粒绽起于皮肤，为外感所无。医书谓麻疹虽为胎毒，而多带时行气候者，此也。若表里气郁，而不能速发尽达于皮肤，则非佳兆，或一出即没者，尤为险巇①。此症则不速、不尽，热毒上壅，以致金实不鸣，故口渴而声哑也。

治麻疹以清肺为主，而辅以内外两通。外通则肺气得行于皮毛，而邪从外解；内通则肺气得行于二便，而邪从下解。《内经》五郁治法，皆不通者通

————————

① 巇　xī 险。此处形容症状危急。

之，以平为期也。

热之有余者，水之不足也。有余宜泻，故用银花、麦冬、黄芩；不足宜补，故用玄参。此所谓热者治之以寒，而有者无者并求之也。桔梗开肺窍，大力散热壅，白前降痰壅。百部化痰，抑肺气于大肠。木通通窍，行肺气于膀胱。甘葛升阳散火，以通肌腠。此所谓阖者治之以开，而内者外者并通之也。然声哑由于窍闭，窍闭由于热壅，以致痰结，故除以寒治热、以开治阖外，更佐以化痰生津之硼砂、儿茶。而硼砂咸能软坚，其力尤峻，盖非此不足以清痰热、化痰结、利咽喉而发音声也。

夫热者寒之，本属正治。然实热、郁热、痰热难以概施，故此方分别治之，以期适中肯綮①。昔人谓一病有一病之药，洵不诬也。

病有邪实而闭者，治宜有开无阖，急去邪以存正。《伤寒论》太阳病之不汗出，与阳明病之胃家实是也。此症之内外两郁，实兼有其象，故立方亦参用麻黄、承气二汤之意，而以表里两解为宗。用药虽不同，医理则无二也。

五十二、高某之孙，初生十五六日，鼻塞，不食乳，口热。

桔梗一钱　银花五钱　柴胡八分　枯芩八分　白术五钱　连翘三钱　花粉一钱　生姜三钱　杏仁三钱　防风二钱　艾叶二钱　桂枝二钱

五副。服二副即痊愈。

此脾虚也。后天运化及四隅之交，均在中土，中虚则健运不行，故不食。心肺之气不降，故口热、鼻塞。然不运为虚，而不降则为实。实者宜泻，而虚则宜补。《经》所谓：有者无者均宜求之者，此也。

夫脾之所以不能健运者，火不生土，阳虚而湿盛也。《脏气法时论》曰："脾苦湿，急食苦以燥之。"故用苦甘温之白术以燥其湿，而补其虚。上焦为阳，心肺不降，则阳壅而生热，故开以桔梗，降以杏仁，散以柴胡、生姜、防风、桂枝，清以银花、黄芩、连翘、花粉，共以泻上焦之实，而成交泰之功。如此则天气下降，土运于中，诸病皆可已。然肾主纳气，为肺之归，热在上则寒在下，而肺气不归。此鼻塞之又一因也，故用艾叶散下焦之寒以归之，而收全治之效。《五常政大论》曰："病在上，取之下者。"此也。

《通评虚实论》曰："气逆者，足寒也。"夫足寒则气逆，气逆则火上克金而肺实，火不生土而脾虚，乳子调护不慎，足膝袒露，或下体冷湿，未有不病此者也。而乳母阳虚湿盛，亦有传者。

① 綮　qìng 筋骨结合处；比喻事物的关键。

五十三、康某小儿，生五六月，扯风项强，角弓反张，手握伸，口歪吐白沫。

干姜三钱　天麻一钱　防风三钱　白胡椒八分　薄荷八分　制附片三钱　白术五钱　当归一钱　枳壳八分　桂尖一钱　法夏二钱　生艾叶二钱

三副。服二副愈。

此小儿慢证也。太阳行身之背，唇口、四肢属阳明，项强、角弓反张、口歪、两手握伸者，太阳阳明在表之风寒也。口吐白沫者，脾胃在里之虚寒也。此症卤危不在风寒，而在虚寒。景岳谓由于脾肾两虚，俗称慢惊，夏禹铸更名之曰慢证。

内寒宜温，外邪宜散，然欲中焦之温运，必有下焦之温蒸，而肾中之阳方能逆行生胃，故用姜、术、椒等以温土，复用附片以暖水也。天、防、薄、桂，无非祛风；艾叶、当归，无非散寒。小儿质薄不胜麻黄之猛，前人已言之。枳壳、半夏降逆止吐，肺胃同治也。

五十四、某小儿，午后至半夜发烧，烧时头出汗、气粗、右颧红，有时手颤，脚杆痛、头痛、鼻孔痛，打嚏、流涕、咳，喉痛，小便黄，不能睡，初病时舌苔多（八月）。

云苓三钱　陈皮二钱　法夏一钱　寸冬三钱　花粉三钱　神曲三钱　银花四钱　白芍二钱　甘草一钱　车前草引

此胃不降也。《五脏别论》曰："六腑者，传化物而不藏，故实而不能满。"又曰："食入则胃实而肠虚，食下则肠实而胃虚。"夫水谷为实，精气为满，六腑非藏精之地，故实而不满。然食下则肠实而胃可暂实，而非可久实也。胃为阳土，久实则胃阳不降，而心胆二火随之，人之患莫大于火在上。小儿伤食发烧及杂病发烧，皆由于此。八月秋气用事，火在上而秋气收之，故有发烧、头善汗、头痛、气粗、打嚏、流涕、右颧红、孔痛、不能睡、咳、喉痛等症。其烧于午后者，阳明旺于申酉戌，金愈收则热愈盛也。又烧于子夜者，卫气夜行于阴二十五度，胃不降则卫气留于阳，留于阳则阳盛而阴虚也。上不能统下，故脚杆痛；金不能制木，故手颤，皆脾胃不降之咎也。湿淫于内，故舌苔多。湿郁为热，故小便黄。

发烧由于胃不降者，胃降则愈；胃不降由于伤食者，食化则降。故用建曲、陈皮消食和中，以治发烧之本。银花、寸冬、花粉清降肺胃，以治发烧之标。半夏、云苓、车前则统治湿淫，白芍、甘草则制肝安脾也。

服前方稍松，但夜间仍烧，不能睡，咳，其声甚浊，如出瓮中。腹痛并胀，手足冷，额烧，舌苔紧贴，唇红而燥，脉数。

广皮二钱　云苓三钱　前胡一钱　葛根一钱　麻绒（炙）二钱　法夏一钱　杏仁一钱　甘草一钱

一副愈。

声浊如出瓮中，舌苔紧贴，腹痛胀者，中土之湿也。手足冷，额烧，唇红而燥，脉数者，外寒之郁也。夜间仍烧，不能睡，咳者，服前方，食虽化而外寒转盛，内湿未清，水火犹未济也。二陈汤理中土之湿，麻绒散外寒之郁，合之杏仁降肺，前胡降胆，甘葛起阴气，则火降水升而愈矣。

五十五、某小儿，呕吐，初头微烧，是晚即周身发烧，夜甚于昼，手心甚于手背，无汗，舌苔多，已服甘寒清热及消食药，不应。

广皮二钱　云苓二钱　法夏二钱　丹皮二钱　生地三钱　白芍二钱　玄参二钱　薄荷一钱　甘草八分

一副愈。

此血分之火郁也。火郁于血分，故烧而无汗。血分为阴，故夜甚于昼。热生于积食内伤，而非风寒外郁，故手心甚于手背。脾湿故舌苔多。夫寒湿同气，土湿者大都水寒，此则土湿而水热，宁非异哉？盖胃之根在肾，胃郁则生热，胃热则消水，是湿者土虚之本，而热则胃实之郁气也。

二陈汤苦淡辛温，以治中气之湿。生地、玄参苦甘咸寒，以补肾水之虚。丹皮凉血，以开血分之郁。白芍平肝，以和血气之乱。薄荷则疏肝泻肺，以散头面之热。杂合之病，治以杂合之药，相反而实相成。已服甘寒清热及消食之药，而继以本方，故一服即愈也。

生地、玄参皆治阴虚发热之品，无汗者则加丹皮以开之，有汗则非所宜矣。夫小儿夜间发烧，大都由于伤食。而伤食之所以夜间发烧者，胃为阳土，心为阳中之阳，上焦阳气，昼行于阳，夜行于阴，中有食积，则心胃之阳不能夜行于阴，而上盛熏肺也，食消阳降则愈矣。前服甘寒清热及消食药，本中窍要，而不愈者，盖已由阳盛于上而伤阴，阴伤则非清热消食所能独治矣。然舌苔多，为湿上甚之确据，宜二陈汤之燥湿和中，不宜生地、玄参之滋阴生水。而阴虚则宜生地、玄参之滋阴生水，不宜二陈汤之燥湿和中。兹既湿甚阴虚，故燥湿养阴并行不悖，乃能各随所喜而抵于平，此用药之所以不可偏于一是也。

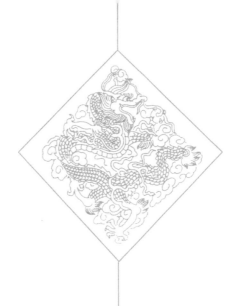

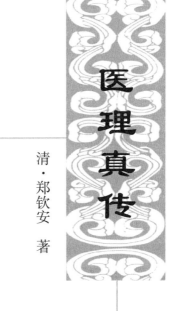

医理真传

清·郑钦安　著

序

　　医学一途，不难于用药，而难于识证；亦不难于识证，而难于识阴阳。阴阳化生五行，其中消长盈虚，发为疾病，万变万化，岂易窥测？诊候之际，犹多似是而非之处，辨察不明，鲜有不误人者也。余蜀南临邛人也，迁居于成都省城，学医于止唐刘太老夫子，指示《黄帝内经》、《周易》太极、仲景立方立法之旨。余沉潜于斯二十余载，始知人身阴阳合一之道，仲景立方垂法之美。所览医书七十余种，每多各逞己见，亦未尝不讲仲景之法，然或言病而不道其病之所以然，或言方而不探其用方之所以妙，参差间出，使人入于其中而茫然。近阅闽省陈修园医书一十三种，酌古准今，论深注浅，颇得仲景之微，亦且明透。其中分阴分阳之实据，用药活泼之机关，间有略而未详者。

　　余不揣鄙陋，以管窥之见，谨将乾坤化育、人身性命立极，与夫气机盈缩、内因外因、阳虚阴虚、病情实据、用方用法活泼圆通之妙，详言数十条，以明仲景立法垂方之苦心，亦足以补修园先生之未逮。因志在活人，遂不知其言之妄也，高明谅之。

同治己巳菊月
蜀南临邛钦安郑寿全书

医理真传目录

卷　一

乾坤大旨

☰乾为天，属金，纯阳也，称为老父、老阳、老子，又名曰龙。

☷坤为地，属土，纯阴也，称为老母、老阴。

乾坤交媾，化生六子。

乾之初爻乘于坤之初爻，而生长男，震也。乾之二爻乘于坤之二爻，而生中男，坎也。乾之三爻乘于坤之三爻，而生少男，艮也。故曰乾道成男〔原书夹注：初爻、二爻、三爻，喻乾金真精、真气发泄之次序也。〕。

坤之初爻乘于乾之初爻，而生长女，巽也。坤之二爻乘于乾之二爻，而生中女，离也。坤之三爻乘于乾之三爻，而生少女，兑也。故曰坤道成女〔原书夹注：初爻、二爻、三爻，喻坤土真阴流露之度数也。〕。

乾坤六子，长、少皆得乾坤性情之偏，惟中男、中女独得乾坤性情之正。人秉天地之正气而生，此坎离所以为人生立命之根也。

坎卦诗

☵天施地润水才通，一气含三造化工。万物根基从此立，生生化化沐时中。

坎卦解

坎为水，属阴，血也，而真阳寓焉。中一爻，即天也。天一生水，在人身为肾，一点真阳含于二阴之中，居于至阴之地，乃人立命之根，真种子也，诸书称为真阳。

真阳二字，各处讲解字眼不同，恐初学看书，一时领悟不到，以致认证不清，今将各处字眼搜出，以便参究。真阳二字，一名相火，一名命门火，一名龙雷火，一名无根火，一名阴火，一名虚火。发而为病，一名元气不纳，一名元阳外越，一名真火沸腾，一名肾气不纳，一名气不归源，一名孤阳上浮，一名虚火上冲。种种名目，皆指坎中之一阳也。一阳本先天乾金所化，故有龙之名。一阳落于二阴之中，化而为水，立水之极［原书夹注：是阳为阴根也。］，水性下流，此后天坎卦定位，不易之理也。须知此际之龙乃初生之龙［原书夹注：龙指坎中一阳也。］，不能飞腾而兴云布雨，惟潜于渊中，以水为家，以水为性，遂安其在下之位，而俯首于下也。若虚火上冲等症，明系水盛［原书夹注：水即阴也。］，水盛一分，龙亦盛一分［原书夹注：龙即火也。］；水高一尺，龙亦高一尺。是龙之因水盛而游，非龙之不潜而反其常，故经云"阴盛者，阳必衰"，即此可悟用药之必扶阳抑阴也。

乃市医一见虚火上冲等症，并不察其所以然之要，开口滋阴降火，自谓得其把握，独不思本原阴盛［原书夹注：阴盛二字，指肾水旺。］阳虚［原书夹注：阳虚二字，指君火弱。］，今不扶其阳，而更滋其阴，实不啻雪地加霜，非医中之庸手乎？余亦每见虚火上冲等症，病人多喜饮热汤，冷物全不受者，即此更足征滋阴之误矣。又有称桂、附为引火归原者，皆未识其指归，不知桂、附、干姜纯是一团烈火，火旺则阴自消，如日烈而片云无。况桂、附二物，力能补坎离中之阳，其性刚烈至极，足以消尽僭上之阴气，阴气消尽，太空为之廓朗，自然上下奠安无偏盛也，岂真引火归原哉？历代注家俱未将"一阳潜于水中"底蕴搜出，以致后学懵然无据，滋阴降火，杀人无算，真千古流弊，医门大憾也。

离卦诗

☲地产天成号火王，阴阳互合隐维皇，神明出入真无定，箇里机关只伏藏。

离卦解

离为火，属阳，气也，而真阴寄焉。中二爻，即地也。地二生火，在人为心，一点真阴藏于二阳之中，居于正南之位，有人君之象，为十二官之尊，万神之宰，人身之主也，故曰心藏神。坎中真阳，肇自乾元，一也；离中真阴，肇自坤元，二也。一而二，二而一，彼此互为其根，有夫妇之义。故子时一阳发动，起真水上交于心；午时一阴初生，降心火下交于肾。一升一降，往来不穷，性命于是乎立。

气血两字作一卦解

凡天地之数，起于一，一属阳，气也；一生二，二属阴，血也。一合二而成☵，气无形而寓于血之中是也；二合一而成☲，血有形而藏于气之内是也［原书夹注：经云气能统血，即此意也。］。气血两字，作一坎卦解之也，可；即作一离卦解之也，可；即作坎离二卦解之也，亦可。余恒曰：以脏腑分阴阳，论其末也；以一坎卦解之，推其极也。又曰：人身一团血肉之躯，阴也，全赖一团真气运于其中而立命，亦可作一坎卦以解之。

君相二火解

按：君火，凡火也；相火，真火也。凡火即心，真火即肾中之阳。凡火居上，以统乎阳，阳重而阴轻也，故居上为用［原书夹注：离卦二阳爻是也。］；真火居下，以统乎阴，阴重而阳轻也，故居下为体［原书夹注：坎卦一阳爻是也。］。二火虽分，其实一气［原书夹注：离卦二阳爻，坎卦一阳爻，合之而成乾。人活一口气，即此乾元之气也。因乾分一气，落于坤宫，遂变出后天世界，此君、相二火之由来。］，诚阴阳之主宰也。如上之君火弱，即不能统上身之关窍精血，则清涕、口沫、目泪、漏睛、鼻齿出血诸症作矣。如下之相火弱，即不能统下身之关窍精血，则遗尿、滑精、女子带下、二便不禁诸症作矣。顾二火不可分，而二火亦不胜合，所以一往一来，化生中气［原书夹注：二火皆能生土，上者生凡土，即胃；下者生真土，即脾。二火化生中土，先后互相赖焉。］，遂分二气为三气也［原书夹注：故曰三元，又曰三焦。经云"无先天而后天不立，无后天而先天亦不生"，此先后三元之实义也。］。如中宫不得二火之往来熏蒸，即不能腐熟谷水，则完谷不化、痰湿、痞满诸症作矣［原书夹注：上中下三部，可见是一团火也。］。如上下二火俱不足，则在上者有反下趋之症，如心病移于小肠，肺病移于大肠是也；在下者有反上腾之病，如虚火牙疼、咳血、喘促、面目浮肿、喉痹之类是也。

其中尤有至要者，有阴气上腾而真火不与之上腾者，有阴气上腾而真火即与之上腾者，此处便要留心。若上脱之机关已露，其脉浮空、气喘促，尚未见面赤、身热、汗出者，此阴气上腾，而真火尚未与之俱腾也；若见面赤、身热、汗出者，此阴气上腾，而真火亦与之俱腾矣，病至此际，真火欲脱也。凡见阴气上腾诸症，不必延至脱时而始用回阳，务见机于早，即以回阳镇纳诸方投之，万不致酿成脱证之候矣。亦有阳气下趋而君火未与之下趋者，有阳气下趋而君火即与之下趋者，此际不可玩忽。若下脱之机关已具，其脉细微欲绝，二便血下如注，或下利清谷益甚，四肢虽冷，尚觉未寒，二便之间尚能禁者，此阳气下趋，而君火尚未与之俱趋也；若四肢寒甚，二便利甚不自禁者，此阳气下趋，而君火亦与之俱趋也，病至此际，真欲脱也。凡见阳气下趋诸症，不必定要见以上病情而始用逆挽，务审机于先，即以逆挽益气之法救之，自可免脱证之祸矣。盖从下而竭于上者，为脱阳［原书夹注：坎中之阳，天体也，故脱从上。］；从上而竭于下者，为脱阴［原书夹注：离中之阴，地体也，故脱从下。］。阳欲脱者，补阴以留之，如独参汤是也；阴欲脱者，补阳以挽之，如回阳饮是也。亦有阳欲脱者不必养阴，阴盛而阳即灭；阴欲脱者不必补阳，阳旺而阴立消。此皆阴阳之变也，学者务要细心体会，便得一元分合之义矣。

真龙约言

夫真龙者，乾为天是也［原书夹注：乾体属金，浑然一团，无一毫渣滓尘垢，古人以龙喻之，言其有变化莫测之妙。］。乾分一气落于坤宫，化而为水，阴阳互根，变出后天坎离二卦，人身赖焉；二气往来，化生中土，万物生焉，二气亦赖焉。如坎宫之龙［原书夹注：坎中一爻，乾体所化。］，初生之龙也，养于坤土之中，故曰见龙在田，虽无飞腾之志，而有化育之功。是水也，无土而不停蓄；龙也，无土而不潜藏。故土覆水上，水在地中。水中有龙，而水不至寒极；地得龙潜，而地即能冲和。水土合德，世界大成矣。

窃思天开于子［原书夹注：子时一阳发动故也。］，而龙降焉，龙降于子，至巳而龙体浑全，飞腾已极［原书夹注：故五六月雨水多，龙亦出，皆是龙体浑全。］，极则生一阴；一阴始于午，至亥而龙体化为纯阴已极，极则生一阳，故曰复一。一也者，真气也，天之体也，气虽在下，实无时而不发于上也；若离中真阴，地体也，虽居于上，实无时而不降于下也。故《易》曰"本乎天者亲上，本乎地者亲下"，此阴阳升降之要，万古不易之至理也。业医者果能细心研究，即从真龙上领悟阴阳，便得人身一副全龙也。

五行总括图

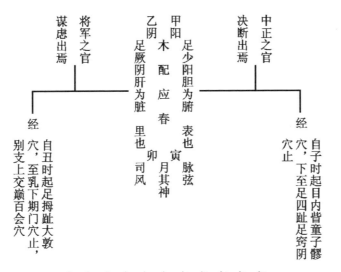

五行总括图之达郁木

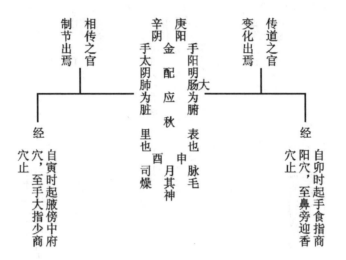

五行总括图之泄郁金

南方　卦三

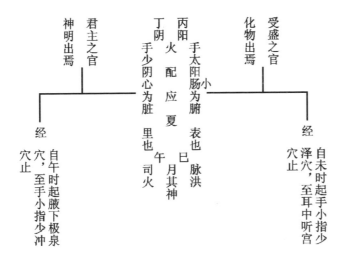

君主之官　神明出焉
丁阴手少阴心为脏　里也　午司火
丙阳火配应夏　巳月其神
手太阳肠为腑　表也　脉洪　小
受盛之官　化物出焉

经　穴止　自午时起腋下极泉穴，至手小指少冲止

经　穴止　自未时起手小指少泽穴，至耳中听宫

在变为忧
在色为赤
在体为脉
在脏为心
在天为热
在地为火
在音为征
在声为笑
在志为喜
在味为苦
在窍为舌

金土为妻子
所化者汗　藏神　恶热
其华在面
充在脉
水木为贼母

五行总括图之发郁火

卦　北方

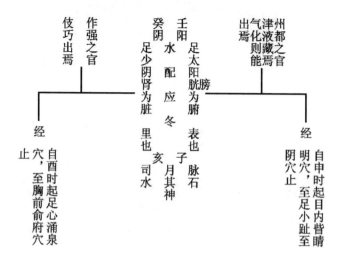

州都之官　津液藏焉　气化则能出焉

足太阳膀胱为腑　表也　子月其神　亥司水　脉石

壬阳水配应冬

癸阴足少阴肾为脏　里也

作强之官　伎巧出焉

经　自申时起目内眦睛明穴，至足小趾至阴穴止

经穴　自酉时起足心涌泉，至胸前俞府穴止

在音为羽

在色为黑　火木为妻子

在脏为肾　所恶藏者躁志

在体为骨

在地为水　久立伤骨

在天为寒

在声为呻

在窍为耳　其华在发　其充在骨

在味为咸

在志为恐

在变为慄　金为母　土为贼

五行总括图之折郁水

卦　中　卦
☷　央　☷

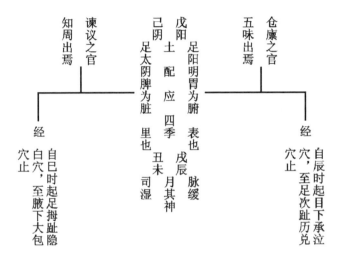

仓廪之官　五味出焉　　自辰时起目下承泣穴，至足次趾历兑　经穴止

戊阳　土　配　应　四季　戊辰　足阳明胃为腑　表也　脉缓
己阴　足太阴脾为脏　里也　丑未　司湿　月其神

谏议之官　知周出焉　　自巳时起足拇趾隐白穴，至腋下大包　经穴止

在变为哕
在色为黄
在体为肉
在脏为脾
在天为湿
在地为土
在音为宫
在窍为口
在味为甘
在志为思
在声为歌

水金为妻子
所藏恶者意湿
火为母　木为贼
其充在肉　华在唇

五行总括图之夺郁土

手少阳三焦［原书夹注：决渎之官，水道出焉。］经［原书夹注：自亥时起无名指关冲穴，至眉毛丝竹空穴止。］、手厥阴包络［原书夹注：使臣之官，喜乐出焉。］经［原书夹注：自戌时起乳后天池穴，至手中指中冲穴止。］，二经分配，共成十二经。包络，一名膻中［原书夹注：细考即护心油。］。

三焦部位说

上焦统心肺之气，至膈膜；中焦统脾胃之气，自膈膜下起而至脐中；下焦统肝肾之气，自脐中起而至足。上焦，天也［原书夹注：即上元。］；中焦，地也［原书夹注：即中元。］；下焦，水也［原书夹注：即下元。］。天气下降于地，由地而入水；水气上升于地，由地而至于天。故曰：地也者，调和阴阳之枢机也。三焦之气，分而为三，合而为一，乃人身最关要之府，一气不舒，则三气不畅，此气机自然之理。学者即在这三焦气上探取化机，药品性味探取化机，便得调和阴阳之道也。

五运所化

甲己化土如甲己之岁，以土运统之。余同推。

乙庚化金

丙辛化水

丁壬化木

戊癸化火

司天在泉图

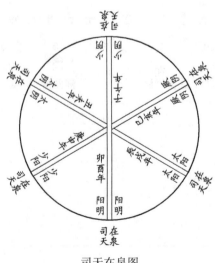

司天在泉图

五行本体受病、相传为病

天地化生五行，其中不无偏盛也。盖五行各秉一脏，各得一气，各主一方，各司一令，各有所生，各有所化，各有所制，各有所害。所以东方生风木，司春令，在人为肝，肝气不舒，则发而为病，病有盛衰；南方生热火，司夏令，在人为心，心气不舒，则发而为病，病有盛衰；长夏生湿土，主四季，在人为脾，脾气不舒，则发而为病，病有盛衰；西方生燥金，司秋令，在人为肺，肺气不舒，则发而为病，病有盛衰；北方生寒水，司冬令，在人为肾，肾气不舒，则发而为病，病有盛衰。此五行本体之为病也。

而更有母病及子者，如金病而移于肾是也；子病及母者，如肾病而移于肺是也。有妻病而乘于夫者，如土病而传于肝是也；有夫病而及于妻者，如肝病而传于土是也。有因相生而传为病者，如金病传水，水传木，木传火，火传土，土传金是也；有因相克而传为病者，如金病传木，木传土，土传水，水传火，火传金是也。学者能留心于此，而治病便不难矣。

论气血盛衰篇

人身虽云五脏六腑，总不外乎气血两字。学者即将气血两字留心讨究，可无俟他求矣。夫气有余便是火，火旺者阴必亏，如仲景人参白虎汤、三黄石膏汤，是灭火救阴法也；芍药甘草汤、黄连阿胶汤，是润燥扶阴法也；四苓滑石阿胶汤、六味地黄汤，是利水育阴法也。

气不足便是寒，寒盛者阳必衰，如仲景四逆汤、回阳饮，是温经救阳法也；理中汤、甘草干姜汤，是温中扶阳法也；附子细辛汤、真武汤，是温肾助阳法也。后贤改用滋阴降火之法，是套人参白虎润燥救阴诸法，而以之治气有余之证，法则可从；若用之于气不足之人，则失之远矣。

辨认一切阳虚证法

凡阳虚之人，阴气自然必盛［原书夹注：阴气二字，指水旺，水即血也。血盛则气衰，此阳虚之所由来也。］，外虽现一切火症［原书夹注：此火名虚火，与实火有别。实火本客气入阳经，抑郁所致。虚火即阴气上僭，阴指水，气即水中先天之阳，故曰虚火。水气以下流为顺，上行为逆，实由君火太弱，不能镇纳，以致上僭而为病。］，近似实火，俱当以此法辨之，万无一失。阳虚病，其人必面色、唇口青白无神，目瞑倦卧，声低息短，少气懒言，身重畏寒，口吐清水，饮食无味，舌青滑，或黑润青白色、淡黄润滑色，满口津液，不思水饮，即饮亦喜热汤，二便自利，脉浮空，细微无力，自汗肢冷，爪甲青，腹痛囊缩，种种病形皆是阳虚的真面目，用药即当扶阳抑阴[原书夹注：扶阳二字，包括上中下，如桂枝、参、芪，扶上之阳；姜、蔻、西砂，扶中之阳；天雄、附子、硫黄，扶下之阳。]。然又有近似实火处，又当指陈。阳虚证，有面赤如朱而似实火者[原书夹注：元阳外越也，定有以上病情可凭。]，有脉极大劲如石者[原书夹注：元阳暴脱也，定有以上病情可凭。]，有身大热者[原书夹注：此条有三：一者元阳外越，身必不痛不渴，无外感可凭；一者产妇血骤虚，阳无所附；一者吐血伤阴，元气无依，吐则气机发外，元气亦因而发外也。]，有满口齿缝流血者[原书夹注：阳气虚不能统血，血盛故外越也。]，有气喘促、咳嗽痰涌者[原书夹注：肺为清虚之脏，着不得一毫阴气，今心肺之阳不足，故不能制僭上之阴气也。阴气指肾水肾火，此条言内伤。]，有大小便不利者[原书夹注：阳不足以化阴也，定有以上病情可凭。]。此处略具一二，再玩阳虚门问答便知。

辨认一切阴虚证法

凡阴虚之人，阳气自然必盛[原书夹注：阳气二字，指火旺。火旺则水亏，此阴虚之所由来也。]，外虽现一切阴象，近似阳虚证，俱当以此法辨之，万无一失。阴虚病，其人必面目、唇口红色，精神不倦，张目不眠，声音响亮，口臭气粗，身轻恶热，二便不利，口渴饮冷，舌苔干黄或黑黄，全无津液，芒刺满口，烦躁谵语，或潮热盗汗，干咳无痰，饮水不休，六脉长大有力，种种病形皆是阴虚的真面目，用药即当益阴以破阳[原书夹注：益阴二字，包括六阴在内，照上"气血盛衰篇"论气有余便是火一段，存阴、救阴、化阴、育阴诸方俱备，仔细揣摩，便知阴虚之道也。]。然亦有近似阳虚者，历指数端。阴虚证，有脉伏不见，或细如丝，而若阳虚极者[原书夹注：热极则脉伏也，定有以上病形可凭。]；有四肢冷如冰，而若阳绝者[原书夹注：邪热内伏，而阳气不达于四末也，定有以上病情可凭。]；有忽然吐泻，大汗如阳脱者[原书夹注：此热伏于中，逼出吐泻也，定有以上病形可凭。]；有欲言不能，而若气夺者[原书夹注：热痰上升蔽壅也，定有以上病情可凭。]。此处不过具其一二，余于阴虚证作有问答数十条，反复推明，细玩便知。

按：阴虚证皆缘火旺[原书夹注：火即气。]，火盛则伤血，此千古不易之理。后贤专以火立论，而阴虚证之真面目尽掩矣，仲景存阴、化阴、育阴、救阴之法俱废，无人识矣，今特证之。

外感说

夫病而曰外感者，病邪由外而入内也。外者何？风、寒、暑、湿、燥、火六淫之气也。人若调养失宜，阴阳偶乖，六邪即得而干之。六气首重伤寒，因寒居正冬子令，冬至一阳生，一年之气机俱从子时始起，故仲景先师首重伤寒，提出六经大纲，病气挨次传递，始太阳而终厥阴。论伤寒，而暑、湿、燥、火、风俱括于内；论六日传经，而一年之节令已寓于中。真是仙眼仙心，窥透乾坤之秘；立方立法，实为万世之师。学者欲入精微，即在伤寒六经提纲病情方法上探求，不必他书上追索。须知伤寒论阳明，而燥证之外感已寓其方；论太阴，而湿证之外感可推其药；他如言少阳、少阴、厥阴，而风、火之外感亦莫不具其法也。

世之论外感者，务宜于仲景伤寒书上求之可也。病之浅深轻重，固是不同，总不外乎六经。六经各有提纲病情，昭然如日月之经天，丝毫莫混。学者只要刻刻将提纲病情熟记胸中，再玩后之六经定法贯解，细心领会，便得步步规矩，头头是道之妙，方可以为世之良医也。

内伤说

内伤之论多矣，诸书统以七情赅之，喜盛伤心，怒盛伤肝，恐惧伤肾，忧思伤脾，悲哀伤肺，是就五脏之性情而论也。而余则统以一心括之。夫心者，神之主也，凡视听言动及五劳等情，莫不由心感召。人若心体泰然，喜怒不能役其神，忧思不能夺其柄，心阳不亏，何内伤之有乎？凡属内伤者，皆心气先夺，神无所主，不能镇定百官，诸症于是蜂起矣。此等症，往往发热咳嗽，少气懒言，身重喜卧，不思饮食，心中若有不胜其愁苦之境者，是皆心君之阳气弱，阳气弱一分，阴自盛一分，此一定之至理也。阳气过衰 [原书夹注：即不能制阴。]，阴气过盛 [原书夹注：势必上干。]，而阴中一线之元阳势必随阴气而上行，便有牙疼、腮肿、耳肿、喉痛之症。粗工不识，鲜不以为阴虚火旺也。不知病由君火之弱，不能消尽群阴，阴气上腾，故牙疼诸症作矣。再观于地气上腾而为黑云，遮蔽日光，雨水便降，即此可悟虚火之证，而知为阳虚阴盛无疑矣。古人有称"痨"字从"火"者，即是内伤之主脑，惜乎言之未畅，而说之未当也。余故反复推明虚火之由，以为将来告。

望色

望色无他术，专在神气求。实症多红艳，虚症白青浮。部位须分定［原书夹注：额，心；颏，肾；鼻，脾；左腮，肝；右腮，肺。］，生克仔细筹。吉凶都可料，阳浮记心头［原书夹注：久病之人，未受外感，忽面现红光若无病者，乃元阳外越，旦夕死亡之征。］。

闻声

细听呼与吸［原书夹注：呼出，心肺；吸入，肝肾。］，痰喘有无声。呃逆分新久，微［原书夹注：微言也。］厉［原书夹注：声大也。］判盈缩。抑郁多长气，腹痛定呻吟。谵语虚实异，留神仔细评［原书夹注：阳明实症谵语，乃热甚神昏，热极者，狂叫、喜笑不休。少阴虚寒症，言语错乱若谵语，其实非谵语也，乃气虚阳脱，神无所主也。］。

问症

探病须细问，疼痛何由生。寒热分新久，痞满判重轻。喜饮冷和热，二便黄与清。妇女胎产异，经信最为凭。

切脉

脉分上中下，浮沉迟数衡，有力与无力，虚实自然明。大小兼长短，阴阳盛衰情。二十八脉象，堪为学者绳［原书夹注：脉之一途，千变万化，总在这阴阳两字上求之，其要不出浮沉、迟数、有力与无力耳。李士材之二十八脉，虽说繁冗，然逐步以言病，亦大费苦心，初学原不可少，此特明其要。］。

伤寒六经提纲病情

一日太阳，以"脉浮、头痛、项强、恶寒"八字为提纲，"恶寒"二字为病情。

二日阳明，以"胃家实"三字为提纲，"恶热"二字为病情。

三日少阳，以"口苦、咽干、目眩"六字为提纲，"喜呕"二字为病情。

四日太阴，以"腹满而吐，食不下，自利益甚，时腹自痛，若下之，必胸下结硬"二十三字为提纲，"食不下"三字为病情。

五日少阴，以"脉微细，但欲寐"六字为提纲，"但欲寐"三字为病情。

六日厥阴，以"消渴，气上冲心，心中疼热，饥而不欲食，食则吐蛔，下之利不止"二十四字为提纲，"不欲食"三字为病情。

六经定法贯解

凡病邪初入，必由太阳。太阳为寒水之区，居坎宫子位，人身之气机日日俱从子时发起，子为一阳，故曰太阳。太阳如天之日〔原书夹注：日从东海而出，海为储水之区，水性主寒，故曰太阳寒水。〕，无微不照，阳光自内而发外，一身上下四旁莫不毕照焉，所以主皮肤，统营卫，为一身之纲领。

然太阳底面即是少阴肾经〔原书夹注：相为表里也。〕，若太阳病，过发汗则伤少阴肾中之真阳，故有亡阳之虞。所以近来医家、病家畏桂、麻二汤发汗，等于砒毒，毫不敢用，由其不知桂、麻二非发汗之剂，乃协和营卫之方也。营卫协和，则向之伏于皮毛肌肉间者，今皆随汗而尽越于外矣；邪出于外，则表气疏，里气畅，病所以立解矣。至若发汗而致亡阳者，岂真麻、桂之为害哉？不知由其人内本先虚，复感寒邪，今得桂、麻协和阴阳，鼓邪外出，大汗淋漓，而肾中一线之元阳乘气机之鼓动，而与汗俱出，实气机势时之使然，非桂、麻之必使人亡阳也。观于气实之人发汗毫不为害，从可识矣。然则仲景又岂不知内虚之人不可发汗乎？观于食粥与不食粥、微发汗、更发汗、中病即止诸句，仲景已于内虚之人早为筹画矣。真是步步规矩，处处苦心，惜乎知之者寡耳。

六经当以一贯解之，章旨太多，恐学者易倦，仍将六经分解，参以附解。须知分解还是贯解，附解不在分、贯之列；分、贯是六经大旨，附解是补六经未发之大意。

附解

按：六经以太阳为首，厥阴为终。经者，常道也。先天之真阳原寄于肾，肾与膀胱相表里〔原书夹注：肾为里，膀胱为表。〕，真阳之气机发动，必先行于太阳经，而后行于诸经，昼夜循环，周而复始。然太阳四面皆水，寒气布护，故曰"太阳之上，寒气主之"，真阳之气此刻初生，阳气甚微，若太阳经病过发汗，则伤肾中之真阳〔原书夹注：表阳被夺，里阳立消。〕，故有亡阳之虞。须知太阳地界主寒，复感外寒之客气所犯，阻其真阳运行之机，故太阳之经症作。二日阳明，阳明地界主燥，客寒之气自太阳而走入燥地，寒邪便化为燥邪，燥邪入阳明经，而阻其真阳运行之机，则阳明之经症作。余仿此。学者务宜留心，六经各有表里，即有病经不病里处，详太阳经附解。

太阳经证解

按：太阳一经，以寒为本［原书夹注：太阳之上，寒气主之故也。］。少阴为中气［原书夹注：肾与膀胱为表里。］，太阳为标［原书夹注：主外，是本经之标、本、中三气也。］。太阳一经为病，有经病［原书夹注：本经自病。］，有伤风症［原书夹注：经症中之兼症。］，有伤寒症［原书夹注：经症中之兼症。］，有两感症［原书夹注：经症中之兼症。］，有腑症［原书夹注：太阳中之里症。］。腑症之中，又有蓄尿症、蓄热症、蓄血症、癃闭症［原书夹注：腑症中恒有之病也。］，不可不知也。

经症者何？脉浮、头项强痛、恶寒、发热是也。［原书夹注：经病情形。］

兼自汗而恶风者，则为伤风症，是太阳之卫分为风邪所伤也，主以桂枝汤，协和营卫，驱风邪外出，浅一层立法也。服此方而若解，则病愈［原书夹注：此刻节令之气寒，客风亦寒，故曰风寒。寒气即是风气，风气即是寒气。仲景以风寒冠首，一示厥阴循环之意，一示风轮主持大世界之意。风字宜活看。］。

经症而兼无汗者，则为伤寒症，是太阳之营分为寒邪所伤也，主以麻黄汤，大开腠理，俾营分之寒邪尽从汗出，深一层立法也。服此方而若解，则病愈［原书夹注：此际若不知发汗，则病进从实；若过发汗，则症变从虚；若妄下，则症变从误。］。

经症而兼壮热、烦躁、脉浮紧者，则为两感症，是太阳之营卫为风邪寒邪所伤也，主以大青龙汤，营卫两解，风寒并驱，又深一层立法也。服此方而若解，则病愈［原书夹注：两感症，又有一日太阳而与少阳同病，亦名两感症；三阳症与三阴症同见，亦名两感。用药即当解表温经，再看表里重轻。以上兼症三法，系本经恒有之候，非传经之谓也。传经法详附解。］。

设若不解，不传经则必传腑［原书夹注：传经则现经症，传腑则现腑症。］。腑症者何？口渴而小便不利是也。是邪由太阳之经而转入太阳之腑也，主以五苓散，化太阳之气。气化一行，小便亦利，邪亦可从此而出，病亦可从此解矣［原书夹注：此处便是太阳首尾界限。］。

至于腑症之中另有蓄尿一症［原书夹注：病形，小腹满、便短赤不利、口渴。］，盖膀胱乃储水之区，今为寒气所束，太阳之气微，不足以胜其寒邪之气，气机于是乎不运矣，气机一刻不运，则所储之水即不能出，势必上涌，而小腹作满，故名之曰蓄尿，主以五苓倍桂。桂本辛温，力能化太阳之寒气，气化一行，小便得出，病亦立解，此法中之法也。

另有蓄热一症［原书夹注：病形，小腹不满、口渴、溺赤。］，由寒邪入腑，从太阳之标阳而化为热，热甚则必涸其所注之水，故小腹不满而便不利，故名之曰蓄热，主以五苓去桂，加滑石以清利其热。热邪一去，腑自立安，亦法中之法也。

另有蓄血一症［原书夹注：病形，小腹硬满。］，缘由寒邪入腑，阻其太阳之气机，而循行本经之血液失其常度，不得归经，流入腑中，聚而不散，少腹硬满，故名之曰蓄血，主以五苓散中加桃仁、红花、当归、万年霜之类，从小便以逐其瘀，即可移危为安，皆不易之法也。另有癃闭一症，与热结膀胱不同。热结者，尿常可出一二点；此则胀翻出窍，尿不得出，由三焦气机不运，水道壅塞太甚，法宜升提，俾壅者立开［原书夹注：此下陷从上治法也。］，尿即得出，病亦可解，此皆不易之法也［原书夹注：此太阳一经经、腑症形如是，至于传经，详附解。］。

附解

太阳经，有经症初见，不传本经之腑，而传阳明、少阳，三阳经症同见者，名三阳并病，即以三阳之法治之，如桂枝汤加葛根、柴胡是也。有经症初见，传阳明而不传少阳者，名二阳为病，即以二阳之法治之，如桂枝加葛根汤是也。又有三阳经症同见，而见太阴之腹满、自利，即于三阳表药中合理中之法治之。有经症初见，转瞬而见少阴之身重、欲寐者，肾与膀胱为表里，表病而及里也，当从少阴之法治之，如麻黄附子细辛汤是也。至于当汗而不汗，表里不通，壮热烦躁者，大青龙是也。经症误下，遂利者，桂枝加葛根汤是也［原书夹注：误下邪陷于内，故加葛根以举之。］。过汗而至汗不止者，桂枝加附子汤是也。下后而至脉促、胸满者，桂枝去芍药汤是也。仲景之法，总在活法圆通，并无死法，方方皆有妙义，轻重大有经权，学者先将六经提纲病情熟记于心，方能见病知源。六经所主气机乃为本，客气所生乃为病，客气往往随主气而化为病，故一经一经病形不同，虽云伤寒二字冠首，因寒在子故也。

阳明经证解

按：阳明一经，以燥为本［原书夹注：阳明之上，燥气主之故也。］，太阴为中气［原书夹注：脾与胃为表里。］，阳明为标［原书夹注：主外，是本经之标、本、中三气也。］。有经症，有里症，有腑症，不可不知也。［原书夹注：以下承接上太阳经。］太阳之寒邪未尽，势必传于阳明，则治阳明必兼治太阳；若全不见太阳之经症、腑症病情，独见阳明之经症、腑症，则专治阳明，方为合法。当知寒邪走入燥地，即从燥而化为燥邪，乃气机势时之使然也［原书夹注：寒邪化燥，乃本经病机主脑。］。

经症者何？前额连眼眶胀痛，鼻筑气而流清，发热不恶寒。此际寒邪初入阳明之经，寒气尚有一线未化尽，故还见筑气、流清涕之寒形，渐渐发热，不恶寒［原书夹注：不恶寒三字，便是寒邪俱化为热也。］。邪在经，尚可解肌，故用葛根汤以解肌，俾邪从肌肉而出［原书夹注：阳明主肌肉故也。］，此本经浅一层立法也。服此方而邪若解，则病愈。设若不解，有传少阳之经而不传本经之腑，有传本经之腑，而不传少阳之经者出矣［原书夹注：便是分途处。］。若本经经症合少阳之经症，名二阳合病，即以二阳之法治之，如葛根汤合柴胡汤是也。

若本经经症而传入本经之里，则现口燥心烦、汗出恶热、渴欲饮冷［原书夹注：这便是里症情形。］。此刻全无一点寒形，尽是一团燥热之邪气盘踞胃中，兼之胃乃多气多血之府，邪热之气又合胃中之气，二火交煽于中，则邪热炽矣。热甚则血亏，故口燥心烦；热蒸于外，故汗出；内热太甚，则乞救于外之水而欲为之扑灭，故大渴饮冷。仲景用白虎汤以救之，有不使邪热归腑之意，深一层立法也。服此方而若解，则病愈。

设若白虎力轻，未能扑灭其邪热，邪即入腑，便见张目不眠、声音响亮、口臭气粗、身轻恶热、大便闭塞等情，此际邪已归腑。邪至腑中，热已过盛，热盛必将肠胃中之血液灼尽，即肠胃中所存宿谷糟粕中之津液亦必灼尽。胃中枯槁，阴气不得上交，所以张目不眠；胃火旺极，故声音响亮、口臭气粗、身轻恶热；肠胃此际无一毫血液运其糟粕，故大便闭塞。通身上下不啻一盆烈火，若不急为扑灭，顷刻将周身血液灼尽，脏腑有立坏之势也。主以大小承气汤，苦寒陡进，推荡并行，火邪一灭，正气庶可复生。即有痞、满、实、燥、坚、谵语、狂走等情，皆缘热邪所致，俱当以此法为主，不可因循姑惜，酿成脱症之祸矣［原书夹注：阳旺极，而阴必立消。］。

附解

病缘是伤寒为本，至于用大黄、芒硝、石膏之药，全不见伤寒面目，学者至此每多茫然莫解，由其不知化机与六经所主耳。万病不出阴阳两字，阳极化阴，阴极化阳，自然之理。阴阳分布六经，六经各有所主之气，寒主太阳，燥主阳明，火主少阳，湿主太阴，热主少阴，风主厥阴。须知寒邪至燥地，寒气即化为燥邪，一定不易之理也［原书夹注：譬如一团冷物，放于热物之中，顷刻冷物亦化为热物；一团热物而放于冷物之中，顷刻热物亦化为冷物。知此化机，便得伤寒一贯之旨，庶可识仲景步步立法之苦心也。]。他经化机仿此。仲景以伤寒二字冠首者，寒居正冬子令，一阳初生，为一岁之首，一年分六气，六气配六经，一岁之气机可以六日括之，六日之气机又可以一日尽之，生生化化，循环不已，学者宜知。

少阳经证解

按：少阳一经，以火为本 [原书夹注：少阳之上，相火主之故也。]，厥阴为中气 [原书夹注：肝与胆为表里。]，少阳为标 [原书夹注：主外，是本经之标、本、中三气也。]。有经症，有腑症，有半表半里症，不可不知也。[原书夹注：以下承接阳明经。] 如阳明之邪未罢，势必传于少阳，则治少阳必兼治阳明；如全不见阳明之经症、腑症，而独见少阳之经、腑症者，则专治少阳，方为合法。

经症者何？头痛在侧、耳聋、喜呕、不欲食、胸胁满、往来寒热是也。夫寒邪之客气，每至阳明燥地而化为燥邪，燥邪之客气未尽，遂传入少阳 [原书夹注：客寒至阳明，从燥而化为燥邪，燥邪入少阳，为病机主脑。]。盖少阳主枢，有枢转阴阳之道，今因燥邪之客气干之，阻其少阳条达之气机，正邪相击，故两侧头痛作矣 [原书夹注：耳前后两侧，俱属少阳。]；胆脉入耳，燥邪干之，清窍闭塞，耳遂骤聋；木原喜乎条达，呕则气动，木气稍泄，病故喜呕；木气不舒，上克脾土，土畏木克，故不欲食；胸胁者，肝胆所主之界限也，肝胆不舒，胀满并作 [原书夹注：即此便可悟客气之过也。客气详附解。]。少阳与太阴接壤，系阴阳交界之区，故曰半表半里；邪附于胆，出与阳争则热，入与阴争则寒 [原书夹注：阳指阳明，阴指太阴。]，故有寒热往来也。主以柴胡汤，专舒木气，木气得舒，枢机复运，邪自从枢转而出，此本经浅一层立法也。

用药未当，邪不即出，则必入腑，即现口苦、咽干、目眩 [原书夹注：六字乃本经腑症提纲。]。此际燥邪入腑，合本经标阳，燥与热合成一家，热甚则胆液泄，故口苦、咽干；肝开窍于目，与胆为表里，表病及里，里热太甚，必伤肝中所藏之血液，故目眩。主以黄芩汤，清其里热，里热一解，邪自灭亡，此本经深一层法也。

所谓半表半里症者何？即其所处之界，分而言之也。邪在三阳，俱以表称；邪在三阴，俱以里论；半表者从阳分 [原书夹注：少阳与阳明、太阳为一家也。]，半里者从阴分 [原书夹注：少阳与太阴接壤，太阴与少阴、厥阴为一家也。]，故诸书言疟病不离少阳，因其寒热之往来而决之于少阳也［原书夹注：表邪之为病，寒热无定候；疟邪之为病，寒热有定候。以此别之。]。邪在少阳，不能从枢转而出，直趋阳明地界，阳明主燥，故病者发热［原书夹注：即热疟也。]；邪苟不趋阳明，而专趋太阴，太阴主寒，故病者发寒［原书夹注：即寒疟也。]。学者能于寒热二字探其轻重，则治疟不难也。

附解

有少阳经症初见，而合三阴为病者，即合三阴之法治之。须知伤寒有传经不传腑，传腑即不传经的，更有直中太阴、少阴、厥阴，切切不可拘于"一日太阳，二日阳明"上搜寻，总在这六经提纲病情上体会，即误治变逆亦可知也；即本经自受之风，自受之寒，自受之热，皆可以辨也。伤寒一书，通体就在这邪正二字。正气乃六经之本气也，寒为太阳之本气，燥为阳明之本气，火为少阳之本气，湿为太阴之本气，热为少阴之本气，风为厥阴之本气。六经之本气，乃一定不易之气也。六经只受得先天之真气，受不得外来之邪气。邪气，即客气也。客气者何？风、寒、暑、湿、燥、火是也。此六客者，天地常有之客也，正气旺者，客气不得而干之；正气弱者，客气即得而入之。六客皆能损人之气血，戕人之性命，故仲景首以寒客立论，先提出六经本气，后指出寒邪之客气，或在三阳，或在三阴；或病于经，或病于腑，或病于卫，或病于营；或随燥化，或随热化，或随湿化，或从火化，或从风化；或邪在表，误下而入内；或邪在里，误汗而变逆。出入变化，往来盛衰，皆客气流行自然之道，实因人身五脏六腑之偏盛致之也。学者务要识得六经本气、病情、提纲，即能明客气之所在，而用药有据，则不惑也。仲景虽未将六客逐位立论，举伤寒一端，而六客俱在也。即外之尸气、瘴气、疫气、四时一切不正之气，亦皆可仿此而推也。

太阴经证解

按：太阴一经，以湿为本［原书夹注：太阴之上，湿气主之故也。]，阳明为中气［原书夹注：胃与脾为表里。]，太阴为标［原书夹注：主外，是本经之标、本、中三气也。]。有经症，有五饮症，有着痹、行痹症，有阳黄、阴黄症［原书夹注：本经恒有之病。]，不可不知也。［原书夹注：以下承接少阳经。] 如少阳之邪未罢，势必传入太阴，则治太阴必兼治少阳。若全不见少阳之经腑证，则专治太阴，方为合法。

经症者何？腹满而吐、食不下、时腹自痛、自利益甚、手足自温是也。

夫太阴主湿而恶湿［原书夹注：太阴为阴经，与阳经有别。寒邪由太阳、阳明、少阳，此际寒邪全化为热，并无寒邪之形；即有寒者，皆由太阳误下，而寒陷于内者有之。务要知得少阳火邪传至太阴，即从太阴湿而化为湿邪，为传经病机主脑。］，少阳之热邪入而附之，即从湿化，湿气太甚，阻滞中脘。邪乘于上，则腹满而吐；邪乘于下，则腹痛自利；四肢察气于胃，邪犯脾未犯胃，故虽有吐利，而手足尚温也。主以理中汤，直守其中，上下自定，乃握要之道也。若桂枝倍芍药汤，是太阳经症误下，而寒邪陷入太阴之内也［原书夹注：三阴症，原不在发汗之例，不应用桂枝。若此方而用桂枝者，仍是复还太阳之表也，须知。］。

至于五饮症者何？夫饮者，水之别名也，即以一水字括之，不必另分名目。名目愈多，旨归即晦，学者更无从下手。故仲景列于太阴，太阴主湿，湿即水也［原书夹注：本经是水，复得外来之客水。］，水盛则土衰，土衰即不能制水，以致寒水泛溢，或流于左，或流于右，或犯心下，或直下趋，或化为痰，种种不一，故有五饮之说焉。经云脾无湿不生痰，即此一语，便得治五饮之提纲也。治法总不外健脾、温中、除湿、行水、燥脾为主，因其势，随其机而导之利之，即得步步立法之道也。

所谓着痹、行痹者何？夫痹者，不通之谓也。经云：风寒湿三气合而为痹，风胜为行痹，寒胜为着痹［原书夹注：行痹流走作痛，着痹痛在一处。］。风为阳而主动，风行而寒湿随之，故流走作痛；寒为阴而主静，寒停不行，风湿附之，故痛处有定。风寒湿三气闭塞经络，往往从本经中气化为热邪，热盛则阴亏而火旺，湿热熏蒸，结于经隧，往往赤热肿痛，手不可近，法宜清热润燥。若忽突起，不赤不痛，则为溢饮所致，又当温中除湿，不可不知也。

所谓阳黄、阴黄者何？夫黄者，土之色也，今为湿热蒸动，土象外呈，故周身皮肤尽黄。阳者，邪从中化［原书夹注：中者，胃也。少阳之热，不从太阴之湿化，而从中化，胃火与湿合，熏蒸而色黄。］；阴者，邪从湿化。阳主有余，阴主不足。阳者主以茵陈五苓散，阴者主以附子理中汤加茵陈。立法总在湿热、阴阳二字分途，外验看病人之有神无神、脉之有力无力、声之微厉，则二症之盛衰立决矣。

附解

夫人身立命，全赖这一团真气流行于六步耳［原书夹注：真气乃人立命之根，先天种子也，如天日之流行，起于子宫。子为一，乃数之首也。六步即三阳经、三阴经也。]。以六步合而观之，即乾坤两卦也〔原书夹注：三阳即乾卦，三阴即坤卦。]。真气初生，行于太阳经；五日而一阳气足〔原书夹注：五日为一候，又为一元。]，真气行于阳明经；又五日而二阳气足〔原书夹注：此际真气渐甚。]，真气行于少阳经；又五日而三阳气足〔原书夹注：合之三五得十五日，阳气盈，月亦圆满。月本无光，借日之光以为光，三阳气足，故月亦圆也。]，此际真气旺极，极则生一阴，真气行于太阴经；五日而真气衰一分，阴气便旺一分也，真气行于少阴经；又五日而真气衰二分，阴气便旺二分也，真气行于厥阴经；又五日而真气衰极，阴气旺极也〔原书夹注：三阳十五日，三阴十五日，合之共三十日，为一月。一月为一小周天，一岁为一大周天。一日为一小候。古人积日成月，积月成岁，乃不易之至理。一岁之中，上半岁属三阳，下半岁属三阴；一月之内，上半月属三阳，下半月属三阴；一日之内，上半日属三阳，下半日属三阴。一年之气机，即在一月尽之；一月之气机，又可以一日括之。三五而盈，三五而缩，盛衰循环不已，人身气机亦然。]，阴极复生一阳，真气由盛而衰，由衰而复盛，乃人身一付全龙也〔原书夹注：人活一口气，即此真气也。]。

须知天地以日月往来为功用，人身以气血往来为功用〔原书夹注：气即火也、日也，血即水也、月也。]。人活天地之气，天道有恒，故不朽；人心无恒，损伤真气，故病故死。惟仲景一人明得阴阳这点真机，指出三阴三阳界限，提纲挈领，开创渡世法门，为群生司命之主。后代注家专在病形上论三阴三阳，固是；究未领悟气机，指出所以然之故，以致后学无从下手，虽记得三阳三阴，而终莫明其妙也。余故不惮烦，特为指出。

少阴经证解

按：少阴一经，以热为本〔原书夹注：少阴之上，君火主之故也。]，太阳为中气〔原书夹注：小肠与心为表里。]，少阴为标〔原书夹注：主外，是本经之标、本、中三气也。]。有经症，有协火症，有协水症，不可不知也〔原书夹注：本经上火下水，上火即手少阴心，下水即足少阴肾。以下承接太阴经。]。太阴之客邪未罢，势必传于少阴，则治少阴必兼治太阴；若全不见太阴症，而专见少阴症，则专治少阴，方为合法。

经症者何？脉微细、但欲寐是也。夫细微、欲寐，少阴之病情悉具，元阳之虚，不交于阴，阴气之弱，不交于阳，可知也。主以麻黄附子细辛汤，令阴阳交而水火合，非发汗之义也〔原书夹注：世多不识。]。服此方而病可立解，立法之奇，无过于此。

至于协火而动者何？病人真阳素旺，客邪入而附之，即从阳化而为热，热甚则血液必亏，故病见心烦不眠、肌肤燥煋、小便短而咽中干，法宜养阴以配阳，主以黄连阿胶汤，分解其热，润泽其枯。

若协水而动者何？病人真阳素弱［原书夹注：阳弱阴必盛。］，客邪入于其中，即从阴化，阴气太盛，阳光欲绝，故病见目瞑倦卧、声低息短、少气懒言、身重恶寒、四肢逆冷，法宜回阳，阳旺阴自消，病庶几可愈矣。

附解

凡三阴症，以温补为要，是阴盛阳必衰，故救阳为急；三阳症，以解散清凉为主，是阳盛阴必亏，故救阴为先。然阳中有阴症，阴中有阳症，彼此互和，令人每多不解处，由其未将三阳三阴各有配偶认清，遂把病机辨察不确，六经不啻尘封也。

厥阴经证解

按：厥阴一经，以风为本［原书夹注：厥阴之上，风气主之故也。］，少阳为中气［原书夹注：胆与肝为表里。］，厥阴为标［原书夹注：主外，是本经之标、本、中三气也。］。有经症，有纯阳症，有纯阴症，有寒热错杂症，不可不知也。［原书夹注：以下承接少阴经。］少阴之客邪未罢，势必传于厥阴，则治厥阴必兼治少阴；若全不见少阴经症，而独见厥阴，则专治厥阴，方为合法。

经症者何？消渴、气上撞心、心中疼热、饥而不欲食、食则吐蛔、下之利不止是也。夫厥阴之木气，从下起而上合于手厥阴包络，包络主火，风火相合为病，风火相煽，故能消；火盛津枯，故见渴；包络为心之外垣，心包火动，故热气撞心而疼；木气太盛，上凌脾土，土畏木克，故饥而不欲食；蛔虫禀厥阴风木所化，故吐蛔；木既克土，土气大虚，若更下之，故利不止［原书夹注：是促其生化之机也。］。主以当归四逆汤、乌梅丸两方［原书夹注：当归四逆汤是经症之主方，乌梅丸是厥阴之总方。］。方中寒热并行，重在下降，立法大费苦心［原书夹注：细玩《长沙歌括》方解，便易明白。］。

至于纯阳一症，乃客邪从本经之中气所化也［原书夹注：少阳主君火，客邪从火化。］，故见热深厥深，上攻而为喉痹，下攻而便脓血［原书夹注：外现张目不眠、口臭气粗之火象，有似阳明腑症形。］，在上则以黄连、二冬、阿胶、鸡子清，在下则以黄连、二冬、阿胶、鸡子黄治之，此润燥救阴之意也。

若纯阴症者何？原由客邪入厥阴，不从中化而从标化，标为至阴，客邪亦阴，故病见纯阴［原书夹注：外现必目瞑倦卧、身重懒言、四肢逆冷、爪甲青黑、腹痛拘急等形是也。］，法宜回阳，阳回则阴消，而病可瘳矣。

至若错杂者何？标阴与中同病也［原书夹注：外现腹中急痛、吐利厥逆、心中烦热、频索冷饮、饮而即吐者是也。］，法宜大剂回阳，少加黄连汁同服，寒热互用，是因其错杂，而用药亦错杂也。

附解

六经各有标、本、中三气为主，客邪入于其中，便有从中化为病，有不从中化而从标化为病，有本气为病。故入一经，初见在标，转瞬在中。学者不能细心研究，便不知邪之出入也。余于六经定法，作为贯解，加以附解，不过明其大致，而细蕴处犹未推明，得此一线之路，便解得三百九十七法之旨也。请细玩陈修园先生《伤寒浅注》，乃可造其精微也。

卷　二

　　医学一途，至微至精，古人立法立方，皆原探得阴阳盈虚消长、生机化机至理，始开渡世之法门，立不朽之功业，诚非易事也。全碌碌庸愚，何敢即谓知医，敢以管见臆说，为将来告。窃念一元肇始，人身性命乃立，所有五脏六腑、九窍百脉、周身躯壳，俱是天地造成，自然之理。但有形之躯壳皆是一团死机，全赖这一团真气运用于中，而死机遂转成生机。奈人事不齐，不无损伤，真气虽存，却借后天水谷之精气而立［原书夹注：经云：无先天而后天不立，无后天而先天亦不生。］。故先天之本在肾［原书夹注：即真阳之寄处。］，后天之本在脾［原书夹注：即水谷之寄处。］，水谷之精气与先天之真气相依而行，周流上下四旁，真是无微不照者也。盖上下四旁即三阴三阳六步，其中寓五行之义，各有界限。发病损伤，即有不同，总以阴阳两字为主。阴盛则阳必衰，阳盛则阴必弱，不易之理也。然阴虚与阳虚，俱有相似处，学者每多不识，以致杀人。全不佞，采取阳虚、阴虚症各数十条作为问答，阴阳二症，判若眉列，以便学者参究，知得立解之意，则不为他症所惑，非有补于医门者哉？

阳虚症门问答

　　问曰：头面畏寒者，何故？

　　答曰：头为诸阳之首，阳气独盛，故能耐寒。今不耐寒，是阳虚也。法宜建中汤加附子，温补其阳自愈。

建中汤

　　桂枝九钱　白芍六钱　甘草六钱，炙　生姜九钱　大枣十二枚　饴糖五钱　附子三钱

用药意解

　　按：桂枝辛温，能扶心阳；生姜辛散，能散滞机；熟附子大辛大热，足壮先天元阳。合甘草、大枣之甘，辛甘能化阳也。阳气化行，阴邪即灭，气机自然复盛，仍旧能耐寒也。但辛热太过，恐伤阴血，方中芍药苦平，饴糖

味甘，合之苦甘能化阴也。此病重在阳不足一面，故辛热之品多，而兼化阴亦是用药之妙也。此方乃仲景治阳虚之总方也，药味分两，当轻当重，当减当加，得其旨者，可即此一方，而治百十余种阳虚症候，无不立应。

问曰：畏寒与恶风有别否？

答曰：恶风者，见风始恶，非若畏寒者之不见风而亦畏寒也。恶风一症，兼发热、头项强痛、自汗者，仲景列于太阳风伤卫症，主桂枝汤。畏寒一症，兼发热、头项强痛、无汗者，仲景列于太阳寒伤营症，主麻黄汤。若久病之人，无身热、头痛等症，而恶风者，外体虚也［原书夹注：卫外之阳不足也。］；而畏寒者，内气馁也［原书夹注：元阳衰于内，而不能充塞也。］。恶风者可与黄芪建中汤，畏寒者可与附子甘草汤。新病与久病畏寒、恶风，有天渊之别，学者务宜知之。

桂枝汤

桂枝九钱　白芍六钱　甘草六钱　生姜九钱　大枣十二枚

麻黄汤

麻黄六钱　桂枝三钱　杏仁二钱　甘草二钱

黄芪建中汤

同上，加黄芪一味

附子甘草汤

附子一两　甘草六钱，炙

用药意解

按： 桂枝汤一方，乃协和营卫之剂也。桂枝辛温，能化太阳之气；生姜辛散，能宣一切滞机。桂枝与生姜同气相应，合甘草之甘，能调周身之阳气，故曰辛甘化阳。阳气既化，恐阴不与之俱化，而邪亦未必遽出也，又得芍药之苦平，大枣之甘平，苦与甘合，足以调周身之阴液，故曰苦甘化阴。阴阳合化，协于中和，二气流通，自然无滞机矣。故曰营卫协和则病愈。仲景更加服粥以助之，一取水谷之精以为汗，一是壮正气而胜邪气也。

按： 麻黄汤一方，乃发汗之峻剂也。因寒伤太阳营分，邪在肤表［原书夹注：肌腠浅一层，肤表深一层。］，表气不通，较桂枝症更重，故以麻黄之轻清，大开皮毛为君，皮毛大开，邪有路出；恐不即出，故以杏仁利之，气机得利，邪自不敢久停；复得甘草和中，以助其正；更佐桂枝从肌腠以达肤表，寒邪得桂枝辛温，势不能不散，遂从肤表达肌腠而出也。仲景不用服粥，恐助麻黄而发汗太过也。[原书夹注：发汗二字，大有深义。汗本血液，固是养营之物，何可使之外出也？不知寒邪遏郁，气机血液不畅则为病，此际之血液不能养营，必使之外出，即是除旧布新之义也。病家切不可畏发汗，汗出即是邪出也；医家切不可不发汗，当知有是病即当用是药。总之认症贵宜清耳。]

按：黄芪建中汤一方，乃桂枝汤加饴糖、黄芪耳。夫桂枝汤乃协和营卫之祖方也，复得黄芪，能固卫外之气；饴糖一味，有补中之能。若久病恶风之人，皆原中气不足，卫外气疏，今得桂枝汤调和阴阳，黄芪、饴糖卫外守中，而病岂有不愈者乎？

按：附子甘草汤一方，乃先后并补之妙剂也。夫附子辛热，能补先天真阳；甘草味甘，能补后天脾土，土得火生而中气可复[原书夹注：附子补先天之火，火旺自能生脾土，故曰中气可复。]。若久病畏寒之人，明系先天真阳不足，不能敌其阴寒之气，故畏寒。今得附子而先天真火复兴，得甘草而后天脾土立旺，何患畏寒之病不去乎？

附：伏火说

世多不识伏火之义，即不达古人用药之妙也。余试为之喻焉：如今之人将火煽红，而不覆之以灰，虽焰，不久即灭；覆之以灰，火得伏，即可久存。古人通造化之微，用一药、立一方，皆有深义。若附子、甘草二物，附子即火也，甘草即土也。古人云"热不过附子，甜不过甘草"，推其极也。古人以药性之至极，即以补人身立命之至极，二物相需并用，亦寓回阳之义，亦寓先后并补之义，亦寓相生之义，亦寓伏火之义，不可不知。

问曰：头面忽浮肿、色青白，身重欲寐，一闭目觉身飘扬无依者，何故？

答曰：此少阴之真气发于上也。原由君火之弱，不能镇纳群阴，以致阴气上腾，蔽塞太空，而为浮肿，所以面现青黑；阴气太盛，逼出元阳，故闭目觉飘扬无依。此际一点真阳为群阴阻塞，不能归根；若欲归根，必须荡尽群阴，乾刚复振；况身重欲寐，少阴之真面目尽露。法宜潜阳，方用潜阳丹。

潜阳丹

西砂一两　姜汁炒　附子八钱　龟板二钱　甘草五钱

用药意解

按：潜阳丹一方，乃纳气归肾之法也。夫西砂辛温，能宣中宫一切阴邪，又能纳气归肾；附子辛热，能补坎中真阳，真阳为君火之种，补真火即是壮君火也。况龟板一物，坚硬，得水之精气而生，有通阴助阳之力，世人以利水滋阴目之，悖其功也。佐以甘草补中，有伏火互根之妙，故曰潜阳。

问曰：病将瘳，一切外邪悉退，通身面目浮肿者，何故？

答曰：此中气不足，元气散漫也。夫病人为外邪扰乱，气血大亏，中气未能骤复。今外邪虽去，而下焦之阴气乘中土之虚，而上下四窜，故通身浮肿。虽云君火弱不足以制阴，此症实由脾土虚不能制水，而水气泛溢，可名水肿；一者脾土太弱，不能伏火，火不潜藏，真阳之气外越，亦周身浮肿，可名气肿。总而言之，不必定分何者为气肿、水肿，要知气行一寸，水即行一寸，气行周身，水即行周身，是元气散漫，而阴水亦散漫也。治病者不必见肿治肿，明知其土之弱，不能制水，即大补其土以制水；明知其元阳外越，而土薄不能伏之，即大补其土以伏火，火得伏而气潜藏，气潜藏而水亦归其宅，何致有浮肿之病哉？经云火无土不潜藏，真知虚肿之秘诀也。而余更有喻焉：试即蒸笼上气，而以一纸当气之上，顷刻纸即湿也。以此而推，气行则水行，气伏则水伏，可以无疑矣。此症可用理中汤加砂、半、茯苓，温补其土自愈。

理中汤

人参四钱　白术一两　干姜一两　甘草三钱　西砂四钱　半夏四钱　茯苓三钱

用药意解

按：理中汤一方，乃温中之剂也。以白术为君，大补中宫之土；干姜辛热，能暖中宫之气；半、茯淡燥，有行痰逐水之能；西砂辛温，有纳气归肾之妙。但辛燥太过，恐伤脾中之血，复得人参微寒，足以养液，刚柔相济，阴阳庶几不偏。然甘草与辛药同用，便可化周身之阳气。阳气化行而阴邪即灭，中州大振而浮肿立消，自然体健而身安矣。

问曰：眼中常见五彩光华，气喘促者，何故？

答曰：此五脏之精气发于外也。夫目窠乃五脏精华所聚之地，今病人常见五彩光华，则五气之外越可知；而兼气喘，明系阴邪上干清道，元阳将欲从目而脱，诚危候也。法宜收纳阳光仍返其宅，方用三才封髓丹。

封髓丹

黄柏一两　砂仁七钱　甘草三钱，炙

用药意解

按：封髓丹一方，乃纳气归肾之法，亦上中下并补之方也。夫黄柏味苦入心，禀天冬寒水之气而入肾，色黄而入脾。脾也者，调和水火之枢也。独此一味，三才之义已具。况西砂辛温，能纳五脏之气而归肾；甘草调和上下，又能伏火，真火伏藏，则人身之根蒂永固，故曰封髓。其中更有至妙者，黄柏之苦合甘草之甘，苦甘能化阴；西砂之辛合甘草之甘，辛甘能化阳。阴阳合化，交会中宫，则水火既济，而三才之道其在斯矣。此一方不可轻视，余常亲身阅历，能治一切虚火上冲，牙疼、咳嗽、喘促、面肿、喉痹、耳肿、目赤、鼻塞、遗尿、滑精诸症，屡获奇效，实有出人意料，令人不解者。余仔细揣摩，而始知其制方之意重在调和水火也，至平至常，至神至妙，余经试之，愿诸公亦试之。

附：七绝一首

阴云四合日光微，转瞬真龙便欲飞［原书夹注：真龙即真火，或上或下，皆能令人病，在上则有牙疼、喘促、耳、面肿诸症，在下则有遗尿、淋浊、带诸症。学者苟能识得这一点真阳出没，以此方治之，真有百发百中之妙。］。识得方名封髓意，何忧大地不春归。

问曰：两目忽肿如桃，头痛如裂，气喘促，面唇青黑者，何故？

答曰：此先天真火缘肝木而上，暴发欲从目脱也。夫先天之火原寄于肾，病人阴盛已极，一线之元阳即随阴气而上升，水为木母，母病及子，故缘肝木而上。厥阴脉会顶巅，真气附脉络而上行，阳气暴发，故头痛如裂；肝开窍于目，故肿如桃；气喘促者，阴邪上干清道，上下有不相接之势也；面唇青黑，皆系一团阴气，元阳上脱，已在几希之间。此际若视为阳症，而以清凉发解投之，旦夕即死也。法宜四逆汤，以回阳祛阴，可愈。

四逆汤

附子一枚，生　干姜一两五钱　甘草二两，炙

用药意解

按：四逆汤一方，乃回阳之主方也。世多畏惧，由其不知仲景立方之意也。夫此方既列于寒入少阴，病见爪甲青黑、腹痛下利、大汗淋漓、身重畏寒、脉微欲绝、四肢逆冷之候，全是一团阴气为病，此际若不以四逆回阳，一线之阳光即有欲绝之势。仲景于此专主回阳以祛阴，是的确不易之法。细思此方既能回阳，则凡世之一切阳虚阴盛为病者皆可服也，何必定要见以上

病情而始放胆用之，未免不知几也。夫知几者，一见是阳虚症，而即以此方在分两轻重上斟酌，预为防之，万不致酿成纯阴无阳之候。酿成纯阴无阳之候，吾恐立方之意固善，而追之不及，反为庸庸者所怪也。怪者何？怪医生之误用姜、附，而不知用姜、附之不早也。仲景虽未一一指陈，凡属阳虚之人，亦当以此法投之，未为不可。

所可奇者，姜、附、草三味，即能起死回生，实有令人难尽信者。余亦始怪之而终信之，信者何？信仲景之用姜、附而有深义也。考古人云热不过附子，可知附子是一团烈火也。凡人一身全赖一团真火，真火欲绝，故病见纯阴。仲景深通造化之微，知附子之力能补先天欲绝之火种，用之以为君；又虑群阴阻塞，不能直入根蒂，故佐以干姜之辛温而散，以为前驱。荡尽阴邪，迎阳归舍，火种复兴，而性命立复，故曰回阳；阳气既回，若无土覆之，光焰易熄，虽生不永，故继以甘草之甘，以缓其正气，缓者即伏之之意也，真火伏藏，命根永固，又得重生也。此方胡可忽视哉？迩来世风日下，医者不求至理，病家专重人参。医生入门，一见此等纯阴无阳之候，开口以人参回阳，病家却亦深信。全不思仲景为立法之祖，既能回阳，何为不重用之？既不用之，可知非回阳之品也。查人参性甘微寒，主补五脏，五脏为阴，是补阴之品，非回阳之品也明甚。千古混淆，实为可慨。

问曰：病人两耳前后忽肿起，皮色微红中含青色，微微疼，身大热，两颧鲜红，口不渴，舌上青白苔，两尺浮大而空者，何故？

答曰：此先天元阳外越，气机附少阳而上也。夫两耳前后俱属少阳地界，今忽肿微痛、红色中含青色，兼之两颧色赤，口不渴，而唇舌青白，知非少阳之风火明矣。如系少阳之风火，则必口苦咽干，寒热往来，红肿痛甚，唇舌定不青白。今见青白苔，而阳虚阴盛无疑。身虽大热，无头疼、身痛之外感可据，元阳外越之候的矣。况两尺浮大而空，尺为水脏，水性以下流为顺，故脉以沉细而濡为平；今浮大而空，则知阴气太盛，一线之阳光附阴气而上腾，有欲竭之势也。此际当以回阳祛阴，收纳真气为要。若不细心斟究，直以清凉解散投之，旦夕即亡。方宜白通汤主之。或潜阳丹亦可，解见上。

白通汤

附子一枚，生　干姜二两　葱白四茎

用药意解

按：白通汤一方，乃回阳之方，亦交水火之方也。夫生附子大热纯阳，补先天之火种；佐干姜以温中焦之土气而调和上下；葱白一物，能引离中之阴下交于肾，生附子又能启水中之阳上交于心，阴阳交媾，而水火互根矣。仲景一生学问，就在这阴阳两字，不可偏盛，偏于阳者则阳旺，非辛热所宜；偏于阴者则阴旺，非苦寒所可。偏于阴者，外邪一入，即从阴化为病，阴邪盛则灭阳，故用药宜扶阳；邪从阳化为病，阳邪盛则灭阴，故用药宜扶阴。此论外感从阴从阳之道也。学者苟能于阴阳上探求至理，便可入仲景之门也。

问曰：病人素缘多病，两目忽陷下，昏迷不醒，起则欲绝，脉细微而空者，何故？

答曰：此五脏之真气欲绝，不能上充而下陷，欲从下脱也。夫人身全赖一团真气，真气足则能充满，真气衰则下陷，此气机自然之理。今见昏迷、起则欲绝、脉微，明是真气之衰，不能支持也。法宜峻补其阳，方宜四逆汤以回其阳，阳气复回，而精气自然上充也。方解见上。

问曰：病后忽鼻流清涕不止、忿嚏不休，服一切外感解散药不应而反甚者，何故？

答曰：此非外感之寒邪，乃先天真阳之气不足于上，而不能统摄在上之津液故也。此等病近似寒邪伤肺之症，世医不能分辨，故投解散药不愈而反甚。不知外感之清涕、忿嚏与真气不足之清涕、忿嚏不同。外感之清涕、忿嚏，则必现发烧、头疼、身痛、畏寒、鼻塞之情形；真气不足之清涕、忿嚏，绝无丝毫外感之情状，况又服解散药不愈，更为明甚。法宜大补先天之阳，先天之阳足，则心肺之阳自足，心肺之阳足，则上焦之津液必不致外越也。人身虽云三焦，其实一焦而已。方宜大剂四逆汤，或封髓丹亦可，方解见上。即姜桂汤亦可。

姜桂汤

生姜一两五钱　桂枝一两

用药意解

按：姜桂汤一方，乃扶上阳之方也。夫上焦之阳原属心肺所主，今因一元之气不足于上，而上焦之阴气即旺，阴气过盛，阳气力薄，即不能收束津液。今得生姜之辛温助肺，肺气得助，而肺气复宣，节令可行；兼有桂枝之辛热以扶心阳，心者气之帅也，心阳得补，而肺气更旺〔原书夹注：肺居心上，如盖。心属火，有火即生炎，炎即气也；肺如盖，当炎之上，炎冲盖底，不能上，即返于下，故曰肺气下降，即此理也。]。肺气既旺，清涕何由得出？要知扶心阳即是补真火也[原书夹注：二火原本一气。]。嚏本水寒所作[原书夹注：肾络通于肺，肾寒，故嚏不休。]，方中桂枝不独扶心阳，又能化水中之寒气，寒气亦解，而嚏亦无由生。此方功用，似专在上，其实亦在下也。学者不可视为寻常，实有至理存焉。

或又曰：扶心阳而肺气更旺，夫心火也，肺金也，补心火，而肺不愈受其克乎？

曰：子不知五行禀二气所生乎？五脏只受得先天之真气，原受不得外来之客气。今所扶者是先天之真气，非外感之客气，既云受克，则肺可以不必居心上也。况此中之旨微，有不可以尽泄者。

问曰：病人两耳心忽痒极欲死者，何故？

答曰：此肾中之阳暴浮也。夫两耳开窍于肾，肾中之火暴发于上，故痒极欲死。

或又曰：肝胆脉亦入耳，肝胆有火，亦可发痒。先生独重肾气，而不言肝胆之火，未免固执。

曰：子言肝胆有火，必不专在耳心，别处亦可看出，必不忽痒极欲死。今来者骤然，故直断之曰肾中之阳暴发也，法宜收纳真气为要。方用封髓丹，解见上。

问曰：病人两唇肿厚、色紫红，身大热，口渴喜热饮，午后畏寒，小便清长，大便溏泄，日二三次，脉无力者，何故？

答曰：此脾胃之阳竭于上也。夫两唇属脾胃，肿而色紫红，近似胃中实火，其实非实火也。实火之形，舌黄而必干燥，口渴必喜饮冷，小便必短，大便必坚，身大热，必不午后畏寒。此则身虽大热，却无外感可据；午后畏寒，明明阴盛阳衰；口渴而喜热饮，中寒之情形悉具；兼之二便自利，又日泄三五次，已知土气不实；况脉复无力，此际应当唇白之候，今不白而反紫红、肿厚，绝无阳症可凭，非阴盛逼出中宫之阳而何？法宜扶中宫之阳，以收纳阳气为主，方宜附子理中汤。

附子理中汤

附子一枚　白术五钱　干姜五钱　人参二钱　甘草三钱，炙

用药意解

按：附子理中汤一方，乃先后并补之方也。仲景之意，原为中土太寒立

法，故以姜、术温燥中宫之阳；又恐温燥过盛，而以人参之微寒继之，有刚柔相济之意；甘草调和上下，最能缓中。本方原无附子，后人增入附子而曰附子理中，觉偏重下焦，不可以"理中"名。余谓先后并补之方，因附子之功在先天，理中之功在后天也。此病既是真气欲竭在中宫之界，非附子不能挽欲绝之真阳，非姜、术不足以培中宫之土气，用于此病，实亦妥切。考古人既分三焦，亦有至理，用药亦不得混淆。上焦法天，以心肺立极；中焦法地，以脾胃立极；下焦法水，以肝肾立极。上阳、中阳、下阳，故曰三阳。其实下阳为上中二阳之根，无下阳，即是无上中二阳也。下阳本乎先天所生，中阳却又是先天所赖，中阳不运，上下即不相交，故曰：中也者，天下之大本也。后天既以中土立极，三焦亦各有专司，分之为上中下，合之实为一元也。用药者，须知立极之要，而调之可也。

问曰： 满口齿缝流血不止，上下牙齿肿痛，口流清涎不止，下身畏寒，烤火亦不觉热者，何故？

答曰： 此肾中之真阳欲绝，不能统肾经之血液也。夫齿乃骨之余，骨属肾，肾中含一阳，立阴之极，以统乎肾经之血液。肾阳苟足，齿缝何得流血不止？齿牙肿痛，明系阴气上攻；况口流涎不止，畏寒，烤火亦不觉热，而真阳之火种其欲绝也明甚。此症急宜大剂四逆汤，以救欲绝之真火方可。若谓阴虚火旺，而以滋阴降火之品投之，是速其危也。四逆汤解见上。

问曰： 病人口忽极臭，舌微黄而润滑，不思水饮，身重欲寐者，何故？

答曰： 此先天真火之精气发泄也。夫臭乃火之气，极臭乃火之极甚也。火甚宜乎津枯，舌宜乎干燥而黄，应思水饮，身必不重，人必不欲寐。今则不然，口虽极臭，无胃火可凭；舌虽微黄，津液不竭，无实火可据。不思水饮，身重欲寐，明系阴盛逼出真火之精气，有脱之之意也。

或又曰： 真阳上腾之症颇多，不见口臭，此独极臭，实有不解。

曰： 子不观药中之硫黄乎？硫黄秉火之精气所生，气味极臭，药品中秉火气所生者亦多，而何不臭？可知极臭者，火之精气也。此等症乃绝症也，十有九死，法宜收纳真阳，苟能使口臭不作，方有生机。方用潜阳丹治之，解见上。

问曰： 病人舌忽不能转动，肢忽不能升举，睡中口流涎不觉者，何故？

答曰： 此阴盛而元阳不固不运也。夫人一身关节窍道全赖真气布护运行，真气健旺，则矫捷自如，出纳有节，焉有舌不能转，肢不能举，睡中流涎不觉者乎？余故直决之曰：阴盛而元阳不固不运也。

或又曰：中风、中痰亦能使人舌不能转，肢不能举，先生独重阳虚阴盛，不能无疑。

曰：子不知中风、中痰之由乎？风由外入，痰因内成，总缘其人素禀阳虚，损伤已极，而外之风邪始得乘其虚隙而入之。阳衰在何处，风邪即中何处，故有中经、中腑、中脏之别；阳虚则中宫健运之力微，中宫之阴气即盛，阴气过盛，而转输失职，水谷之湿气与内之阴气相聚，而为涎为痰，久久阳微，寒痰上涌，堵塞清道，遂卒倒昏迷，而曰中痰也。

此病可与附子理中汤加砂半，方解见上。中风者，按陈修园《医学三字经》法治之；中痰者，可与姜附茯半汤治之。

姜附茯半汤

生姜二两，取汁　附子一两　茯苓八钱　半夏七钱

用药意解

按：姜附茯半汤一方，乃回阳降逆，行水化痰之方也。夫生姜辛散，宣散壅滞之寒；附子性烈纯阳，可救先天之火种，真火复盛，阴寒之气立消；佐茯苓健脾行水，水者痰之本也，水去而痰自不作；况又得半夏之降逆化痰，痰涎化尽，则向之压于舌本者解矣；清道无滞，则四肢之气机复运，而伸举自不难矣。

问曰：平人忽喉痛甚，上身大热，下身冰冷，人事昏沉者，何故？

答曰：此阴盛而真气上脱，已离乎根，危之甚者也。夫喉痛一症，其在各经邪火所作，必不上热下寒，即来亦不骤。今来则急如奔马，热上寒下，明明一线之阳光为阴气所逼，已离乎根也。

或又曰：既言平人，何得即谓之阳欲脱乎？

曰：子不知人身所恃以立命者，其惟此阳气乎？阳气无伤，百病自然不作；阳气若伤，群阴即起，阴气过盛，即能逼出元阳，元阳上奔，即随人身之脏腑经络虚处便发。如经络之虚通于目者，元气即发于目；经络之虚通于耳者，元气即发于耳；经络之虚通于巅者，元气即发于巅。此元阳发泄之机，学者苟能识得一元旨归、六合妙义，则凡一切阳虚之症皆在掌握也。兹虽云平人，其损伤原无人知晓，或因房劳过度，而损肾阳；或因用心太过，而损心阳；或因饮食失节，而损脾阳。然亦有积久而后发者，元气之厚也；有一

损而即发者,元气之薄也。余常见有平人日犹相见,而夜即亡者,毋乃元气之薄而元阳之脱乎?医亦尚不知,而况不知医者乎?

此一段已将阳虚和盘托出,学者务宜留心体之可也。方宜潜阳丹主之,解见上。

问曰:咳嗽喘促,自汗,心烦不安,大便欲出,小便不禁,畏寒者,何故?

答曰:此真阳将脱,阴气上干清道也。夫咳嗽、喘促一症,原有外感内伤之别。经云咳不离肺。肺主呼吸,为声音之总司,至清至虚之府,原着不得一毫客气。古人以钟喻之,外叩一鸣,内叩一鸣,此内外之分所由来也。外感者,由风、寒、暑、湿、燥、火六气袭肺,阻肺经外出之气机,气机壅塞,呼吸错乱,而咳嗽作,兼发热、头疼、身痛者居多,宜解散为主。解散之妙,看定六经,自然中肯。内伤者,因喜怒悲哀七情损伤真阳真阴所作,亦有发热者,却不头疼身痛,即热亦时作时止。损伤真阳之咳者,阴气必盛,阴盛必上干清道,务要看损于何脏何腑,即在此处求之,用药自有把握;若真阴损伤之咳者,阳气必盛,阳盛亦上干清道,亦看损于何脏何腑,即在所发之处求之,用药自有定见。要知真阳欲脱之咳嗽,满腹全是纯阴,阴气上腾,蔽塞太空,犹如地气之上腾而为云为雾,遂使天日无光,阴霾已极,龙乃飞腾。龙者,即坎中之一阳也。龙奔于上,而下部即寒,下部无阳,即不能统纳前后二阴,故有一咳而大便欲出,小便不禁者,是皆飞龙不潜致之也。世医每每见咳治咳,其亦闻斯语乎?法宜回阳降逆,温中降逆,或纳气归根。方用四逆汤、封髓丹、潜阳丹,解见上。

问曰:胸腹痛甚,面赤如硃,不思茶水,务要重物压定稍安,否则欲死者,何故?

答曰:此元气暴出而与阴争也。夫胸腹痛一症,原有九种,总不出虚实两字,实症手不可近,虚症喜手揉按。此则欲重物压定而始安,更甚于喜手揉按,非阳气之暴出而何?

或又曰:重物压定而稍安,其理何也?

曰:子不观火之上冲乎?冲之势烈,压之以石,是阻其上冲之气机也。气机得阻,而上冲者不冲。今病人气机上涌,面色已赤如硃,阳与阴有割离之象,故痛甚;重物压之,亦如石之压火也。

此病非纳气归根,回阳降逆不可,方用加味附子理中汤,或潜阳丹,解见上。

问曰：病吐清水不止，饮食减，服一切温中补火药不效者，何故？

答曰：此肾气不藏，而肾水汜溢也。夫吐清水一症，胃寒者亦多；今服一切温中补火之品不效，明明非胃寒所作，故知其肾水汜溢也。

或又曰：胃寒与肾水汜溢，有分别否？

曰：胃寒者，关脉必迟，唇口必淡白，食物必喜辛辣热物；肾水汜溢者，两尺必浮滑，唇口必黑红，不思一切食物，口间觉咸味者多。胃寒者，可与理中汤；肾水汜溢者，可与滋肾丸、桂苓术甘汤。

滋肾丸

黄柏一两，炒　知母八钱　安桂三钱

桂苓术甘汤

桂枝八钱　茯苓二两　白术一两　甘草五钱

用药意解

按：滋肾丸一方，乃补水之方，亦纳气归肾之方也。夫知母、黄柏二味，气味苦寒，苦能坚肾，寒能养阴；其至妙者在于安桂一味，桂本辛温，配黄柏、知母二物，合成坎卦，一阳含于二阴之中，取天一生水之义，取阳为阴根之义，水中有阳，而水自归其宅，故曰滋肾。此病既非胃寒，而曰水汜，虽曰土不制水，亦因龙奔于上而水气从之。今得安桂扶心之阳，以通坎中之阳，阳气潜藏，何致有吐水之患哉？

或又曰：水既汜溢，而又以知、柏资之，水不愈旺，吐水不愈不休乎？

曰：子不知龙者水之主也，龙行则雨施，龙藏则雨止。若安桂者，即水中之龙也；知、柏者，即水也。水之放纵，原在龙主之。龙既下行，而水又安得不下行乎？此方非独治此病，凡一切阳不化阴，阴气发腾之症，无不立应。

按：桂苓术甘汤一方，乃化气行水之方也。夫桂枝辛温，能化膀胱之气；茯苓、白术，健脾除湿。化者从皮肤而运行于外，除者从内行以消灭于中。甘草补土，又能制水。此病既水汜于上，虽肾气之发腾，亦由太阳之气化不宣，中土之湿气亦盛。今培其土，土旺自能制水；又化其气，气行又分其水，水分而势孤，便为土所制矣。余故列于此症内。但此方不惟治此症，于一切脾虚水肿与痰饮咳嗽，更为妥切。

问曰：病后两乳忽肿如盘，皮色如常，微痛，身重喜卧，不思一切饮食者，何故？

答曰：此阴盛而元气发于肝胃也。夫病后之人，大抵阳气未足，必又重伤其阳，阳衰阴盛，一线之阳光附于肝胃之经络而发泄，故色如常而微痛；况身重喜卧，乃阳衰阴盛之征。乳头属肝，乳盘属胃，故决之在肝胃也。若乳头不肿，病专于胃；乳头独肿，病专于肝。虽两经有分司，而病源终一，知其一元之发泄，治法终不出回阳、纳气、封髓、潜阳诸方。苟以为风寒、气滞所作，定有寒热往来、头疼身痛、红肿痛甚、口渴种种病形，方可与行气、活血、解散诸方治之。此病当与附子理中汤加吴茱萸，方解见上。

问曰：两胁忽肿起一埂，色赤如硃，隐隐作痛，身重，爪甲青黑者，何故？

答曰：此厥阴阴寒太盛，逼出元阳所致也。夫两胁者，肝之部位也，今肿起一埂如硃，隐隐作痛，近似肝经风火抑郁所作，其实不然。若果系肝经风火，则必痛甚，身必不重，爪甲必不青黑。今纯见厥阴阴寒之象，故知其元阳为阴寒逼出也。粗工不识，一见肿起、色赤如硃，鲜不以为风火抑郁所作，而并不于身重、爪甲青黑、不痛处理会，直以清凉解散投之，祸不旋踵。法宜回阳祛阴，方用四逆汤，重加吴茱萸。解见上。

问曰：病人头面四肢瘦甚，少腹大如匏瓜，唇色青滑，不思食物，气短者，何故？

答曰：此阳虚为阴所蔽也。夫四肢禀气于胃，胃阳不足，而阴气蔽之，阳气不能达于四末，故头面肌肉瘦甚；阴气太盛，隔塞于中，而成腹胀，实不啻坚冰之在怀也，身中虽有微阳，亦将为坚冰所灭，安望能消化坚冰哉〔原书夹注：坚冰喻阴盛也。〕？法宜峻补其阳，阳旺而阴自消，犹日烈而片云无。方用四逆汤，或附子理中汤加砂、半。方解见上。

或又曰：腹胀之病亦多，皆阳虚而阴蔽乎？

曰：子不知人之所以立命者，在活一口气乎？气者，阳也，阳行一寸，阴即行一寸；阳停一刻，阴即停一刻。可知阳者阴之主也，阳气流通，阴气无滞，自然胀病不作。阳气不足，稍有阻滞，百病丛生，岂独胀病为然乎？他如诸书所称气胀、血胀、风胀、寒胀、湿胀、水胀、皮肤胀，是论其外因也；如脾胀、肾胀、肺胀、肝胀、心胀，是论其内因也。外因者何？或因风寒入里，阻其气机，或因暑湿入里，阻其升降，或因燥热入里，阻其往来，延绵日久，精血停滞。感之浅者，流于皮肤；感之深者，流于腹内，若在手足骨节各部，便成疮疡疔毒。阻在上焦，胸痹可决；阻在中焦，中满症属；阻在下焦，腹满症作。内因者何？或因脾虚日久，而脾气散漫；或因肾虚日久，而肾气涣散；或因肝虚日久，而肝气欲散；或因肺虚日久，而肺气不敛；或因心虚日久，而心气发泄。凡此之类，皆能令人作胀。大抵由外而入者，气机之阻；由内而出者，气机之散也。阻者宜开，调气行血，随机斡运为要；散者宜收，回阳纳气，温补为先。然胀与肿有别，胀者从气，按之外实而内空；肿者从血，按之内实而外亦实。治胀者，宜养气、宜补气、宜收气，忌破气、忌耗气、忌行气，尤贵兼养血；治肿者，宜活血、宜行血、宜破血，忌凉血、忌止血、忌敛血，尤须兼行气。学者欲明治胀之要，就在这一气字上判虚实可也。

问曰：前后二便不利，三五日亦不觉胀，腹痛，舌青滑，不思饮食者，何故？

答曰：此下焦之阳虚，而不能化下焦之阴也。夫一阳居于二阴之中，为阴之主，二便开阖全赖这点真阳之气机运转，方能不失其职。今因真气太微，而阴寒遂甚，寒甚则凝，二便所以不利也；况舌青、腹痛、不食，阴寒之实据已具。法宜温补下焦之阳，阳气运行，阴寒之气即消，而病自愈也。方用四逆汤加安桂，解见上。若热结而二便不利者，其人烦躁异常，定见黄白舌苔、喜饮冷水、口臭气粗可凭。学者若知此理，用药自不错误也。

问曰：病人每日交午初即寒战、腹痛欲死、不可名状，至半夜即愈者，何故？

答曰：此阳虚而阴盛，阻其气机也。夫人身一点元阳，从子时起渐渐而盛，至午则渐渐而衰，如日之运行不息。今病人每日交午初而即寒战、腹痛者，午时一阴初生，正阳气初衰之候，又阴气复旺之时。病者之阳不足，复遇阴盛，阴气盛而阻其阳气运行之机，阴阳相攻而腹痛大作，实阳衰太盛，不能敌其群阴，有以致之也。法宜扶阳抑阴，方用附子理中汤加砂、半，方解见上。

问曰：平人觉未有病，惟小便后有精如丝不断，甚则时滴不止者，何故？

答曰：此先天之阳衰，不能束精窍也。夫精窍与尿窍有别，尿窍易启，只要心气下降，即开而溺出；精窍封锁严密，藏于至阴之地，非阳极不开。

今平人小便后有精不断者，其人必素禀阳虚，过于房劳，损伤真气，真气日衰，封锁不固，当心火下降，溺窍开而精窍亦与之俱开也。法宜大补元阳，交济心肾为主。方用白通汤，解见上。

问曰：病后两脚浮肿至膝，冷如冰者，何故？

答曰：此下焦之元阳未藏，而阴气未敛也。夫人身上中下三部，全是一团真气布护。今上中俱平，而下部独病。下部属肾，肾通于两脚心涌泉穴，先天之真阳寄焉，故曰"阳者，阴之根也"。阳气充足，则阴气全消，百病不作；阳气散漫，则阴邪立起，浮肿如冰之症即生。古人以阳气喻龙，阴血喻水，水之泛滥与水之归壑，其权操之龙也，龙升则水升，龙降则水降，此二气互根之妙，亦盈虚消长之机关也。学者苟能识得元阳飞潜之道，何患治肿之无方哉？法宜峻补元阳，交通上下。上下相交，水火互根，而浮肿自退矣。方用白通汤主之，解见上。

问曰：少阴病吐利、手足逆冷、烦躁欲死者，以吴茱萸汤主之，其故何也？

答曰：吐则亡阳［原书夹注：阳指胃阳。］，利则亡阴［原书夹注：阴指脾阴。］，中宫之阴阳两亡，阳气不能达于四末，故逆冷。中宫为上下之枢机，上属手少阴君火离也，而戊土寄焉［原书夹注：戊土属胃。］；下属足少阴肾水坎也，而己土寄焉［原书夹注：己土属脾。］。二土居中，一运精液于上而交心，一运精液于下而交肾。今因吐利过盛，二土骤虚，不能运精液而交通上下，故烦躁欲死，盖烦出于心，躁出于肾，仲景所以列于少阴也。使吐利不至烦躁欲死，亦不得以少阴目之。主以吴茱萸汤，其旨微矣。

吴茱萸汤

吴萸一升　人参三两　生姜六两　大枣十二枚

用药意解

按：吴茱萸汤一方，乃温中、降逆、补肝之剂也。夫吴萸辛温，乃降逆补肝之品，逆气降而吐自不作，即能补中；肝得补而木气畅达，即不侮土；又与生姜之辛温同声相应，合大枣之甘，能调胃阳；复得人参甘寒，功专滋养脾阴。二土得补，皆具生机，转运复行，烦躁自然立止。此方重在补肝降逆以安中，中安而上下自定。握要之法，与理中汤意同而药不同也。理中汤浅一层，病人虽吐利，未至烦躁，故酌重在太阴；此方深一层，病人因吐利而至烦躁欲死，烦属心，躁属肾，故知其为少阴病，总由吐利太甚，中土失职，不能交通上下。其致吐之源，却由肝木凌土而成，故仲景主以吴茱萸汤，温肝降逆以安中，是的确不易之法，亦握要之法也。

问曰：病人牙齿肿痛二三日，忽皮肤大热而内却冷，甚欲厚被覆体，有时外热一退即不畏寒者，何故？

答曰：此元气外越而不潜藏故也。夫病人牙齿肿痛二三日，并无阳症可凭，已知其阴盛而元气浮也；以后皮肤大热而内冷甚，明明元气尽越于外，较牙痛更加十倍；有时外热一退即不畏寒者，是阳又潜于内故也。病人若恶寒不甚、发热身疼，即是太阳寒伤营卫之症；畏寒太甚，而至厚被覆体，外热又甚，即不得以伤寒目之，当以元气外浮为主，用药切不可错误。此症又与上热下寒同，但上下内外稍异耳。病形虽异，总归一元，法宜回阳、交通上下为主。方用白通汤、四逆汤，解见上。若兼头项腰背痛、恶寒，于四逆汤内稍加麻、桂、细辛亦可。医于此地，不可猛浪，务要察透，方可主方，切切留意。

问曰：大病未愈，忽呃逆不止，昏沉者，何故？

答曰：此元气虚极，浊阴之气上干，脾肾欲绝之征也。夫病人大病已久，元气之不足可知。元气之根在肾，培根之本在脾。脾肾欲绝，其气涣散，上干清道，直犯胃口，上下气机有不相接之势，故呃逆不止；人事昏沉，由元气衰极，不能支持。此等病形，阴象全现，非若胃火之呃逆，而饮水亦可暂止。法宜回阳降逆为主，方用吴萸四逆汤，或理中汤加吴萸亦可，解见上。

问曰：病人腰痛身重，转侧艰难，如有物击，天阴雨则更甚者，何故？

答曰：此肾中之阳不足，而肾中之阴气盛也。夫腰为肾之府，先天之元气寄焉。元气足则肾脏温和，腰痛之疾不作；元气一亏，肾脏之阴气即盛，阴主静，静则寒湿丛生，元气微而不运，气滞不行，故痛作。因房劳过度而损伤元气者，十居其八；因寒邪入腑，阻其流行之机者，十有二三。由房劳过度者，病人两尺必浮空，面色必黑暗枯槁；由感寒而成者，两尺必浮紧有根，兼发热、头痛、身痛者多。凡属"身重，转侧艰难，如有物击，天雨更甚"之人，多系肾阳不足所致，寒湿所致亦同，总在脉色上求之；若阴虚所致，必潮热口干、脉细微、内觉热，逢亢阳更甚。元气亏者，可与潜阳丹；湿气滞者，可与肾着汤；由感寒者，可与麻黄附子细辛汤；肾虚者，可与滋肾丸、封髓丹、潜阳丹。解见上。

肾着汤

白术一两 茯苓六钱 干姜六钱 炙草三钱

麻黄附子细辛汤

麻黄八钱 附子六钱 细辛三钱

用药意解

按：肾着汤一方，乃温中除湿之方也。此方似非治腰痛之方，其实治寒湿腰痛之妙剂也。夫此等腰痛，由于湿成，湿乃脾所主也。因脾湿太甚，流入腰之外府，阻其流行之气机，故痛作。方中用白术为君，不但燥脾去湿，又能利腰脐之气；佐以茯苓之甘淡渗湿，又能化气行水，导水湿之气从膀胱而出；更得干姜之辛温以暖土气，土气暖而湿立消；复得甘草之甘以缓之，而湿邪自化为乌有矣。方中全非治腰之品，专在湿上打算，腰痛之由湿而成者故可治也。学者切不可见腰治腰，察病之因，寻病之情，此处领略方可。

按：麻黄附子细辛汤一方，乃交阴阳之方，亦温经散寒之方也。夫附子辛热，能助太阳之阳，而内交于少阴；麻黄苦温，细辛辛温，能启少阴之精而外交于太阳，仲景取微发汗以散邪，实以交阴阳也，阴阳相交，邪自立解。若执发汗以论此方，浅识此方也。又曰温经散寒，温经者，温太阳之经；散寒者，散太阳之寒。若此病腰痛，乃由寒邪入太阳之外府，阻其少阴出外之气机，故腰痛作；少阴与太阳为一表一里，表病及里，邪留于阴阳交气之中，故流连不已。今得附子壮太阳之阳，阳旺则寒邪立消；更得麻、细二物，从阴出阳，而寒邪亦与之俱出。阴阳两相鼓荡，故寒邪解而腰痛亦不作矣。

问曰：病人先二三日发吐未愈，遂渐畏寒，又二三日逢未刻即寒冷，冷后即发热、大汗出，至半夜乃已。日日如是，人渐不起，气促，诸医照疟症治之不效者，何故？

答曰：此由吐伤胃阳，胃阳欲亡也。夫病初起即发吐，病根已在于太阴，太阴与胃为表里，里病及表［原书夹注：胃为表，主容受；脾为里，主消磨。脾气不运，非因食伤，即因气阻，阻太过甚，则上逆而吐，吐则胃伤，过伤则亡阳。］，故吐；吐则亡阳，故畏寒；复又大热出汗者，亡阳之征也。逢未而病起，至半夜而病止者，阳衰于午未，而生在子也。人事昏沉，气促，渐不起，阳将亡而未亡也。诸医不察受病之根，专在寒热上分辨，故照疟法治之不愈。然疟症有外感、内伤之别，外感者，其人必发热、头痛、身痛，汗吐下后，而邪未尽，邪附于少阳，少阳居半表半里之间，邪出与阳争则热［原书夹注：阳指阳明。］，邪入与阴争则寒［原书夹注：阴指太阴。］，寒疟［原书夹注：单寒无热。］、热疟［原书夹注：单热无寒。］，即在此处攸分；亦有因饮食停滞中脘，气机遏郁不行，逢阳则热，逢阴则寒，其人必饱闷、吞酸、嗳腐为据，即食疟。若此病先由发呕吐［原书夹注：呕吐有因厥阴之气上干者，有胃欲绝者。］，渐冷、渐发热、出汗、气促、人沉迷，明明吐伤胃阳，故断之曰胃阳欲亡也。法宜急降逆温中回阳为主。回阳者，非回先天坎中之阳，而专回胃阳者［原书夹注：阳本一，分而为三也。］。方用吴茱萸汤，或吴萸四逆汤，或理中汤加吴萸，俱可，解见上。

问曰：病人前两月，上牙两边时时作疼，肝脉劲如石，脾脉亦有劲象，但不甚于肝部，后忽左边手足软弱，不能步履，麻木，冷汗出，右边伸缩尚利，言语、饮食如常者，何故？

答曰：此先天真气已衰，将脱而未脱之候也。近似中风，其实非中风也。夫病人上牙时时作疼，原系真气不藏，上冲所致；肝脾脉劲如石，先天之阳欲附肝脾而出，暴脱之机关已具；后忽左边软弱，不能步履，麻木，冷汗出者，是先天真气已衰于左，不复充盈；右边伸缩尚利者，后天脾胃之阳尚充故也。昧者若作风治，更发散以耗其中气，中气立衰，命即不永。此际急宜保护后天，后天健旺，先天尚可复充。法宜先后并补为主，方用附子甘草汤，或加姜、桂、砂、半，缓缓调服，月余可瘳。解见上。

以上数十条，专论阳虚，指出先天真气上浮，反复推明。真气，命根也，火种也，藏于肾中，立水之极，为阴之根，沉潜为顺，上浮为逆。病到真气上浮，五脏六腑之阳气已耗将尽，消灭削剥已至于根也。经云"凡五脏之病，穷必归肾"，即此说也。然真气上浮之病，往往多有与外感阳症同形，人多忽略，不知真气上浮之病大象虽具外感阳症之形，仔细推究，所现定系阴象，绝无阳症之实据可验，学者即在此处留心，不可猛浪。细将上卷辨认阳虚、阴虚秘诀熟记，君、相二火解体贴，则阳虚之病于在上、在中、在下，阴虚之病于在上、在中、在下，皆可按法治之也。阳虚篇内所备建中、理中、潜阳、回阳、封髓、姜桂诸方，皆从仲景四逆汤一方搜出。仲景云"三阳经病者，邪从阳化，阳盛则阴必亏，以存阴为要"，滋阴降火说所由来也；"三阴经病，邪入多从阴化，阴盛则阳必衰，以回阳为先"，益火之源以消阴翳所由起也。大凡阳虚之人，阴气自然必盛，阴气盛必上腾，即现牙疼、龈肿、口疮、舌烂、齿血、喉痛、大小便不利之病，不得妄以滋阴降火之法施之。若妄施之，是助阴以灭阳也，辨察不可不慎。总在这阴象上追求，如舌青、唇青、淡白无神之类是也。

千古以来，混淆莫辨，含糊不清，聪明颖悟之人亦仅得其半而遗其半，金针虽度，若未度也，故仲景一生心法，知之者寡。兹采取数十条，汇成一册，以便后学参究。其中一元妙义，消长机关，明明道破。至于仲景六经主方，乃有一定之至理，变方、加减方乃是随邪之变化而用也。三阳之方，以升散、清凉、汗、吐、下为准；三阴之方，以温中、收纳、回阳、降逆、封固为要。阴阳界限，大有攸分。以三阳之方治三阳病，虽失不远；以三阳之方治三阴病，则失之远矣。世之业斯道者，书要多读，理要细玩，人命生死在于反掌之间，此理不明，切切不可妄主方药，糊口事小，获罪事大。苟能细心研究，自问无愧，方可言医。

客疑篇

客有疑而问曰：先生论阳虚数十条，皆曰此本先天一阳所发为病也。夫人以心为主，心，火也，阳也。既曰阳虚，何不着重在上之君火，而专在以下之真火乎？

余曰：大哉斯问也，子不知人身立命，其有本末乎？本者何？就是这水中天。一句了了，奈世罕有窥其蕴者，不得不为之剖晰。尝谓水火相依而行 [原书夹注：水，即血也，阴也；火，即气也，阳也。]，虽是两物，却是一团，有分之不可分，合之不胜合者也。即以一杯沸水为喻 [原书夹注：沸，热气也，即水中无形之真火。]，气何常离乎水，水何常离乎气？水离乎气，便是纯阴；人离乎气，即是死鬼。二物合而为一，无一脏不行，无一腑不到，附和相依，周流不已。气无形而寓于血之中，气法乎上，故从阳；血有形而藏于气之内，血法乎下，故从阴。此阴阳、上下之分所由来也。其实何可分也？二气原是均平，二气均平，自然百病不生；人不能使之和平，故有盛衰之别，水盛则火衰，火旺则水弱，此阴症、阳症所由来也。二气大象若分，其实未分，不过彼重此轻，此重彼轻耳。千古以来，惟仲景一人识透一元至理，二气盈虚消息，故病见三阴经者，即投以辛热，是知其阳不足而阴有余也，故着重在回阳；病见三阳经者，即投以清凉，是知其阴不足而阳有余也，故着重在存阴。要知先有真火而后有君火，真火为体 [原书夹注：体，本也，如灶心中之火种子也。]，君火为用 [原书夹注：用，末也，即护锅底之火，以腐熟水谷者也。]，真火存则君火亦存，真火灭则君火亦灭。观仲景于三阴阴极之症，专以四逆汤之附子挽先天欲绝之真火，又以干姜之辛热助之，即能回生起死，何不曰"补木以生火，用药以补心"乎？于三阳阳极之症，专以大承气汤之大黄以救先天欲亡之真阴，又以芒硝之寒咸助之，即能起死回生，何不曰"补金以生水，用药以滋阴"乎？仲景立法，只在这先天之元阴、元阳上探取盛衰，不专在后天之五行生克上追求，附子、大黄，诚阴阳二症之大柱脚也。

世风日下，稍解一二方，得一二法者，即好医生也，究竟仲景心法，一毫不识，开口即在这五行生克上论盛衰，是知其末而未知其本也。余为活人计，不得不直切言之。余再不言，仲景之道不几几欲灭乎？余更有解焉。人身原凭二气充塞上下四旁，真阳或不足于上，真阴之气即盛于上而成病，用药即当扶上之阳以协于和平；真阳或不足于中，真阴之气即盛于中而成病，用药即当扶中之阳以协于和平；真阳或不足于下，真阴之气即盛于下而成病，用药即当扶下之阳以协于和平。此三阳不足，为病之主脑也。阴气或不足于上，阳气即盛于上而成病，用药即当扶上之阴而使之和平；阴气或不足于中，阳气即盛于中而成病，用药即当扶中之阴而使之和平；阴气或不足于下，阳气即盛于下而成病，用药即当扶下之阴而使之和平。此三阴不足，为病之主脑也。二气之不足，无论在于何部，外之风、寒、暑、湿、燥、火六气皆得乘其虚而入之以为病。凡外感之邪，必先犯皮肤。皮肤为外第一层，属太阳［原书夹注：太阳为一身之纲领，主皮肤，统营卫故也。］。次肌肉［原书夹注：肌肉属胃。］，次血脉［原书夹注：血脉属心。］，次筋［原书夹注：筋属肝。］，次骨［原书夹注：骨属肾。］。乃人身之五脏又分出五气、五行，皆本二气所生，二气贯通上中下，故三焦又为一经，而成六步也。外邪由浅而始深，内伤则不然，七情之扰，重在何处，即伤在何处，随其所伤而调之便了。此论外感、内伤之把握也。学者苟能体会得此篇在手，庶可工于活人，而亦可与言医也。

卷 三

阴虚症门问答

问曰：头脑独发热，心烦热，小便短赤，咽干者，何故？

答曰：此心热移于小肠，小肠热移于肾也。夫肾上通于脑，脑热由肾热也。肾为水脏，统摄前后二阴，前阴即小肠、膀胱，后阴即阳明大肠。肺与大肠为表里，心与小肠为表里。今因心热移于小肠，小肠受热，故便短；小肠血液为热所灼，势必乞救于肾水，热及于肾。肾水为邪火所扰，不能启真水上腾，故咽干；真水不能上交于巅，故脑热。法宜养阴、清热、降火为主，方用导赤散。

导赤散

生地一两　木通五钱　甘草三钱　淡竹叶二钱

用药意解

按：导赤散一方，乃养阴、清热、降火和平之方也。夫生地黄甘寒入肾，凉血而清热，肾热清而脑热自解；木通甘淡，能降心火下行，导热从小便而出，故曰导赤；竹叶甘寒，寒能胜热；甘草味甘，最能缓正，亦能清热。此方行气不伤气，凉血不伤血，中和之剂，服之无伤，功亦最宏，苟能活法圆通，发无不中也。

问曰：两上眼皮红肿痛甚，下眼皮如常，渐渐烦渴饮冷者，何故？

答曰：此元阴不足于胃之上络，胃中之火遂发于上而津液伤也。夫上眼皮属阳明胃，下眼皮属太阴脾。今病在胃而不在脾，故上肿而下不肿，胃火太盛，渐伤津液，故口渴饮冷。然未至饮冷，阴血尚未大伤；若已至饮冷，阳明之腑症悉具。苟谓风寒之时气所作，必有风寒之实据可验。此则无故而发，现于阳明地界，故知其元阴不足于胃之上络，胃中之火得以袭之也。法宜灭火救阴为主，方用人参白虎汤。

人参白虎汤

人参［如无人参，即以洋参、沙参代之。］五钱　石膏八钱　知母六钱　甘草二钱　粳米一撮

古方分两，石膏用至一斤，知母六两，人参三两，甘草二两，米六合。因阳明胃火燎原，盘踞中宫，周身精血顷刻有灼尽之势，非杯水可救，故施猛剂，取其速灭也。若此病，虽属胃火，不得照此例以施之，故改用分两，不失经旨可也。

用药意解

按：人参白虎汤一方，乃灭火救阴之神剂也。夫病人所现病形，未见阳明之实据，不得妄施；若已现阳明之实据，即当急投。今病人上眼皮红肿痛甚，又见口渴饮冷，明明胃火已盛，津液已伤，此际若不急用人参以扶元阴，石膏以清胃热，知母以滋化源，甘草、粳米以培中气，势必灼尽津液，为害匪轻。此等目疾，不得不用此方。若视此方专为伤寒之阳明症立法，则为固执不通。不知仲景立法，方方皆是活法，凡属阳明之燥热为病者皆可服也，妙处即在分两轻重上颠倒。今人过畏石膏不用，往往误事，实由斯道之不明，六经之不讲也。

问曰：两耳前后红肿痛甚，口苦者，何故？

答曰：此元阴不足于少阳之经，少阳经之阳气旺而为病也。夫两耳前后俱属少阳地界，今红肿痛甚，少阳之火旺可知。如系风寒阻滞所作，必现头痛身痛、寒热往来之候；内有抑郁所作，必有忧思不解之情；审察内外无据，则元阴之不足无疑。元阴之不足，亦有由生，有因脾胃久伤，而生化太微；有因房劳过度，元阳不足，而转运力微，阴血渐虚，即不能滋荣于木，木燥而木病丛生，此红肿、疼痛、耳聋、口苦、胁痛、筋挛诸症作矣。兹揭出于两耳前后，不言胁痛、筋挛，举一隅也。其中更有至要者，人身上下四旁全凭元阴、元阳二气充塞，元阴不足，无论在于何部，元阳之气即旺于元阴不足之部而成病；元阳不足，亦无论在于何部，元阴之气即旺于元阳不足之部而成病。然二气寓于凡精、凡气之中，凡精气盛，元阴、元阳自盛；凡精气衰，元阴、元阳自衰。此二气盈虚消息机关，发病主脑。论二气，论部位，六经自在其中；验外感，察内伤，戕伐之机关自定。知得此理，仲景之心法可通；明澈无疵，调和水火之方有据。此病可与小柴胡汤倍人参、黄芩。

小柴胡汤

人参八钱　柴胡六钱　黄芩七钱　半夏四钱　甘草三钱　大枣四枚　生姜三钱

古方柴胡用至半斤，黄芩三两，人参三两，甘草二两，生姜三两，半夏半升，大枣十二枚，是因寒伤太阳之气，不能从胸出入，逆于胸胁之间，留于少阳地界，少阳居半表半里之间，从表则热，从里则寒，故少阳主寒热往来。今为太阳未解之邪所侵，中枢不运，仲景立小柴胡一法，实以伸少阳之木气，木气伸，而太阳未解之邪亦可由中枢之转运而外出矣。

用药意解

按：小柴胡汤一方，乃表里两解之方，亦转枢调和之方也。夫此方本为少阳之经气不舒立法，实为太阳之气逆胸胁立法。仲景以治太阳，实以之治少阳，治少阳即以治太阳也，人多不识。余谓凡属少阳经病，皆可服此方，不必定要寒伤太阳之气逆于胸胁不能外出者可服。若此病红肿，确实已在少阳，无外感，无抑郁，非元阴之不足而何？将古方改用分两，以人参之甘寒为君，扶元阴之不足；柴胡苦平为臣，舒肝木之滞机；佐黄芩之苦，以泻少阳之里热；佐半夏、生姜之辛散，以宣其胁聚之痰水；枣、甘为使，以培中气。然枣、甘之甘，合苦寒之品，可化周身之阴；合辛散之品，可调周身之阳。化阳足以配阴，化阴足以配阳，阴阳合配，邪自无容，故能两解也。然古方重柴胡，功在转其枢；此方倍参、芩，功在养阴以清其热。变化在人，方原无定，总在活活泼泼天机、阴阳轻重处颠倒，不越本经界限可也。

问曰：鼻尖红肿，上牙龈肿痛，大便不利，烦躁谵语，口渴饮冷者，何故？

答曰：此元阴不足于胃，胃火旺盛，阴血又反伤也。夫元阴之气，若无一脏不足，必无红肿火症之虞。人只知为风邪、火邪所作，而不知元阴之早亏于内也。阴虚则火旺，故火症丛生。今病人所现症形，已具阳明之里症，此刻胃火旺极，阴血衰甚也。须知凡血之内寓元阴，凡气之内寓元阳，病人元阴先不足而火生，火生太烈，更足以伤其凡血，故曰壮火食气。食气者，食尽元阴之气也。世医以桂、附为壮火，不知桂、附补元阳之衰，阳虚人之要药，非阳旺阴虚之所宜也。此病法宜泻火救阴为主，方用大承气汤主之。

大承气汤

芒硝六钱　大黄五钱　枳实三钱　厚朴八钱

古方厚朴用至半斤，大黄四两，枳实五枚，芒硝五合，是因太阳之邪流入燥地，已经化为热邪，大实、大满、大聚、大便不通、狂叫、腹痛、脉沉实。阳明至此，非清凉、升散可解，惟有下夺一法，仲景故立此方，以为阳明之将坏立法。然未至里实之盛者，亦可改分两以施之，不失本经里症宗旨可也。

用药意解

按： 大承气汤一方，乃起死回生之方，亦泻火救阴之方也。夫病人胃已经实，元阴将亡，已在瞬息之间，苟不急用大黄、芒硝苦寒之品以泻其亢盛之热，枳实、厚朴苦温之味以破其积滞之邪，顷刻元阴灼尽，而命即不生。仲景立法，就在这元阴、元阳上探盛衰，阳盛极者阴必亡，存阴不可不急，故药之分两不得不重；阴盛极者阳必亡，回阳不可不急，故四逆汤之分两亦不得不重。二方皆有起死回生之功，仲景一生学问，阴阳攸分，即在二方见之也。他如一切方法皆从六气变化而出，六经主气为本，各有提纲界限；六气为客，各有节令不同，不得混视。至于此病，虽具阳明里症，尚未大实之甚，而即以此方改分两治之，不失本经里症治法。分两虽殊，时势亦异，学者苟能细心体会，变化自有定据也。

问曰： 两目两眦赤脉缕缕，痛甚，舌肿厚，小便不利者，何故？

答曰： 此元阴不足而少阴火沸也。夫大小眼角属心与小肠，二经之元阴不足，元阳之气便盛而为病，即为客邪，不必定要风寒闭塞而作，才为客气。知得此理，便得二气盈虚消息主客之道。况目窠乃五脏精华所聚之地，原著不得一毫客气；著一毫客气，则目病丛生。客气二字，外指风、寒、暑、湿、燥、火时气，内指元阴、元阳偏盛所现，与风、寒、暑、湿、燥、火时气不同。从外感来者，必有发热、头痛、清涕、畏寒等情；从内二气发者，必无外形可征。元阴不足为病者，火必旺，即为实邪，多红肿痛甚；元阳不足为病者，阴必盛，即为虚邪，多不肿痛，即有肿痛甚者，乃元阳外脱之候，必现阴象以为据。若无阴象可验，便是实火，此认症之要也。目科虽云七十二种，总不出阴阳虚实四字。目科以五脏所属名为五轮，风轮主肝，黑珠也；血轮主心，两眦也；气轮主肺，白睛也；水轮主肾，瞳子也；肉轮主脾，上下皮也。又分八廓，八廓即乾、坎、艮、震、巽、离、坤、兑是也。其要原不在此，学者务要在二气偏盛上求之，六气上求之可也。此病两眦与舌肿、小便不利者，心与小肠皆热也。法宜养阴清热为主，方用大剂导赤散加洋参、黄连主之，解见上。

问曰：咽喉痛，干咳无痰，五心烦热，欲饮冷者，何故？

答曰：此元阴不足，而少阴火旺逼肺也。夫少阴之脉挟咽喉，喉之痛由于火旺，肺之咳由于火逼；无痰者，火盛而津枯；五心烦热者，元阴虚而为邪火灼；欲饮冷者，阴欲阴以救也。法宜清热润燥救阴为主。方用黄连阿胶汤主之。

黄连阿胶汤

黄连四钱　黄芩四钱　芍药二钱　阿胶二钱　鸡子黄二枚

用药意解

按：黄连阿胶汤一方，乃交阴阳之方，实养阴清热之方也。夫此方本为少阴热化症而为心烦、不得卧者立法。盖心烦者，坎中之精不能上交于心；不得卧者，离中之阴不能下降于肾。方中芩、连、芍药之苦，直清其热；又得鸡子黄以补离中之气，阿胶以补坎中之精，坎离得补，阴阳之气自调，升降不乖，而水火互为其根矣。今病人所现症形，全系元阴亏损，元阳变为客邪所作，故取苦寒柔润之品以滋其枯涸之区，俾火熄而阴可立复，病可立瘳也。古方分两，立意不同，故所用甚重；今病势稍异，故改用之。

问曰：产妇二三日，偶有小疾，服行瘀破滞之药不效，延至月余，酿成周身肿胀，又服消胀之药，更加乳肿，不食，肛门逼胀，痛欲死者，何故？

答曰：此服药不当，酿成血脱之候也。夫产后之人，血暴下注，每多血虚，即有瘀滞、腹痛、乳肿、血晕之症，只宜温中、活血、行气之品，不可大施破血破滞之味。昧者专以破瘀滞为主，不知气得温而瘀滞自行，血得活而瘀滞自散。此病因误服消导，酿成坏症，独不思产妇血既大虚，全赖扶阳气以生之，今不扶其阳而更耗其阳，阳气既耗，阴血何由得生？瘀滞何由得行？今成血脱，而元气无依，周身散漫，故肿胀丛生。此刻只宜收纳元阳，犹虑不及，尚服见肿消肿之药，更加乳肿、肛门逼胀欲死，其下脱之机已经暴露。法宜峻补其血，血得补而气有所依，气有依而肿胀自然不作。方用当归补血汤，加鹿茸、黑姜、麦芽、甘草、葱、酒。

当归补血汤

当归四钱　黄芪一两　鹿茸三钱　麦芽五钱　黑姜四钱　炙草二钱　甜酒半杯　葱头子四个

用药意解

按：补血汤一方，乃活血行气之方，实补气补血之方也。夫当归味苦入心能补心，心者生血之源也；黄芪甘温补肺，肺者正气之宗也。当归得黄芪而血有所附，黄芪得当归而气有所依，即名补血汤亦可，即名补气汤亦可。古人称为补血汤者，取阳生阴长之义。余谓气血双补，欲补气者，当倍当归而轻黄芪，从阴以引阳法也；欲补血者，当倍黄芪而轻当归，从阳以引阴法也。此方倍黄芪，故名补血汤。今产妇病四十余日，既酿成血虚欲脱而未脱之际，忽得补血之品，而血虚可复；又得补气之物，而血有统制；血既有统，而欲下者不下，则肛门逼胀之症可除。加鹿茸者，取纯阳之质，以助真阳之气；佐姜、草者，有温中之功，又有化阴之意；用葱头以降离阴而下交，用甜酒以鼓坎阳而上行，使麦芽从中以消散其壅滞之气血，不寒不燥，故治此病易也。况当归重用，有活血之能；黄芪重用，有行气之妙。前贤往往用于血虚发热之症颇效。余谓血虚、气虚皆可，不必固执。

问曰：病人口臭，色黄，饮冷，呃逆不休，水泻不止，步履如常者，何故？

答曰：此元阴不足而胃火旺甚也。夫口臭有二，有先天精气发泄者，口虽极臭，而舌滑润微黄，人无神而阴象全现，决不饮冷；胃火旺者，口臭，舌必干黄，口渴饮冷。呃逆者，火之上冲；泻不止者，火之下降；步履如常者，火之助也。法宜下夺为主，方用大承气汤主之，解见上。此条上中下三部俱备，学者不必定要全见而始用此方，活法圆通，人贵于知机耳。

问曰：平人干咳无痰者，何故？

答曰：此元阴不足而肺燥也。夫肺为金，生水之源也。元阴不足，由于肺燥不能生水；肺燥实由于元阴不足而邪火生，火旺克金，故肺燥。肺气燥，斯干咳作矣。法宜苦甘化阴养血为主，方用甘草干姜汤合当归补血汤加五味子治之。

甘草干姜汤

炙甘草二两　　干姜五钱，炮

用药意解

按：甘草干姜汤一方，乃辛甘化阳之方，亦苦甘化阴之方也。夫干姜辛温，辛与甘合则从阳化；干姜炮黑，其味即苦，苦与甘合则从阴化。仲景以此方治误吐逆烦躁而厥者，取大甘以化热、守中而复阳也。又治吐血，治中寒，取辛甘以化阳。阳，气也，气能统血，阳能胜寒，阳能温中也。又用以治拘急，治筋挛，治肺痿，治肠燥，取苦甘以化阴。阴，血也，血能胜热，血能润燥，血能养筋也。今病人既现干咳无痰，肺气之燥明矣，即以化阴之法合当归补血汤加五味子治之，俾燥热解而肺气清，肃令行而干咳自不作矣。

问曰： 妇女病忽喜忽笑，言语异常，似颠非颠，似狂非狂者，何故？

答曰： 此真水不能上交于心，心热生而神无主也。夫人一身全赖水火两字，水火相依而行，彼此互为其根，火下降则肾脏温，水上升则心脏凉，此阴阳颠倒之妙也。今病人所现症形，明系真阴不足，不能上交于心，则心热生。心者，神之主也，热甚则神昏，故喜笑、言语异常而人若颠也。诸书称为热入血室，尚未窥透此理，不知心者，生血之源也；血室者，冲脉之所居也。冲为血海，即有热入，未必即若颠狂也，当以热甚神昏为确。法宜养阴清热，交济阴阳为主，方用栀豉汤主之。

栀豉汤

栀子一两　豆豉二两

用药意解

按： 栀豉汤一方，乃坎离交济之方，非涌吐之方也。夫栀子色赤、味苦、性寒，能泻心中邪热，又能导火热之气下交于肾而肾脏温；豆形象肾，制造为豉轻浮，能引水液之气上交于心而心脏凉。一升一降，往来不乖，则心肾交而此症可立瘳矣。仲景以此方治汗吐下后虚烦不得眠，心中懊侬者，是取其有既济之功。前贤以此方列于涌吐条，未免不当。独不思仲景既列于汗、吐、下后虚烦之症，犹有复吐之理哉？

问曰： 每日早饭后即咳吐黄痰数口，五心潮热，心烦口渴，大热饮冷，六脉细数者，何故？

答曰： 此元阴虚极，火旺而津液欲竭也。夫大热、口渴、饮冷，心烦、咳吐黄痰，症象白虎之形；然六脉细数，细为血虚，数为血热，明明血虚生内热，则又非白虎之症也。医于此际，不可猛浪，务要审确。余细推究病情，伤寒阳明症之烦躁、口渴、饮冷、发热，是从外感得来，脉必长大，定有头疼、身痛、恶寒等情；血虚之大渴、饮冷、烦躁、发热，从内伤得来，或吐血，或久咳，或产后血暴虚，或抑郁损伤心脾，脉必细微，甚则细数，定少头疼、身痛、恶寒等情，切切不可轻用白虎。误用白虎，为害匪轻。法宜峻补真阴为主，方用独参汤，或当归补血汤亦可，解见上。

独参汤

洋参［人参即以洋参代之。］二两

用药意解

按： 独参汤一方，乃补阴之第一方也。今人用为补阳回阳，大悖经旨，由其不知水火立极之妙，药性功用之专。余为活人计，不得不直切言之。夫人身所恃以立命者，惟此水火而已，水火即气血，即阴阳。然阳之根在乎坎，天一生水，一点元阳含于二阴之中是也；阴之根在乎离，地二生火，一点元阴藏于二阳之内是也。水火互为其根，乾坤颠倒，各有妙用，故经云"善补阳者，于阴中求阳；善补阴者，于阳中求阴"。今人罕明此理，一见阳虚症，用药即着重心，而不知着重肾；一见阴虚症，用药即着重肾，而不知着重心。究其所用药品，阳虚重在人参，阴虚重在熟地。查熟地甘寒补阴，尚不为错；而人参甘寒，近来所出洋参味苦，苦寒之品皆补阴之品，非补阳之品。故仲景不用参于回阳，而用参于大热亡阴之症以存阴，如人参白虎汤、小柴胡汤之类是也。大凡药品，性具苦、寒、酸、濇、咸味者，功专在阴；具甘、温、辛、淡、辣味者，功专在阳。今人着重在后天坎离之阴阳，而不知着重坎离中立极之阴阳，故用药多错误也。

仲景一生学问，即在这先天立极之元阴元阳上探求盈虚消长，揭六经之提纲，判阴阳之界限。三阳本乾元一气所分，三阴本坤元一气所化，五脏六腑，皆是虚位；二气流行，方是真机。阴阳盈缩，审于何部，何气所干，何邪所犯。外感由三阳而入内，六客须知；内伤由三阴而发外，七情贵识。用药各用实据，如六经主方是也。然补坎阳之药，以附子为主；补离阴之药，以人参为先；调和上下，权司中土，用药又以甘草为归。此皆立极药品，奈人之不察何！

余细维世之用人参以补心即为补阳也，不知心虽属阳，外阳而内阴，功用在阴，周身阴血俱从火化得来，故色赤。经云"心生血"，又曰"火味苦"，以苦补心，即是补离中之阴也，而非补真阳也。千古以来，用参机关，惟仲景一人知之，而时珍《本草》云"能回元气于无何有之乡"，推斯意也，以为水火互为其根。经云"阳欲脱者，补阴以留之"，独参汤是也；"阴欲脱者，补阳以挽之"，回阳饮是也。至于阴盛逼阳于外者，用参实以速其阳亡也；阳盛灼阴将尽者，回阳实以速其阴亡也。凡用参以冀回阳，总非至当不易之理，学者宜知。若此症所现，乃阳旺阴虚之甚，正当用参以扶立极之元阴，元阴盛而周身之阴血自盛，血盛而虚者不虚，病者不病矣。

问曰：酒客病身大热而喘，口渴饮冷，无头疼、身痛、畏寒者，何故？

答曰：此积湿生热，热盛而伤血也。夫嗜酒之人易生湿热症，因酒性刚烈发散，入腹顷刻，酒气便窜于周身皮肤；烈性一过，湿气便留中脘。中土旺者，湿气易去；中气弱者，湿气难消，久久中气更虚，湿气因而成疾，湿气流注四肢，便成痰火手脚。医生一见痰火手足，便照痰火治之，鲜有愈者。以余主治，法宜温中除湿、辛甘化阳之品。若此症由湿聚日久，因而生热，热气逼肺，则喘症生；热伤津液，则口渴作。法宜清热、燥湿、升解为主，方用葛根黄连黄芩汤。

葛根黄连黄芩汤

葛根一两　黄连五钱　黄芩五钱　甘草五钱

古方葛根用至半斤，芩、连、草各二两，因太阳桂枝症误下，邪陷于中土，下利不止、脉促、喘、汗者，内陷之邪尚欲从肌腠而外出不能出，涌于脉道，则脉促；涌于华盖，则气喘。仲景故用葛根以升腾胃气，鼓邪仍从外出；佐以芩、连之苦，苦以坚之，坚毛窍以止汗，坚肠胃以止泻；又以甘草调中，邪去而正立复，病自不难解矣。今改用分两，借以治酒客之积湿生热，大热而喘者，亦更妙也。

用药意解

按：葛根黄连黄芩汤一方，乃表里两解之方，亦宣通经络、燥湿、清热之方也。夫葛根气味甘辛，禀秋金之气，乃阳明胃经主药也。阳明主燥，肌肉属阳明胃，胃热甚故肌肉亦热，胃络上通心肺，热气上涌于肺，故喘；热伤脾中阴血，故渴。今得葛根之升腾，宣通经络之邪热，热因湿积者，热去而湿亦去矣；况得芩、连之苦，苦以清热，苦能燥湿，复得甘草和中以培正气，内外两解，湿热自化为乌有矣。此方功用尚多，学者不可执一。

问曰：老人大便艰涩不出者，何故？

答曰：此血虚甚而不能分润沟渠也。夫年老之人，每多气血两虚，气旺则血自旺，气衰则血自衰。然年老之人，禀赋原有厚薄，不得概谓气血两虚。亦有素禀阳旺者，精神不衰，出言声厉，饮食不减，此等多由火旺阴亏；亦有禀赋太薄，饮食不健，素多疾病，乃生机不旺，运化太微，阴血渐衰，不能泽润肠胃，肠胃枯槁，此真血虚之侯。二条乃言老人之禀赋。亦有因外邪入阳经，变为热邪，伏于肠胃而闭结者；亦有阴盛阳微，下焦无阳，不能化阴而闭结者；亦有肺内伏热而闭结者，认症总宜清耳。若老人大便艰涩，无外症者，即是血枯居多，法宜苦甘化阴为主，方用当归补血汤加蜂蜜，或甘草干姜汤，解见上。或麻仁丸。

麻仁丸

麻仁二两　芍药八钱　枳实八钱　大黄一两六钱　厚朴二钱　杏仁一两　白蜜一两

用药意解

按：麻仁丸一方，乃润燥行滞之方，实苦甘化阴之方也。夫人身精血俱从后天脾胃化生，脾与胃为表里，胃主生化，脾主转输，上下分布，脉络沟渠，咸赖滋焉。今胃为伏热所扰，生化之机不畅，伏热日炽，胃土干燥，渐渐伤及脾阴，脾阴虚甚，津液不行于大肠，肠胃火旺，积粪不行，故生穷约。穷约者，血枯而无润泽，积粪转若羊矢也。故仲景立润肠一法，使沟渠得润，穷约者自不约也。药用麻仁、杏仁，取多脂之物以柔润之，取大黄、芍药之苦以下降之，取厚朴、枳实之苦温以推荡之，使以白蜜之甘润，与苦合而化阴。阴得化而阳生，血得润而枯荣，肠胃水足，流通自如，推荡并行，其功迅速。此方宜用为丸，缓缓柔润，以治年老血枯，实为至当之法。今改用分两为汤，取其功之速，亦经权之道也。

问曰：男子阳物挺而不收者，何故？

答曰：此元阴将绝，阳孤无匹也。夫阳物之举，乃阳旺也。阳旺极宜生阴，阴生阳自痿，乃阴阳循环不易之理。今出乎至理之外，挺而不收，明明有阳无阴象也。此际法宜救阴，大补先天元阴为主，方用独参汤主之，解见上。或六味地黄汤亦可。

六味地黄汤

熟地一两　枣皮八钱　淮药五钱　茯苓五钱　丹皮六钱　泽泻三钱

用药意解

按：地黄汤一方，乃利水育阴之方也。夫地黄甘寒，滋肾水之不足；二皮酸寒，敛木火之焰光；山药、茯苓，健脾化气行水；泽泻甘寒，补养五脏，又能消湿。此病由水虚而火旺，又加木火助之，故不收。今得地黄补水，又能滋肝，肝主宗筋，乃阳物之根也。宗筋得润，而阳物立痿；佐二皮一敛一泻，火光即灭。又得山、苓、泽泻，健脾化气以行津液，庶几此病易瘳。古人云"补阳以配阴"，乃为阳痿不举柱脚，为一切阳虚柱脚；"补阴足以配阳"，乃为阳挺不收柱脚，为一切阴虚柱脚。此条应专以滋阴为是，不应利水，利之似反伤阴，不知用利药于地黄之内，正取其利，以行其润之之力也。学者不可执一，分两与古方不同，改用也。

问曰：病人每日半夜候，两足大热如火至膝，心烦，至午即愈者，何故？

答曰：此血虚阳旺也。夫人身以阴阳两字为主，阳生于子至巳时，属三阳用事，正阳长阴消之时，阴虚不能配阳，阳旺故发热。至午即愈，乃阴长阳消，阳不胜阴，故热退。世人以为午后发热为阴虚，是未识阴阳消长之道也。余治一易姓妇，每日午初即面赤发热，口渴喜热汤，至半夜即愈，诸医概以补阴不效，余以白通汤一服而愈。此病法宜补阴以配阳为主，方用补血汤，或地黄汤，解见上。

问曰：秋月人忽然腹痛水泻，日数十次，完谷不化，精神不倦者，何故？

答曰：此肺中之元阴不足，肺气燥甚也。夫大便水泻至完谷不化，谁不以为脾胃之败也？不知肺气燥极，亦有此症。肺与大肠为表里，大肠主传送，饮食入胃，不待消化，随燥热之气下降，而直趋大肠，故日泻数十次，腹痛、饮冷、不倦。若果脾败完谷不化，精神之倦极可知，决然病久非暴也。至于水泻一症，有泻出色黄极者，胃火旺也；泻出色白者，下元无火也；泻出色青者，厥阴之寒化也；泻出色如酱汁者，太阴之湿化也；泻出如溏鹜者，脏有寒也；亦有泻出色白如涎者，肺有热也；有泻出淡赤色者，阳不统阴也。以上数症，临症时再察虚实、新久，脉息有神、无神，用药自有据也。此症法宜清燥为主，方用甘桔汤，加二冬、地骨、桑皮、黄芩、杏仁、白蜜治之。

甘桔汤

甘草一两　桔梗八钱　天冬四钱　麦冬四钱　地骨三钱　桑皮三钱　黄芩二钱
杏仁二十粒　白蜜五钱

用药意解

按：甘桔汤一方，乃苦甘化阴之方也。此方仲景用以治少阴之咽痛症，因少阴之火上浮于咽，少阴之络挟咽故也。得甘桔之合化，而少阴得养，故愈。今用以治太阴，取桔梗之苦以开提肺气，而伏热立消；取甘草之甘，大甘足以化热，苦与甘合，又能化阴，化阴足以润肺；又加以二冬、二皮、黄芩、杏仁、白蜜，一派甘寒、苦降之品以助之，而肺燥立止，水泻自不作矣。

问曰：病人干咳，周身皮肤痒者，何故？

答曰：此元阴虚不能润肺，肺燥而不能行津液于皮肤也。夫病人干咳，乃血虚肺燥之验。肺主皮毛，肺气清则节令行而不乖，脏腑咸赖；肺气燥则节令失，而津液不行，百病丛生。津液不行于内，则肺痿、脏结、肠燥、痿躄、筋挛、骨蒸等症即起；津液不行于外，则皮毛、肌肤、爪甲枯槁燥痒之症立作。此条言血虚肺燥，有如是等症，法宜清燥养营为主，方用补血汤合甘草干姜汤，加五味、白蜜治之，解见上。

业斯道者，须知人身气血运用机关，气血之根皆在下，培养在中，发用在上。根即此○也，培养即此◎也，发用即此☉也。肺主气，即发用之外圈；心主血，即发用之内圈。外圈本乾体所化，内圈本坤体所生，天包乎地，地成乎天，混然一物。地气上腾，指坎中一阳由下而中而上，一呼即起；天气下降，指离中真阴由上而中而下，一吸即入。故曰"呼吸者，阴阳之橐籥也"，呼则气行而血随，吸则血行而气附。呼吸虽判乎阴阳，其实升则二气同升，降则二气同降，升降循环不已，故即上下以判阴阳也。先圣恐人不明，故画卦以明阴阳，乾坤则称为先天，六子乃为后天，今人专在后天论阴阳生克固是，而不在先天论阴阳盛衰，是知其末而未知其本也。苟有知得阴阳升降之道者，庶可与共学适道矣。

问曰：筋缩不伸者，何故？

答曰：此血虚不能养筋，筋燥故也。夫筋之燥也，有由生。虽云水能生木，其实水火之功用在心肺，肺主气，心主血，肺气行于五脏，血亦行于五脏；肺气行于六腑，血亦行于六腑。肺气燥极，则运用衰，津液不润于筋，则筋燥作，筋燥甚，故缩而不伸也。法宜清燥养血为主，方用芍药甘草汤主之，或加二冬、白蜜亦可。

芍药甘草汤

芍药二两　　甘草二两，炙

用药意解

按：芍药甘草汤一方，乃苦甘化阴之方也。夫芍药苦平入肝，肝者，阴也；甘草味甘入脾，脾者，土也。苦与甘合，足以调周身之血，周身之血既调，则周身之筋骨得养，筋得血养而燥气平，燥气平则筋舒而自伸矣。然亦不必拘定此方，凡属苦甘、酸甘之品，皆可以化阴，活法圆通之妙，即在此处也，学者须知。

问曰：年老之人多健忘、言语重复者，何故？

答曰：此元阴虚极而神无主也。夫心生血，神藏于血之中。神者，火也，气也，即坎中一阳，而寓于血之中，气与血相依，故别其名曰心藏神，即此可知鬼神之用也。书曰"鬼神者，二气之良能也"，良能二字，即真阴、真阳之本性也。神禀阳之灵，天体也，位尊，故曰神；鬼禀阴之灵，地体也，位卑，故曰鬼。人之为善，则性从阳，光明气象；人之为恶，则性从阴，黑暗气象。人死而为神为鬼，即在平日修持上判也。将死之际，善气重者，元神从天门而出，定为神道；恶气重者，元神从地户而入，定为鬼道。若老人气血已衰，精神自然不足，不足，故神昏也。然又非热甚神昏之谓也。法宜养血为主，气血双补亦可。方用补血汤、独参汤，或参枣汤亦可。补血、独参二汤，解见上。

参枣汤

洋参一两　枣仁一两　甘草五钱　猪心一个

以上三昧为细末，同猪心炖服，或同猪心捣为丸俱可。

用药意解

按：参枣汤一方，乃苦甘化阴、酸甘敛阴之方也。因元阴虚极，不能养神，神无所主，故时明时昧，犹若残灯将灭，而火光不明，苟能更添其膏，火光自然复明也。今以洋参之甘苦、枣仁之酸敛，以扶其元阴，元阴敛而真气即敛，故曰藏神；又得猪心同气相求，庶几心神明而不昧；复取甘草从中合化，而真血有源源不竭之妙也。此方不独治老年健忘，凡属思虑损伤阴血者，皆可服也。

问曰：大肠脱出数寸，肛门如火，气粗而喘，欲饮冷者，何故？

答曰：此元阴不足于肺，肺火旺而大肠之火亦旺也。夫脱肛一症，原有阳虚、阴虚之别，阳虚之脱肛者，由元气衰极，不能约束也，其人必困倦无神，渴必饮热，阴象全见，法宜温中；阴虚之脱肛者，由于下焦火旺逼出也，其人精神不衰，渴喜饮冷，热象全见。然此二症多起大泻大痢之后，治者务要认定阴阳实据，自然获效。此症即阴虚火旺也，火上逼肺，故喘；火下逼肠，故肛出。法宜滋阴泻火，方用大黄黄连泻心汤，或葛根黄连黄芩汤亦可，解见上。

大黄黄连泻心汤

大黄_{一两} 黄连_{五钱}

用药意解

按：大黄黄连泻心汤一方，乃泻火之方也。仲景以此方治心下痞满，按之濡者，是因无形之热邪伏于心下，而以此方泻之也。今借以治此症，似亦未切，不知大黄、黄连苦寒，能泻三焦邪热，此病既因热上攻肺而喘症生，热下攻肠而脱肛作，得大黄、黄连之苦寒泻火。火邪一去，上下自安，亦握要之法也。

问曰：小便便时痛甚，口渴饮冷，其淋症乎？非淋症乎？

答曰：此膀胱之元阴不足，为邪火所灼，乃太阳腑症之甚者也。因邪犯太阳，从太阳之标阳而化为热邪，伏于膀胱，故口渴饮冷而便痛，法宜化气行水，方用五苓散主之。其实近似淋症，淋症亦皆膀胱之症也。前贤有血淋、气淋、沙淋、石淋、劳淋五淋之别，总而言之，不出阴阳两字。有阳衰不能化停滞之精而作者，十有七八。推其源，多起于梦中遗精，忽觉而提其气以留之，不能复位，发泄不畅，当心气下降而便溺，败精欲出而不能出，故小便痛甚，此受病之根也。此病法宜大助元阳，鼓之化之，俾气化行而精气畅。世人一见便痛为火，不敢轻投桂、附，是未识透此中消息也。亦有精停日久，阻滞气机，郁而为热，灼尽膀胱阴血，败精为邪火所熬，故有砂石之名。总缘火由精停起见，阳虚之人得此者多，方宜白通汤、三才、潜阳诸方；阴虚之人，火旺太甚，宜滋肾丸、六味丸、五苓散之类，解见上。或附子泻心汤亦可。

五苓散

白术_{一两} 茯苓_{八钱} 猪苓_{五钱} 泽泻_{五钱} 桂枝_{六钱}

附子泻心汤

附子_{一枚} 黄芩_{五钱} 黄连_{五钱} 大黄_{一两}

用药意解

按：五苓散一方，乃化气行水之方也。因寒伤太阳之腑，气化不宣，水道不利而生邪热，热伤津液，不能上升，故渴；气化不行，尿欲出而不即出，故痛。今得二苓、术、泽，专行其水以培中；最妙在桂枝一味，化膀胱气机，气机化行，自然郁热解而寒邪亦解。此方重在化气，不重在去热一面，可知气化行即是去热也，世多不识。

按：附子泻心汤一方，乃寒热并用之方也。仲景以此方治心下痞，而复恶寒、汗出者，是少阴无形之热伏于心下而作痞，复见太阳之寒，又见汗出，有亡阳之虑，故用芩、连、大黄以泻少阴无形之伏热，又用附子以固根蒂而追元阳，寒热互用，真立方之妙也。今借以治停精而生热为淋者，用附子以鼓先天之阳，佐芩、连、大黄以泻伏热，是不固之固、不利之利也。方书多用利水清热之品，是治热结一法，而遗化精一法。余意方中再加安桂二三钱，以助附子之力，而又能化气，气化精通，热解邪出，何病淋之患哉？如三才封髓丹加安桂，滋肾丸倍安桂，皆可酌用，切勿专以分利为主也。

问曰：五更后常梦遗精，或一月三五次，甚则七八次者，何故？

答曰：此元阳虚而神不为主也。夫遗精一症，与遗尿有些微之别。尿窍易开，精窍不易启，然二窍之开阖，总属心气下降，轻重浅深不同耳。然而梦遗之症，诸书所论纷纷，未有实据。以余细揣其理，人身以神为主，神居二气之中，昼则寄于心，夜则寄于肾。遗精之症，戌亥以前者，病在于肾；子时以后者，病在于心。此人神从阴从阳之道也。人身上下关窍，总在一神字统之，神即火也，气也，坎中之真阳也。真阳配真阴，神始有主；真阴配真阳，神始有依。梦遗之病，务审究在上半夜或下半夜，以定神之所在。病于上半夜者，主阴盛阳衰，阳虚不能统摄精窍，而又兼邪念之心火动之，故作，法宜扶阳为主，如潜阳丹、白通汤、桂枝龙骨牡蛎汤之类是也；病在下半夜者，主阳盛阴衰，阴虚不能配阳，阳气既旺，而又有邪念之心火助之，神昏无主，而不能镇静，故作，法宜扶阴以抑阳，如封髓丹倍黄柏、参枣汤加黄连、补血汤、将军蛋、洋参蛋之类是也。其中受病之根，由于素多淫念，或目之所见而心思，耳之所闻而慕切，念头辗转不断，一片淫情不觉已固结于神之中也；一经熟睡，元神游于梦幻之乡，或有见，或有闻，或有交，邪念一动，心火下流，兼以相火助之，直冲精窍，窍开而精自泄也。此病而云血虚神无主者，是遗泄在五更后，正阳长阴消之时，故知其血虚也，法宜补阴以配阳，方用参枣汤，解见上。

问曰：平人精神不衰，饮食健旺，常口渴而欲饮冷，小便亦常觉不快，夜夜遗尿者，何故？

答曰：此元阴不足而下焦有伏热也。世多以遗尿属下元无火，其实不尽然。有真下元无火者，乃阳虚不能统束关窍，其人必精神困倦，饮食减少，有阳虚之实据可凭，法宜收纳元阳，补火为要；此则精神不衰，饮食如常，定是膀胱素有伏热，亦有心移热于小肠，肝移热于脬而遗者，是热动于中，关门不禁也，即在心肝两部脉息上求之便了。若果心移热而作者，导赤散可用；肝移热于脬而作者，小柴胡倍黄芩亦可医。再审其上半夜与下半夜，以探阴阳消长机关，而按法治之，必不失也。此症直决为膀胱伏热，是因其人精神、饮食有余，渴常饮冷，便常不快，是以知之也。法宜滋肾泻火为主，方用六味地黄汤加知、柏，解见上。

问曰：两足冷如冰，不能步履，服桂、附、除湿药不效，而更甚者，何故？

答曰：此非阳衰湿侵于下，实血虚肺燥，不能行津液于至下也。夫人身上下全赖二气布护，真阳不足，亦有冷者，服桂、附以助之即愈。脾虚不能转运水湿而作者，服健脾除湿药必效。此则不然，知非阳虚湿盛，乃由血虚肺燥也。肺乃百脉之宗，出治节者也。肺气行，则津液流通贯注，百脉增荣；肺气燥，则津液不行，百脉失养。今两足冷如冰，乃水衰火极之象，人身水居其一，火居其二，火甚则津枯而骨髓失养，其实由肺之燥而津液不充，津液不充，邪火立起。火未甚时，犹觉内热；火既极时，却又作冷。古人云"阳极生阴，阴极生阳"，病机之颠倒如是，浅见者何能一一周知。此病法宜苦甘化阴润燥为主，方用芍药甘草汤，或六味地黄汤加二冬、白蜜，或黄连阿胶汤俱可，解见上。

问曰：四肢肌肉皮肤干粗瘦削，奄奄欲绝，常思冷饮，人俱以为痨病也，不知是否？

答曰：此胃有伏热，而食尽脾阴之血液也。夫周身肌肉统于脾胃，脾气充则肉盈，脾阴足则肉活，周身肌肉红活充盈，乃后天健旺之征。脾与胃为表里，彼此皆不可偏，偏则病作。今病人四肢干枯、饮冷，干枯乃火之象，亦不足之象；饮冷是病之情，亦阴枯乞救之情。以此推求，知其胃有伏热未解，食尽脾阴所致。此等病症，小儿居多，由饮食损伤脾胃，久久元气日落；或食生冷鲜物，停滞于内，邪热丛生，服药未当，渐渐而成者，十居其八。妇女忧郁，损伤肝脾，渐渐而成者亦多。世医一见枯槁，便以痨症目之，而立五痨之名，总非至当。此症法宜甘润养阴为主，方用甘草黑姜汤加五味，解见上。如因内有积热者，审轻重治之。

问曰：病赤白痢日数十次，腹痛拘急者，何故？

答曰：此元阴不足以致肺燥，复感客燥而移燥于大肠也。诸书俱称赤白为湿热病，以白属湿，以赤属热，照方施治，应效者少。余细维此理，人身以坎离立极，运用机关全在心肺，心属火，化血而居肺下；肺属金，化气而居心上。肺位最尊，气机运转，外充皮肤肌肉，内充筋骨脏腑，有天包乎地之义。肺气一行，心血随之，下而复上，上而复下，循环不已，二气调和，百节无伤。肺气、血气偶乖，诸症蜂起，岂独痢疾为然。查痢疾多生于秋，乃燥金主气之时，复感外来之燥邪，客于肺金，闭塞清道，转输失职，津液不行于大肠，大肠亦生燥热，故曰肺移燥于大肠也。肺气壅则大肠之气壅，而血亦与之俱壅，故痢症作。白者重在气之滞，赤者重在血之涩；赤白相兼，心肺俱受燥也。治痢者当在心、肺二处求之，切勿惑于"夏伤于暑，秋必成痢"。推是说也，以为夏日炎天，暑湿大行，交秋之际，暑湿未尽，胶固大肠，欲出不出而成痢。余谓人之肠胃糟粕，有一、二日换一次者，有三、五日换一次者，岂尽湿热之胶固大肠耶？以白为湿，湿甚宜泻；以赤为热，热甚宜闭。今则不泻、不闭，而欲出不出，其为肺气之滞、心血之涩也明甚，何得即以湿热蕴酿加之？此说亦近理，但湿热合病亦多，何不成痢？独于秋月乃痢，明明燥邪客于肺。要知白者，气也，火也，亦大肠之精也；赤者，血也，水也，亦大肠之液也。赤色虽似火象，其实周身血液俱从火化得来，故曰血为阴；又曰血虽阴类，运从阳，指肺气行而血随之也。余谓治痢当着重肺燥为主，虽赤白有浅深之分，其源总归于燥之一字，但治其燥，则二脏之气即舒，不治痢而痢自止，不治赤白而赤白自消，握要之法也。舒驰远以痢为四纲，其说亦可从，但未将受病根处明明指出，概谓"白属湿成，赤属血因"，纷纷聚讼，愈出愈奇，总非确论，惟有调气行血一语略可遵从。法宜清燥救肺为主，方用杏冬二皮白蜜甘桔汤主之。至于似痢非痢，亦不可不辨。痢之为病，腹痛拘急，逼胀异常，欲出不出，出亦无多，日数十次；似痢非痢者，腹虽痛而不甚，便虽逼胀而所出尚多，日三五次，甚七八次，一痛即泻，四时皆有，多得于大病久病之后，乃由中气大衰，大肠失职，肠胃稍有存积，气虚不能载之，故似痢而实非痢也，法宜大健中土，中土气足，自能载之而不失节也，方用附子理中汤加吴茱萸、安桂最妙。治痢诸书皆云调气行血，余亦立一方，亦可酌用，名大黄木香汤。

杏冬二皮甘桔白蜜汤

杏仁五钱　天冬四钱　麦冬四钱　地骨皮三钱　桑皮五钱　桔梗四钱　甘草三钱

白蜂蜜半杯

大黄木香汤

大黄六钱　木香六钱　当归五钱　苏叶三钱　甘草三钱　白蜜半杯

用药意解

按：杏冬二皮汤一方，乃清燥润肺之方也。因燥邪客肺，肺气壅塞，津液不行于大肠，以致气机滞涩，故取杏仁之苦以降之利之，又佐二冬、二皮、甘、桔、白蜜以开之润之，俾燥邪去而肺气清，肃令行而气机畅，何痢之有哉？

按：大黄木香汤一方，乃调气行血之方也。大黄同当归、甘草，能泻血分之燥热而化阴；木香、苏叶、白蜜，能调气分之滞而化阳。气血两化，阴阳不偏，自然痢疾不作矣。

问曰：病人每日早饭后心烦，两手足心痛痒异常，至午初即愈者，何故？

答曰：此元阴不足，心阳气有余也。夫人身上下四旁莫非二气充塞，二气皆不可偏，偏于阳则阴虚，偏于阴则阳弱。今病人两手心痒、两足心痒，阴虚、阳虚皆有此候，不得概谓血虚。此病而断为阴虚者，见其病之在上半日也。人身就是这一团真气，出阴入阳，出阳入阴。一日之内，上半日属三阳，阳有余，阴即不足，故易曰"君子道长，小人道消"；下半日属三阴，阴有余，阳即不足，故易曰"小人道长，君子道消"。君子、小人，即阴阳之谓也。其实推其至极，还是这一团真气，由盛而衰，由衰而盛也，故圣人云"老子其犹龙乎！"反之吾身，不亦有犹龙之老子乎？此病法宜补阴以配阳，方用黄连鸡子阿胶汤，或补血汤，解见上。查阴虚发痒，外形手足心肉必干枯，起粗白皮；阳虚发痒者，手足心肉柔润不枯，无白皮干粗色，但痒极而欲重按重压，以此定之，再参看各部气色便了。阳虚宜收纳回阳为主，方用潜阳丹、四逆汤、封髓丹之类，解见阳虚门。

问曰：吐血后，头眩晕不止者，何故？

答曰：此血虚而不能荣于上也。夫头晕一症，有上实下虚者，有上虚下实者，有清阳不升者，有浊阴上干者，有挟虚风者，有挟虚火者，有脏腑偏盛而致者，种种不一，括其旨归，总不出阴阳两字。凡治此病，察其人面白无神，饮食减少，二便自利，困倦欲卧，喜热畏冷，或气短而心悸不宁，或饱闷而腹痛泄泻，或遗尿不禁而自汗频添，脉浮无力而空，诸如此类，都属阳虚，清气不充所作，法宜辛甘扶阳之品，按定上中下病情消息以斟酌之便了；察其人精神不衰，舌黄喜冷，饮食易消，二便短少，或心烦热而咳吐黄痰，或饱食而即刻昏晕，或晕数刻而依旧如常，脉实有力而长，诸如此类，都属阴虚火旺，上干所作，法宜苦甘化阴之品，按定上中下病情消息以酌量之便了。此病既由吐血而后眩晕，明明阴血暴虚，不能上荣于巅，血虚亦能风生，故作眩，法宜养血为主，方用补血汤主之，加味随机而施。如外感六淫之气，只作痛，不作眩，学者须知。

问曰： 女病血崩后，忽顶巅痛甚者，何故？

答曰： 此血虚甚而阳无所附，暴浮于上也。夫气血两字，彼此互为其根，不可稍有缺陷，阳气暴虚，阴血即无所主，阴血暴虚，阳气即无所托。今病人血骤下奔，海底枯涸，龙无水养，飞腾于上，故顶巅痛甚。此际若不细察受病之因，而见痛治痛，则既竭于上之阳倾刻即灭也。法宜峻补其水，海中有水，龙即能返于渊，此真阴真阳互根之妙用也。方用补血汤主之，解见上。或补水汤可。

补水汤

洋参［贫者以沙参易洋参。］二两　黄柏一两　白蜜一两

用药意解

按： 补水汤一方，乃苦甘化阴之方也。夫洋参色白味苦，苦能补心，心者，生血之源也；黄柏味苦，苦能坚肾，肾者，注水之区也；又得白蜜之甘，能润肺而生金，金者，水之母也。况苦与甘合，足以化阴，阴得化生，而源不竭，龙虽属阳而性喜水，既有其水，则龙潜于渊，太空廓朗，而上下咸安矣，何顶痛之有哉？

以上数十条，专论阴虚，指出元阴不足一句，反复推明。要知元阴即血也，水也，真火寓于其中，则为太极，则为气血相依，又为水火互根，又为心藏神。凡血虚之症，所现纯是一派枯槁、憔悴、燥熯、干粗之火形，何也？血中寓火，火旺自然阴亏，阴虚自然火旺，以此推求，便得阴虚之主脑也。三阴与三阳，病形各殊，三阳不足之症，所现纯是阴色，为其阳不足，而阴有余也；三阴不足之症，所现全是阳色，为其阴不足，而阳有余也，此辨认阴虚、阳虚之切法也。

历代以来，著作者数十余家，皆含糊不清，并未将阴阳底蕴明明指出，

一味在后天五行生克上论，铺张满纸，究竟人身立极、一元妙义、二气消长机关，全未说透，宗旨不明，源头不澈，故知斯道之精者寡矣。可惜仲景一生心法，无一人道破；定六经之旨归，罕能了了。甚至有著瘟疫，著痢症，自诩专家，欲与仲景并驾。不知立法之祖，定六经早已判乾坤之界限，明六气业已括万病之攸归。六气即是六经之体，外感六气便是六经之客。三百九十七法，法法神奇；一百一十三方，方方绝妙。全是活活泼泼天机，绝无一毫碍法。

知其妙者，以四逆汤、白通汤、理中、建中诸方治一切阳虚症候，决不有差；以黄连鸡子阿胶、导赤散、补血、独参诸方治一切阴虚症候，定不能误。虽然阴虚所备诸方，尤贵圆通，有当柔润以扶阴者，独参、黄连、当归补血之类是也；有当清凉以扶阴者，导赤、人参白虎之类是也；有当苦寒以扶阴者，大小承气、三黄石膏之类是也。此皆救阴补阴之要诀也。

补阳亦然，有当轻清以扶阳者，大、小建中之类是也；有当温养以扶阳者，甘草干姜汤、理中汤之类是也；有当辛温、辛热以扶阳者，四逆、白通之类是也。此皆治阳虚之要诀也。

他如外感六气，按节令，掣提纲，随邪变化，细详六经贯解。须知仲景伤寒之六经，并非专为伤寒说法，而六步之法已经说明。即以太阴一经而论，太阴主湿而恶湿，主湿是本经之气，恶湿即外之客气。湿土旺于长夏，故六月末土旺而湿令大行，人之本气弱者，感外来之湿邪，每多腹痛、吐泻。仲景故立理中汤一法，后贤改用香砂、四君、六君，以调脾土一切诸症，皆是套理中汤一方出来也，又何常不可用哉？千百年来，名贤迭出，立方亦多，而仲景之法遂晦而不明，不得不宣扬之也。

卷　四

杂问

问曰：吐血一症，其阳虚乎？其阴虚乎？

答曰：吐血一症，其要有三：有阳虚者，有阴虚者，有因外邪阻滞者，不可不知，亦不可不辨也。夫人身不外气血两字，气为阳，天也，夫也；血为阴，地也，妻也。男正位乎外，女正位乎内，阴阳自然之定理；气血相依而行，气法乎上，血法乎下，流通无滞，均平不偏，何吐血之有乎？至于吐血，乃气机之逆也。阳虚之逆血者，缘由阳气衰弱，不能统血，阴气太旺，势必上僭，渐干清道，以致外越，如今之懦弱丈夫，不能约束其妻也；阴虚之逆血者，由于阳气独旺，阳气过旺，势必上冲，冲之过节，血亦因而外越，如今人之丈夫酷烈，而妻不敢安其室也。外邪阻滞之逆血者，或因风寒之邪阻其升降之气机，而循行经络之血液失其常度，或留胸膈，或停胃口，一触即发，血故外越。如沟渠之水，流行自如，忽从中闸定，上流欲下之水，势必逆行上涌，亦气机自然之理也。

又曰：吐血三要，已得闻矣。敢问三要之症，如何辨认？如何施治？

曰：凡阳虚吐血之人，言语无神，脉息无神，面色无神，气衰力竭，困倦喜卧，不思饮食，咳多清痰，又须审察上中下三部，何处病情独见，便可按法治之也。法宜辛甘化阳之品，调其中土，扶其元阳，如甘草干姜汤、理中、建中之类。阴虚吐血之人，言语有神，面色有神，脉息有神，吐虽多不觉其病，咳多胶粘之痰，又贵察其上中下三部，何处病形独现，便可识其脏腑之偏，而用药自有据也。法宜苦甘化阴之品，如泻心汤、导赤散、鸡子汤之类。风寒阻滞而吐者，必现发热、头疼、身痛，脉浮或紧，看定提纲，按法治之。法宜升散清凉为主，如桂枝汤、麻黄汤、葛根汤之类。桂、麻、建中、理中、甘草诸方，见阳虚门；泻心、导赤、鸡子诸方，见阴虚门。

葛根汤

葛根四钱　麻黄三钱　甘草二钱　芍药一钱　桂枝二钱　生姜三钱　大枣三枚

古方分两太重，取其直达太阳膀胱之经输，而祛邪早出也。若用以治吐血，务要果真有太阳病项背几几、无汗恶风，与阳明合病下利方可，不然未可轻试也。今改用分两，从俗之意，亦当察病轻重，再为酌量。

用药意解

按：葛根汤一方，乃肌表两解之方，亦太阳、阳明合解之方也。夫风寒之邪，一从肌腠而入，则为桂枝汤症，一从肤表而入，则为麻黄汤症。今以桂枝汤加麻黄、葛根，是从肌腠以达肤表，俾邪直出。太阳与阳明接壤，太阳之邪已在经输，逼近阳明，此刻阳明不病亦病也，去太阳之邪即所以救阳明也。师取葛根，乃三路进剿之法，葛根为阳明之主药，用之以截阳明之路，而邪不敢入；又能鼓胃气上腾，足以助桂、麻发散祛邪之力，是以攻无不胜，战无不克也。吐血门中罕用此方，此方原不治此病；设有因风寒闭塞，以致吐血，兼见项背几几、自汗恶寒者，此方亦未始不可用也。

问曰：大便下血如注，其有要乎？

答曰：下血之症，论因则多，论要则二。二者何？即阴阳两字也，阴阳即气血。夫血固以下行为顺，是顺行其经络之谓，非妄行之谓也。阳虚之人，下血如注，是下焦之阳不足，而不能统摄也；阴虚之人，下血如注，是下焦之阴不足，阴虚则火旺，火旺遂逼血外溢也。阳虚、阴虚，察脉、察色，与上辨吐血法同。阳虚之下血，宜培中下之阳，方用四逆汤、理中汤，见阳虚门；阴虚之下血，宜培中下之阴，方用泻心汤、六味、补血汤，见阴虚门。

或又曰：粪前血、粪后血，何谓也？

曰：粪前血者，循行大肠之血失度也；粪后血者，脾胃之阴失度也。亦不必细分，总在这粪之硬溏以判肠胃之虚实，又要察其人平日起居，外形之有神无神，而虚实自判也。先血而粪硬者，胃火旺而致也，人参白虎、麻仁丸可用；先血而粪溏者，脾不摄血也，理中、建中可用；粪硬而血后来者，心火旺也，导赤散可用；粪溏而血后来者，心血之虚也，补血汤、参枣汤可医。仲景以先便后血为远血，主以黄土汤；先血后便为近血，主以赤小豆当归散。

黄土汤

地黄八钱　白术一两　附片一两　阿胶八钱　黄芩五钱　甘草八钱　黄土二两

赤小豆当归散

赤小豆［即小红豆，非太极豆。］三升　当归十两

用药意解

按：黄土汤一方，乃先后并补之方也。夫先便后血，是脾阳之衰，补脾必先助火，故用附子以壮元阳而补脾阳；又以白术、甘草、黄土，专助脾中之气；最妙在地黄、阿胶、黄芩，甘寒、苦寒以滋脾中之阴。水土合德，火土生成，不寒不燥，乃温和之妙方，可使脾阴立复，而无漏血之虞，何忧此病之不除哉？

按：赤小豆当归散一方，乃解毒清热之方也。病人既先血后便，是湿热蕴酿已在大肠，而不在脾胃，大肠血液为热所伤，失其常度。当大便欲出，气机下行，而肠中之血不啻若沟渠之水，得一团土草以赶之而流行不已也。此方重在赤小豆以清肠中之湿热，又佐以当归活血行气之品，自然病可立瘳。仲景又立此方于狐惑门，详《金匮要略》。

问曰：小便下血者，何故？

答曰：小便下血，其要有二，有痛、不痛之分，痛则为血淋，照上治淋法治之；不痛则为尿血，多由脾中之阳不能摄脾中之阴血，流注阑门泌清别浊之处，与水谷之湿气，同渗入膀胱，而与尿俱出，故曰尿血。饮食定然减少，人困无神，法宜理中汤加桂圆，或甘草干姜汤加五味，以复脾中阴阳，自然尿血不作。若渴喜饮冷、善消食者，则为胃中风火妄动，逼血下行，法宜清胃，如人参白虎汤之类；亦有心移热于小肠而致血下行者，法宜清心，如导赤散之类。亦有冲任有伏热，逼血而致者，法宜清热，如赤小豆当归散，小柴胡加芩、连之类是也。学者即在上下四旁搜求病情，便可识也。

问曰：反胃之病，起于何因？

答曰：反胃者，胃中之气逆而不下也。有因胃火上冲，阻其下行之机者，法宜下夺，如大小承气等汤之类是也；有因胃阳不足，中寒顿起，蔽其下行之机者，法宜温中降逆，如理中汤加吴萸、半夏之类是也；有冲任气逆，挟肝气而致食上逆者，法宜疏肝降逆，如大半夏汤、小柴胡汤加吴萸、半夏之类是也；有朝食而暮吐者，下元无火，不能熏蒸脾胃也，法宜补火，如吴茱萸汤、吴萸四逆汤之类是也；有食而即吐者，胃气不降，因火上冲也，法宜清胃降逆，如人参白虎重加半夏之类是也；有为胃槁而作，贲门不展者，法宜柔润，如启膈饮之类是也。总而言之，反胃是一个"逆"字，虽十二经皆能致逆，不出阴阳两法，用药之妙，在人变通。

问曰：自汗、盗汗，其由何也？

答曰：自汗、盗汗者，阴阳两虚之候也，其说有二，诸书称"自汗为阳虚，盗汗为阴虚"，总未畅言其旨，余特为解之。夫阳虚自汗者，是卫外之阳不足，而不能统卫外之血液也，大象从〔2632〕；盗汗为阴虚，是阴不足，而阴中之火浮于外，血亦随之外出，大象从〔2635〕。人身立命，就是这二物。凡人昼起目张，从〔2632〕，则真气行于阳分，阴在内而阳在外，阳不足则不能统内之阴，故自汗出；夜卧目瞑，从〔2635〕，则真气行于阴分，阴在外而阳在内，阴不足，则真气上浮，而液随之，故盗汗作。此二汗之实据也。自汗者，法宜补阳，如建中加附子汤、芪附汤之类是也；盗汗者，法宜补阴，如参枣汤、补血汤之类是也。亦有阳盛而逼阴于外者，如阳明之白虎症是也；亦有阴盛逼阳于外者，如厥阴之四逆、回阳是也。汗症虽多，不出此列。

问曰：三消症起于何因？

答曰：消症生于厥阴，风木主气，盖以厥阴下木而上火，风火相煽，故生消渴诸症。消者，化之速，如风前之烛，易于化烬。诸书称渴而多饮者为上消，为心包之火挟肝风而上刑于肺，肺金受克，不能资其化源，海枯水涸，不能上升，欲乞外水为援，故渴而多饮，古人用人参白虎汤以救；心包之火挟肝风而刑于胃，胃中风火相煽，食入犹如转轮，食而易饥，故为中消，以调胃承气汤治之；心包之火挟肝风而搅动海水，肾气不能收摄，遂饮一溲二而为下消，以大剂麦味地黄汤治之。此皆对症之方，法可遵从。更有先天真火浮游于上而成上消，浮游于中而成中消，浮游于下而成下消，即以辨阳虚诀辨之，法宜导龙归海，如潜阳、封髓二丹，或四逆、白通，皆可酌用。

查此病缘因风火为本，厥阴风木在下，厥阴心包在上，风借火势，火借风威，彻上彻下，而消症从此生矣。但治其火，火熄而风亦熄；治其风，风散而火亦亡。推其至极，风即是气，气即是火，以一"火"字统之便了，即以一"风"字括之亦可。"风"字宜活看，一年六气，即是六风，佛家以风轮主持大世界，人之一呼一吸便是风，离风人即死。人活风犹鱼之活水，鱼离水顷刻即死，学者须知。

问曰：吐蛔之症，起于何因？

答曰：吐蛔之症，生于湿热，化于厥阴。盖以厥阴者，生生化化之首也。胎、卵、湿、化四生，形体固属不同，推其旨归，俱从一片春风鼓荡，万物赖以化生。仲景列蛔虫于厥阴，虽道一个"虫"字，隐隐将天地化生万物机关露其圭角也。要知人即百虫之长，天地包罗万物，人身一小天地，却含天地之至理，故孟子云"万物皆备于我"，岂特化生一虫而已哉？故病有千端，漫云易为窥测，苟能识得阴阳两字，而万变万化之机亦可由此而推也。仲景剖晰三阴三阳，配六经以明乾坤之功用，各部发病不同。此症小儿居多，由于过食生冷，损伤脾胃，脾胃受伤，不能传运水谷之湿气，积湿生热，得肝风鼓舞，而蛔虫、食虫遂生矣，故曰蛔虫禀风木之气所化也。仲景立乌梅丸一方以主之。

乌梅丸

乌梅三百枚　细辛六两　干姜十两　黄连一斤　川椒四两　当归四两　桂枝六两　附子六两　人参六两　黄柏六两

用药意解

按：乌梅丸一方，乃寒热互用、补肝燥湿杀虫之方也。夫手厥阴居上主心包，足厥阴居下主肝木，其为病消渴，气上冲心，心中疼热，饥而不欲食，食则吐蛔，下之利不止，此本经手足全体为病提纲。至于虫症，论其一端也。推其生虫之源，由于风木所化。仲景立乌梅丸一方，并非专为虫设，凡属厥阴之为病，皆可服也。然虫多因内有湿热，挟肝木之气而化生。木曰曲直，曲直作酸，酸乃木之味，木性喜酸，木为至阴之脏，一阳在下，其卦象为[2633]。木气不舒，一阳之气上浮，而与湿热混合，上撞则心疼，侮土则不食、吐蛔尚轻，下利为重。仲景着重乌梅，取大酸之气，以顺木之性；佐以桂、附、辛、姜、川椒，一派辛热之品，导一阳之气下降，又能温中杀虫；复得连、柏泻心包无形之热，更兼燥湿，苦寒药品惟此二味，能清能燥；继以参、归滋养脾阴，庶几虫去而中土立复，厥阴之气畅达而无滞机矣。

问曰：癫痫起于何因？

答曰：癫痫二症，缘由先天真阳不运，寒痰阻塞也。夫癫者，神之乱也；痫者，痰之阻也。二症大同小异，癫者言语重复不止，痫者不言不语若痴。按人身立命，无非活一口真气，真气一足，万窍流通，一切阴邪无从发起。真气一衰，寒湿痰邪顿生，阳虚为痰所扰，则神志不清；顽痰流入心宫，则痫呆并起。古人立"五痫"之名，因其有作羊、犬、猪、牛、马声之情形，以决痫之由来也。以余所论，真气衰为二病之本，痰阻是二病之因，治二症贵宜峻补元阳，元阳鼓动，阴邪痰湿立消，何癫痫之有乎？

问曰：病有关有格，何也？

答曰：关格者，气之有升无降也。前贤云：上不得入为格，下不得出为关，为中枢不运所致。又云：食不得入是有火也，下不得出是有寒也，喻嘉言先生之进退黄连汤，即可用于此病。余谓上不得入，胸有逆也；下不得出，火不降也。人身以气血两字为主，气机运转，百脉流通，关窍开阖有节。今病人气机有升无降，全是一个"逆"字为主。食不得入，未必尽皆是火；下不得出，未必尽皆是寒。务要审察的确。若唇口红活，舌黄喜冷，脉息有神，精神不倦，则是阳旺火逆，以致气之有升无降也，但去其火之逆，则气机自然下降，气机降而下窍自开也；若病人唇口、面、舌青白无神，则为阴气上干为逆，阴盛则阳衰，即不能化下焦之阴，故下窍闭而不开也。火逆而致者，法宜泻火，以大承气汤主之；阴寒上逆而致者，法宜温中降逆，以吴萸四逆汤主之。

问曰：怔忡起于何因？

答曰：此心阳不足，为阴邪所干也。夫心者，神之主也，心君气足，则百魅潜踪；心君气衰，则群阴并起。今病人心内怔忡，怔忡者，不安之象也。阳虚之人，心阳日亏，易为阴邪所侮，上侮，故心不安，觉有忡之者。忡乃自下而上之谓，明明阴邪自下而上为映，非大补心阳不可。方用桂枝龙骨牡蛎汤，再重加附子。亦有水停心下而作悸者，悸亦心动不安之貌，与怔忡相同。怔忡重在心阳不足，悸则重在水停心下，必有水声为据。水停甚者，心下痛峻，仲景主以十枣汤；悸而不痛，苓桂术甘汤；悸而兼喘咳者，小青龙汤。苓桂术甘汤见阳虚门。

桂枝龙骨牡蛎汤

桂枝一两　白芍六钱　龙骨四钱　牡蛎四钱　甘草二钱　生姜五钱　大枣六枚
附子四钱

十枣汤

芫花二钱　甘遂一钱　大戟一钱　大枣十枚

小青龙汤

麻黄六钱　白芍六钱　细辛六钱　干姜六钱　甘草六钱　桂枝六钱　半夏半升
五味半升

用药意解

按：桂枝龙骨牡蛎汤一方，乃调和阴阳、交通上下之方也。夫此方乃桂枝汤加龙骨、牡蛎耳。桂枝本方乃调和阴阳之第一方，凡气血不调之人，外感易生，内伤亦易生，仲景立此方内外通治，不专重在发汗一节也。果有外邪伤及太阳营卫，闭其气血外出之机，遏郁而为热为疼，取此方协和阴阳，鼓动运行之机，俾外入者仍从外出，故一汗而病可立解。若无外邪而用桂枝汤，必不出汗，何也？气机原未闭塞，血液畅流，何汗之有？此方本意非专为太阳而设，实为阴阳不调而设。要知阴阳调和之人，六邪不侵，七情不损。阳不调之人，必有阳不调之实据，以辨阳虚法辨之；阴不调之人，必有阴不调之实据，以辨阴虚法辨之。阳不调之人，用此方，桂、甘、姜、枣宜重，稍加白芍以敛阴；阴不调之人，芍药、甘、枣宜重以调阴，少加桂以宣阳；阴阳两不足之人，分两平用，彼此不偏。此立法之苦心，亦变通之道，如大小建中与此方，皆桂枝汤之变局也。识得阴阳至理者，始信余非妄说也。今加龙、牡二物，又加附子，以治怔忡，取龙、牡有情之物，龙禀阳之灵，牡禀阴之灵，二物合而为一，取阴阳互根之意；加附子者，取其助真火以壮君火也，君火壮而阴邪立消，怔忡自然不作矣。此方功用最多，治遗精更妙。世人谓龙、牡涩精，失二物之性，并失立方之意也。

　　按：十枣汤一方，乃决堤行水第一方也。本方原因风寒伤及太阳之气，太阳主寒水，气机闭塞，水道不利，逆行于上，聚于心下，水火相搏，故作疼，非五苓散可治。盖五苓之功独重在下，此刻非直决其水，为害匪轻，故取芫花、大戟、甘遂三味苦寒辛散之品，功专泻水行痰；又虑行之太烈而伤中。欲用甘草以守中，甘草与甘遂相反，用之恐为害，仲景故不用甘草，而择取与甘草相同而不与甘遂相反者，莫如大枣，大枣味甘，力能补中，用于此方，行水而不伤中，逐水而不损正。立法苦心，真是丝丝入彀之方也。

　　按：小青龙一方，乃发汗行水之方也。因太阳表邪未解，以致水气不行，聚于心下，为咳、为喘、为悸，是皆水气上逆之咎也。今得麻、桂、细辛，发太阳之表，行少阴之水；干姜、半夏、五味，降上逆之水下行；甘草补土，白芍敛阴，最为妥切。此方重在解表，表解而水自不聚。以龙名汤，是取麻黄轻清发汗行水，如龙之得雨水而飞腾变化莫测也，岂果若龙哉？

　　问曰：妇女另列一科何也？

　　答曰：男子禀乾之体，女子禀坤之质，乾主施化，坤主生成，以其有胎前、产后、经期之殊耳。余病皆同，惟此三者，动关生死，不可不知，不可不亟讲也。

　　先以经期言之。经期者何？经者，常也；期者，信也。女子二七而天癸至，经脉始通，经血一月下行一次，以象月之盈而缺，缺而复盈，循环不已。但人之禀赋不齐，盛衰、损伤不一，故有先期而血即下行者，气之有余也，气有余便是火，法宜清热；有后期而血始下行者，气之不足也，气不足便是寒，法宜温中。中也者，生化精血之所也，言调经之大主脑也。他如经水来而色淡者，火化不足也，法宜补火；经水来而黑紫块者，火化太过也，法宜清热；经来过多而心烦者，血骤虚也，法宜养血；经来少而腹痛者，气之滞也，法宜调气；经行衍期，淋漓不断者，气衰脾弱，不能统约也，法宜甘温扶阳；经过后而腹空痛者，气血之骤虚也，法宜调和气血；当期、过月而不行者，有妊有不妊也，妊者不必治，不妊者经之闭也。闭者宜开，因气而闭者，法宜行气；因寒而闭者，法宜散寒；因热而闭者，法宜清热；因血枯而闭者，法宜补血。病原不一，审其因而治之。

至于带下、崩漏，妇女之大症也，十有八九。带分五色，不出阴阳，照阴阳辨法治之。凡带症之脉，余阅之甚多，往往两寸浮大无力，两关、两尺细微甚者，是阳竭于上，而下元无火也，以温中回阳法治之多效；有两寸大实有力，两关滑而两尺细者，心肺移热于下，脾湿下注也，以除湿清热法治之甚效。崩症与漏症有别，漏者病之浅也，亦将崩之兆也。崩者势大而来如决堤，漏则势小而淋漓不止，二症俱当照阳虚、阴虚辨法治之，便得有余、不足之机关也。

至于逆经而吐血者，照上吐血条法辨之，治法自在其中矣。

胎前者何？以其夫妇交媾，精血凝聚，二五合一，具生生化化之道，人之性命有始基矣，故曰胎。俗语云"胎前不宜热"，此语举世信之，而不知非确论也。夫坤厚载物，全赖二气维持，一动一静，阴阳互相化育，元阴化生五脏，合包络则为六也；元阳化生六腑，合之则为十二官也。故曰阳六六，阴六六。阳六六，即乾，为天卦；阴六六，即坤，为地卦。乾坤化生五行，五行不出二气之中，二气不出五行之内，故曰天数五，地数五。婴儿在母腹中，母呼亦呼，母吸亦吸，十月功圆，性与命立，打破一元，坎离立极。未生以前，寒热各别。胎寒不温，胎亦易损；胎热不清，胎亦易堕。以此为准，经旨方畅。前贤有逐月养胎之说，其实在可从、不可从之间。以余细维，阴阳合一，养于坤宫，此刻十二经经血无时无刻不在，真不啻北辰居所而众星拱之也。

其中有恶阻者，胎初凝结，养于坤宫，土气卒然不舒，故生呕吐等情，法宜温中而行脾气。有子眩者，胎气之上逼也，法宜平气。有子满者，气之壅也，法宜破滞行气。有子痦者，胞胎压少阴连舌本之脉络也，法宜升举胎气；如不应，生娩自能言。有子鸣者，因卒伸手取物，母之呼吸骤不与婴儿接也，法宜掬身片刻以就之。有腹痛、小便点滴不出者，胞胎下压膀胱之腑也，法宜升举。有胎尚漏下血者，审是火逼而下行者，法宜清火；审是元阳不足而不能收束者，法宜补阳。有子肿者，水停而不行也，法宜化气行水。有子嗽者，肺气为胎火所逼也，法宜清胎热。有胎不长者，母之气血不足也，法宜大补气血。有挟食而吞酸者，法宜消食。有因外邪闭塞而大热、身痛者，照外感六经法治之。有吐泻交作而胎不安者，法宜温中。有大渴饮冷、谵语、大热、汗出、便闭者，法宜攻下。有身冷汗出、人事昏沉、精神困倦、喜极热汤者，法宜回阳。胎前诸症，略举数端，学者宜留心讨究。

产后者何？以其婴儿下地，周身百脉开张，努力送出，十二经护胎之血一齐下注，此刻气血两虚，与常不同，用药不可错误。婴儿下地，即有昏晕而人事不省者，血瘀之不下行而反上也，法宜行瘀。有腹硬而痛剧者，血瘀滞而无阳以运化也，法宜温中行滞。有空疼而腹不硬者，气血之骤虚也，法宜大补气血。有冷汗出而昏晕甚者，阳欲脱也，法宜回阳。有大热、大渴而思冷饮者，血虚，阳无所附而外越也，法宜峻补其血。有顶巅痛、头如火焚者，血骤虚，阳无所依，而暴浮于上也，法宜大补其血。有气喘息高、寒战汗出、身冷者，阴阳不交，阳欲脱也，法宜回阳。有胎未全而即产者，俗名小产，较正产更甚。正产乃瓜熟自落，得阴阳之正，调养贵乎得宜；小产如生果摘下，损伤太甚，一切诸症治法与正产同，而调养更宜周密。愚夫愚妇，视为寻常，不知保养，而致死亡者，不胜慨叹也。亦有胎儿死腹中而不下者，必有所伤也，法宜下之。病症亦多，何能尽述？举其大纲，不越规矩，学者再为广览。至于方药，《济阴纲目》甚详，亦可参看。

问曰：小儿另列一科，何也？

答曰：小儿初生下地，不能言语，食则母之精血，即有病症，医家全是猜想，并无几个一见便知。未食五谷者，外感尚多，内伤即少；食五谷者，外感、内伤俱有。更有痘、麻，动关生死，所以小儿科之外，又有痘科也。俗云哑科，真是不谬。

最可怪者，小儿初生下地，世俗皆用大黄、银花、钩藤、甘草之类，以下胎毒、血粪，余深为不然。凡人皆禀二气所生，有自然之理，小儿初生，犹若瓜果初出土之萌芽，以冷水灌之不可，以热汤灌之亦不可，生机原是自然，换肚换肠亦是自然，何待大黄、银花之类以摧之毒之？只要小儿不偏于寒热两字，即不可妄施药品以种病根。苟有胎中受热者，小儿必面赤、唇红、气粗、口热，以苦甘一二味投之便了；有胎中受寒者，小儿必面青、唇口淡白、气微、口冷，以辛甘一二味投之便了。

至于外感，一切务察时令，小儿虽不能言，而发热之有汗、无汗，口热、不热，二便之利、不利，只此数端，亦可以知其病矣。其至要者，太阳主皮肤，统营卫，为第一层，六客中人，必先犯此，学者须知。切勿惑于"小儿稚阳之体，原无伤寒"之说，不知小儿气轻力薄，正易伤寒也。伤寒二字，四时皆有，盖所谓伤寒者，伤及太阳地界也。太阳本气主寒，六气从太阳而入内，故皆可以名伤寒也。

其中有称为惊风者，有称为慢脾风者，是皆不经之论也。余为活人计，不得不直切言之。所谓惊风者，因小儿发热、抽掣、角弓反张、项强、摇头、吐舌，有时卒然掣动若惊之状，前人不按经旨，见其惊状，即以惊风名之，而不知是外邪客于太阳之经络也。太阳之经络为外邪蔽束，气机不畅，抑郁为热，热甚则风生，而抽掣、角弓等情所以有也。此际正当用桂、麻二汤，或麻杏石膏等汤，以解太阳之邪，邪气解而风热即不生，何抽掣等症之有乎？市医遵守惊风一语，更立无数名目，以讹传讹，妄拟一派镇惊祛风逐痰之方，小儿屈死于此者，不知几百亿兆矣。况人身皮肤第一层，属太阳主事，岂有外邪入内而不伤及者乎？业斯道者，何不于此经三致意也？

至于慢脾风者，因小儿素病，调养失宜，饮食不健，自汗、盗汗不觉，呕、吐、泻、利不觉，积之久久，元气日薄，酿成虚极之候，元气虚极，则神无主，不能支持上下四旁，故有战动、发热、汗出不止，似惊之状，其实非惊风也。外验人必无神、面青唇白、困倦目瞑，此刻正当大补元阳，元阳气足，则神安而体泰，何动摇之有乎？若以惊风治之，是速其亡也。前人称曰慢脾，因其来之非骤也。论惊多在三阳，乃有余之疴；论慢脾属三阴，乃不足之候。惊风从外感得来，六气须知，气即风也，风字宜活看。慢脾由内伤所积，吐泻汗出，停滞食少，酿久生端，分阴分阳，察之辨之，不可不密，用方用药，补之泻之宜清。此乃活人之业，性命生死攸关之际，学者毋忽视之。

更有痘、麻，动关生死，《幼幼集成》《活幼心法》二书讲说最详，宜阅。以余拙见，和平、有余、不足，三法尽之矣。但痘出于脏，麻出于腑；痘喜温和，麻喜清解。痘本胎毒，藏于命根，初起由太阳真机鼓动，运毒外出，法宜用桂枝汤调和阴阳，以助太阳外出之气机，使无一毫毒邪之滞于内；次归阳明，血水化为脓浆，未出透时，法宜用升麻葛根汤以解肌，而使毒气发透；已出透时，法宜用理中汤以培中气，中气健旺，易于化血为脓；熟透结疤，欲结疤时，法宜用回阳、封髓等方，使这一点真气复还于内。此四法者，乃顺其阴阳气机出入之道，为治痘用药不易之法也。至于和平之痘，二便、饮食如常，微烧而精神不倦，疮根红活，顶润充盈，颗颗分明，粒粒精光，乃和平第一等痘，勿药有喜。最可忧者，有余、不足两症，有偏余于气而不足于血者，如气至而血不至之白泡无红根是也；有偏余于血而不足于气者，如血至而气不至之红泡无脓是也。偏于气而不足于血者，法宜养阴以配阳；偏于血而不足于气者，法宜补阳以配阴。盖有余者气之盈，如暴出，一齐涌出，紫红、顶干、焦枯，便闭、烦躁、饮冷、谵语之类，法宜清火养阴，甚极者宜下；不足者气之缩，如慢出，下陷平塌、色嫩，二便自利、饮热、目瞑，困倦已极之类，法宜补火。火即气，补火一字，人多忽略，一味在后天肺气上用药，而不知在人身立命之火种上用药。故近来痘科，一见下陷不足之症，用药总在这参、芪、鹿茸、归、芍，以为大补气血，究竟致死者多，深为可慨也，由其未得仲景之心法耳。观于仲景之用四逆汤，姜、附、草三味，起死回生，易如反掌，非专补立极之火种，何能如斯之速乎？世医不求至理，以为四逆汤乃伤寒之方，非痘科之方，不知此方正平塌下陷痘症之方，实补火种之第一方也。今人亦有知得此方者，信之不真，认之不定，即用四逆，而又加以参、归、熟地，羁绊附子回阳之力，亦不见效，病家待毙，医生束手，自以为用药无差，不知用药之未当甚矣。麻疹一条，较痘症稍异，麻疹往往兼时气传染而成，为病发热、咳嗽、目如醉人、鼻流清涕，乃将出之候也。太过色紫红，不及则色淡，始终治法只宜升解清凉发透为主，所有一切变症，总以阴阳虚实四字括之。《幼幼集成》说最妥，兹不赘。

附：不解说

俗传出痘一事，余甚不解。沿古及今，俱称"痘为胎毒，人人俱要出痘方可无忧，未出痘者，务要借出痘之苗，以引之外出，取其知是出痘，按痘法治之有准，以免用药错误"，此说一开，而婴儿之夭亡者不啻恒河沙数矣。余深谓不然，人俱要出痘，何以有不放而终身不出者？有放而亦不出者？又何得遽谓人人俱要出痘？即要出痘，亦当听其自然，何必定要用痘以引之哉？窃念人禀二气以立命，风寒、饮食，一切俱要谨慎，惟恐疏虞，以致外邪深入，有戕生命。独于此痘，何不避之，而偏要使之从鼻窍以入内，明明叫出痘，何尝是痘一定要出哉？人之一身，如一穴空地，种麻即麻，种豆即豆，此理之常。但种疮痘一法，仲景尚且不具，而独于六气立法，盖六气即是六经，主一年之事，循环不已，人身二气不调，六邪始能入内为病，故法可立而病可穷，方可定也。今之痘、麻又列一科，以其知得痘、麻之始终，如人之种瓜果，而知其结实时也，法虽可从，而陋习不可不急正也。嗟乎！俗染成风，牢不可破，犹人之愚而甘于愚也。余目见邻里小儿康健嬉嬉，以痘疮之毒苗种之，十数日而即死者，不胜屈指矣。想来不种痘苗，未必即死，虽曰天命，又岂非人事哉？

问曰： 外科工专金疮诸症，其故何也？

答曰： 凡一切疮症，皆起于二气不调，气血偏盛，壅滞流行不畅之过，病原从内出外，以其有金疮折骨、化腐生肌一事，稍不同耳。然疮形已具，即当分辨阴阳，不可忽略。阳症，疮色红肿、痛甚、高凸，发热，口渴心烦，小便短赤，大便闭结，喜冷，用药重在活血行气，养阴清火为主；阴症，疮色不红活，皮色如常，慢起不痛，或微痛，二便自利，精神短少，用药大补元阳为主。大凡疮症，《内经》云皆属于火。人身立命，就是这一个火字，火即气，气有余便是火，气不足便是寒。气有余之疮，即阳症，必由阻滞而成，用药故要清火养阴、活血、行气，方用桂枝汤倍白芍，加麦芽、香附、栀子主之；气不足之疮，即阴症，必由阳不化阴而成，法当大补元阳，方用桂枝汤倍桂，加麦芽、附子、香附主之。此乃调和气血之妙法，原不在芩、连、银花、山甲、大黄之类专以清火。要知气血壅滞，方得成疮，调气即是行气，调血即是行血。桂枝重在调阳，白芍重在调阴，气有余则阴易亏，故倍芍药加栀子；气不足则阴更盛而阳愈弱，故倍桂而加附子。学者切勿以此方为伤寒之方，非疮科之方。仲景以此方，冠一百一十三方之首，而曰调和阴阳，试问人身阴阳调和，尚可得生病也否？尚可得生疮也否？若刀伤、折骨、跌打、闪挫，另有治法，又有手法，不与内因同治，故曰外科。

问曰： 目病皆原内起，何以另列一科也？

答曰： 医门一十三科，皆内科之恒事，不独眼科为然也。目病一切，皆从五脏六腑发出，岂有能治内症而不能治眼症者？然目之为病，亦千变万化，有工于此者，取其专于此，而辨症清，用药有据。无奈今之眼科主，有眼科之名，无眼科之实者多矣。目症有云七十二症，有云三百六十种，名目愈多，旨归即晦。今为之总其大纲，括以阴阳两字为主，余不足录。阳症，两目红肿、羞明、眵翳障雾、赤脉贯睛、目泪、痛甚，小便短，大便结，喜冷饮者是也；阴症，两目微红而不羞明，即红丝缕缕、翳雾障生，而不觉痛甚，二便如常，喜饮热汤者是也。务看先从何部发起，即在此处求之便了。部位亦不可不知，上眼皮属胃，下眼皮属脾，白睛属肺，黑睛属肝，瞳子属肾，两眦属心。再审系外感时气传染者，照外感发散、升解、清凉法治之，亦必有发热、头疼、身痛可凭；审是内伤，以致清气不升，浊阴不降而作者，看何部之病情独现，即在此求之，或宜甘温，或宜辛温，或宜收纳，或宜降逆，如法施之，便可尽目之事矣。

切脉约言

切脉一事，前贤无非借寸口动脉以决人身气血之盛衰耳。盛者气之盈，脉动有力，如洪、大、长、实、浮、紧、数之类，皆为太过、为有余、为火旺，火旺则阴必亏，用药即当平其有余之气，以协于和平；衰者气之缩，如迟、微、沉、细、濡、弱、短、小之类，皆为不及、为不足、为火虚，火虚则水必盛，用药即当助其不足之气，以协于和平。只此两法，为切脉、用药至简至便至当不易之总口诀也。后人未解得人活一口气之至理，未明得千万病形都是这一个气字之盛衰为之，一味在后天五行生克上讲究，二十八脉上揣摹，究竟源头这一点气机盈缩的宗旨，渐为诸脉所掩矣。

三指说

前人于寸口之动脉，以三指按之，分出上、中、下，是将一气分为三气，三气即天、地、水，分而为三，合而为一；又于三部，而分出浮、中、沉，合三三如九之数，亦有至理，法亦可从，不得为错。其意欲借此以穷人身在上、在中、在下之脏腑、经络，以决人之疾病，可按法而治之，实属大费苦心。但理愈多，而旨愈晦，且纷纷聚讼，有云"左，心、小肠、肝、胆、肾；右，肺、大肠、脾、胃、命"，有云"左，心、膻中、肝、胆、肾；右，肺、胸中、脾、胃、命"，有谓"小肠当候于左尺，大肠当候于右尺"，有云"左尺候肾之元阴，右尺候肾之元阳"，互相矛盾，教后人果何遵从？余更不能无疑也。疑者何？疑分配之未当也。后天以子午立极，左寸候心火，左关候肝木，左尺候肾水，是子午对针，不为错；肝布于左，居左关，合法，肺布于右，何不居右关而居右寸？是子午对针，而卯酉不对针也。又可疑者，左尺候肾之元阴，右尺候肾之元阳。查人身二气合一，充塞上下四旁，阴阳打成一片，何尝定要分左右之阴阳乎？既分左为阳，元阳应在左尺候之；右为阴，元阴应在右尺候之。何左右候之不相符也？总而言之，阴阳气机出入之道不明也，千古混淆，不得不急正之。

拙见解

夫人身立命，本乾元一气，落于坤宫，二气合一，化生六子，分布上、中、下，虽有定位，却是死机，全凭这一团真气运行，周流不已。天开于子，人身这一团真气即从子时发动，自下而中而上，上极复返于下，由上而中而下，循环出入，人之性命赖焉。切脉一事，无非定这一点气盛衰耳。查后贤分配脏腑脉图，与一元真气出入之机不符，余意当以仲景六经次序排之，方与一元真气出入之机相符。然仲景虽未论脉，而六经流行之气机即脉也。今人不识一元之义，以两手寸口动脉，将阴阳分作两道看，不知左右固有阴阳之分，其实二气浑为一气，何尝分为二道也？不过真气运行，先从左而后及于右，从右而复及于。左手属三阳，三阳用事，阳在外，而阴在内，当以立极之离卦形之；右手属三阴，三阴用事，以阴在上而阳在下，当以立极之坎卦喻之。脉体，左手当以浮分取三阳，沉分取三阴；右手当以浮分取三阴，沉分取三阳，庶与气机出阴入阳，出阳入阴之理相合，亦不致将一元分作二道看也。是否有当，高明斧正之。

附气机循环图于下。

气机循环图

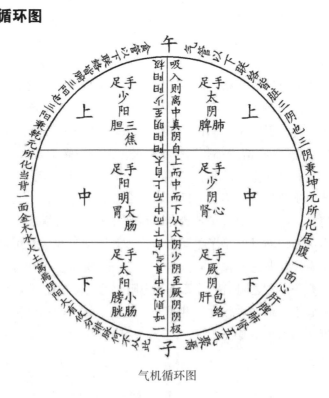

气机循环图

再解古脉说

古来圣圣相传，原不专在切脉一事，其要在望而知之，闻而知之，称为圣、神，为上一等说法也；问而知之，切而知之，称为工、巧，为下一等说法也。然考分配脉图，却不与六经气机相合；若与六经气机相合，则医家治伤寒方有实据，余甚不解何以不如斯也。再三追索，以为心肺居膈膜上，法天，故配之于寸，以为上者上也，胸、喉中事也；脾胃居膈膜下至脐，法地，故配之于中，中也者，上下之枢机也；肝肾居脐下，法水，故配之于下，以为下者下也，少腹、腰、股、膝、胫、足中事也。此是就后天生成之定位言之，理实的确可从，即以仲景六经排之，差错不远。

余按：后天生成定位，乃是死机，全凭这二五合一，这一团真气，呼吸运用，方是真机。五行充塞二气之中，二气即在五行之内。二气盛，则五行之气即盛；二气衰，则五行之气即衰；二气亡，则五行之气即亡。溯治病之要，望色以有神、无神定气之盛衰，闻声以微厉判气之盈缩，问病以饮热、饮冷知气之偏盛，切脉以有力、无力知气之虚实，以此推求，万病都是一个气字，以盛衰两字判之便了；即以一气分为三气，以定上中下之盛衰，亦可。诸脉纷纷摹揣，试问天下医生，几人将二十八脉明晰？以余拙见，有力、无力尽之矣，不必多求。论分配脏腑，《内经》不差；论气机出入一定法则，仲景六经为最。从《内经》也可，从仲景也可。余不敢以己见臆说为即是，姑存之，以与来者共商。

五行说

天地化生五行，故有青、黄、赤、白、黑之说焉。肝青，象木，主东方春令；肺白，象金，主西方秋令；心赤，象火，主南方夏令；肾黑，象水，主北方冬令；脾黄，象土，主中央湿令。五行各司一气，各主一经，各有生克制化。《内经》云：肝布于左，肺布于右，心布于表，肾布于里，脾为四方之使。历代注家俱在方位上论，而不在一气上论，五行之实义，渐不明矣，余特直解之。夫人身与天地无异，天地以五行之气塞满乾坤，人身以五脏之气塞满周身，何也？骨本属肾，而周身无处非骨；筋本属肝，而周身无处非筋；血本属心，而周身无处非血；肌肉本属脾，而周身无处非肌肉；皮毛本属肺，而周身无处非皮毛。以此推之，五行原是一块，并非专以左肝、右肺、心表、肾里、脾中为主。盖以左肝、右肺、心表、肾里、脾中者，是就五行立极之处言之也。若执五方以求五行，而五行之义便失；以五行作一块论五行，而五行之义即彰。五行不出二气之中，二气即在五行之内，二气乃人身立极主宰，既生五行，又以五行为归。

然五行之要在中土，火无土不潜藏，木无土不植立，金无土不化生，水无土不停蓄，故曰"土为万物之母，后天之四象咸赖焉"。不独后天之四象赖之，而先天立极之二气实赖之也，故经云"无先天而后天不立，无后天而先天亦不生"。后天专重脾胃，人日饮食水谷入脾胃，化生精血，长养神气，以助先天之二气。二气旺，脾胃运行之机即旺；二气衰，脾胃运行之机即衰。然脾胃旺，二气始能旺；脾胃衰，二气亦立衰。先后互赖，有分之无可分，合之不胜合者也。至于用药机关，即在这后天脾土上，仲景故立建中、理中二法。因外邪闭其营卫，伤及中气者，建中汤为最；因内寒湿气，伤及中气者，理中汤如神。内外两法，真千古治病金针，医家准则，惜人之不解耳。况一切甘温、苦寒之品，下喉一刻，即入中宫，甘温从阳者，赖之以行；苦寒从阴者，赖之以运，故曰"中也者，上下之枢机也"。后贤李东垣立补中汤，以治劳役伤脾，是套建中汤之法也，亦可遵从。俗语云百病从口入，是伤中之意也。余谓凡治一切阴虚、阳虚，务在中宫上用力。以上三法，皆可变通，但阴虚、阳虚，辨认不可不澈。上卷辨认法，切切熟记。

问曰：《内经》言"冬伤于寒，春必病温"，可另有说乎？

答曰：冬月既伤于寒，岂有延至春月始发之理？然亦有说焉。以为天地闭塞，阳气潜藏，人身之气机亦潜藏，感之轻者，随气机而潜藏，不即为病，至春日春风和畅，气机发泄于外，这点寒邪种子亦向外，故病作。如春日布种，而夏日收割；夏日布种，而秋日收割。病温之说，其意如斯也。推之"春伤于风，夏生飧泄；夏伤于暑，秋必痎疟；秋伤于湿，冬必咳嗽"，理无二义也。

余亦有说焉。夫冬月寒令，天地之气寒，人身之气亦寒，潜藏是天地自然之机，人身同然，此正气也。客寒乃外之贼邪，邪正原不两立，无论一丝一毫客邪着于人身，未有不即病者。感之即轻，不能闭塞气机，遇经气旺时，邪亦可以默化；感之若重，邪气即能蔽束气机，未有不即病者。况冬月伤寒而死者亦多，以此推之，此说殊不尽然。余再三追索，疑是内伤于生冷之寒湿，不能闭其卫外气机，故不即病，伏于其中，感天地闭塞潜藏之气机裹束，不能发泄，延至春月，寒气化为热邪，随气机发泄而外出，春月温和，故名之曰温病。如此推求，方得"冬伤于寒，春必病温"实据。诸书纷纷言温，而曰风温、寒温、温热、湿温、温燥，更立大头、杨梅、捻颈、软脚诸瘟，难以尽举。各家之说，以春为风温，夏为温热，长夏为湿温，俱在六气节候上论之。余意春月温和节令，而加以温之名方妥，外此候而名温，即属不当。所谓寒温者，指发病之来脉说也；所谓风温者，指发病之时令言之也；所谓温热者，指寒变为热言之也；所谓湿温者，指挟内湿言之也；所谓温燥者，指邪入阳明燥地，伏而不出言之也。如此言温，而温之名始不错，舍此而在六气节候上言温，而温之名即诬。六气各有发病，试问又当何名？

再按：温病初起，先憎寒而后发热，以后但热而不恶寒，明明是春月温和节中不正之气则为温邪，"温"字即"热"字看，先犯太阳，太阳为寒水之区，热不胜寒，故直趋阳明，伏于膈间，阳明主燥，燥亦热也，此刻温燥混为一家，故但热不憎寒，乃为阳明的确不易之症。仲景立麻杏石膏甘草汤，早已为此等症候具法也。按：麻黄开腠理，杏仁利气机，石膏清阳明之肌热，甘草和中，俾邪之从太阳而入者，仍从太阳而出，真丝丝入彀之方也。后人立升降散一法，解表清里，而曰此为风温设也。不知此刻气机，气即是温，温即是气，气即是风也，何必多方立名？后人不得其旨归，即以此方为风温设，而不知与麻杏石甘汤同一法也。他如白虎汤、人参白虎汤、苍术白虎汤，因其所兼而用之也。温病总是一热病，是二阳之正病也。他书纷纷讲解，愈出愈奇，不可为法，学者须知。

认病捷要总诀

发热类

发热而身疼者，外感也［原书夹注：自汗桂枝汤，无汗麻黄汤。］；发热而身不疼，饱闷吞酸者，内伤于食也［原书夹注：平胃散加消食行气之药。］；发热身疼，不恶寒，舌黄而饮冷者，热伤于里也［原书夹注：白虎汤加桂枝、干葛。］；发热身疼，恶寒，口不渴者，邪入少阴也［原书夹注：麻黄附子细辛汤。］；素禀不足，无故身大热，舌青，欲饮极热者，元阳外越也，亦有口不渴者，皆同［原书夹注：吴萸四逆汤。］。小儿发热，气粗口热者，表里俱病，内有热也［原书夹注：人参败毒散加芩、连、栀子。］；发热，出气微温，而口不热，小便清长，大便不实，素有疾者，元气不固也［原书夹注：理中汤、六君子汤之类。］。

疟疾

寒热往来，而有定候者，真疟也。一日一发，而在上半日者，邪在三阳为病也［原书夹注：宜小柴胡加桂、葛。］；一日一发，而在下半日者，邪在三阴为病也［原书夹注：宜理中汤加柴、桂。］；二日一发者，病深一层也［原书夹注：按寒热轻重治之。］。单热无寒，渴，饮冷不休者，病在阳明也［原书夹注：宜白虎汤。］；单寒无热，欲饮热者，病在太阴也［原书夹注：宜理中汤。］。饱闷不舒，而发寒热者，食疟也［原书夹注：平胃散加楂曲、柴胡。］。先吐清水，而后发寒热，欲饮极热汤者，脾阳外越，似疟而实非疟也［原书夹注：宜吴萸四逆汤。］。

鼓胀

单腹胀而四肢不胀，舌青，欲饮热者，阴邪伏于中，而闭塞清道也［原书夹注：宜理中汤、或吴萸四逆汤。］；单四肢胀，而腹不胀者，脾阳不固，发散于四末也［原书夹注：宜理中汤加西砂。］。有周身鼓胀，不渴，不欲食者，元气涣散也［原书夹注：宜收纳，切忌消肿，如理中、回阳之类。］。有胀而皮色如血者，阴乘于上而作也［原书夹注：宜补阳以消阴，如阳旦汤、潜阳丹。］；有胀而皮色如水晶，内无他病者，水气散于皮肤也［原书夹注：宜五皮饮。］。胀病亦多，握定阴阳辨诀治之，决然不错。

积聚

腹中有块，无拘左右，痛而始有形，不痛而即无形者，瘕症也［原书夹注：宜活血行气，如当归补血汤，加桂、麦芽。］；不痛而亦有形，按之不移者，癥病也［原书夹注：宜三物厚朴七气汤。］。有嗳腐，大便极臭，而腹中有块者，宿食积聚也［原书夹注：平胃散加大黄，莪术。］。有痰涎不止，腹中累累觉痛，作水声者，痰湿积聚也［原书夹注：宜桂苓术甘汤、理中汤加砂、半。］。有小腹硬满，小便不利者，血积聚于下焦也［原书夹注：宜五苓加桃仁、红花。］。总之，喜揉按者，阴之积聚，由于阳不化阴也［原书夹注：宜温解。］；手不可近者，阳之积聚，由于气不活而血壅甚也［原书夹注：宜攻破。］。治积聚亦不出阴阳两法。

痰饮

痰饮者，水湿之别名也。脾无湿不生痰，水道清则饮不作。痰清而不胶者，胃阳不足以行水也［原书夹注：宜温中、理中汤。］；痰黄而胶，喜生冷者，火旺而津枯也［原书夹注：宜鸡子黄连汤。］。痰白、痰青、痰咸，皆由于阳不足［原书夹注：宜温、宜补。］；痰臭、痰吐如丝不断、痰结如砂石者，皆由于阴亏火旺［原书夹注：宜五味子汤养血汤。］。《金匮》列五饮之名，亦当熟看。

咳嗽

咳而兼发热、身疼者，外感也〔原书夹注：小青龙、麻黄汤之类。〕；咳而不发热、身痛，饱闷、嗳腐臭者，饮食为病也，亦间有发热者〔原书夹注：宜平胃散加麦、曲。〕；咳而身大热，喜极热汤，唇舌青白者，元阳外越，阴气上干清道也〔原书夹注：宜吴萸四逆汤。〕。咳而身如瓮中，欲饮热者，肺为寒痰闭塞也〔原书夹注：宜苓桂术甘汤加细辛、干姜、五味子。〕；咳而口干、喜冷饮，二便不利者，肺为火逼也〔原书夹注：宜泻白散中加苏叶、栀子。〕。干咳而无痰者，肺燥血虚也〔原书夹注：宜补血汤合黑姜甘草汤，加五味子。〕；咳而痰水如泉涌者，脾阳不运也〔原书夹注：宜理中加砂、半、吴萸、茯苓。〕。咳症虽多，总以阴阳两法辨之即可。

喘

喘而发热、身疼者，寒邪闭塞肺窍也〔原书夹注：宜麻黄汤倍麻。〕。喘而不发热、身疼，舌青，二便自利者，元气上腾也〔原书夹注：宜潜阳丹。〕。喘而身大热，面赤如硃，口不渴，唇舌青白者，元阳外越也〔原书夹注：宜吴萸四逆汤。〕。

呕吐

呕吐水谷，尚欲饮冷者，热隔于中也〔原书夹注：宜黄连生姜汤。〕；呕吐而欲饮极热者，寒隔于中也〔原书夹注：宜理中加吴萸。〕。呕吐，身热、头痛者，挟外感也〔原书夹注：宜桂枝汤倍生姜、加吴萸。〕；呕吐，身大热而无外感，尚欲饮热者，脾阳外越也〔原书夹注：宜附子理中加吴萸。〕。凡吐症发热者多，因吐气机向外，故身亦发热，以身不痛为据。

霍乱

腹痛，吐泻交加，而欲饮水者，热隔于中，阻其阴阳交通之机也〔原书夹注：宜五苓加炒枝。〕；吐泻交加而欲饮热者，寒隔于中，阻其阴阳交通之机也〔原书夹注：宜理中汤。〕。

呃逆

呃逆来，饮水即止者，胃火上冲也〔原书夹注：宜大承气汤主之。〕；呃逆来，而欲极热饮者，阴邪上干清道也〔原书夹注：宜吴萸四逆汤。〕。

痢症

痢症不拘赤白，舌黄、脉有神者，燥热为病也〔原书夹注：宜大黄木香汤。〕。痢症红白，脉无神，而口不渴者，下焦阳衰，不能化下焦之精血也

［原书夹注：宜附子理中加小茴、安桂。］；痢症红白，身大热而渴饮极热，或不渴而舌青滑者，元阳外越，而内无阳以化肠胃中之精血也［原书夹注：宜吴萸四逆汤。］。若大热、舌黄、饮冷不休，日数十次者，胃热极也［原书夹注：宜白虎汤加柴、葛。］。痢疾初起，发热、身疼、脉浮者，外感也［原书夹注：宜人参败毒散。］。

头痛

头痛如裂，身无他苦，舌青、不渴，或身大热，或脉劲者，此皆元阳外越，暴脱之候，切忌发散，法宜收纳［原书夹注：宜四逆汤，或潜阳丹。］。头痛、身热、颈背强痛者，风寒袭于太阳也［原书夹注：宜桂枝汤。］。六经各有头痛，须按法治之，此不过明其危险者。

耳、目、口、鼻、唇、齿、喉各部肿痛

各部肿痛，或发热，或不发热，脉息有神，舌黄，饮冷，二便短赤，精神、饮食一切不衰者，气有余之症也［原书夹注：宜清凉、升解、攻下，如小柴胡、甘桔、白虎、凉膈、导赤之类。］。各部肿痛，或发热，或不发热，脉息无神，脉浮大而空，或坚劲如石，唇口、舌青白，津液满口，喜极热汤，二便自利，间有小便赤者，此皆为气不足之症，虽现肿痛火形，皆为阴盛逼阳之候。市医往往称为阴虚火旺，而用滋阴降火之药者极多。试问，有阴虚火旺而反见津液满口、唇舌青滑、脉息无神、二便自利者乎？吾愿天下医生，切切不可见头治头，见肿治肿，凡遇一症，务将阴阳虚实辨清，用药方不错误。

心痛

心中气痛，面青、肢冷、舌滑、不渴者，寒邪直犯于心君，由君火衰极也［原书夹注：宜四逆汤。］；心中气痛，面赤、舌黄、欲饮冷者，热邪犯于心包也［原书夹注：宜栀子大黄汤。］。

胸、腹、胁、背、腰、肘、胯、膝痛肿

各部肿与痛，而不喜手按者，或发热，或不发热，恶寒喜热、舌黄、便赤、脉息有神，乃为气血壅滞，皆有余之候［原书夹注：宜活血、行气清凉之品。］；各部或肿或痛，而喜手按者，或发热，或不发热，舌青、喜热饮、二便清长、脉息无神、人困极者，乃阳衰不能运行，皆为不足之候［原书夹注：宜温中、行气之品。］。

二便病

二便不利，腹胀、烦躁、舌黄、饮冷，脉息有神者，乃阳邪闭结也［原

书夹注：宜清凉、分利、攻下之品。〕；二便不利，腹不满，人安静，口不渴，喜卧，脉息无神，舌青滑者，阴邪闭于下，由阳不足，不能化阴也〔原书夹注：宜温补、回阳之品。〕。

辨认脉法

气有余，所现浮、洪、长、大、实、数、紧之类。〔原书夹注：倘病现阴色，不合脉，舍脉从病。〕

气不足，所现沉、迟、细、微、虚、短、涩之类。〔原书夹注：倘病现阳色，不合脉，舍脉从病。〕

辨认诸症法

气有余，所现脉息、声音、面色、饮食、起居一切有神。

气不足，所现脉息、声音、面色、饮食、起居一切无神。

辨认疮法

气有余，所现红肿、高凸、痛甚，烦躁，人有神者，痈也。

气不足，所现皮色如常、漫肿、不痛，人无神者，疽也。

辨认痘法

气有余，所现痘色紫红，或夹斑疹，顶焦，唇红、便闭之类。

气不足，所现痘疮灰陷、平塌，寒战、唇口青白、便利之类。

辨认目疾法

气有余，所现红肿、痛胀、眵翳、障雾、赤脉、泪多，烦躁之类。

气不足，所现痛胀不甚，翳雾障膜虽多，不觉大苦之类。

辨色法

气有余，所现色紫红，口唇如硃，烦躁不宁。色不合病，舍色从病。

气不足，所现色滞暗，青白无神，唇口黑青。病不合色，卒闭须知。

辨舌法

气有余，所现舌黄、干白、紫红、黑黄、纯干黑，烦躁，饮冷。

气不足，所现舌青滑、润黄、黑润、干黑色，或青中带黄，或黄中带白、黑而润，津液满口，其人安静，而喜热饮之类。

辨口气

气有余，所现气粗，气出蒸手，出言厉壮之类。

气不足，所现气微、气短、气冷，出言微细之类。

辨口流涎水

气有余，所现流涎不止，口热，思水饮者，胃火也。

气不足，所现流涎不止，口冷，思热汤者，胃寒也。

辨二便

气有余，所现尿短赤、黄、红，粪硬、羊矢、极臭、极黄之类。

气不足，所现尿清长，间有黄者，粪溏，色白、色青之类。

辨皮毛、肌肤

气有余，所现皮干枯、皮粗、毛干枯，肌肤燥痒之类。

气不足，所现皮肉光润、毛泽，肌肤虽瘦，无燥痒之形。

辨饮食

气有余，所现食多易消，善饥，喜饮汤水。

气不足，所现食少难消，反饱，喜硬食物。

辨起居、性情

气有余，所现身轻喜动游，怒骂、喜笑、狂叫之类。

气不足，所现身重嗜卧，不言不语、愁闷忧思之类。

钦安用药金针

余考究多年，用药有一点真机与众不同。无论一切上中下部诸病，不问男妇、老幼，但见舌青，满口津液，脉息无神，其人安静，唇口淡白，口不渴，即渴而喜热饮，二便自利者，即外现大热、身疼、头痛、目肿、口疮一切诸症，一概不究，用药专在这先天立极真种子上治之，百发百中。若见舌苔干黄，津液枯槁，口渴饮冷，脉息有神，其人烦躁，即身冷如冰，一概不究，专在这先天立极之元阴上求之，百发百中。后列二图，学者细心参究。

寒邪外入图

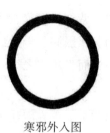

寒邪外入图

寒邪外入图说

今以一圈白色喻人身一团正气，黑色喻外入之寒邪。邪犯皮肤第一层，乃太阳所主，病现头项、腰背疼痛，发热恶寒。邪既入于皮肤，如盗贼之入墙垣也，看其何处空虚有隙，便得而乘之，故不必拘定一日、二日之说，或入于手足之阳明，或入于手足之少阳，或入于手足之太阴，或入于手足之少阴，或入于手足之厥阴。仲景以太阳一经，包括三百九十七法、一百一十三方，论传经，是六步流行之定理；论圆通，是六步之化机。仲景恐人不知贼之去向，故标出六经提纲病情，与夫误汗、误吐、误下、当汗不汗、当下不下、当吐不吐、用药失宜、变逆匡救之道，俱在一百一十三方之中，学者务宜留心，不必执定伤寒邪入如是，须知六客亦如是也。更要明得外邪入内，闭束皮毛气机，遏郁而为身热、疼痛，故发汗散邪为治外邪初入第一要者。苟外邪从阳经而入内，寒邪亦化为热邪，热甚则伤阴，轻浅者，仲景有人参白虎、小柴胡之类以存阴；最重者，仲景有大小承气之类以救阴。苟外邪从阴经而入内，阴寒混为一家，阴盛则阳衰，轻浅者，仲景有大小建中、理中之类以扶阳；最重者，仲景有四逆、白通之类以回阳。余谓此即仲景治外邪入内之子午针也。

寒邪内生图

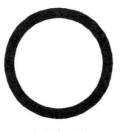

寒邪内生图

寒邪内生图说

今以一圈白色喻人身一团正气。正气旺者，外寒不入，内寒不生。夫内寒之生，由于内之正气不足，正气不足一分，身内之阴寒便生一分，故经云：气不足便是寒。究不足之原，因房劳过度者，则损肾阳；因饮食不节者，则损脾阳；因用心过度者，则损心阳。阳者，气也，阳气损于何处，阴寒便生于何处，积阴日久，元阳便为阴所灭也。在上者，仲景用桂枝以扶心阳；在中者，仲景用建中、理中以扶脾阳；在下者，仲景用四逆、白通以救肾阳。阳虚日久，不能化生真阴，阴液日亏，积之久久，血枯而虚阳又炽，反为客邪，此真可谓阴虚也，法宜甘寒养阴，切切不可妄用苦寒，故仲景有炙甘草汤、桂枝龙骨牡蛎汤、甘草黑姜汤之法，从阳以引阴，滋阴化阴。余谓此即仲景治内伤之子午针也。

诸书称"痨"字从"火"，皆是从"损阳"一语悟出也，惜乎解理未畅，后学无从下手，遂使由痨症而毙者多多矣。学者务要明得损阳而阴象症形足征者，照上卷阳虚门法治之。损阳不能化阴，阴液枯竭，肌肤枯槁，神气短少，吐痰胶粘，有火形可验者，照仲景炙甘草、龙骨黑姜汤之法治之，阴虚门方亦可择取。又要识得外邪从阳经入内，以致热伤血者，亦可谓阴虚，若此而论者，是谓之真阴虚。从外而致者，苦寒、清凉、升解俱可治之；若此论者，只宜甘温、微寒，从阳养阴以调之。内外之法，至此详矣。

余于上卷将阳虚、阴虚症形实据列出，乃辨症认症之子午针也；辛甘化阳、苦甘化阴，乃用药之子午针也；气有余便是火，气不足便是寒，乃犹是一元中之子午针也。学者务宜潜心默会，期于明白了然，幸甚幸甚。

附：禳久病不愈、一切怪症奇疮善法。

小神作祟亦同。

凡人家中，最难免者疾病，感之轻浅，医药可愈。设或感之太重，三年两载医药无功，此等疾病，非前世罪孽冤缠，即今生不知检束，积罪累愆之所致也。为人父，为人子，为人弟，为人兄，为人夫者，急宜反身修德，多行善功，或终身戒食牛、犬，或全家斋敬九皇，或买鱼物而放生，或施棺木而修路，方便时行，阴功广积；斋诚涤滤，虔具悔罪祈恩、解厄消灾疏文，先申中宫，次申城隍，次申东岳，当空焚之，或可转危为安。余常以此法教人，应验屡屡，亦可以补医药之不逮处。

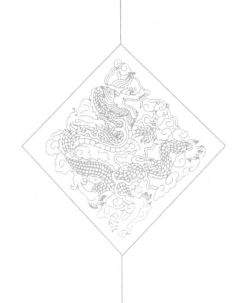

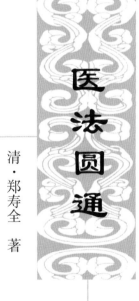

医法圆通

清 · 郑寿全 著

郑钦安序

尝阅各家著作，皆有精义，独嫌者，大海茫茫，无从问津。余亦粗知医，每闲暇必细检阅，随地随时，穷究天地生人生物盈虚消长这个道理。思之日久，偶悟得天地一阴阳耳，分之为亿万阴阳，合之为一阴阳。于是以病参究，一病有一病之虚实，一病有一病之阴阳，知此，始明仲景之六经还是一经，人身之五气还是一气，三焦还是一焦，万病总是在阴阳之中；仲景分配六经，亦不过将一气分布上下左右四旁之意探客邪之伏匿耳。舍阴阳外，岂另有法哉？余不揣鄙陋，采取杂症数十条，辨明内外，判以阴阳，经方、时方皆纳于内，俾学者易于进步，有户可入，虽非万举万当，亦可为医林之一助云尔。

同治甲戌季夏月
蜀南临邛郑寿全钦安撰

敬知非序

余向就刑幕，历膺牛廉访、王爵令、杨明府之聘，恐久而造孽，退乐。余酷嗜医，然不欲行，人知邀必赴，依仲景六经平脉、辨证、处方辄去，不知其贫富，亦无贵贱，迁徙恒无定，雅不作门市想。闲居读《灵》《素》《难经》，心知其意，必解出，多不成帙，任其零星，亦无意收束。秋，得临邛钦安郑子《医理真传》一书，点读再过，知有所得于性理而涵养者深，借医为发明耳。发于医，则救医也切；救医切，则济世也宏，殆乐善而自好者。与神交久之，冬乃晤，一见如故，称快事焉。

适《医法圆通》又成，及门议复锓，钦安谦谦君子，出草，索摘疵。噫，无瑕矣，何虚心若是耶？特以医关人性命，书流传久远，不得不慎，抑又仁慈之心也。余粗知医，故知钦安之医高，高必传，传仲景，非传钦安。钦安传仲景之六经之法，仲景之六经显，而钦安亦与之俱传，是钦安因传仲景之六经而传，而钦安之所学，后于仲景之六经而有所得者，亦赖仲景而共传。由是推之，书之传与不传，恒视其人之学为何如耳。

余爱钦安之书，实爱钦安之学，钦安之学渐臻圆通之境，故名其书曰圆通。因识其圆通，慕其圆通，爱乐为圆通之评。夫著《医法圆通》者，钦安也；而评圆通医法者，为麻城知非敬氏。

时在清之同治十三年甲戌中秋
序于锦城庐山仙馆

沈古斋序

　　闻之"医者，意也"，谓以我之意，消息病人之气机，审其盈缩，相其阴阳，定其中外，各守其乡以施攻补，症有千变，药亦千变，而其收效则如一。《素问·八正神明论》曰："合人形于阴阳四时，虚实之应，冥冥之期。""视之无形，尝之无味，故谓冥冥，若神仿佛。"又曰："观于冥冥者，言形气、荣卫之不形于外，而工独知之，以日之寒温，月之虚盛，四时气之浮沉，参伍相合而调之。工常先见之，然而不形于外，故曰观于冥冥焉。通于无穷者，可以传于后世也。是故工之所异也，故俱不能见也。"夫不能见而工常先见之，若神仿佛，上合昭昭，下合冥冥，通于无穷，传于后世，此之谓圆通。至圆者莫如珠，医之意，珠是也，惟其能圆，是以能通。所通维何？通神明也，通造化也。夫神明造化，乾坤定位，主宰者，理；流行者，气；对待者，数。理、气、数三者，浑为太极，判为两仪、四相，成乎八卦，三才立而五运分，六气变而四时行，百物生而八风动，于是乎苛疾起而莫能逃，此之谓法。法天效地，法阴则阳，知升知降，知潜知浮，知迎知拒，皆通其意而成为法。法即意，珠也，即智囊也，皆性花也。然之言也，必医者先得弄丸心法，从河图、洛书，一顺一逆，先后八卦，能颠能倒，默而识之，学而不厌，有诸己而后能验诸人。以圆通之心法，著圆通之医法，岂易易哉？

　　余于医道究心有年，求其识此意者，或寡矣。不意友人郑钦安者，有《医法圆通》之书焉。余回环读诵，见其篇中如论乾坤，论坎离，论五行，论六步，论气血，论水火，论外感，论内因，论阳虚，论阴虚，总其要，曰阴阳而已。又曰有余、不足尽之矣，又曰人活一口气，皆根柢之谈，不同泛常之论。又非杜撰，悉推本于《灵》《素》《难经》及仲景《伤寒》《金匮》之义。所载各方，尽是经方；所引时方，出不得已，非其本怀。作之谓圣，述之谓贤。钦安之书，吾无间然矣。非洞明乎一身之气机，圆乎三才之理数，而先得医之意者，其能之乎？其言又皆数十年来临症效验，及与二三及门互相质疑辩难所汇而集者，精核不移，万举万当，诚度世之金针，医学之标准也。

　　余既珍而宝之，复怂恿授梓以公诸世。钦安之造福奚有量耶？吾知其克昌厥后矣，不揣固陋，因以颂为序。

时清之同治十三年蒲节月
郫筒沈古斋化三敬题

医法圆通目录

卷　一

用药弊端说

用药一道，关系生死，原不可以执方，亦不可以执药，贵在认证之有实据耳。[原书眉批：医不执方药，在平日求至理而探玄奥。一得上中下阴阳实据，用药即不误人。病家知此理法，延医入门，以此审其高下，决其从违。《万病回春》立说之功不浅。此先医医，而后医病家，具见良工心苦。]实据者何？阴阳、虚实而已。阴阳二字，万变万化，在上，有在上之阴阳实据；在中，有在中之阴阳实据；在下，有在下之阴阳实据。无奈仲景而后，自唐、宋、元、明以逮本朝，识此者固有，不识此者最多。其在不识者，徒记几个汤头、几味药品，不求至理，不探玄奥，自谓知医，一遇危症，大海茫茫，阴阳莫晓，虚实莫辨，吉凶莫分，一味见头治头，见脚治脚。幸而获效，自夸高手；若不获效，延绵岁月。平日见识用尽，方法使完，则又藉口曰：病入膏肓，药所难疗。殊不知其艺之有未精也。

更有一等病家，略看过几本医书，记得几个汤歌药性，家人稍有疾病，又不敢自己主张，请医入门开方去后，又或自逞才能，谓"某味不宜，某味太散，某味太凉，某味太热"，某味或不知性，忙将《本草备要》翻阅，看此药能治此病否，如治与病合则不言，不与病合则极言不是，从中添减分两，偶然获效，自矜其功；设或增病，咎归医士。此等不求至理，自作聪明，每每酿成脱绝危候，虽卢缓当前，亦莫能治，良可悲也。

更有一等富贵之家，过于把细些小一病，药才入口，稍有变动，添病、减病不自知也，又忙换一医，甚至月延六七位，每每误事。不知药与病有相攻者，病与药有相拒者，[原书眉批：学养兼到之医，方能识此火候，太非易易。]岂即谓药不对证乎？何不多延数时，以尽药力之长哉？余观古人称用药如用兵，有君臣，有佐使，有向导；有缓攻，有急攻，有偷关；有上取，有下取，有旁取；有寒因寒用、热因热用、塞因塞用、通因通用诸法。岂非知得药与病有相拒、相斗者乎？余愿富贵之家不可性急，要知病系外感，服一三道发散药，有立见松减些者；气滞、食滞、腹痛、卒闭之症，服行气、消导、开窍之品，有片刻见效者；若系内伤虚损日久，误服宣散、清凉、破气、滋阴等药，酿成咳嗽白痰、子午潮热、盗汗骨蒸、腹胀、面肿、气喘等症，又非三五剂可见大功，所以古人治病有七日来复之说，或三十剂、五十剂，甚至七八十剂，始收全功者矣。

最可怪者，近之病家好贵恶贱，以高丽参、枸杞、龟、鹿、虎胶、阿胶、久制地黄、鹿茸等品奉为至宝，以桂、麻、姜、附、细辛、大黄、芒硝、石膏等味畏若砒毒。由其不知阴阳、虚实至理，病之当服与不当服耳。[原书眉批：扪虱而谈，其言侃侃，有旁若无人之概。] 病之当服，附子、大黄、砒霜，皆是至宝；病之不当服，参、芪、鹿茸、枸杞，都是砒霜。无奈今人之不讲理何，故谚云：参、芪、归、地，治死人无过；桂、附、大黄，治好人无功。溯本穷源，实由于不读仲景书，徒记几个幸中方子，略记得些各品药性，悬壶于市，外著几件好衣服，轿马往来，目空一世，并不虚心求理，自谓金针在握。仔细追究，书且点不过两篇，字且画不清几个，试问尚能知得阴阳之至理乎？东家被他桂、附治死，西家被他硝、黄送命，相沿日久，酿成此风，所以病家甘死于参、芪、归、地之流，怕亡于姜、附、硝、黄之辈。此皆医门之不幸，亦当世之通弊也。[原书眉批：淋漓尽致。]

余愿业斯道者，务将《内经》《难经》，仲景《伤寒》《金匮》，孙真人的《千金》《翼》诸书，与唐、宋、金、元，朱、张、刘、李，并各后贤医书，彼此较量孰是孰非；更将余所著《医理真传》并此《医法圆通》，留心讨究。阴阳务求实据，不可一味见头治头，见咳治咳，总要探求阴阳盈缩机关，[原书眉批：医学骨髓，尽此一语，学者潜心。] 与夫用药之从阴、从阳变化法窍，而能明白了然；经方、时方，俱无拘执。久之，法活圆通，理精艺熟，头头是道，随拈二三味，皆是妙法奇方。观陈修园先生《三字经》，列病数十条，俱言先以时方治之，不效，再求之《金匮》，明是知道近日医生之胸中也。然时方如四君、六君、四物、八珍、十全、归脾、补中、六味、九味、阴八、阳八、左归、右归、参苏、五积、平胃、柴苓、逍遥、败毒等方，从中随证加减，亦多获效，大抵利于轻浅之疾，而病之深重者万难获效。修园所以刻《三字经》与《从众录》之意，不遽揭其非，待其先将此等方法用尽，束手无策，而后明示曰再求《金匮》，是教人由浅而深，探求至理之意也。

窃以《金匮》文理幽深，词句奥古，阅之未必即解其至理，诚不若将各证外感、内伤阴阳实据，与市习用药认证杂乱处搜出，以便参究。余岂好辩哉？余实推诚相与，愿与后世医生同入仲景之门，共用仲景之法，[原书眉批：一片婆心。]普济生灵，同登寿域，是所切望也。

各症辨认阴阳用药法眼

心病不安［原书夹注：俗云心跳、心慌。]

按：心病不安一证，有心血不足为病者，有心气不足为病者。心血不足为病者［原书夹注：血不足则火必旺。]，其人多烦，小便短赤而咽中干，肌肤枯槁憔悴，而神不大衰，甚则狂妄、喜笑，脉必细数，或洪大，喜食甘凉、清淡、油润之品者是也。心气不足为病者［原书夹注：气，阳也，气衰则血必旺。]，［原书眉批：心气，即心阳，所谓神也。神伤则精散，精散则不能统血，气液脱而为潮热、自汗。此是阳不能统阴，阴无所制，阴证蜂起。正本澄源，立法亲切，于治此病乎何有？]其人少神，喜卧懒言，小便清长，或多言、多劳力、多用心一刻，心中便潮热而自汗出［原书夹注：言者，心之声也；汗者，血之液也。多言、劳力及用心太过，则心气耗，气耗则不能统血，故自汗出。]，甚至发呕欲吐［原书夹注：心阳一衰，阴气上僭，故发呕。]，脉必细微，抑或浮空，喜食辛辣、煎炒、极热之品者是也。

目下市习，不辨阴阳，听说心不安宁，一味重在心血不足一边，故治之有效有不效。其所用药品，无非人参、酸枣、茯神、远志、琥珀、龙骨、朱砂、地黄、当归、元肉之类，与夫天王补心、定志、宁神诸方。然此等方药，全在养血，果系心血不足则甚宜，若系心阳衰败则不当。此属当世混淆莫察之弊，不忍坐视不言，姑酌一治心阳虚方，以补市习之漏。

补坎益离丹

附子八钱　桂心八钱　蛤粉五钱　炙甘草四钱　生姜五片

用药意解

夫曰补坎益离者，补先天之火以壮君火也。真火与君火本同一气，真火旺则君火始能旺，真火衰则君火亦即衰。真火藏于水中，二气浑为一团，故曰一元。［原书眉批：造化机械，阴阳根柢，露于腕下，作一幅活太极图观之，便得医之真实际也。]真火上腾［原书夹注：真火，天体也，其性发，用故在上。]，必载真水上升，以交于心，故曰离中含阴。又曰气行血随。水既上升，又必复降下［原书夹注：水，地体也，随气而至离宫，则水气旺极，极则复降下也。]，水下降，君火即与之下降，故曰阴中含阳。又曰血行气附。主宰神明即寓于浑然一气之中，昼则出而听政以从阳，阳在上也，曰离；夜则入而休息以从阴，阴在下也，曰坎。此人身立命指归，医家宜亟讲也。

今病人心不安宁，既服养血之品而不愈者，明是心阳不足也。心阳不足，固宜直补其心阳，而又曰补坎者，盖以火之根在下也。余意心血不足与心阳不足，皆宜专在下求之，何也？水火互为其根，其实皆在坎也。真火旺则君火自旺，心阳不足自可愈；真气升则真水亦升，心血不足亦能疗。其所以服参、枣等味而不愈者，是未知得火衰而水不上升也。

方用附、桂之大辛大热为君，以补坎中之真阳〔原书夹注：细查坎阳，乃先天乾金真气所化，故曰金生水。后人见不及此，一味补土生金，补金生水，着重在后天脾肺，不知坎无真气上腾，五脏六腑皆是死物。前贤叫人补脾者，先天赖后天以辅也。先天为体，后天为用，故《经》云：无先天而后天不立，无后天而先天亦不生。教人补金，是教人补先天真金所化之真气也。道家称取坎填离，即是盗取坎中一点金气也。余恒曰人活一口气，即此。考桂、附大辛大热，辛即金之味，热即纯阳之性也。仲景深通造化，知桂、附能回阳，故立白通、四逆回阳诸方，起死回生，其功迅速，实非浅见可测。〕；〔原书眉批：乾分一气，落于坤中而成坎，乾即金也，坎即水也。坤中得阳即是火，火曰炎上，故能启水上升而交于心。心属火为离，离中得水，水曰润下，又燮火而下降，全是一金为之斡旋。桂、附辛归金而热归火，大能升水降火，交接心肾。先生独得仲景之秘，不惜金针暗度。知非再表而彰之，俾医门悉知仲景之微理，大胆用附、桂以起死回生，病家放心服桂、附以疗生而救死，孰谓病风不可挽？〕复取蛤粉之咸以补肾，肾得补而阳有所依，自然合一矣〔原书夹注：附、桂补坎中之阳，阳，气也；蛤粉补坎中之阴，阴，血也。气行血随，血行气附，阴阳合一，升降不乖，何心病之不能治乎？此方功用最多，凡一切阳虚诸症，皆能奏功，不独此耳。〕；况又加姜、草调中，最能交通上下，故曰“中也者，调和上下之枢机也”。

此方药品虽少，而三气同调。学者务在药之性味与人身之气机，何品从阳，何品从阴〔原书夹注：从阴、从阳，旨归不一，有从元阴、元阳者，坎离之说也。有从太阳、太阴、少阳、少阴、阳明、厥阴者，六步之谓也。其中之浅浅深深，药性各有专主，须要明白。〕；如何为顺，如何为逆〔原书夹注：顺者，是顺其气机之流行；逆者，逆其气机之欲往。〕。〔原书眉批：从阴从阳、顺往逆来，是用药调气机之手眼，亦医门讲理法治病之权衡。夫人自出母腹，元阴元阳变为坎离，其根落在坤中，由是气传子母，应天度而化生，六经上下往来，表里雌雄相输应，二六不停。水火者，气液也，随呼吸而升降，布五行而有部分，医能明此，号曰上工。钦安酌此一方，名曰补坎益离丹，以治心阳虚证，深得太阳与少阴为表里之机关，窥见岐黄根柢，从桂枝汤变化而出，直透仲景之心法，且不惮烦劳，于辨证用药中剖明阴阳大旨。学者入理深谈，已有把握。知非更拈出仲景治少阴、太阴两大法门，真武何以用附子而不用干姜，理中何以用干姜而不用附子，其四逆附子、干姜并用，何以又独称为救里而治无专经。此间阴阳奥妙，进退出入，包含气机不少，如何用药、认证以合气机，此皆六步之中亦有从阴、从阳之浅深，药性亦各有专主，均可变化推衍，增减随宜。知非不能明辨，愿以俟学者之深参而有得焉。〕把这病之阴阳实据，与夫药性之阴阳实据，握之在手，随拈一二味，皆能获效，匪夷所思，余阅之久矣。奈世人沉溺莫挽，深为可慨，兹特再即此方之理推之，与仲景之白通汤同法也，桂枝龙骨牡蛎汤同法也，大小建中汤同法也，即与后贤之参附汤、封髓丹、阳八味皆同法也。

古人立方，皆是握定上中下三部之阴阳，而知药性之浅深功用，故随手辄效，得以名方。今人只徒口诵心记，而不识至理攸关，无怪乎为方药所囿矣。更可鄙者，甘草仅用数分，全不知古人立法立方，其方皆有升降，皆用甘草，诚以阴阳之妙交会中宫，调燮之机，专推国老。何今之不察，而此风之莫转也？

肺病咳嗽

按：咳嗽一证，有从外而入者，有从内而出者。

从外而入者，风、寒、暑、燥、火之邪干之也〔原书夹注：六客各有节令不同，须知。〕。客邪自外而入，〔原书眉批：客邪者，每年六步客气之邪也。〕闭其太阳外出之气机，气机不畅，逆于胸膈，胸中乃肺地面，气欲出而不出，咳嗽斯作矣。定有发热、头疼、身痛一段。风邪干者，兼自汗、恶风；寒邪干者，兼无汗、恶寒；暑邪干者，兼口渴饮冷、人困无力；湿邪干者，兼四肢沉重、周身觉冷而酸疼，不甚发热；燥邪干者，兼吐痰胶粘、喜饮清凉；火邪干者，心烦、脉洪、小便短赤、饮冷。

从内而出者，皆是阳虚阴盛之候，阴虚也有，十中仅见一二。因阳虚者，定见困倦懒言、四肢无力，人与脉息无神，唇舌青淡白色，而喜热饮、食少、心烦、身无发热、痛苦；即有烧热，多在午后，非若外感之终日发热无已时也。〔原书眉批：辨证的。〕因心肺之阳不宣，不能化其本经之阴邪，逆于胸而作者，其人无外感可征。凡事不能用心劳力，稍用心力一分，心便潮热，自汗出，咳嗽更甚，多吐白泡清痰〔原书夹注：近市医家每称为陈寒入肺，其实不知心肺阳衰，而内寒自生也。〕。〔原书眉批：小注辨理确。〕因脾胃之阳不足，不能转输津液水谷而作者，其人饮食减少，腹满时痛，多吐清冷痰诞，喜食辛辣、椒姜、热物。因肝胆之阳不足，不能收束其水，挟龙雷[原书夹注：指阴气也。]而水泛于上，直干清道而作者，其人腰胁胀痛，足膝时冷，两颧时赤，夜间痰水更甚，咽干不渴[原书夹注：若渴饮冷，便是阴虚火旺。]。[原书眉批：小注辨得清。]

凡此内外两法，不得紊乱。审是从外而入之风邪干者，去其风而咳嗽自已，如桂枝汤，祛风散是也。寒邪干者，散其寒而咳嗽自已，如麻黄汤、小青龙汤是也。暑邪干者，清其暑而咳嗽自已，如益元散、清暑汤是也。湿邪干者，渗其湿而咳嗽自已，如二陈汤、桂苓术甘汤是也。燥邪干者，润其燥而咳嗽自已，如甘桔汤、麦冬饮之类是也。火邪干者，散其火，清其火，而咳嗽自已，如导赤散、葛根芩连汤之类是也。

审是从内之心肺阳衰者，扶其阳而咳嗽自止，如姜桂茯半汤、温肺饮之类是也。审是脾胃阳衰者，舒其脾胃而咳嗽自止，如半夏生姜汤、香砂六君汤、甘草干姜汤之类是也。审是肝肾阳衰，水邪泛上者，温其肾而咳嗽自已，如真武汤、滋肾丸、潜阳丹加吴萸之类是也。果见阴虚而致者，其人水少火多，饮食易消，精神、言语、声音必壮，心性多躁暴，肌肤多干粗，吐痰胶粘，喜清凉，脉必细数，恶辛辣热物，方是的候，如鸡子黄连汤、六味地黄之类皆可服也。尚有一等，久病无神，皮肉如火炙而无润泽，喜热恶冷，此尤属真气衰极，不能薰腾津液而灌溉肌肤，十有九死。更有一等，阳虚阴盛已极，元阳将脱之咳嗽，气喘痰鸣，六脉浮空，或劲如石，唇青、爪甲黑，周身大热，自汗，乃脱绝危候，急宜大剂回阳饮治之，十中可救二三。余曾经验多人，但逢此候，务先在药单上拟明，以免庸俗借姜、附为口舌。

余又得一奇法。[原书眉批：非法之奇，乃人之愚者多也，故又借一奇字，以醒人眼目。]一人病患咳嗽，发呕欲吐，头眩腹胀，小便不利。余意膀胱气机不降而返上，以五苓散倍桂，一剂便通，而诸证立失。由是观之，医贵明理，不可固执，真不谬矣。

查目下市习，于咳嗽一证，每每见痰化痰，见咳止咳，所用药品无非杏仁、贝母、冬花、紫菀、百合、桑皮、化红、苏子、白芥、南星、薄荷、半夏，与夫参苏饮、苏陈九宝、滋阴六味，一味杂投，以为止咳化痰，每每酿成劳证，此岂药之咎哉？由其不知内外各有攸分，阴阳各有实据，药性各有专主，何其相沿不察，贻害无穷也，余故辨而正之。

肺痿、肺痈

按：痈、痿二证[原书夹注：痿症，咳吐浊沫或脓血，口臭，不渴，小便利。痈症，咳吐脓血，胸中隐隐作痛，将成时，坐卧不安。]，名异而源同［原书夹注：同者，同在肺也。]，痿虚［原书夹注：由肺阳不足而津液失运;]而痈实［原书夹注：由肺阴不足而燥邪日生，蕴酿日久。]。痿宜温肺，《金匮》之甘草干姜汤是也［原书夹注：姜性辛温，能宣肺中之寒;甘草能缓姜性之散，又能温中补中，又足生气，故见功实速。余曾经验多人。];痈宜开壅，《金匮》之皂荚丸是也［原书夹注：皂荚功专开壅去垢，又得蜜、枣以安中，邪去而正气无伤，妙法也。]。

余细维《金匮》治痿证，首列甘草干姜汤，明是辛甘化阳之法，［原书眉批：辛甘化阳，甘咸养阴，学者功力深到，便识得此义玄妙，医中之能事毕矣。]必是肺冷无疑。再以"痿"字义考之，委者，谢也，［原书眉批：委，谢;痈，壅。晰义精确，一虚一实，判若列眉。]如花木之叶痿，败而无润泽，其源定属坎中真气不上熏蒸。若坎中既有真气上腾，肺何由而得痿也?而治痈以皂荚丸［原书夹注：皂荚辛咸，枣、蜜味甘。]，明是甘咸养阴之法，必是肺热无疑。更以"痈"字义考之，痈者，壅也，壅则聚而不通，热伏不溃之象，其源定属水衰火旺。然痈之将成未成，其中尚有许多治法。果系胸中隐痛、脉数滑、口中辟辟燥、唾脓血、卧难安，此际乃痈的候，否则照常治嗽法投之。余意当以"肺阳不足而痿证生，肺阴不足而痈证起"［原书眉批：阴阳案定，人有遵循。]以定此二案，后学始有把握，庶不致错乱无据也。

胃病不食

按：不食一症，［原书眉批：饮食为人之大源，其所以能饮食之故，尤重在精气。不食一证所因最为繁多，无论内外各病，皆能致之。此按扼定病机病情，指出治法。大具手眼，至活至妙。学者苟知精气为饮食之本，从精气上消息不食之故，便合钦安之法，而得不食之源，于治胃病乎何难?]有因外邪伏而不宣，逆于胃口者;有因饮食生冷，停滞胃口者;有因七情过度，损伤胃气者;有因阳虚者，有因阴虚者。

因外邪所致而不食者，定有发热、头痛、身痛，与夫恶寒、恶风、恶热、口苦、便赤、四肢酸痛等情。按定六气节令、六经提纲病情治之，外邪去而食自进矣。因饮食生冷而致不食者，定见饱闷吞酸、胸膈胀痛等情，照温中、行气、消导之法治之，生冷去而食其进矣。因七情过度而致不食者，审其所感，或忧思、或悲衰、或恐惧、或用心劳力、或抑郁、或房劳，按其所感所伤而调之，则饮食自进矣。因阳虚者，阳衰则阴盛［原书夹注：阳虚二字，包括七情在内，论阳虚，是总其名也。]，阴主闭藏，故不食[原书夹注：此等病人，必无外感饮食病情为准。]。法宜扶阳[原书夹注：扶阳二字，须按定上中下部位。]，阳旺阴消，而食自进矣。因阴虚者，阴虚则火旺[原书夹注：阴虚二字，有外感客邪随阳经而化为热邪伤血，按其所感经络治之；若系真阴虚极，则又非苦寒可用。]，火伏于中，其人烦热、口渴饮冷，甚有呃逆不休、咳嗽不已、反胃而食不下诸症，轻则人参白虎，重则大小承气之类[原书夹注：是泻其亢盛之火邪，以复阴血。]。若由真阳虚极，不能化生真阴，阴液已枯，其人定然少神、气短，肌肤全无润泽，若火炙然，亦常思油润凉物。病至此际，十少一生。苟欲挽回，只宜大甘大温以复阳，阳回则津液自生。即苦甘化阴，甘淡养阴，皆其次也。昧者不知此中消息，妄以苦寒大凉治之，鲜不速毙。果能投治无差，则阴长阳生，而食自进矣。

以上内外诸法俱备，学者务要下细理会，不可因其不食而即以消食、行气、破滞之品杂乱投之，病人莫不阴受其害。查近日市习，一见不食，便以平胃散加丑牛、槟榔、山楂、麦芽、香附、三棱、莪术之类投之，内外莫分，阴阳莫辨，[原书眉批：八字要紧。]诚可慨也。今特略陈大意，至于变化圆通，存乎其人，又安可执一说而谓尽括无遗？

脾病呕吐、泄泻

按：呕吐、泄泻一证，[原书眉批：此证钦安合三证而并论。吐本从阳，泻本从阴，一时吐泻并作，中宫失运，此三证也。吐从阳，宜温降；泻从阴，宜温升。吐泻并作，必兼头痛、发热、身疼，热多，欲饮水者，五苓散主之；寒多，不饮水者，理中丸主之。其证小便不利者多，若小便复利而大汗出、脉微者，四逆汤主之。此外，如内因、外因、阳虚、阴虚，钦安论法大备，学者留心参究，临证自有把握。]有只呕吐而不泄泻者，有只泄泻而不呕吐者，有呕吐、泄泻并行者。呕吐而不泄泻者，邪乘于上也[原书夹注：上，指胃。]；泄泻而不呕吐者，邪乘于下也[原书夹注：下，指脾。]；呕吐与泄泻并行者，邪隔于中，上下俱病也[原书夹注：中，指脾胃交会处也。]。[原书眉批：知非氏曰：定吐泻为脾病，大有妙义。再细论其理，脾与胃为夫妻，同处中州，一脏一腑，合为一家，一阴一阳，共同转运之权，日奉君火之令而行，自能燮理阴阳，分清别浊，何得灾害并至？今令肠中溏泻，以干易湿，明明脾不行水，水不归经，并入肠中，水主润下，焉能久停，故大泻作；又令人吐，亦明明是水不运行，脾阴把持君火之令，火性炎上，令不行之水冒出食管，故大吐作。皆由妻失运化，至令其夫不能正位，又安望其输精皮毛，润溉骨髓，柔及筋膜，将子女、臣妾悉受其害。加以日久浸淫，变证蜂起，若扰及君主，恐更祸生不测者，噫，可畏也！昔贤云"吐泻病，求太阴"，允推卓见。但其中至理不为发明，学者焉能了了，直捣中坚？抑或旁取、逆取，以出奇而制胜？钦安无奈何，又不能直吐心肺，只得多方指陈，旁引曲证，广立法门，亦犹王良之诡遇以期，婪奚幸而获禽，其心实良苦矣。知非从旁不恣，直抒胸臆，为钦安畅言之。试问吐泻之证，本属脾胃，孰敢定为脾病乎？此有功医林之按，学者不宜轻视。]论外因，则有风、寒、暑、湿、燥、火，与夫痘、麻、癍、疹发泄之异；论内因，则有饮食停滞、阳虚、阴虚之别。

余推究太阴一经，在三阳之底面，外邪初入，必不能致呕吐、泄泻。即有吐泻，定是失于表散，邪壅于阳明，则有干呕之条；邪伏于少阳，则有喜呕之列，不得即直入于内而至吐泻也。其所以致吐泻者，由其表邪未解，妄行攻下，引邪入内，邪陷于中，方能致此。治法仍宜升举其所陷之邪，如桂枝汤加葛根之法是也。亦有外邪未解，传经而至太阴者。邪至此地，不问何邪传至，但以本经为主，即在本经之标、本、中三气上求之。湿为太阴之本气，湿为阴邪，一切外邪至此，即从本气而化为病者俱多；亦有不从本气，而从中化为病者亦多［原书夹注：中，指胃，胃与脾为表里也。］；亦有不从本、中所化，而从标化为病。标，即太阴经也，太阴为阴经，邪从经为病，亦阴也。盖从本化者为湿邪，泄泻居多；从中化者为热邪，皮黄、便赤、呕吐者众；从标化者为阴邪，腹痛、不食屡生。如此而求，便得邪之所从、所化也。故前贤云"吐泻病，求太阴"，是叫人在太阴经之标、本、中三气上求之也。治之之法，湿、热、阴三字定之矣。从阴湿者，其人吐泻甚而肢冷、唇青，仲景之理中、吴茱萸汤之类是也。从热化者，其人即吐泻而思水饮，如仲景之五苓、四苓，或黄连、吴萸汤之类是也。

更有吐泻甚而兼腹痛剧者，前贤称为霍乱，称为发痧，学者不必多求，即在本经之标、本、中三法求之。亦间有卒闭而即四肢冷者，腹痛、吐泻甚者，由其内本先虚，外邪卒入，闭其清道，邪正相攻，腹痛、吐泻并作，法宜宣之、散之、开之、刺之、刮之等例，亦不可不知。

至于饮食停滞而致吐泻者，盖以饮食伤中也，其人多饱闷、吞酸、嗳臭，治以温中消食便了。

至于痘、麻，毒初出时，吐者居多，泄泻者少。诚以痘出于脏，从太阳而发泄于外。外者，皮肤、肌肉之属也。肌肉属阳明，毒邪将出未出之候，从太阳鼓舞，尽壅于阳明，故呕吐者多［原书夹注：要吐则毒气方能发泄得透。]，医者当迎其机而导之。考古方首用桂枝汤，初发热时也；次用升麻葛根汤，初现点时也。皆是顺其气机以发透为妙也。麻出于腑，感天行者多，当将出未出之际，治法初与痘同。但痘出透时，以养浆结疤、收回阳气为重；麻证出透时，以清解毒尽为先。至于瘄疹之邪，由外感不正之时气，伏于肌肉之间，不能深入，当经气旺时，邪不能久藏，随气机而发泄于外［原书夹注：若用苦寒遏郁其外泄之气机，其害最速。]，亦多发吐。学者于此数证，先告以服药后吐亦无妨，切不可妄行温中、降逆、止呕之法，务要果真胃寒发吐方可温中。

更有阳虚之人，俨若平常好人，却不能劳心、用力、多言。但劳神一刻即有发呕、发吐者，稍食猪肉即大泻者，法只宜温中，或补命门相火。亦有阴虚之人，血液枯极，贲门不展，有干呕吐而食不得下者，更有朝食暮吐、食而即吐，种种情形，治法不必细分。总之，呕吐与反胃、咳嗽、呃逆、吐血诸证，皆是一个"逆"字，拿定阴阳实据治之，发无不中。要知各经受寒闭塞，皆能致逆，逆则呕吐、泄泻必作；各以受热传变，皆能致逆，逆则呕吐、泄泻亦作，不可不知。

近阅市习，一见呕吐、泄泻，多用藿香正气散、胃苓汤、柴苓、四神、肉蔻散等方，治非不善，总不若辨明阴阳之为当也。

肝病筋挛

按：筋挛一证，［原书眉批：经曰：脏真散于肝，筋膜之气也。识得真元之气散于筋膜者为肝气，则知凡人病筋挛者，皆失真元所养而致。钦安指出四因，逐层阐发阴阳之理，指点驱用仲景之方皆调燮真元之法，无有不效，可谓神乎技矣。学者细心体会，洞澈源流，治筋挛自有把握。]有因霍乱吐泻而致者，有因误汗而致者，有因阳虚失血而致者，有阴虚者。

因霍乱吐泻而致者，由其吐泻太甚，伤及中宫，中宫之阴阳两亡，转输失职，不能运血液而交通上下，筋骨失养，故筋挛作。法宜安中，如仲景之吴茱萸汤、理中汤皆可与也。

因误汗而致者，由其发汗太过，血液骤伤，火动于中，筋脉失养，故筋挛。法宜扶阴，如仲景之芍药甘草汤是也。

因阳虚失血而致者，由阳气衰弱，不能统血，血亡于外，气衰于内，熏蒸失宜，枯槁渐臻，筋脉失养，故筋挛。法宜大辛大甘以扶阳，如仲景之附子甘草汤、甘草干姜汤皆可服也。

阴虚而致者，由外邪入内，合阳经气化，成为火邪，火甚血伤，筋脉失养，故筋挛［原书夹注：世云火症，便是阴虚的大眼目，无论何经、何脏、何腑有火，俱要养阴，但非真阴虚也。若真阴虚者，其人元气虚极，不能化生阴液，多系久病方能致此，十中罕有一生。余故曰真阴虚者少。］。法宜养阴清火，如仲景之鸡子黄连汤，与后贤之六味地黄汤、生地四物汤皆可与也。

亦有忿怒抑郁生热，热盛伤血，亦致筋挛。须按病情治之，必效。切勿惑于市习通套之用，如木瓜、秦艽、伸筋草、舒筋、灵仙、松节、地黄、乌药、羌活一派，不按阴阳病情，往往误事，不可不知也。

肾病腰痛

按：腰痛一证，有阳虚者，［原书眉批：知非氏曰：医有恒言阴虚火旺，多伤于房劳，或损及脾胃，法当滋阴泻火。夫阴者何物？火者何物？损之、伤之者又何物？治之必用一派滋阴补水之药，将滋之、补之者又系何物？人往往不能言。知非因之喟然叹矣，不禁覃然思，穆然望曰：人得天地之至精，日以熔炼谷味，取法变化而生气血，其灵贯于百骸，为五脏六腑之本，十二经脉之原，统治群阴不敢作祟，俾人得安舒无恙者，此一物也，爰仿佛而拟其形容，观其会通，曰"阴者，鬼之灵也；火者，神之灵也"。知鬼神为水火，则知"阴虚火旺，滋阴补水"之说为不通，其法必不效，安能疗水火之疾病？钦安此按，发明阳衰阴盛，后又指出"亏者，亏肾中之阳，肾虚是肾中之阳虚，阳即火而阴即鬼"，藉腰痛一证以传神，补出内外两法，剖明两腰致痛之由，良以太阳寒水、厥阴风木、少阴君相二火皆关于肾，知之真，故不觉言之亲切有味。六经之法通治百病，顾可不亟讲乎？学者其玩索而有得焉可。］有阴虚者，有外邪闭束者，有湿气闭滞者。

因阳虚而致者，或由其用心过度，亏损心阳；或由饮食伤中，损及脾阳；或由房劳过度，亏损肾阳。阳衰阴盛，百病丛生，不独腰疾，但腰之痛，属在下部，究竟总是一个阳虚，下焦之阴寒自盛，阳微而运转力衰，腰痛立作。其人定见身重、畏寒、精神困倦。法宜峻补坎阳，阳旺阴消，腰痛自已。如阳旦汤、术附、羌活、附子汤之类。

阴虚而致者，由肾阳素旺也。旺甚即为客邪，火盛血伤，元阴日竭，则真阳无依，腰痛立作，其人必小便赤而咽干，多暴躁，阳物易挺，喜清凉。法宜养阴，阴长阳消，肾气自摄，腰痛自已。如滋肾丸、地黄汤、封髓丹倍黄柏加全皮之类。

因寒而致者，由外感寒邪，从太阳而入少阴［原书夹注：太阳与少阴为表里。］，少阴为阴脏，外寒亦阴，入而附之，阴主收束，闭其肾中真阳运行之气机，故腰痛作。其人定见发热、畏寒，或兼身痛、咽干不渴、时时欲寐。法宜温经散寒，寒散而腰痛自已。如麻黄附子细辛汤、附羌汤之类。

因湿滞而致者，由其人素禀劳苦，久居湿地、深坑，中气每多不足，易感外来之客邪。太阴与肾相连，湿邪不消，流入肾界，阻其运行之机，故腰痛。定见四肢沉重，常觉内冷，天阴雨更甚，腰重如有所系。法宜温经除湿，湿去而腰痛自已。如肾着汤、桂苓术甘汤加附子、细辛之类。

近来市习，一见腰痛，不究阴阳，不探虚实，便谓"房劳过度，伤及肾阴"，故所用药品多以熟地、枣皮、杜仲、枸杞、巴戟、首乌、苁蓉、补骨脂、菟丝、龟胶一派，功专滋阴补水，人人所共信。殊不知肾为至阴之脏，先天之真阳寄焉。阴居其二，阳居其一，夫妇交媾，生男育女。《易》云：乾道成男［原书夹注：禀父之阳精也。］，坤道成女［原书夹注：禀母之阴精也。］。由此观之，男子所亏者，肾中之阳，而非肾中之阴也。所谓阴虚者，指肾为阴脏而说，非专指肾中之水虚，实指肾中之阳虚也。若不辨明这点机关，但称阴虚，但知滋水，势必阴愈盛而阳愈微，湿愈增而寒愈闭，腰痛终无时已，治人实以害人，救世实以害世。此皆通套之弊，岂忍附和不言，实不得已耳。惟愿同道抛去此项药品，按定阴阳、虚实、外感、内伤治之，庶不致遗害焉耳。更有可怪者，今之医家，专以首乌、熟地一派甘寒之品为补水必用之药，何不将"天一生水"这句道理细心推究？试问：天一生水，专赖此一派甘寒之品乎？总之，宗旨不明，源头莫澈，［原书眉批：能辨宗旨源头，方可谓曰知医。］仲景而下，罕有了了。

头痛

按：头痛一证，有从外而入者，有从内而出者。

从外而入者，风、寒、暑、湿、燥、火六客之邪干之也。干于三阳，俱以表称；干于三阴，俱以里论［原书夹注：此指六客由外入内之谓，非指七情损伤，由内出外之谓。］。［原书眉批：此论六经头痛。］

三阳者何？一曰太阳头痛，脉浮、项强、发热、恶寒、恶风是也。自汗、恶风，主以桂枝汤；恶寒、无汗，主以麻黄汤，是顺其本经之气机也。二曰阳明头痛，额前、眉棱、眼眶胀甚，脉长、恶热，主以葛根汤，是顺其本经之气机也。三曰少阳头痛，而两侧独甚，寒热往来、目眩、口苦，主以小柴胡汤，是顺其本经之气机也。三阳之气机顺，邪不至入于内，而三阴不病矣。

若三阳之外邪不解，［原书眉批：三阳、三阴为病，有界限，有次第，有传、不传，传者病也。著眼。］则必传于三阴。三阴者何？［原书眉批：《素问》云三阳为父，指太阳；二阳为卫，指阳明；一阳为纪，指少阳；三阴为母，指太阴；二阴为雌，指少阴；一阴为使，指厥阴。此篇所论，是从六步流行之气机言之也。]四曰太阴。外邪传至太阴，太阴主湿，邪从湿化，湿气上蒸，头痛而重，四肢酸疼而觉冷，腹满、呕吐、不食，主以理中汤，是温中除湿之意也。五曰少阴[原书夹注：少阴乃水火交会之区。]。邪入少阴，若协火而化为热邪，热气上蒸，头痛而咽干、便赤、少气懒言、肌肤燥[71AF]，法宜养阴，主以鸡子黄连汤，是润燥救阴之意也；邪若协水而化为阴邪，头痛而脉微欲绝、身重而欲寐、懒言、咽干而口不渴，主以麻黄附子细辛汤，是温经散寒，扶阳抑阴之意也。六曰厥阴。邪入厥阴，厥阴主风木，邪从风化为病，风主轻清，头痛而巅顶更甚[原书夹注：诸阴之脉至颈而还，惟厥阴脉会顶巅。]。厥阴又属至阴之所，邪入此，从阴化者亦多。顶痛多兼干呕、吐涎、爪甲、唇口青色、肢冷、腹痛。主以吴萸四逆汤，是回阳、降逆、祛阴之意也。论邪在三阳，[原书眉批：总结六经。]法宜升解，不使入内为要；邪在三阴，法宜温固，由内而释，不使伤表为先。

　　若内伤日久，七情过度，阳虚、阴虚，[原书眉批：推论头痛有阳虚、阴虚危候。]亦能作头病，但病形无外感可征，头眩、昏晕十居其八，头痛十仅二三。因阳虚日久，不能镇纳浊阴，阴气上腾，有头痛如裂如劈，如泰山压定，有欲绳索紧捆者，其人定见气喘、唇舌青黑、渴饮滚汤，此属阳脱于上，乃系危候。法宜回阳收纲为要，如大剂白通、四逆之类，缓则不救。若误用发散，旦夕即亡。因阴虚而头痛者，乃火邪上冲，其人虽无外感可征，多心烦、咽干、便赤、饮冷，有觉火从脚底而上，火从两腰而上，火从脐下而上，上即头痛，无有定时，非若外感之终日无已时也。法宜扶阴，如六味、八味之类。此条尚有区分，[原书眉批：析阴阳于微芒。]病人自觉火自下而上时，其人安静、不喜冷饮、咽不干、便不赤、心不烦、唇舌若青，则又是阴气上腾，法宜大辛、大甘以守之、复之，切不可妄用滋阴降火。一滋阴降火，则阴愈胜而阳愈消，脱证立作矣。

　　内外两法，[原书眉批：提顿开下，搜采无遗。]各有攸归。前贤虽称"头为诸阳之首，清气所居，高巅惟风可到，治之专以祛风为主"，此语近是。余谓凡病头痛之人，每由内之正气不足，[原书眉批：名论不刊，医家上乘。]不能充周，外之一切风邪[原书夹注：六客即是六风，风字宜活看。]，内之一切阳虚、阴虚，俱能上逆而为病。外邪则按定六经提纲病情为准，内伤则按定喜、怒、哀、忧、思、恐、惧，阳虚、阴虚为要。他如诸书所载，有名雷头风者，头响者，头摇者，头重者，偏左、偏右者，大头毒者，宿食头痛者，种种名目，亦不可不知。雷头与响者，气挟肝火而聚于上也［原书夹注：火即是风，言其盛也。］。雷头，主以清震汤；头响者，主以小柴胡加丹、栀；头摇者，风淫于内也，主以养血汤；头重者，湿气蒸于上也，主以祛风散湿汤；偏于左者，血虚风动也，主以四物加风药；偏于右者，气虚而风袭之也，主以四君加风药［原书夹注：左右二证，余常以封髓丹加吴萸、安桂，屡治屡效。］；大头毒者，外感时行疠气壅于三阳也，主以普济消毒饮；宿食痛者，饥则安而饱则甚，由胃中浊气上蒸也，主以平胃散加消导药。以上等法，皆前贤所制，亦可择取，姑存之，以便参考。

查近市习，一见头痛，不按阴阳，专主祛风，所用无非川芎、白芷、荆芥、防风、蔓荆、藁本、羌活、天麻、辛夷、苍耳。夫此等药品皆轻清之品，用以祛三阳表分之风则效如桴鼓，用以治三阴上逆、外越之征则为害最烈，不可不知也。

目病

按：目病一条，眼科有七十二种之别，名目愈多，学者无从下手。余为之括其要，统以外感、内伤两法判之，易于明白了然。

从外感者，多由染天行时气而作［原书夹注：时气二字，指六气也。］。看是何邪干于何部，［原书眉批：分配精确，如探骊得珠，已扼治目之要，何必他求？］干于肺者，白睛受病；干于心者，两眦受病；干于肝者，黑珠受病；干于肾者，瞳子受病；干于脾者，上下眼皮受病。无论何邪由外入内，初起定见恶风、畏寒、恶热、头痛，红肿胀痛、羞明流泪、赤脉缕缕等情。或失于宣散，过于寒凉，久久不愈，便生翳障赤白等雾，皆是从外而生者也。治之之法，按定时令、部位，不外祛风、清热、升散等方而已。余欲按定六客逐部以论病论方，未免太繁。外形已经说明，学者思之而亦即得之矣。

从内伤而得者，则有七情之别。七情者，喜怒悲哀恐惧而已。七情之扰，总属伤神。［原书眉批：一语抵人千百。经云：得一之精，以知死生。夫神，火，阳，气，一而已矣。］神者，火也，阳也，气也。过于喜者，损心阳，则心中之阴邪自盛，即为客邪，上乘而生赤翳障雾；过于怒者，损肝阳，肝中之阴自盛，即为客邪，上乘而青翳障雾；过于忧思者，损脾阳，脾中之阴自盛，即为客邪，上乘而生黄翳障雾；过于恐惧者，损肾阳，肾中之阴自盛，即为客邪，上乘而生黑翳障雾；过于悲哀者，损肺阳，肺中之阴自盛，即为客邪，上乘而为白翳障雾。此数目疾，定无羞明、红肿、痛甚，恶热、喜冷。其人少气懒言，身重嗜卧，面色青白，脉或虚细、浮大、中空，种种情形，皆是内伤虚损而生者也。亦有一发而即痛胀欲裂，目赤如榴者，由先天真气附肝而上，欲从目脱也，定见唇口鳌黑，或气喘促，喜极热汤水，六脉或暴出如绳，或脉劲如石，或浮大而空，或釜沸者是也，法宜回阳收纳为要。伤于心者，可与补坎益离丹、桂枝龙牡汤；伤于肝者，可与乌梅丸；伤于脾者，可与建中、理中汤；伤于肾者，可与潜阳、真武、封髓等方；伤于肺者，可与姜桂汤、桂苓姜半汤；先天真气暴出者，可与回阳、白通汤。备载数方，略陈大意；添减分两，在人变通。[原书眉批：法润机圆。]设或果有血虚阳亢为眯者，其人定有火邪可征，如六味地黄汤、丹栀四物汤皆可选用。

近来市习，一见目痛，并不察究外内、虚实，多用虫退、木贼、红花、菊花、决明、归尾、赤芍、荆芥、防风、薄荷、生地、夜明砂、夏枯草、冬桑叶、谷精草，与夫壮水明目丸、杞菊地黄丸、滋肾养肝丸。如此等方药，治外感风热、血虚，每多立效；若七情损伤，由内出外之目疾，鲜能获效。学者当细心体会内外两法，切勿混淆，方可售世。

耳病肿痛

按：耳病肿痛一证，[原书眉批：耳之部，左右皆属少阳，一见耳病肿痛，用少阳方小柴胡汤治之，似无不效。钦安复指出多般耳证治法，各不相同，辨认均有凭据。如按中或言肝胆风火，或言忿怒抑郁，或言阳虚阴上，或言水虚火上，岂出六经之外而别具手眼乎？非也。耳本少阳之部，一定不移，而少阳之气机升降，则随所感而变见于耳部，其病情决不相类。良以少阳之气根于至阴，识得至阴之气发为少阳之气，随所感而变见，又必有阴阳变证之凭据可察。故治法虽多，或进而从阳，外因外治也；或退而从阴，外因内治也，总是治少阳耳病之一法。盖得六经之根底，从仲景不言之奥，充类至尽，神明变化而出，可谓善读古书者矣。学者读其书，通其意，临证审察，就其所已言，而更穷其变，将必愈有通于其所未言者，而生出治法，以活人病，快何如之？故钦安小注补出"不独耳病当如是治"云云，是又在学者之善读钦安者耳。]有因肝胆风火而致者，有忿怒抑郁而致者，有肾阳虚而阴气上攻者，有肾水衰而火邪上攻者。

因肝胆风火而致者，由肝胆挟外受之风热，聚而不散，其人两耳红肿、痛甚，时见寒热往来、口苦咽干者是也。法宜和解，小柴胡汤倍柴、芩，加麦芽、香附治之。

因忿怒抑郁而致者，由忿怒伤肝，抑郁之气结而不散，其人两耳红肿，必见两胁胀痛，时多太息，法宜疏肝理气为主，如生地四物汤倍加柴胡、青皮、麦芽、香附之类。

因肾阳虚而致者，由肾阳日衰，不能镇纳僭上之阴气，其人两耳虽肿，皮色如常，即痛亦微，唇舌必淡，人必少神。法宜扶阳祛阴，如封髓丹倍砂仁加安桂、吴萸，或潜阳丹加吴萸，或阳旦汤加香附、麦芽之类。

因肾水虚而邪火上攻者，其人两耳肿痛，腰必胀，口多渴，心多烦，阳物易挺。法宜滋阴降火，如六味地黄汤加龟板、五味、白芍，或滋肾丸倍知、柏之类。

更有一等，内伤日久，元阳久虚，而五脏六腑之元气已耗将尽，满身纯阴，先天一点真火种子暴浮于上，欲从两耳脱出，有现红肿、痛极欲死者，有耳心痒极欲死者，有兼身痒欲死者。其人定见两尺洪大而空，或六脉大如绳而弦劲，唇舌或青、或黑、或黄、或白、或芒刺满口、或舌苔燥极，总不思茶水，口必不渴，即渴喜极滚热饮，二便如常，甚者爪甲青黑，气喘促，或兼腹痛。此等病情，法宜大剂回阳，不可迟缓，缓则不救。[原书夹注：大凡现以上病情，不独耳疾当如是治，即周身关窍百节地面，或疮或痛，皆宜如是治法。]如白通、四逆、回阳等方，急宜进服，以尽人事，勿谓之小疾耳。

近来市习，一见耳肿，不问虚实，不辨外内，即以人参败毒散加大力、连翘、银花、蒲公英，外敷三黄散与蓝靛脚之类。果系外感风热闭塞而成，立见奇功；若系内伤阴阳大虚，元气外越之候，则为害最烈。

更有耳鸣、耳聋，辨认不外阴阳两法。但耳聋一证，老人居多，由肾阳久亏，真气不充于上故也。定不易治；若由外感时气卒然闭塞清道者，时邪一去，渐渐能聪，不药可愈；亦有痰火上升为鸣为聋，定有痰火情形可征，按痰火法治之必效。理本无穷，举其大纲，苟能细心研究，自然一见便识也。

鼻流清涕

按：鼻流清涕一证，[原书眉批：知非氏曰：夫涕，本脏腑所生，皆阴类也。《经》曰"水宗也，积水也；积水者，至阴也；至阴者，肾之精也"，指涕泣而言；又曰"宗精之水，所以不出者，是精持之也，辅之，裹之，故水不行也"，指平人不流涕而言；又曰"涕泣者，脑也；脑者，阴也；髓者，骨之充也，故脑渗为涕。志者，骨之主也，是以水流而涕从之者，其行类也"，此指人之所以有涕而言。以外感论，客邪中其经，闭其清道，则阳气并于上而不降，阴气并于下而不升。阳并于上则火独亢也，阴并于下则脚寒，脚寒则胀也。夫一水不胜五火，故鼻流清涕，盖气并于鼻，冲风涕下而不止。以内伤论，夫水之精为志，火之精为神，七情所感，神志纷弛，水火不济，阴精失守，久而津液无所统摄，故清涕亦出。此神之伤，志之夺也。钦安论治，洞达本原，明晰旁流，推及渊浊二证，甚则流红，皆此物此志也。学者入理深造，譬之射矢诸正鹄，医之正宗在此。] 有从外感而致者，有从内伤而致者。

从外感而致者，感受外来之客邪，客于肺经，闭其清道，肺气不得下降，清涕是出。其人定现发热、恶风恶寒、头疼身痛等情。法宜宣散，如桂枝汤、麻黄汤、葛根汤之类。

从内伤而得者，由心肺之阳不足，不能统摄津液，而清涕出 [原书夹注：市人称为肺寒，称为陈寒，由其不知阳衰而阴寒即生也。]。肾络通于肺，肾阳衰而阴寒内生，不能收束津液，而清涕亦出。其人定无外感足征，多困倦无神，或忿嚏不休，或畏寒，或两脚冷。法宜扶阳，如麻黄附子细辛汤、姜桂汤、阳旦汤之类。若久病之人忽然清涕不止，又见壮热、汗、气喘、唇青、脉劲浮空，乃亡阳欲脱之候，急宜回阳，缓则不救，然亦十中仅救一二。

查近来市习，一见鼻流清涕，不分内外，一味发散，多经参苏饮、人参败毒、九味羌活、辛夷散等方，外感则可，内伤则殆。

其中尚有鼻渊、鼻浊二证，俗云髓之液也。不知髓乃人身立命之物，岂可流出乎? 然二证虽有渊 [原书夹注：渊者，流清涕，经年累月不止。] 浊 [原书夹注：浊者，其色如米泔，或如黄豆汁，经年累月不止。] 之分，缘由素禀阳虚 [原书夹注：心肺之阳衰，而不收束津液故也。]，不能统摄津液，治之又一味宣散，正气愈耗而涕愈不休。清者肺寒之征 [原书夹注：肺阳不足也。]，浊者肺热之验 [原书夹注：但肺热者，必有热形可征；如无肺热可征，则是上焦化变之机失职，中宫之土气上升于肺，肺气大衰，而化变失权，故黄涕作。]，治之须有分别。余治此二证，每以西砂一两、黄柏五钱、炙草四钱，安桂、吴萸各三钱治之，一二剂即止。甚者加姜、附二三钱，屡屡获效。即甘草干姜汤加桂尖、茯苓亦可。

又尚有鼻血一证，有由火旺而逼出，定有火形可征，如口渴饮冷、大小便不利之类。法宜清火攻下，如大小承气、犀角地黄汤、导赤散之类。有元阳久虚，不能镇纳僭上阴邪，阴血外越，亦鼻血不止 [原书夹注：不仅鼻血一端，如吐血、齿缝血、耳血、毛孔血、便血等。]。其人定无火形可征，二便自利，唇舌淡白，人困无神。法宜扶阳收纳，如潜阳、封髓、甘草干姜，或加安桂、吴萸之类。学者切切不可一味见病治病，务要将内外病形、阴阳实据熟悉胸中，方不致误人性命也。[原书眉批：医之本领，人之性命，端在于此，故于学者三致意焉。]

鼻孔煽动

按：鼻孔煽动一证，[原书眉批：鼻孔而致煽动，其势亦云亟矣。虽因外感，用药深省，留神。]有因外感风寒闭塞而致者，有因胃中积热而致者，有元气将绝而致者。

因外邪闭塞而致者，由外感风寒之邪闭其肺经外出之气机，气机欲出而不得出，壅于肺窍，呼吸错乱，而鼻孔煽动，其人定见发热、身疼，法宜宣散，如荆防败毒散、麻黄汤、定喘汤，皆可选用。

因积热上攻而致者，或由饮食停滞中脘，或由过食煎炒、椒姜，胸中素有蓄热，热攻于肺，气机错乱，而鼻孔煽动，法宜清热，如大小承气、三物备急丸之类。

因元气欲绝而致者，由其人元气久虚，或又大吐、大泻，大热汗出，面白无神，奄奄欲绝，而见鼻孔煽动，法在不治。欲救之，急宜回阳收纳，温固脾肾元气，十可救一二。惟此条证候小儿居多，大人却少，医者切切不可一味宣散，总要细细区分，[原书眉批：分阴、分阳，医之要者，故致叮咛。]辨明为准。

唇口红肿

按：唇口红肿一证，[原书眉批：知非氏曰："唇"字从"辰"从"口"，其气机从寸地而发至于辰，辰为春三月，于卦为夬，阳气上胜之象，唇口即其部位也。知其部属阳，其气喜升，不受阴寒凝滞，故见红肿之疾，甚则糜烂而痛，决非实证，钦安示人审兼证通其变也。知非从而切其源，谓其独也。通其变，识其独，知其生，决其死，医之法亦基之矣。]有胃火旺极者，有元阳浮者。

因胃火旺而致者，其人定见烦渴饮冷、恶热，或二便不利，或由积滞太重，抑郁生热，或过食醇醴、辛辣，不尽属外邪而成。若兼外感，必有外感可征。挟外感者，可与麻杏石甘汤、升麻葛根汤。无外感者，可与人参白虎、凉膈散、大小承气之类；积滞者，可与平胃加莪术、丑牛、大黄之类。

若久病之人，元阳外越，气机上浮，其人定见满身纯阴实据。其中唇色有红而含青、含黑、惨红、老红、嫩红等形，亦有兼见面如桃花、面色光泽夺目，人困无神，皆是脱绝危候，法在不治之例。若欲救之，急宜收纳为主，如潜阳、回阳、白通、《金匮》肾气等方，服一二剂，如红光彩收回，可许重生，否则旦夕之间耳。切宜早推，勿治为上。

近来粗工，一见唇口红肿，不辨虚实，即以大黄、石膏等治之，实症立生，虚症立毙，不可不知也。其中尚有兼见流口水不止者，即在口气冷热处与病形求之，便得阴阳之实据也。

齿牙肿痛

按：齿牙肿痛一证，［原书眉批：齿牙肿痛，本属小证，然有经年累月而不愈者，平时若不究明阴阳、虚实，治之未能就痊，未免贻笑大方，学者勿因其小而失之。］诸书有十二经之分，其实在可从不可从之例，总之以有余、不足为主。然有因风火抑郁而致者，有因胃中积热而致者，有真阳虚而阴气上攻者，有元阴虚而元阳为害者。

因风火抑郁而致者，先有发热、身痛可征，法宜宣散，如升阳散火汤、消风散、清胃散、麻杏石甘汤之类。

因积热上攻而致者，定多饱闷吞酸、口渴饮冷、面赤唇红、气粗蒸手，法宜去其积滞为主，如平胃散加大黄、石膏、丑牛、槟榔之类。

因真阳虚而阴气上攻者，其人齿牙虽痛，面色必青白无神，舌多青滑、黑润、黄润、白黄而润，津液满口，不思茶水，口中上下肉色多滞青色而不红活，或白、惨黄而无红色［原书夹注：以上等情，不仅此症，一切阳虚病多见此情。］，法宜扶阳抑阴，如白通汤、姜桂饮、阳八味、潜阳丹之类。

因阴虚而火邪为病者，其人定多心烦饮冷，便赤等情。法宜养阴，如六味地黄汤、鸡子黄连汤、导赤散之类。

近来市习，一见牙肿齿疼，便以生地、细辛、防风、荆芥、石斛、知母、石膏、玄参、丹皮、狗地牙等治之，风火则可，阳虚则殆。

口臭

附口苦、口酸、口辛、口甘、口淡、口糜

按：口臭一证，［原书眉批：知非氏曰：气之香薰者，清阳之气也；气之臭恶者，浊阴之气也。口臭缘浊阴极盛，阳气之用不宣，多有涎垢浊腻。譬如暑天阴雨过甚，天阳被郁，凡物发霉起涎，其气臭恶；若得数日炎热，臭气顿失。人身遍体纯阴，所以真阳厥脱之候往往现此证象。医识此理，便能治此证。钦安窥见其微，故按中反复征引言之，学者不可忽略看过。］有胃火旺极而致者，有阴盛而真精之气发泄者。

因胃火旺而致者，其人必烦躁恶热，饮冷不休，或舌苔芒刺，干黄、干黑、干白等色，气粗汗出，声音响亮，二便不利，法宜专清胃火，如人参白虎、大小承气、三黄石膏汤之类。

　　因精气发泄而致者，由其人五脏六腑元阳已耗将尽，满身纯阴，逼出先天立命一点精气，势已离根欲脱，法在不救。口虽极臭，无一毫火象可凭；舌色虽黄，定多滑润；间有干黄、干黑，无一分津液于上，而人并不思茶水；困倦无神，二便自利，其人安静；间有渴者，只是喜饮极热沸汤。以上等形，俱属纯阴。若凭口臭一端，而即谓之火，鲜不为害。余曾治过数人，虽见口臭，而却纯阴毕露，即以大剂白通、四逆、回阳等方治之。一二剂后，口臭全无，精神渐增，便许其可愈；若二三剂后，并不见减，十中仅求得一二，仍宜此法重用多服，此是病重药轻，不胜其任也。昧者只图速效，服一二剂未见大效，便即更医，如此之情，举世皆然，岂真医药之不良哉？

　　查近市习，一见口臭，并不辨明阴阳，便以生地、二冬、知母、花粉、石膏、大黄之品投之，阳盛则生，阳盛则毙，不可不知也。

　　其中尚有口苦者，心、胆有热也。心热者，可与导赤散、黄连汤；胆热者，可与小柴胡汤倍黄芩，或泻肝汤。口酸者，肝有热也，可与当归芦荟散、龙胆泻肝汤；口辛者，肺有热也，可与泻白散、清肺饮；口甘者，脾气发泄也，可与理中汤、六君子汤；口淡者，脾气不足也，可与归脾汤、参苓白术散。口糜者，满口生白疮，系胃火旺也，可与甘露饮、凉膈散。以上数证，皆宜知之。总在考究阴阳实据为要。余尝治阳虚阴盛之人，投以辛甘化阳二三剂，即有现口苦、口酸、口淡、口辛、口甘等味，又服二三剂，而此等病形即无。[原书眉批：真阳变动，露出真面，辛甘助化，易危为安，药之为力不浅，然此等至理，少有见到者。]余仔细推究，皆缘真阳失职，运转力乖，兼之服药停积未去，令得辛甘化阳之品，运转复行，积滞即去，故口中一切气味出矣。昧者不识此理，见酸即治酸，见苦即治苦，鲜不增病。医理之微，不诚难哉？

舌肿、舌痛、重舌、舌强、舌麻、舌木、舌缩

　　按：舌证虽有数端，[原书眉批：知非氏曰：舌之所以能言者，气机之贯注也，何必执定"舌乃心之苗"一语。以治舌证。钦安不言之隐，知非饶舌点出，学者当亦豁然矣。]不外阴阳两法。如肿痛与重者，气之有余也，气有余便是火，必有火形可征；如缩与强，麻木者，气之不足也，气不足便是寒，定有阴寒情形可验。治肿痛与重，不外清热一法，如黄连解毒汤、导赤散、大小阴气、黄连泻心汤之类；治缩与麻木、强，不外扶阳祛阴、化痰[原书眉批：化痰何以不用橘皮、南星、礞石？须知仲景六经方中无此品类，或者汉时尚未出此药耶？一噱。]降逆一法，如白通汤、姜桂饮、黄芪建中汤、麻

黄附子细辛汤、半夏干姜汤之类。

近来市习，一见舌痛，皆云舌乃心之苗，皆火为病也，即以冰硼散吹之，黄连解毒服之。有余立瘳，不足则殆。

喉蛾

按：喉蛾一证，[原书眉批：知非氏曰：喉至生蛾，其咽必肿痛而甚，有碍食饮，病家多惊恐；其证又因初起误治者多，在明医虽能剖析阴阳虚实，按经用药，而缓不济急，病家恐惴。如外科所配八宝红灵丹，亦不妨暂用吹喉，以解燃眉，略宽其心，病人得此，心神稍定，然后按法投方，易于奏效。此知非所经试，亦济世之婆心也，学者留意。至于理法，喉属少阴，钦安究及所因，实为详明，何多求焉。]有少阴君火为病者，有肾气为病者，有胃中积热上攻而致者，有怒动肝火上攻而致者。

因少阴君火为病者，或由外挟风热与君火协化，或本经素有火邪，发泄不畅，上刑于肺，少阴之脉挟咽喉，咽喉窄狭，火气太甚，欲发泄而不能，熏蒸于上，而生蛾子。其人定多心烦、小便短赤、口渴冷。若挟风热，多现发热、身疼、头痛，法当祛风清热，如导赤散加荆、防、银花之类；无风热而独君火旺为病者，轻则甘桔汤，重则黄连解毒汤之类。

因肾气不藏，上攻于喉而致者[原书夹注：俗云阴虚火旺，不知肾气以潜藏为顺，上行为逆，实由君火太弱，不能镇纳群阴，非阴之虚，实阴之盛，世人错认。]，原由君火弱而不能制阴，阴气上僭，逆于咽喉而生蛾子。其人口内肉色必含青黑色，或惨黄淡白色，即或唇红甚，而口气温，痛亦不甚，人困无神，脉必浮空。法宜扶阳，如封髓丹，姜桂饮、白通、潜阳等方，皆可令服。

因积热上攻而致者，其人必过食厚味，或胃中素有伏热，上攻于肺，亦生蛾子，多烦渴饮冷、二便不利、口臭气粗、红肿痛甚。法宜去积热，如大小承气汤，或平胃散加丑牛、槟榔、大黄、三棱、莪术之类。

因怒动肝火，上攻于肺而生蛾子。其人两胁必痛，动辄躁烦、面青、口苦，脉必弦洪。法宜清肝，如丹栀逍遥散，大青饮，柴胡汤加丹、栀之类。

总之，病情变化，非一二端能尽，其实万变万化，不越阴阳两法。[原书眉批：圆通一至。]若欲逐经、逐脏、逐腑论之，旨多反晦，诚不若少之为愈也。

近来市习，一见喉症，往往用吹喉散、冰硼散、开喉剑，一派寒凉之品，甚者刺之。阳证无防，阴证有碍，认证贵明，须当仔细。

两手膀臂痛

按： 膀臂痛一证，有因外感风寒，闭塞经络而作者；有因中气不足，内寒阻滞而作者。

因外感风寒而致者，其人定多畏寒恶风，或发热而兼头疼。法宜宣散，如桂枝汤、羌活附子汤、麻黄附子细辛汤之类。

因中气不足而致者，由中宫素虚，真气不能充周四体，寒邪痰湿亦得以阻滞经络，而痛立作矣。其人定然面白少神，饮食减少，或逢晦明阴雨而更甚，丽照当空而觉轻。法宜温中行气为主，如建中汤倍桂、附，补中益气汤加羌、附，或理中汤加桂枝、香附。余恒见中年老妇［原书眉批：夫人少年作苦，恃勇力作，迨至中晚之岁，稍能逸豫，劳伤之疾徐发于内，痛苦立作，见于手、膀、腿者多。粗工不识，任治罔效，往往病人自能体会，何者？今之痛处，皆昔之劳力处也。钦安此按，识见绝高，深合《内经》比类从容之法，非功力精到者未易臻此，又医之一大法也，学者不可不知。］每多两手膀痛而不能举，时常作苦，究其受病之由，多起于少年天癸至时，不知保养，洗衣浆裳，辄用冷水，以致寒凉伤及经络，因而天癸不行者亦多。即或体强，而寒凉不能害，视为平常，不知人身真气有盛即有衰，气未衰时，寒凉虽侵，不即为害，迨至中年老时，本身正气已衰，或兼受一点寒邪引动，而痛于斯作矣。余每以甘草干姜汤加鹿茸、桂尖、附子、葱、酒治之，多效。

近来市习，一见两手膀痛，每以五积散、流气饮，与夫羌活、荆、防、伸筋、舒筋草、苏木、灵仙、松节之类，亦多获效。总不若辨明外感内伤，阴阳虚实为要。

更有手指麻木一证，属脾气不能充周者多，外感者少，兼痰湿亦多。不外温中行气为主，如归脾汤加天麻、半夏，六君、四君加附、桂、香、砂，建中汤倍桂、附加香附、当归之类。

心痛

按： 心痛一证，［原书眉批：知非氏曰：此段至理，乃造化根柢，性命之旨圭。奈何泄之于医，世人不识，反多訾议？余观一部《内经》，轩岐君臣皆是借天验人，以人合天，天人各道。仲景太守《伤寒》一书，太阳、太阴、少阳、少阴、阳明、厥阴六经，亦不过借天道之流行，暗合人身之度数，藉病谈机而已。钦安直笔于兹，毋乃太过乎？虽然，医道理没久矣！如此发挥，守先圣之道，以待后之学者心存利济，亦不为罪。倘有能从此深造，治病动合机宜，立言彰，阐至理，将不失为轩岐功臣、斯世和缓，幸甚全甚。］有寒热之别。他书有云：心为君主之官，其可痛乎？所云痛者，实心包也。此说近是。余谓心、肝、脾、肺、肾，并六腑、周身经络、骨节、皮肤，有形之躯壳，皆后天体质，全赖先天无形之真气以养之［原书夹注：真气二字，指真阴、真阳也。真阴指母之精气，真阳指父之精气，二气浑为一气，周流上下四旁，主宰神明即寓于中。］。真气不足，无论在何部，便生疾病，何得有"心无痛证"之说？夫岂不见天之日月常有食乎？凡认心痛一证，必先判明界限方可。心居膈膜之上，下一寸即胃口，胃口离心不远，胃痛而云心痛者亦多，不可不察。细思痛证一条，痛字总是一个逆字［原书夹注：气顺则气血流通，必无痛证；气逆则气血壅滞不通，故痛。］。无论逆在何处，皆能作痛，皆能伤心，其实非伤有形质之心，实伤无形中所具之真宰也。若执定有形质之心，是知其末也。心有心界限，包络为心之外垣。邪犯心包，即是犯心包，即是犯心章本，不必直云"邪不犯心"［原书夹注：犯心二字，是犯心君居处气也。］。试问：犯心与犯心包，以何区分？诸书并未剀切指陈。余谓人活一口气，气盛则为有余，为热邪［原书夹注：不独能致心痛。］；气衰则为不足，为阴邪［原书夹注：亦不独能致心痛之疾。］。

热与阴上逆，皆能致心痛，当以寒热两字判之便了。若邪热上干而痛者，其人必面赤、心烦热、小便短赤、口渴饮冷，法宜养阴清火，如黄连木香汤、导赤散、当归散之类；若阴寒上干而痛者，其人多面青唇白，或舌青黑，喜热饮、揉按，二便自利，法宜扶阳祛阴为主，如甘草干姜汤，加行气药姜、桂、吴萸之类；亦有阴寒已极，上攻于心，鼻如煤烟，唇口黧黑，爪甲青黑，满身纯阴，法在不救，急以回阳诸方，大剂投之，十中可救一二。

近来市习，心胃莫分，一味行气破滞，并不察究阴阳，往往误事，一概委之天命，而人事之当尽，又不可废乎！

胃痛

按：胃痛一证，有饮食、寒热、虚实之别。切不可执定有形质之胃，当于胃中往来之气机上理会方可。［原书眉批：于气机上理会，上乘妙法莲花经也。夫人身内有胃，乃受饮食之具，譬如田地任人播种，秀实凭天，倘遇灾侵而有黄落之恐，田地肯任其咎乎？古人拟胃曰阳土。钦安论治胃病，当理会气机，皆一定不易之理法也。学者即不能入理深谈，按定外内、阴阳之法，总不至谬治误人。］

因饮食停滞于胃，胃中之气机不畅而致者，其人定见饱闷、吞酸、嗳气，痛处手不可近。法宜消食行滞，如厚朴七物汤，平胃散加香附、麦芽之类。

因胃阳不足，复感外寒、生冷食物，中寒顿起而致者，其人必喜揉按，喜热饮，或口吐清水，面白唇青。法宜温中行气，如香砂六君汤，理中汤加官桂、砂仁、香附、木香之类。

因积湿生热，与肠胃素有伏热，过食厚味而生热，气郁不舒而生热所致者，其人定多烦躁、唇红气粗、大便坚实等情。法宜下夺，清热为主，如调胃承气汤、大黄木香汤、四磨汤之类。

更有一等，心胃腹痛，面赤如朱，欲重物压定稍安者，此是阴盛逼阳于外之候。法宜扶阳祛阴为急，切不可照常法治之。

近来市习，多以元胡、乳、没、二皮、术、棱、五香、枳壳、厚朴之味投之。果有积滞，主立奇功；若胃肠素亏，必增其害，不可不知也。

脐痛

按：脐痛一证，［原书眉批：知非氏曰：三阴之病，本从肚脐而分，然痛在脐上，有太阴、阳明之不同，一腑一脏之悬绝，故钦安以饱闷、吞酸定阳明腑病，而用行消之法。若稍上，又是太阳地，而有风、寒之判，皆有痛证，且有气、血之区别。学者平时若不详细讲究，临证必多疑似，处方不无模棱，断难万举万当。熟玩此按，悉心讨论，自得真诠。］有阴阳之别。脐居阴阳交界之区，脐上属脾胃，脐下属肝肾。痛在脐上，着重脾胃；痛在脐下，着重肝肾；脐上下俱痛者，脾胃与肝肾病也［原书夹注：此处又宜分别何经受病为要。］。

若脐上独痛，是脾胃之气有所滞也［原书夹注：因寒、因热、因食、因抑郁又宜知。］。审是饱闷吞酸，便知饮食停而气滞也，急以消食行滞之品施之，如平胃散加香附、麦芽、枳壳之类治之。审是喜热饮，揉按而痛即减者，知是脾胃之阳不足，不能化其阴寒之邪也，法宜温中，如理中汤，香砂六君，甘草干姜汤加香附、安桂、丁香之类。审是不喜热饮、摩按，得热而反剧者，知是脾胃有郁热而气滞也，即以开郁行滞之法治之，如厚朴七物汤加麦芽、炒栀、香附之类是也。亦有太阳之邪未解，误下而邪陷于脾，以致脐上痛者，其人必先有发热恶寒、头项强痛之候，因下后方见此痛者，便以桂枝大黄汤治之。

若脐下独痛，是厥阴之气不宣也。审是烦满、囊缩，脐下病痛者，厥阴之阴寒太甚也。法宜回阳祛阴，如吴萸四逆汤、白通汤之类是也。审是厥阴热邪伏而不宣，又或上攻为喉痹，下攻便脓血，热深厥深，口臭气粗之类。法宜扶阴，如鸡子黄连汤之类。

近来市习，一见脐痛，不按界限，一味调气行血，每以木香、小茴、当归、白芍、川芎、枳壳、沉香之类，故有效与不效，诚不若辨明上下、阴阳治之为当也。

疝证

按：疝证一条，〔原书眉批：此按落落大方，深入显出，不愧为医。〕有云：左为膀胱气，右为疝气，痛时睾丸上行入腹，或右丸上行而左丸不上行，或左丸上行而右丸不上行，或两丸并上行。他书有寒疝、水疝、筋疝、血疝、气疝、狐疝、阴疝、㿗疝、心疝、肝疝之异，名目虽多，总无一定不易之理。余细维此病，究竟只在厥阴一经也。〔原书眉批：一语成铁案，谁敢再翻异？余深服此老吏。〕虽形象、病情不同，而睾丸与阴囊，其理断无可移者。余意睾丸与阴囊上缩，必是阴盛；睾丸与阴囊红肿，必是热增。治缩者，重在破阴以回阳，吴萸四逆加桂、砂、小茴，或乌梅丸倍阳药之类；治肿者，法宜破阳以扶阴，鸡子黄连与泻肝汤可施。须知肿、缩二字，即盈、虚之宗旨，〔原书眉批：醒豁透露。〕肝气有余便是火，即囊、丸肿的实据；肝气不足便是寒，即囊、丸缩的实据。

又可疑者，今人皆云：两丸为外肾，何男子有而女子无乎？此理举世罕言要晰。余思天一生水，其卦为坎，二阴夹一阳，腰间二肾与背脊督脉似之，男女皆具，理实可从。若此二丸，〔原书眉批：阐发至理，畅所欲言，然似断鳌立极，却是叫人何处住脚？余谓医道须是知得一步，方许再进一步。终身门外，正不知几许人也。〕男有女无，非无一定之理，惜后贤窥之未及也。后天既以坎离立极，坎离即是乾坤，是坎离已得一二之数，故复申之曰：天三生木，木有阴木、阳木之别。阳木曰☳，为长男，二阴一阳，今之呼外肾者，即此也，故男子独具；阴木曰☴，为长女，二阳一阴，其缺在下，今之呼阴户者，此也。

夫乾坤交媾，〔原书眉批：再接再厉，乃一读一击节，以高唱入云之笔，绘天地生发之机，斟酌饱满，尽态极妍，可谓写生妙手。〕首生长男、长女，后天以坎离代乾坤，而天三生木之旨，即在此处便见，而玉茎、阴户亦于此攸分。故仲景配此处属厥阴，取其至阴阴极也。玉茎之举，必须心火下照，〔原书眉批：发挥阴得阳而兴之理，尤见精致。然非学养功深，不能道其只字。〕又可见天三生木之机。此就其形体而言，其中之精义实微，未可尽泄。堪笑今人以外肾呼之，真是说梦话也。

查近来市方，一见疝证，便以小茴、荔枝核、橘核、安桂、附子、麝香之类，屡屡获效，究其所用，皆是温肝之品，[原书眉批：结亦含蓄不尽，唐诗曰：欲穷千里目，更上一层楼。如熊氏歌曰：要知返本还原法，须认吾身大药王。] 取核者持核以入核之意，理实可从。至于囊、丸红肿，此法断不可施，务在阴阳攸分处理会可也。

遗精

按： 遗精一证，诸书分别有梦而遗、无梦而遗、用心过度而遗、见色而遗、闻女声而遗、无故自遗，种种分别，总无一定不易之法。余谓不必细分，统以心肾不交，[原书眉批：知非氏曰：此按心肾不交是客，从俗情也；神魂不藏是主，谈至理也。凡遇遗精之人，以"心肾不交"或"因于湿热"极不通之语告之，无不首肯；语以"欲炽所致"，即弗贴然，又必从而多方文致。故钦安姑存其说以作陪衬，留病人地步，学者不可不知。] 神魂不藏为主。

夫人之立身，原以为主，肾气上腾 [原书夹注：指坎气也。]，载水气以交于心，而心脏凉；心气下降，使君火以入肾，而肾脏温。神居二气之中，昼则从离，夜则从坎。神宰乎气，气统乎精，神施发泄之令。气动而精自不藏，若云"神令未施，而精自泄"，必无此理。又曰：魂者，神之使也。人之遗精，每每五更近天明时者居多，[原书眉批：得时而旺，虚灵显应，浊火一入，丧却他家至重珍，深为可惜。《阴符经》云"沉木入火，自取灭亡"，盖言木得火而焚也。此段此理，说得如吴钩出匣，寒光逼人。病者若见此书，熟读百回，可当百贴清凉饮，定占勿药有喜。] 此刻神已居在寅卯界内。寅卯属木，系藏魂之所，魂喜动而木喜发泄，木中有火，浊火易乱其神明，邪妄之念偶萌，精神自不能守住 [原书夹注：白昼不梦，但心邪思淫，阳物即举，精即离位，况在梦乎！]，故一发即泄，迅速难留 [原书夹注：因其目瞑必未清，肝火最烈，故发速，非若白昼神在离。]。总而言之，神不清而气虚，好色者十居其八 [原书夹注：此证少年最多。]，神魂不藏是其本者。欲使封固，如三才封髓丹、桂枝龙骨牡蛎汤、白通汤，皆可服也。此三方者，皆是交济阴阳之功，但非一二剂可见大功，总要信心得专，多服十余剂，无不灵应。

近来通称龙、牡涩精，尚未窥透其中至妙，多经金樱、粟壳、枸杞、巴戟、莲须之类治之，每多不效，由其不知封固之有要也。

卷　二

大便不利

按：大便不利一证，［原书眉批：知非氏曰：细维大肠主糟粕，原自胃中传入，其热颇顺。《经》曰"胃实则肠虚，肠实则胃虚"，指糟粕出入而言；其所以运化糟粕，则在元气，元气出入升降，运化精微。今病人大便不利，仍是气机不利，总贵在病机、病情上求之。学者须要先明理法，然后临证审察的确，或回阳，或清热，或急下，方有胆量把握。不然，误下，误清，虽不遭谤，倘用回阳，岂不惑己惑人？钦安指点亲切，当细必讲究，亦不可恃有此按，不揣病源，致临机而仍蹈徒法不能以自行之弊也。］有阳虚、阴虚、阳明胃实、肺移燥热之别。

因阳虚者，由下焦火衰，不能化下焦之阴，阴主静而不动，真气不能施其运行之力，故大便不利。其人定见无神，面目、唇口青黑，满口津液，不思茶水，虽十余日不便，而并无腹胀、烦躁不安等情。即有渴者，定喜热汤，冷物全然不受。他书称为阴结寒闭者，即此也。法宜扶阳，如回阳饮加安桂、砂仁、白通汤，附子甘草汤之类。

因阴虚者，由火旺伤血，血液枯槁，肠中之糟粕干涩不行，如船舟之无水而停滞不动也。其人定多烦躁，声音响亮，渴欲饮冷，吐痰干黄，脉或洪大细数。他书称为热结阳秘者，即此也。法宜养血清热，如润燥汤，麻仁丸，养血汤加麦芽、香附、蜂蜜之类。

因阳明胃实者，由外邪入胃，从胃热而化为热邪，热甚则胃中津液立亡，故不利。其人定见恶热、口臭、身轻、气粗、饮冷，与夫狂妄、谵语、痞、满、实、燥、坚等情。法宜急下以存阴，如大小承气汤之类。

因肺移燥者，由燥邪乘肺，肺与大肠为表里，表分受邪，渐及里分，其势自然。其人定多烦渴，皮肤不泽，大便胀甚，欲下不下。法宜清燥为主，如甘桔二冬汤、益元散之类。

以上治法，不拘男妇老幼，皆宜如此，故曰"有是病，宜是药"，切勿惑于老幼、附子、大黄之说也。

近来市习，一见大便不利，多用大黄与滋阴润肠之香油、蜂蜜、麻仁、郁李、归、芍之类，并不问及阴阳，受害实多，而人不察，良可悲也。

小便不利

按：小便不利一证，［原书眉批：知非氏曰：前证言胃传糟粕于二肠，得元气运化而出。膀胱主溺，与二肠无涉。知非细维其原在胃，阳明为海，生精生血、化气行水之宗。且脾为胃行津液，脾能行水，由水道达于膀胱，膀胱有下口而无上口，须气化渗泌而出。今病人小便不利，明是二土失职，中宫少运。《经》曰阳明主阖，又曰脾胃同处中州。又可见脾不为胃行津液，故水道不利。如此溯本穷源，阳虚、阴虚，一切移热、蓄热、蓄尿、蓄血、癃闭诸证，有由来矣。再观仲景五苓散方中用桂枝、白术通阳和脾，义极精微，大具神通手眼。钦安按中执定阴阳实据，加以温中行气治之，必无不效也。］有阳虚、阴虚、心移热于小肠，与太阳腑证中之蓄尿、蓄热、蓄血、癃闭诸证。

因阳虚而致者，由下焦阳微，阴寒阻截膀胱之路，阳微无力，不能化之，故小便不利。其人定无力、无神，两尺必浮空或极劲，口并不渴，即有渴者，必喜热汤。法宜扶下焦之阳，如桂苓术甘汤倍桂，加白蔻、砂仁，或桂枣丸加胡椒、丁香之类。

因阴虚而致者，由下焦血液不足，邪热遂生［原书夹注：须知焦思则生心火，忿怒生肝火，思淫动相火，火动于中，不独此疾，皆是由一念而生，其旨甚微，切不可概谓由外而生。］，热结于尿隧，闭其水道流行之机，故不利。其人多烦躁、口渴、饮冷，小便或能滴几点，或短赤而热痛。法宜扶下焦之阴，如四苓滑石阿胶汤、益元散之类。

因心移热而致者，由心火太旺，或焦思太甚，而生心火，心与小肠为表里，心热甚而小肠受之，热伏小肠，伤及血液，流行失职，而小便遂不利也。其人病情多与阴虚证同。法宜清心，如黄连解毒汤加滑石、木通，或导赤散倍生地之类。

至于太阳腑证中之蓄尿、蓄热、蓄血、癃闭等证，已详《医理真传》，兹不具载。

近来市习，一见小便不利，便以木通、车前、滑石、黄连等治之，阳实易瘥，阳虚则贻，不可不知也。

淋证

按：淋证一条，［原书眉批：淋之一证，责在精道。余尝询之少年之人，其精中往往有子，早已廉得其情，百不失一。委是纵欲所致，譬如月缺难圆，金针暗失，人生不免殊为恨事。迨至病成痛作，尤征过纵，谓曰自取果报，大失也，其何说之辞？治法扶阳抑阴。如其人神不大衰，加清上焦之邪火，佐以行气，并嘱其清心节欲，自无不愈也。钦安抉破其情，论辨精详，自是方家举止；且为脑后痛下针砭，唤醒梦梦，以规戒为治法，的是妙人，却与知非同为快人也。］诸书载有劳淋、砂淋、血淋、气淋、石淋之别，是因病情而立名者也。余欲求其一定之要，诸书俱未明晰，再三追索，统以阳不化阴，抑郁生热为主。

大凡病淋之人，少年居多，由其世欲开，专思淫邪，或目之所见，耳之所听，心之所思，皆能摇动阴精，邪念一萌，精即离位，遂不复还，停滞精道，不能发泄，久久抑郁生热，熬干阴精，结成砂石种种病形。当小便便时，气机下降，败精之结于经隧者，皆欲下趋。然尿窍与精窍相隔一纸，精窍与尿窍异位同源［原书夹注：同从玉茎而出。］，尿窍易开，精窍不易启。不知好色之人，元阳日耗，封锁不固，当君火下照，尿窍已开，精窍亦启，尿欲速出，而精窍又开，两窍相启，彼此牵强，欲行不行，而痛故愈甚也。此二窍原不并开，此证全是并开之故，两相欲下，停精之结与未结，化与未化者，皆欲下趋也。

精停而结者，有砂石之形，郁热熬而成之也；好色过度，精未化者，血淋之源也。治砂石，贵以清热为先，而化气之品亦不可少；治血淋，须以扶阳为重，交通上下，而固元尤当。知此病皆由自取，当其痛如刀割，虽云可怜，未始非好色之果报也。故方每以八阵、五淋散，功专清热，亦多获效。余意此证当于清热利水中，兼以化精化气之品，鼓其元阳，俾二窍不同时并开为主。余治此证，尝以滋肾丸倍桂，多效；又尝以白通汤专交心肾，亦多效；又尝以大剂回阳饮加细辛、吴萸、安桂，多效。是取其下焦有阳，而开阖有节，不至两相并启也。但服回阳等方，初次小便虽痛甚，而尿来觉快者，气机将畅，而病当解也。此道最微，理实无穷，学者须当细心求之，勿执余法为一定，［原书眉批：虚心人语，又是婆心人语。］恐未必尽善。而辨认总经阴阳两字，有神、无神，两尺浮大，有力、无力为准。

膝肿痛

按：膝肿痛一证，［原书眉批：知非氏曰：细玩易象，震仰盂，二阴上，一阳下，孔子取为足能走。夫阳动阴静，动而在下者，足也。震，动也，气之动于下者也。今膝肿痛，或脚气注痛，必不便于行，而阳先病矣。所以然者，不外内外二因，医先识此，知寒邪中于尔，则动于下之气机不利，而有肿痛、流注之证，乃于逐邪之中，审其阳气之衰盛，而多方照顾，预培其生机。毋使邪气克正，致势滔天，不可向迩，矧可扑灭。滔天者，犯心之谓也，阳微不能化阴之谓也。钦安谆谆于温固回阳，兼补发汗、行水、除湿、散结诸法者，通其源，正市习之论者。节其流，学者洞晰源流，治膝脚之证无余蕴，寿世活人，大为快情。] 有由外感寒湿之邪，闭塞关节者，有阳虚者，有阴虚者。

因外感寒湿而致者，或贪凉而足履冷水，而偶受寒邪，而经络闭塞，渐至两膝肿痛 [原书夹注：诸书有历节风、鹤膝风之说。]。由其寒湿之邪从外而入，闭其运行之机。膝处多空虚之地，最易藏邪，气道壅滞，水湿渐臻，抑郁生热，而成膝肿、疼痛之疾。法宜发汗行水为主，如小青龙汤，或麻黄汤加茯苓、泽泻之类。

因阳虚者，由其素秉不足，阴邪寒湿丛生，流入下焦关节屈伸之处；或胃阳不足，过于饮酒，酒湿之邪流入关节，阻滞不行，而膝肿痛，但其证多皮色如常，漫肿微痛，实属阳微不能化阴。法宜温固脾肾之阳，如回阳饮加桂、苓、益智、故纸、茴香、砂仁之类，多服自愈，切不可性急而信心不坚。

因阴虚者，由其素秉阳旺，过食酿酒厚味，湿热毒邪流入下焦关节处，运行不畅，遏郁而红肿便生。法宜养阴清热兼理气除湿为主，如黄连阿胶汤加苓、术，补血汤加秦艽、羌活、桑根、香附、麦芽之类。

此数法不过明其阴阳大致，究竟认证全在活法，神而明之。

脚气

按：脚气一证，有由下而上冲作痛者，有只在下作痛者，有大病后，至午后脚底即发热、作肿、作痛，皮色如常，至天明即愈者，有天阴甚而痛反剧者。以上数证，悉属阳虚不能镇纳阴邪，阴气上腾，乃为大逆，犯心能令人死。法宜回阳收纳为要，如回阳饮加砂仁、故纸、益智、碎补，与白通汤之类。若只在下而作肿痛，挟湿亦多，加除湿必效。如或红肿痛甚，心烦、口渴、小便短赤，乃湿热结聚下焦也，法宜除湿，湿去而热自消，如五苓散、鸡鸣散之类。更有红肿痛极欲死，气喘、唇青、小便清长者，乃是元气发外，从脚而脱也，法宜大剂回阳为要，切不可按寻常脚证治之。

近来市习，一见脚肿脚气发腾，不察虚实，每以苍术、苡仁、秦艽、防己、木瓜、茯苓、桂枝、松节等药治之，湿邪易瘳，阳虚则贻。

喘证

按：喘促一证，[原书眉批：知非氏曰：孟子云"今夫蹶者趋者，是气也"，又曰"夫志，气之帅也"，又曰"持其志，勿暴其气"，此理可通乎治喘。彼趋与厥，皆令人气喘，以其升降纤徐之机为作劳所迫促，然一经静镇而即平。今气之喘，不由作劳而亦迫促不舒，且非静而能镇，是孰使之然哉？诚有如钦安所论五因，各因皆有辨认阴阳、虚实之凭据，可谓详矣。惟元阳将脱之喘，用回阳收纳之法，未免骇人。殊不知志为气帅，持其志，勿暴其气，正合用姜、附之机宜。神机化灭，升降将息，火用不宣，水体不动，惟有用姜、附以养帅，帅如能振，气即随之而号令庶几中兴可冀。此炼石补天之技，出人头地之医，学者视姜、附为热药，斯得之矣。迨至病人烧退身安，姜、附又能退热，夫热属火，姜、附退热为泻火，学者视姜、附为凉药，则更妙矣，呵呵！〕有外感风寒而致者，有太阳证误下而致者，有胃火上攻而致者，有湿痰、水饮闭塞而致者，有元气欲脱而致者。

因风寒而致者，由风寒之邪闭塞肺气，肺气发泄不畅，上壅而喘，必有发热、头痛、身疼一段为据〔原书夹注：如发热而无头疼、身疼，或见口唇青、脉劲之喘，必是元气外越，不得即以外感风寒闭塞目之，辨认留意切不可少。〕，法宜宣散，如麻黄汤、定喘汤、小青龙汤之类。

因太阳误下而致者，由太阳之邪未解，既已壅塞，发泄不畅，仍宜大启其腠理，俾邪早出。医者不明其理，见其大烧，以为火旺，妄行攻下，客邪下陷，愈不得出，壅于胸膈，呼吸错乱，而喘证立生。法宜仍举其所陷之邪，如桂枝汤去芍药，倍桂，或重加干葛以举之类，俾欲出者仍从外出，以解透为妙也。

因胃火上攻而致者，由胃中素有伏热，或与外来之热邪相协，或胃中有停滞生热，热甚则邪火上攻，热逼于肺，气无所主，呼吸错乱，而喘证立生，必有大渴饮冷、口臭气粗、二便不利等情，法宜攻下，如大小承气汤、白虎汤之类。

因痰湿水饮而致者，由太阳之气化偶乖，中宫之转输失职，水湿停滞不行，久久中气日衰，痰水日盛，渐渐上干清道，壅塞太甚，呼吸错乱，而喘证立生。其人定见食少、痰多、清水上涌、喉中不利。法宜温中除湿，如桂苓术甘汤，理中加砂、半、茯苓之类。

因元阳将脱而喘者，由其人阳衰阴盛已极，逼阳于外，阳气不得下趋潜藏，阴阳两不相接，呼吸错乱，而喘促立生。必现面白唇青、口舌黧黑，人无生气，全是一团纯阴，此刻有大烧、汗出之可畏。法宜回阳收纳，如吴萸四逆汤加丁香、胡椒、砂仁之类，尚可十中救一二。

凡治喘证，切不可猛浪，先将阴阳情形审明，然后施治，切不可一味治喘，妄以苏子降气汤、麻黄定喘汤投之，风寒可施，内伤则殆。

汗证

按：汗证一条，[原书眉批：知非氏曰：汗者，涣也。《易》曰"汗涣具大号"，气机之外出者然也，然有病有不病焉。阴阳本是一个，动为阳，静为阴，外为阳，内为阴，出则俱出，入则俱入，相随不离，故曰互根。又曰"一而二，二而一"，性兼寒热，热则动，寒则凝，机缄本乎自然。故夏则多汗，冬则无汗；劳则多汗，逸则无汗，此不病之常也。病则无冬无夏，无劳无逸，皆有外越之机，身体必见不安之状。或因阳虚，或因阴虚，或太阳中风，或阳明热越，临证处方，万举万当，何多求焉。] 有阳虚者，有阴虚者，有太阳风伤卫者，有阳明热盛者。

因阳虚者，由人素秉阳虚，或用心过度而损心阳，心阳衰，不能统摄心中之液而汗出；或脾胃阳衰，不能收摄脾胃中之血液而汗出；或肝肾阳衰，不能收束肝肾中血液而汗出。上中下三部阳衰，皆能出汗，统以阳名之。其人定多嗜卧、少气懒言为准。法宜扶阳，阳旺始能镇纳群阴，阴气始得下降，阳气始得潜藏，乃不外亡。法宜回阳、收纳、温固为要，如封髓丹、潜阳丹、黄芪建中汤、回阳饮之类。

因阴虚者，则为盗汗。由其人血液久亏，不能收藏元气，元气无依而外越，血液亦与俱出。多在夜分，夜分乃元气下藏之时，而无阴以恋之，故汗出也。非汗自出，实气浮之征也。法宜养血，如当归六黄汤、封髓丹倍黄柏，加地骨皮之类。

更有一等阴盛隔阳于外之证，夜间亦汗出，此为阳欲下交而不得下交，阳浮于外，故汗出。法宜扶阳，阳旺而阴不敢与争，阳气始得下交，如白通汤、补坎益离丹之类。务要知得阴虚、阴盛之旨，阴虚则火旺，其人定然有神，烦渴饮冷为据；阴盛则阳衰，其人定然无神，少气懒言、不渴不食、即渴喜滚为据。

因风伤太阳卫分者，由太阳之气不足，不能充周于腠理，毛窍空疏，风入于内，风为阳邪，善行而动，卫外血液不得潜藏，随发热之气机而外出，故自汗淋漓。法宜扶太阳之气，太阳气旺，始能胜邪，仲景之桂枝汤是也。

因阳明火旺而致者，由胃中有火，热蒸于外，大汗如雨，非若久病大汗亡阳之证，此则其人大渴饮冷、二便闭塞、烦躁身轻、气粗口臭，法宜专清胃热，如人参白虎汤、大小承气汤之类是也。

更有一等汗证，如战汗、狂汗、黄汗、热汗、冷汗、上身汗、下身汗、头汗、饮酒食肉汗出之例，亦不可不知。夫曰战汗者，由正气鼓动，与外入之邪气相攻，客邪外越，骤然战慄不已，汗大出，汗止而战慄自然不作，病即立瘳。瘟疫证中有此一证。又曰狂汗者，由外邪入内，随热而化，热乘于心，神识不明，当正邪相攻，客邪突出，心神不定，其人如狂，大汗如注，邪尽汗止，而病可立瘳。又曰黄汗者，汗出沾衣，而衣皆黄也。由脾液发泄不藏，法宜收纳脾胃之元气，如姜、砂、草、理中汤之类。又曰热汗者，阳分之征；冷汗者，阴分之验。上身独汗者，阳竭于上也；下身独汗者，阴脱于下也。上下二证，是为久病虚极者言也，总以收纳为要。若病未大虚，而上身汗者，责在气分有热；下身汗者，责在血分有火。不可拘执，务在这阴阳互根处理会。至于头汗出，至颈而还，有风淫于上，有湿热蒸于上，有蓄血生热而蒸于上，须当变通。若是饮酒食肉而即汗出者，〔原书眉批：此等之人，汗不是病，乃精不深藏，神不内敛，气易外越。夏固如此，冬亦皆然，主潦倒一生，此又相法之可通于医者。〕多由其人素缘胃热，一遇饮酒食肉，胃气即动，热气沸腾，熏蒸于上，而汗出于外，不药无伤，此有余之候，非不足可比。

尚有一等绝证，汗出如珠、如油、如雨，种种不治之证。余曾经验，急以仲景回阳汤饮救之，十中每痊四五。当此时也，病家亦委之命而莫救也，医家亦委之于绝而莫救也，虽曰天命，又何妨力尽人事哉？但欲开方，务在单上批写明白，告诫病家，设或追之不及，不得归咎于医药，以免后人借为口实。

目下，世人畏附子、干姜〔原书眉批：世人畏姜、附，庸医误之也；医生畏姜、附，火字误之也。〕不啻砒毒，即有当服附子，而亦不肯服者，不胜屈指矣。嗟呼！阴阳不明，医门坏极，喜清凉而辛温，无怪乎阴盛阳衰矣。

近来市习，一见汗出，多以麻黄根、冬桑叶、浮麦、参、芪之类治之，不在阴阳互根处理会，每多不效。

健忘

按：健忘一证，〔原书眉批：邵子诗云：耳目聪明男子身，鸿钧赋于不为贫。病至健忘，赋界之良危矣。钦安定以精神不足，透出神昏之所以然，理明法立，非浅见寡闻者所能窥测。苟能按方用药，可疗此疾，又何必深究所以？此一段乃性灵文字，不在医例，亦不得作医书观。夫神与气、精，是三品上药，独神是火，为先天之元阳，不但统制气、精，而气、精皆神所生。故此火宜温不宜凉，宜养不宜折。病人但能存此火，尚可施治；此火一灭，精气绝而其人死矣。岂但健忘一证，即一部《医法圆通》之死证，皆此火之衰绝耳。凡医因何而不敢放胆用姜、附以活人耶？全龙点睛正在此处，学者着眼。至摄心宥密，乃培养此火种之法。钦安之医、之心、之学，亦于是乎在。〕固有阳虚、阴虚之别，然亦不必拘分，统以精神不足为主。凡人禀二气以生〔原书夹注：二气即阳精、阴精也。〕，二气浑为一气，神居二气之中，为气之宰，故曰精、气、神。二气贯于周身，精气足，则神自聪明，故无所不知不晓；精气衰，则神昏，故时明时昧，犹若残灯之火，欲明不明，不能照物。此病老年居多，少年却少，即有如斯之少年，其所伤损不异乎老人也。此病法宜交通阴阳为主，再加以调养胎息之功，摄心于宥密之地，久久行之，亦可复明，如将竭之灯而更添其膏也。方用白通汤久服，或桂枝龙骨牡蛎散，三才、潜阳等汤，缓缓服至五六十剂，自然如常，切勿专以天王补心、宁神定志诸方，与参、枣、茯神、远志、朱砂一派可也。

惊悸

按：惊悸一证，〔原书眉批：知非氏曰：《经》曰：阳气者，欲如运枢，起居如惊，神气乃浮。钦安分惊为一证，以为正气衰微，神无所主，法宜扶阳，与《内经》吻合，自是方家举止；分悸为一证，指为心下有水气，亦合仲景之法。凡医皆能如此认证，言言有物，谓有不愈之病，吾不信也。〕名异而源同，同在心经也。惊由神气之衰，不能镇静；悸由水气之忧，阴邪为殃。二证大有攸分，不得视为一例。余意当以心惊为一证，心悸为一证，临证庶不致混淆，立法治之，方不错乱。

夫曰惊者，触物而心即惶惶无措，偶闻震响而即恐惧无依，此皆由正气衰极，神无所主。法宜扶阳，交通水火为主，如白通汤、补坎益离丹之类，多服自愈。悸者，心下有水气也，心为火地，得阴水以扰之，故心不安；水停心下，时时荡漾，故如有物忡也。法宜行水，如桂苓术甘汤、泽泻散之类。若悸甚而心下痛甚，时闻水声，又当以十枣汤决堤行水，不可因循姑惜，以酿寇仇也。

近来市习，一见惊悸，并不区分，概以安魂定魄为主，一味以龙骨、朱砂、茯神、远志、枣仁、参、归治之。治惊之法，尽于斯矣。

不卧

按：不卧一证，〔原书眉批：知非氏曰：不卧一证属少阴，于何征之？仲景《伤寒论》曰：少阴之为病，脉微细，但欲寐也。但欲寐者，但想卧而不得卧，即不卧之深文，故属少阴。学者凡遇不卧之证。拿定提纲，再审所因，罔不中肯，此扼要之法也。]有因外邪扰乱正气而致者，有因内伤已久，心肾不交而致者，有因卒然大吐、大泻而致者，有因事势逼迫，忧思过度而至者。

因外感而致者，由邪从外入，或在皮肤，或在肌肉，或在经输，或在血脉，或在脏腑，正气受伤，心君不宁，故不得卧。必须去其外邪，正复神安，始能得卧。医者当审定邪之所在，如汗出不透者运之，可吐者吐之，可下者下之，可温者温之，可凉者凉之，按定浅深病情提纲，自然中肯。

因内伤而致者，由素秉阳衰，有因肾阳衰而不能启真水上升以交于心，心气即不得下降，故不卧；有因心血衰，不能降君火以下交于肾，肾水即不得上升，亦不得卧。其人定见萎靡不振、气短神衰，时多烦躁。法宜交通上下为主，如白通汤、补坎益离丹之类。

因吐泻而致者，由其吐泻伤及中宫之阳，中宫阳衰，不能运津液而交通上下。法宜温中，如吴茱萸汤、理中汤之类。

因忧思而致者，由过于忧思，心君浮燥不宁，元神不得下趋以交于阴，故不得卧。此非药力可医，必得事事如意，神气安舒，自然能卧。若欲治之，亦只解郁而已，如归脾汤、鞠郁丸之类。

近来市习，一见不卧，便谓非安魂定魄不可。不知外感、内伤皆能令人不卧，不可不辨也。

痢证

按：痢证一条，[原书眉批：知非氏曰：夫痢，险症也，最多危候。庸手无论矣，历来诸名家亦少会归，惟陈修园先生《时方妙用》中论痢最佳，缘熟习《伤寒》所论治法，推本六经，方是仲景方，法是仲景法，未尝于仲景外稍参时法，分经治病而不治痢，其得力于《伤寒》者深矣。余恒遵用其法，百发百中，人咸讶其神奇，其实以古方治今病，今月、古月岂有异乎？在有心人自为领取耳。钦安所论详尽，鄙心为之一快。]舒驰远先生为四纲，曰秋燥，曰时毒，曰滑脱，曰虚寒，甚为恰切。余谓此四法中，燥证十居其八，时毒十居二三，滑脱与虚寒十居四五。但辨察之间，不可无法。

燥证之痢，里急后重，日虽数十次，精神不衰，喜饮清凉，法宜清润，如甘桔二冬汤是也。

时毒之痢，里急后重，多见发热、身疼，一乡一邑病形皆相似也，乃是时行不正之气由外入内，伏于肠胃，与时令之燥气相合，胶固肠胃而成痢，法宜升解，如人参败毒散、葛根芩连之类。

滑脱与虚寒之痢，二证情形虽异，病原则同，总缘中宫阳衰，运转力微，阴邪盘踞肠胃，阻滞元气运行之机，虽有里急后重之势，粪出尚多。非若秋燥、时毒之痢，每次便时，不过几点而已。其人多见面白无神、四肢困倦。法宜温固为主，如附子理中汤、理脾涤饮之类。

总之，白痢、赤痢，痛甚，里急后重剧者，燥热之征；不痛，里急后重微者，虚寒之验。他如纯白如鱼脑、如猪肝、如尘腐，大热不休，口噤不食，呃逆频添，种种危候，虽在死例，然治得其法，十中亦可救二三。余亦尝遇此等危证，审无外感，无邪热，每以回阳收纳法治之，多效。但大热不休一条，审察其人烦躁、饮冷、有神者，以调胃承气治之；若无神、安静、不渴，急以回阳大剂治之，亦易见效。若妄以为阴虚而以养阴法治之，百无一生。

近来市习，一见痢证，便以黄芩芍药汤与通套痢疾诸方治之，究其意见，无非清热导滞，调气行血而已。不知气血之不调，各有所因，知其所因而治之，方是良相；不知其所因而治之，皆是庸手。

呃逆

按：呃逆一条，［原书眉批：钦安论此一条，不在证名上论治，专在所因上谈法，是一段聪明文字，是此证聪明治法。学者能识此聪明之理法，便是良医。］有阳虚、阴虚、元气将绝之别，不可不知也。

因阳虚者，由中宫之阳不足，以致阴邪隔据于中，阻其呼吸往来接续之机，其人定见无神、安静、不食、不渴，法宜温中降逆为主，如理中汤加吴萸、半夏之类。

因阴虚者，盖以阴虚由于火烧火旺，火邪隔拒于中，阻其上下交接之气，其人定见躁暴、饮冷恶热、精神不衰、二便不利，法宜苦寒降逆为主，如大小承气汤之类。

因元气将绝而致者，盖以元阳将绝，群阴顿起，阻其升降交接之机，其人或大汗、自汗出，或气喘、唇青，或腹痛、囊缩，或爪甲青黑，或头痛如劈、目眥欲裂、耳肿喉痛，种种病情，皆宜大剂回阳降逆，十中亦可救二三，如吴萸四逆汤、白通汤之类。

近来市习，一见呃逆，阴阳不分，一味以橘皮、半夏、竹茹、丁香、柿蒂等药治之，亦有见效，终不若辨明阴阳治之为当也。

反胃

按：反胃一证，有阳虚、阴虚之别。

因阳虚者，盖以阳衰则不能镇纳僭上之阴，阴邪过盛，势必与阳相拒，一切经火烹调之物皆不能容，故下喉数刻，或二三时乃仍吐出。其人定见脉大而空，或劲如石，言语一切无神，困倦喜卧。法宜回阳降逆为主，如吴萸四逆汤、半夏生姜汤之类。

诸书亦云"朝食暮吐，为命门无火，不能熏蒸"，果称灼见，但用药多以阳八味、大补元煎治之，为补命门必用之药，舍此二方，无从下手。余尝试之，多不见效，所以然者，二方概以熟地为君以补阴，枣皮以滋阴，丹皮以泻火，用桂、附仅十中之二三。试问：既曰命门无火，理宜专用桂、附以补火，何得用地、枣以滋阴，丹皮以泻火乎？此皆景岳不读仲景之书，而未明阴阳之道也。在景岳，以为善补阳者，于阴中求阳，故用一派养阴之药，杂一二味补火之品于中，而谓阴中求阳至极无二之法。独不思仲景为立法之祖，于纯阴无阳之证，只用姜、附、草三味，即能起死回生，并不杂一养阴之品，未必仲景不知阴中求阳乎？仲景求阳，在人身坎宫中说法；景岳求阳，在药味养阴里注解。相隔天渊，无人窥破，蒙蔽有年，不忍坐视，故特申言之。〔原书眉批：知非氏曰：斯文宗孔孟，讲武宗孙子，注疏宗程朱，百家众技者流，咸存而不论，以故朝野相安，道一风同，称郅治焉。独至于医，为斯世所不可缺。虽穷乡僻壤，亦有囊中而趋向各不相侔，圣凡迄无定论，草菅人命亦不为怪。此段疑案，悒于怀抱久矣，欲互相商榷，又少知音。今于批评钦安书，至反胃一证，其驳景岳用药，大为有理。因思市医宗后世诸家者多，后世诸家之书又多于古人。古人分六经，后人分五经。古人立方不讲药性，后人立方专究药性；古人方效，而今人不用；后人方不效，今人乐于从事，反诋古人之方为太重，后人之方为轻而合宜；古人不立证名，后人多立证名；古人不以脉定证，后人能以脉知病；古人只论六阴阳，后人论千阴阳、万阴阳。群言淆乱衷诸圣，今人竟舍古人而从后人，视古人为不可知，后人乃可法，反觉后来居上。以故《灵》《素》《难经》及《伤寒》成为畏途，而人命直为儿戏矣。余诚不知医，鄙意总以能读古人之书，得古人之心法，有古人之方，治今人无误，方为医者。未知是否，祈阅者教之。〕

因阴虚者，盖以阴衰不能制火，火拒于中，气机有升无降，故饮食下喉一刻，仍然吐出。其人定见精神不衰，声音响亮，烦躁不宁，关脉必洪大有力。法宜苦寒降逆为主，如大小承气汤之类。他书议论纷纷，愈出愈奇，去理愈远，不可为法。其中因受虽异，总以一逆字定之，逆则以阴阳判之便了。

癫狂

按：癫狂一证，名异而源同〔原书夹注：同者，同在心经也。〕，癫虚而狂实。癫为心阳之不足，神识昏迷〔原书夹注：癫者，言语重复，喜笑无常，作事无绪，皆由心阳不足，神识不清。寒痰易生，上闭心窍，亦能使人癫癫倒倒。然专于治痰，便是舍本逐末，不可为法。交通上下，是为治本握要法，宜细心体会之。]；狂乃邪火之横行，神无定主［狂者，本由邪火乘心，乱其神明，神无所主，故大叫狂妄，登高弃衣，亲疏不避。治之专以下夺、清热为主。]。治癫贵以养正，［原书眉批：知非氏曰：扶正治癫，下气治狂，名论不刊。]兼以行痰；治狂务于祛邪灭火为要。白通、栀豉主于交通，阴癫、阳癫可疗；大小承气专行政下，狂妄能医。其中尚有夙孽冤凭，尤当急作善功忏悔。

近来市习，治癫专以祛痰安魂定魄，治狂每以清火降痰，亦多获效。终不若握定金针，临证有据也。

胀满

按：胀满一条，诸书分别有肤胀、腹胀、水胀、气胀、血胀、蛊毒之名，总无一定之旨归。余仔细推究，因太阳失职，气化失化而致者，十居七八；因吐泻伤中，克伐元气而致者，十居四五；若蛊毒，则另有由致。

所谓因太阳失职者何？盖以太阳为一身之纲领，主皮肤，统营卫，脏腑、经络、骨节莫不咸赖焉。太阳居坎宫子位，一阳发动，散水精之气于周身，乃众阳之宗，一元之主也，故称之曰太阳，至尊无二之意也。乃人不知保护，内而七情损之，外而六客戕之，以致一元伤损，运化失于皮肤，则肤胀生；运化失于中州，则腹胀作；运化失于下焦，则阴囊、脚胀起。水逆于肺，则生喘咳；水逆于肠，则生泄泻；水注于左，注于右，留于上，留于下，留于中，化而为痰，则有五饮之说。水胀之源，皆本于斯。

至于气胀者，乃元气散漫之征。多起于大病、久病，或吐泻，或过于克伐，伤于一元。

血胀者，周身浮肿而皮色紫红，是气衰而阴乘于上也。亦有周身浮肿，而小腹硬满、小便短赤，是阳衰于下，而阴不化也。总而言之，万病起于一元伤损。分而言之，上中下各有阴阳，十二经各有阴阳，合而观之，一阴一阳而已；更以阴阳凝聚而观之，一团元气而已。至于受病浅深，各有旨归，然分类以治之，未始不当，但方愈多而旨愈乱，若不再行推醒，拈出旨归，将来后学无从下手。当今之际，谁非见肿治肿，见胀消胀者哉？余意此病治法，宜扶一元之真火，敛已散之阳光，［原书眉批：知非氏曰：中寒生胀满，胀满属太阴，此病根也。试取譬焉，人身犹葫芦，葫芦有前面，腹为阴也；葫芦有后面，背为阳也；葫芦有上面，头为诸阳之首，乾也；葫芦有下面，戌亥子丑，两阴交尽，二阳初生之地，坎也，坤也。斗胆言乎中，葫芦里面有金丹，金者，乾，为日也；丹者，坎，为月也，月本无光，借日而有光。盖乾交乎坤，三索而得男，才生明矣，三五而盈，三五而缺，识此之故，所谓天道下济而光明也。胀满本属阴寒为病，必阳先虚而不运，斯阴始实而成胀。欲消此胀，必先扶阳。岐伯曰"阴病治阳"，仲景曰"太阴之为病，腹胀满"而用干姜，早为万世之梯航，何待饶舌？然而时医不知身中阴阳上下往来为病之消息，不得不将古法今朝重提起。钦安推本太阳，知非更进少阴。少阴者，君火也。主弱则臣强，臣强必欺主，是故少阴之君火衰微，则各路之烟尘四起。或太阳之寒水一强，主膀胱不利；或少阳之相火一强，主胸膈、胁肋胀满；或阳明之燥金一强，主肌肉胀满；或太阴之湿土一强，主单腹胀满，有大如瓮者；或厥阴之风木一强，主少腹、阴囊及脚腿胀满。独少阴之君火一强，则群阴见晛，秋阳当空，万魔潜消矣。故仲景以"脉微细，但欲寐"称为少阴不足之病，三急下法存少阴将绝之阴。由此推之，六经皆能为胀，六经之方各有治胀之妙，神而明之，存乎其人耳。总而言之，元阳为本，诸阴阳为标。能知诸阴阳皆为元阳所化，一元阳变而为诸阴阳，元阳即是诸阴阳；诸阴阳仍是元阳，而又非诸阴阳之外另有一元阳，元阳之外另起诸阴阳；阴阳又不是混作一团，又不能打成一片，则治病不难而可悬壶于市矣。再能知六经中有主脑，六阴阳中有窍妙，斯真凿破鸿濛，辟开太极，医道特其余事，又多能云尔。〕俾一元气复，运化不乖，如术附汤、姜附汤、真武汤、桂苓术甘汤、附子理中汤、麻黄附子细辛汤、附子甘草汤之类。以上数方，各有妙用，肤胀、水胀、气胀、血胀、腹胀皆能奏功。

唯蛊毒则另有法治。然蛊有自外、自内之别。自外者何？埋蛊厌人一法，蛮方最多，或蛇，或虫，或龟，或鳖，炼而成之，或于食物放之，或于衣被放之。人中之者，久久面黄肌瘦、腹大如鼓，不久即死。蓄蛊之人，家道顺遂，自喜术灵，而不知造孽已深，不可解也。《汇参辑成》《石室秘铎》各家书上皆有妙方，兹不具载。自内者何？若《易》云"山风蛊，为女惑男"，因少男配长女，阴阳失常，尊卑紊乱，不思各正其性，艮则安止，巽则顺从，久而败坏，蛊乃生焉。治之之法，于止而不动者动之，柔而不振者振之，使之各有向背，不失其正，庶几天地泰而阴阳不偏矣。然则治法奈何？宜苦、宜辛尽之矣。

余尝治一男子，腹大如鼓，按之中空，精神困倦，少气懒言，半载有余。余知为元气散漫也，即以大济吴萸四逆汤治之，一二剂而胀鼓顿失矣。又治一男子，腹大如鼓，按之中实，坚如石块，大小累累，服破气行血之药，已经数月，余知为阴积于中，无阳以化之也，即以附子理中汤加桂、蔻、砂、半、丁香，一二剂而腹实顿消。二证虽不足以蛊论，然而治蛊之法，未始不可以二证概也。另有虫蛊一证，又不可不知也。

小儿抽掣

俗作惊风

按：小儿抽掣一条，有外感、内伤之别。

因外感而致者，由其感受外来之风寒，闭其经络运行之气，现角弓反张，壮热自汗者，风伤太阳之卫也，桂枝汤可与之；角弓反张，壮热无汗而畏寒者，寒伤太阳之营也，麻黄汤可与之。若壮热、烦躁口渴、气粗蒸手、二便不利者，热淫于内也，白虎、调胃承气可与之；稍轻者，导赤散加荆、防、虫退、茯苓亦可与之。

因内伤而致者，或饮食伤中，或大吐后，或大泻后，或久病后，或偶受外邪，发散太过，或偶停滞，消导克伐太过，积之既久，元气日微，虚极而生抽掣，诸书称慢脾风者是也。其人定见面白唇青、饮食减少、人困无神、口冷气微，或溏泄，日三五次，或下半日微烧、微汗，抽掣时生，此是元气虚极，神无定主，支持失权，由内而出之候。只有扶元一法，如附子理中加砂、半，回阳饮加砂、半。昧者不知此理，一见抽掣，便称惊风，若妄以祛风之品施之，是速其亡也。业斯道者，逢此等证候，务须细心斟酌阴阳实据，庶不致屈杀人命。余非言大而夸，其所目睹而亲见者，不胜屈指矣。病家于此，切切不可专求捷方。〔原书眉批：知非氏曰：凡视小儿之病，虽曰哑科，而望、闻、问、切四诊皆有凭据。青、黄、赤、白、黑，有神、无神，形体之肥瘦、厚薄，容貌之惨舒、虚实，皆可目睹，所谓望也；声音之盛衰，气息之粗细，喘与不喘，微与不微，可以耳听，所谓闻也；腹痛则其哭也头必俯，项背痛则其哭也头必仰，小便数、不数，大便调、不调，其父母必能稔知，可以面讯，所谓问也；烧热、不烧热，厥冷、不厥冷，有汗、无汗，可以手摸两手之脉，可以指取，所谓切也。有此四诊，即得病情。至于抽掣，病在筋膜，主伤风木之气，风寒无疑，调和营卫足矣。再有他故，知犯何逆，以法救之，无不见效。钦安指示亲切，分辨详细。断不可照市医看法，单视虎口筋纹定是何病，便处方药。紫纹冲上三关，不必定是危候，尤要在小儿抽掣勿认是风，便用惊药，功德无量矣。况小儿阳气嫩弱，不胜风寒作祟，或发表太过，或经误下，往往筋惕肉瞤，振振动摇，不是惊风，养阴和阳，便不惊风。谓小儿火大者，是其父母欲自杀其儿，可辞云不治，尤为工嘱。

须知小儿阳弱，火又能从内发；小儿无欲，火不能从外入，此是金针。]

中风

按： 中风一证，原有中经、中腑、中脏、闭、脱之情，陈修园先生《三字经》《从众录》分辨甚详，可以熟玩。余更细为思之，夫人身原凭一气包罗，无损无伤，外邪何由而得入，内邪何由而得出？凡得此疾，必其人内本先虚，一切外邪始能由外入内，一切内邪始能由内出外，闭塞脏腑、经络气机，皆能令人死，不得概谓皆由外致也。余常见卒倒昏迷，口眼㖞斜，或身软弱，或周身抽掣，众人皆作中风治之，专主祛风化痰，不效。余经手专主先天真阳衰损，在此下手，兼看何部病情独现，用药即在此攸分。要知人之所以奉生而不死者，恃此先天一点真气耳。真气衰于何部，内邪、外邪即在此处窃发，治之但扶其真元，[原书眉批：知非氏曰：此解已透，然内本先虚，所谓本实先拔，即专主先天施治，未必十治十全。须知先天之阳不易回也，先与病家说明，愈，是万幸；不愈，医不任咎。若是回阳不愈，真阴不能自生，有人能治愈此病者，愿焚其书，愿铲其批。]内外两邪皆能绝灭。是不治邪而实以治邪，未治风而实以祛风，握要之法也。若专主祛风化痰，每每酿成脱绝危候，何也？正虚而邪始生，舍其虚而逐其末。况一切祛风化痰之品，皆是耗散元气之斤，未有不立增其病者。然而浅深、轻重，步步有法，贵在圆通。余不过以鄙意之管见，以与同人共商之耳。

中痰

按： 中痰一证，余思"中"字不甚恰切。夫痰之所以生，半由太阳失运，水液不行，聚而为痰；或由中宫火衰，转输失职，水湿生痰；或由心阳亏损，不能镇纳浊阴，水泛于上，而痰证生。种种不一，是痰皆由内而生，并非由外而致。由外而入内，始可以言中；由内而出外，决不可以言中。[原书眉批："中"字之义驳得倒，"痰"字之理认得真，治痰之法自尔超妙，非庸手所得知。患疾之人遇之病可愈，学医之人入手不得错，此救世之法，医医之意也。]凡为痰迷之人，必素秉阳衰，积阴日盛，饮食不运，气机不宣，忽然外邪引之，内气滞之，阴邪窃发，寒痰上涌，堵塞清道，人事昏迷，喉中痰响，脉必滑利。平素多病多痰，法宜扶阳为先，祛痰为末，如姜附汤、姜桂茯半汤、真武汤之类，皆可施之。即曰痰闭可也，何必曰中？

中食

按： 中食一证，"中"字亦不恰切。夫食以养生，虽由外入内，并非食能害人，必其人素缘中气不足，运化气衰，阴邪已经发动，偶遇饮食入内，阻滞不进，忽然闭其清道，人事卒倒，形如死人，皆是气机偶闭为之耳，何得谓食之能中乎？即如平常气实之人，日日酒食厌饱，而胡不中？以此推之，内本先虚也。[原书眉批：此数语包一切，扫一切，元箸超超，颠扑不破。神曲、麦芽、槟榔、山楂可以扫除，而干姜、附子又能治食矣，可发一噱。]须探吐之，一吐即愈，愈后急温补脾土，自无失矣。

脱肛

按：脱肛一证，[原书眉批：知非氏曰：巽为股，为风。风性属阳，主升。平人不脱肛者，风木之气生升不已。今病脱肛，生升之气机失权。钦安参悟其理，指出温升之法。所谓火旺者，火急风生，直步广肠，肛头顺势脱出，亦当升阳散火，桃花汤可用。必见实热之病情，方可直折，火熄风平，遂其升达之性，其肛自举，一二剂即止，所谓中病即已，毋过用以伤生气。否则旋举旋脱，久久遂漏，又不可不知也。]有下焦阳衰而不能统束者，有三焦火旺而逼出者。

因下焦阳衰而致者，由其人或房劳过度，或大吐、大泻、大病后，元气损伤，不能收束，其人定见少气懒言、精神萎靡、面白唇青、喜食辛辣热物者是也，法宜温固脾肾之阳，阳回气足，肛脱自收，如附子理中汤加葛根、黄芪建中汤，与市习之补中益气汤之类。

因火旺逼出者，或由过食厚味、醇酒、椒姜辛辣之物，热毒流注下焦，或感受外热燥邪，流注肠胃，热邪从下发泄，火气下趋，渐渐逼迫，直肠遂出。其人定见躁烦，善饮清凉，或大便不利，或小便赤热，或善食易饥，种种病情者是也。法宜清热，如黄连解毒汤、三黄石膏汤之类，专清肠胃之热，热清而肠自收矣。

近来市习，多用补中益气倍升麻，或用槟、麻仁捣泥涂囟门穴，亦多见效。但于阴阳攸分，全无定见，终不若握此阴阳法度，治之庶可无差。第所列药方，亦未尽善。不过明其理法之当然，学者从中神而明之，自然发无不中也。

痔疮

按：痔疮一证，诸书分别牡痔、牝痔、气痔、血痔、酒痔、脉痔、内痔、外痔，又俗称翻花痔、鸡冠痔、营花痔、蜂窠痔、鼠奶痔、牛奶痔，种种不一。余谓形象虽异，其源则同，不必细分，总在阳火、阴火判之而已。[原书眉批：知非氏曰：治疮亦贵理法明晰。钦安兼习外证，的是妙人。]

因阳火而致者，或平素喜食厚味、醇酒、椒姜一切辛辣之物，热积肠胃，从下发泄。肛门乃属下窍，终非时刻大开，热邪下趋，发泄不畅，蕴积而痔乃生焉。其痔定然痛甚，肛门红肿，精神不衰，饮食如常，粪硬溺赤，喜饮清凉者是也。法宜专清肠胃之热，如大小承气、调胃承气、葛根芩连等汤，皆可酌用。又或燥邪发泄不畅，辨认与上同，而时令不同，法宜清燥为主，如黄连玉竹阿胶汤、清燥汤、甘桔二冬汤之类。

因阴火而致者，或由房劳过度，君火下流，前阴发泄不畅，直逼后阴，蕴积亦能生痔；又或久病，用心过度，忧思过度，元气虚极涣散，欲从下脱而不得即脱，蕴积亦能生痔。其痔多青色、黑色、白色，微痛微肿，坐卧不安，人必无神，困倦喜卧，畏寒身重，面色、唇口青白，脉或浮空，两尺或弦劲，此是元气发泄不藏之故，不得照寻常通套等方施治。法宜收固，如附子理中汤加葛根，潜阳丹，回阳饮，封髓丹倍砂、草之类。

近来治论纷纷，愈出愈奇，理法将泯，不得不为之一正。

赤白浊

按：赤白浊一证，诸书所载，有云"赤属血，白属气"，有云"败精流溢，乃谓白浊；血不及变，乃为赤浊"，有云"入房太甚，发为白淫"，有云"脾移热于肾"，有云"白浊乃劳伤肾，肾冷所致"，种种分辨，果从谁说？余谓不必拘分，握定阴阳，治之便了。[原书眉批：片言居要。]

夫赤浊、白浊，俱从溺管而出。有云"败精流溢"，既云"败精"，不过一二次见之，未必日日见之，况精窍与尿窍不并开；即云"元阳不固，关锁不牢"，而败精有如此之多，不几元阳有立绝之势乎？余亦常见患浊证之人，精神不衰者亦多，可知其非败精也明矣。余细维此证，总缘二气不调，中宫运化机关失职。所以然者，先天赖后天以生，水谷之精气生血，水谷之悍气生精，血入于营，精行于卫，皆从中宫转输。转输失权，或精或血，流注阑门，阑门乃秘清别浊之所，从此渗入膀胱，渗入者赤，溺便赤；渗入者白，溺便白，非膀胱之自能为赤白也。方书多用利水，尚未窥透此中消息。又有云"湿热流注于下"，此说实为有理，卓见颇超，清热利水，大约从此。须知中宫不调，有寒热之别。寒主胃阳之不足，阻滞中宫，转输即能失职，[原书眉批：知非氏曰："阳虚不能运动精微"一语可补钦安之注脚。]其人定见面白无神、饮食短少、因倦嗜卧，不问赤白，但以温暖中宫，俾寒邪去而转输复常，如香砂六君、附子理中之类。热主胃气之过旺，盘踞中宫，转输亦能失职。其人多烦躁好动，精神不衰，言语、脉息一切有神，不问赤白，便以清胃为主，俾热去而转输复常，如导赤散加茯苓、前仁，清胃散，凉膈散之类。

血证门

吐血、鼻血、牙血、毛孔血、耳血、二便血

按： 血证虽云数端，究意不出阴阳盈缩定之矣。[原书眉批：知非氏曰：火是阴，《内经》曰阴病治阳，当用阳药。夫火何以能阴？孔子曰离为火，离是阴卦，火是红色，血亦是红色，故知火盛吐血，正是阴盛，必用阳药而始能愈。此儒者之权衡，非俗子所能窥测，而医亦是名医，故敢论血。] 余于《医理真传》分辨甚详。查近市风，一见血出，红光遍地，人人皆谓之火，医生亦谓之火。细阅其方，大半都是六味地黄汤，回龙汤，生地四物汤加炒芥、藕节、茜草、茅根、牛膝、大黄之类，专主滋阴降火。曷不思火有阴阳之别？血色虽红，由其从火化得来，终属阴体。气从阳，法天，居上；血从阴，法地，居下。天包乎地，气统乎血。气过旺，可以逼血外越，则为阳火；气过衰，不能统血，阴血上僭外溢，则为阴火。阳火，其人起居一切有神；阴火，动静、起居一切无神。阳火始可用以上市习之方，阴火决不可用，当以《医理真传》之法为是。要知人周身躯壳，全赖一气一血贯注之而已，不必区分血从何出，当何治，血是某经，主某方。分解愈多，源头即失。余治一切病证与此血证，只要无外感病形，即握定阴阳盈缩治之，见功屡屡，获效多多，真不传之必发秘法，实度世之金针。[原书眉批：老实人说老实话，知著书之婆心，更知评者之婆心，有同心焉耳，以为邀誉则非矣。] 余经验多年，不敢隐秘，故罄所知，以告将来。

发斑

按： 发斑一证，有由外入而致者，有由内出而致者。[原书眉批：知非氏曰：斑发于阳，因外感而致，证为阳，能治者多；惟斑发于阴，因内伤而致，其证为阴，能识者少。钦安指出两法，重在人所难识一面，学者知其所难，作者之心苦矣。]

由外入而致者，由外感一切不正之气伏于阳明，阳明主肌肉，邪气遏郁，热毒愈旺，忽然发泄，轻则疹、痒，重则斑、点，或如桃花瓣，或如紫云色，大小块片不等。其人口臭气粗，壮热饮冷，脉大而实，或周身疼痛，二便不利者，此为外感，阳证发斑是也。法宜随其机而导之，如升麻葛根汤、举斑、化斑、消斑等汤，皆可酌用。

因内伤而致者，或饮食伤中，克伐过度；或房劳损阳，过于滋阴；或思虑用心过度；或偶感外邪，过于发散，以致元阳外越，或现斑点，或现通体

紫红。其人懒言嗜卧，不渴不食，精神困倦。或现身热，而却无痛苦情状，行动如常；或身不热，而斑片累累，色多娇嫩，或含青色者是也。粗工不识，一见斑点，不察此中虚实，照三阳法治之，为害不浅。法宜回阳收纳为主，如封髓丹、潜阳丹、回阳饮之类。余曾经验多人，实有不测之妙。总之，外证发斑，在三阳，宜升散；内证发斑，在三阴，宜收纳。[原书眉批：知其要者，一言而终；不知其要者，流散无穷。] 此二法乃万病治法之要，不仅此证，学者须知。

痿躄

按： 痿躄一证，《内经》云"肺热叶焦，五脏因而受之，发为痿躄"，又云"治痿独取阳明。阳明为五脏六腑之海，主润宗筋，束骨利关节者也。阳明虚，则宗筋弛"。李东垣、丹溪遵《内经》肺热一语，专主润燥泻火，似为有理。但《内经》称治痿独取阳明，乃不易之定法。此中必有定见，当是肺热叶焦之由，起于阳明也。

阳明为五脏六腑之海，生精生血，化气行水之源也。《内经》谓阳明虚则宗筋驰，明是中宫转输精气机关失职，精气不输于皮，则肺痿生；精气不输于脉，则心痿生；精气不输于肉，则脾痿生；精气不输于筋，则肝痿生；精气不输于骨，则肾痿生。以此分处，则"治痿独取阳明"一语方成定案，即不能专以润燥、泻火为准。[原书眉批：知非氏曰：是何意态雄且杰，高谈雄辩惊四方。] 要知人身三百六十骨节，无论何节，精气一节不输，则一节即成枯枝。《黄庭经》曰"泥丸、百节皆有神"，一节无神，则阴邪起而为病，此理精粹。以此推求，方得痿证之由，肺热叶焦之实，即此可悟。"治痿独取阳明"一语，实握要之法。余思各经为邪火所侵，并未见即成痿证；即有邪火太甚，亦未见即成痿证。果系火邪为殃，数剂清凉，火灭而正气即复，何得一年半载而不愈？东垣、丹溪见不及此，故专主润燥泻火，[原书眉批：一家之言，未窥全豹。] 是皆未得此中三昧。法宜大辛大甘以守中复阳，中宫阳复，转输如常，则痿证可立瘳矣。如大剂甘草干姜汤、甘草附子汤、参附汤、芪附汤、归附汤、术附汤之类，皆可酌选。

虚劳

按： 虚劳一证，[原书眉批：知非氏曰：虚劳之人，五神无主，四大不收。夫五神者，五官之神也，五官不能自为用，其中有主之者，《仙经》曰"譬如弄傀儡，中有工机轴"是也。四大者，地、水、火、风也。毛发、爪指、皮肤者，地也；津、液、涎、沫者，水也；运转、运作者，风也；暖气者，火也。然此四大全要元神、元气为主宰收摄。虚劳之人，元神昏散，视听混淆，是五神无主宰；元气耗散，举止疲惫，是四大不收摄。夫人身元阳为本，是生真气，真气聚而得安，真气弱而成病，虚劳者，真气耗散，元阳失走，迨至元阳尽，纯阴成，呜呼死矣。钦安指出大法惟有甘温固元，是姜、附、草，不是参、芪、术，学者不可不知也。］诸书分别五劳七伤，上损下损。陈修园先生《三字经》《从众录》分辨甚详，可以熟玩。余思虚劳之人，总缘亏损先天坎中一点真阳耳。真阳一衰，群阴蜂起，故现子午潮热［原书夹注：子午二时，乃阴阳相交之时，阳不得下交于阴，则阳气浮而不藏，故潮热生；阴不得上交于阳，则阴气发腾，无阳以镇纳，则潮热亦生。医者不得此中至理，一见潮热便称阴虚，用一派滋阴养阴之品，每每酿成脱绝危候，良可悲也。］，自汗、盗汗出［原书夹注：凡自汗、盗汗，皆是阳虚之征。各书具称盗汗为阴虚者，是言其在夜分也，夜分乃阳气潜藏之时；然而夜分实阴盛之候，阴盛可以逼阳于外，阳浮外亡，血液随之，故汗出，曰盗汗。医者不知其为阳虚不能镇纳阴气，阴气外越，血液亦出，阴盛隔阳于外，阳不得潜，亦汗出。此旨甚微，学者务须在互根处理会。］，咳吐白痰［原书夹注：真阳一衰，则阴邪上逆，逆则咳嗽作。白痰虽非血，实亦血也，由其火衰而化行失职，精气不得真火煅炼，而色未赤也。近来多称陈寒入肺，实是可笑。］，腹满不实［原书夹注：阴气闭塞，阳微不运故也。］，面黄肌瘦［原书夹注：真火衰则脾土无生机，土气发泄，欲外亡，故面黄；土衰则肌肉消，以脾主肌肉故也。］，腹时痛时止［原书夹注：阳衰则寒隔于中，阻其运行之机，邪正相拒，故时痛时止。］，大便溏泄［原书夹注：胃阳不足，脾湿太甚故也。］，困倦嗜卧，少气懒言［原书夹注：皆气弱之征。］，种种病情，不可枚举。惟有甘温固元一法，实治虚劳灵丹。

昧者多作气血双补，有云大剂滋阴，有等专主清润，有等开郁行滞，不一而足，是皆杀人不转瞬者也。余非言大而矜，妄自争辩，实不得不辩也。

厥证

按：厥证一条，有阳厥、阴厥之别。［原书眉批：知非氏曰：阴证发厥，内伤已极，诸人能认，治多不谬。惟阳证发厥，热极成寒，仲景有厥证用白虎之条，人多不辨。钦安此论，两两对言，重在热厥一面，学者能认出热厥，评者之心亦慰矣。］

阳厥者何？由其外邪入内，合阳经热化，热极则阴生，阳伏于内，阴呈于外，故现四肢冰冷，或脉如丝，或无脉。其人虽外见纯阴，而口气必蒸手，小便必短赤，精力不衰。法宜清热下夺为主，如大小承气、调胃承气汤等是也。

阴厥者何？由其正气已虚，阴寒四起，阴盛阳微，闭塞经络，阳气不能达于四肢，故见四肢冰冷。其人目瞑倦卧、少气懒言。法宜回阳祛阴，如四逆汤、回阳饮之类。此阴阳生死攸关，不容不辩。

谵语

按：谵语一证，有阴阳之别，不可不知。

阳证之谵语，由其外邪伏热，热乘于心，浊火乱其神明，神明无所主，其人口中妄言，必见张目不眠、口臭气粗、身轻恶热、精神不衰。轻者可用导赤散加黄连，重者可用大小承气汤、三黄石膏汤。

阴证之谵语，由其正气已衰，阴邪顿起，神为阴气蔽塞，则神识不清。其人多闭目妄言、四肢无力、倦卧畏寒、身重汗出，即有欲饮冷水一二口者，其人无神，定当以回阳为准，切不可以为饮冷而即以凉药投之，则害人多矣。须知积阴在内，生有微热；积阴一化，热自消亡。此处下手，便是高一着法。

余曾经验多人，不问发热、汗出、谵语、口渴饮冷，但见无神，便以大剂回阳饮治之，百治百生。[原书眉批：知非氏曰：谵语不是神昏气沮，此论精当，治法绝妙。后言"不问其证"，决之早也；但见无神，眼之明也；便以大剂，手之快也；百治百生，效之必也。学者先要学此手眼。]

女科门

按：女科与男子稍有不同，[原书眉批：知非氏曰：女子之病多于男子，奈何多？多一病耳。虽曰五漏成体，一；两耳不须治，一；两乳不须治，一；经水则其要也。治之奈何？在知本，知本于太阴，无他谬巧矣。夫太阴者，月也，三五而盈，三五而缺。盈者，阴进，为阳，主长；缺者，阳退，为阴，主消。阳长阴消，以阳为运用。长者生之，徒升发不泄；消者死之，徒降下不留。月事以时下，一月一降，为不病之恒，降下无所苦，又不爽其期，谓曰月信。苟阳失健运，则坤中之阴精不藏，如先期而至，是月受日魂未足，阴中阳微，不得谓为有火而用芩、连、知、柏；如后期而至，是月受日魂未足，阴中阳虚，阳虚阴亦无准，不得谓为有寒，而用四物、桂、附。淋漓不断者，少则非崩，崩者多而不止，皆由元阳行德不下，以致阴精流溢不守，不得仅以热论。色紫成块，色淡不鲜，同为阳气不足；将行腹痛，行后腹痛，均是阳虚气凝。至于处子、妇人经闭不通，皆由虚损，先宜扶阳，继须通利，通利之方，桃核承气汤，不遗余力。若姑息养奸，百日而劳瘵成，不可救药矣，非医之过而何？所有带证，处子、妇人皆多患此，不在经证之例，亦非带脉为病。非白淫，即寒湿，浊恶不堪，法宜升散，不宜燥爆，致烁阴精，皆治本之决也。至于内伤外感，亦能伤太阴而有以上诸条，触类而伸之，比类而参之，有形证，有理路，何患无治法乎？钦安分门别类，博学而详说之，妙在窥透阳不化阴之玄理，反复论辨，只重一阳字，握要以图，立法周密，压倒从世诸家，何况庸手？知非良深佩服。而胎前不言，证归于六经矣；产后不言，法尽于阴阳矣。知非亦可无言矣。] 以其质秉坤柔，具资生之德，而有经期、胎前、产后病情与男子不同，其余皆同。诸书分辨详，实可择取。余于女科一门，亦稍有见解，因于闲暇，又从而直切畅言之，以补诸书未言之旨，恐见解不当，高明谅之。

经水先期而至 或十七八九日，二十四五日者是也

按： 经水先期而来，诸书皆称虚中有热，为太过，为气之盈，多以四物汤加芩、连、阿胶之类治之，以为血中有热，热清而血不妄动，经自如常。余谓不尽属热，多有元气太虚，血稍存注，力不能载，故先期而下。其人定见面白无神，少气懒言，稍有劳动，心惕气喘，脉细而微，亦或浮空。此等法当温固元气为主，不得妄以芩连四物治之。果系可服芩连四物者，人必精神健旺，多暴怒，抑郁，言语、起居、动静一切有神，如此分处，用药庶不错误。

经水后期而至 或三十七八日、四五十日，及两三月者是也

按： 经水后期而至，诸书称为虚中有寒，为不及，为气之缩，多以桂、附之类加入四物汤治之，以为血中有寒，寒得温而散，血自流通，经即如常。余谓不尽属寒，其中多有暗泄处，不可不知。暗泄者何？其人或常自汗不止，或夜多盗汗，或常流鼻血，或偶吐血，或多泄水，或饮食减少。如此之人，切不可照常通经、赶经法施治，当审其病而调之。

如其人当经期将至前四五日，常自汗出者，是气机上浮而不下降，汗出即血出也。察其是卫阳不固者，固之，如芪附汤、建中汤是也；察其系内有热伏，热蒸于外而汗出者，宜凉之，如益元散、生地四物之类治之。

若是盗汗，察其系阴盛隔阳于外，阳气不得藏，气机上浮，故盗汗出，法宜收纳，如封髓丹、潜阳丹之类；察其系血分有热，热蒸于外，盗汗亦作，法宜清润，如鸡子黄连汤之类。

若是鼻血、吐血，审是火旺，逼血外行，自有火形可征，法宜清凉，如桃仁、地黄、犀角汤之类；审是阳虚不能镇纳阴气，阴血上僭外越，自有阳虚病情可考，不得即为倒经而妄用通经凉血止血之方，惟有扶阳抑阴，温中

固土为准，如甘草干姜汤、潜阳、建中等汤。

若是时常泄水，饮食减少，多由元气下泄，阴血暗耗，法宜温中收固。况饮食减少，生化机微，天真之液不能如常流注，学者须知，切切不可见其经之后至，而即以通套等法施之。

其中尚有外感寒邪，闭束营卫气机，亦能使经期后至，可按六经提纲治之。更有经期将至，偶食生冷，或洗冷水，亦能使经期后至，须当细问明白，切不可粗心。

经来淋漓不断

按： 经来淋漓不断一证，有元气太虚，统摄失职者；有因冲任伏热，迫血妄行者。

因元气太弱者，或由大吐大泻伤中，或过服宣散克伐，或房劳忧思过度，种种不一，皆能如此。其人起居、动静、脉息、声音一切无神。法宜温固，如附子理中、黄芪建中、香砂六君之类。

因冲任伏热，热动于中，血不能藏，其人起居、动静、脉息、声音一切有神，法宜养阴清热，如黄连泻心汤、生地芩连汤之类。总要握其阴阳，方不误事。

经水来多而色紫成块

按： 经水紫色成块一证，诸书皆称火化太过，热盛极矣，多以凉血汤及生地四物加芩、连之类，法实可从，其病形定是有余可征。若无有余足征，而人见昏迷、困倦嗜卧、少气懒言，神衰已极，又当以气虚血滞，阳不化阴，阴凝，而色故紫，故成块。不得妄以清凉施之，法宜温固本元为主，如理中汤加香附、甘草干姜汤、建中汤之类，方不为害。总之，众人皆云是火，我不敢即云是火，全在有神、无神处仔细详情，判之自无差矣。

经水来少而色淡

按： 经水少而色淡一证，诸书皆称血虚，统以四物加人参汤主之，以为血虚者宜补其血。余谓此证，明是火化不足，阳衰之征。阳气健则化血赤，阳气微则化血淡；阳气盛则血自多，阳气衰则血自少，乃一定之理。法当扶阳以生血，即天一生水的宗旨，何得专以四物人参汤一派甘寒之品乎？此皆后人不识阴阳盈虚之妙，故有如此之说也。余见当以黄芪建中汤、当归补血汤加附子，或甘草干姜汤合补血汤，如此治此，方不误事。

经水将行而腹痛

按： 经水将行腹痛一证，诸书皆言血中有滞也，多用通滞汤及桃仁四物汤。余思此二方，皆是着重血中有滞也，如果属热滞，此二方固可治之；苟因寒邪阻滞，以及误食生冷，又当以温中行滞为主，无专以此二方为是。如此分处治去，庶不至误事。

经水行后而腹痛

按：经水行后腹痛一证，诸书皆云虚中有滞也，统以八珍汤加香附治之，亦颇近理。余思经后腹痛，必有所因，非外寒风冷之侵，必因内阳之弱，不概以气血两虚有滞为准，又当留心审察。如系外寒风冷，必有恶风、畏寒、发热、身痛，仍宜发散，如桂枝汤是也；若系内阳不足，则寒从内生，必有喜揉按、热熨之情，法宜温里，如附子理中加丁香、砂仁之类。余常治经后腹痛，其人面白唇淡者，以甘草干姜汤加丁香、官桂治之，或以补血汤加安桂治之，必效。

妇人经闭不行或四五十日，或两三月者是也

按：闭经一证，关系最重，诊视探问，必须留心。如诊得六脉迟涩不利者，乃闭之证。若诊得六脉流利，往来搏指，妊娠之兆，切切不可直口说出，先要问明何人，看丈夫在家否？如丈夫在家，称云敝内，他先请问，方可言说是喜，不是经闭。设或言寡居，或方言丈夫出外，数载未归；设或言室女，年已过大，尚未出阁，访问的确，审无痰饮证形［原书夹注：痰疾脉亦多滑利。］，虽具喜脉，切切不可说出，但云经闭。如在三两月内，不妨于药中多加破血耗胎之品，使胎不成，亦可以曲全两家祖宗脸面，亦是阴德；即服药不效而胎成者，是恶积之不可掩，而罪大之不可解也。倘一朝遇此，主家向医说明，又当暗地设法，曲为保全，不露主角，其功更大。设或室女，于归期促，不得不从权以堕之，不堕则女子之终身无依，丑声扬，则两家之面目何存？舍此全彼，虽在罪例，情有可原。自古圣贤，无非在人情、天理上体会轻重而已。

余思经闭不行，亦各有所因。有因经行而偶洗冷水闭者，有因将行而偶食生冷闭者，有因将行而偶忿气闭者，有因素秉中气不足，生化太微而致者，有因偶感风寒，闭塞而致者，不可不知。

因洗冷水而闭者，盖以经血之流动，全在得温以行，得寒而凝，理势然也。今得冷水以侵之，气机忽然闭塞，血液不流，法当温经，如麻黄附子细辛汤、阳旦汤，或补血汤加丁香、肉桂之类。

因食生冷而闭者，诚以天真之液如雾露之气，全赖中宫运转，血自流通。今为生冷停积中宫，闭其运转之机，血液故不得下降，法当温中，如理中汤加砂仁、丁香、肉桂，或甘草干姜汤加丁香、胡椒之类。

因忿气而闭者，盖以忿争则气多抑郁，抑郁则气滞而不舒，气不舒则血

不流，故闭，法宜理气舒肝为主，如小柴胡汤加香附、川芎、麦芽之类。

因素秉不足，生化太微而致者，盖以不足之人，多病，多痰，多不食，或多泄泻，或多汗出，元气泄多蓄少，不能如常应期而下。要知血注多，则下行之势易。血注少，则下行之势难。务宜看其何处病情为重，相其机而治之。或宜甘温，或宜辛温，或宜苦温，又当留意。

因外感风寒而闭者，按六经提纲治之，自然中肯。切不可一见经闭，即急于通经，专以四物加桃仁、红花、玄胡、香附、苏木、丑牛之类，胡乱瞎撞，为害非浅，学者宜知。

更有寡妇、室女经闭，要不出此，不过多一"思交不遂，抑郁"一层，终不外开郁行滞而已。

崩

按：崩证一条，有阳虚者，有阴虚者。

阳虚者何？或素秉不足，饮食不健；或经血不调，过服清凉；或偶感风寒，过于宣散；或纵欲无度，元气剥削。如此之人，定见起居、动静、言语、脉息、面色一切无神。元气太虚，不能统摄，阴血暴下，故成血崩，实乃脱绝之征，非大甘大温不可挽救，如大剂回阳饮、甘草干姜汤之类。切切不可妄以凉血止血之品施之。

因阴虚者何？夫阴之虚，由于火之旺，或忿怒而肝火频生，或焦思而心火顿起，或过饮醇醪而胃火日炽。如此之人，精神、饮食、动静、起居一切有余，缘以火邪助之也。火动于中，血海沸腾，伤于阳络，则妄行于上；伤于阴络，则妄行于下，卒然暴注，若决江河。急宜凉血清热以止之，如十灰散、凉血汤之类。切切不可妄用辛温，要知此刻邪火动极，俟火一去，即宜甘温甘凉以守之复之，又不可固执。须知血下既多，元气即损，转瞬亦即是寒，不可不细心体会。

带

按：带证一条，诸书言"带脉伤，发为带疾"，《宝产》云带下有三十六疾，《汇参》有赤白带、室女带下、胎前带下之别，《女科仙方》又分为五带，是就五色而立五方，亦颇近理。余常用其方，多获效验。余思万病不出乎阴阳，各家纷纷议论，究竟旨归无据，后人不得不直记其方也。余细思阳证十居五六，即湿热下注是也；阴证十居六七，即下元无火是也。

湿热注者何？或素喜辛燥、醇酒、椒姜，或素多忿怒、暴戾，或素多淫欲，摇动相火，合水谷之湿与脾之湿，流入下焦，时时下降，陆续不断，其形似带，故名之曰带。其人定多烦躁，精神、饮食不衰，脉必有神，其下之物多胶粘极臭者是也。法宜除湿清热为主，如葛根芩连汤，黄连泻心汤加茯苓、泽泻、滑石之类。

所谓下元无火者何？或素禀不足，而劳心太甚［原书夹注：则损心阳。］；或伤于食，而消导太过［原书夹注：则损脾胃之阳。］；或房事过度，而败精下流［原书夹注：则损肾阳。］。如此之人，定见头眩心惕、饮食减少、四肢无力，脉必两寸旺而两尺弱甚［原书夹注：浮于上而不潜于下。］，其下之物，必清淡而冷，不臭不粘。法宜大补元阳，收纳肾气，如潜阳丹加故纸、益智，回阳饮加茯苓、安桂，或桂苓术甘汤加附片、砂仁之类。

更有五色杂下，不必多求妙方，总以大温大甘收固元气为要。诸书所载，亦可择取。

求嗣约言

大凡中年无子之人，［原书眉批：知非氏曰：人之生也，性赋于天，命悬于地，各有善恶因缘以成报施，知非存而不论。］宜多积善功，夫妇好生保养节欲，果然精神安舒，百脉和畅，务于天癸至三日内，乘其子宫未闭，易于中鹄，当交媾际，夫妇二人彼此留神，勿将心放他去，如此施之，百发百中。切勿多蓄媵妾，以取败德丧身灭亡之祸。

妊娠

凡妇人经水不行，二三月内，腹中隐隐微微频动者，乃有喜之征。［原书眉批：知非氏曰：稳。］设或无频动者，可用验胎法以验之。验胎方，归、芎各三钱，为末，艾汤吞，吞后腹频动，有胎定无疑；若是腹不动，脉息细详求。亦有四五月始动者。

妊娠产后诸疾约言

按：妊娠已确，固说着重安胎；产后已毕，固说着重补养，此皆举世相传至要之语。余谓胎前、产后不必执此，当以认证去病为主。［原书眉批：知非氏曰：要。］认证去病之要，外感仍按定六经提纲病情，内伤仍握定阴阳盈缩为准，如此方不见病治病了。至于胎前产后，一切病证，亦当留心，如《万氏女科》《女科仙方》《女科心法》《汇参女科》《济阴纲目》皆当熟玩，以广见识。

小儿诸疾约言

按：小儿初生，只要安静，审无胎中受寒，无胎中受热，切不可用药以戕之，以伐生生之气。今人每每小儿下地，多用银花、黄连、大黄、钩藤、甘草，取其清胎毒，小儿少生疮癣。此说似近有理，究竟皆是婆婆经。此说省城最重，不知山野乡村小儿下地，大人常无药服，何况小儿，难道皆生疮，皆死亡了？但食乳之子，外感病多，饮食病少。设或有虚损病出，多半从母乳上来，审其阴阳之盈缩治之。食五谷之子，多半饮食，或是外感，按定病情治之。[原书眉批：知非氏曰：好。抽掣条中业已详论，故不复赘。]至于痘证，初发热，以调和营卫之气为主，桂枝汤是也；初现点，以升解发透、出透为主，升麻葛根汤是也；痘现齐，以养浆为主，理中汤是也；浆足疮熟，以收回为主，潜阳丹、封髓丹是也。此乃痘科首尾不易之法。至于坏证，如灰黑、平塌不起、空壳、无脓者，真元之气衰也，法宜回阳，白通汤、回阳饮是也；如紫红、顶焦、烦躁、口臭，气之有余，血之不足也，法宜清凉，如导赤散、凉血散、人参白虎、当归补血汤之类。

近来痘科，一见痘点，专以解毒、升散、清凉，如赤芍、生地、连翘、枳壳、银花、大力、黄芩、当归、麦冬、花粉、荆芥之类。不知痘证全在随机变换，当其初发热，气机勃勃向外，正宜应机而助之，以发透为妙。如以上药品，虽有升散，其中一派苦寒之品每多阻滞向外气机，以致痘不透发，酿出许多证候，非痘之即能死人，实药杀之也。

余每于痘出现点，只用二三味轻清之品，多见奇功，如升麻一二钱、葛根一二钱、虫退五六个、甘草一钱，即吐亦当服之。所谓吐者何？毒邪已壅于阳明，吐则毒邪发泄于外，故以轻清之品助其升腾之机，使其出透。若加苦寒阻之，危亡之道也。司命者，当留意于此，方不误人。

外科约言

外科者，疮科谓也。凡疮之生，无论发于何部，统以阴阳两字判之为准。[原书眉批：知非氏曰：妙。]

阴证，其疮皮色如常，漫肿微疼，疮溃多半清水、清脓、黄水、血水、豆汁水、辛臭水。其人言语、声音、脉息、起居、动静一切无神，口必不渴，即渴定喜滚饮，舌必青滑，大小便必自利。此皆由正本先虚，阳衰已极，不能化其阴滞，故凝而成疮；阴盛阳微，不能化阴血以成脓，故见以上病形。法宜辛甘化阳为主，化阳者，化阴气为阳气也，阴气化去，其正自复，脓自稠粘，疮自收敛而病即愈。初起无论现在何部，或以桂枝汤加香附、麦芽、附子调和营卫之气。佐香附、麦芽者，取其行滞而消凝也；加附子者，取其温经而散寒也。或麻黄附子细辛汤、阳旦汤皆可。疮溃而脓不稠，可用黄芪建中汤、附子理中汤。阴最盛者，可用回阳饮、白通汤，或黄芪、甜酒炖七孔猪蹄，羊肉生姜汤之类，皆可酌用。

阳证，其疮红肿痛甚，寒热往来，人多烦躁，喜清凉而恶热，大便多坚实，小便多短赤，饮食精神如常，脉息有力，声音响亮，疮溃多稠脓。此等疮最易治，皆由邪火伏于其中，火旺则血伤，法宜苦甘化阴为主，化阴者，化阳气为阴气也，阳气化去，正气自复，疮自收敛而病自愈。初起无论发于何部，或以桂枝汤倍白芍加香附、麦芽、栀子治之，或麻杏石甘汤，或人参败毒散加连翘、花粉之类。疮溃，可用当归补血汤加银花、生地、白芍之类，或补中益气汤加生地、银花之类，皆可用也。

总之，阴阳理明，法自我立，药自我施，不无妙处也。

更有一等真阳暴脱之征，其来骤然，无论发于何部，其疮痛如刀劈，忽然红肿，其色虽红，多含青色，人必困倦无神，脉必浮大中空，或大如绳，或劲如石，其唇口舌必青黑。务在脉息、声音、颜色四处搜求，便能识此等证候，切勿专在疮上讲究。凡此等证，每多旦发夕死，惟急于回阳收纳，庶可十中救二三。若视为寻常之疮治之，则速其死矣，可不慎欤？

知非氏曰：钦安先生性敏而巧，学博而优，运一缕灵思妙绪，贯诸名家之精义，不啻若自其口出，认证只分阴阳，活人直在反掌，高而不高，使人有门可入，可谓循循善诱矣。知非之评，乃一意孤行，空诸倚傍，恐词义多未精核，议论太涉放纵，然紫不能夺朱，郑不能乱雅，阅者谅之。

卷　三

伤寒溯源解

仲景为医林之祖，著《伤寒》一书，以开渡世津梁，揭出三阳三阴，包含乾坤二气之妙，后贤始有步趋。无奈相沿日久，注家日多，纷纷聚讼，各逞己见，舍本逐末，以至于今，故读《伤寒》书者寡矣，亦并不知"伤寒"何所取义也。取注《伤寒》者，亦只是照原文敷衍几句，并未道及《伤寒》宗旨，与万病不出《伤寒》宗旨，教后人何由得入仲景之门？余特直解之。夫曰伤寒者，邪伤于寒水之经也。太阳为三阳三阴之首，居于寒水之地，其卦为坎［原书夹注：阳为阴根。］，坎中一阳，［原书眉批：放之即在六合之中，卷之即在坎中一点，以坎中一点示气在血中，皆喻言也。］即人身立极真种子，至尊无二，故称之曰太阳，如天之日也。太阳从水中而出，子时一阳发动，真机运行，自下而上，自内而外，散水精之气于周身，无时无刻无息不运行也。故《经》云：膀胱者，州都之官，津液藏焉。"气化"二字乃《伤寒》书一部的真机。要知气化行于外，从皮肤、毛窍而出水气［原书夹注：水即阴，气即阳，外出是气上而水亦上也。］；气化行于内，从溺管而出水气［原书夹注：内出，是水降而气亦降也。］。外出者，轻清之气，如天之雾露也；内出者，重浊之气，如沟渠之流水也。

太阳之气也无乖，一切外邪无由得入。太阳之气偶衰，无论何节、何候中，不正之气干之［原书夹注：一年六气，即风、寒、暑、湿、燥、火。六气乃是正气，六气中不正之气，才是客气。六气，每司六十日有零，一年中三百六十日，而一年之事毕，循环之理寓矣。］，必先从毛窍而入，闭其太阳运行外出之气机，而太阳之经症即作，故曰伤寒。今人只知冬月为伤寒，不知一年三百六十日，日日皆有伤寒，只要见得是太阳经证的面目，即是伤寒也。太阳为六经之首，初为外邪所侵，邪尚未盛，正未大衰，此际但能按定太阳经施治，邪可立去，正可立复。因近来不按经施治，用药不当，邪不即去，正气日衰，邪气日盛，势必渐渐入内，故有传经不传腑、传腑不传经、二阳并病、三阳并病、两感为病、渐入厥阴，邪苟未罢，又复传至太阳。迁延日久，变证百出，邪盛正衰，酿成阴阳脱绝种种危候。

仲景立三百九十七法，一百一十三方，以匡其失而辅其正。邪在太阳经腑，则以太阳经腑之法治之；邪在阳明经腑，则以阳明经腑之法治之；邪在少阳经腑，则以少阳经腑之法治之；邪在太阴、少阴、厥阴，或从本化，或从中化，或从标化，按定标本中法治之。举伤寒，而万病已具；揭六经，明六气，而一年节候已赅。论客邪由外入内，剥尽元气，能令人死，步步立法，扶危为安，似与内伤无涉。不知外邪入内，剥削元气，乃是六经；七情由内而戕，剥削元气，毋乃非六经乎？不过外邪之感有传经之分，七情之伤无经腑之变。由外入内固有提纲，由内出外亦有考据，〔原书眉批：客邪由外入内，以升散清解，不使入内为要；元气由内出外，以温固而收纳，不使外出为要。只此两法，诚为度世金针。〕不过未一一指陈，未明明道破，总在学者深思而自得之。

余谓一元真气即太阳，太阳进一步不同，又进一步不同；退一步不同，退两步又不同。移步换形，移步更名，其中许多旨归。外感、内伤皆本此一元有损耳。最可鄙者，今人云：仲景之方，是为冬月伤寒立法，并非为内伤与杂证立法。试问：内伤失血、肺痿，有服甘草干姜汤而愈者否？呕吐、泄泻，有服理中汤而愈者否？抑郁肝气不舒，两胁胀痛，有服小柴胡而愈者否？夜梦遗精，有服桂枝龙牡汤而愈者否？肾脏不温，水泛为痰，有服真武汤而愈者否？寒湿腰痛，有服麻黄附子细辛汤而愈者否？少气懒言，困倦嗜卧，咳嗽，潮热，有服建中汤而愈者否？温病初起，有服麻杏石甘汤、鸡子黄连汤、四逆汤而愈者否？痢证，有服白头翁汤、桃花汤而愈者否？腹痛，吐泻，霍乱，有服理中汤、吴茱萸汤而愈者否？妇人经期、妊娠，有服桂枝汤而愈者否？痘证初起，有服桂枝汤、升麻葛根汤而愈者否？老人便艰涩，有服麻仁丸而愈者否？阳虚大便下血，有服四逆汤而愈者否？阴虚大便脓血，有服鸡子黄连汤而愈者否中？今人不体贴，只记时行几个通套方子，某病用某方倍某味，某病用某方减某味，如此而已。究其阴阳至理，全然莫晓；六经变化，罕有得知，愈趋愈下，不堪问矣。

附七绝一首：

伤寒二字立津梁，六气循环妙理藏，不是长沙留一线，而今焉有作医郎？

问曰：冬伤于寒，春必病温，其故何也？

夫曰冬伤于寒者，伤于太阳寒水之气也。冬令乃阳气潜藏，正天一生水之际。少年无知，不能节欲，〔原书眉批：节欲二字，不专指房劳，兼一切耗神、耗气之事。] 耗散元精 [原书夹注：元精即天一。]，元精一耗 [原书夹注：冬不藏精也。]，不能化生真水，即不能克制燥金之气，故当春之际，温病立作 [原书夹注：二月属卯，卯酉，阳明燥金主事。]。苟能封固严密 [原书夹注：指冬能藏精者。]，元精即能化生真水，而燥金自不敢横行无忌，春即不病温矣。此刻辛温固本之药未可遽施，当从二日传经之法治之，未为不可。虽然如此，又当细求，而清凉之品亦不可妄用。病人虽现大热、口渴饮冷、谵语，又当于脉息、声音之有神、无神，[原书眉批：无神非温，有神乃是。] 饮冷之多寡，大便之实与不实，小便之利与不利。有神者，可与麻杏石甘汤；无神者，可用回阳收纳之法治之，庶不致误人性命也。

辨温约言

今人于春令偶感外邪，发热、身疼、口渴饮冷、汗出、谵语、便闭、恶热等情，举世皆云温病，动用达原饮、三消饮、升解散、三黄石膏、大小承气、普济消毒散种种方法。余思此等施治，皆是治客邪 [原书眉批：客邪二字，春为风客，夏为火客，夏为湿客，按六气候可。] 由太阳而趋至阳明，伏而不传，渐入阳明之里，以此等法治之，实属妥贴，切切不可言温，但言风邪伤了太阳，由太阳趋至阳明。风为阳邪，合阳明之燥热，化为一团热邪，热盛则伤阴，故现气实、脉实、身轻、气粗，只宜清凉、滋阴、攻下等法。至于温病，乃冬不藏精，根本先坏，这点元气随木气发泄，病情近似外感，粗工不察，治以发散清凉，十个九死。

余业斯道三十余年，今始认得病情形状与用药治法，一并叙陈。病人初得病，便觉头昏，周身无力，发热而身不痛，口不渴，昏昏欲睡，舌上无苔，满口津液，而舌上青光隐隐；即或口渴，而却喜滚，即或饮冷，而竟一二口；即或谵语，而人安静闭目；即或欲行走如狂，其身轻飘无力；即或二便不利，倦卧，不言不语；即或汗出，而声低息短；即或面红，而口气温和；六脉洪大，究竟无力；即或目赤咽干，全不饮冷，大便不实，小便自利。即服清凉，即服攻下，即服升解，热总不退，神总不清。只宜回阳收纳，方能有济。余经验多人，一见便知，重者非十余剂不效，轻者一二剂可了。惜乎世多畏姜、附，而信任不笃。独不思前贤云"甘温能除大热"，即是为元气外越立法，即是为温病立法。

今人不分阴阳病情相似处理会，一见发热，便云外感，便用升解；一见发热不退，便用清凉、滋阴、攻下；一见二便不利，便去通利。把人治死，尚不觉悟，亦由其学识之未到也。

兹再将阴虚、阳虚病情录数十条，以与将来。

辨认邪盛热炽血伤病情

干呕不止

病人二三日，发热不退，脉息、声音一切有神，干呕不止者，此热壅于阳明也。法宜解肌清热。

张目谵语

病人四五日，发热恶热，烦躁不宁，张目不眠，时而妄言，脉健者，此热邪气盛，气主上升，故张目不眠，谵语频临，属邪热乘心而神昏也。法宜清热，热清而正复，张目谵语自已。若瞑目谵语，脉空无神，又当回阳，不可养阴。

口渴饮冷不止

病人六七日，发热不退，脉洪有力，饮冷不止者，此邪热太甚，伤及津液也。法宜灭火存阴为主。

大汗如雨

病人或六七日，发热，汗出如雨，脉大有力，口臭气粗，声音洪亮，口渴饮冷，此乃热蒸于内，胃火旺极也。法宜急清肌热。此有余之候，并非久病亡阳可比。

舌苔干黄，烦躁不宁

病人或七八日，发热不退，舌苔干黄，烦躁不宁，脉健身轻，肠胃已实，此胃火太甚，津液将枯，急宜滋阴攻下为主。

狂叫不避亲疏

病人或八九日，发热不退，气粗，身轻，脉健，狂叫，目无亲疏，弃衣奔走，此邪火旺极，乱其神明，神无所主也。急宜清凉攻下，灭去邪火，不可迟延。

二便不利

病人或七八日，发热恶热，烦躁不宁，口渴饮冷，脉健，身轻，二便不利，此邪热伤阴，血液不能滋润沟渠，通体皆是一团邪火，急宜攻下，不可迟延。

鼻如煤烟

病人或八九日，发热不退，烦躁，饮冷，胸满不食，口臭气粗，忽现鼻如煤烟，此由邪火旺极，炎薰于上也，急宜攻下。

肛门似烙

病人或十余日，发热不退，脉健，气粗，烦躁不宁，饮水不已，自觉肛门似烙，此邪热下攻于大肠，真阴有立亡之势，急宜攻下，不可因循姑惜。

小便涓滴作痛

病人或八九日，发热恶热，烦渴饮冷，舌黄而芒刺满口，脉健，身轻，小便涓滴痛者。此邪热下趋小肠，结于膀胱也。急宜清热利水。

食入即吐

病人发热恶热，口臭气粗，脉健，食入即吐者，此是邪热伏于胃口，阻其下行之机，热主上升，此刻邪热为祟，升多降少，故食入即吐。急宜攻其邪火，邪火一灭，食自能下矣。

昏沉不省人事

病人或八九日，身热不退，气粗，舌干，小便短赤，大便极黄而溏，或清水、血水，脉健有力，或脉细如丝，或四肢厥逆，人虽昏沉，其口气蒸手，舌根必红活，即舌黑起刺，此是邪热入里，伏于其内，急宜攻下清里，切不可妄用辛温。

日晡发热饮冷，妄言鬼神

病人或八九日、十余日，外邪未解，入于里分，身虽发热，日晡更甚，饮冷不已，妄言鬼神。此是热甚伤血，神昏无主，急宜养血滋阴。并非阴火上腾，元气外越可比。

呃逆不止

病人或八九日，发热不退，口渴转增，饮水不辍，忽见呃逆连声，此由邪热隔中，阻其交通之气机也，法宜攻下。

鼻血如注

病人发热烦躁，二便不利，口臭气粗，忽见鼻血如注，发热更甚者，此由邪火太甚，逼血妄行也，法宜清热攻下，苟血出而热退便通，又是解病佳兆。

斑疹频发

病人发热不退，烦躁不宁，饮冷，气粗，脉健，声洪，烦渴饮冷，人时恍惚，干咳不已，吐涎胶粘，此乃火旺津枯，热逼于肺，宜润燥、清金、泻火为要。

喉痛厥逆

病人或八九日，发热不退，或不身热，脉健，身轻，口气极热，小便短赤，神气衰减，肌肤干粗，忽见喉痛厥逆，此邪入厥阴，热深厥深，上攻而为喉痹是也。急宜清润、泻火、养阴为主。

脓血下行不止

病人或八九日，身热不退，或身不热，时而烦渴，时而厥逆，烦躁不宁，此厥阴邪热，下攻于肠也。法宜清火养阴为主。

皮毛干粗

病人或七八日，发热不退，或身不热，必烦气衰，小便短而咽中干，忽见皮肤干粗，毛发枯槁，此邪火伤阴，血液失运，急宜泻火养阴为主。

筋挛拘急

病人或七八日，或十余日，发热不退，或不身热，烦渴咽干，小便短赤，恶热喜冷，忽然四肢拘急不仁，此由邪火伤阴，血液不荣于筋，故见拘急，法宜滋阴泻火为主。

阴囊如斗

病人或十余日，身热未退，或不身热，脉健，身轻，心烦，口渴，声音洪亮，忽见阴囊红肿，其大如斗，疼痛异常，此热邪下攻宗筋，宗筋之脉，贯于阴囊，急宜泻火、养阴、滋肝为主。

周身红块

病人身热，脉健，烦躁不宁，忽现周身红块，痛痒异常，此是邪热壅于肌肉也，宜解肌、清热泻火为主。

身冷如冰，形如死人

病人八九日，初发热，口渴饮冷，二便不利，烦躁谵语，忽见身冷如水，形如死人，此是热极内伏，阳气不达于外，证似纯阴。此刻审治，不可粗心，当于口气中求之，二便处求之。余经验多人，口气虽微，极其蒸手，舌根红而不青，小便短赤，急宜攻下，不可因循姑惜，切切不可妄用姜、附。

头面肿痛

病人二三日，头面肿痛，此邪热壅于三阳也。急宜宣散清热为主。

以上数十条，略言其概。其中尚有许多火证情形，有当用甘寒养阴法者，有当用苦寒攻下存阴法者，有当用清凉滋阴法者，有当用利水育阴法者，有当用润燥救阴法者，有当用甘温回阳救阴法者，种种不一，全在临时变通。总之，正气生人，邪气死人，用养阴等法皆为阳证邪火立说，而非为阴气上腾之阴火立说。当知阳证邪火，其人脉息、声音一切有神；若阴气上腾之阴火，脉息、起居一切无神，阴象全具。此乃认证关键，不可不知。

辨认阴盛阳衰及阳脱病情

头痛如劈

素禀阳虚之人，身无他苦，忽然头痛如劈，多见唇青、爪甲青黑，或气上喘，或脉浮空，或劲如石。此阳竭于上，急宜回阳收纳，十中可救四五。

目痛如裂

察非外感，非邪火上攻，或脉象与上条同，病情有一二同者，急宜回阳，若滋阴解散则死。

耳痒欲死

审无口苦咽干、寒热往来，即非肝胆为病。此是肾气上腾，欲从耳脱也，必有阴象足征，急宜回阳收纳。

印堂如镜

久病虚极之人，忽然印堂光明如镜，此是阳竭于上，且夕死亡之征。若不忍而救之，急宜大剂回阳收纳，光敛而饮食渐加，过七日而精神更健者，即有生机，否则未敢遽许。

唇赤如朱

久病虚极之人，无邪火可征，忽见唇赤如朱，此真阳从唇而脱，且夕死亡之征，急服回阳，十中可救二三。

两颧发赤

久病与素秉不足之人，两颧发赤，此真元竭于上也，急宜回阳收纳，误治则死。

鼻涕如注

久病虚极之人，忽然鼻涕如注，此元气将脱，且夕死亡之征，急宜回阳收纳，或救一二。

口张气出

久病虚极之人，忽见口张气出，此元气将绝，且夕死亡之征，法在不治。

若欲救之，急宜回阳收纳，以尽人事。

眼胞下陷

久病之人，忽见眼胞下陷，此五脏元气竭于下也，旦夕即死，法在不治。若欲救之，急宜大剂回阳，十中或可救一二。

白眼轮青

久病虚损之人，忽见白晴青而人无神，此真阳衰极，死亡之征，急宜回阳，十中可救五六。

目肿如桃

久病与素秉不足之人，忽见目肿如桃，满身纯阴，并无一点邪火、风热可验，此是元气从目脱出，急宜回阳收纳，可保无虞。

目常直视

久病虚极之人，忽见目常直视，此真气将绝，不能运动，法在死例。若欲救之，急宜回阳，或可十中救一二。

目光如华

久病与素秉不足之人，目前常见五彩光华，此五脏精气外越，阳气不藏，亦在死例。急宜回阳收纳，十中可救五六。

面色光彩

久病虚损之人，忽见面色鲜艳，如无病之人，此是真阳已竭于上，旦夕死亡之客。若欲救之，急宜回阳，光敛而神稍健，过七日不变者，方有生机，否则不救。

面如枯骨

久病虚极之人，忽见面如枯骨，此真元已绝，精气全无，旦夕死亡之征，可预为办理后事。急服回阳，十中或可救得一二。

面赤如朱、面赤如瘀、面白如纸、面黑如煤、面青如枯草

久病虚极之人，并无邪火足征，忽见面赤如朱者，此真阳已竭于上也，法在不治，惟回阳一法，或可十中救一二。更有如瘀、如纸、如煤、如枯草之类，皆在死例，不可勉强施治。

齿牙血出

素秉阳虚之人，并无邪火足征，阴象全具，忽见满口齿牙血出，此是肾中之阳虚，不能统摄血液，阴血外溢，只有扶阳收纳一法最妥。若以滋阴之

六味地黄汤治之，是速其危也。

牙肿如茄

凡牙肿之人，察其非胃火、风热，各部有阴象足征，此是元气浮于上而不潜藏，急宜回阳收纳封固为要，若以养阴清火治之，是速其亡也。

耳肿不痛

凡耳肿之人，其皮色必定如常，即或微红，多含青色，各部定有阴象足征，急宜大剂回阳，切勿谓肝胆风热，照常法外感治之，是速其死也。

喉痛饮滚

凡喉痛饮滚之人，必非风热上攻，定见脉息、声音一切无神，阴象毕露，急宜回阳之药冷服以救之，其效甚速，此是阳浮于上，不安其宅，今得同气之物以引之，必返其舍。若照风热法治之，是速其危矣。

咳嗽不已

久病与素秉不足之人，或过服清凉发散之人，忽然咳嗽异常，无时休息，阴象全具，此是阴邪上干清道，元阳有从肺脱之势，急宜回阳祛阴，阳旺阴消，咳嗽自止。切不可仍照滋阴与通套治咳嗽之上方治之，若畏而不回阳，是自寻其死也。

气喘唇青

久病与素秉不足之人，忽见气喘、唇青，乃是元气上浮，脱绝之征，法在难治，急宜回阳降逆收纳，俟气喘不作，唇色转红，方有生机。苟信任不专，听之而已。

心痛欲死

凡忽然心痛欲死之人，或面赤，或唇青，察定阴阳，不或苟且。如心痛，面赤，饮冷，稍安一刻者，此是邪热犯于心也，急宜清火；若面赤而饮滚，兼见唇舌青光，此是寒邪犯于心也，急宜扶阳。

腹痛欲绝

凡腹痛欲死之人，细察各部情形，如唇舌青黑，此是阴寒凝滞，阳不运行也，急宜回阳；如舌黄气粗，二便不利，周身冰冷，此是热邪内攻，闭其清道，急宜宣散通滞，如今之万应灵通丸，又名兑金丸，又名灵宝如意丸，又名川督普济丸，又名玉枢万灵丹，一半吹鼻，一半服，立刻见效，不可不知也。

肠鸣泻泄

凡久病与素秉不足之人，有肠鸣如雷，泄泻不止者，此乃命门火衰，脏寒之极，急宜大剂回阳，若以利水之药治之，必不见效。余曾经验多人。

大便下血

凡久病与素秉不足之人，忽然大便下血不止，此是下焦无火，不能统摄，有下脱之势，急宜大剂回阳，如附子理中、回阳饮之类。

小便下血

此条与上"大便下血"同，余曾经验多人，皆是重在回阳，其妙莫测，由其无邪热足征也。

精滴不已

大凡好色之人与素秉不足之人，精常自出，此是元阳大耗，封锁不密，急宜大剂回阳，交通水火为主。余尝以白通汤治此病，百发百中。

午后面赤

凡午后面赤，或发烧，举世皆谓阴虚，不知久病与素秉不足之人，阳气日衰，不能镇纳其阴，阴邪日盛，上浮于外；况午后正阴盛时，阳气欲下潜藏于阴中，而阴盛不纳，逼阳于外，元气升多降少，故或现面赤，或现夜烧。此皆阴盛之候，若按阴虚治之，其病必剧。余常以回阳收纳，交通上下之法治之，百发百中。

身痒欲死

久病与素秉不足之人，身忽痒极，或通身发红点，形似风疹，其实非风疹。风疹之为病，必不痒极欲死，多见发热、身疼、恶寒、恶风；若久病、素不足之人，其来者骤，多不发热、身疼，即或大热，而小便必清，口渴饮滚，各部必有阴象足征，脉亦有浮空、劲急如绳可据，此病急宜大剂回阳收纳为要。若作风疹治之，速其亡也。

大汗如雨

久病与素秉不足之人，忽然大汗如雨，此亡阳之候也。然亦有非亡阳者。夫大汗如雨，骤然而出，片刻即汗止者，此非亡阳，乃阴邪从窍而出，则为解病之兆。若其人气息奄奄，旋出而身冷者，真亡阳也，法则不治。若欲救之，亦只回阳一法。然阳明热极，热蒸于外，亦有大汗如雨一条，须有阳症病情足征。此则阴象全具，一一可考。

大汗呃逆

久病与素秉不足之人，与过服克伐清凉之人，忽然大汗呃逆，此阳亡于外，脾肾之气绝于内，旦夕死亡之征也，急宜回阳降逆。服药后，如汗止，呃逆不作，即有生机。若仍用时派止汗之麻黄根、浮小麦，止呃之丁香、柿蒂，未有不立见其死者也。

身热无神

久病与素秉不足之人，或偶劳心，忽见身大热而不疼，并无所苦，只是人困无神，不渴不食，此是元气发外，宜回阳收纳，一剂可愈。若以为发热，即照外感之法治之，是速其危也，世多不识。

吐血身热

凡吐血之人，多属气衰，不能摄血。吐则气机向外，元气亦与之向外，故身热，急宜回阳收纳为主。切不可见吐血而即谓之火，以凉剂施之。

大吐身热

《经》云：吐则亡阳。吐属太阴，大吐之人，多缘中宫或寒，或热，或食阻滞。若既吐已，而见周身大热，并无三阳表证足征，此属脾胃之元气发外，急宜收纳中宫元气为主。切不可仍照藿香正气散之法治之。余于此证，每以甘草干姜汤加砂仁，十治十效。

大泄身热

久病与素秉不足之人，忽然大泄，渐而身大热者，此属阳脱之候。大热者，阳竭于上；大泄者，阴脱于下。急宜温中收纳为主。切不可一见身热，便云外感；一见大泄，便云饮食。若用解表、消导、利水，其祸立至，不可不知。

午后身热

《经》云：阴虚生内热。是指邪气旺而血衰，并非专指午后、夜间发热为阴虚也。今人全不在阴阳至理处探取盈缩消息，一见午后、夜间发热，便云阴虚，便云滋水。推其意，以为午后属阴，即为阴虚，就不知午后、夜间正阴盛之时，并非阴虚之候；即有发热，多属阴盛隔阳于外，阳气不得潜藏、阳浮于外，故见身热。何也？人身真气从子时一阳发动，历丑、寅、卯、辰、巳，阳气旺极；至午、未、申、酉、戌、亥，阳衰而下潜藏。今为阴隔拒，不得下降，故多发热。此乃阴阳盛衰，元气出入消息，不可不知也。余于此证，无论夜间、午后烧热，或面赤，或唇赤，脉空，饮滚，无神，即以白通汤治之，屡治屡效。

皮毛出血

久病与素秉不足之人，忽见皮毛出血，此乃卫外之阳不足，急宜回阳收纳，不可迟延。

阴囊缩入

久病与素秉不足之人，忽然囊缩、腹痛，此厥阴阴寒太甚，阳气虚极也，急宜回阳。或用艾火烧丹田或脐中，或以胡椒末裹塞脐中，用有力人口气吹入腹中，痛止即止，亦是救急妙法。

两脚大烧

久病与素秉不足之人，或夜卧、或午后两脚大烧，欲踏石上，人困无神，此元气发腾，有亡阳之势，急宜加阳收纳为主，切不可妄云阴虚而用滋阴之药。

两手肿热

凡素秉不足之人，忽然两手肿大如盂，微痛微红，夜间、午后便烧热难忍，此阴盛逼阳，从手脱也，急宜回阳收纳为主。

两乳忽肿

凡素秉不足之人，忽然两乳肿大，皮色如常，此是元气从两乳脱出，切勿当作疮治，当以回阳收纳为主。

疮口不敛

凡疮口久而不敛，多属元气大伤，不能化毒生肌，只宜大剂回阳，阳回气旺，其毒自消，其口自敛。切忌养阴清凉，见疮治疮。

痘疮平塌

凡痘疮平塌，总原无火，只宜大剂回阳，切不可兼用滋阴。

肛脱不收

凡素秉不足之人，或因大泄，或因过痢，以致肛脱不收，此是下元无火，不能收束，法宜回阳，收纳肾气。或灸百会穴，亦是良法。

小便不止

久病与素秉不足之人，忽见小便日数十次，每来清长而多，此是下元无火也，急宜回阳，收纳肾气，切不可妄行利水。

腹痛即泄

久病与素秉不足之人，多有小腹一痛，立即泄泻，或溏粪，日十余次，此属下焦火衰，阴寒气滞，急宜回阳。切不可专以理气分利为事。

身疼无热

久病与素秉不足之人，忽见身疼，而却不发热者，是里有寒也，法宜温里。但服温里之药，多有见大热、身疼甚者，此是阴邪溃散，即愈之征，切不可妄用清凉以止之。

身热无疼

久病与素秉不足之人，与服克伐宣散太过之人，忽见身热，而却无痛苦，并见各部阴象足征，此是阳越于外也，急宜回阳收纳，不可妄用滋阴、升散。

身冷内热

久病与素秉不足之人，身外冷而觉内热难当，欲得清凉方快，清凉入口，却又不受，舌青滑而人无神，二便自利，此是阴气发潮，切不可妄用滋阴清凉之品，急宜大剂回阳，阳回则阴潮自灭。若果系时疫外冷内热之候，其人必烦躁，口渴饮冷，二便不利，人必有神，又当攻下，回阳则危。

身热内冷

久病之人，忽见身大热而内冷亦甚，叠褥数重，此是阳越于外，寒隔于内，急宜回阳，阳气复藏，外自不热，内自不冷。切不可认作表邪，若与之解表，则元气立亡。此等证多无外感足征，即或有太阳表证，仍宜大剂回阳药中加桂、麻几分，即可无虞。

身重畏冷

久病与素秉不足之人，忽见身重、畏冷者，此是阴盛而阳微也，急宜回阳。

身强不用

久病与素秉不足之人，与过服克伐宣散之人，忽然身强不用，此是真阳衰极，阳气不充，君令不行，阴气旺甚，阻滞经脉，宜大剂回阳，阳旺阴消，正气复充，君令复行，其病自已。世人不识，多以中风目之，其用多以祛风，每每酿成坏证，不可不知也。

脚轻头重

久病与素秉不足之人，人忽见脚轻头重，此是阴乘于上，阳衰于内也，急宜回阳，收纳真气，阳旺阴消，头重不作，便是生机。

脚麻身软

久病与素秉不足之人，多有脚麻、身软者，此是阳气虚甚，不能充周，急宜甘温扶阳，阳气充足，其病自已。

气喘脉劲

久病之人，忽见气喘脉劲，此阳竭于上，且夕死亡之候，急急回阳，十中可救一二。但非至亲，切切不可主方，即主方亦必须批明，以免生怨。切不可见脉劲而云火大，便去滋阴降火。

吐血脉大

凡吐血之人，忽见脉来洪大，此阳竭于上，危亡之候也。今人动云"吐血属火，脉大属火"，皆是认不明阴阳之过也。［原书眉批：人能知得血是水，气是火，便知得滋阴之误，姜、附之效也。］

虚劳脉动

凡虚损已极之人，脉象只宜沉细。若见洪大细数，或弦，或紧，或劲，或如击石，或如粗绳，或如雀啄、釜沸，皆死亡之候，切切不可出方。果系至亲至友，情迫不已，只宜大甘大温以扶之，苟能脉气和平，即有生机。切切不可妄用滋阴，要知虚损之人多属气虚，所现证形多有近似阴虚，其实非阴虚也。余尝见虚损之人，每每少气懒言，身重嗜卧，潮热而口不渴，饮食减少，起居、动静一切无神，明明阳虚，并未见一分火旺阴虚的面目。

近阅市习，一见此等病情，每称为阴虚，所用药品多半甘寒养阴，并未见几个胆大用辛温者，故一成虚劳，十个九死。非死于病，实死于药；非死于药，实死于医。皆由医家不明阴阳至理，病家深畏辛温，故罕有几个得生，真大憾也。

以上数十条，揭出元气离根，阳虚将脱危候，情状虽异，病源则一。学者苟能细心体会，胸中即有定据，一见便知，用药自不错乱，虽不能十救十全，亦不致误人性命。但病有万端，亦非数十条可尽，学者即在这点元气上探求盈虚、出入、消息，虽千万病情，亦不能出其范围。余更一言奉告，夫人身三百六十骨节，节节皆有神，节节皆有鬼，神者，阳之灵，气之主也［原书夹注：此言节节皆正气布护。］；鬼者，阴之灵，血之主也［原书夹注：此言节节皆真阴布护，故前贤云"鬼神塞满宇宙"，宇宙指天地，指人身也。］。无论何节出现鬼象［原书夹注：即阴邪也。］，即以神治之［原书夹注：神，阳也，火也，气也。以阳治阴，即益火之源以消阴翳，即扶南泻北之意，即补火治水义。用药即桂、附、姜、砂一派是也]。无论何节现出邪神为殃［原书夹注：言邪神者，明非即正气之盛，指邪气之盛，邪气即邪火也。乾坤以正气充塞，正气不能害人，邪气始能害人，故曰邪神]，又可以鬼伏之［原书夹注：鬼，阴也，血也，水也。邪神，邪火也。鬼伏神，即以水治火，滋阴降火。用药即三黄石膏、大小承气一派是也。今人动云滋阴降火，皆是为邪火伤阴立说，并未有真正阴虚；即谓阴虚，皆阳虚也。何则？阴阳本是一气，不可分也，故《经》云"气旺则血旺，气衰则血衰；气升则血升，气降则血降；气在则血在，气亡则血亡"。明得此理，便知天一生水之旨归，甘温、辛温回阳之妙谛]。学者不必他处猜想，即于鬼神一语，领会通身阴阳，用药从阴、从阳法度，认得邪正关键，识得诸家错误，便可超人上乘，臻于神化。

辨脉切要

浮脉主风　洪脉主火　实脉主热　数脉主热　紧脉主寒　滑脉主痰　沉脉属阴　迟脉属寒　细脉不足　微脉不足　虚脉不足　弱脉不足

以上脉象，诸书言浮主风也，洪与实、数、紧、滑主火、主热、主寒、主痰也。余谓浮脉未可遽为风，洪、实、数、紧、滑未可遽概为火、为热、为寒、为痰也，沉、迟、细、微与虚、弱亦未可遽概为阴、为寒、为不足、为虚损也。

要知外感脉浮，而病现头疼身痛、发热恶风、自汗、鼻筑流清，始可以言风也；若内伤已久，元气将脱之候，脉象亦浮，犹得以风言之乎？洪、大、实、数之脉，而病现发热恶热、烦躁、口渴饮冷、谵语、口臭气粗、二便闭塞之类，始可以言火、言热也；若内伤已久，元气将脱之候，脉象有极洪、极长、极实、极数、极劲之类，又尚得以时行火热证言之乎？紧寒、滑痰之脉，而病现身疼、发热畏寒，与吐痰不休之类，始可言寒邪、痰湿也；若内伤已久，元气将脱之候，脉象亦有极紧、极滑之形，又尚得以寒、痰目之乎？沉、迟、细、微、虚、弱之脉，而病现面白唇青、少气懒言、困倦嗜卧之类，乃可以言不足，言虚寒，言阴阳两伤；若外邪深入，协火而动，闭其清道，热伏于中，阳气不达于四末，四肢冰冷，惟口气蒸手，小便短赤而痛，此为阳极似阴，又尚得以气血虚损言之乎？

总之，脉无定体，认证为要，阴阳内外，辨察宜清。虽二十八脉之详分，亦不过资顾问已耳。学者苟能识得此中变化，便不为脉所囿矣。

切脉金针

夫脉者，气与血浑而为一者也。其要在寸口 [原书夹注：百脉皆会于此。]，其妙在散于周身，随邪之浅深、脏腑之盛衰、人性之刚柔、身体之长短、肌肉之肥瘦、老幼男女之不同，变化万端。其纲在浮、沉、迟、数，其妙在有神、无神 [原书夹注：即有力、无力也。]。有神、无神者，即盈缩机关，内外秘决。他如浮、洪、长、大、数、实，皆为盈，为有余之候，果病情相符，则为脉与病合，当从有余立法施治；如脉虽具以上等象，而病现不足已极，则为脉不合病，当舍脉从病，急宜扶其不足，培其本源，切勿惑于浮风、洪火之说。若按浮风、洪火治去，则为害非浅。沉、迟、细、微、虚、弱皆为缩，为不足，果病情相符，则为脉与病合，当照不足立法施治；如脉虽具以上等象，而病现有余以极，又当舍脉从病，切勿惑于沉、迟、细、微为虚损。若按虚损治去，则为祸不浅。余恒曰：一盈一缩，即阴阳旨归，万病绳墨，切脉知此，便易认证，庶不为脉所囿矣。

相舌切要

舌上白苔

病人虽舌现白苔，并未见头疼身痛、发热恶寒、恶热等情，切不可认为表证，认为瘟证。当于脉息、声音、起居、动静有神无神处探求病情，自有着落，切切不可猛浪。如果有表证足征，始可照解表法施治。

舌上黄苔

病人虽舌现黄苔，无论干黄色、润黄色、老黄色、黑黄色，并未见口渴饮冷、烦躁、恶热、便闭等情，切不可便谓火旺热极，当于"阳虚，真气不上升"处理会，病情上理会，治法即在其中。如果见便闭、口臭气粗、身轻恶热、心烦、饮冷、精神有余等情，便当攻下，不可迟延。

舌上黑苔

病人虽舌现黑苔，无论干黑色、青黑色、润黑色，虽现阴象，切不可即作阴证施治。如其人烦躁、口渴饮冷、恶热身轻、气粗口臭、二便闭结，即当攻下，不可迟延；如其人安静懒言、困倦、不渴不食、二便自利，即当回阳，不可迟延。

舌上红黑色、舌上润白苔、舌根独黄色、舌上白黄色、舌上黄芒刺、舌尖独青色、舌上黑黄色、舌上黑芒刺、舌根独黑色、舌上青黄色、舌上白芒

刺、舌尖惨红色、舌上粉白苔、舌上青红色、舌心独黄色、舌上干白苔、舌上淡黄色、舌边独白色、舌裂而开瓣、

舌如猪腰色

舌之分辨，实属繁冗，亦难尽举。姑无论其舌之青、黄、赤、白、黑、干润、燥裂、芒刺满口、红白相间、黄黑相兼，统以阴阳两字尽之矣。是阴证则有阴象足征，是阳证则有阳证可凭，识得此旨，则不专以舌论矣。诸书纷纷论舌，言某舌当某药，某舌当某方，皆是刻舟求剑之流，不可为法。学者务于平日先将阴阳病情真真假假熟悉胸中，自然一见便知，亦是认证要着。

万病一气说

病有万端，发于一元。一元者，二气浑为一气者也。一气盈缩，病即生焉，有余即火，不足即寒。他如脉来洪大，气之盈也；脉来数实，脉来浮滑，气之盈也，间亦不足［原书夹注：脉来洪大、数实、浮滑，乃邪实火盛，此为有余；久病暴脱，亦有此脉象，不可不知。］。脉来迟细，气之缩也；脉来短小，脉来虚弱，气之缩也，间亦有余［原书夹注：脉来迟细、短小、虚弱，皆为不足。若温病热极脉伏，亦有此脉，不可不知。］。脉来劈石，脉来鱼尾，脉来雀啄，脉来釜沸，脉来掉尾，脉来散乱，气之绝也。

推之，面色如珠，气盈之验，亦有缩者［原书夹注：素平面赤，不作病看。新病面赤、恶热，则为邪实火旺；久病无神虚极之人而面赤，则为阳竭于上，脱绝之候，色如鸡冠者吉，色如瘀血者死。］；面青有神，气盈之验，亦有缩者［原书夹注：素平面青有神，不作病看。有病而始面青，则为肝病。有神主肝旺，无神主肝虚。色如翠羽者吉，色如枯草者凶。］；面白有神，气盈之验，亦有缩者［原书夹注：素平面白，不作病看。有病而始见面白者，方以病论。白而有神，肺气尚旺；白而无神，肺虚之征。白如猪膏者吉，色如枯骨者危。］；面黄有神，气盈之验，亦有缩者［原书夹注：素平面黄，不作病看。有病而始面黄，方以病论。黄而有神，胃气之盛；黄而无神，气弱之征。黄而鲜明者吉，黄如尘埃色者凶。］；面黑有神，气盈之验，亦有缩者［原书夹注：素平面黑，不作病看。有病而始面黑，方以病论。黑而有神，肾气尚旺；黑而无神，肾气衰弱。黑如乌羽者吉，色如炭煤者危。］。此论五色之盛衰，其中尚有生克。额属心，而黑气可畏。鼻属土，而青色堪惊；颏下黄而水病，腮左白而肝伤，腮右赤兮火灼，唇上黑兮水泆。气色之变化多端，明暗之机关可据。

至若审音察理，五音细详［原书夹注：五音指宫、商、角、徵、羽，以应人身五脏也。］。声如洪钟，指邪火之旺极［原书夹注：素来音洪，不作病看；有病而始见声洪，则为邪实火旺，法宜泻火为主。］；语柔而细，属正气之大伤［原书夹注：素来声细，不作病看；有病而始见声低息短，则为不足。］；忽笑忽歌，心脾之邪热已现［原书夹注：笑主心旺，歌主脾旺。］；或狂或叫，阳明之气实方张［原书夹注：狂叫乃胃热极。］；瞑目而言语重重，曰神曰鬼［原书夹注：瞑目而妄言鬼神，是正气虚极，神不守舍也。］；张目而呼骂叨叨，最烈最横［原书夹注：肝火与心胃邪旺，其势有不可扑灭。］。

曰饮食，曰起居，也须考证。食健、力健，言气之盈；食少、力少，本气之缩。饮冷、饮滚兮，阴阳之形踪已判；好动、好卧兮，虚实之病机毕陈。

至于身体，更宜详辨。肌肉丰隆，定见胃气之旺；形瘦如柴，已知正气之微。皮肤干润，判乎吉凶；毛发脱落，知其正败。

要知风气为殃，春温之名已播；火气作祟，暑热之号已生；湿气时行，霍乱之病偏多；燥气行秋，疟痢之病不少；又乃冬布严寒，伤寒名著。一年节令，病气之变化无穷；六气循环，各令之机关可据。六气即是六经，六经仍是一经；五行分为五气，五气仍是一气。揭太阳以言气之始，论厥阴以言气之终，昼夜循环，周而复始。病也者，病此气也［原书夹注：周身骨节、经络，皆是后天有形之质，全赖一气贯注，虽各处发病形势不同，总在一气之中。神为气之宰，气伤则神不安，故曰病。］；气也者，周身躯壳之大用也［原书夹注：身中无气则无神，故曰死。］。用药以治病，实以治气也，气之旺者宜平［原书夹注：正气不易旺，惟邪气易旺，须当细分。］，气之衰者宜助［原书夹注：衰有邪衰、正衰之别，当知。］，气之升者宜降［原书夹注：泻其亢盛。］，气之陷者宜举，气之滞者宜行，气之郁者宜解，气之脱者宜固，气之散者宜敛。知其气之平，知其气之变，用药不失宜，匡救不失道，医之事毕矣。

胎元图

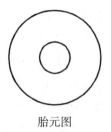

胎元图

今以一大圈，喻人一身之真气；中有一小圈，喻人身受胎之始基。始基之谓，胎元之消息也，称为祖气，号曰先天。先天，即父母精血中一点真气。[原书眉批：阳精、阴血，各具真气，故曰真气寓于凡精、凡血之中。] 二气浑为一气，一气中含五气 [原书夹注：五气即青、黄、赤、白、黑，秉天也；五气即金、木、水、火、土，秉地也；在人即心、肝、脾、肺、肾，《经》云"二五之精，妙合而凝"是也。]，五气发生万物 [原书夹注：阴阳配合，迭相运用，化生五脏六腑、百脉经络，天地所有，人身皆具。然未生以前，五行在乾坤之中；既生以后，乾坤即在五行之内。五气生万物，一物一太极，一物一阴阳，阳之用从昼，阴之用从夜，此坎离之功用所由分，而万物之功用所由出。由一而万理攸分，由万而一元合聚。]，故曰"一粒粟藏大千世界"，即此之谓也 [原书夹注：孟子云"万物皆备于我"，皆是由明善复初，以知得个中这一点机关，这一点胎元消息也。]。其中这一点真消息，逐日运行，无刻休息。子时发动，由下而中而上 [原书夹注：阳根于阴，故由下而发上。]，由上而中而下 [原书夹注：阴根于阳，故由上而趋下，此阴阳互为其根，一元之消息也。]，循环不已。然由下而中而上，三阳已分 [原书夹注：下中上为三部，阳主上升，一气分为三部，即太阳、阳明、少阳也。]；由上而中而下，三阴已定 [原书夹注：上中下为三部，阴主下降，阳从背面，阴从腹面，三阴即太阴、少阴、厥阴是也。]。合之二三如六，故曰六步而成位。六爻之义于此分，六气六经之所由判，亦无非这一点胎元，流行充周之所化育也。

仲景知得六步之精义，移步换形，移步更名，变化万端，不出范围。余初业斯道，即闻诸师云"万病不出六经，不出阴阳"，终不了了，冥心之余，忽得此胎元消息，始识师言之不谬，仲景之骨髓如见矣。

用药须知

外感风寒忌收纳也

凡一切外邪初入，切不可攻下，攻下则引邪入里，变证百出；切不可妄用温固收纳，收纳为关门捉贼，延祸匪轻；切不可妄用滋阴，滋阴则留恋阴邪，病根难除。只宜按定六经提纲病情施治，庶不误人。

内伤虚损忌发散也

凡内伤之人，多半咳嗽，由清阳不升，浊阴不降，闭塞清道而成，只宜辛甘化阳之品，荡去阴邪，清升浊降，咳嗽自已。昧者不识，称为陈寒入肺，纯用一派搜寒宣散之品，每每酿成脱证。不知病既内伤，正虚无疑，而更用此宣散，则一线之正气又为大伤，岂能久延时刻，而不脱绝者乎？

凡内伤之人，多半胸满、不食、痰多，由中宫气衰，转输失职，阴邪痰水堵塞胸中，只宜温中醒脾助正，胸满、痰水自去也。昧者不察，多用一派推荡破滞之品，每每酿成腹胀不治之病，不可不知。

凡内伤之人，多有身热而却不疼，虽然内热而口不渴，如此等病情，近似外感，近似火症，只宜回阳收纳。收纳则阳不外越，而身热自已；阳回则镇纳阴邪，而阴潮不作。诸书称内热由阴虚，不知阳衰而阴鬼立出，即昼夜亦可知也。昧者不识，一见发热，称为外感，便以发散投之，必危；一见内热，称为阴虚，滋阴降火，必殆。

阳虚吐血忌滋阴也

凡吐血之人，由正气已衰，中宫不运，阴邪僭居阳位，久久积聚，阳无力以施运行之权，阳无力以申乾刚之令，一触即发，血所以出也。只宜甘温扶阳，以申其正气，正气日申，阴血自降，一定之理。昧者不察，一见吐血，便以滋阴止血之品，希图速效，究竟酿成死证。含糊有年，真憾事也。

阴虚吐血忌温补也

凡阴虚吐血之人，多半精神有余，火伏于中，逼血妄行，吐后人不困倦，此乃有余之候，百中仅见一二。只宜清凉，平其有余。若照阳虚吐血治之，必殆，不可不知。

阳虚一切病证忌滋阴也

凡阳虚之人，多属气衰血盛，无论发何疾病，多缘阴邪为殃，切不可再滋其阴。若更滋其阴，则阴愈盛而阳愈消，每每酿出真阳外越之候，不知不知。

阴虚一切病证忌温补也

凡阴虚之人，多属气盛血衰，无论何部发病，多缘火邪为殃，切不可再扶其阳。若扶其阳，则阳愈旺而阴愈消，每每酿出亢龙有悔之候，不可不知。

病有宜汗者

太阳病，发热、身疼、自汗、恶风者，当发汗。

太阳病，外症未解，脉浮弱者，当微发汗。

太阳病，表症未罢，发汗未过，脉浮数者，仍可发汗。

阳明病，脉迟、汗出多、微恶寒者，表未解也，可发汗。

太阴病，脉浮者，可发汗。

太阴病，汗后不解，仍发热，脉浮者，当复汗之。

伤寒发汗本无体，随邪之浅深、本气之盛衰，有大发汗、复发汗、微发汗。更有和解亦得汗而解，温经亦得汗而解，回阳亦得汗而解，不可不知。

病有不宜汗者

仲景云：阳盛阴虚，下之则愈，汗之则死。

发热、身疼、脉浮紧者，当发汗。假令尺脉迟弱者，不可发汗，以营弱血少故也。

咽燥喉痹者，不可发汗，津液现已伤也。

咳而小便利，若失小便者，不可发汗，下元虚也。

下利，虽有表证，不可发汗，发汗则水湿必散于周身，而成浮肿胀满。

淋家不可发汗，发汗则津液内亡，客热更增。

衄血、亡血家，不可发汗，以其血液虚也。

疮家不可发汗，发汗则痉。表虚热盛故生疮，汗之则表愈虚而热愈炽，热则伤血，热则生风，故变为痉。

少阴病，脉沉细数，沉为在里，不可发汗。

大便素难便者，不可发汗，发汗则谵语。以其血液既少，而复夺之，表虚里实，故谵语。

汗家不可重发汗，发汗则心神恍惚。盖以汗为血液也，心液大耗，神无所主，故见恍惚。

虚人发热，无身疼者，不可发汗，发汗则阳亡。盖以发热乃阳越于外，收之唯恐不及，今误汗之，阳必亡。

血气欲绝，手足厥冷，引衣踡卧，不可发汗，发汗则殆。

厥证脉紧，不可发汗，汗则声绝、咽嘶、舌萎。要知阳厥宜下，即热深厥深是也；阴厥宜回阳，即四逆汤之法也。

脉弦细、头痛、发热者，属少阳，宜和解，不宜发汗，发汗则变证百出。

太阳与少阳并病，头项强痛，或眩冒，时加结胸，心下痞硬者，不可发汗。

风温证不可发汗，汗之则热盛，汗则血伤也。

湿温证不可发汗，汗之卫阳虚，津液竭，热必盛也。

虚烦证不可发汗，汗之则心血虚，而烦愈盛也。

午后热，不可发汗，汗之则阳亡。

久病阳虚、阴虚一切诸证，不可擅发汗。

病有宜吐者

病如桂枝证，头不疼，项不强，寸脉微浮，胸中痞硬，气上冲咽喉，不得息者，此为有寒［原书夹注：一云内有久痰。］，宜吐之。

病人胸中菀菀而痛，不能食，欲使人按之，而反有涎唾，下利日十余行，其脉反迟，寸口微滑，此宜吐之，吐之则利止。

少阳病，饮食入口即吐，心下温温欲吐，复不能吐者，宜吐之。

宿食在上脘者，当吐之。

病手足逆冷，脉乍结，以客气在胸中，心下满而烦，欲食不能，病在胸中，当吐之。

凡病在膈上，脉大、胸满、多痰者，食在胃口，脉滑者，俱宜吐之。

病有不宜吐者

脉虚、脉微者，不可吐。

太阳病，干呕、呕逆者，不可吐，吐之则伤胃。

四肢厥逆者，不可吐。

膈上有寒饮，干呕者，不宜吐，当温之。

凡中下二部之病，切不可吐，吐则为逆。

病有宜下者

发汗不解，腹满痛者，急下之。

下利，三部脉皆平，按之心下硬者，急下之。

下利，脉迟滑者，内实也，利未欲止，当下之。

脉滑而数者，有宿食也，宜下之。

寸脉浮大，按之反涩，尺中亦微而涩，知有宿食也，宜下之。

下利，不欲食者，以有宿食故也，当下之。

不利，见谵语者，有屎燥也，宜下之。

下利瘥，至其年月日时复发者，病不尽故也，当下之。

伤寒六七日，目中不了了，睛不合，无表里证，大便难，身微热者，此为实也，急下之。

阳明病，发热、汗出多者，急下之。

二阳并病，太阳证罢，但发潮热，手足絷絷汗出，大便难而谵语者，下之则愈。

少阴病，得之二三日，口燥咽干者，急下之。此邪未深入，便作口燥，肾水将干，宜急下之，以救欲绝之水也。

少阴证六七日，腹胀、不大便者，急下之。此少阴邪热入胃府也，土胜则水干，宜急下以救肾水。

少阴病，自利清水，色纯青，心中必痛，口中燥者，急下之。青为肝色，肝邪乘肾，故下利；阳邪上攻，故口燥。此亦少阴传阳明腑证也。

厥阴证，舌卷囊缩，宜急下之。此证有寒极而缩者，宜温。此由阳明之热陷入厥阴，阳明主润宗筋，宗筋为热所攻，弗荣而急引舌、睾丸，故舌卷、囊缩，此为热极，故宜急下以存阴也。

须知胃为五脏之大源，凡胃受热，处处皆可传及。总之，土燥则水易亏，故阳明与厥阴皆有急下法。法虽不同，其入腑之理则一也。

病有不宜下者

仲景云：阴盛阳虚，汗之则愈，下之则死。

太阳病，外证未解者，不可下，下之则引邪入里也。

脉浮大者，不可下，浮大为在表也。

恶寒者，不可下，邪尚在表也。

呕多，虽有阳明证，不可下，邪在上焦也。

阳明病，不能食，攻其热必哕，胃中虚冷故也。

阳明病，应发汗，反下之，则为大逆。

太阳阳明合病，喘而胸满，不可下，宜麻黄汤。寒散肺清，胃邪亦自散也。

脉细数者，不可下。细数为血虚有热，下之，热邪入里，恐亡阴。

恶水者，不可下，下之则内冷，不嗜食，完谷出。

头痛、目黄者，不可下，邪在上也。

阳微者，不可下，下之痞硬，阴盛而阳不宣也。

寒厥者，不可下，下之则死。腹胀可按而减者，不可下，里虚而邪未实也。

咽中秘塞者，不可下，邪在上也。

阳明病，面赤，心下虽微满，不可下，邪未实也。

腹中上下左右有动气者，不可下。

结胸证，脉浮大者，不可下，邪在表也。

脏结无阳证，舌上苔滑，安静不渴者，不可下。

大便硬，小便数者，不可下，乃脾约丸证也。

阳明病，自汗出，若发汗小便自利者，不可下，此为津液内竭，虽硬不可攻，宜蜜煎导之。

凡病之当汗与不当汗，当吐与不当吐，当下与不当下，浅深各有定据，不得胡行妄为。务宜详察病情，诊视脉象有神、无神，声音微厉，饮热、饮冷，喜按、畏按，各处搜求，自然有下手处也。

服药须知

大凡阳虚阴盛之人，满身纯阴，虽现一切证形如气喘气短，痰多咳嗽，不食嗜卧，面白唇青，午后、夜间发热，咽痛，腹痛泄泻，无故目赤，牙疼，腰痛膝冷，足软手弱，声低息微，脉时大时劲，或浮或空，或沉或细，种种不一，皆宜扶阳，驱逐阴邪，阳旺阴消，邪尽正复，方可了扶阳之品。

但初服辛温，有胸中烦躁者，有昏死一二时者，有鼻血出者，有满口起泡者，有喉干痛、目赤者，此是阳药运行，阴邪化去，从上窍而出也，以不思冷水吃为准，即吃一二口冷水，皆无妨。服辛温四五剂或七八剂，忽咳嗽痰多，日夜不辍，此是肺胃之阴邪，从上出也，切不可清润。服辛温十余剂后，忽然周身、面目浮肿，或发现斑点，痛痒异常，或汗出，此是阳药运行，阴邪化去，从七窍而出也，以饮食渐加为准。服辛温十余剂，或二十余剂，或腹痛泄泻，此是阳药运行，阴邪化去，从下窍而出也。但人必困倦数日，饮食懒餐，三五日自已。其中尚有辛温回阳，而击身反见大痛、大热者，阴陷于内，得阳运而外解也，半日即愈。

凡服此等热药，总要服至周身、腹中发热难安时，然后与以一剂滋阴，此乃全身阴邪化去，真阳已复，即与以一剂滋阴之品，以敛其所复之阳，阳得阴敛，而阳有所依，自然互根相济，而体健身轻矣。虽然，邪之情形，万变莫测，以上所论，不过略陈大意耳，学者须知。

卷　四

失血破疑说

今人一见失血诸证，莫不称为火旺也；称为火旺，治之莫不用寒凉以泻火。举世宗之而不疑，群医信之而不察，所以一得失血证，群皆畏死，由其一经失血，死者甚多。不知非死于病，实死于泻火之凉药耳。然则凉药其可废乎？非即谓凉药之可废，但失血之人，正气实者少也，［原书夹注：正气一衰，阴邪上逆十居八九，邪火所致十仅一二。］不可不慎。

余有见于今之失血家，群皆喜服清凉而恶辛温，每每致死，岂不痛惜？余故为当服辛温者，决其从违焉。不观天之日月，犹人身之气血乎？昼则日行于上，而月伏于下；夜则月行于上，而日伏于下。人身气血同然。失血之人，血行于上，而气伏不升可知。欲求血之伏于下，是必待气之升于上，气升于上，血犹有不伏者乎？知得此中消息，则辛温扶阳之药，实为治血之药也。

又可怪者，人人身中本此气血二物，气为阳，法天，火也；血为阴，法地，水也，故曰人非水火不生活［原书夹注：水火二字，指先天、先地真气，非凡世之水火也。］。愚夫愚妇，固说不知；而读书明理之士，亦岂不晓？明知血之为水，水既旺极而上逆，何得更以滋水之品助之？此其中亦有故，故者何？惑于血色之红也。不知血从火里化生出来，经火锻炼，故有色赤之象。岂得以色红而即谓之火，即宜服凉药乎？此处便是错误关头，毒流有年，牢不可破。余不惮烦，又从而言之，愿与后之来者作一臂力焉，幸甚。

附：七绝二首

吐血都传止血方，生军六味作主张。甘寒一派称良法，并未逢人用附姜［原书夹注：姜、附，阳也；血，阴也。以阳治阴，即益火之源以消阴翳。］。

血水如潮本阳亏，阳衰阴盛敢僭为［原书夹注：阴盛，即君弱臣强、夫弱妻强的章本。］。人若识得升降意，［原书夹注：阳主升，阴主降，乃是定理。今阴升而阳不升，更以阴药助之，阴愈升而阳愈降，不死何待？］宜苦宜辛二法持［原书夹注：宜苦者十仅一二，宜辛者十居八九。］。

益火之源以消阴翳辨解

前贤云：益火之源以消阴翳，阳八味是也。此方、此语相传已久，市医莫不奉为准绳，未有几个窥透破绽，余不能无疑也。疑者何？疑方药之不与命名相符。既云益火之源，以消阴翳，必是在扶助坎中一点真气上说。真气一衰，群阴四起，故曰阴翳；真气一旺阴邪即灭，故曰益火。方中桂、附二物，力能扶坎中真阳，用此便合圣经。何得又用熟地、枣皮之滋阴[原书夹注：阴邪即盛，就不该用此。]，丹皮之泻火[原书夹注：益火而反泻火，实属不通。]，山药、伏苓、泽泻之甘淡养阴则利水乎？推其意也，以为桂、附之辛热属火，降少升多，不能直趋于下，故借此熟地、枣皮沉重收敛之品，而使其趋下；[原书眉批：孰知五味下喉，其气味立刻周遍，呼吸立刻上下交通，何待此药？]又以丹皮之苦寒助之，更经苓、泽利水，使阴邪由下而出，似为有理。独不思仲景治少阴病，四肢厥逆、腹痛囊缩、爪黑唇青、大汗淋漓，满身全是阴翳，何不重用此熟地、枣皮、丹皮、苓、泽之品，而独重用姜、附、草三味起死回生，其功迅速？由此观之，仲景之白通、四逆，实益火之源以消阴翳者也。若此方而云益火消阴，断乎不可。余非固为好辩，此是淆乱圣经之言，毒流已久，祸延已深，不得不急为剪除也。

壮水之主以制阳光辨解

前贤云：壮水之主以制阳光，六味丸是也。此方、此说相传有年，举世宗之而不疑，群医用之而不辨，余不能无说也。窃思此方必是为邪火伤阴立说，并不是言坎中阳旺立说。今人动云阴虚火旺，阴虚便说是肾水虚[原书夹注：通身血水皆属肾，言肾虚亦可。]，火旺便说是肾火旺[原书夹注：通身之气皆本肾中一点真火生来，即云肾火旺亦可。但有邪正，不可混淆。]，统以六味丸治之，其蒙蔽有年矣。余特辨而明之。阴者，水也；阳者，火也。水火互为其根，合而为一，不可分为二也。[原书眉批：阴阳，一气耳。岂有阳虚而阴不虚，阴虚而阳不虚者乎？千古疑团，一语道破。仲景一生全在邪正上论偏盛，今人在一气上论偏盛，相隔天渊，源头错乱。今得此说，方知前人之错误不少。]水从火里生来，故曰天一生水[原书夹注：先天真气，号曰真火、真气，即真金所化。]。阳旺一分[原书夹注：指真气。]，阴即旺一分[原书夹注：指真阴。]；阳衰一分，阴即衰一分。试问阴虚火旺何来？所谓制阳光者，明是教人泻邪火也。邪火始能伤阴，真火实能生阴，此邪正关键，用药攸分区处，岂堪混淆莫辨？要知邪火窃发，无论在于何处，皆能伤血，即以三黄、白虎、承气与此六味丸，按定轻重治之，皆是的对妙法。今人不明阴阳一气，不明邪正机关，专以此方滋肾中之元阴，泻肾中之元阳，实属不通。

申明"阴盛扶阳，阳盛扶阴"的确宗旨

万病一阴阳耳。阴盛者，扶阳为急；阳盛者，扶阴为先。此二语实治病金针，救生宝筏，惜乎人之不得其要耳。今人动以水火二字喻天平，水火不可偏盛，偏盛则为病。余谓不然。人自乾坤立命以来，二气合为一气，充塞周身上下四旁，毫无偏倚，火盛则水盛 [原书夹注：此火指真火，水指真阴。言火盛、水盛者，即五六月之寸水可知。]，火衰则水衰 [原书夹注：即十冬月雨水可知。]，此正气自然之道，不作病论，亦无待于扶。所谓偏盛者何？偏于阴者宜扶阳，是言阴邪之盛，不是言肾中之真阴偏盛也；偏于阳者宜扶阴，是言邪火之盛，不是言肾中之真阳偏盛也。前贤立阳八味、六味丸，以言治元阴、元阳之方。此说一倡，俱言真阴、真阳之果有偏盛也，此语害世非浅。今人又不读圣经，无怪乎六味、八味之盛行，而承气、四逆之莫讲也。

邪正论

凡天地之道，有阴即有阳，有盈即有虚，有真即有伪，有邪即有正。试问邪正之道若何？邪也者，阴阳中不正之气也。[原书眉批：不正之气，四时皆有，六经分为六气，不正之气流行于中，故曰六客。] 不正之气，伤于物则物病，伤于人则人病。治之调之，皆有其道。欲得其道，必明其正。正也者，阴阳太和之气也。[原书眉批：太和者，真阴真阳浑然一气，氤氲化育之消息也。] 太和之气，弥纶六合，万物皆荣；人身太和充溢，百体安舒。太和之气有亏，鬼魅丛生，灾异叠见，诸疾蜂起矣。

天地之大，生化消长，不能全其太和；人生逐利逐名，亦不能全其固有。正日衰则邪日盛，欲复其正，必治其邪。邪有阴邪 [原书夹注：客邪在脏或在里之谓也。]、阳邪 [原书夹注：言客邪在表、在腑之谓也。] 之名，正有外伤 [原书夹注：言六节之客邪，由外入内也。]、内伤 [原书夹注：言七情之客邪，由内而出外也。] 之别。[原书眉批：风、寒、暑、湿、燥、火六气，乃是六经的本气；六气中不正之气，方是客气。邪正原有分别，无奈今人含含糊糊而不察也。] 正自外伤，邪自外入 [原书夹注：卫外之正气衰，外来之客邪作。]；正自内伤，邪自内出 [原书夹注：或劳精损心阳，饮食伤脾阳，房劳损肾阳，皆是内伤根柢。]。从阴从阳，邪之变化无方 [原书夹注：邪由

外入，或从风化，从燥化，从热化，从湿化，从寒化，随邪变迁，原无定向。内伤不然，或损于脾，或损于胃，或损于肝，或损于心，或损于肾，或损于肺，病情有定向，用药有攸分］；曰脏曰腑，邪之居处各异［原书夹注：邪居气分，表分，呼为阳邪。阳，火也。阳旺极，则凡血伤，凡血伤，则真阴、真气亦与之俱伤，皆能令人死。仲景立白虎、承气，早已为阳邪备法也。邪居血分，里分，呼为阴邪。阴，水也，阴旺极，则凡气伤，凡气伤，则真阳真阴，亦与之俱伤，皆能令人死。仲景立白通、四逆，早已为阴邪备法矣。今人以偏盛归于元阴、元阳，是不知邪正之有区分。虽医书万种，其立方立言，是祛邪扶正。知祛邪扶正，则知偏盛属客邪之盛衰，非元阴元阳之自能偏盛也］。仲景垂方，本祛邪以辅正；六经画界，诚调燮之旨归。有余［原书夹注：言气分之邪旺。］、不足［原书夹注：言血分之阴邪旺而正衰也，阳旺是正衰，阳不足亦是正衰。］，都是邪踪；阴阳偏盛，俱非正体［原书夹注：真阴、真阳，原无偏盛之理。］。元阴元阳，今人之偏盛在兹［原书夹注：世人知水火之有偏盛，而不知是客邪伤正之为偏盛也。］；同盛同衰，一元之旨归不谬［原书夹注：二气浑为一气，不可分为二道看，故同盛同衰，一定不易。］。

论天道，则日月有盈虚；论人身，则秉赋有强弱。究竟循环盛衰之理，不作病看。举世借为口实，真乃功力未深。兹特反复推详，愿后之来者相参砥砺，恐未道根柢处，尚祈再加润色。

客问参芪归地辩论

客有疑而问曰：余观先生之方，鲜用参、芪、归、地。夫参、芪、归、地，补气补血之药也，先生何用之罕欤？

曰：大哉，问也！子以参、芪、归、地为补药，余谓仲景一百一十三方皆补药也，岂仅参、芪、归、地已哉？何子之不察耶？

曰：先生欺余哉！余亦尝观《本草》矣，知麻黄、桂枝，主发散也；泽泻、猪苓，主利水也；柴胡、黄芩，主和解也；甘草、干姜，主温中也；附子、吴萸，主回阳也；黄连、阿胶，主养阴也。各方各品，各有功用。先生皆谓之补药，毋乃欺人太甚耶？

曰：子以余为欺子也，余实非欺子也。请少坐，余实告子。夫人身受生以来，本父母真气，浑合化育，成象成形，五官、百骸具备，全赖这一团真气充周。真气无伤，外邪不入，内邪不作，何待于药？何待于补？况这团真气，也非草木灵根所能补得出来。医圣仲景立言立法，揭出三阳三阴，是明真气充周运行之道。如邪伤太阳，则以太阳之方治之，太阳邪去，则太阳之气复。邪伤阳明、少阳及三阴，即从阳明、少阳、三阴之方治之，邪立祛则正立复。正复神安，其病立去，即是平人，余故曰一百一十三方皆补药也。以此而推，余欺子乎？余未欺子乎？

曰：诚如先生所言，则参、芪、归、地可以无用也。

曰：亦何可废哉？如白虎汤，则人参可用矣；建中汤，则黄芪可用矣；四逆散，则当归可用矣；炙甘草汤，则地黄可用矣。仲景亦何常弃而不用？独可怪者，众人谓人参补气。夫气，阳也，火也。何仲景不用参于四逆汤内以回阳，而却用参于白虎汤内以泻火？岂有阳明邪火正盛，人参又是补火，兹胡不更助其火，而反泻其火乎？究其由来，皆是惑于李时珍之《本草》有"能回元气于无何有之乡"，［原书眉批：细查李时珍云"人参能回元气于无何有之乡"，这一句话不为无理，当是为亢龙有悔，真阴将尽之际说法，与仲景用人参白虎汤之意混合。今人不识此语，而于阳虚阴盛之人一概用之，以冀回阳，百治百死。景岳不明此语，而曰"阳虚倍人参，阴虚倍熟地"，后世宗之，咸为定论，究竟贻害千古，诸公察之，切不可为之惑。况《神农本草经》皆云人参补五脏，是五脏属阴，人参补阴，其非补阳也明甚。］此话一出，参即盛行，一切调和之药，皆不究也。如无人参，以高丽参代之，高丽参来路远，而价又且贵。虚劳之人，有参在家，便有几分足恃，谁知竟不可恃也。全不思仲景为医林之孔子，所立之方，所垂之法，所用之药，专意在祛邪以辅正，不闻邪去之后，另有补药。此皆后人之不明，姑惜己身之太过，日月积累，酿出别证，以致死亡，尚不觉悟，良可哀也。今与诸公约，病无论乎男女、老幼，药无论乎平常、奇异，价贵、价廉，只求先生认得阴阳，用得恰当，则尽善矣，何必多求？

分脾肾为先后二天解

圣经云：知所先后，则近道矣。［原书眉批：圣人以大道示人，欲人知明善复初，故曰"知所先后，则近道矣"。］先者何？人身立命之祖气也［原书夹注：祖气，即父母真气浑而为一者也，性命由此立。］。后者何？人身血肉躯壳也［原书夹注：凡世上一切有形之质，皆属后天，不独人身，故道家称为臭皮囊。］。今人以肾为先天，脾为后天，此二语举世宗之，传为定论。余窃谓不然。夫人自乾坤颠倒化育以来［原书夹注：先天即乾坤，乾破为离，坤孕为坎，故曰颠倒乾坤化作身，即此。］，先天纯粹之精升于人身，浑然一气［原书夹注：是言父精母血中之真气，合而为一，即太极真体，先天祖气根源。今人不知此中消息，妄以两肾形似太极，即以肾为先天，此是混淆圣经之言，理应急正。但先天真气，化生真水，灌溉周身，肾配水脏，虽说有理，究竟不是腰中两肾之谓。]，［原书眉批：肾配水，皆是喻言。］流行六合［原书夹注：六合，即周身上下四旁也，即三阳三阴旨归也。一气充周，无方不在，故曰：水无一脏不润，火无一脏不烧。水何常独在两肾？况两肾有形有质，皆先天所生，如何说他是先天？知其要者，便知得此身无处非先天。亦无处非后天，先与后又浑然一太极也。]，包罗三界［原书夹注：三界，即天、地、水，上元、下元是也。人身分为三焦，上焦、中焦、下焦是也。]，发育万物［原书夹注：万物皆一气所生。]，根于呼吸［原书夹注：呼则为辟，阳之用也；吸则为阖，阴之用也，故《易》曰：阖户为之坤，辟户为之乾。混元破体，水火即在此区分。世人欲复先天一元之真气，即在此处下手可也，毋他求。]，号曰宥密［原书夹注：这一点真窍，乃真气立极之所，万物发育之处，古圣每每秘而不宣，故称之曰宥密，又曰元门，又曰天根月窟，又曰黄庭黄中，更喻无数名目，人能知此，接命延年。]，先天也。先天一气，造成五官百骸，后天也，先天一气即寓于中。先天为体［原书夹注：先有这一团真气，而后始有人身。]，后天为用［原书夹注：先天无为，无臭，无声；后天有为，有形，有质，不易定理。]；先天立命［原书夹注：自二五凝聚，人之性命已立。]，后天成形，形合乎命，命合乎形，神宰乎中，性命乃成。合之则生［原书夹注：真气与躯壳合一也。]，散之则亡［原书夹注：真气亡于躯壳之外也。]。脾呼后天，今人所云［原书夹注：今人不知周身躯壳皆属后天，而独曰脾为后天，推斯意也，以为人之奉生而不死者，以其赖有饮食也。饮食下喉一刻，即入胃脾，人七日不食则死，故以脾胃为后天。试问：饮食入脾，是自已能化汁以养生，还是要真气运动，不要真气运动？真气运动，还是只养脾胃，还是能养周身？知运动所养在周身，可知后天非仅在脾胃也。余故曰：先天立命，后天成形，形命合一，先后称名。]，［原书眉批：先天先地，二物浑为一气，无多无少，不倚不偏，故曰中。立极在中，《易》曰：黄中通理。又曰：美在其中。《书》曰：允执厥中。以脾为中，借喻也。即以八卦方位论之，坤、艮为戊己土，一在西南角，一在东北角。而又曰：中五寄坤，特虚位耳。]谁知错误，不足为凭［天之功用，全在于地。地生万物，故曰土为万物之母。人身躯壳，包藏百脉、脏腑、经络、骨节，不易乎地，故曰脾为后天。是脾也，余以为"皮"字之皮，非"脾"字之脾也。惟此皮乃能包藏万象，统束气血。若脾字之脾，乃仅一脏也，何能包藏万有。或曰：是脾也，古人配之中央，取其运化精微而灌溉四旁，不得谓"脾"字全非。余曰：人之运动，全在先天一团真气鼓动耳。饮食虽入于脾胃，非真气鼓动，不能腐熟水谷。真气鼓动，则一切饮食立刻消溶，脏腑一身立刻俱受其泽，又何尝是脾之功乎？观于朝食暮吐之病，是赖脾乎？是赖气乎？古人无非借物寓理，借象著名。今人不识一气浑合躯壳之道，先后互赖之理，认脾为宗，其谬已甚。学者切不可执定脾肾以论先后，当于无形并有质上以求理，以言先后可也。]。相传有年，奉为准绳。余今剖晰，质之高明。是是非非，尚祈指陈。

六客辨解

今人动云"六淫之气所伤"，六淫之气，即风、寒、暑、湿、燥、火是也。余谓六气乃是六经之本气，每气各司六十日，以成一岁。何得称之曰客？所谓客者，是指六气节中不正之气也。不正之气在风令中则曰风客，在寒令中则曰寒客，在暑令中则曰暑客，在湿令中则曰湿客，在燥令中则曰燥客，在火令中则曰火客，非指六气即是六客也。

邪正之间，今人每多混淆。余所以辨而明之，更为之进一解曰：如邪伤太阳，则曰寒客；寒邪传至阳明，则曰燥客；燥客传至少阳，则曰暑客；暑客传至太阴，则曰湿客；湿客传至少阴，则曰火客；火客传至厥阴，则曰风客。此六客乃是论邪从太阳入内，气机流行之谓，非节令之谓。流行与节令，皆宜明辨，亦无容辨，只消按定仲景六经提纲病情，便知客之所处。论节令也可，论气机流行也可，总之，一令之中，主病亦有一定，不可不知。

胎前忌服药品辨解

近来有妊之妇，多有忌服药品，如半夏、大黄、巴豆、丑牛、槟榔、大戟、芫花、甘遂、麝香、三棱、莪术、附子、红花、三七之类，称为堕胎之品，凡有胎者切不可服。今人死死记著，毫不敢易。余以为皆可服也，不必忌虑，总在看病之若何。如病果当服，半夏、大黄、附子一切药品，皆是安胎；病不当服，即参、茸、胶、桂亦能堕胎。奈世人之不讲理何！余故为有胎者劝，凡妇人有妊三四月，即当慎言语，节饮食，戒房劳，皆是保生之道。设或有病外感，须按定六经提纲，不必问乎药品；内伤认定阳虚、阴虚，亦不必问乎药品；饮食、气滞，仍宜推荡，亦不必问乎药品。总之，邪去则正复，即是安胎。何今人之不察病情，而只计忌服药品？此皆《医方捷径》一家之私言，未明变化神而明之之道也。学者切切不可为药所惑，而酿成死亡之候。病家更要明白，医家亦不可大意。还有一等妊妇，专意堕胎，[原书眉批：难道不云觅些三七、麝香一切破血之药乎？］竟不能堕，从可识也。

食气篇

夫人之所以奉生而不死者，惟赖有此先天一点真气耳。真气在一日，人即活一日；真气立刻亡，人亦立刻亡。故曰人活一口气，气即阳也，火也。又曰：人非此火不生。此火一存，凡后天一切食物，下喉一刻，立刻煅炼。食物之真气，皆禀诸先天、先地之真气，与人身之真气本同一气也，借食物之真气，以辅人身之真气，故人得食则生，不得食则死。所以饮食健旺之人，肌肉丰隆，精神倍加，由其盗得天地生物之真气独厚也。今人只知饮酒食肉以养生，谁知还是天地之真气日日在灌溉，呼吸不住在充周也。

人不能保全身内之真气，则疾病丛生。疾病者何？邪为之也。邪气之来，无论内邪、外邪，皆是阻隔天地之真气，不与人身之真气相合，身即不安，故曰病。必待邪去，而天地之真气与人身之真气仍旧贯通合一，始言无病，故医圣出而立法垂方，祛邪为急。明人身脏腑之由来，五行分布，阴阳充周，天人一气之道，借草木之真气以胜邪。邪居在上［原书夹注："上"字又作"表"字看。］，则以能制在上邪之品以攻之，邪去自然正复。推之在中、在下、在内、在外、在脏、在腑、在经、在络，药品皆有定主，内含生化之机，调燮之妙。总在学者留心讨理，明阴阳消长之变化，达顺逆吉凶之趋向，便知得天地即我身，我身即万物之身，万物、我身、天地，原本一气也。服食与服药，皆保生之要也。

一气分为六气图

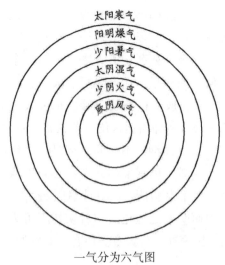

一气分为六气图

今以一圈分为六层，是将一元真气分为六气。六气，即六经也。气机自下而上，自内而外，真气充满周身，布护一定不易。外邪入内，先犯外之第一层，第一层乃太阳寒水气化出路，故畏风恶寒，法宜宣散。治之不当，邪不即去，渐至第二层，二层乃阳明所主，阳明主燥，外邪至此，化为燥邪，故恶热，法宜清凉，不可妄用温燥。治之不当，邪不即去，渐至第三层，三层乃少阳所主，居半表半里之间，法宜和解。治之不当，邪不即去，渐至第四层，四层乃太阴所主，太阴主湿，邪与湿合，化成湿邪，湿多成泻，故吐泻病居多，法宜温中。治之不当，邪不即去，渐至第五层，五层乃少阴所主，少阴有两法：一、邪从少阴心火为病，则火症居多，法宜清润；一、邪从少阴肾水为病，则阴寒为重，法宜温经散寒。治之不当，邪不即去，渐至第六层，六层乃厥阴所主，厥阴有两法：一、邪从风化为病，风为阳邪，故曰热深厥深，下攻而便脓血，上攻而为喉痹，法宜养阴清热；一、从阴化为病，多见爪甲青黑，腹痛，法宜回阳。

仲景分配六经，标出六经提纲病情，为认邪之法；又立出六经主方，为治邪之法。其间随邪变化，亦难尽举。学者细读三百九十七法、一百一十三方，便得步步规矩之道。兹再将六经主方圆通活泼之妙，略言一二，庶学者不执于方，明理为要，则得矣。

太阳经用药图

风为阳邪，善动，从毛窍而入，风动于中，血液不藏，毛窍疏而不实，故见自汗出、恶风。

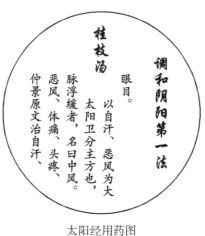

桂枝汤

调和阴阳第一法

眼目。以自汗、恶风为大太阳卫分主方也，脉浮缓者，名曰中风。恶风、体痛、头疼，仲景原文治自汗、

太阳经用药图

桂枝汤圆通应用法

按：桂枝汤一方，乃调和阴阳，彻上彻下，能内能外之方，非仅治仲景原文所论病条而已。想仲景立法之日，当是邪在太阳卫分时说法，就未言及别证皆可以用得。今人不明圣意，死守陈法，不敢变通，由其不识阴阳之妙、变化之机也，余亦粗知医，常于临症时多用此方，应手辄效。因思仲景之方原不仅治伤风证，凡属太阳经地面之病，皆可用得。兹特将经验病形略举一二于下，以便参究。

一、治胸腹痛，背亦彻痛者。盖太阳之气由下而上至胸腹，寒邪逆于太阳，则气机不畅，故胸腹痛而背亦彻痛。太阳行身之背，因腹中之气不畅，而背亦受之，故桂枝汤治之而愈。

二、治通身寒冷。寒为太阳之本气，今见通体恶寒，是邪犯太阳之本气也。桂枝汤能扶太阳之气，故治之而愈。

三、治小儿角弓反张，手足抽掣。太阳行身之背，因风中于背，太阳之经气不舒，经气卒闭，故见角弓反张。桂枝汤力能宣太阳之风邪，故治之而愈。

四、治脑后生疮。脑后者，太阳经脉之所贯注者也。[原书眉批：明得太阳行身之背，所有上部诸疮，以及上搭、中搭、下搭之类，皆可用也。] 风寒之邪逆于脑后，抑郁而成疮。桂枝汤宣散太阳之邪，故治之而愈。

五、治周身皮肤作痒，时而恶风。周身毛窍乃太阳寒水气化出路，风寒之邪外干而不得入，逆于皮肤，抑郁生热，故周身作痒。桂枝汤能宣太阳抑郁之气，故治之而愈。

六、治足跟痛，痛彻腰股。足跟与腰背，皆太阳经循行之道，因寒客之，邪闭之，故见以上病形。桂枝汤力能输太阳之气，故治之而愈。

七、治小儿两腮肿，发热恶风。夫两腮近耳下，乃少阳、阳明地面，似不可与桂枝汤，今竟以此方治之而愈者，因其发热恶风，知太阳之邪逆于此也。

八、治小儿发热痘出。盖痘本胎毒，欲出于外，必得太阳真气鼓动，方能引痘外出。桂枝汤扶助太阳之气，气伸而毒尽越于外，不遗于内，故此方又能治痘也。

九、治妇人妊娠恶阻。妇人初妊，经气卒然不舒，营卫之气不畅，故见恶阻。桂枝汤能宣营卫，协和阴阳，故治之而愈。

十、治发热恶风、下痢，日数十次。风邪犯于太阳，则表气不通，表气不通，则里气不顺，邪陷于下，故见下痢。桂枝汤宣风外出，表气顺则太阳之气升而不陷，故痢可愈。

按：此方，伤寒门尚有数症可用。至于加减变通，实多奇异，仲景已言之矣。学者细读仲景《伤寒》书，明其理而通其变，则得活泼之妙，内外兼备之道也。

太阳经腑用药图

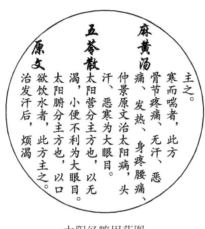

太阳经腑用药图

寒为阴邪，从毛窍而入，寒主静而不动，毛窍密而不疏，故见无汗、恶寒；邪不传经而传腑，故见口渴、小便不利。五苓散功专利水，水道利则太阳气舒，邪亦从此而解。桂、麻二方是祛邪从上出者也，五苓散是祛邪从下出者，惟此三方可称太阳首尾专主之方也。

麻黄汤、五苓散圆通应用法

一、治痘初出而忽隐，壮热无汗者。盖痘之初出，全借太阳一点真气鼓动，运毒外出，今壮热而痘忽隐，是因其感受外寒，闭束气机，抑郁生热。麻黄汤能开腠理，祛寒外出，邪去则正安，痘自外出，而人自平安。若壮热大热，烦躁饮冷者，又可于方内加石膏。

二、治肩背沉重，觉内冷者。盖肩背之沉重，寒之滞也；寒滞于内，故觉内冷。麻黄汤轻清属阳，力能祛寒外出，肩背正属太阳所主，故治之而愈。

三、治两脚弯发起红块，痛甚。脚弯地面，乃太阳经循行之道，今为寒邪闭束，阻其气机，遏郁而起红块，痛甚。麻黄汤力能散太阳之寒，故治之而愈。

四、治大便泻水，而小便全无者。此病夏月居多，由暑邪拂郁，扰乱正气，以致阑门失职，津液不行于膀胱，而直趋大肠。五苓散力能化膀胱之气，故治之而愈。

五、治头晕、咳嗽、呕吐、腹胀、小便短。病形虽现头晕、咳嗽、呕吐，总缘膀胱气化不运，水湿之气不得下降，气机必返于上，上干清道，故现以上病形。五苓散功专利水，水气下降，气机自顺，故病自愈。

六、治霍乱吐泻，思饮冷水者。此病上吐下泻，理应着重太阴，其所以用五苓者，盖以吐泻之病无小便也；又见渴而思水，正是太阳腑症提纲，故五苓为要药。其所以致吐泻者，皆由太阳气化失运，中宫失职。此刻先治太阳，然后理中，庶为正治，亦经权之道也。

二方，伤寒门尚有数症当用。至于加减变通，仲景言之甚详，兹不赘。

阳明经证用药图

盖太阳主开，阳明主阖，今阳明为太阳之邪所逼，不从本经之阖，而从太阳之开，开于下，故下利也。

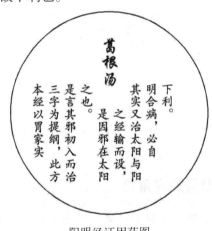

葛根汤

下利。

明合病，必自
其实又治太阳与阳
之经输而设，
是因邪在太阳
之也。
是言其邪初入而治
三字为提纲，此方
本经以胃家实

阳明经证用药图

葛根汤圆通应用法

一、治周身发热，发现斑点，呕吐。夫周身肌肉皆属阳明，阳明主发热、不恶寒，今为外邪抑郁，壅于阳明，故发热而现斑、呕吐者，皆邪毒上壅外出之故。葛根汤力能祛邪外出，随其邪之所向而祛之，故愈。

二、治两眼皮红肿痛甚。眼皮上下皆阳明所主，今为风热所闭，抑郁而为红肿痛甚。葛根汤力能解阳明风热，故治之而愈。

三、治两乳红肿发热。两乳地面，乃阳明所主。今外感之邪，伏于两乳间，故见红肿痛甚。葛根汤专祛阳明之邪，治之故愈。

四、治小儿痘初现点。夫痘毒自内出外，既在现点，此刻毒邪尽在肌肉之间，肌肉属阳明，葛根汤力能宣通肌肉之邪，不使痘毒遗留于内，发透为佳，然后另行养浆之法。若已发透，即不可用此。

此方功用颇多，加减法亦多，仲景《伤寒》书言之甚详，兹不复赘。

阳明腑证用药图

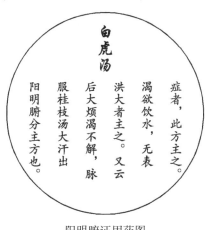

阳明腑证用药图

此方本列于太阳篇中，而又曰治阳明腑症者，盖以太阳之邪，服桂枝汤大发汗，表邪既解，而阳明之血液已伤。阳明乃多气多血之腑，今血液骤伤，阳明之内热立作。若不急用白虎以清热，人参以养血液，邪火益盛，即有不可扑灭之势，故白虎又是阳明腑分方也。

白虎汤圆通应用法

一、治上消证。夫上消者，渴而多饮也，由邪火在胃，血液大伤。血为阴，阴伤而引水以救者，阴与阴相亲也。白虎汤力能灭火以有阴，故治之而愈。

二、治心下一寸间发生疮疾，红肿痛甚。按：心下一寸，乃胃之上口也。因邪热结于胃之上口间，故发生疮疾。白虎汤专清胃热，故治之而愈。

三、治牙龈红肿痛甚，饮冷。夫牙龈乃阳明所主，今胃火聚于上，故见红肿痛甚；又见饮冷，知其邪火伤阴。白虎汤力能清胃热，故治之而愈。

四、治两乳红肿痛甚。两乳乃阳明脉过之所，今见红肿痛甚，是胃中之邪热壅滞所致也。白虎汤专清胃热，热邪去而肿自消，故治之而愈。

五、治谵语，遗尿，口不仁而面垢，三阳并病。谵语者，邪热入于阳明之府也；遗尿者，邪热合于太阳之府也；口不仁而面垢者，邪热合于少阳之腑也。白虎汤力能清热，一热清而三病立解，故治之而愈。

此方功用颇多，加减变通亦多，《伤寒》书言之甚详。其中尚有背寒一证，亦用之。学者当辨而明之。

阳明里证用药图

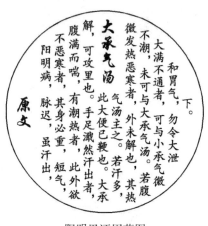

阳明里证用药图

凡用此方，必须审察的确，总要知道"胃家实"三字提纲。何谓胃家实？如大小便不通是也；大便硬，腹满是也；狂妄奔走，叫骂不避亲疏是也；潮热，谵语是也。种种不一，务宜斟酌，不可猛浪。

大承气汤圆通应用法

一、治咳嗽，声如洪钟。夫咳嗽之病，似不可以与此方，其所以必用此方者，诚以咳嗽声洪乃邪火旺极之征，火刑于肺，若不亟用此方以扑灭其火，肺有立坏之势，故不得不用之也。

二、治食入即吐。夫食入而出，亦非可下之候，其所以可下者，盖以吐则为逆，非寒即火。今食入而出，是胃中之火逆行于上，其食故不得下降也。但寒与火须辨明，方可用此。

三、治头晕，人昏乱无主，三五日一发。夫头晕之症，原非应下之候，其所以应下者，盖以阴血虚极，不能制其亢龙，龙奔于上，则浊火乱其神明，故昏昏无主。大承气汤力能制其亢龙，故治之而愈。

此方，吴又可《温疫论》条中可用此方有三十余症，《伤寒》阳明本篇可用六七症，少阴篇急下可用有三症，兹不备举。学者务宜熟读仲景《伤寒》书，但得圆通应用变化之道，切不可死守原文，当以明理为要。

少阳经用药图

此方虽名为少阳方，究竟总是太阳经所感受的这一点邪气种子不能从胸出去，逆于胸胁之间，阻其少阳升降之机，故少阳之经症作。其方治少阳，实是治太阳也。

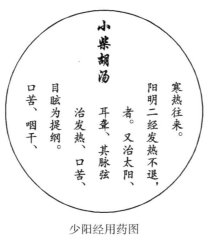

少阳经用药图

小柴胡汤

寒热往来。
阳明二经发热不退，
者。又治太阳、
耳聋、其脉弦
治发热、口苦、
目眩为提纲。
口苦、咽干、

小柴胡汤圆通应用法

一、治两胁胀痛。夫两胁乃少阳所主，今见胀痛，是少阳之气抑郁不舒也。柴胡汤力能舒少阳之气，故治之而愈。

二、治头响，两侧胀。夫头之两侧，乃少阳所主。今见胀而响，是少阳之火浮于上也。柴胡汤力能治少阳之经，倍黄芩力能清少阳之火，故治之而愈。

三、治两耳红肿痛甚。夫两耳前后俱属少阳所主，今见红肿痛甚，是风热之邪聚于少阳也。柴胡汤力能治少阳之风热，故治之而愈。

四、治疟疾。夫疟之为病，多缘外邪伏于少阳，不能从转输而出，少阳居半表半里，邪欲从阳明而出则热，欲从太阴而入则寒。诸书云疟不离少阳，皆是明少阳之经气不舒，转枢失职，邪故伏而不去。小柴胡汤力能伸少阳之气，少阳之气伸，转枢复运，邪自从此而出，病自愈而人自安也。

五、治吐酸、不食。夫不食而吐之症，属于太阴，理宜温中健脾，今见不食、吐酸，明是木气不舒，上克脾土，土畏木克，故不食。酸属木，乃是禀少阳热气所化，土木相凌，故见以上症形。小柴胡力能舒少阳之气，少阳之气舒，即不克制脾土，两经之气平，而病自不作矣。

六、治妇女热入血室，谵语。夫肝乃藏血之所，肝与胆相为表里，胆移热于肝，热入血室，故见谵语。柴胡汤力能治肝胆邪热，故治之而愈。

按：此方功用颇多，加减变化亦无穷，《伤寒》书言之甚详，兹不赘。

太阴经用药图

太阴篇内有桂枝加芍药汤、桂枝加大黄汤，皆是太阳误治，邪陷于太阴而设，不得谓为太阴主方，学者须知。

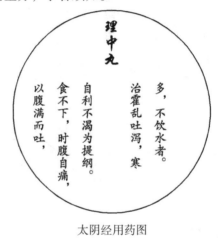

理中丸

治霍乱吐泻，寒多，不饮水者。

自利不渴为提纲。

食不下，时腹自痛，以腹满而吐，

太阴经用药图

理中汤圆通应用法

一、治吐血。夫吐血之症，多由中州失运，阴血遂不归经，瘀滞闭塞清道，以致清阳不升，阴血僭上，便成血逆。理中汤力能调中州之气，中州健运，血自归经，其病自已。

二、治四肢浮肿。夫四肢属土，土虚则元气发泄，不能潜藏，故见四肢浮肿。理中汤力能温暖脾胃，脾胃有权，元气不致漫散，故治之而愈。

三、治心下嘈杂，吐水。夫心下一寸乃胃之上口，胃主纳而脾主运，脾气衰而不运，津液上逆于胃口，以致心气不宁，故嘈杂、吐水即是明验。理中汤力能温暖中宫，脾土健运，水气下行，嘈杂、吐水自已。

四、治咳嗽，吐清水。夫咳唾之病属于肺经，理应从肺施治，今独用理中者，原由中州失运，水聚于上，肺气欲下降而不能，故咳唾清水。理中汤力能健脾，脾土健而水湿下趋，肺气降而咳唾自已。

五、治唾水不休。夫唾水之病，多属胃冷。理中汤能温暖中宫，土暖而水湿自消，病立愈。

六、治呃逆不休。夫呃逆之病，原有寒热之分。果属胃寒而呃逆不休，理中汤能温中，中寒去而呃逆自已。

七、治手足微冷，少神。夫四肢逆冷之症，原有四逆之法。此乃微冷、少神，明系中州气衰，不能充周四肢。理中汤大能温暖中宫，中州气旺，肢冷自愈。

按：此方功用最多，加减变通更多，姑举数知，以便学者参悟。

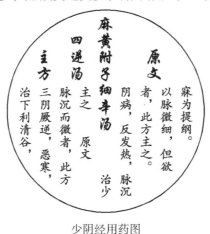

少阴经用药图

少阴经用药图

按：少阴乃水火交会之地，元气之根，人身立命之主也。病至此际，是元气衰极，剥至于根。仲景立四逆，究竟是专为救这点元气说法，主方却又云"治三阴厥逆"，可知这一点元气彻上彻下，包罗天地，此方不独专为少阴立法，而上中下三部之法俱备。知得此理，便知得姜、附之功也。今人不知立极之要，不知姜、附之功，故不敢用也。非不敢用也，不明也。

麻黄附子细辛汤、四逆汤圆通应用法

一、治忿嚏不已。夫嚏之为病，多缘少阴受寒。麻黄附子细辛汤力能祛少阴之寒，故治之而愈。盖肾络通于鼻，嚏属肾，故知病在少阴也。

二、治腰痛难于转侧。夫腰痛之症，原有数端，今见转侧难者，明是肾脏不温，阴寒滞于内也。麻黄附子细辛汤力能温经散寒，故治之而愈。

三、治周身皮肤浮肿，内冷自重。夫周身浮肿，内冷身重者，盖以先天之阳衰于内，寒湿之邪即生于内，故见身重内冷；寒湿太盛，则真气不藏，散于周身，无阳以运化，故又见浮肿。麻辛附子汤力能温肾扶阳，祛阴逐寒，故治之而愈。

四、治头脑冷。夫脑为元神之府，清阳聚会之处，如何得冷？其所以致冷者，由命门火衰，真气不能上充。四逆汤力能扶先天真阳，真阳旺而气自上充，故治之而愈。

五、治气喘痰鸣。夫气喘之症，举世皆谓肺寒，不知先天这一点真气衰，即不能镇纳浊阴之气，阴气上腾，渐干清道，故见痰喘。四逆汤力能温下焦之阳，故治之而愈。

六、治耳肿，皮色如常。夫耳肿之症，每多肝胆风火，今见皮色如常，明是阴气逆于上也。四逆汤力能扶阳祛阴，治之故愈。

七、治舌黑唇焦，不渴，少神。夫舌黑唇焦之症，多因阳明胃火而作，果系阳明胃火，必现烦躁、口渴饮冷、二便闭塞等情。此则舌黑唇焦，其人并不口渴，却又少神，明是真阳衰极，不能薰腾津液于上。当知阳气缩一分，肌肉即枯一分，此舌黑唇焦所由来也。四逆汤力能回先天之阳，阳气一回，津液复升，焦枯立润，故治之而愈。

八、治喉痛，畏寒，脚冷。按：喉痛一症，原非一端，此则畏寒、脚冷，明是少阴受寒，逼出真火浮于喉间，故喉痛而脚冷。四逆汤力能温少阴之气，逐在里之寒，故治之而愈。

九、治喉痛，身大热，面赤，目瞑，舌冷。夫喉痛、面赤、身热，似是阳症，又见目瞑、舌冷，却是阴盛隔阳于外之征。四逆汤力能祛逐阴寒，迎阳归舍，故治之而愈。

十、治吐血，困倦。夫吐血一症，总缘地气上腾，升降失职。人身气为阳，主升；血为阴，主降。今当升者不升，不当升者而反升，明明阴血太盛，上干清道。古人云"益火之源以消阴翳"，是教人补火以治水也；又云"壮水之主以制阳光"，是教人补水以治火也。四逆汤力能补火，故治之而愈。［原书眉批：认得血是水，气是火，便敢用姜、附，便知此方之妙也。］

十一、治齿缝流血。夫齿乃骨之余，本属肾，肾为水脏，先天之真阳寄焉，以统乎骨分中之血液。真阳不足，不能统摄血液，故见血出。四逆汤力能补肾中之阳，治之故愈。

十二、治朝食暮吐，完谷不化。夫饮食入胃，固以胃主，然运化之机全在先天命门这一点真火，始能运化。真火一衰，即不能腐熟谷水，而成完谷不化，朝食暮吐者。暮为阴盛之候，阴气上僭，心肺之阳不能镇纳，故听其吐出也。四逆汤力能补命门下火，故治之而愈。

十三、治足心夜发热如焚，不渴，尿多。夫足心发热如焚，人皆谓阴之虚也，夫阴虚由于火旺，火旺之人，尿必短赤，口必饮冷，理势然也。今则不渴而尿多，明是下焦无阳，不能统束肾气，以致阴火沸腾，故见足心发热如焚也。四逆汤力能补火，火旺即能统束群阴，故治之而愈。此病余亲身患过，并治好多人。此法即是丙夺丁光之义也，知得丙夺丁光，便知得阳衰不能镇阴的旨归也。

十四、治面赤、发热，汗出、抽掣。夫面赤、发热，汗出、抽掣，近似中风，其实不是，务必仔细斟酌。如其人本体有阴象足征，即不可当作风热，须知面赤、发热者，阳越于外也；汗出、抽掣者，阳亡于外，不能支持四维也。四逆汤力能回阳，阳回则诸症自已。

十五、治大便下血，气短少神。夫大便下血，固有虚实之分，此则气短少神，必是下焦之阳不足，不能统摄血液。四逆汤力能扶下焦之阳，阳旺则开阖有节，故治之而愈。

十六、治头摇，面白少神。夫头摇之症，人目之为风，而余于此症，察其人面白少神，知其为清阳不升，元气虚极，不能镇定也。四逆汤力能扶阳，真阳一旺，即能镇定上下四旁，故治之而愈。

十七、治背冷，目瞑。夫背为阳中之阳，不宜寒冷，今又背冷而目瞑，明是先天真阳衰极，阴寒内生，阴盛则阳微，故目瞑而背冷也。四逆汤力能扶先天真阳，故治之而愈。

十八、治舌肿硬而青。夫舌肿一症，似乎心火旺极，不知舌肿而青，此乃阴寒太盛，逼出真火，欲从舌尖而出，故见肿硬青滑。四逆汤力能补火，祛逐阴寒，故治之而愈。

十九、治唇肿而赤，不渴。夫唇肿之症，近似胃火，胃火之肿，口必大渴。今见病人唇肿而口并不渴，可知阴火出于脾间。四逆汤功专补阳，阳旺则阴火自消，故治之而愈。

二十、治鼻涕如注，面白少神。夫鼻涕一症，原有外感、内伤之别，此则面白无神，明是真阳衰于上，不能统摄在上之津液。四逆汤力能扶坎中真阳，阳旺自能统纳，故治之而愈。

二十一、治尿多。夫尿之多，由于下焦之火弱，不能收束故也。惟四逆汤力能补下焦之火，故治之而愈。

二十二、治周身发起包块，皮色如常。夫周身发起包块，疑似风热阳邪，此则皮色如常，却是阴邪僭居阳位。四逆汤力能扶阳，阳旺则阴邪自伏，故治之而愈。

二十三、治周身忽现红片如云，不热不渴。夫周身发现红云，人孰不谓风火郁热于皮肤？夫风火郁热之症，未有不发热而即作者，亦未有口不渴而即谓之火者，此处便是认症机关。余每于此症认作阳衰，阴居阳位，以四逆汤治之而愈。

二十四、治发热谵语，无神，不渴。夫发热谵语，世人皆谓热伏于心，神无所主也。不知阳症热伏于心，精神不衰，口渴冷饮，小便亦必短赤。此则无神、不渴，明是真阳衰极；［原书眉批：全在无神二字上定案。］发热者，阳越于外也；谵语者，阴邪乘于心，神无所主也；不渴、无神，非邪火也。四逆汤力能回阳，阳回则神安，故治之而愈。

二十五、治两目白睛青色。夫白轮属肺，金也。今见纯青，目无白色，是金气衰而肝木乘之也，妻乘于夫，是乾刚不振，纯阴无阳之候，多在死例。四逆汤力扶坎中之金，［原书眉批：坎中一点真金，即真阳也，人活的即此。］金气一旺，目睛自然转变，故治之而愈。

二十六、治两目赤雾缕缕，微胀不痛。夫目窠乃五脏精华所聚之地，原着不得一毫客气。今见赤雾缕缕，疑是阳火为殃，不知阳邪痛甚、胀甚，此则微胀不痛，明是阳衰于上，不能镇纳下焦浊阴之气，地气上腾，故见此等目疾。四逆汤力能扶阳祛寒，阳光一照，阴火自灭，故治之而愈。

按：此方功用颇多，得其要者，一方可治数百种病；因病加减，其功用更为无穷。余每用此方，救好多人。人咸目余为"姜附先生"，不知余非专用姜、附者也，只因病当服此。难道余不会写几个参、地、归、芍、芩、连、栀、柏之方乎？只因世风日下，不究病之阴阳，专究方药之平稳。不知水懦弱，民狎而玩之，多死焉。火猛烈，民望而畏之，鲜死焉。总之，水能生人，亦能死人；火能生人，亦能死人。余非爱姜、附，恶归、地，功夫全在阴阳上打算耳。学者苟能洞达阴阳之理，自然头头是道，又奚疑姜、附之不可用哉？

厥阴经用药图

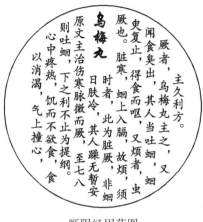

原文主治伤寒脉微而厥，至七八日肤冷，其人躁无暂安时者，此为脏厥，非蛔厥也。蛔厥者，其人当吐蛔，又烦者，蛔上入膈，故烦，须臾复止，得食而呕，又烦者，虫闻食臭出，其人当吐蛔，蛔厥者，乌梅丸主之，又主久利方。

乌梅丸

则吐蛔，下之利不止为提纲。心中疼热，饥而不欲食，食以消渴，气上撞心，

厥阴经用药图

按：厥阴为阴经，阴极则生阳，故多寒热错杂。又，肝主宗筋玉茎，人性多思淫，心火一动，玉茎必举，发泄不遂，多生邪热，亦多见寒热错杂。此受病之源，人多不察。仲景立乌梅丸，寒热并投，大有灼见，并非专为虫立法，凡厥阴一切症候莫不备具。舒驰远先生谓此方不是，未免执一。

乌梅丸圆通应用法

一、治巅顶痛。夫厥阴之脉会于巅顶，今见巅顶痛者，是厥阴之邪侵于上也。乌梅丸专主厥阴，故治之而愈。

二、治睾丸肿痛。夫睾丸，俗称为外肾，世人多以肾目之。不知此乃木之余气所生，古贤配之☳卦，震，木也。二阴一阳，二睾丸为偶，玉茎一为奇，奇居腹面，丸居背面，所配确乎不爽，而世人盖未之细求其理也。余每于此处病，多以乌梅丸治之而愈。

三、治腹痛，饮冷。夫腹痛、爪甲青，明是厥阴阴寒之气阻其真阳运行之机，邪正相攻，故见腹痛。即云寒邪，何得饮冷？必是阴极阳生，见此寒热错杂。乌梅丸寒热并用，故治之而愈。

按：此方功用最多，颇难尽举，姑列一二条，以备参究。其中之精义，修园先生言之甚详，学者可熟读而深思之，便得立法、立方之意，而于厥阴一切症候，莫不应手辄效也。

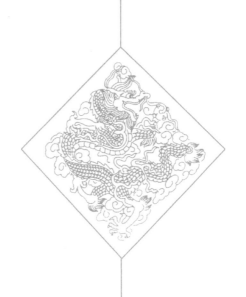

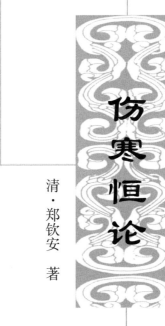

伤寒恒论

清·郑钦安 著

序

　　《伤寒》一书，相传千余年，俱云仲景原文，名贤迭出，注家亦多，不胜枚举。余阅原文，颇有领悟，兹将原文逐条一一剖析，不敢与前贤并驾，但就鄙见所及，逐条发明，虽不敢云高出手眼，此亦救世之本心，聊以补名贤之不逮，亦大快事也，高明谅之，是为序。

　　一、此书即遵舒驰远先生分列上、中、下篇，挨次发明，而他书则前后原文不一。总之，论其原文，发明圣意，即前后错乱，而原文终在也。学者亦不必论短论长，则得矣。

　　二、太阳篇条内有称"中风"字句，当是太阳受风，而"中"字不当，何也？中者如矢之中靶，人何能当？况书有称中经、中风、中脏之别，而条内所称"中风"，全不似中风面目，学者察之。

大清光绪二十年孟冬月

上浣临邛郑寿全钦安序

伤寒恒论目录

卷　一

太阳上篇

凡风伤卫之证，列于此篇，计五十三法。

一、太阳之为病，脉浮，头项强痛而恶寒。

按：太阳本气主寒水，太阳统周身皮肤、毛窍、营卫、百脉、经络，为一身纲领。毛窍乃太阳寒水气化出路，〔原书眉批：气化二字有两说：从毛窍而出者，轻清之露也；从下而出者，重浊之汁也。故太阳有传经、传腑，皆在这气化上探求。〕一切外邪之来，必由毛窍而始入内。"出入"两字，乃邪正机关，万病绳墨。脉浮者，指邪初入也；头项强痛者，指邪犯太阳地面经络也；恶寒者，指太阳本气受病也。"恶寒"二字，乃太阳提纲，认证眼目。知得"恶寒"二字，无论一年四季为病，只要见得病人现有头项、腰背强痛，恶寒发热，即按太阳法治之，毋得拘于时令而有失经旨也。

二、病有发热恶寒者，发于阳也；无热恶寒者，发于阴也。发于阳者七日愈，发于阴者六日愈，以阳数七，阴数六故也。

按：太阳风伤卫证，发热、恶风、自汗；寒伤营证，发热、恶寒、无汗。此言病发于阳，指太阳也；太阳底面，即是少阴，病发于阴，指少阴也。若专指太阳营卫之阴阳，则与太阳风寒两伤病情不符。余每临症，常见独恶寒、身痛而不发热者，每以桂枝汤重加附子，屡屡获效。以此推之，则病发于阴确有实据。至所言六日、七日者，是论阴阳之度数说法也。

三、太阳病，头痛至七日以上自愈者，以行其经尽故也。若欲作再经者，针足阳明，使经不传则愈。

按：此条言邪传七日自愈，各经皆能分消其势也。设若未尽，又复递传，针足阳明，预泄其气机，邪自无复传也。

四、太阳病欲解时，从巳至未上。

此言风寒之轻者也，逢太阳旺时，亦可自解也。

五、欲自解者，必当先烦，乃有汗而解，何以知之？脉浮，故知汗出必解也。

凡病欲解，胸中自有一段气机鼓动，"先烦"二字即是鼓动机关，此间有自汗而解、战汗而解、狂汗而解、鼻血而解，从何得知？得知于脉浮耳。设脉不以浮应，又不得汗，其烦即为内伏之候，又不得以"欲自解"言也。

六、太阳病，发热、汗出、恶风、脉缓者，名为中风。

按：太阳既为风邪所伤，风为阳邪，卫为阳道，两阳相搏，拂郁而热生，故见发热；风邪扰动，血液不藏，随气机而发泄于外，故见自汗；"脉缓"二字，指此刻正未大伤，尚得有此和缓之状，是亦病之轻浅说法也。

七、太阳中风，阳浮而阴弱。阳浮者，热自发；阴弱者，汗自出。啬啬恶寒，淅淅恶风，翕翕发热，鼻鸣干呕者，桂枝汤主之。

按："阳浮阴弱"四字，诸家俱以寸浮尺弱为定论。余细绎斯言，浮脉主风，阳也，表也，表邪实而里必虚，则阴自弱。风邪已据阳分，蹂躏于中，阴不敢与之抗，俯首听令，血液随气机而外泄，故曰"阳浮者，热自发；阴弱者，汗自出"。啬啬、淅淅、翕翕，是形容病有难开、难阖、难解之状；至"鼻鸣干呕"四字，系属阳明，当于桂枝汤内加干葛、半夏，方为合法。

八、桂枝本为解肌，若其人脉浮紧，发热，汗不出者，不可与也，须当识此，勿令误。

此条明言桂枝汤乃解太阳风伤卫之证，非治脉紧寒伤营者所宜，故曰"须当识此，勿令误"，是教人辨明营卫风寒用药界限也。原文不知何故称"桂枝本为解肌"，肌肉属阳明，非桂枝所宜，必是后人之误。应当削去"解肌"二字，而曰"桂枝汤非脉浮紧者所宜"，何等直切也。

九、凡服桂枝汤吐者，其后必吐脓血也。

按：桂枝汤本调和阴阳之祖方，何得云"服桂枝汤吐者，其后必吐脓血也"？当其时，胸中或有火逆，或有痰逆，或有郁热，得桂枝辛温助之，上涌而吐，理或有之；然亦有吐仍属佳兆者，理应细辨。设无火、痰、郁热诸逆以后，服之未定吐脓血。学者切勿执此，当以认证为要。

十、酒客病，不可以桂枝汤，得之则吐，以酒客不喜甜故也。

按： 酒客有喜甜食者，有不喜甜食者，不得执一而论。若酒客病桂枝汤证，而此方遂不可用乎？此是专为得汤则呕者说法也。

十一、发汗后，水药不得入口为逆，若更发汗，必吐下不止。

病至水药不得入口，必有寒逆、火逆、水逆之别。此则因发汗后，明系发汗过多以致亡阳，不能镇纳浊阴，以致阴邪僭居高位，隔拒胸中，宣布失职，气机不得下降，故有此候；若更汗之，则中气愈虚，而吐下更甚也。法宜扶阳、宣中、降逆为主。

十二、太阳病，头痛、发热、汗出、恶风，桂枝汤主之。

此即太阳风伤卫证之候，桂枝的方，兹不赘。

十三、太阳病，外证未解，脉浮弱者，当以汗解，宜桂枝汤。

此条既外证未解，可以再汗，但脉浮弱，其正必虚，故不能助药力以祛邪外出。余意当于桂枝汤内，或加饴糖，或加附子，方为妥当。

十四、太阳病，发热汗出者，此为营弱卫强，故使汗出。欲救邪风者，宜桂枝汤主之。

此条明是太阳为风邪所伤，卫分邪实，营分正虚耳。

十五、病人脏无他病，时发热，自汗出而不愈者，此为卫气不和也，先其时发汗则愈，宜桂枝汤。

此条定是失于解表，不然，何得云"先其时发汗则愈，宜桂枝汤"耶？

十六、病常自汗出者，此为荣气和，荣气和者，外不谐，以卫气不共荣气谐和故尔。以荣行脉中，卫行脉外，复发其汗，荣卫和则愈，宜桂枝汤则愈。

按： 病常自汗，似不专主太阳荣卫不和，如果属太阳荣卫不和，亦必有恶风、畏寒足征。兹云"自汗出"，其中有素禀阳虚，或多言，或过用心，或稍劳动而即自汗出者，皆在不足之例，尚敢轻用桂枝汤乎？此条大抵专主荣卫不和说法也，学者宜细求之。

十七、太阳病，初服桂枝汤，反烦不解者，先刺风池、风府，却与桂枝汤，愈。

此条明言解表未透，邪未遽出，故见烦；刺风池、风府穴者，泄其邪热；仍以桂枝汤，俾邪尽出无遗，故自愈也。

十八、风家，表解而不了了者，十二日愈。

既称表解，邪已去矣，应当清爽如常；此则不了了者，是邪去而正未复也。延至十二日者，侯正气渐渐复还也。

十九、中风发热，六七日不解而烦，有表里证，渴欲饮水，水入则吐者，名曰水逆，五苓散主之，多服暖水，汗出愈。

此条既称"六七日不解而烦，有表里证"，应有表里证形足征，方为确论。况病形所见全是太阳腑证，观于用五苓散方，是独重在太阳腑分一面，并未道及表证一面，原文何得称有表里证也？里证即太阳腑证也，即言外邪入腑，何等直切。况此刻病现饮水入口即吐，是因太阳之气化不宣，中宫之转输失职，气机升多降少，以致上逆而吐，用五苓散多服［原书眉批："多服"二字，定教人不可见其吐而遂不与之服也。］，俾太阳之气化行，水道通，气机下降，自然逆者不逆，而吐者不吐也。学者宜细绎之。

二十、太阳病，发汗后，大汗出，胃中干，烦躁不得眠，欲得饮水者，少与之，胃气和则愈。若脉浮，小便不利，微热消渴者，五苓散主之。

按：太阳既发汗后，复见大汗出，汗为血液，血液过伤，胃中失养，故胃干；津液不能上下交通，故烦躁不得眠；"欲得水饮者，少与之，令胃和则愈"，盖水亦阴也，土燥得水以润之，自然燥者不燥，而病自见其愈也。若见小便不利、微渴者，是血液亡于外，而气化失于内也，主以五苓化太阳之气，气化一宣，则水道通，里气畅，升降不乖，病焉有不愈者乎？

二十一、太阳病发汗，汗出不解，人仍发热，心下悸，头眩身瞤，振振欲擗地者，真武汤主之。

按：发汗原是解表，表解自然热退，乃不易之理。今汗出而热仍然，所现种种病形，非表邪未透之征，却是亡阳之候，必是因发汗过度，伤及肾阳。太阳底面，即是少阴。此际发热者，阳越于外也；心下悸，头眩身瞤者，阳气外亡而群阴僭上也；振振欲擗地者，阳欲藏而不得也。夫先天之真阳，喜藏而不喜露，藏则命根永固，露则危亡立生。主以真武汤，是重藏阳之意也。

二十二、太阳病，发汗，遂漏不止，其人恶风，小便难，四肢微急，难以屈伸者，桂枝加附子汤主之。

按：发汗而至漏不止，其伤及肾阳也明甚，太阳底面即是少阴。其人恶风者，外体疏也；小便难者，汗为水液，气化行于外，而不行于内也；四肢微急，难以屈伸者，血液外亡，而筋脉失养也。此际理应以扶阳为是，原文取桂枝加附子汤，意在用附子，取内以固其根蒂；得桂枝，外以祛其未尽之邪。内外兼备，斯无大害，庶不失立方之妙也。

二十三、太阳中风，以火劫发汗，邪风被火热，血液失其常度，两阳相熏灼，其身发黄。阳盛则欲衄，阴虚小便难，阴阳俱虚竭，身体则枯燥，但头汗剂颈而还，腹满而喘，口干咽烂，或不大便，久则谵语，甚者至哕，手足躁扰，捻衣摸床，小便利者，其人可治。

据此条所见种种病形，都缘误用火劫发汗，遂至亢阳为灾，邪火燎原，竟有不可扑灭之势。但视其人小便尚利，一线之元阴犹存，故曰可治；若小便全无，则元阴已尽，危亡即在转瞬之间。

二十四、太阳病二日，反烦，反熨其背而大汗出，火热入胃，胃中水竭，烦躁，必发谵语，十余日，振栗、自下利者，此为欲解也，故其汗从腰以下不得汗，欲小便不得，反呕，欲失溲，足下恶风，大便硬，小便当数而反不数及不多，大便已，头卓然而痛，其人足心必热，谷气下流故也。

按：太阳二日，系阳明主气之候，邪已入胃，应当察其邪从阳化为病从阴化为病，随其所化而治之，方为合法。粗工不知，反熨其背而大汗出，火热入胃，势必夺其胃中津液，津液被夺，则邪热炽，热乘于心，神无所主而谵语生；邪延十余日，忽振栗、自下利者，是里热下行，病有从下解之意；其汗从腰以下不得，欲小便不得者，太阳气化不宣，津液被热夺也；反呕者，气机上逆也；欲失溲而足下恶风，下元之气不足也。迨至大便多，则里气畅；头卓然而痛，是邪仍欲从三阳表分而出；足下必发热者，阳气复回之征，皆佳兆也。

二十五、太阳病，以火熏之，不得汗，其人必躁，过经不解，为圊血，名为火邪。

太阳为病，本应外解，今以火熏不汗而反躁，是邪不从外出，而从内趋也。火动于中，逼血下行，而成圊血之候，亦时势之使然也。

二十六、微数之脉，慎不可灸。因火为邪，则为烦逆，追虚逐实，血散脉中，火气虽微，内攻有力，焦骨伤筋，血难复也。

据脉微数，数主有热，故不可灸；若妄灸之，则为害不浅，故见种种病形。此是为有余之候言之，而非为不足者言之。病人苟现面白唇青，舌润不渴，小便清利，脉现洪大、洪数、弦劲，此系元阳外越之候，回阳又虑不及，尚得以"不可灸"言之乎？余思原文加一"慎"字，此中隐已包括虚实两法在于中也。

二十七、烧针令其汗，针处被寒，核起而赤者，必发奔豚。气从少腹上冲者，灸其核上各一壮，与桂枝加桂汤，更加桂也。

烧针者，温经御寒法也。针处被寒，核起而赤者，寒邪聚于皮肤，有欲从外出之势也，何得云必发奔豚？奔豚乃少阴之证，此刻邪在太阳，未犯少阴，即以桂枝加桂汤，更加桂，其邪在太阳也明甚；果属奔豚上冲，又非桂枝加桂、倍桂所长也，学者宜细绎之。

二十八、太阳病，当恶寒发热，今自汗出，不恶寒发热，关上脉细数者，以医吐之过也。一二日吐之者，腹中饥，口不能食；三四日吐之者，不喜糜粥，欲食冷，朝食暮吐，以医吐之所致，此为小逆。

此条既无发热恶寒，则无外邪可知，咎在医家误吐之过。屡吐不止，渐至朝食暮吐，其胃阳之衰败已极，原文称为小逆，学者不得遽谓之小逆也。

二十九、太阳病吐之，但太阳病当恶寒，今反不恶寒，不欲近衣，此为吐内烦也。

按：吐治法亦寓发散之意，但无恶寒，则不得为太阳证。不欲近衣，内定有热，而曰"吐内烦"，是此病形全是吐之过，何也？吐则气机发外，有不可禁止之势，故现此内烦。俟气定神安而能近衣，则病自愈；若气定而仍不欲近衣，则又不得以"吐内烦"称之也，学者宜细辨之。

三十、太阳病，外证未解者，不可下也，下之为逆。欲解外者，宜桂枝汤。

按：病当外解者，原不可下，下之则引邪深入，为害不小。病机果有向表之势，随机而导之，则得矣。

三十一、太阳病，先发汗不解，而复下之，脉浮不愈。浮为在表，而反下之，故令不愈。今脉浮，故知在外，当须发汗则愈，宜桂枝汤。

按：随机调理，乃医之道，如当外解而反下之，当下而反表之、固之，皆医之咎。此条既下而脉尚浮，是邪不从下趋，而仍欲从外出，故仍用桂枝汤以导之。此真用药法窍，学者宜留心记之。

三十二、太阳病，下之，其气上冲者，可与桂枝汤，方用前法。若不上冲者，不可与也。

按：应外解之病，而误下之，脉浮，邪仍在表者，俱可以桂枝汤。若因下而病现上冲，此间须宜详察。盖以为上冲者，病邪欲外，故仍以桂枝汤；不冲者，邪不外出，故不可与。谓上冲而脉浮，可与桂枝汤；上冲而脉不浮，不可与。然上冲之候，多因误下伤及胸中之阳，不能镇纳下焦浊阴之气，以致上冲者极多，法宜收纳温固，又非桂枝所能也。学者务于病情、脉息、声音、动静、有神、无神处求之，则得其要矣。

三十三、太阳病，外证未除，而数下之，遂协热而利，利下不止，心下痞硬，表里不解者，桂枝人参汤主之。

按：下利本非正病，因数下而致之也；痞硬亦非本有之病，因过下伤中，阴邪得以僭居高位也。原文以桂枝人参汤治之，方中药品乃理中汤全方加桂枝一味耳，不名理中，而名桂枝加人参汤者，重太阳之意，全是温中化气，补中祛邪之法也。

三十四、太阳病，桂枝证，医反下之，利遂不止。脉促者，表未解也；喘而汗出者，葛根黄芩黄连汤主之。

按：本应表解可了之病，而反下之，引邪深入，利遂不止。此刻邪陷于下，若恶风、自汗、身疼仍在者，可与桂枝加葛根汤救之，俾邪复还于表，不治利而利自止。此以葛根黄连黄芩汤，是为脉促、喘、汗，有邪热上攻者言之，故用芩、连之苦寒以降之、止之，用葛根以升之、解之，俾表解热退而利自愈，是亦正治法也。余谓只据脉促、喘、汗，未见有热形实据，而以芩、连之品，冀其止泻，恐未必尽善。夫下利太过，中土业已大伤，此际之脉促者，正气伤也；喘者，气不归元也；汗出者，亡阳之渐也。况喘促一证，有因火而喘者，必有火邪可征；有因外寒促者，亦有寒邪可验；有因肾气、痰水上逆而致者，亦有阴象痰湿可证。虚实之间，大有分别，切切不可死守陈法，为方囿也。

三十五、太阳病，下之，脉促、胸满者，桂枝去芍药汤主之；若微恶寒者，去芍药加附子汤主之。

按：太阳果属可下，下之，俾邪从下解之法也，何致脉促胸满？必是下伤胸中之阳，以致阴气上逆而为胸满、脉促，亦气机之常，理应扶中降逆，原文以桂枝去芍药者，是取姜、桂之辛散，草、枣之补中，而虑芍药阴邪之品以助邪，故去之，立法颇佳。若微恶寒，于汤中去芍加附子，亦是步步留神之意，煞费苦心。

三十六、太阳病，下之微喘者，表未解也，桂枝加厚朴杏子汤主之。喘家作，桂枝汤加厚朴、杏仁佳。

按：外邪蔽束肺气，法宜解表，表解已，则气顺而喘自不作。此云下之微喘，是喘因下而始见，非不下而即见，明明下伤中土，阳不胜阴，以致痰饮、水湿随气而上，干犯肺气而喘证生，又非桂枝、厚朴、杏子所宜也，学者当详辨之。余思太阳表邪，发热、恶寒、微喘，未经下者，此方实为妥切；

若经下后，无发热恶寒，与脉未浮者，此方决不可施，当以扶阳、降逆为要。

三十七、太阳病，下之，其脉促，不结胸者，此为欲解也。脉浮者，必结胸也；脉紧者，必咽痛；脉弦者，必两胁拘急；脉细数者，头痛未止；脉沉紧者，必欲呕；脉沉滑者，必协热利；脉浮滑者，必下血。

按：既经下后，邪从下趋，里气既通，则表气宜畅，病亦立解。原文以"脉促，不结胸"为欲解，意者不结胸为内无邪滞，脉促为邪欲外出，亦近理之论。通条又何必举某脉必现某病耶？夫脉之变化无穷，现证亦多不测，学者亦不必执脉以求病，总在临时随机应变为是。

三十八、太阳病不解，热结膀胱，其人如狂，血自下，下者愈。其外不解者，尚未可攻，当先解外；外解已，但少腹结急者，乃可攻之，宜桃核承气汤。

按：太阳蓄血，其人如狂，理应化气，从小便以逐瘀，此既已趋大肠，血自下，故断其必自愈。但外邪未解者不可攻，恐攻而邪下陷也；外邪既已解，而独见少腹急结者，是瘀尚未尽也，故可以逐瘀攻下之法施之，方不致误。鄙意以桃仁承气汤乃阳明下血之方，而用之于太阳，似非正法，理当分别处究，血从大便则宜，血从小便则谬。学者宜细心求之，庶不误人。

三十九、太阳病六七日，表证仍在，脉微而沉，反不结胸，其人发狂者，以热在下焦，少腹当硬满，小便自利者，下血乃愈。所以然者，以太阳随经，瘀热在里故也。抵当汤主之。

按：此条所现，实属瘀热在腑，理应以行血之品，从腑分以逐之，方于经旨不错。此以抵当汤治之，较前颇重一格，取一派食血之品以治之，俾瘀血去而腑分清，其病自愈。此方可为女科干血痨对症之方也。但此方施于果系腑分有瘀血则宜，蓄血则谬；干血则宜，血枯则谬。总在医家细心求之，否则方不可轻试也。

四十、太阳病，身黄，脉沉结，少腹硬，小便不利者，为无血也。小便自利，其人如狂者，血证谛也，抵当汤主之。

按：此条只以小便之利与不利判血之有无也，其人少腹满而小便不利者，是蓄尿，而非蓄血也；若少腹满而小便利，其人如狂者，蓄血之验也。苟其人不狂，小便利而腹满，别无所苦，则又当以寒结、热结下焦处之，分别施治，庶可言活人也。

四十一、太阳病，小便利者，以饮水多，必心下悸；小便少者，必苦里急也。

按：饮水多而小便亦多，此理之常。但既称小便多，水以下行，又何致上逆凌心而为悸乎？必是小便少而水道不畅，上逆以凌心而为悸，与理方恰。小便不畅，里必苦急，势所必然。原文以饮水多致心下悸，理亦不差，仍不若小便之多少处求之，更为恰切。或曰：太阳行身之背，水气何得凌心？余以为凌心者，诚以太阳之气由下而至胸腹也。

四十二、大下之后，复发汗，小便不利，亡津液故也，勿治之；小便利，必自愈。凡病若发汗、若吐、若下、若亡血、亡津液，阴阳自和者，必自愈。

据所言汗吐下以致亡血、亡津液，只要其人无甚大苦，可以勿药，俟正气来复，必自愈。明明教人不可妄用药，误用药，恐生他变也。

四十三、太阳病，下之而不愈，因复发汗，表里俱虚，其因致冒，冒家汗出自愈，所以然者，汗出表和故也，待里未和，然后下之。

据下后复发汗，以致表里俱虚，其伤正也太甚，虚则易于感冒，此理之常，此刻应于补正药中加解表之品，必自愈。推其故，汗出表和。"待里未和，然后下之"，"待"字不可忽略，实有斟酌可否之意，学者宜细求之。

四十四、太阳病未解，脉阴阳俱停，必先振栗汗出而解。但阳脉微者，先汗出而解；但阴脉微者，下之而解。若欲下之，宜调胃承气汤。

按：太阳病，当未解之先，而有此阴阳俱停之脉，便见振栗汗出者，是邪由战汗而解也。条中提出"阳脉微者，汗之而解；阴脉微者，下之而解"，余谓阳脉微者，表分之阳不足也，法宜辅正以祛之；阴脉微者，里分之阴不足也，只当温里以祛之。何得云"汗之而解""下之而解"？如果宜汗宜下，务要有汗下实据方可，若只凭一脉而定为可汗、可下，况脉已云"微"，亦非可汗、可下之例。学者亦不必执原文为不可易之法也。

四十五、太阳中风，下利，呕逆，表解者，乃可攻之。其人漐漐汗出，发作有时，头痛，心下痞硬满，引胁下痛，干呕，短气，汗出不恶寒者，此表里未和也，十枣汤主之。

按： 中风而见下利、呕逆，夫下利、呕逆，其病似不在太阳，而在太阴也。太阴受伤，转输失职，不能分运水湿之气，以致水气泛溢，上行于皮肤，故见漐漐汗出；水停心下，故见痞硬；水流于胁，故见胁痛；至于头痛、干呕、短气，种种病形，皆是一水气之所致也。主以十枣汤，取大枣以培土祛湿，湿去而诸症自释。原文直指太阳，盖太阳为一身之纲领，主皮肤，统营卫、脏腑、百脉、经络，主寒水，司冬令，行水气，外从皮肤毛窍而出，内自小便而出，气化不乖，水行无滞，往来灌溉，何病之有？今为风邪所中，阻滞气机，气化不宣，水逆于上而为呕，水逆于下而为利，水流于左而胁痛生，水逆于心而硬痞作，水发于上而现头痛，水阻于中，上下往来之气不畅，而短气立至，此刻水气弥漫，表里焉得自和？主以十枣汤，直决其水，恐水去而正不支，故取枣之甘以补正，庶不致害。前所论主在太阴者，以吐利乃太阴之提纲说法也；后所论为太阳者，本篇之大旨也。所论虽未尽当，亦可开后学之心思也，高明正之。

四十六、太阳病二三日，不能卧，但欲起，心下必结，脉微弱者，此本有寒分也，反下之，若利止，必作结胸；未止者，四日复下之，此作协热利也。

按： 二三日，系阳明、少阳主气之候，或经或腑，总有一定病情，此并未有二阳经、腑证形足征，但云"不能卧，但欲起"者，是阴阳不交，而神不安也。心下必结者，胸中之阳不宣也。所称脉微弱，而曰本有寒分，明是正气之不足，无热邪之内扰，亦可概见。医反下之，大失其旨。"若利止，必结胸"，是由下伤中宫之阳，不能镇下焦浊阴之气，以致上僭而为逆；未止者，复下之，是果何所见而必当下耶？又未见有里热足征，而断为协热利耶？总之，原文所论，可见医家之咎。

四十七、病发于阳，而反下之，热入必作结胸；病发于阴，而反下之，因作痞。所以然者，下之太早故也。

按：病发于阳，指太阳表分受病也；病发于阴，指少阴里分受病也。二者皆非可下之证，结胸与痞皆由误下之过，亦非下早之过，总之，医之过也。

四十八、太阳病，脉浮而动数，浮则为风，数则为热，动则为痛，数则为虚，头痛发热，微盗汗出，而反恶寒者，表未解也。医反下之，动数变迟，膈内拒痛，胃中空虚，客气动膈，气短躁烦，心中懊憹，阳气内陷，心下因硬，则为结胸，大陷胸汤主之。若不结胸，但头汗出，余无汗，剂颈而还，小便不利，身必发黄。

按：太阳既称"脉浮，数动"，以及"恶寒，表未解"句，明言风热之邪尚在，其病究竟未当下时，而医即下之，动数浮大之脉忽变为迟，是阳邪便为阴邪也明甚。阴邪盘踞中宫，故见膈内拒痛；胃中既因下而空虚，故短气、懊憹、心烦、硬满之症作。此刻满腔全是纯阴用事，阴气闭塞，理应温中化气，则所理诸证自能潜消。兹以大陷胸汤主之，夫陷胸汤乃硝、黄、甘遂苦寒已极之品，是为热结于心下者宜之；若浮数变迟，中虚之候用之，实为大不恰切。又曰"若不结胸，但头汗出，剂颈而还，小便不利，身必发黄"，夫发黄之候，原是阳明热邪遏郁所致，此但以小便不利、头汗出而断为必发黄，亦未必尽如斯言。学者当以病形、脉息、声音有神无神各处求之，便得其要也。

四十九、太阳病，重发汗而复下之，不大便五六日，舌上燥而渴，日晡时所小有潮热，从心下至少腹硬满而痛，不可近者，大陷胸汤主之。

按：重发汗，亦是表而再表之义；再表而邪不去，故复下之；又不大便五六日，邪既不由表解，又不由里解，固结于中，竟有负隅之势，所现一派病情非陷胸汤决不能拔，原文主之，深得其旨。

五十、结胸者，项亦强，如柔痉状，下之则和，宜大陷胸丸。

按：胸结而项亦强，有如柔痉状者，此是邪结于胸，阻其任脉流行之气机而言也。下之以大陷胸丸者，逐其胸中积聚，积聚亦去，任脉通而气机复畅，故有自和之说也。但痉症则周身、手足俱牵强，此独项强，故称为"如柔痉状"，学者须知。

五十一、结胸证，其脉浮大者，不可下，下之则死。

按：结胸而称脉浮大者，明是阳邪结胸，理应清凉以解之、开之，方为合法。若攻下之，则引邪深入，结胸愈结而不解者，焉得不死？

五十二、结胸证具，烦躁者死。

按：证具结胸，阻其上下交通之机，故烦躁作。盖烦出于心，躁出于肾，病机正在坎离交会之处，不交则烦躁立作，故决之必死也。

五十三、太阳病，医发汗，遂发热恶寒，因复下之，心下痞，表里俱虚，阴阳并竭，无阳则阴独，复加烧针，因胸烦，面色青黄，肤瞤者，难治；今色微黄，手足温者，易愈。

按：太阳证，总要外邪未解，方可发汗，岂有无发热恶寒而反即汗之理？此言因发汗，遂见发热恶寒，焉知非误汗而逼阳外越乎？此症总缘汗下失宜，以致表里俱虚，阴阳并竭，无阳则阴独，此刻系纯阴用事，痞塞之症所由生。后加烧针，因而胸烦、面色青黄，则土木相刑之机全神毕露，故曰难治；若色微黄，而无青色，手足尚温，是后天之根犹存，故纯可治。

卷　二

太阳中篇

凡寒伤营之证，列于此篇，计五十八法。

一、太阳病，或已发热，或未发热，体重，呕逆，脉阴阳俱紧，名曰伤寒。

按：已发热者，邪已拂郁于内也；未发热者，邪入而未遏郁也。据脉象阴阳俱紧曰伤寒，论体重则属少阴，呕逆则属寒饮，似于此条内不切。以余细维，现有发热、恶寒、身痛、脉浮紧者，乃为太阳伤寒之的候；若无头痛、身痛、发热、恶寒，而独见身重、呕逆，脉象见紧，乃为寒入少阴之征，盖太阳底面即是少阴。以此判其"或已发热，或未发热"二语，庶几恰切。

二、太阳病，头痛、发热、身痛、腰痛、恶风、无汗而喘者，麻黄汤主之。

按：此条乃寒伤太阳之里，里寒太甚，闭束气机，上逆而喘，此理之常，主以麻黄汤，开其腠理，俾邪外出，表里通畅，一切证形立即化为乌有。学者切勿以喘而即认为肺病也，须知。

三、伤寒一日，太阳受之，脉若静者，为不动；颇欲吐，若烦躁，脉数急者，为传也。伤寒二三日，阳明、少阳证不见者，为不传也。

按：伤寒本旨，以一日太阳，二日阳明，三日少阳，四日太阴，五日少阴，六日厥阴，此就六经流行之气机而言也。至于邪入太阳，虽七八日、十余日，只要脉静而不动，别无他经证形足征，便不传经；若脉见动，心烦欲吐，此为传也。学者临证务要有别经证形可验，脉象之动静足征，则得传与不传之实也。

四、伤寒二三日，心中悸而烦者，小建中汤主之。呕家不可用建中汤，以甜故也。

按：太阳司寒水之令，今二三日未见别经病情，只见心悸而烦，必是太阳失气化之令，以致水停心下，为悸而烦，今主建中汤以化太阳之气，气化而行，则升降不乖，而心悸与烦则立化为乌有。但呕家不可用建中，以甘能上涌也，须知。

五、太阳伤寒者，加温针必惊也。

按：寒伤太阳，在营、在卫，原有区别。此言加温针必惊，是邪在营分，加温针而惊耶？是邪在卫分，加温针而惊耶？以理揆之，当其时邪必在卫分，卫分属阳，断不可用温针之法；邪在营分，方可用温针之法。若邪在卫分而用之，如火上添膏，邪焉有不振惊内藏也？如此处断，学者方有趋向，万不致有用温针之害矣。

六、脉浮，宜以汗解，用火灸之，邪无出路，因火而盛，病从腰以下必重而痹者，名火逆也。

按：脉浮之病，本应汗解，方为合法。医家不究脉体，而妄以火灸之，大悖经旨。况表，阳也，火亦阳也，二阳相合，邪不从外出而从内攻，遂致腰以下必重而痹者，是邪伏于下，阻其太阳寒水流行之气机故也。名曰火逆者，是重在未得汗解，而水滞于下也。

七、脉浮者，可发汗，宜麻黄汤。脉浮而数者，可发汗，宜麻黄汤。

按：脉浮、脉数，虽云可发汗，然有用桂枝汤者，有用麻黄汤者。在营、在卫，原有区分，不得以浮、数二字而断为麻黄汤的证也。学者务于有汗、无汗、畏风、恶寒处追求，便得用方之实据也。

八、伤寒，发汗，解，半日许复烦，脉浮数者，可更发汗，宜用桂枝汤。

大约此证既经汗解，而邪尚未尽解，故可更汗之，俾邪解尽无遗，庶无后患。

九、发汗已，脉浮数、烦渴者，五苓散主之。

按：太阳伤寒，既称发汗已，想是外邪已去；又见其脉浮数、烦渴，必是外邪已去而内热未解，故其脉浮数尚见。至于烦渴者，［原书眉批：烦渴二字，亦有饮冷、饮热之分，不可不察。］热伤津液也，理应清解其热，热去则烦渴自解，脉数便平，何得即以五苓散主之？凡用五苓散，必要太阳邪已入腑，口渴而小便不利，原文只据一烦渴、脉数，学者每多不识。

十、伤寒，汗出而渴者，五苓散主之；不渴者，茯苓甘草汤主之。

按：汗出而渴，是太阳寒水从毛窍而出，不能滋润肠胃，故见口渴，以五苓散主之，乃使太阳寒水之气不从外出，而仍从内出，则汗、渴便止。然有不渴者，是津液未大伤，胃中尚可支持，虽见汗出，以茯苓甘草汤主之，亦是化气行水之妙。此条据余所见，当时汗出而渴，小便不利者，以五苓散主之；汗出不渴，小便不利，以茯苓甘草汤主之。加此四字，后学更易于明白了然。

再按：汗出而渴，在阳明［原书眉批：大渴饮冷。］有白虎之方；汗出而不渴，在少阴有亡阳之概，学者宜知。

十一、脉浮紧者，法当身疼痛，宜以汗解之。假令尺中迟者，不可发汗。

十二、当自汗出乃解。所以然者，尺中脉微，此里虚，须表里实，津液自和，便自汗出愈。

条内指一"脉浮紧，身痛"之人，法本当汗，假令尺中虚者，不可发汗，是言其阴分本虚，发之深恐亡阳，明是教人留意于发汗之间耳。即有他证，亦俟其津液自和，自汗出愈。盖慎之深，防之密矣。

十三、咽喉干燥者，不可发汗。

凡咽喉干燥之人，津液已伤，岂可再行发汗，以重夺其液乎？余谓咽喉干燥之人，有因下元坎中真气衰微，不能启真水上升而致者，法宜扶阳；有因邪火灼其津液而致者，法宜清润；有因寒水逆于中，阻其胃中升腾之气而致者，法宜行水。学者留心察之，若此等证，皆非发汗所能了。

十四、淋家不可发汗，汗出则便血。

凡患淋之人，或热闭膀胱，或寒闭膀胱，或败精滞于尿窍，气化现有不宣，原无发汗之理，若强汗之，则津液外亡，中气被夺，即不能统束血液，血液流注阑门秘清别浊之处，渗入膀胱，小便下血于是乎作矣。

十五、疮家虽身疼痛，不可发汗，汗出则痉。

《内经》云：诸疮痛痒，皆属于火。火盛则血亏，若再发汗，血液被夺，筋脉失养，痉证必作。然又当察其病情轻重，可汗则汗，不可固执。

十六、衄家不可发汗，汗出必额上陷，脉急紧，目直视不能眴，不能眠。

申言素患衄血之人切切不可发汗。汗为血液，血液既伤，若更发汗，则阳从外亡，故现额上陷、脉紧急者，阳脱之象也；目直视不能眴者，肝开窍于目，血液已伤，不能灌溉，以致不眴不眠者，皆真阳欲绝，危亡之候也。

十七、亡血家不可发汗，发汗则寒栗而振。

亡血二字，即亡阳之征也，若更发汗，则阳从外越，而内无阳以温暖，故寒栗而振。此等危候，非大剂回阳不可。

十八、汗家重发汗，必恍惚心乱，小便已阴疼，与禹余粮丸。

按：汗为心之液，素多汗之人，血液早亏，今重发其汗，汗出过多，则心阳外亡，神无所主，而恍惚生；小便已阴疼者，血液已亏，不能泽及小便也。原文以禹余粮丸主之，亦是收纳元气之意也。

十九、发汗病不解，反恶寒者，虚故也，芍药甘草附子汤主之。发汗后恶寒者，虚故也，不恶寒，反恶热者，实也，当和胃气，与调胃承气汤。

按：发汗病不解，与发汗后恶寒者，皆里阳不足，因汗而阳更伤也，故见畏寒。原文以芍药附子甘草汤，使其收纳元气归根，而恶寒自已。若不恶寒而反恶热，以调胃承气汤，是为血亏火旺说法。余更有说焉。当其时发汗，有素禀元阳不足，因发汗而有元阳外越者，外大热而内寒，学者务宜细察。若果血亏，阳明胃热，必有舌苔干黄、大渴饮冷，方可与调胃承气汤。若其人因发汗而元阳外越者，虽周身大热，舌必润滑，口必不渴，二便自利，又当以回阳为要，切切不可妄与调胃承气汤，切记。

二十、发汗后，身疼痛，脉沉迟者，桂枝加芍药生姜各一两人参三两新加汤主之。

据称"发汗后，身疼，脉迟"，明是里分有寒也。汗则表阳被夺，而内寒卒起，闭塞经络，故见身疼。原文以桂枝加芍药人参新加汤，取姜桂以散阴寒，参、芍以养血液，亦属妥切。

二十一、发汗后，不可更行桂枝汤，若汗出而喘，无大热者，可与麻黄杏仁石膏甘草汤。发汗后，饮水多者必喘，以水灌之亦喘。

按：此条所论，与前论不符。此言发汗后，不可更行桂枝汤，若其人桂枝证仍在者，原有再用桂枝之法，此说不可用，非不符而何？又云：发汗出而喘，无大热者，可与麻杏石甘汤。据余所见，果系大热、口渴、饮冷、气喘者，则为火刑于肺，而麻杏石甘汤可用；若无大热、口渴等情，只见汗出而喘，吾恐汗出亡阳，若再以麻黄杏仁之方治之，能不速其亡乎？又云"发汗后，饮水多者必喘，以水灌之亦喘"，此必因发汗而津液伤，故渴欲饮水；水入亦喘者，是为水逆于中，而中州气化不宣故也。

二十二、下后不可更行桂枝汤，若汗出而喘，无大热者，可与麻黄杏仁石膏甘草汤。

按："下后不可更行桂枝汤"，此语皆非确论。其间有因下而引邪深入，其脉尚浮，病机尚欲外出，仍当以桂枝汤因其势而导之，方为合法，何得拘泥？至"汗出而喘，无大热"句，更要仔细推求，果见脉浮紧，有热象可征，而麻杏石甘汤方是的对之方；若汗出，脉浮空，面舌俱青、白、黑色者，回阳犹恐不及，尚得以原文方治之乎？学者务要留心探究阴阳消息，切勿死守陈言，为方所囿，则得矣。

二十三、发汗过多，其人叉手自冒心，心下悸，欲得按者，桂枝汤主之。

按：汗为心之液，今发汗过多，则心阳不足，其人叉手自冒者，是欲扶心之意，外援之一助也。至"心下悸，欲按"，皆本此。

二十四、未持脉时，病人叉手自冒心，师因教令咳而不咳者，此必两耳聋无闻也，所以然者，以重发汗，虚，故如此也。

此条是教人探阴阳之妙谛，若其人令咳而能咳，则耳聪；令咳而不咳，则耳聋，故断之曰重发汗以致心阳虚，浊阴上干，闭其轻窍，故耳聋也。此与风寒闭束者大有泾渭之别，学者宜细察焉。

二十五、发汗后，其人脐下悸者，欲作奔豚，茯苓桂枝甘草大枣汤主之。

既称"发汗后，其人脐下悸"者，是必因发汗而伤及肾阳也，肾阳既衰，不能镇纳下元水气，以致脐下悸，欲作奔豚，法宜回阳为是。原文所主之方，取茯苓以伐肾邪，而使水气下泄，不致上奔，真立法之妙谛也。

二十六、发汗后，腹胀满者，厚朴生姜半夏甘草人参汤主之。

此病腹胀满，由于发汗后，明是汗出伤及胸中之阳，以致浊阴上干，闭其清道，壅而为满，法宜补中宣通。原方亦可用，似不若理中加行滞药为当。

二十七、伤寒汗出，解之后，胃中不和，心下痞硬，干呕食臭，胁下有水气，腹中雷鸣下利者，宜生姜泻心汤。

此证既称汗解，是外邪已去，何至"胃中不和，心下痞硬"？此是因发汗过多，以致浊阴上逆于心而成痞乎？是因挟有宿食滞于心下而成痞硬乎？是因有邪热结于心下而成痞硬乎？是因有寒水逆于心下而成痞硬乎？不能无疑。又云："干呕食臭，胁下有水气，至雷鸣下利"句，定是太阳气化失职，以致寒水弥漫四旁，一切病情俱由此而生。但原文以生姜泻心汤主之，似不恰切。

二十八、伤寒中风，医反下之，其人下利，日数十次，完谷不化，腹中雷鸣，心下痞硬而满，干呕，心烦不得安。医见心下痞，谓病不尽，复下之，其痞益甚，此非结热，但以胃中虚，客气上逆，故使硬也。甘草泻心汤主之。

此条既已误下，而又复下，所现之症既称虚冷，此非结热，原文以甘草泻心汤主之，方中芩、连之苦寒而复可用乎？仲景不当处此。

二十九、伤寒大下后，复发汗，心下痞，恶寒者，表未解也，不可攻痞，当先解表，表解乃可攻痞，解表宜桂枝汤，攻痞宜大黄黄连泻心汤。

既称下、汗后，以致心下痞，明是下、汗亏损表里之阳，以致浊阴上干，结于心下而为痞，法宜温中扶阳，宣中散逆为是。又云"恶寒者，表未解"，"恶寒"二字，虽云太阳面目，究竟阳虚而畏外寒，亦见恶寒；况既大下发汗后，果见脉尚浮紧，周身尚在疼痛、发热、恶寒，如此可以解表，不然，只见"恶寒"两字，不得即当解表。至于攻痞之说，虽有次第，以此症而论，则攻痞之大黄黄连泻心汤亦未恰切，何也？未见有热象足征，只有痞象一症；况此由下、汗而成，并非未经汗、下而见。前之大下，是大黄苦寒一派而致痞，既前之大黄不效，今又用之，又岂能必其效乎？吾想再下之，而命不永也。

三十、脉浮而紧，而复下之，紧反入里，则作痞，按之自濡，但气痞耳。心下痞，按之濡，其脉关上浮大，大黄黄连泻心汤主之。心下痞，而复恶寒汗出者，附子泻心汤主之。

按：脉浮而紧，是寒伤之候，理应解表。医者不知解表，而复下之，紧反入里，明明引邪深入而成痞满之象，但按之濡，是无形之热邪结于心下。至于关上浮大，足见中州之实有热助之，而原文之大黄黄连泻心汤是的确之法。若心下痞，而见恶寒汗出者，则又阳虚之征，因误下所致，原文以附子泻心汤主之，附子可用，而芩连必不可用，何也？恶寒者，阳衰之验；汗出者，亡阳之机；心下痞者，阴邪上逆之据。法宜大剂扶阳宣散为是，学者宜细察之。

三十一、伤寒五六日，呕而发热者，柴胡汤证具，而以他药下之，柴胡证仍在者，复与柴胡汤，此虽已下之，不为逆，必兼之，却发热汗出而解。若心下满而硬者，此为结胸也，大陷胸汤主之可也。但满而不痛，此为痞，柴胡汤不中与之，宜半夏泻心汤。

按：柴胡汤症具，而以他药下之，柴胡症仍在者，是下之而邪未深入，尚在少阳，故不为逆；若下之而转变别症，少阳症全无者，则是下之过，咎无可辞。若心下满而硬，虽名结胸，究竟务要察其虚实，果系有邪热结于心下者，可与大陷胸汤；若系下之失宜，而阴寒水湿上逆而作者，犹宜温中降逆，化气行水方是。所云满而不痛则为痞，原非柴胡汤所宜，原文以半夏泻心汤，确乎有理。至于方中芩、连，似觉不当，学者察之。

三十二、本以下之，故心下痞，与泻心汤，痞不解，其人渴而口烦躁，小便不利者，五苓散主之。

痞由误下而致，服泻心汤而不解，又复见烦躁口渴、小便不利，原文以五苓散主之，可见初非下症，实太阳之症，因下而引入太阳之腑也。可见医家不可妄下，总要斟酌妥贴为妙。

三十三、伤寒服泻药，下利不止，心下痞硬，服泻心汤已，后以他药下之，利不止，医以理中与之，利益甚。理中者，理中焦，此利在下焦，赤石脂禹余粮汤主之。复利不止者，当利其小便。

据所称伤寒服泻药，下利不止，而至心下痞，明是下伤胸中之阳，遂使浊阴僭居高位而成痞，虽服泻心汤而病未解，又复下之，一误再误，所失愈多。医以理中汤治之，下利益甚，非下利甚之可怪，实由中州转运，而积阴下泄，虽泄甚一时，而收功已在旦夕。昧者不察，以为病在下焦，非理中可了，又复以赤石脂禹余粮汤治之，仍不效，而曰当利小便。不知下利，有小便尚利者，有小便不利者，不利者可利，而小便利者决不可利。以余所见，全是误下所致，理中是不易良法，理中内加桂、芩、砂、半是绝妙法。原文所论之方，皆在似是而非之例，学者详细辨之。

三十四、伤寒发热，汗出不解，心中痞硬，呕吐而下利者，大柴胡汤主之。

按：伤寒发热，有风伤卫之发热，寒伤营之发热；出汗，有风伤卫之出汗，有阳明热甚之出汗，有少阴亡阳症之出汗。而此只云"发热，汗出不解"，是用桂枝解表之剂而出汗不解乎？是用麻黄解表而发热汗出不解乎？此中全无实据，言阳越于外发热也可，言汗出亡阳也可。又云"心中痞硬，呕吐，下利"，全是太阴病情，则于太阳症不合；至于大柴胡汤，则更属不合也，学者盍察之。

三十五、伤寒发汗，若吐若下，解后，心下痞，噫气不除者，旋复代赭石汤主之。

按：伤寒病，至用汗吐下三法，外病已解，而见心下痞，噫气不除者，由或汗、或吐、或下伤及胸中之阳，以致浊阴上干，逆于心下，阻其升降之气机而为噫。原文以旋复代赭石汤主之，实属至当之法。

三十六、病胁下素有痞连在脐旁，痛引少腹，入阴筋者，此名脏结，死。脏结无阳症，不往来寒热，其人反静，则舌上苔滑者，而不可攻也。

两胁属肝地面，素有痞连在脐旁，是阴寒久聚于厥阴而未解，阴邪甚则痛直入阴筋，故决其死。而曰脏结者，肝为阴脏故也，无阳症，不往来寒热，其人安静，舌滑苔，则是阴症之实据。言不可攻，是教人不可妄用药以攻其结也。

三十七、问曰：病有结胸，有脏结，其状何如？

答曰：按则痛，寸脉浮，关脉沉，名曰结胸也。

何为脏结？

答曰：如结胸状，饮食如故，时时下利，寸脉浮，关脉小细沉紧，名曰脏结，舌上白苔滑者，难治。

按：结胸、脏结两症，答曰寸浮、关沉紧，寸浮、关细沉紧，皆非确论。若寸浮、关沉而不结胸，寸浮、关细沉紧而不脏结，则又当何说？以余鄙见，当时胸高突起，结于胸之上部者，可名结胸；如物盘状，结于少腹两侧，或在脐旁，可名脏结。然后以脉象参之，庶为近理。若仅以脉象而论，恐未必尽如是说也，学者须知。

三十八、伤寒六七日，结胸热实，脉沉紧，心下痛，按之石硬者，大陷胸汤主之。

此条明言热邪盘聚胸中，以致心下痛，按之如石硬，故取大陷胸汤以治之，急欲逐去热邪之意也。前太阳上篇三十七条内云"脉浮者，必结胸"，此何不见脉浮也？"脉沉紧者，必欲呕"，此何不见呕也？总之，专以脉定病，决乎不可。况气机变化莫测，焉能以二十八脉象，以定亿万病象乎？学者切不可为脉所囿，则得矣。

三十九、小结胸症，在心下，若按之则痛，脉浮滑者，小陷胸汤主之。

既名结胸，何分大小？要知有热结于胸者，有寒结于胸者，有痰结于胸者，有食结于胸者，总要分辨的确，庶无差错。若小陷胸汤，与热结者宜，而非寒、痰、食所宜。即以原文脉之浮滑而论，浮主风而滑主痰，宜是内痰，若小陷胸汤，则未必妥切。

四十、伤寒十余日，热结在里，复往来寒热者，大柴胡汤主之。但结胸而无大热者，此为水结在胸胁也，但欲微汗出者，大陷胸汤主之。

据所称热结在里，是见小便短赤乎？是见大便闭塞乎？是见舌苔干黄、大渴饮冷乎？务要有一定实据。原文笼统言之，学者当于病情处探求，果见大便不利，复往来寒热者，大柴胡汤可用。又云"结胸而无大热者，此为水结在胸胁，但欲微汗"，原文以大陷胸主之，既以无大热，而为水结胸胁，明是中宫不宣，水逆不行，法宜温中、健脾、行水为是，若大陷胸汤，断乎不可。

四十一、伤寒六七日，发热微恶寒，肢节烦疼，微呕，心下支结，外证未去者，柴胡桂枝汤主之。

按：伤寒至六七日，所现仍是太阳表证病情，但有微呕，则柴胡桂枝汤可用。至于心下支结，是太阳寒水之气上逆所致也，当于方中加茯苓、砂、半，庶为恰切。

四十二、伤寒八九日，下之，胸满、烦惊、小便不利、谵语、一身尽重，不可转侧者，柴胡加龙骨牡蛎汤主之。

按：此条果系下证，下则病去无遗，何至有胸满、烦惊、小便不利、谵语、一身尽重不能转侧者？明是下伤胸中之阳，以致浊阴上泛，而为胸满烦惊者，心肾之阳为下所伤也；小便不利者，下焦之阳衰，不能化下焦之阴也；谵语者，浊阴上闭神明昏乱也；一身尽重，不能转侧者，少阴之阴寒甚，而无阳以化也。法非四逆、白通不能了，若原文之方，决不妥当。

四十三、伤寒，脉结代，心动悸者，炙甘草汤主之。一名复脉汤。按之来缓，而时一止复来者，名曰结。又，脉来动而中止，更来小数，中有还者反动，名曰结，阴也。脉来动而中止，不能自还，因而复动，名曰代，阴也，得此脉者，为难治。

据脉而论，结、促之止，止无常数；代脉之止，止有常数。结、促之脉，病尚可治者多；而代脉之见者，十难九痊，仲景以复脉汤主之，亦是尽治病之道而已。

四十四、伤寒，医下之，续得下利，清谷不止，身疼痛者，急当救里；复身疼痛，清便自调者，急当救表。救里宜四逆汤，救表宜桂枝汤。

救表、救里两法，颇与病符，不再赘。

四十五、伤寒下后，心烦腹满，起卧不安者，栀子厚朴汤主之。

按：下后，至心烦腹满，起卧不安，总缘下伤中宫之阳，遂至浊阴上壅而为腹满；脾胃之精气不能上输于心，故心烦。此病理应温中扶阳，何得更行清热破滞之品？庶觉不合。若果系热邪，下后而仍旧弥漫，有热象可凭，则原文定不可少，学者须知。

四十六、伤寒，医以丸药大下之，身热不去，微烦者，栀子干姜汤主之。

按：大下非微下可比，既称大下，岂有邪下而不去之理乎？尚见身热微烦，吾恐阳从外脱，已在几希，若更吐之，能不速其亡乎？

四十七、伤寒五六日，大下之后，身热不去，心中结痛者，未欲解也，栀子豉汤主之。发汗，若下之，而烦热、胸中窒者，栀子豉汤主之。发汗吐下后，虚烦不得眠，若剧者，必反复颠倒，心中懊憹，栀子豉汤主之；若少气者，栀子甘草豉汤主之；若呕者，栀子生姜豉汤主之。凡用栀子汤，病人旧微溏者，不可与服之。

按：伤寒病四十七条内，用汗吐下三法，所用方总以栀子豆豉汤、栀子甘草豉汤、栀子生姜豉汤。以余所见，务要果有热象足征，方可酌用。设若下后发热，而有阳从外越者，因发汗而有阳外出者，因吐后气机因而上浮者，此中大有经权，学者切勿以栀豉等汤定为可恃也，汗、下定要下细探求。

四十八、下之后，复发汗，必振寒，脉微细，所以然者，以内外俱虚故也。

按：汗、下两法，皆在要有可汗、可下之例，当汗而不汗不可，当下而不下亦不可。汗、下均是祛邪之良法，若汗、下而不去，则正必亏，汗则伤阳，下则伤阴，阴阳两伤，岂有脉不细而不振寒者乎？原文故称内外俱虚，此刻只宜大固元气，不可疏忽。

四十九、下之后，复发汗，昼日烦躁不得眠，夜而安静，不吐不渴，无表证，脉沉微，身无大热者，干姜附子汤主之。

按：汗、下太过，足以损伤元气，至昼而烦躁不得眠，其表阳之虚也明甚。但阴阳之道，昼宜不眠，从阳也；夜而安静，从阴也。今病昼烦躁，是伤在阳分一面，夜而安静，是未伤在阴分一面。不眠者，是烦躁已极，不能仰卧片时之意也。原文以附子干姜汤主之，实属妥切。

五十、伤寒若吐若下后，心下逆满，气上冲胸，起则头眩，脉浮紧，发汗则动，身为振振摇摇者，茯苓桂枝白术甘草汤主之。

按：此由吐下伤及胸中之阳，以致浊阴上干，逆于心下，气逆上冲太甚，故头眩；发汗伤阴，筋脉失养，故见筋惕肉𥆧之状。此刻只宜大剂扶阳，若原文之茯苓桂枝白术甘草汤，恐力不足以当此任。

五十一、伤寒，吐下后，发汗，虚烦，脉甚微，八九日心下痞硬，胁下痛，气上冲咽喉，眩冒，经脉动摇者，久而成痿。

按：汗吐下以致虚烦，脉微，元气之衰可知，至八九日心下痞硬，经脉动，原文以为久而成痿，此全是亏损太过，寒水弥漫，阴逆上冲，故见胁下痛，与（气上冲）咽喉、眩冒、经脉动者，皆汗下吐伤及血液，以致筋脉失养，成痿者，言气衰而不振也。

五十二、伤寒有热，少腹满，应小便不利，今反利者，为有血也，当下之，不可余药，宜抵当丸。

据喻嘉言先生云：伤寒蓄血，较中风蓄血更为滞，故变汤为丸，而连渣服之，所以求功于必胜也。

五十三、伤寒八九日，风湿相搏，身体烦疼，不能自转侧，不呕不渴，脉浮虚而涩者，桂枝附子汤主之。若其人大便硬、小便自利者，去桂枝加白术汤主之。

按：身体烦疼，乃风湿之的候；不能转侧，乃湿邪流入关节，阻滞之征；不呕不渴，脉虚浮者，湿邪之验。原文以桂枝附子汤，温经散寒除湿之意。若其人大便硬、小便自利，由中宫气弱，不能输津液于大肠，故大便硬，小便自利。加白术者，培中土之意，实为妥贴。

五十四、风湿相搏，骨节疼痛、掣痛而不得屈伸，近之则痛剧，汗出短气，小便不利，恶风不欲去衣，或身微肿者，甘草附子汤主之。

按：风湿相搏，明风与湿阻滞经脉，以致疼痛不能屈伸；近之则痛剧者，风湿之邪甚也；汗出短气，小便不利者，太阳为风所扰，气机不得下降，以致汗出而小便不利；恶风者，太阳风伤卫之验也；不欲去衣者，湿气滞内之验也；或身微肿者，风邪之实据也。原文以甘草附子汤主之，实属恰切。余意方中再加防风、云苓，更觉功速。

五十五、伤寒发汗已，身目为黄，所以然者，以寒湿在里不解故也，以为不可下，于寒湿中求之。

既称发汗已，而曰身目为黄，明言此为阴黄，而非阳黄也。阳黄有热形可征，此无阳象实据，故曰寒湿中求之，明言阴黄无疑，法宜温中除湿为主。

五十六、伤寒，瘀热在里，身必发黄，麻黄连轺赤小豆汤主之。

按：瘀热在里，未必尽成发黄之症，是必有湿邪相凑方成。

五十七、伤寒七八日，身黄如橘子色，小便不利，腹微满者，茵陈蒿汤主之。

此明主湿热在里熏蒸而成。若小便利，则必不能发黄；因小便不利，湿热之气不得下趋，故成此候。而曰腹微满者，太阳蓄尿之验也。原文以茵陈蒿汤主之，妥切。但此为蓄尿发黄，而非阳明发黄，原方可加入五苓方中，庶无大谬。

五十八、伤寒，身黄、发热者，栀子柏皮汤主之。

此言身黄、发热，而在太阳，并非阳明，必是太阳之气拂郁于皮肤，而成此候。原文以栀子柏皮汤，是从小便以逐邪之意也。

卷　三

太阳下篇

凡风寒两伤营卫之证，列于此篇，计二十四法。

一、太阳中风，脉浮紧，发热恶寒，身疼痛，不汗出而烦躁者，大青龙汤主之。若脉微弱，汗出恶风者，不可服之，服之则厥逆，筋惕肉瞤，此为逆也。

二、伤寒脉浮缓，身不痛，但重，乍有轻时，无少阴证者，大青龙汤发之。

按：大青龙汤乃风寒两伤营卫，烦躁、发热之主方。此言脉浮缓，并无身疼、发热，而曰"身重，乍有轻时"，论身重乃少阴之征，而曰乍有轻时，却又非少阴的候。此为大青龙汤，实不恰切，学者宜细心求之。

三、太阳病，脉浮，发热，身疼痛，八九日不解，表证仍在者，此当发其汗。服药已微除，其人发热、目瞑剧者，必衄，衄乃解。所以然者，阳气重故也。麻黄汤主之。

按：此条既称"八九日不解，表证仍在"者，固当发其汗，既服药已微除，"微"字是发汗邪衰而未尽解之意，复见其人发热、目瞑剧者，必衄，衄则邪必外出，故仍以麻黄汤，随机而导之之意。此条设若不衄，更见发热、目瞑剧者，又当于阳越于外求之。求之奈何？于口之饮冷、饮热判之，人之有神、无神，脉之有力、无力，二便之利与不利处求之，切切不可死守原文，当以不执方为要。

四、伤寒，脉浮紧，不发汗，因致衄者，麻黄汤主之。

按：此条乃寒伤营之的候，其人能大汗出而邪可立解，则不致衄；衄出即汗出也，故以麻黄汤治之，是随机而导之之意，俾邪尽出无遗，真上乘法也。

五、太阳病，脉浮紧，发热，身无汗，自衄者愈。

此系与上同，毋容再论。

六、太阳病，得之八九日，如疟状，发热恶寒，热多寒少，其人不呕，清便欲自可，一日二三度发。而脉微缓者，为欲愈也；脉微而恶寒，此阴阳俱虚，不可更发汗、更吐下也；面色反有热色者，未欲解也，以其不能得小汗出，身必痒，宜桂枝麻黄各半汤。

此条既称八九日，未有不用发散祛邪之方，据所言如疟状，如疟者，似疟而非真疟之谓也。虽现热多[原书眉批：是属阳症热多，定现口渴饮冷，舌必有黄苔，热时必揭去衣被，小便必赤，若似疟则无此等病情。]寒少，而其人不呕，清便自可，以"清便"二字核之，与脉之微缓核之，则内无的确之风热，明是发解太过，必是阳虚似疟无疑，法宜扶阳温固为是。又曰：脉微而恶寒者，为阴阳俱虚，不可更发汗吐下也。明明此非青龙汤、麻桂各半汤的候也。若其人面皮反有赤色，"赤色"二字，更宜着眼，恐是戴阳。苟非戴阳，果现脉浮紧，未得小汗，而致身痒疼者，方可与麻桂各半汤。学者虽于一症之中，前后参究，方可与论伤寒，读伤寒也。

七、太阳病，发热恶寒，热多寒少，脉微弱者，此无阳也，不可更汗，宜用桂枝二越婢一汤。

此条言发热恶寒者，邪犯太阳之表也；热多寒少者，风邪之盛而寒邪之轻也。以越婢汤治之，取桂枝以伸太阳之气，祛卫分之风，用石膏以清卫分之热，用麻黄、生姜以散寒，所为的确之方。但条中言无阳不可发汗，既曰无阳，岂有热重寒轻之理？岂有再用石膏、桂、麻之理？定有错误。

八、服桂枝汤，大汗出，脉洪大者，与桂枝汤，如前法。若形似疟，一日再发者，汗出必解，宜桂枝二麻黄一汤。

此条既服桂枝汤，大汗出，而病岂有不解之理乎？既已大汗而脉见洪大，若再用桂枝汤，能不虑其亡阳乎？条中"大"字，[原书眉批：或者汗出而邪未尽解，脉见洪大，邪仍欲出表之意，理亦不错，但大字不能无疑。]定有错误，想是服桂枝汤而汗不出，故可以用桂枝汤，方为合理。至形如疟状，是表里之寒热尚未尽解，故仍以桂枝二麻黄一汤主之，俾邪外出无遗，故决之曰"汗出必解"，方为合式。

九、伤寒不大便六七日，若头痛有热者，与承气汤；其小便清者，知不在里，仍在表也，当须发汗；若头痛者，必衄，宜桂枝汤。

按：伤寒六七日，不大便，有热结寒结之分，务要察其果系热结，方可以大承气汤施之；头痛，亦必审其脑后方是太阳之候，有热而必兼见恶寒者为确，有不恶寒而独发热者为非；又曰其小便清者，知不在里而在表也，理宜解表；头痛而衄者，是邪从外解，仍以桂枝汤治之，是随机斡旋之意，真立法之妙也。

十、服桂枝汤，或下之，仍头痛、项强、翕翕发热，无汗，心下满，微痛，小便不利者，桂枝汤去桂加茯苓白术汤主之。

按：此条虽云"服桂枝汤，或下之"，而仍头痛、项强、翕翕发热，无汗，是邪尚在表而未解，仍宜发表为是。至于"心下满而痛，小便不利"，是太阳之气不从小便而下趋，逆从于上，而为心下满痛，何也？太阳之气是由下而上至胸腹也。今既心下痛而小便不利，理应以五苓散方施之，化太阳之气，俾邪从下解。此方去桂枝加白术、茯苓，亦是五苓之意。以予拙见，桂枝似不宜去。

十一、伤寒脉浮，医以火迫劫之，亡阳，必惊狂、起卧不安者，桂枝去芍药加蜀漆牡蛎龙骨救逆汤主之。

按：伤寒脉浮，而医以火迫劫之，浮为阳，邪火亦阳，两阳相会，邪火内攻，扰乱心君，故惊狂不安之象所由来。致于亡阳二字，所论不切，当是亡阴，庶于此条方为合法，主以救逆汤，亦是敛阴、祛邪、安神之意也。

十二、火逆下之，因烧针烦躁者，当用桂枝甘草龙骨牡蛎汤主之。

按：火逆则伤阴，未见下症而下之，则伤阴，复又烧针而阴又伤，此烦躁之症所由生，而阴虚之象所由见。主以桂枝甘草龙骨牡蛎者，是取其调中而交心肾也。

十三、伤寒脉浮，自汗出，小便数，心烦，微恶寒，脚挛急，反与桂枝汤，欲攻其表，此误也，得之便厥，咽中干，烦躁吐逆者，作甘草干姜汤与之，以复其阳；若厥愈足温者，更作芍药甘草汤与之，其脚即伸；若胃气不和、谵语者，少与承气汤；若重发汗，复加烧针者，四逆汤主之。

据脉浮、自汗，至脚挛急，症中并无发热、恶寒、身疼，而独见自汗出者，卫外之阳不足也；小便数者，气化失机也；心烦、微恶寒者，阳衰之征也；脚挛急者，由血液外亡，不能滋润筋脉也。本非桂枝汤症，而曰"欲攻其表，此误也"，实为有理。至于"得之便厥，咽中干，烦躁吐逆"者，大抵此症先因吐逆太过，中宫转输之机卒然错乱，不能输精气于心肾，故烦躁；吐则亡阳，故四肢厥也〔原书眉批：厥症原有热厥、寒厥之分，原文主甘草干姜，是定非热厥也。总之，医家临症时，务宜下细探求阴阳实据方可。此论是就原文主方说法也。〕；咽中干者，肾阳衰不能升腾津液于上也。原文以甘草干姜汤与之，此是守中复阳之法也，何愁脚之不伸也？原文又以芍药甘草汤，此汤本为火盛灼筋者宜，而用之于此症，殊非正论。"若胃气不和，谵语者，少与承气汤"，此说觉得支离，又并无胃实足征，何得有谵语之说？即果谵语，务必探其虚实真伪方可。若重发汗，复加烧针者，主以四逆汤，此是何病情？而重汗，而又烧针耶？一条之中，东一若，西一若，吾甚不解。

十四、发汗，若下之，病仍不解，烦躁者，茯苓四逆汤主之。

按：病有当发汗者，有当下者，但要有发汗之实据，可下之病情。此统以发汗、下后，病仍不解，不解是何病情不解，以致烦躁？殊令人难以猜详。

十五、伤寒，胸中有热，胃中有邪气，腹中痛，欲呕吐者，黄连汤主之。

按：太阳之气，由下而上至胸腹，今因寒邪拂郁于内而热生，以致胃中不和，腹痛欲呕吐者，此是上热下寒之征也。原文以黄连汤主之，是用黄连以清上焦之热，干姜、桂枝、半夏以祛中下之寒邪，用参、枣以和中，是调和上下之妙剂也。

十六、伤寒，腹满、谵语，寸口脉浮而紧，此肝乘脾也，名曰横，刺期门。

按：腹满、谵语，阳明之腑证也；脉浮而紧，太阳之表证也。此名曰横，甚不解，定有错误。

十七、伤寒发热，啬啬恶寒，大渴欲饮水，其腹必满，自汗出，小便利，其病欲解，此肝乘脾也，名曰横，刺期门。

按：发热、恶寒，太阳之表证也；大渴饮水，此由寒水逆中，阻其脾中升腾之机，真水不得上升，故大渴；其腹满者，水溢于中也，幸而自汗与小便利，上下分消，邪有出路，故知其必解也。设若不自汗，不小便，未可言欲解也。原文言肝乘脾，不知从何看出，余甚不解。

十八、伤寒，表不解，心下有水气，干呕，发热而咳，或渴、或利、或噎、或小便不利，少腹满，小青龙汤主之。

按：伤寒既称"表不解，心下有水气"，以致一切病情，缘由寒水逆中，阻滞气机，理应发汗行水，水邪一去，则气机流通，诸症立失。学者切不可执病执方，执一己之见，总要窥透病机，当何下手治之为是。若原文之青龙汤，重在发汗行水，而诸症立失，可知非见咳治咳，见呕治呕也。

十九、伤寒，心下有水气，咳而微喘，发热不渴，服汤已渴者，此寒去欲解也，小青龙汤主之。

按：心下有水气，阻其呼吸之气，上触而咳，以致微喘；发热不渴，服汤已渴者，水气去，而中宫升腾之机仍旧转输，故知其欲解也。以小青龙汤主之，是随机而导之意也。

二十、服桂枝汤，大汗出后，大烦渴不解，脉洪大者，白虎加人参汤主之。

按：服桂枝汤以致大汗，其人大渴者，由汗出过多，血液被夺，伤及胃中津液故也。原文主以人参白虎汤，取人参以救津液，取石膏以清内热，的确之法也。

二十一、伤寒，脉浮滑，此里有热，表有寒，白虎汤主之。

按：《脉象篇》云"浮主风邪，滑主痰湿"，此条只据二脉，即以白虎汤主之，实属不当。况又未见有白虎症形，指为里热表寒，即果属表寒里热，理应解表清里，何独重里热一面，而遗解表一面乎？疑有误。

二十二、伤寒，脉浮，发热无汗，其表不解者，不可与白虎汤；渴欲饮水，无表证者，白虎加人参汤主之。

按：发热无汗，本应解表，原非白虎所宜；至于大渴饮冷，阳明症具，则以人参白虎施之，的确不易法也。

二十三、伤寒，无大热，口燥渴，心烦，背微恶寒者，白虎加人参汤主之。

按：寒邪本由太阳而起，至背恶寒，亦可云表未解，何得即以白虎汤主之？条中既称无大热，虽有燥渴、心烦，未必即是白虎汤证。法中原有热极邪伏，背心见冷，而用此方，但学者于此症务要留心讨究，相其舌之干燥与不燥，气之蒸手、不蒸手，口渴之微盛，二便之利与不利，则得矣。

二十四、伤寒，若吐若下后，七八日不解，热结在里，表里俱热，而时时恶风，大渴，舌上干燥而烦，欲饮水数升者，白虎加人参汤主之。

按：吐下后而表不解，盖吐则亡阳，下则亡阴，阴阳两虚，更不能俾邪外出，故不解，以致表邪趋入阳明地界，遂随阳明之气化而转为热邪，故现一切症形全是白虎汤对症之法。至饮水多者，是由下而津液大伤，故乞水以为援也。主以白虎加人参，以救欲亡之阴，实的确不易之法也。

卷　四

阳明上篇

外邪初入阳明，太阳尚有未尽者，谓之太阳阳明，列于此篇，计三十九法。

一、阳明病，脉迟，汗出多，微恶寒者，表未解也，可发汗，宜桂枝汤。

论阳明病，汗出多，脉应长大，今脉迟而汗出多，殊属不合；又到"微恶寒，表未解，可发汗"，明是太阳寒邪初入阳明，寒邪尚未化尽，故宜以桂枝汤导之也。

二、阳明病，脉浮，无汗而喘者，发汗则愈，宜麻黄汤。

按：此条乃太阳之病，太阳之方，并未有阳明脉象、病情，实属不合，理应列入太阳篇为式。

三、阳明病，能食者，为中风；不能食者，为中寒。

按：能食为中风，风为阳，阳能消谷也；不能食为中寒，寒为阴，阴不能消谷也。但阳明病，果是何等病情，而见此能食、不能食也？

四、脉阳微，而汗出少者，为自和也；汗出多者，为太过。阳脉实，因发其汗，出多者，亦为太过。太过，为阳绝于里，亡津液，大便因硬也。

论阳明而见脉微，汗出少为自和者，邪衰之征也；汗出多为太过者，又虑阳之外亡也。阳脉实，因发其汗，出多者，亦为太过，太过则津液太亏，大非吉事，故原文谓阳绝于内者，明明言汗之太过也。汗出则阳必与之俱出，而津液有立亡之机，大便因硬之所由生，而危亡之机亦于此见也。

五、问曰：阳明病，外证云何？

答曰：身热，汗自出，而不恶寒，反恶热也。

太阳症发热恶寒，惟阳明病发热不恶寒，以此别之。

六、问曰：何缘得阳明病？

答曰：太阳病，若发汗、若下、若利小便，亡津液，胃中干燥，因转属阳明，不更衣，内实，大便难，此名阳明也。

此由太阳病因汗吐下后，津液大伤，胃中干燥，遂成内实，不更衣，大便难之症作，故称之曰阳明病，的确不易。

七、问曰：病有一日得之，不发热而恶寒者，何也？

答曰：虽得之一日，恶寒将自罢，即自汗出而恶热也。

发热恶寒，太阳症也，而云阳明，是太阳之寒邪已至阳明，而寒邪尚未化尽耳。若化尽，转瞬即独发热不恶寒，而为阳明之本症也。时称瘟疫独发热不恶寒，仍是一阳明证也。时书纷纷聚讼，以为仲景只知有伤寒，而不知仲景之阳明证即温热之柱脚也。

八、问曰：恶寒何故将自罢？

答曰：阳明居中，土也，万物所归，无所复传，始虽恶寒，二日自止者，此为阳明病也。

按：恶寒将自罢者，是这太阳之寒邪至阳明地界，阳明主燥，乃多气多血之府，邪至而从燥化，则寒变为热，遂不寒，而独发热也。

九、本太阳病初得时，发其汗，汗先出不彻，因转属阳明也。

太阳病，本应汗解，汗发不透，是寒邪阻滞气机，逆而不出，遂传至阳明，而成阳明症也。

十、若汗多，微发热恶寒者，则外未解也，其热不潮，又未可与承气汤主之；若腹大满不通者，可与小承气汤微和胃气，勿令大泄下。

按：汗多、微发热恶寒，在久病阳虚之人见此，则为亡阳之征；若新病太阳症之人，而见此者，则为邪将去之兆。并未见潮热，是邪未入阳明，未可与承气汤。若阳明症见，而又有腹满不通，可与小承气汤，是斟酌元气、邪气之盛衰，而令其勿大泄，慎重之意也。

十一、太阳病，若吐、若下、若发汗，微烦，小便数，大便因硬者，与小承气汤主之。

按：汗吐下三法，无论何法，皆是损元气，亡津液之道，津液伤则燥气立作，故有微烦，二便数、硬之症。与以小承气和其胃气，除其烦热，其病自已。

十二、伤寒吐后，腹胀满者，与调胃承气汤。

按：腹胀满，胃家未大实者，可与小承气汤，俾和其胃气，以泄其邪热，乃为合法。若因吐后而中州大伤，以致胀满者，此是胸中胃阳因吐而伤，宣布失职，浊阴僭乱，堵塞中宫，宜温中健脾，俾胃气宣畅，而胀满自消，此又非调胃承气所宜也。学者临证，宜细求之。

十三、阳明病，心下硬满者，不可攻之。攻之，利遂不止者死，利止者愈。

按：心下硬满，有可攻者，有不可攻者，有热结者，有寒结者，总之详辨的确，可攻则攻，不可攻则勿妄攻。攻之，利不止者，死，以其利甚则亡阴，阴亡而阳与之俱亡，故断其必死；若下利而能自止者，是中气犹存，阳不即亡，故知其必生。

十四、伤寒呕多，虽有阳明证，不可攻之。

"呕多"二字，有热呕、寒呕之别，虽有阳明证，不可妄加指责攻，务要审慎的确为是。

十五、食谷欲呕，属阳明也，吴茱萸汤主之。得汤反剧者，属上焦热也。

按：吴茱萸汤乃治少阴吐利之方，非阳明之正方也。此刻食谷欲呕，乃属阳明，必是胃中邪热弥漫，隔拒上焦，故得吴萸辛燥之品而反剧，可知非虚寒也明甚。原文如此模糊，何不先判明阴阳，而曰"食谷欲呕，喜饮热汤者，可与吴茱萸汤；呕而欲饮冷者，此属上焦有热"？以此推去，方不负立法之意。

十六、阳明中风，口苦咽干，腹满微喘，发热恶寒，脉浮而紧，若下之，则腹满，小便难也。

此阳明而兼太、少证，何也？口苦咽干，所现者少阳之经证；微喘，发热恶寒，所现者太阳之表邪；脉现浮紧，风寒之征。此证虽云阳明，而阳明胃实之证未见，故曰"若下之，则腹满、小便难"，此是教人不可下，若下则引邪入太阴，故见腹满；中枢失职，转输必乖，故见小便难。此刻总宜照三阳并病法治之可也。

十七、阳明病，脉浮而紧，咽燥口苦，腹满而喘，发热汗出，不恶寒，而反恶热、身重。若发汗则躁，心愦愦，反谵语；若加温针，必怵惕，烦不得眠；若下之，则胃中空虚，客气动膈，心中懊忱，舌上苔者，宜栀子豉汤主之。若渴欲饮水，口干舌燥者，白虎加人参汤主之。若脉浮发热，渴欲饮水，小便不利者，猪苓汤主之。

论阳明证，而揭出数端，学者当细体求，探其病情，相机施治。但身重二字有误，必是身轻，与阳明证方符，若是身重，则又属少阴也，与此不合。原文变换太冗，俱宜按病治去，不可固执。

十八、太阳病，寸缓、关浮、尺弱，其人发热汗出，复恶寒，不呕，但心下痞者，此以医下之也。若其不下者，病人不恶寒，但渴者，此转属阳明也。小便数者，大便必硬，不更衣十日，无所苦也。渴欲饮水，少少与之，但以法救之。渴者，宜五苓散。

据脉象、病情，乃太阳经证，本桂枝汤法，非可下之法。若未下而见不恶寒，独发热而渴，此阳明的候，乃白虎汤法。至小便数，大便硬，不更衣十余日无所苦，虽在胃腑，其邪未实，故不言下。所云渴欲饮水，亦非五苓的候，当是小便短数而渴，方是五苓的候，学者须知。

十九、阳明病，脉浮而紧者，自必潮热，发作有时；但浮者，必盗汗出。

按：脉浮紧，乃风寒之征；阳明之脉，应见长、大、洪、实，乃为的候。此言"浮紧""自必潮热""但浮者，必盗汗出"，是亦凭脉而定病，未必尽当。潮热亦必审其虚实，盗汗亦必究其源委，若执脉而言，恐非正法。

二十、阳明中风，脉弦浮大而短气，腹都满，胁下及心痛，久按之，气不通，鼻干，不得汗，嗜卧，一身及面目悉黄，小便难，有潮热，时时哕，耳前后肿，刺之小差，外不解，病过十日，脉续浮者，与小柴胡汤。脉但浮，无余证者，与麻黄汤；若不尿，腹满加哕者，不治。

称阳明中风，是邪已确在阳明；至所现病情、脉象，实阳明而兼少阳、太阳两经之证。三阳病势弥漫已极，理应照三阳并病法治之，至所主柴胡、麻黄二方，皆是相机而行之法。

二十一、阳明病，脉迟，食难用饱，饱则微烦头眩，必小便难，此欲作谷瘅。虽下之，腹满如故，所以然者，脉迟故也。

此论而推其所以然之故，曰脉迟，迟则为寒，寒甚即不消谷，理之常也。本非热结可下之证，即下之，而胀仍如故，是下之更失宜，欲作谷瘅，亦阴黄之属也。小便难者，亦中宫转输失职之所致。学者当于"迟"字处理会可也。

二十二、阳明病，若中寒而不能食，小便不利，手足濈然汗出，此欲作固瘕，必大便初硬后溏，所以然者，以胃中冷，水谷不别故也。

按：中寒，故不能食，不食则中宫气衰，转输失职，故小便不利；手足自汗者，脾主四肢，不能收束脾中血液。所以然之故，曰胃冷，其所现一切俱胃冷所致，毋庸别议。至于固瘕者，盖溏泄久而不止之谓也。

二十三、阳明病，初欲食，小便反不利，大便自调，其人骨节疼，翕翕如有热状，奄然发狂，濈然汗出而解者，此水不胜谷气，与汗共并，脉紧则愈。

其所称"阳明病,初欲食"者,是胃中尚有权也;胃中有权,转输自不失职,何以小便反不利?不利者,是病在膀胱,而不在胃也。观胃与大肠相为表里,胃气尚健,故见"大便自调,骨节疼,翕然如热状"者,是气机鼓动,邪从骨节而出;"翕然如狂,濈然汗出",是邪从汗出而解也,书云"战汗而解,狂汗而解",即此,其中全赖水谷之气胜,而邪并水谷之气而出。脉紧者,言气机盛,非指邪盛也。

二十四、阳明病,不能食,攻其热必哕,所以然者,胃中虚冷故也。以其人本虚,故攻其热必哕。

经云胃热则能消谷,此云不能食,明是胃寒不能消谷也。即或有挟热情形,当于温中药内稍加一二苦寒,则得调燮之妙。若专于攻热而不温中,岂非雪地加霜,能不致哕乎?

二十五、脉浮而迟,表热里寒,下利清谷,四逆汤主之。若胃中虚冷,饮水必哕。

按:外热内寒,下利,法主四逆,颇为合宜。又曰"胃冷,饮水必哕",胃冷已极,而又以水滋之,阴气更为上僭,乌得不哕?

二十六、阳明病,法多汗,反无汗,其身如虫行皮中状者,此以久虚故也。

阳明,法多汗者,以其内有热也,热蒸于内则汗出。其无汗,身如虫行状者,内无大热,而气机拂郁于皮肤,由表阳太弱,不能运化而出也。

二十七、阳明病,但头眩,不恶寒,故能食而咳,其人咽必痛;若不咳者,咽不痛。

按:头眩、能食而咳、咽痛,皆缘邪火上攻;若不咳,不咽痛,是邪火虽盛,而未上攻也,更宜察之。

二十八、阳明病,反无汗,而小便利,二三日呕而咳,手足厥者,必苦头痛;若不咳,不呕,手足不厥者,头不痛。

阳明病固属多汗,今无汗而小便利,虽云阳明病,其实内无热也。二三日呕而咳,至手足厥、苦头痛者,必是阴邪上干清道,闭其运行之机耳。果系阳厥，则脉息、声音大有定凭。又曰"不呕，不咳，不厥者，头不痛"，可知全系阴邪上干清道无疑。学者切不可执定一阳明，而即断为热证一边看去，则得矣。

二十九、阳明病，下之，其外有热，手足温，不结胸，心中懊恼，饥不能食，但头汗出者，栀子豉汤主之。

既云下之，其邪热必由下而解，自然脉静身凉，方可全瘳。兹称其外有热，手足尚温，必然肌肉之间而邪未尽解，虽未结胸，是邪热未伏于膈间耳。其人心中懊恼，是里气虽因下而稍舒，但表分之邪气拂郁未畅，畅则旷怡，不畅则心烦不安，此懊恼之所由来也。饥不欲食者，是脾气已虚，而胃气不运；兼之头汗出者，阳气发泄于上，有从上解之机也。但栀豉汤，虽曰交通水火，似觉未恰。余意当于脉息处，探其盛衰；热之微盛，审其真假；心之懊恼，究其虚实；汗之解病与不解病，详其底蕴；又于口之饮热、饮冷，二便之利与不利处搜求，自然得其要也。此以栀豉汤，是为有热者言之，而非为虚寒者言之也。学者不可专凭原文一二语以论药论方，则得一贯之旨矣。

三十、阳明病，口燥，但欲漱水不欲咽者，此必衄。

据口燥而漱水，乃火炎之征；漱水而不咽，又非实火之验；断为必衄者，邪实之候说法也。漱水而不咽者，断无有必衄之证也，此证似非阳明，乃少阴之证也。姑言之，以待高明。

三十一、脉浮，发热，口干鼻燥，能食，则衄。

按：脉浮，发热，风热在表也；口燥鼻干，热入阳明也；能食则衄，胃气健而鼓动，便可以从衄解也。

三十二、阳明病，发热汗出者，此为热越，不能发黄也；但头汗出，身无汗，剂颈而还，小便不利，渴饮水浆者，此为瘀热在里，身必发黄，茵陈蒿汤主之。

条中所言热外越者不发黄，是因汗出，知其表气通，而热得外泄故也。若头汗出，身无汗，小便不利，渴欲饮水者，此是热伏于内，抑郁太甚，而邪无由路出，故成阳黄之候，茵陈蒿汤主之，实为的证之方，妥切之甚者也。

三十三、阳明病，面合色赤，不可攻之，攻之则必发热，色黄，小便不利也。

据阳明而面赤色，又当察其可攻与不可攻，如气粗面赤，唇焦，饮冷甚者，宜攻之；若虽面赤而无热象足征，又不可攻，攻之则必发热者，是真阳因攻而浮于上，浮于上，即不能化下焦之阴，小便亦见不利。学者切勿执一阳明病而定为热证，妄施攻下也。此条所谓"不可攻，攻之则必发热"，焉知非戴阳而何？

三十四、阳明病，无汗，小便不利，心中懊恼者，身必发黄。

邪至阳明而从热化，无汗者，邪不得外泄；小便不利者，邪不得下泄；抑郁于中而懊恼，懊恼者，心不安之谓，所以断其必发黄也。

三十五、阳明病，被火，额上微汗出，而小便不利者，必发黄。

阳明本属燥地，又得阳邪，又复被火，火势内攻，小便不通，热邪无从下泄，遏热太甚，是以决其必发黄也。

三十六、阳明病，下血，谵语者，此为热入血室，但头汗出者，刺期门，随其实而泻之，濈然汗出则愈。

据阳明而称下血，必是胃中有热，逼血下行耳。谵语者，热气乘心，神无所主也。兹云热入血室，夫膀胱之外，乃为血海，又称血室，此病系在阳明大肠，何得直指之为血室乎？何得刺期门穴乎？但下血一证，有果系热逼血下行者，必有热象可征；谵语一证，有阳虚、阴虚、脾虚之异；更有下血、谵语而将脱者，不得总统言之。学者务宜细心探求，则得矣。

三十七、阳明证，其人善忘者，必有畜血，所以然者，本有久瘀血，故令善忘，粪虽硬，而大便反易，其色必黑，宜抵当汤主之。

据善忘，缘因瘀血所致，瘀滞不行，气血不得流通。神明寓于气血之中，为气血之主，今为瘀血所阻，气血不得流通，神明每多昏愦，所以善忘，而断之瘀血，确乎不爽。但蓄血在太阳，验之于小便，其人如狂；蓄血在阳明，验之于大肠，其色必黑，大便色黑者，蓄血之验也。

三十八、病人无表里证，发热七八日，虽脉浮数者，可下之。假令已下，脉数不解，合热则消谷善饥，至六七日不大便者，有瘀血也，宜抵当汤。若脉数不解，而下利不止，必协热而便脓血也。

既称无表里证，即不在发表之例，即不在攻下之例；虽脉浮数，总要有风热病情足征，庶可相机施治。所云发热七八日，然发热有由外入之发热，有由内而出之发热，大有泾渭之分，若只凭脉之浮数而攻之，则由外入者有内陷之变，由内而出者有亡阳之逆。"假令下之，脉数不解，合热则消谷善饥"，此是为果有外邪致发热者言之，而非为内出之发热者言之也。迨"至六七日不大便者，有瘀血"，何以知其必有瘀血也？况热结而不大便者亦多，此以抵当汤治之，似不恰切，仲师未必果有是说也。

三十九、病人烦热，汗出则解，又如疟状，日晡所发热者，属阳明也。脉实者，宜下之；脉浮虚者，宜发汗。下之与大承气汤，发汗宜桂枝汤。

此条以脉实、脉虚而定为可汗、可下，似未必尽善。论脉实，而要有胃实病形足征，方可言下；脉浮虚，而要有风邪足征，始可言发汗。若专以日晡发热而定为阳明证，即下之，决不妥切。

卷　五

阳明中篇

凡外邪尽入胃腑，谓之正阳阳明，列于此篇，计三十一法。

一、阳明之为病，胃家实。

阳明乃多气多血之府，邪至阳明燥地，与胃合成一家，其邪易实，故病见邪盛者极多，故曰胃家实。

二、伤寒三日，阳明脉大。

一日太阳，二日阳明，三日少阳，乃传经之次第。今三日而见脉大，可知其邪未传少阳，而仍在阳明也。何以知之？浮为太阳，大为阳明，弦为少阳故也。

三、伤寒，发热无汗，呕不能食，而反汗出濈濈然者，是转属阳明也。

按：发热无汗，寒伤营也；呕不能食，太阳有寒也；汗出濈濈然者，寒邪外出也。此曰转属阳明，果何所见而然乎？余甚不解。

四、伤寒转属阳明者，濈然微汗出也。

按：转属阳明，必有阳明证足征，或见肌肉之间大热，而又见口渴饮冷、气粗口热、蒸蒸汗出，如此言之，则曰转属阳明，方可无疑。而此只凭一"濈濈然汗出"而即谓之转属阳明，实不恰切。

五、太阳病三日，发汗不解，蒸蒸发热者，属胃也，调胃承气汤主之。

按：三日乃少阳主气之期，今太阳发汗而不解，是邪入阳明，而未传经也。观其蒸蒸发热者，阳明内热之征可以无疑矣。故以调胃承气汤治之，其病自愈。

六、阳明病，本自汗出，医更重发汗，病已差，尚微烦不了了者，此大便已硬故也。以亡津液，胃中干燥，故令大便硬。当问其小便日几行。若本小便日三四行，今日再行，故知大便不久出，今为小便数少，以津液当还入胃中，故知不久必大便也。

此由过汗伤及津液，以致胃燥失润，问其小便尚利，津液未竭，故知其不久必便也。

七、阳明病，自汗出者，若发汗，小便自利者，此为津液内竭，虽硬不可攻之。当须自欲大便，宜蜜煎导而通之。若土瓜根及与大猪胆汁，皆可为导。

按：汗自出与小便自利，二者皆是大伤津液，故大便虽硬者不可攻之，俟其津液自回，亦可自便。此以蜜导法治之，亦切要之法，此又与热结者不可同法也。

八、阳明病脉迟，虽汗出，不恶寒者，其身必重，短气、腹满而喘，有潮热者，此外欲解，可攻里也。手足濈然而汗出者，此大便已硬也，大承气汤主之；若汗多，微发热恶寒者，外未解也，其热不潮，未可与承气汤；若腹大满不通者，可与小承气汤，微和胃气，勿令至大泄下。

阳明主脉大，脉迟者，里有寒也。虽汗出，不恶寒，因属内热之征。而汗出与身重、短气、腹满而喘观之，证属少阴，而非阳明。即汗出、不恶寒一端，务要果有舌黄、干渴、饮冷、大热，方可称阳明的证；再加以日晡潮热，与手足濈然汗出、大便已硬，则大承气乃为的候。若汗多、微发热、恶寒，则又属太阳之邪未解，又当表之，故曰"其热不潮，未可与承气"，足以见用药之大有分寸。即腹满，大便不通，又当审其轻重而斟酌于大小之间，勿令大泄，可见用药之非易易也。

九、病人不大便五六日，绕脐痛，烦躁，发作有时者，此有燥屎，故使不大便也。

按：大便五六日不便，绕脐而痛，非有热结，必系燥屎阻滞气机，不得流通畅，故有此等病形也。

十、大下后，六七日不大便，烦不解，腹满者，此有燥屎也，所以然者，本有宿食故也，宜大承气汤。

按：既经下后，应当通畅，复见"六七日不大便，反烦不解，腹满"，定是下时而邪未泄尽，复又闭塞耳。果系泄尽，又云有复闭塞之理乎？此条称有屎宿积，亦是正论。

十一、病人小便不利，大便乍难乍易，时有微热，喘冒不能卧者，有燥屎也，宜大承气汤。

此条总缘燥矢不行，隔塞于中，而各经气机不得舒畅。气阻于前阴，则小便不利；气阻于胆，则夜不能眠；气逆于肺，则喘证生；气阻于卫，则微热作；大便之乍难乍易者，皆气机之时开时阖所致也。急以大承气汤治之，去其燥矢，燥矢一去，气机立通，则诸证自释矣。

十二、阳明病，潮热，大便微硬者，可与大承气汤；不硬者，不可与之。若不大便六七日，恐有燥屎，欲知之法，少与小承气汤，汤入腹中，转失气者，此有燥矢，乃可攻之；若不转失气，此但初头硬，后必溏，不可攻之，攻之必胀满不能食也。欲饮水者，与水则哕。其后发热者，必大便复硬而少也，以小承气汤和之。不转失气者，慎不可攻也。

按：硬与不硬，指邪热之轻重，而定可攻与不可攻之意也。转失气与不转失气，乃决有燥屎、无燥屎之真伪也。若攻之，胀满不食，法宜温中，又非承气可了也。

十三、阳明病，下之，心中懊憹而烦，胃中有燥屎者，可攻；腹微满，初头硬，后必溏，不可攻之。若有燥屎者，宜大承气汤。

按：阳明下后，而懊憹心烦者，热邪未去，而扰攘太甚也。胃中尚有燥矢者，下之而结热未净也。燥者可攻，里实也；先硬后溏者，不可攻，里虚也。此处就是认证眼目，用药法窍，学者宜细求之。

十四、得病二三日，脉弱，无少阳柴胡证，烦，心下硬，至四五日，虽能食，以小承气汤少少与，微和之，令小安。至六七日，与承气汤一升。若不大便六七日，小便少者，虽不能食，但初头硬，后必溏，未定成硬，攻之必溏，须小便利，屎定硬，乃可攻之，宜大承气汤主之。

按： 此条既称脉弱，无少阳柴胡证，即见烦躁、心下硬，焉知非寒结，而成心下硬乎？况条中并无阳明热证实据，只凭"屎定硬"一语而断为大承气汤证，于理法诚有未当，尚祈高明证之。

十五、阳明病，不吐不下，心烦者，可与调胃承气汤。

按： 邪至阳明，未经吐下，但心烦者，此以承气汤主之，是以为热伏于内也。余谓心烦故似热象，有胃液被夺，不能输津液于心肾者，不得"一例论之，统以承气"为是。

十六、阳明病，谵语，发潮热，脉滑而疾者，小承气汤主之。因与承气汤一升，腹中转矢气者，更服一升；若不转矢气，勿更与之。明日又不大便，脉反微涩者，里虚也，为难治，不可更与承气汤也。

按： 谵语、发热，本可下之证，仲师斟酌转矢气与不转矢气，以定可攻与不可攻之分。但转矢气而下之，复见脉微涩，此又正气之虚，此刻欲攻之，则恐正气不胜；不攻之，又虑邪气复炽，故曰难治，不可更与承气汤也。

十七、夫实则谵语，虚则郑声。郑声者，重语也。

此条举虚实以明阴阳现证之异。异者何？声厉、声低是也，有神、无神是也，张目、瞑目是也，安静、不宁是也。学者不可粗心，务要将谵语、郑声情形实据熟习于胸，临证分辨，庶不误人。

十八、直视、谵语、喘满者，死，下利者亦死。

按： 直视、谵语、喘满者，明是胃火灼尽阴精，此条专举胃火旺极者言也。更有少阴真阳衰极，真精不能上荣于目，亦直视，危亡已在瞬息之间。直视而见喘满者，阴精将尽，而又下利，更竭其液，不死何待？

十九、发热多，若重发汗者，亡其阳，谵语，脉短者死，脉自和者不死。

按：阳明发热，多属有余，阳旺阴必亏，若重发汗，阴必亡，阴亡，阳亦与之俱亡。谵语、脉短，阴阳两不相互之候，不死何待？若脉尚自和者，阴血未尽灭也，故断其不死。

二十、阳明病，其人多汗，以津液外亡，胃中燥，大便必硬，硬则谵语，小承气汤主之；若一服谵语止，更莫服。

按：因汗出以致谵语、大便硬者，胃燥也，血液外亡也；今既下之，而大便不硬，不谵语者，胃得润而和，故令其勿更服，恐再下之而别生他病也。

二十一、伤寒四五日，脉沉而喘满，沉为在里，而反发其汗，津液越出，大便难，表虚里实，久则谵语。

按：邪原在里，而反汗之，其误已甚，汗出则津液外越，津液外行，自然胃燥而大便亦与之俱燥，便所以难也；里分邪实，无怪乎谵语也。

二十二、伤寒，若吐若下后，不解，不大便五六日，上至十余日，日晡所发潮热，不恶寒，独语如见鬼状。若剧者，发则不识人，循衣摸床，惕而不安，微喘，直视，脉弦者生，涩者死。微者，但发热、谵语者，大承气汤主之。若一服利，止后服。

按：既经吐下后，不解，延至如见鬼状、循衣摸床、微喘直视者，乃将死之征。但脉弦者，弦为阴象，是阴尚未尽也，故曰生；若脉见涩，涩为血枯，枯则阴竭，不死何待？病形若但发热、谵语，而无直视可据，故以大承气汤主之。

二十三、汗出谵语者，以有燥屎在胃中，此为风也。须下之，过经乃可下之。下之若早，语言必乱，以表虚里实故也。下之则愈，宜大承气汤。

按：既称汗出谵语，明是内热胃燥而有燥屎也，何得以风名之乎？又曰"下之早，而语言必乱"，乱亦谵语之属也，何必强名之乎？总之，此病乃为里实证，故下之可愈。

二十四、阳明病，谵语，有潮热，反不能食者，胃中必有燥屎五六枚也。若能食者，但硬尔，宜大承气汤主之。

按：燥屎与但硬，二者有轻重之分，其间谵语、潮热、不能食，皆胃中热结阻滞也。

二十五、阳明病，发热、汗多者，急下之，宜大承气汤。

按：阳明发热、汗多，而急下之者，何也？恐血液外越过盛，而胃中反生燥结等证，下之正所以存津液以安胃也。但此证只凭一发热汗多而定为急下，况人参白虎证亦大热、汗出，尚未急下。当时大约为阳亢已极者而言之也，若但发热、汗出而定为急下，不能无疑。

二十六、发汗不解，腹满痛者，急下之，宜大承气汤。

按：此条为阳明胃实者言之，而非为胃虚者言之，学者宜详辨虚实。

二十七、腹满不减［原书眉批：腹满岂无虚实？］，减不足言，当下之，宜大承气汤。

按：此条未指出当下实据，不能无疑，姑录之。

二十八、伤寒六七日，目中不了了，睛不和，无表里证，大便难，身微热，此为实也，急下之，宜大承气汤。

按：目睛不了了者，皆缘内有伏热，伤及津液，津液暗耗，不能上荣于目，故不了了；观其"大便难，身微热"，其内之伏热亦可概见矣。故宜急下之，正以救津液，恐迟缓则熬干阴精也。

二十九、阳明病欲解时，从申至戌上。

按：申、酉、戌乃阳明之旺时，邪衰者于旺时可以潜消，邪盛者于此时更盛，观日晡潮热之人，则得解与不解之道也。

三十、脉浮而芤，浮为阳，芤为阴，浮芤相搏，胃气生热，其阳则绝。

三十一、趺阳脉浮而涩，浮则胃气强，涩则小便数，浮涩相搏，大便则硬，其脾为约，麻子仁丸主之。

卷　六

阳明下篇

外邪已趋少阳，未离阳明，谓之少阳阳明，列于此篇，计八法。

一、阳明病，发潮热，大便溏，小便自可，胸胁满不去者，小柴胡汤主之。

按：大便溏，胃虚而不实也；小便自可，内无热也；胸胁满者，浊阴闭塞也；发潮热者，阳气浮也。此际正当温中，又非柴胡汤所宜也。此条意着重在两胁上，究其端倪，故以小柴胡汤主之。

二、阳明病，而胁下硬满，不大便而呕，舌上白苔者，可与小柴胡汤主之，上焦得通，津液得下，胃气因和，身濈然汗出而解也。

按：此证乃阳明而兼少阳也。夫两胁者，少阳之地界也。今两胁硬满，是少阳气机不舒之候，不大便者，胃实之征；舌上白苔色者，寒也；呕时而作，少阳喜呕也。余意此证可小柴胡内重加大黄，俾土木之气舒，则内畅而津液通，胃气自和。只用小柴胡汤而不用大黄，似不恰切。

三、问曰：病有太阳阳明，有正阳阳明，有少阳阳明，何谓也？

答曰：太阳阳明者，脾约是也；正阳阳明者，胃家实是也；少阳阳明者，发汗利小便，胃中燥烦实，大便难是也。

按：太阳之邪未尽，而传至阳明，如桂枝汤加葛根之属与脾约汤之属是也。正阳阳明者，太阳之邪传至阳明，随燥而化为热邪，绝无一毫太阳寒气，而胃独受其邪，则为之正阳阳明，所云胃家实是也。少阳阳明者，是阳明之邪半入少阳地界，两经之提纲病情互见，故为少阳阳明，如两胁满而不大便是也。

　　附：少阳转阳明二证

　　四、少阳阳明，发汗利小便，胃中燥烦实，大便难是也。

　　按：此证前已申明，兹不复叙。

　　五、服柴胡汤已，渴者属阳阴，以法治之。

　　按：此条本有少阳证，故服柴胡汤已而口渴者，胃有热而伤及津液也，仍以阳明口渴法治之。余细思口渴一证，有胃热太甚，口臭气粗、身热汗出、渴饮冷者，仲师以人参白虎汤治之；有阳衰不能熏腾津液于上而亦口渴，但饮滚、饮冷不同，仲师以回阳治之。如此用药，方不误人。

　　附：太阴转阳明一证

　　六、伤寒，脉浮而缓，手足自温者，是为系在太阴。太阴者，身当发黄；若小便自利者，不能发黄，至七八日，大便硬者，为阳明也。

　　按：缓脉乃太阴之本象，此以为当发黄，吾甚不解。夫缓为胃气，不主于病，取其兼见，方可论病。又曰小便利者不发黄，全未见有胃家遏郁病情，而独曰小便利者不发黄，皆非正论。即谓太阴转属阳明，其脉必不得以缓论；即见大便硬，当下之证，定有一翻先数日脉缓，后忽见实、大、洪、数之脉，乃为合法。

　　附：少阴转阳明一证

　　七、少阴病，六七日，腹胀满者，急下之，宜大承气汤。

　　按：此病必是少阴协火而动之候，前数日所现定是满盘少阴证形，迨延至六七日，积阴生内热，邪遂从热化矣。热甚以致腹胀、不大便，则邪已转入阳明，若不急下之，则真阴有立亡之势，故下之宜急也。

　　附：厥阴转阳明一证

　　八、下利谵语者，有燥屎，宜小承气汤。

　　按：谵语多缘内有燥屎，兹何又称下利谵语？若下利而谵语，必非实证，必非下证。然谵语亦有似是而非处，学者务当细求。苟下利而谵语，其人有神，脉大而实，口渴、舌干、饮冷，此为协热而下利，皆在可下之例；若其人下利谵语，身重无神，舌润不渴，脉微，又当温肾扶阳，不得以谵语而尽为热证，亦不得尽为可下之证也。

又按：此条大约为里虚夹燥，而有燥屎结于中者言之也。余意当于温补剂中加大黄逐之，庶为妥切。

卷 七

少阳篇

计二十一法。

一、伤寒五六日，中风，往来寒热，胸胁苦满，默默不欲饮食，心烦喜呕，或胸中烦而不呕，或渴，或腹中痛，或胁下痞硬，或心下悸、小便不利，或不渴、身有微热，或咳者，小柴胡汤主之。

按：少阳当阴阳交会之中，出与阳争则热生，入与阴争则寒作，故有寒热往来也。胸胁满，默默不欲食者，肝邪实而上克其土，土畏木克，故不欲食。心烦喜呕者，肝喜发泄也。甚至或烦、或咳、或渴、或腹痛、或心下悸、或小便不利，种种病情，皆系肝木不舒所致也。故以小柴胡主之，专舒木气，木气一舒，枢机复运，而诸证自释矣。

二、少阳之为病，口苦咽干、目眩也。

按：少阳禀风火之脏，口苦咽干者，胆有热也；胆液乃目之精，今为热扰，精气不荣，故见眩也。

三、伤寒，脉弦细，头痛发热者，属少阳。少阳不可发汗，发汗则谵语，此属胃，胃和则愈，胃不和则躁而悸。

按：少阳证本宜和解，原不在发汗之例，强发其汗，血液被夺，则胃必燥，胃燥而谵语生，此条可谓少阳转阳明立论方可。

又按：燥与悸，本系两证，燥为热邪，悸为水邪，此以笼统言之，大非少阳立法。

四、少阳中风，两耳无所闻，目赤，胸中满而烦躁者，不可吐下，吐下则悸而惊。

按：少阳属相火，今得中风，风火相煽，壅于上窍则耳聋、目赤，壅于胸中则满而烦躁，当此时也，正当小柴胡加开郁清火去风之品，切切不可吐下。前条原有当下、当吐，与不当下、不当吐之禁，若妄施之，则惊悸立作矣，可不慎欤？

五、伤寒三日，三阳为尽，三阴当受邪，其人反能食，不呕，此为三阴不受邪也。

按：三阴三阳各有界限，当三日后，应归三阴，而其人反能食不呕，可知太阴气旺，旺不受邪，理势然也。

六、伤寒三日，少阳脉小者，欲已也。

按：少阳当三日而脉小者，邪已衰也，故断其欲已。

七、少阳病欲解时，从寅至辰上。

按：六经各有旺时，邪气衰者，每于旺时自解，正所谓正旺而邪自退也。

八、伤寒六七日，无大热，其人烦躁者，此阳去入阴故也。

按：身无大热者，表邪将尽也；其人烦躁者，邪入阳明之验也。又并无三阴证据，何言阳去入阴？于理法不合，姑录之，以俟高明。

九、伤寒四五日，身热恶风，头项强，胁下满，手足温而渴者，小柴胡汤主之。

按：项强、身热恶风者，太阳之表证也；口渴而手足温者，胃中有热也；胁下满者，少阳气机为寒束也。法宜桂枝汤加粉葛、柴胡、花粉之类，于此病庶为合法；若专主小柴胡汤，似未尽善。

十、伤寒，阳脉涩，阴脉弦，法当腹中急痛者，先与小建中汤，不差者，与小柴胡汤主之。

按：阳脉涩者，阳虚也；阴脉弦者，阴盛也，法宜扶阳祛阴。若腹中急痛，则为阴寒阻滞，小建中汤力弱，恐不能胜其任。余意当以吴萸四逆汤，小柴胡汤更不能也。

十一、伤寒五六日，已发汗而复下之，胸腹满微结，小便不利，渴而不呕，但头汗出，往来寒热，心烦者，此为未解也，柴胡桂枝干姜汤。

按： 少阳证，法当和解，汗下皆在所禁之例，今既汗下之，而胸腹满微结者，是下之伤中，浊阴得以上僭也；汗之而太阳伤，以致气化失运，小便所以不利也。又见寒热往来，少阳证仍在，主小柴胡汤加桂枝、干姜，三阳并治，实为妥切。

十二、服柴胡汤已，渴者属阳明也。

按： 既服柴胡汤，而病已去，但渴者，属阳明。试问：渴饮冷乎？饮热乎？舌干乎？舌润乎？大便利乎？小便利乎？饮冷、舌干、便塞，方可指为阳明；若饮热、舌润、便溏，不可谓之阳明。原文虽指为阳明，学者不可执为定，当各处搜求，庶不误人。

十三、凡服柴胡汤病证，而反下之，若柴胡证不罢者，复与柴胡汤，必蒸蒸而振，却发热汗出而解。

按： 柴胡证既误下，而少阳证仍在，是邪不从下而解；复以柴胡汤，枢机转，而蒸蒸发热汗出，是邪仍由汗而解也。总之，凡病邪有吐下后而变逆者，有吐下而本病尚在，无他苦者，用药不可不知。

十四、伤寒五六日，呕而发热者，柴胡汤证具，而以他药下之，柴胡证仍在者，复与柴胡汤，此虽已下之，不为逆，必蒸蒸而振，发热汗出而解；若心下满而硬痛者，此为结胸也，法宜大陷胸汤主之；但满而不痛者，此则为痞，柴胡不中与之，宜半夏泻心。

按： 此条理应在少阳篇，不知因何列入太阳中篇，兹不再赘。

十五、本发汗，而复下之，此为逆也；若先发汗，治不为逆。本先下之，而反汗之，此为逆；若先下之，治不为逆。

按： 少阳虽云汗下当禁，然亦当视其可与汗者汗之，可与下者下之，总在用之得宜，庶不为逆。

十六、伤寒五六日，头汗出，微恶寒，手足冷，心下满，口不欲食，大便硬，脉细者，此为阳微结，必有表复有里也。脉沉，亦在里也。汗出为阳微，假令纯阴结，不得复有外证，悉入在里，此为半在里半在外也。脉虽沉紧，不得为少阴病，所以然者，阴不得有汗，今头汗出，故知非少阴也，可与小柴胡汤。若不了了者，得屎而解。

按：头汗出，至脉细微、阳微结等语，满盘俱是纯阴之候，何得云必有表也？表象从何征之？又曰复有里，以为脉沉者里也；汗出为阳微，既称阳微，不得以柴胡汤加之。又曰"假令纯阴结，不得复有外证"，此是正论。少阴、少阳，原有区分，脉沉紧而头汗出，头属三阳，故知非少阴也。其为阴结者，是指外之寒邪闭束，而非谓少阴之阴寒闭结也。可与小柴胡汤，是从头汗而得之。若不了了，得屎而解者，里气通，则表气畅也。

十七、凡病若发汗、若吐、若下、若亡津液，阴阳自和者，必自愈。

按：汗吐下三法与亡津液，审其别无他苦，但见阴阳自和者，必能自愈；若现有别证，相机治之，便得也。

十八、妇人中风，发热恶寒，经水适来，得之七八日，热除而脉迟、身凉，胸胁下满如结胸状，谵语者，此为热入血室也，当刺期门，随其实而泻之。

按：发热至热除，表已解也；脉迟、身凉、如结胸、谵语，是热不发于外，而伏于内，因其经水适来后，随气机收藏而入于内，故曰热入血室，病已重也。刺期门，实以泄其邪热也。

十九、妇人中风，七八日续得寒热，发作有时，经水适断者，此为热入血室，其血必结，故使如疟状，发作有时，小柴胡汤主之。

按：此条血虽结，而表证尚在，但和解之，邪去而结自化为乌有矣，故主小柴胡汤，随机加减，则得矣。

二十、妇人伤寒，发热，经水适来，昼日明了，暮则谵语，如见鬼状者，此为热入血室，无犯胃气及上二焦，必自愈。

按：昼明了，夜昏愦，是邪在里而不在表，故曰热入血室。但清其血分之热即可了，故曰"无犯胃气及上二焦，必自愈"，是明教人不可妄用攻下之意也。

二十一、血弱气尽，腠里开，邪气因入，与正气相搏，结于胁下，正邪分争，往来寒热，休作有时，默默不欲饮食；脏腑相连，其痛必下，邪高痛下，故使呕也，小柴胡汤主之。

按：此条指气血虚弱而言，正虚则外邪得以乘虚而入，邪正相攻，结于胁下，往来寒热，默默不欲食者，少阳之属证也。脏腑相连者，指肝与胆也，肝胆气机不舒，故痛，厥阴气上逆则呕，主以小柴胡汤，专舒木气，木气一舒，枢机复运，而痛自愈矣。

伤寒合病

计九法。

一、太阳病，项背强几几，反汗出而恶风者，桂枝加葛根汤主之。

按：此条乃太阳风伤卫证。

二、太阳病，项背强几几，无汗恶风者，葛根汤主之。

按：此条乃寒伤营证，两证皆未见阳明病形，又从何分为合病也？总之，风主太阳卫分，寒主太阳营分，以有汗、无汗判之，用药自无错乱之。况阳明有阳明证表形，不得混而言之。

三、太阳与阳明合病，则不下利而呕者，用葛根加半夏汤主之。

按：此条方合，不再赘。

四、太阳与阳明合病者，必自下利，葛根汤主之。

按：二条下利与不下利，以见风寒主证之不同，风为阳而上逆，寒为阴而下行，此势时自然之理，足以见用半夏之降、葛根之升，皆有妙处也。

五、太阳与阳明合病，喘而胸满者，不可下，麻黄汤主之。

按： 喘而胸满，胸中之阳为寒所束，上攻于肺，呼吸错乱，而喘证作，此条举太阳阳明而言。若火刑于肺而喘者，下之不宜；若少阴肾气上冲于肺而喘，不仅麻黄不可用，用之是速其亡也。原文之言不可下，是谓寒束于肺，下之恐引邪深入，必生别病，故曰不可下，下之为患不小。首用麻黄汤大开腠理，表气一通，里气则畅，邪自表分出，而内境安守也。

六、太阳与少阳合病，自下利者，与黄芩汤；若呕者，黄芩加半夏生姜汤主之。

按： 太少合病，总要两法病情相孚，照两经法治之。此但举太少合病，而曰自下利者与黄芩汤，呕者加半夏生姜汤，其中不能无疑，疑者何？夫自下利而呕，是属太阴证乎？是属太阳协热下利乎？少阳本气喜呕乎？若果属太阳协热下利，黄芩汤乃为正治法；若呕果系少阳本气者，黄芩加半夏生姜汤，本为对证法；如属太阴，又当以理中汤加柴、桂，庶为合法。

七、阳明、少阳合病，必下利，其脉不负者，顺也。负者，失也，互相克贼，名为负也。脉滑而数者，有宿食也，当下之，宜大承气汤。

按： 阳明、少阳合病，察系两经表邪，当从两经解表法治之。但下利，里未实也，何得下之？此以脉滑而断为宿食者当下之，然亦当辨其果有宿食与未有宿食，有食可下，无食断乎不可。

八、三阳合病，脉浮大关上，但欲眠睡，目合则汗。

按： 三阳同病，阳邪盛已。关上浮大，胃邪炽也；欲眠睡者，热甚神昏也；闭目汗出，内热之验也。虽然，不可不详辨之，其中实实虚虚，千变万化，实难窥测，有名为三阳却非三阳。此则专为三阳说法，若系由内出外之热，有似此三阳者，余亦详而验之，但其人舌无苔而润，口不渴者，余即不按三阳法治之，专主回阳，屡试屡效。

九、三阳合病，腹满，身重，难以转侧，口不仁，面垢，谵语，遗尿。发汗则谵语，下之则额上生汗，手足逆冷。若自汗者，白虎汤主之。

按： 三阳合病，必有三阳实据可凭，此则所现纯阴居十八，仅有腹满、谵语似阳明，余故细辨之者，何也？阳主身轻，阴主沉重，阳主开而阴主阖。口之不仁，阴也；身重难以转侧，阴也；面垢、遗尿，肾气不纳，阴也。果系三阳表邪，汗之则解，何至腹满、谵语？果系三阳里实，下之则解，何至额汗出而手足逆冷？学者务于未汗下时，详其舌之润与不润，舌之燥与不燥，口气之粗与不粗，口之渴与不渴，饮之喜冷、喜热，二便之利与不利，而三阳合病之真假自得矣。原文所论之病象，大有可疑，故详辨之。

伤寒并病

计四法。

一、二阳并病。太阳初得病时，发其汗，汗先出不彻，因转属阳明，续自微汗出，不恶寒。若太阳病证不罢者，不可下，下之为逆，如此可小发汗。设面色缘缘正赤者，阳气拂郁在表，当解之熏之。若汗出不彻不足言，阳气拂郁不得越，当汗不汗，其人烦躁，不知痛处，乍在腹中，乍在四肢，按之不可得，其人短气但坐，以汗出而不彻之故也，更发汗则愈。何以知汗出不彻？以脉涩故知也。

按： 太阳初病，渐至不恶寒，独有热象，方为转属阳明；若已得汗而解，无发热，不得为转属阳明。即转属阳明，而太阳证未罢，胃未实，即不得妄下，下之则逆；可以小发汗者，是指太阳证未罢，里邪未实时也。若面色赤者，是内热拂郁之征，亦在可表可熏之例。若汗出不彻，虽面赤，即不得谓之拂郁不得越。至于当汗不汗，烦躁者，热攻于内，而内不安也，乍腹乍四肢，总以汗未出透，里气不畅也。然则何以知其汗出不彻乎？以脉涩知之。余常谓涩为血少，以此涩脉而定为汗出不彻，未免牵强。夫汗之彻与不彻，实系乎正气之旺与不旺，正气旺则邪必尽出无遗，何致有不彻之患哉？

二、二阳并病。太阳证罢，但发潮热，手足漐漐汗出，大便艰而谵语者，下之则愈，宜大承气汤。

按： 此条指太阳传至阳明，而寒邪已化为热，所见潮热、谵语、大便艰、汗出，全是阳明，故称太阳证罢，下之可愈，便是用药的法窍处也。

三、太阳与少阳并病，头顶强痛，或眩冒，时如结胸，心下痞硬者，当刺大椎第一间、肺俞、肝俞，慎不可发汗。发汗则谵语，脉弦，五日谵语不止，当刺期门穴。

按：太少合病，如何只有太阳经证，而无少阳经证？似不可以言并病。若谓眩冒本属少阳，加结胸、心下硬，仍属太阳，何也？太阳之气，由下而上至胸腹，今结胸、心下痞，多系寒水上逆而成，理应按法施治，又何必以针刺而伤无病之经哉？

四、太阳少阳并病，而反下之，成结胸，心下硬，下利不止，水浆不下，其人心烦。

按：此条大约当解表而不解表，误下之，则邪正相搏，结于心下而成痞硬，以致上之水浆不入，下之利不止，其人心烦，实危亡之首，可不谨欤？

伤寒坏病

计二法。

一、太阳病三日，已发汗，若吐，若下，若温针，仍不解者，此为坏病，桂枝不中与也。观其脉证，知犯何逆，随证治之。

按：太阳证，既经汗吐下、温针，治皆不愈，总其未得病之源委而误用之也，仍究察其何逆，而随机治之，然亦不得为之真坏证也。

二、太阳病不解，转入少阳者，胁下硬满，干呕不能食，往来寒热，尚未吐下，脉沉紧者，与小柴胡汤；若已吐下、发汗、温针，谵语，柴胡证罢，此为坏病，知犯何逆，以法治之

按：太阳之邪不解，应当传入阳明，何得越位而转入少阳也？然太阳寒水之气，亦许结于胁下硬满，如此而言，亦可谓转属少阳也。迨至干呕不欲食，往来寒热，少阳之本证具也，未经吐下，可与小柴胡汤以和解之；若已经汗、吐、下、温针，而见谵语，未见柴胡证，似从谵语法治之，亦不得尽目之为坏病也，学者又当于临证时细细求之可也。

伤寒痰病

计三法。

一、病如桂枝证，头不痛，项不强，寸脉微浮，胸中痞硬，气上冲咽喉，不得息者，此为胸有寒也，当吐之，宜瓜蒂散。诸亡血家不可与瓜蒂散。

按：此条头项既不强痛，又无恶寒、恶风情状，何得如桂枝证？此皆不经之论。应当云"寸脉微浮，胸中痞硬，气上冲咽喉，不得息者，胸有寒也"，后人即按胸有寒结治之，何等直切。此病亦不在可吐之例，至亡血家更不在吐之例也。

二、病人有寒，复发汗，胃中冷，必吐蛔。

按：病人既有寒饮而发其汗，汗则亡阳，胃阳既亡，胃中之冷更甚，必吐蛔者，蛔不安于内也。

三、病人手足厥冷，脉乍紧者，邪结在胸中，心中满而烦，饥能食者，病在胸中，当须吐之，宜瓜蒂散。

按：手足逆冷，胃阳不达于四末也，但逆冷务必究其阴阳，苟阳邪甚而伏者，必有火形足征；阴邪甚而逆者，亦必有阴邪可验。胸满、饥能食，属阳甚者，为热壅；胸满而不能食，属阴者，为寒结。或清，或温，或吐，自有一定之法也，岂得专一吐言哉？

卷　八

太阴篇

计九法。

一、太阴之为病，腹满而吐，食不下，自利益甚，时腹自痛，若下之，必胸下结硬。

按：腹满而吐，有因饮食停滞而吐者，有因邪热结聚上壅而吐者，有因寒邪闭结上逆而吐者，不可不辨。但邪之所聚，上逆则为吐，下迫则为泻，故有腹痛之征，理应相机施治，若误下之，则正气大伤，必有结硬之患，不可不慎也。

二、太阴中风，四肢烦疼，阳微，阴涩而长者，为欲愈。

按：太阴为脾脏，既称中风，夫中者，如矢之中人，既中脾脏，系属绝证，何竟四肢烦疼？应是太阴受风，庶与病合，而曰四肢烦疼，是风邪不胜之意。阳微，言风邪之轻；阴涩而长，言脾气之旺，故称曰欲愈。如此处论，庶合经旨。

三、太阴病，脉浮者，可发汗，宜桂枝汤。

按：既称太阴病，应是理中汤法也。虽见脉浮，并未见太阳恶风畏寒，不得以桂枝汤发汗；即太阴兼太阳合病，亦无非理中汤内加桂枝耳。今每见脉浮，属饮食停滞者多，亦不可不察，学者宜知。

四、自利不渴者，属太阴，以脏有寒故也，当温之，宜四逆汤。

按：自利之人，每多口渴，以其气机下降，津液不得上潮。此则不渴，以太阴主湿，湿甚，故自利，故不渴，称为脏寒，法固当温里，应大剂温中，而原文所主四逆汤。但四逆乃少阴之主方，而非太阴之主方，此中固属大有关键，而圆通之机，即四逆亦大可用也。学者亦不可泥于法，而为法所囿也。

五、伤寒，脉浮而缓，手足自温者，系在太阴，太阴当发身黄，若小便自利者，不能发黄。至七八日，虽暴烦，下利日十余行，必自止，以胃家实，腐秽当去故也。

论发黄与不发黄，专视乎小便之利与不利，利者气机不能遏郁，故不发黄；不利者气机遏郁，故见发黄。此条专在小便之利与不利上分，大有卓见。至暴烦，下利日十余行，而曰"胃家实，腐秽当去"，是气机下降，非若阳明之便硬、便难，故知其属太阴无疑也。

六、本太阳病，医反下之，因而腹满时痛者，属太阴也，桂枝加芍药汤主之。

此条原系太阳因误下，而邪陷于脾，故见腹满时痛，理应温中醒脾，似非桂枝汤所宜，[原书眉批：邪陷下而用桂枝汤，使邪复从于表而解，所加芍者，和脾络之意也，亦妙。]学者细酌之。

七、大实痛者，桂枝加大黄汤主之。

按：大实痛而在太阴，理应大承气汤以逐其邪，于桂枝何取乎？[原书眉批：此亦太阳之邪陷于脾而邪实，故表里两解之，亦妙法也。]

八、太阴为病，脉弱，其人续自便利，设当行大黄芍药者，宜减之，以其人胃气弱，易动故也。

按：脉弱而又见自利，其不足甚已，焉有再行大黄之理，似近画蛇添足，殊非确论。

九、太阴病，欲解时，从亥至丑上。

各经皆有旺时，病之轻者，可以当旺时而潜消，宜知。

卷　九

少阴上篇

凡外邪挟水而动之证，列于此篇，计二十七法。

一、少阴之为病，脉微细，但欲寐。

按： 此乃少阴提纲也。脉微细者，阳不足而阴有余也。阳主开，故寤；阴主阖，故寐。寤则从阳，寐则从阴，故知邪入少阴也。

二、少阴病，始得之，反发热，脉沉者，麻黄附子细辛汤主之。

按： 既云少阴病，而脉尚浮，虽有发热，焉知非真阳外越乎？然麻黄附子细辛固属少阴之法，学者总要审其发热之原委，或有头痛身疼，或无头痛身疼，畏寒甚否，又审其色之青、白，舌之黑干、润黄，口渴之饮冷、饮热，小便之清长、短赤，便得用药之道，庶不致误。原文"反发热"三字不可忽略，此脏系根蒂之所，不得草草读去，务宜细心。

三、少阴病，得之一二日，口中和，其背恶寒者，当灸之，附子汤主之。

按： 背恶寒、口中和，证似太阳，而非少阴，何也？太阳行身之背，恶寒乃太阳提纲，此以为少阴者，太阳底面即是少阴，少阴寒甚，溢于太阳地面，故恶寒而见于背，是亦里病及表之验也，故灸之，主以附子汤，皆是助阳祛阴之意也。

四、少阴病，得之二三日，麻黄附子甘草汤微发汗，以二三日无里证，故微发汗也。

按： 少阴病，虽云二三日，并未现出病情，统以麻黄附子甘草汤微发汗；

又云无里证，是邪在表分，而非少阴证也明甚。原文含含糊糊，未知所从，不敢强解。

五、少阴病，欲吐不吐，心烦，但欲寐，五六日自利而渴者，属少阴也，虚，故引水自救。若小便色白者，少阴形悉具。小便白者，以下焦虚，有寒，不能制水，故令色白也。

按：阴邪上干，故欲吐而不吐，以致心烦、但欲寐者，少阴之征；五六日自利而渴者，气机下泄，肾气不充于上也，虚，故引水自救。学者于此当以饮冷、饮热判之，舌苔之干、润判之。因邪热自利之渴者，当以救肾水为急；因虚自利之渴者，当以救肾阳为先。至小便白，下焦火化不足，虚寒之的候，可以无疑也。

六、病人脉阴阳俱紧，反汗出者，亡阳也，此属少阴，法当咽痛，而复吐利。

按：少阴乃封藏之所，脉现细微，乃是本象，今所现者紧，而反汗出，是阳亡于外；上逆而为吐，为咽痛；阳既上逆，而下部即寒，故见自利。

七、少阴病，脉微，不可发汗，亡阳故也；阳已虚，尺脉弱涩者，复不可下。

按：脉既微，本非可汗之证，汗之必亡阳，故曰不可发汗；阳已虚，而尺脉又见涩，涩为血少，更不可以言下。此系根本之地，明示人汗下之非法，当慎之也。

八、少阴病，下利者，若利自止者，恶寒而蜷卧，手足温者，可治。

按：利止而手足温，阳未尽也；若利止，手足逆冷不回，阳已绝矣。生死即在此处攸分。

九、少阴病，恶寒而蜷，时自烦，欲去衣被者，可治。

按：少阴恶寒而自烦，欲去衣被者，真阳扰乱，阳欲外亡而尚未出躯壳，故为可治；若去衣被，而汗出、昏晕者，阳已外亡，法在不治。

十、少阴病，脉紧，至七八日，自下利，脉暴微，手足反温，脉紧反去者，为欲解也，虽烦，下利，必自止。

按：脉紧，是病进之征；至渐自利，脉暴微，手足反温，是阳回之验，阳回虽见下利，必自愈。所患者手足不温，脉紧不退耳，既已退矣，又何患乎？

十一、少阴病，身体痛，手足寒，骨节痛，脉沉者，附子汤主之。

按：脉沉者，邪在里也，其人身体、骨节寒痛，是脉与病合也，主以附子汤，亦温经祛寒之意也。

十二、少阴病，吐利，烦躁欲死者，吴茱萸汤主之。

按：吐利而致烦躁欲死，此中宫阴阳两亡，不交之甚者也。夫吐则亡阳，利则亡阴，阴阳两亡，故有此候。主以吴茱萸汤，降逆安中，是的确不易之法也。

十三、少阴病，下利，白通汤主之。

按：少阴下利，下元火衰也，主以白通汤，亦温肾助阳，阳回利止之意也。

十四、少阴病，下利，脉微者，与白通汤；利不止，厥逆无脉，干呕，烦者，白通加猪胆汁汤主之。服后脉暴，脱者死，微续者生。

按：下利而用白通，直救其阳也。其脉暴者，脱之机也；其脉微续，生之兆也。

十五、少阴病，二三日不已，至四五日，腹痛，小便不利，四肢沉重疼痛，自下利者，此为有水气，其人或咳，或小便利，或下利，或呕者，真武汤主之。

按：少阴腹痛，小便不利者，寒结于下，不能化下焦之阴也。四肢沉重，自下利者，阳气下趋，不能达于四末也。其中或咳，或下利，或小便利，当从末议，不可混为一证也。原文主真武汤，是重寒水阻滞而设，学者不可固执，总在扶阳驱阴为要。

十六、少阴病，下利清谷，里寒外热，手足厥逆，脉微欲绝，反不恶寒，其人面赤色，或腹痛，或干呕，或咽痛，或利止脉不出者，通脉四逆汤主之。若脉即出者，愈。

按： 下利清谷，其人面色赤，里寒外热，厥逆，脉微欲绝，种种病形皆是危亡之候。但其人身反不恶寒，其阳犹在，尚未离根；若恶寒身重甚，阳已离根，招之不易，服通脉四逆汤，其脉即出而缓者生，其脉暴出者死。

十七、少阴病，脉沉者，急温之，四逆辈。

按： 少阴而见脉沉，里寒甚已，法宜急温以扶阳，庶可免危亡之祸。

十八、少阴病，饮食入口即吐，心中温温欲吐，复不能吐，始得之，手足寒，脉弦迟者，此胸中实，不可下，当吐之；若膈上有寒饮，干呕者，不可吐也，急温之，宜四逆辈。

按： 饮食入口即吐，有寒逆、热逆之别，此则手足寒，而脉见弦迟，是寒饮上逆之候，而非热逆之候。既属寒逆，法当温中降逆，故云不可吐，不可下，主以四逆辈，实千古不易之确论也。

十九、少阴病，下利，脉微涩，呕而汗出，必数更衣，反少者，当温其上，灸之。

按： 少阴下利，脉微者，阳气虚也；脉涩者，阴血弱也。呕者，阴气上逆也；汗出，阳亡于外也；必数更衣，阳从下陷也。灸其上者，下病上取，以升其阳，不使下陷也。

二十、少阴病，吐利，手足不逆冷，反发热者，不死；脉不至者，灸少阴七壮。

按： 吐利而手足不逆冷者，阳尚未亡也；反发热者，虽在不死之例，而阳已发于外也，急宜招之。倘发热兼见汗出，则殆矣，所幸者无汗，故曰灸之，实以助阳也。

二十一、少阴病，恶寒，身蜷而利，手足逆冷者，不治。

按：恶寒、身蜷而利，阳气下趋已甚，又见手足逆冷，阳将尽也，法在不治之例。能急温之，手足能温者，尚可不死。原文虽云不治，医者亦不得束手旁观，能无侥幸之一愈也？

二十二、少阴病，吐利，烦躁，四逆者，死。

按：此条系吴茱萸汤证，何以前不言死，而此言死也？又见其四逆故也。

二十三、少阴病，下利止而头眩，时时自冒者，死。

按：下利既止，应乎不死，此以死论者，以其时时头眩、自冒。冒者何？是阳欲从上脱也。诸书云"阳回利止则生，阴尽利止则死"，余观此条时时眩冒，阳将脱而未脱，急急回阳，或者可救。总之，阳回利止，精神健旺；阴尽利止，精神惫极，大有攸分。

二十四、少阴病，四逆，恶寒而身蜷，脉不至，而烦而躁者，死。

按：恶寒、身蜷、四逆，阳衰已极之候，况脉既不至，阳已不能达于外也；兼见烦躁，烦出于心，躁出于肾，心肾不交，方有此候。今竟如是，其人安得不死？

二十五、少阴病六七日，息高者，死。

按：息高而在阳明，未犯少阴，尚可不死；若在少阴，少阴乃根本之地，先天之真阳寄焉，真阳喜藏而不喜露，今见息高，是肾气上奔，阴阳离绝，危亡转瞬，故知其必死。又曰：阳明、少阴从何分别乎？阳明者，胃脉鼓指而尺脉沉细，口热气粗，多系有余；若少阴者，尺大而空，或弦劲鼓指，爪甲、唇舌青黑，遗尿等形，多系纯阴无阳，故知之也。更有新久之不同，病形之迥异为别。

二十六、少阴病，脉微细沉，但欲卧，汗出不烦，自欲吐，至五六日，自利，复烦躁不得卧寐者，死。

按：欲卧而转至不得卧，阴阳不交甚已，又加以烦躁、自利，安得不死？

二十七、少阴负趺阳者，为顺也。

按：少阴为水脏，趺阳为土脏，今少阴负趺阳者，土足以制水，水即汜溢，得土以拌之，水有所归，不至横流为灾，故为顺也。

少阴下篇

凡外邪挟火而动之证，列于此篇，计十七法。

一、少阴病，欲解时，从子至寅上。

按：子、丑、寅系少阴之旺时，凡病气之衰，亦于旺时即解，此亦邪不胜正之说也。

二、少阴病，脉细沉数，病为在里，不可发汗。

按：少阴为蛰藏之府，原不在发汗之例，当审其协火而动与协水而动二者之间，便得用药之妙也。若协火而动，汗之则亡阴；协水而动，汗之则亡阳，不可不知。

三、少阴中风，脉阳微阴浮者，为欲愈。

按：少阴中风，果现何等病形？而只曰"阳微阴浮者，为欲愈"，令人不解。况中风有闭、脱之不同，在少阴则为中脏之候，生死即在转瞬之间，不得含糊立论也，恐有遗误。

四、少阴病，咳而下利，谵语者，被火劫故也，小便必难，以强责少阴汗也。

按：下利、谵语而咳，在阳明为胃火攻劫所致，在少阴为强责其汗，血液被夺，以致阴亏而火旺，亦有此候。

五、少阴病八九日，一身手足尽热者，以热在膀胱，必便血也。

按：膀胱有热，必口渴饮冷、小便不利或短赤等情。此以少阴病而延至八九日，一身手足尽热，是邪在表，而并未在里，又焉知非阳越于外乎？况又未见膀胱腑证情形，而曰"热在膀胱，必便血"，不能无疑。

六、少阴病，但厥，无汗，而强发之，必动其血，未知从何道出，或从口鼻，或从目出，是名厥上竭下，为难治。

　　按：少阴病，厥亦已重矣，无汗则幸矣，而强汗之，是逼阳于外，血即不动亦动矣。血或从上、从下，原不可定，此名曰厥上竭下，为难治，确乎不爽。

　　七、少阴病，得之二三日以上，心中烦，不得眠，黄连阿胶汤主之。

　　按：此条即少阴挟火而动之候，余于六经定法已言之，兹不赘。

　　八、少阴病二三日至四五者，腹痛，小便不利，下利不止，便脓血者，桃花汤主之。

　　按：腹痛、小便不利者，寒结于下也。下利不止者，是阴寒阻截膀胱运行之机也。便脓血者，下利过甚，而肠中之脂膏亦与之俱下也。主以桃花汤者，温中化气，镇塞海底之意，诚良法也。

　　九、少阴病，下利，便脓血者，桃花汤主之。少阴病，便脓血者，可刺。

　　按：桃花汤乃治少阴虚寒下利的方，若湿热下利者，断乎不可。

　　十、少阴病，下利、咽痛，胸满、心烦者，猪肤汤主之。

　　按：少阴证而用猪肤汤者，协火而动之的候也，若协水而动，断不用此。学者务宜于六经定法上探求协火、协水病情，便得其要也。

　　十一、少阴病二三日，咽痛者，可与甘草汤；不差者，宜与桔梗汤。

　　按：甘草汤与桔梗汤，二方皆苦甘化阴之方，实治少阴协火而动，上攻于咽之方也，不可概作此论。

　　十二、少阴病，咽中痛，半夏散及汤主之。少阴病，咽中伤，生疮，不能语言，声不出者，苦酒汤主之。

　　按：此条皆少阴协火而动，上攻咽喉所致。观所主之方，纯是苦甘之剂，则得此病之实据也。

十三、少阴病，四逆，其人或咳，或悸，或小便不利，或腹中痛，或上轻下重者，四逆散主之。

按： 少阴病而至四逆，阳微阴盛也。其中或咳、或悸者，水气上干也；小便不利者，阳不化阴也；腹痛下重，阴寒之极也。法宜大剂回阳为是，而此以四逆散主之，吾甚不解。

十四、少阴病，下利六七日，咳而呕，渴，心烦不得眠者，猪苓汤主之。

按： 此条乃少阴协热下利之的候也。咳而呕者，热上壅也；渴而心烦不得眠者，内热扰攘不安之象也，法宜清润为要。

十五、少阴病，得之二三日，而口燥咽干者，急下之，宜大承气汤。

按： 少阴病而用至大承气汤者，以少阴为水脏，宜乎口咽润泽，今见口燥咽干，是少阴协火而旺之候。火盛则阴亏，恐真阴为火灼尽而命不永，故宜急下之以存阴。但此证只凭口燥咽干而定为急下，余每常见口燥咽干而不渴，舌尚润滑，小便清长，治之不外扶阳，阳气上升则口燥咽干自愈。若此证断为急下，务要察其口咽干而喜饮冷，气粗而蒸手，小便短赤痛，脉健有力，方可以主急下法，否则，断乎不可。

十六、少阴病，自利清水，色纯青，心下必痛，口干燥者，急下之，宜大承气汤。

按： 少阴下利清水，青色，似乎虚寒，不知邪火入于少阴，火动于中，水液不藏，不待转枢，随气机而下泄，兼见心痛、口干燥者，邪火伤阴之明验也。若不急为下之，火盛阴亏，便非佳兆。若此等证，务要细心，不可猛浪，总要求其真实火象，便不错误。

十七、少阴病六七日，腹胀不大便者，急下之，宜大承气汤。

按： 腹胀不大便，亦有寒热之别。寒结于下，闭其大便运行之机，为之寒闭，法宜大辛大温，俾寒解气通，自然胀者不胀，而不便者便矣；若热闭下焦，阻其运行之机而作者，法宜急下，此不易之法。大约此证是为热结少阴者说法也。

卷 十

厥阴上篇

计二十一法。

一、厥阴之为病，消渴，气上撞心，心中疼热，饥而不欲食，食则吐蛔，下之利不止。

按：此乃厥阴寒热错杂之候也。消渴者，热伤津液也；撞心者，热邪上干也；饥不欲食，食则吐蛔者，里有寒也，吐蛔者，寒甚则虫不安而外出也；下之利不止者，既属虚寒，何得以降之、利之乎？明是教人不可妄下也。

二、厥阴中风，脉微浮者为欲愈，不浮者为未愈。

按：厥阴为阴脏，阴病而见浮脉，是阴病得阳脉者生，不得阳脉者为未愈也。

三、厥阴病欲解时，从丑至卯上。

按：六经各有旺时，邪退邪进，可于旺时决之。

四、厥阴病，渴欲饮水者，少少与之，愈。

按：此乃厥阴挟有微热也。学者于此，当细求阴阳实据为要。

五、诸四逆厥者，不可下之，虚家亦然。凡厥者，阴阳气不相顺接便为厥。厥者，手足逆冷者是也。

按：厥证原有阳厥、阴厥之别，阳厥可下，阴厥不可下，此乃一定之理。

六、伤寒脉迟，六七日，而反与黄芩汤彻其热，脉迟为寒，今与黄芩汤复除其热，当不能食，今反能食，此名除中，必死。

按：迟则为寒，其理明甚，而反与黄芩汤，是失其治也。失其治，病人应不能食，乃其常；今反能食，是反其常，反其常者死，此名为除中。除中者，胃阳暴露，如灯光之火欲灭而骤明，转瞬即灭也。

七、伤寒，发热六日，厥反九日而利，凡厥利者，当不能食，今反能食者，恐为除中，食以索饼，不发热者，知胃气尚在，必愈。恐暴热来而复去也，后三日脉之，其热续在者，期以旦日夜半愈。所以然者，本发热六日，厥反九日，复发热三日，并前六日，亦为九日，与厥相应，故期之旦日夜半愈。后三日脉之数，其热不减者，此为热气有余，必发痈脓也。

按：厥与利皆在不能食之例，今反能食，近似除中，当在发热与不发热两字判之。若尚能发热，则知胃气尚存，但不可暴〔出〕也。暴是脱机，微是生机。苟无发热，则除中决矣。期之半夜愈者，就在这一点微热决之耳。至必发痈脓，胃阳有余，遏郁太甚也。又云"以索饼，不发热"，既不发热，胃气已去，尚得云知胃气尚存乎？"不"字定是"微"字，方与论合。

八、伤寒，先厥后发热，而利者必自止，而反汗出，咽中痛者，其喉为痹。发热无汗，而利必自止；若不止，必便脓血者，其喉不痹。

按：厥后发热而利，发热乃阳回之征，故可决其必自止。但利止而反汗出，咽疼为喉痹，是厥阴挟风邪而上攻；若利不止，必便脓血，是热邪下攻故也。利止与不止间，上攻、下攻之病，不问自明也。

九、伤寒二三日至四五者，而厥者必发热，前热者后必厥，热深者厥亦深，热微者厥亦微。应下之，而反发汗者，必口伤烂赤。

按：热深厥深，是为阳亢热伏者说法，本宜破阳扶阴为主。其中有反发汗，以致口糜烂赤者，凡发药皆上升之品，邪火得升而上浮，焉得不有此口糜赤烂之患耶？

十、伤寒病，厥五日，热亦五日，设六日当复厥，不厥者自愈。厥终不过五日，以热五日，故知自愈。

按：热与厥俱属五日，乃阴阳平应之候，故断之曰必自愈。

十一、伤寒，脉微而厥，至七八日胃冷，其人烦躁无暂安时者，此为脏厥，非蛔厥也。蛔厥者，其人当吐蛔；今病者静，而复时烦，此为脏寒。蛔上入膈，故烦，须臾复止，得食而呕，又烦者，虫闻食臭而出，其人当自吐蛔。蛔厥者，乌梅丸主之，又主久痢。

按：既称脉微而厥，胃冷为之脏寒，即按脏寒法治之，何必另为咨议？又曰蛔厥，蛔乃厥阴风木所化，胃冷，虫必不安，胃热虫亦不安；胃不得食，虫亦不安。如此推求，便得治虫之法也。条内并未有热象足征，不得为之寒热错杂。其主久痢，是亦寒泄之谓，乌梅丸，皆非正论。

十二、伤寒，热少微厥，指头寒，默默不欲食，烦躁，数日小便利，色白者，此热除也。欲得食，其病为愈。若厥而呕，胸胁烦满者，其后必便血。

按：热少厥微，是阳厥之最轻者也。至于默默不欲食，烦躁，至小便白色，此时内无热邪可征，故曰热除。欲得食，是胃气渐复之机，故为欲愈。倘呕而胸胁烦满，此中宫不宣，胃气滞塞，断为便血者，是因其气机之滞而决之也。

十三、伤寒，发热四日，厥反三日，复热四日，厥少热多，其病当愈；四日至七日，热不除者，其后必便脓血。

按：热多厥少，是阳有余，特患者热不除耳，热除自愈。热不除者，阳胜血亏，即有逼血下行之事，故断之曰便脓血。至寒多热少者，阴有余，阳必亏，其病为进者，即"小人道长，君子道消"之意也，知此，可与论药论方也。

十四、伤寒六七日，脉微，手足厥冷，烦躁，灸厥阴，厥不还者，死。

按：脉微而厥，乃阳衰阴盛之征，迨至烦躁，上下有不交之势，灸厥阴，原正所以扶阳御阴也，阳回即是生机，不还即是死机，不易之理也。

十五、伤寒，发热，下利，厥逆，躁不得卧者，死。

按：发热、下利，乃阴阳欲脱之征，何也？发热者，阳竭于上也；下利者，阴竭于下也。其人苟未见厥逆、躁，尚未得以脱论，此以断为脱者，正于厥、躁论之也。

十六、伤寒，发热，下利至甚，厥不止者，死。

按：发热、下利至甚，将脱之兆，况加以厥而不回，乌得不死？

十七、发热而厥，七日下利者，为难治。

按：发热而厥，乃阳厥之征，务要察其人果现有热象可凭，即照阳厥法治之。至七日下利，是邪盘据不欲下趋，热与厥不退，故曰难治。若下之而利，热退厥回，即是生机；下之而不利，厥不回，方为难治。

十八、伤寒，六七日不利，便发热而利，其人汗出不止者，死，有阴无阳故也。

按：六七日不利，至发热而利，里已通矣，里通表畅，发热亦是病解之机。但其人汗出不止为可虑，可虑者，汗出，亡阳；不止，是阳无所附。脱离即在转瞬，不死何待？

十九、病人手足厥冷，言我不结胸，小腹满，按之痛者，此冷结在膀胱关元也。

按：四肢厥而无热形可征，则为阴盛无疑。寒结于下，未在中上，故不结胸，而独在小腹，故痛亦在小腹也。

二十、伤寒五六日，不结胸，腹濡，脉虚复厥者［原书眉批：腹濡，脉虚复厥，明明阴盛阳微，下之则微阳立消，乌得不死？］，不可下，此亡血，下之死。

按：脉微而厥，明明阴盛，而非阳盛也。阳盛始能伤血，血伤故不可下；今所见者，阳虚的候，非阴虚的候，何所见而为亡血乎？余甚不解。

二十一、手足厥寒，脉细欲绝者，当归四逆汤主之。若其人内有久寒者，宜当归四逆加吴萸生姜汤主之。

按：四肢厥而脉细微欲绝，阴盛阳虚之明验也，此际正宜大剂回阳。兹以当归四逆汤主之，决非确论，余不敢从。

厥阴中篇

计十七法。

一、大汗出，热不去，内拘急，四肢疼，又下利，厥逆而恶寒者，四逆汤主之。

按：汗出热不去，非外感之热，乃元阳外出之热也；汗过甚，血液亏，不能营养筋脉，故内拘急而四肢疼；况又下利而厥，此刻阳虚已极，大有欲脱之机，非大剂四逆，何能挽回？

二、大汗，若大下利，而厥冷者，四逆汤主之。

按：大汗、大下利而厥冷，皆阴阳两脱之候，理应大剂四逆回阳，千古定论。

三、伤寒脉促，手足厥逆，可灸之。

按：脉促、厥逆，系阴寒阻滞之征，灸之是祛阴散寒之意，理实可从，不易之论也。

四、伤寒，脉滑而厥者，里有热也，白虎汤主之。

按：滑脉主痰，滑而厥，诚湿痰闭束气机，不能达于四肢也。此以为里有热而用白虎汤，果何所见也？当其时，口燥舌干欤？气粗、口渴饮冷欤？不然，何所见而必用此方？学者不可执一，总要四面搜求里热实据，庶不致误。

五、病人手足厥冷，脉乍紧者，邪结在胸中，心下满而烦，而不能食者，病在胸中，当须吐之，宜瓜蒂散。

按：手足厥冷，乃寒结于胸，阳气不能达于四末也。胸满而不能食，中宫为寒所阻滞，运力微耳。原文主瓜蒂散以吐之，是为邪壅于上说法也。但此证乃寒邪阻滞，吐之能不更伤其中乎？以余拙见，理应大剂温中醒脾为是。

六、伤寒厥而心下悸者，宜先治水，当用茯苓甘草汤，却治其厥；不尔，水渍入胃，必作利也。

按：厥而心下悸者，寒水凌于心下也，此以茯苓甘草汤，与理颇是；但其力薄，恐不胜任，莫若用苓桂术甘汤重加附子为妥。

七、伤寒六七日，大下后，寸脉沉而迟，手足厥冷，下部脉不至，咽喉不利，唾脓血，泄利不止者，为难治，麻黄升麻汤主之。

按：经大下，脉迟，手足厥冷，下部脉不至，其阳虚之极已明甚。至咽喉不利，气化不宣也；吐脓血者，浊阴不降也；泄利不止者，下焦虚寒，不能收束也。法宜大剂回阳，阳回利止，手足温，斯为合法。原文所主麻黄升麻汤，系太阳阳明发散之药，并非厥阴所宜，大非其法，恐有错误。

八、伤寒四五日，腹中痛，若转气下趋少腹者，此欲自利也。

按：少阴腹痛者，寒也，其气下趋，为欲自利，此刻尚未下也，急宜温之，庶可无害。

九、伤寒本自寒下，医复吐下之，寒格，更逆吐下，若食入即吐，干姜黄芩黄连人参汤主之。

按：病既称寒下，又经医误下、吐之，寒逆更甚，食入即吐，则中宫之气逆而又逆，寒而愈寒也明甚，此刻理应温中、降逆、回阳。原文主以干姜黄连黄芩人参汤，似非正论。况此证又无寒热错杂病情足征，何得以此方为主？恐有遗误。

十、下利，脉沉而迟，其人面少赤，身有微热，下利清谷者，必郁冒汗出而解，病人必微厥，所以然者，其面戴阳，下虚故也。

按：下利清谷，脉现沉迟，其里寒甚矣；况面戴赤，身有微热，诚元阳外越之候也。原文以为郁冒汗出解，脉证不孚，大非确论。此证所幸者未出汗，阳尚在躯壳，可招而回；今既汗出，则阳露于外，诚死机也。既知面赤下虚，何得妄云"汗出而解"？仲景当不说此。

十一、下利清谷，里寒外热，汗出而厥者，通脉四逆汤主之。

按：下利清谷，里寒外热，汗出而厥，此阴盛逼阳于外之候，主以通脉四逆，诚不易之法也。

十二、下利而手足厥冷，无脉者，灸之不温，若脉不还，反微喘者，死。

按：下利、厥冷、无脉，阳将尽也。灸之而温，阳回也；灸之不温，反见微喘者，阳将脱也，不死何待？

十三、下利后脉绝，手足厥冷，晬时脉还，手足温者生，脉不还者死。

按：脉绝、手足厥冷，有时脉还，手足温，阳尚未亡也；若脉不还，阳已尽矣，故知其必死。

十四、下利，腹胀满，身体疼痛者，先温其里，乃攻其表。温里宜四逆汤，攻表宜桂枝汤。

按：下利、腹胀满，纯是阳衰，而阴气上逆聚于中耳。身体疼痛，乃阴邪阻滞筋脉所致，并非外感身疼可比。外感者，必有风寒病形足征；若此，故知其为阴寒阻滞无疑，法宜温里，里寒得温，胀满与身疼亦自灭亡。原文以先温其里，后攻其表，温里以四逆汤，实属合法；攻表以桂枝汤，殊非正论，学者宜细察之。

十五、下利清谷，不可攻表，汗出必胀满。

按：下利清谷，里寒之极也，原文不可攻表，此是正论。攻之必汗出、胀满，是教人不可妄攻也，攻之岂仅汗出、胀满可患哉？！

十六、伤寒下利，日十余行，脉反实者，死。

按：下利之脉，大半微细，今见脉实，是脉不合病，邪甚正虚，恐难获效，故决其死也。

十七、下利，有微热而渴，脉弱者，令自愈。下利，脉数而渴者，令自愈，设不差，必圊脓血，以有热故也。下利，脉数，有微热，汗出，令自愈，设复紧为未解。

按：下利一证，以脉象求之，脉弱而渴，里有寒也。寒邪下泄，而津液不上潮，故口渴；有微热者，是阴症而得阳也，故曰自愈。脉数而渴，里有热也。热邪下行，热伤津液，故口渴，邪脉相合，故曰自愈；设不差，而圊脓血，是余热未尽故也。至于下利、脉数，有微热、汗出，是气机鼓动，有上升之机，故不利可自愈；设脉紧，紧为寒邪，寒伏于内，故为未解。

厥阴下篇

计十法。

一、下利，寸脉反浮数，尺中有涩者，必清脓血。

按：寸为阳，尺为阴，寸见浮数，阳邪之征；尺见浮涩，血虚之验。清脓血者，邪气太盛，逼血下行耳。

二、下利，脉沉弦者，下重也；脉大者，为未止；脉微弱数者，为欲自止，虽发热，不死。

按：下利一证，原有因寒、因热、因湿、因膀胱失职、因中虚、因饮食，种种不一，总要认证分别阴阳实据，学者一见，自有定法。若只见一脉而论证，未免不恰；况脉只数十端，而病有千万，何得只凭脉一端立法？仲景当不若此，定有遗误。

三、热利下重者，白头翁汤主之。

按：下利而曰热，法宜清热，不独白头翁汤可治，学者总宜圆通，认理为要。

四、下利欲饮水者，以有热故也，白头翁汤主之。

按：下利饮水，明是热伤津液也，故以白头翁汤清热之剂主之。

五、下利谵语者，以有燥屎也，宜小承气汤主之。

按：下利谵语一证，亦有虚实之不同，不得尽为有燥矢而用小承气汤。但利有新久之分，谵语有虚实之异，务在临时斟酌，于饮冷、饮热，舌润、舌干，小便清、黄，如此求之，则得矣。

六、下利后，更烦，按之心下濡者，为虚烦也，宜栀子豉汤。

按：下利过甚，中气骤伤，阴阳不交，故见虚烦，用药宜慎，不可执一栀豉汤为不可易，当细辨之。

七、呕而发热者，小柴胡汤主之。原文379

按： 呕而发热，但呕有寒呕、热呕之不同，发热有外入、内出之各别，不得统以小柴胡汤论，当辨明为是。

八、呕而脉弱，小便复利，身有微热，见厥者，难治，四逆汤主之。原文377

按： 呕而脉弱，虚寒上逆也；小便复利，身有微热，真阳有外亡之机也；更加以厥，阴盛阳微也，故为难治，此际非大剂四逆不可。

九、干呕，吐涎沫，头痛者，吴茱萸汤主之。

按： 呕吐涎沫，而巅顶痛者，则是厥阴头痛无疑，何也？厥阴脉会顶巅故也。条内只言一头痛，夫头痛六经皆有，不将巅顶指出，则厥阴之证，尚属含糊，主以吴茱萸汤，一定不易之法。

十、呕家，有痈脓，不可治呕，脓尽自愈。

按： 呕出痈脓，大半多属热壅于内，在厥阴篇中用药多居辛燥，故教人不治吐脓，盖慎用辛燥之意也。

过经不解

计四法，附三阴经后。

一、太阳病，过经十余日，反二三下之，后四五日，柴胡证仍在者，先与小柴胡；呕不止，心下急，郁郁微烦者，为未解也，与大柴胡汤下之则愈。

按： 太阳过经不解，延至十余日，反二三下之，此际邪仍在太阳，方可云过经不解；若是柴胡证，十余日后邪仍在少阳，方可言过经不解。此说一"呕不止，心下急，郁郁微烦"病情，乃系太阴中宫不宣，阴邪上逆之象，若只据一"呕"而即云柴胡证仍在，殊属不当。总要寒热往来、口苦、耳聋、喜呕全在，用小柴胡汤乃为恰切，不得草草了事。

二、太阳病，过经十余日，心下温温欲吐，而胸中痛，大便反溏，腹微满，而郁郁微烦，先此时自极吐下者，与调胃承气汤。若不尔者，不可与，但欲呕，胸中痛，而微溏者，此非柴胡证，以呕，故知极吐下也。

按：太阳过经十余日，所现病情皆正气不足之候，何也？心下温温欲吐者，中宫不宣，而阴邪滞也；大便溏而微满者，中宫有寒湿弥漫之象也；郁郁微烦，正气不畅达也。此皆由吐下失宜，方有此候。

三、伤寒十三日，胸胁满而呕，日晡所发潮热，已而微利，此本柴胡证，下之而不得利；今反利者，知医以丸药下之，非其治也。潮热者，实也，先宜服小柴胡以解外，后以柴胡汤加芒硝主之。

按：胸胁乃肝胆地界，今见病而呕，邪气拂郁也；日晡发热而微利，本有热也。此乃柴胡的候，下之本非其治。学者总宜相机施治为是，至原文所主之方亦不可固执。

四、伤寒十三日不解，过经谵语言，以有热也，当以汤下之。若小便利者，大便当硬，而反下利，脉调和者，知医以丸药下之，非其治也。若自下利者，当微厥；今反和者，此为内实也，调胃承气汤主之。

按：谵语而称内热，下之理也；大小便利者，里气通也；脉调和者，气机顺也。此以为"医以丸药下之，非其治"，殊非正论。又若自下利，当微厥者，正虚之征也；而反和者，正未大虚也。原文何得"此为内实"当下之？非正论，决非仲师所语也。

差后劳复

计五法。

一、大病差后，劳复者，枳实栀子豉汤主之，若有宿食者，加大黄如博棋子大五六枚。

按：大病差后，稍有劳动，而病依然复初，此皆元气薄弱之故，不得按前法治之。但病果按劳复一证，果系何脏损伤？何经为病？病差后，稍有劳动，其病依然，应按脏、经施治。原文所主之方大非确论，恐有遗误。

二、伤寒差以后，更发热者，小柴胡汤主之；脉浮者，以汗解之；脉沉实者，以下解之。

按：病既称差已，何得更现发热乎？又并未现出柴胡证，何得以小柴胡汤主之？即脉浮、沉实，亦当审其何部何经，应表解、应下解，方可定按。此以笼统言之，定非确论。

三、大病差后，从腰以下有水气者，牡蛎泽泻散主之。

按：大病差后，从腰下有水气者，是病不责之太阳，而责之于肾也，太阳底面即是少阴，太阳病已，而少阴肾气发泄于外，故现腰以下有水气，法当温肾收纳。若牡蛎泽泻散，是亦利水之一法也，似非正论。

四、大病差后，喜唾，久不了了者，胃上有寒，当以丸药温之，宜理中丸。

按：病后喜唾不了，中宫有寒湿未尽也，寒湿上逆而不降，故唾不止，法宜温中降逆，是一定之理也。

五、伤寒解后，虚羸少气，气逆欲吐，竹叶石膏汤主之。

按：寒邪既称解后，人既虚羸少气，本属不足；气逆欲吐，大半阴邪上逆，正气不支。法宜温中、扶阳、降逆为是，原文以竹叶石膏汤，是为胃热上攻者说法，若施之于虚羸少气之人，断乎不可。学者务宜于病情或寒、或热上体会，庶不致误。

差后食复

计一法。

病人脉已解，而日暮微烦，以病新差，人强与谷，脾胃气尚弱，不能消谷，故令微烦，损谷则愈。

按：胃气旺则食谷易消，胃气弱则食难化，此亦理之常也。今日暮而微烦，正阴长阳消之时也。损谷则愈，使其食不骤而胃气宽舒，自可无虞矣。

阴阳易病

计一法。

伤寒阴阳易之为病，其人身体重，少气，少腹里急，或引阴中拘挛，热气冲胸，头重不欲举，眼中生花，膝胫拘急者，烧裈散主之。

按：阴阳易病，皆由新病初愈，余邪尚未大尽，男与女交则女病，女与男交则男病，以致一线之余毒势必随气鼓荡，从精窍而发泄也。治之不外扶正为主。至于烧裈散一方，男用女裈，女用男裈，近阴处布方寸，烧灰兑药服之，亦是取阴阳至近之气机，必引药深入，亦是近理之论。余于此等证在大剂扶阳，取童便为引，服之屡屡获效。

外附

太阳少阴总论

夫阳者，即坎中真阳也；少阴者，即坎水也。阳居二阴之中，阴含一阳之内，人身中一水一火，即在此处攸分。故太阳为人身纲领，主皮肤，统营卫者是也。太阳之气上升，则水精之阴即从太阳而上行，从皮肤而出水气。太阳为外邪干犯，必由毛窍而入，仲景所以著《伤寒》，皆是从根底上来也。故太阳之底面是少阴，少阴之底面即是太阳，所以太阳发汗有亡阳之虞，即此是也。后学不知根底，著春温，著利证，种种不一，自以为补仲景之不逮，而不知仲景列六经，早已发明其要，惜后人之学识未到，功力未深，自诩以为独得之秘，而其中亦有好处，不得即为之无用也。总之，根底未澈，源头未清，不得不直言之也。

麻脚瘟说

余自幼小时，即闻老人相传有麻脚瘟证，终不知此证是何也。今者历医有年，始得其要。夫曰麻脚瘟者，人身卫外之阳不足，卒为阴邪所闭也，然有吐有泻，皆是阴邪已犯中宫，上下逼迫，而人身元气系在后天，顷刻将元气剥尽，能令人死。余曾救多人，一见此症，即用大剂回阳，可以移危为安，如斩关丸［斩关丸方（舒驰远自制）：硫磺（五两，研细末，贯入猪大肠，线扎，煮，去肠，滚水淘数次，晒干），肉桂（一两），白蔻、生附子、花椒、生白术、吴萸、半夏、鸡内金（各五钱），以上共为末，饭碾成丸。］、四逆汤皆神效之品。设穷乡僻壤，觅药维艰，一遇此等证候，即速捣生姜汁同红糖服之；如无红糖，即姜汁亦可；如姜不便，而胡椒亦可。速速吞之，皆能获效。昧者不识，胡乱施治，未有不速其死者也。愿诸公熟记之，至切至切。

辨认内外发热证至要约言

医家治病，务要识得内外两法，邪有由外而入者，有由内而出者，大有分别。如发热一证，无论男妇、老幼，一见发热，鲜不以为外感也，不知大有分别。余阅历数十年，方始识得，不敢自秘，以公诸世，亦救世之意也。千古以来，名贤迭出，惜此未剀切详明也。曰内曰外，何以辨之证之？由外感者，无论男妇老幼，一经外感，邪从毛窍而入，闭其外出之气机，人即沉迷倒卧不起，所现头疼、身痛、恶风、畏寒等等情状。若由内而出者，无论男妇老幼，人不困倦，起居一切如无病者，但发热而已，其间有手心独发热者，有上半日发热者，有下半日发热者，有夜间发热者，种种不一。但其人面白、唇青、口不渴、满口津液，饮食无味，大小便利，不思水饮为据；即有面赤如朱、口红唇裂，皆在舌上津液满口、小便清长、喜饮热汤上辨之，万无一失。

问答

计三条。

问曰： 俗云服姜、附烧干肾水，果有是说乎？

答曰： 子不观仲景之用姜、附，所以回阳也，阳回则津液自生，何以不烧干肾水而反生津液，生死人而肉白骨乎？此其中大有关键，昧者不明阴阳底蕴，畏姜、附视若砒霜，不敢轻用，病家亦不敢轻服，相沿成风，牢不可破。犹其不知姜、附乃少阴主药，仲景用之以扶少火而生气者也。

曰： 然则姜、附其可恒用欤？

曰： 可。

曰： 何以知其可恒用也？

曰： 凡一切阳虚诸症，如少气、懒言、身重、恶寒、声低、息短、舌润、舌黑、二便清利、不思水饮、心悸、神昏、不语、五心潮热、喜饮热汤、便血、吐血、闭目妄语、口臭难禁、二便不禁、遗尿、遗屎、手足厥逆、自汗、心慌不寐，危候千般，难以枚举，非姜、附何以能胜其任，而转危为安也乎？

曰： 然则世之用大黄、芒硝以治病者，其故何也？

曰： 大哉，斯问也！夫大黄、芒硝乃治壮火食气之症也。

曰： 壮火之为病若何？

曰： 壮火者，是外来之邪热，入与阳明之燥热相合，盘据于中，若不急为扑灭，顷刻将真阴灼尽而性命不保，故曰壮火食气，即此。仲景于此，轻则以人参白虎，重则以大承气、小承气汤，与夫六味、麦味、鸡子黄连，润燥、养阴、救阴诸法，皆一辙也。至所现病情，如气粗口热、大渴饮冷、壮热、烦躁、汗多、身轻、张目不眠、声音响亮、口臭、芒刺满口、谵语神昏、二便不利、胸腹痞满、狂叫不休、便血、吐血，种种危候，难以枚举，如此之病，不惟姜、附不用，即一切辛燥之品皆当禁服也。由是观之，则医亦可学也，而用药之宜热、宜凉，有一定之理也。

（曰）：噫！先生此论，其可为医门之一助也，实快事也。

或问：俗云小儿纯阳之体，不宜服姜、附。是耶？非耶？

答曰：小儿者，稚阳也，如初生之萌芽，其质娇嫩，用药稍差，即祸生不测，便酿出阳虚种种危候，非姜、附何能扶少火而生气，以助先天危亡之机乎？世人动曰纯阳，岂非见之左耶？总之，用姜、附亦必究其虚实，相其阴阳，观其神色，当凉则凉，当热则热，何拘拘以姜、附为咎哉？！

或问：俗云小儿初生，先服开口药以下胎毒，免生疮症。用药不外大黄、银花、钩藤、防风、巴豆、大枣等，果可服否？

答云：小儿下地，定要服开口药以下胎毒，免生疮、风症，此皆不经之论。夫小儿居母腹中，母呼亦呼，母吸亦吸，十月功圆，破衣而出，此时一团真气养成，有何胎毒？如果有毒，小儿尚可活乎？既经下地，如初出土萌芽，此则一身真气，本是并无一毫外邪，何得即以戕伐生气之药而施之？则无疾反生有疾，不生风因而生风，故有四六风、七天风，十有九死，难以枚举。此千古之流弊，实千古小儿之大厄也。噫！何世人之不讲究理法耶？！

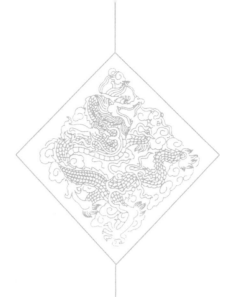

祝味菊名医类案回忆录

王云峰 编撰

前　言

原文《祝味菊名医类案回忆录》分七期刊载于《辽宁中医杂志》，首期刊于 1985 年第 7 期，末期刊于 1990 年第 3 期。

祝味菊为上海名医，原籍浙江绍兴，随父迁居重庆。幼年学习岐黄，少年涉猎西医，衷中参西，学有专长，壮年至沪悬壶济世，善治疑难杂症，遐迩闻名。

先生对中医学有独特之见解，宗于《内经》："阳气者若天与日，失其所则折寿而不彰""邪之所凑，其气必虚"之说，以保持阳气为要务，是以在处方中常用附子。

在 20 世纪 30 年代，先生与志同道合的章次公等创办上海国医学院，旋又担任上海中国医学院董事兼实习老师，上海新中国医学院院长，门墙桃李，为培养中医人才，尽了不少力量。

余忝列门墙，从游多年，每于疑难杂症在侧侍诊，所知较详。老师久已作古矣，爰将四十年前医案，仅就记忆所及，约略介绍如下。

王云峰

祝味菊名医类案回忆录目录

用方重　医奇疾

蒋姓妇人，年48岁。每天早晨醒来必手足抽动，甚或大跳，床几为之倒塌，如此者2～3小时，则抽搐自然停止，能勉强进行家务劳动。神志始终清楚，每逢寒暖交替节气，如立春、立秋、冬至等，发作更甚。全家为妇病而担忧，其夫闻有能治此病者，必踵门求医，而所服之方，不外羚羊角、天麻、石决明等药。由于多服凉药，中焦受戕，又并发了胃病，早上呕吐之后，胃痛始减，一病未已，又增一病。后闻祝师善治疑难杂症，即上门求诊。经过诊查，断为虚阳上浮，非肝风也，而胃气受戕，中寒久留。处方：生龙齿（先煎）30克，活磁石（先煎）45克以潜阳，附子（先煎）12克以益阳气，代赭石（先煎）18克以镇逆，旋覆花（包）9克，淡干姜9克，温中祛寒理气，全蝎（去毒）6克，大蜈蚣6克以定惊，另佐姜半夏12克，陈皮9克，炒白术12克以理中焦。服3帖后，抽搐跳动及胃痛呕吐均已大减，虽冬至节降临，疾病亦未大发。药既对症，再用前法。生龙齿（先煎）30克，活磁石45克，黄附片（先煎）12克，淡干姜9克，姜半夏12克，陈皮9克，石菖蒲9克，嫩钩藤12克，全蝎9克，蜈蚣9克，旋覆梗12克，制香附12克。连服4帖，抽搐大定，胃仅隐痛，呕恶全止，心情愉快，胃纳增加，再续服上方4帖以巩固疗效。以后纵然发作，即以原药方照服3帖，病即霍然。

温通治痢　独其匠心

徐姓，男，50岁。常居于潮湿之地，因饮食不节，突患痢疾，日夜泻数十次，腹部胀满，里急后重，红白相间，高热不退，迁延十余天之久，形瘦色晦，四肢疲乏，几不能行走矣。到处求医，皆云暑湿内伏，湿热弥漫，湿为黏腻之邪，非易速痊。又换一医诊治曰："汝之病痢，除赤白之外，还有青黄之色，实为五色痢，而饮食入口即吐，又属噤口痢之类，脾胃已败，将无能为力矣。"勉处一方，嘱另请高明。徐君为人拘谨，闻此言语，病更加重，呻吟床褥，苦不堪言。经其戚友介绍至祝师处求治。患者呻吟叙述病况。师曰："汝病本不重，因循贻误，致有今日，尚无恐也。"患者闻言，愁容为之略展，师又曰："汝病由于中寒与食滞交阻，郁而成痢，应予温通，中寒得温则化，食滞得通即能下行。"处方：附子12克，熟大黄9克，槟榔9克，广木香9克，肉桂3克，甘草6克，桔梗12克，芍药12克。连服3帖，所下赤白之痢甚多，里急后重大减，精神增加，呕吐亦止，渐能饮食。师对诸生指示曰："导气汤为治痢圣药，再加附子如锦上添花矣，今用之果然。"再为处方，以桂圆肉包7粒鸦胆子吞服。赤白痢不见，大便转为黄色。患者徐君颇为欣喜，赋有谢师五言诗："若非祝师明，安得起沉疴，摆脱危险境，谢君应若何。"

慢脾惊　一语定

唐儿年方4岁，身体瘦弱，面目清癯［癯（jù）：惊视，惊恐四顾。］，见之者皆曰，此儿将无长寿也。一日气候突变，受寒伤食，发热泄泻，日夜共达十余次之多。医以消食和中之剂不应，转请儿科名医诊治，泄泻发热，依然不减，四肢清冷，两眼露睛，夜来自汗不止，头额下垂，形神委顿。该医告其家属曰："此儿根基不固，阳气衰惫，况泄泻经旬，无以维持其正气，正气竭，命亦随之，此病极难医也。"勉为拟方：附子6克，炮姜6克，炒白术6克，黄连3克，肉豆蔻6克，五味子6克，炙鸡金9克。连服2帖，病不少减。其戚睹其状，介绍祝师为其诊治。祝师诊之曰："阳气衰微，中寒内阻，泄泻不已，两眼露睛，四肢清冷，略有抽搐，系属慢脾惊之重症，病势虽危，当竭力图之。"处方：附子12克，人参9克，炮姜9克，炒白术12克，肉豆蔻9克，五味子6克，煨木香6克，姜半夏12克，连服2帖，泄泻止，头额不下垂，睡不露睛，精神好转。再服2帖，疾病逐渐向愈。该患唐君现已50岁，身体健康，尝曰："余之二次生命，均为祝医生之所赐也。"

辨证阴阳　明若观火

潘君年七十有四，性情急躁，喜食酒肉，体格尚称强健，惟左腿忽然肿胀疼痛。疡医谓为膏粱之变，足生大疔，况酒肉皆能化热，热聚毒壅成病。处方：金银花12克，连翘12克，白芷9克，蒲公英15克，防风9克，野菊花9克，当归9克，赤芍9克，丹皮9克，生甘草6克。共服3帖，不见起色，患处平塌硬肿，日夜呻吟，莫可名状。乃辗转至祝门求医，告其情况。师曰："病虽重，可愈也。"诊其脉沉缓，视其患处，肤色灰暗，平塌硬肿，肿处有一白头，摸之则痛。师曰："此病实为阴疽，而非痈也。属穿骨流注，缩脚阴疼一类之疾，为阴寒凝聚而成。"治以阳和汤温散之法。熟地12克，麻黄6克，白芥子6克，炮姜6克，炙甘草6克，附子12克，鹿角胶9克，党参9克，茯苓9克。炒白术12克，炙甲片6克。此方仅服2帖，患处转为红肿，疼痛更增。病人信仰动摇，师嘱照前方续服2帖，患处化脓，脓赤白黏稠，肿痛立止，病人甚喜。祝师再度诊视之曰："脓血已出，体更虚，宜从补字着眼。"处方：人参12克，附子12克，当归12克，熟地12克，丹参9克，鹿角胶9克，桔梗9克，炒白术12克，云苓12克，肉苁蓉12克，陈皮6克，巴戟肉9克，红枣6克。连服5帖而愈。

用经方愈痼疾　外国人心悦诚服

杜达是伊朗国人，身体虽魁梧，而有哮喘病史，心甚苦之。一次因气候突变，老病复发，连续咳嗽，气急痰喘，以致不能平卧。平时由其医药顾问治疗，注射、服药即可缓解，但此次却毫无效果，痛苦不堪，乃电招其老友美国医药博士梅卓生医生，请其设法治疗。梅医生见其状，询问病情后，向杜建议曰："余有挚友祝味菊医生，学贯中西，善用中国古来经方疗奇疾，远近闻名，可一试之。"杜低首不答，梅问何故？杜曰："余虽不是中国人，却是一个老上海，从来没有听说西医介绍病人给中医医治的，何况余又是一个外国人，适宜于中国古法医治否？"梅医生一再推荐，才勉强答应。由梅医生介绍病情，祝医生按脉察舌，诊断为肺有痰饮，肾阳不足。梅译告其意，杜同意服药。乃以张仲景小青龙汤法加参、附为方：桂枝9克，麻黄6克，白芍9克，炙细辛3克，姜半夏9克，淡干姜6克，五味子6克（二味同捣），附片12克（先煎），人参9克（先煎），活磁石30克（先煎），白芥子9克，炙紫菀、炙苏子各9克。服药两帖，杜感觉舒服，汗多，咳嗽大爽，气急渐平。隔日即能平卧，便主动约梅至祝医生诊所继续求治。杜达向祝医生道谢，并赞扬中医是了不起的医学。祝在原方中将麻黄改为3克，另加黑锡丹9克（分吞），破故纸12克。嘱服5帖而愈。

为挽危而具结　心热胆坚

名医章次公尝曰：危险重疾，在别人摇首却走的时候，祝先生却一力承揽，转危为安。古之名医，是不是为病家具结，来完成治疗任务，我在文献上，还没有找到，然而这种治疗方式，在祝先生竟是家常便饭。兹介绍一例：

上海国医学院学生徐某之弟，病伤寒甚剧，诸医束手。祝师当时在该院执教，徐某信仰其理论，征得父亲同意，邀祝诊治。徐弟高热两旬不退，神昏谵妄，前医佥［佥（qiān）：全都。］谓热入心包，主用清宫。祝诊之，不能苟同。处方：附片12克（先煎），活磁石30克（先煎），麻黄6克，桂枝9克，生姜9克，朱茯神12克，苏梗6克，郁金9克，姜半夏9克，生龙齿30克（先煎），酸枣仁15克。服后诸恙依然，翌晨又为处方如前。徐父慌乱之余，又延名医会诊，皆认为热药之误。一医且笔之于方案，谓邪入心包，误投温燥，法在不救。家中人更慌，皆出怨言。徐乃见祝师，祝问前方服后厥恙好转否？徐曰未也。然则能变否？答曰亦未也。祝曰："不好不变，药力未及也，何用惊焉。"徐以实告："名医某某等皆谓服师药已无救矣。"祝遂与徐同往，其父蹙额相迎。祝问前方服否，徐父有难色曰："顷间名医会诊，以为非是，未敢服也。"言下唏嘘不已。祝曰："有斯哉！病以吾药而剧，吾不得辞其咎，然吾知此病不即死也。吾使人来侍病者五日，前所服之药过五日其药性当已消矣，其不及五日而亡者，药之过也，可毁我招牌，并鸣之于报端，为庸医杀人之戒。苟过五日而不死者，非吾之罪也，任令更医诊治。"徐父闻此而谢曰："吾固深信夫子者，医生有割股之心。先生既知其不死，幸始终拯救之。"于是出纸笔，促之处方。祝曰："无更只字，连服两帖，不分昼夜续进，明日不需延请，自来诊视。"次晨祝破扉而入，急问昨宵病人有变否。徐氏谢曰："小子服夫子药，汗出热减，神静而得安寐矣，夫子真神人也。"复出纸笔请处方。祝曰无更只字，再服两帖。次日仍照原方又服两帖，诸恙大愈。因谓徐父曰："向者一纸热药，即被断为杀人，今连服六剂而热退神清，是非明矣。"徐父谢曰："倘非夫子真知灼见，小子其病毙矣，今而后始知名医之所以为名医也"。

辨证辨人　论治准确

刘老七十有四，禀赋素强，身体健康。一日突患伤寒发热，医投辛温之药，病不少减，而反增重。壮热烦渴，六脉洪实，谵妄无度，不可终日。举家惊慌，于是再请一医生为其诊治。医曰："此为温病，虑其病入心包，有痉厥之变。"处方则银翘散之类，自夸轻可去实。服药2帖，毫无效果。病者不安，更为狂妄，于是又换一医诊治曰："病者年高病重，慎防暴脱之变。"予潜阳之品，亦无效果。闻祝师之名，请其出诊。祝诊之曰："病者禀赋素强，服桂枝汤而转入阳明，可用白虎汤法，如体质虚弱者，可加人参，即人参白虎汤。今迁延日久，所幸正气未虚，可以大剂速抑病邪。"处方，生地30克，石膏30克，知母12克，麦冬12克，犀角粉2克，羚羊角粉2克。家属睹其方，颇以为异。认为祝医生以用温药而传远近，今此病用此大凉之药，患者年老，是否有碍？祝曰："余之常用温药者，因近人阳虚者多，刘君禀赋强，热度高，宜及时清热抑邪，可放心服之。"果然一剂热减，二剂热退神清，三剂能下床行走矣。

肺结核何足忧

赵君年届五十，体质素弱，患肺结核后，体重大为减轻，低热不退，形销骨立，不思饮食，四肢无力。当时无抗结核特效药，经西医诊治，不见起色。后改请中医诊治，某医诊之，按脉虚细而数，舌光红无苔，颧骨高而发红，两眼目光锐利。即对赵曰："肺虚损之病，肾阴亏竭，肾为生命之源，值此春阳生长，将以何物以助其升发哉，清明一到，甚虞甚虞。"勉处一方：南北沙参9克，玄参9克，太子参12克，百部9克，甜杏仁9克，生地9克，石斛9克，阿胶9克，紫菀9克，枇杷叶9克，生谷芽12克，青蒿9克，嫩白薇9克，地骨皮9克，连服5剂不见效果。驯致精神更加委顿，纳食更少。医曰："肺结核为顽固之疾，能平安度过，已非易事，所虑者冬至耳。冬至一阳生，于你疾病大为不利，现勉力图维，实无把握。"赵自思生命仅有数月，悲观失望。亲友来望病，赵以实告。亲友曰：余之同事亦患肺病，经祝医生医好，可往诊之。遂前往求诊。祝师按脉问症，细为检查。对赵说，保汝冬至不死，不要听信不负责的无稽之谈，相信对路药物可以起死回生。处方以大剂温补为主：附片12克，大熟地18克，桂枝9克，炒白芍12克，当归9克，黄芪18克，党参18克，炒白术12克，仙灵脾9克，紫河车粉3克，炒麦芽15克，淮山药12克，炙紫菀9克，炙百部9克，光杏仁9克。连服6帖，精神稍振，思食。续服6帖，病情逐渐好转。再加鹿角12克，菟丝饼12克，以巩固疗效，连续服20余帖，咳少热退、体重得增，冬至到时，赵君不仅健在，而且已能做日常工作。嗣后每年冬季服紫河车粉100克，十余年健康如常人。

治病求本　益阳培阴

蒋氏妇，年三十余岁，结婚十载，从未生育。月经或数月不转，或一月两次，面黄肌瘦，四肢疲乏。到处求医诊治，某医生诊为经血不足，冲任不调，始则治以汤剂，继而丸散，一过半年，毫无寸效。乃更医调治，医生认为干血痨，与养阴补血之药，30剂后，体力更亏，下午潮热，月经不潮，形瘦骨立，不思饮食，心悸汗多，动则气急，遂停药。后经亲友介绍至祝诊所求诊，按其脉虚细而弱，观其舌质淡红，走动困难，形容渗淡。祝曰："气血两亏，阳气尤弱，阴精亦伤。夫阳气者，若天与日，失其所则折寿而不彰，阴精所奉其人寿，阴阳两亏，非大补不可，方能鼓舞正气，使阴平阳秘，恢复健康，或可生育。"处方：附片12克（先煎），大熟地18克，鹿角胶9克，黄芪12克，党参12克，当归12克，炒白芍12克，枸杞子9克，白蒺藜9克，活磁石30克（先煎），菟丝饼9克，炒麦芽12克，陈皮9克，鸡内金9克，炒白术12克。服5帖，胃纳好转，月经得转。后照原方服20余帖，另加龟龄集同服，面色红润，气急已平，月经按期而至，不久已怀孕矣。

限期愈疾　刮目相看

一医学博士叶君，以研究中药著称于时，1937年期间，两度罹患伤寒，第一次治疗一个多月始恢复常温。但体力不支，精神委顿，不能进行工作，岂料于恢复期又重患伤寒。白细胞减少，超过其他病人，请西医诊治，确诊伤寒。叶年过五十，二度患此重症，心甚忧之，虑其不能持久。适有大华医院缪护士，与叶君经常共同工作，颇为熟悉，一日探望叶病，看见其状，因介绍曰："君何不请中医祝味菊治疗，余深知其治绩之佳，故竭诚推荐。"叶曰："深蒙关心，余以西医为业，而又属研究人员，何必中医诊治呢！"遂又邀同道多人，注射服药，仍无寸效。缪护士闻其后未曾好转，遂又探望，其时叶君体力难支，答言甚少。缪曰："疾病倘旷日持久，恐变生不测，悔之晚矣。"叶君有所感，勉强坐起曰："愿候明教。"遂请祝味菊先生诊治，诊后即曰："所患者确系伤寒，症状虽不重，惟体虚可虑耳，倘服吾药，无人从中掣肘，则指日可愈。"叶问之曰："敢请几旬可治愈？"祝曰："十日可愈也。"叶虽不言，但表现怀疑之态，顾虑祝医生是否言过其实。缪在旁为之证明祝言可信，始同意服中药。祝氏处方：黄厚附片（先煎）12克，人参（先煎）9克，黄芪15克，川桂枝9克，炒白芍9克，活磁石（先煎）30克，生龙齿（先煎）30克，朱茯神9克，酸枣仁12克，姜半夏9克，陈皮9克，淮山药12克，炒麦芽12克。服药2剂，体力稍强，再服3剂，更为好转，及至第6天，叶氏体力增强，下床步履，并不吃力。饮食亦香，精神愉快，喜曰："中国医药疗法，颇有研究价值。"遂再请祝出诊，并欢迎于室外曰："今日邀君至舍间，一为向师请教，二为请君再度诊治，以善其后。自服君药以来，日渐其好，效如桴鼓，而君能限期愈疾，佩服，佩服！何其效果之佳也！"祝曰："然则西医用血清治病者，屡有特效，亦何故耶？"叶曰："此无他，为增进人体之抵抗力而已。"祝欣然曰："中医疗病之缘由，亦应作如斯观。增强人体抗力，缩短疗程耳。"叶曰："中西医实殊途同归。"二人志同道合，遂称为医友。

衷中合西上海唯一会诊诊所

自杜达先生被祝味菊医生治愈疾病之后，对外籍医生亦有所影响。有共纳者，系德国人，精于西医，人称共纳博士，经梅卓生医生介绍与祝相识，医学观点相同，不久即成立会诊诊所于上海，中西医联合诊断，理化检查，及多种方法治疗，引起人们极大兴趣，求诊者甚众，大多系疑难重证。一位肝硬化腹水病人，突然昏厥不省人事。面赤，目上视，四肢强直，脉弦急。三位医生研究，用急则治标之法，由祝提出治疗方案：①强心；②镇静解热；③祛痰。梅医生与共纳博士均同意治疗方案。先服中药，由祝处方：黄厚附片（先煎）15克，上安桂（后下）3克，酸枣仁24克，朱茯神12克，羚羊角（锉，先煎一小时）4.5克，活磁石（先煎）60克，川羌活4.5克，水炙南星12克，仙半夏13克，火麻仁15克，竹沥一汤匙，生姜汁一汤匙（俱冲服），1剂，后配合补液。药后病情稍定，已能发言，但神志尚未完全清楚，再经三医会诊，继用前方治疗，症状逐渐好转。共纳博士对祝表示钦佩，尤对其医学之精深，更为赞赏。尝曰："祝味菊医生有相当声誉，他不仅善用中医方法治病，而于西方医药，亦莫不精通，值得令人钦佩。"

长于温补

祝味菊医生治虚弱之病，善用温补法，其因清阳下陷致虚者，用补中益气汤加减，肾气不足，阴阳两虚者，用金匮肾气丸，或景岳右归饮法；阳虚上浮者，以桂枝龙骨牡蛎法，温而潜阳。此其治虚之大略也，惟不用清补之法。弟子问其故曰："清补并用者，寒凉以抑其无形之气，滋补以灌输其有形之资，凡虚体而兴奋太过者，似可用清补之法，削有余以补不足，不亦可乎？何以老师排除清补之深也？"祝师曰："济平之道，以善为主。所谓削有余以补不足，非至善之道，夫阴质不足，补之可耳，阳气有余，乃属佳象。《内经》说'阳气者，若天与日，失其所，则折寿而不彰，岂可伤及阳气，而令其虚乎？'余行医多年，以经验所得，清补非但无益，而身体反受损也。"

祝老师治虚损病人，运用《内经》之方法。损者益之，劳者温之。于处方中，阴阳并用，气血双补，冬令则用膏方。曾治一男性患者，16岁。气血两亏、面色㿠白，不思纳谷，精神委顿，行路则气急，舌质淡红，脉虚细。乃进膏方：黄厚附片（先煎）、黄芪、党参、朱茯神各90克，酸枣仁60克，炙远志40克，活磁石（先煎）、制首乌各120克、破故纸60克，仙灵脾40克，枸杞子、菟丝饼各60克，桑寄生90克，牛膝120克，炒白芍、益智仁各50克，鹿角胶、羊肉胶各120克，再加红枣冰糖收膏。

病人家长取方后，心有不择，难道16岁之少年，可服此大剂温补乎！乃取方询问某医生，一见此方即曰："小儿为纯阳之体，以少年而论，亦属纯阳之列。而气血并补，并参与血肉之品，少年服之，害多益少，吾恐服此方将内热弥漫，疮疖丛生，以不服此补药为是。"家属心动，不敢煎膏。其叔亦知医曰："祝医生之膏方，气血双补，为此儿虚弱之要药。"于是遂勉服一料。少年面色大有好转，再服两料，身体健康。

祝医生除膏方外，常用一些药物，颇有功效。如"紫河车"，有温补气血精血之功，他最常用此药，许多虚弱病人，甚至劳瘵者，用温补药再配合紫河车而获效；"龟龄集"，原出于山西太原，已有多年，补肾阴阳，效果甚佳，现市上仍有出售；"鹿制品"如鹿茸、鹿角胶、鹿肉、鹿筋等，补力较大，对于肾阳虚病人，祝氏常用之。

辨证施治胆囊结石

治疗胆囊结石，一般均用排石剂，如金钱草、海金沙、鸡内金，甚则大黄、栀子、玄明粉等，以一下之后，可以排出结石，事实上，并非用此皆能获效，亦有不少病人因此而增重者。祝师治此病极多，有一张姓患者。面容憔悴而带黑色。四肢无力，肝区隐隐作痛，有时牵引后背痛，数月以来，无一日之停。遍求名医诊治，冀能减少苦痛。某医生曰："君患胆囊结石，已属确诊，痛则不通，不通则痛，应以排石为主。"用金钱草、鸡内金之属，毫无寸效。于是又换一医曰："前医处方虽是，惟手段太小耳。"于前方中再加大黄、玄明粉、瓜蒌仁之类，日泻数次，甚觉委顿，但结石未被排出。又至西医院外科，请求手术治疗。医师因患者身体虚弱，暂时不能手术，应俟体力恢复，再行手术为宜。病人辗转思维，毫无他法。后经友人介绍至祝医生处医治，祝了解其全部发病经过后曰："治病须辨证论治，要有整体观念，如仅执成方以治病，非良策也。君身体虚弱，又患有结石，余用先顾正气，佐以疏肝胆之品，可一试之。"处方：黄厚附片12克（先煎），柴胡、川续断、枸杞子、枳壳、延胡索、制香附各9克，鸡血藤12克，炙草6克。先服4剂，精神较振，肝区隐痛及肩部反射疼痛均止，再服4剂，诸症悉除。

辨证明确　医德可风

祝味菊先生尝曰："医学与哲学犹两轮之不可离也。以科学方法检寻病源，分析病理，以哲学观点，观察症候，综合诊断。此相需而又相成。以伤寒重要症候昏愦而言，浑浑噩噩，似无知觉，呼之不应，问之不答，此中热毒也。神衰之人则不然，不耐高热，初病即多梦呓，而醒时则了了自清，继则心烦善言，所言皆日常习行之事，间有一二不近情理之语，此时已露阳用日虚之象。倘与清心凉剂，则阳气愈衰，白昼亦多乱语。大抵中毒昏愦，骤然而来，神衰昏愦，由渐而成，中毒之人，服犀羚可收镇静缓和之效，神衰之人，用温潜益正之品，能防厥脱之变。倘辨证不当，论治失误，其为害不可设想矣。"祝氏之言，颇为精当。兹举一事可为例证。昔年沪上儿科名医徐君，衣钵相传，已有二世，以时方著称。慕祝氏对中医有特殊见解与治疗方法，而未心悦诚服也。虽然如此，仍命其子拜祝为师，以学究竟。一日其子患伤寒甚剧，热度逐日上升，昏眩昏愦，呓语呢喃，醒时又了了自清，而脉不洪数。徐君甚忧之，因惧祝用药与其观点有所不同，遂邀请同道数人，共同诊治，共同处泻心汤法。祝闻之转告徐曰："此非泻心法所宜也。"徐答以服药后尚无不可，祝劝其谨慎从事。越数日，病情逐渐加重，神昏不醒。呓语郑声，饮食不能入，泛泛欲恶。徐此时已知其子病严重，再邀请诸医会诊，一致认为热入心包，而脉现伏象，为热邪内闭之危急症候，如不转机，内闭外脱，即在目前。应早服清宫汤方，特别要先服紫雪丹，或可挽救生命于垂危。徐氏方寸无主，而亲朋之探病者，群集于病人住室，空气秽浊，扰攘不安。其时祝味菊亦至徐家探病，见此情景即曰："病人系吾之弟子，是否在余诊断之前，各药暂停。"于是至病人榻前，仔细观察，望色闻声按脉。有顷，徐氏及家人皆来询问。祝曰："病人神昏愦系由渐而成，呓语郑声，脉现伏象，不是中热毒昏愦突然而来，实系阳虚易脱之象，并非中热毒，吾意不能用清宫汤紫雪丹类。君等倘听吾言，信余安排，吾徒病倘不能愈，余不复言医矣！"当夜祝宿于徐家。投以强心扶阳诸药：活磁石（先煎）45克，生龙齿（先煎）30克，石决明（先煎）45克，附片（先煎）12克，酸枣仁24

克，朱茯神 12 克，石菖蒲 9 克，姜半夏 12 克，桂枝 9 克，生白芍 9 克，麻黄 6 克。当晚即服 1 剂，至夜半病情未有好转，举家惊慌。祝曰夜半再服 1 剂，当可转危为安。及至天明，病人汗出热大减，神识逐渐转清，但身体颇为衰惫。照原方去麻黄加人参 9 克（先煎）。服药后呓语呕恶均止，与人谈话对答颇清，一星期热退体力稍支，一月后体力恢复。徐子现年将 80 岁，久为儿科名医，身体亦颇强健。

治病必求其本

顾姓老人年 60 余岁，农民。勤于耕种，酷暑暴雨，经常感受，为时既久，寒热往来不清，头昏呕吐，胸中闷满，四肢无力，不思纳谷。请医生诊治，认为暑湿相搏蕴于内，应用芳香化浊如青蒿白薇佩兰之属，服后毫无效果。另请医诊察，适热多寒少，热度较高，口渴欲饮，面红溲赤，时欲恶心。诊为瘅疟，用石膏知母甘草再加清暑之品。2 剂后，热不退，腹部左侧膨胀不软，胸中更闷，不欲食，善呕恶，日夜不安，于是又请医求治。改弦易辙，予以温中之品，药服 2 剂，腹中较舒，寒热往来如故。遂遍访名医多人，治皆不效。闻祝医之名，请其医治。祝诊曰："贵恙风寒之邪进入少阳，一剂小柴胡汤即可愈者，何惜而不用欤。只见高热而用白虎，以致腹部胀满，左侧硬而不软，即气血积聚，此即疟母，乃脾脏肿大，疟疾形成疟母，如不刈其根，则疟疾不愈。"乃用柴胡桂枝干姜汤、达原饮、人参鳖甲煎丸法复方图治，直入少阳以祛风寒湿邪，再益正软坚以刈疟母。处方：柴胡、桂枝、炒白芍各 9 克，淡干姜 6 克，制川朴、草果各 9 克，姜半夏、附片（先煎），各 12 克，生牡蛎 30 克，制南星 6 克，人参鳖甲煎丸（包煎）9 克，陈皮 9 克。服 3 剂，寒热时间已经缩短，左胁坚硬已经转软，腹胀渐松，再照前方加人参 9 克。又服 3 剂，诸症已消，已能食，精神增加，面现红色。继续调治一月以后，康复正常。

习惯性便秘与半硫丸

治疗便秘或用泻剂如大黄番泻叶之属，或为润剂，麻仁丸润肠丸之类。惟老年阳虚便秘用此则不能取效。宋代和剂局方中之半硫丸，有除积冷、温肾逐寒、通阳泄浊之功，治风秘、冷秘，与老年习惯性便秘，应手辄效，但用者甚少。

陈某，年已 70 余，饮食起居正常，惟大便经常结燥不通，3～5 日一次，或一周一次，通泻润便之药，初尚有效，以后毫无效用，终日为便秘所苦恼。经友人介绍请祝师诊治。按其脉沉缓，察舌苔淡白，诊为属于冷秘之疾。如用攻泻滋润之品以治之，实南辕而北辙，诛伐无过。处方：半硫丸 50 克，每日 9 克。服 3 天，大便通畅。以后便秘时即日服 9 克，从此宿疾得愈。祝师治老年习惯性便秘极多，大都用此法而获愈。

不孕症

有钱妇者，年三十许，结缡四载，膝下犹虚。钱妇经期不正，或前或后，量或多或少，色泽或紫或红或淡红，平日常见赤白带下，少腹疼痛胀满，口干舌红脉虚略数。经某医调治，先后服三十余帖养阴平肝之药，精神反觉委顿，月经仍然不调，少腹天天作痛。遂请西医检查，确诊为子宫发育不良，子宫内膜功能异常，输卵管肿胀，排卵欠佳，经治疗亦未见效。后至祝医生处诊治，刻诊：面色㿠白，并诊其夫，明确有遗精、阳痿之症，尺脉虚弱，显属肾阳不足。祝曰："尔等不育（妊）症，均属正气不足，阴阳两虚，命火无权，为今之计，均以补益阴阳，而旺正气。而妇女应增活血化瘀之品以消输卵管肿胀。"治妇女方：黄厚附片 15 克（先煎），鹿角胶 12 克，大熟地 15 克，肉苁蓉、山萸肉、枸杞子、酸枣仁、川杜仲各 12 克，肉桂、小茴香各 6 克，当归 12 克，穿山甲 9 克，泽兰 12 克，活磁石 30 克（先煎），炒白芍、炒麦芽各 15 克。

服药 3 帖，患者全身有热感，对祝医生曰："余属阴虚火旺之体，前医一再告诫不能服热药，壮火食气，阴亏再加气虚，即气阴两亏，何能生男育女。"祝曰："各医观点不同，殊难相责，汝再试服 10 帖，以决定取舍如何。"介绍人再三劝告，病人再以前方服下，自觉有性欲感，月经来时少腹疼痛减轻，色泽正常，赤白带亦减除大半。再诊时，祝曰："阳气来复也。命门有火，则不孕之因素，已渐消除。"于是去肉苁蓉、熟地、枸杞、山萸肉等药，加活血之丹参、红花，其目的为消卵巢之肿胀，服药 10 帖后，经查卵巢肿胀已消失，排卵正常。尔后再为其夫处方：黄厚附片 16 克（先煎），大熟地 18 克，鹿角胶 12 克，肉桂 6 克，活磁石 30 克（先煎），生龙齿 14 克（先煎），肉苁蓉、黄精、补骨脂、仙茅、巴戟天、锁阳各 12 克，制首乌 16 克，菟丝子、五味子各 12 克。共服 10 余剂。遗精阳痿之症大减，尔后改服金匮肾气丸、紫河车粉等药而病愈，前后半载，妇人已怀孕矣。

产后顽热不退　温阳调和营卫

程妇年二十余岁，体质素差。妊娠足月施剖宫产后，出血过多，头昏目眩，四肢无力，少腹隐隐作痛，发热至38℃以上，以后早轻暮甚，日渐加剧。西医技术后感染治疗不效，于是请中医诊治。刻诊：病人热度不退，时而恶风恶寒。此乃恶露不净，瘀血内阻，复感外邪而起。治以散表活血化瘀之法。方用当归、赤芍、丹参、蒲黄、荆芥、防风之属，药后病人少腹隐痛，发热不退，胃肠不舒，泛泛作恶，夜不能寐，呻吟不止。遂邀请祝医生诊治，祝诊后曰："患者正气不足，又是剖腹产，失血较多，合脉论证，病属气血双亏，营卫不和，吾所虑者非病也，乃正虚耳。首应培益正气，调和营卫而退热，佐以活血化瘀。待正气来复，营卫调和，血行流畅，则热退腹痛止，体力逐步恢复矣。"处方：黄厚附片12克（先煎），柴胡、川桂枝、炒白芍各9克，活磁石（先煎）、生牡蛎（先煎）各30克，防风、藿梗、姜半夏各9克，炒麦芽12克，生蒲黄、五灵脂、玄胡索各9克。家属见药方首列附子，心中怀疑曰："曾闻人云，胎前宜温，产后宜凉。吾妻产后出血过多，气阴不足，热度不退，是否可服温药乎。"祝曰："正虚宜及时补救，否则有虚脱之危险。"家属仍有顾虑，将药分4次服下，不仅无任何反应，热度却退至38℃以下，继续服之，热度退至平常，头昏呕吐均止，体力仍虚弱，即于原方中加人参12克，酸枣仁16克。再服5帖，精神振作，胃纳转馨而愈。

重证崩漏　补摄得痊

侯妇年三十余岁，月经无定期，或提前，或错后，或一月两行，头昏心烦。一次在持重劳动后，忽然面色鲜红，头昏心悸不能支持，自汗不止。随后月经成块而来。色紫量多，头昏心悸更甚，面色转为㿠白。遂请祝医生诊治，祝曰："经崩脉虚，体质素差，有虚脱之危险，应予急救。"于是以参附补益强心，龙牡潜阳，阿胶、棕炭、贯仲以止血。再以培益补血之品。别直参12克（先煎），黄厚附片16克（先煎），生龙骨24克（先煎），生牡蛎30克（先煎），酸枣仁、黄芪各18克，阿胶（烊化）、陈皮炭、贯仲炭、生白术各12克，大熟地18克，龙眼肉、淮山药各12克，炒麦芽15克。服药1帖后，经崩减轻，血块亦稀，心烦渐减，脉稍有力。以前方加山楂肉9克，当归身12克。再服2帖，血块已稀，心亦不悸不烦。以后月经淋沥不断，此脾虚不能摄血，改以归脾丸，日服 12 克而瘥。

白带增多　子宫下坠

李妇年五十余岁，白带较多，身体衰弱，四肢无力，时自觉腹中不舒，一月后，下腹部如有物重坠，自检阴中有物外挺，腰部酸痛，小溲频数，不能行路。请中医诊治，医曰："此病属于子宫下坠，老年妇女患此为多。"用补中益气法，如参、芪、升、柴等药。原属对症，但病深药浅，虽服二十余帖，并无效果，遂清祝医生诊治，祝曰："治病方药均可。惟药力不足，即于方中加附子等药。"处方：黄芪、党参各 18 克，炒白术 16 克，陈皮 9 克，升麻 6 克。柴胡 9 克，黄厚附片 18 克（先煎），活磁石 30 克（先煎），桑螵蛸 12 克，淮山药 9 克，炙草 6 克，当归、金樱子、菟丝饼各 12 克。服药 10 帖后，少腹坠胀已轻，后在原方中加人参 12 克，再服 10 帖。少腹不胀，子宫已不下坠。

疳　臌

疳病，小儿患此者较多，良由乳食不节，饮食失常，蕴蒸生虫，疳病发生，久而不愈，则生疳臌。祝师视疾病情况，先用温运杀虫破坚，以治其标，继以温中益阳佐以杀虫祛疳，以治其本，常获效。

黄幼，年方 2 岁，体质尚可，由于家长偏护，任其杂食，以致不能消化，积聚腹中生虫，久成疳臌，身体日渐消瘦，家人以其虚也，为其乱投补品，驯致不吃正食，反爱偏食，甚至墙粉、烟头、烟灰之属，莫不爱好。腹部胀满，按之膨膨然而坚硬，低热连绵，形瘦色㿠，家人甚忧之。某医曰："此小儿疳病也，因不早日延医服药，故救治为难。现病情非常棘手，欲去低热而用甘寒养阴，有碍疳积，若攻坚，不独伤气破血，更伤阴分。"勉用青蒿、鳖甲、胡黄连、鸡内金之类以塞责。药后热度不退，便觉胃腹隐痛，泛泛作恶。乃另易他医曰："汝儿所患之病诚为疳积重症，颜面瘦削，乍白乍黄，低热不退，腹坚硬不软，肚大青筋，头发如穗，病邪已深，荣血枯槁，此即所谓败症，甚难医治。"以七味白术散法，曾服多剂，亦无丝毫效果。家人甚恐，似此顽疾久延不愈，必有性命之忧，于是请祝味菊医生为其诊治，祝一诊即曰，"此为疳臌也，肝脾皆已肿矣，疳积之病，虽怕低热，而用养阴之剂，更使其坚硬难消，复伤脾阳。此医之处方，尚属中肯，奈手段太小耳。"祝师又曰：

"能服余药，不中途易辙，当尽力为小儿救治。若听信他言，朝三暮四，当敬谢不敏也。"处方：带皮槟榔12克，芜荑、炙全蝎各6克，胡黄连2.4克，使君子9克，炙甘草5克，黄厚附片（先煎）9克，活磁石（先煎）30克，炒茅术9克，带皮苓18克，川桂木、淡干姜各5克。

患儿家长认为剂量太大。将原方分5次服下，2小时服1次，服后肠中雷鸣，隐痛逐减，烦躁亦止，继服3帖，病情大减，脉象转缓，腹围减小不硬，低热得退，胃纳张馨，面色红润，渐如常人。再服2帖，减去槟榔，全蝎改为3克而痊愈。弟子问祝师曰："如此疳膨重症，肝脾肿大，发形如穗，确属败症，吾师单刀直入，克奏肤功，请有以教之。"师曰："病儿初服养阴清热软坚之品，当属无效，另医从健肝杀虫入手，未可厚非，七味白术散法，虽有白术党参之健肝，鸡内金、胡黄连、使君子之杀虫，而无槟榔全蝎之功，此积之不易消除，其尤甚者，用党参而不用附子，缩手缩脚，病不能减，余用扶阳之附子，走而不守，尚能面面俱到，此疳膨之能愈也。"

麻 疹

祝师曰："医麻疹也要辨证，不能以疹为热毒成见，横于胸中，大汗壮热不退，方须用凉药，如竹叶石膏之类，其他如颜面及鼻上均未见疹，俗称白面痧子，即为中寒，温药可用，附子肉桂一温即出，痧子初起，未见热象，宜忌辛凉，桂枝葛根为主药，卫气闭时，可用麻黄。"

曾幼，年4岁，发热头昏不退，已经3日，鼻塞，喷嚏，眼羞明流泪，声音嘶哑，咳嗽不爽，倦怠思睡，颜面略有疹点，胸闷烦躁不安，小溲短黄，舌苔薄腻，脉象浮数，专家以小儿内蕴胎毒，外受风热，用辛凉之剂2帖，不仅无效，反而发热增高，咳嗽气急，痰不易出，烦躁无汗。祝师诊治曰："无恐也。"用辛温之剂，予以外透。川桂枝、葛根各6克，生麻黄3克，光杏仁9克，活磁石（先煎）30克，黄郁金9克，陈皮6克，陈枳壳、生薏仁、姜半夏、苏叶各9克。病人家长略知医，因其药辛温而畏惧。祝曰："君何惧之有，麻疹郁闷不出，肺气闭塞，如再不外透，则病变百出。用辛温透达，汗一外出，则汗出疹显而病退矣。"于是先服1剂。汗出溱溱，痧子外出，颜面上身及四肢点点外显，咳嗽即爽，气急亦平，小儿喃喃作语，思欲饮食，举家欢欣，再服2帖，热退咳减痰活而愈。

何幼，年4岁，体质素弱，近日染麻疹，热度不高，大便溏薄，医用葛根黄芩黄连汤，全身疹点已隐，颜面鼻部始终未见痧子（中医名为白鼻痧子）。此时小儿四肢无力，手足不温，大便溏薄，咳嗽气急，痰不易出。再请医为其诊治，此时痧子不出，咳嗽气急，大便溏薄，确属险症，用辛凉加辛温与和中之品以塞责，药后毫无效果，病儿精神更加不振，不能坐起。转请祝师诊治。一诊即曰："痧子未透而回，而身体日渐衰弱，病势颇重，其重在于虚弱易脱也。如今之计，救虚脱为主，佐以和中化痰疏透之品，尚可挽回。甚惧旁言掣肘，不能成其功也。"黄厚附片（先煎）9 克，人参（先煎）6克，活磁石（先煎）30 克，葛根、川桂枝各 6 克，姜半夏、橘皮、黄郁金、莱菔子（包）各 9 克，广木香 6 克，炒枳壳 9 克，生薏仁 12 克。家属考虑热药对病情不利，将此方分 4 次服之，2 帖后，手足温和，泄泻减少，痧子再现，大便不溏，患儿能坐起思食，再服 3 帖，胸闷舒。气急平而愈。

弟子问师曰："生等阅读儿科医书不少，皆以小儿为纯阳之体，麻疹为内蕴胎毒，外受风湿而成，未见有用附桂人参之属以挽痧子危亡病例者。"祝曰："不能人云亦云，吾亦非独创，不过善于掌握辨证论治耳。"此案一出，时为 20 世纪 30 年代，其时沪上儿科名医徐君，亦心悦诚服与祝交流经验数次。该医为之倾倒曰："听君一席话，胜读十年书。"由于徐君之吸收经验，常用附子治虚弱麻疹，同行者学习者不少，而祝附子之名，亦传闻遐迩也。

重症咳喘

钱女，年方 4 岁，骤患咳嗽痰多气急不得卧。请专科诊治曰：肺为痰浊所阻，气机抑塞，实非轻症也。用葶苈子、沉香、莱菔子等泻肺理气化痰之品，病情未减，而反增重，另医诊治，呼吸 48 次/分，脉搏 132 次/分，热度反低，体温 36℃。于原方加麻黄、党参，未见效果，束手无策，邀请祝师诊治，祝曰："药尚对症，惟剂量较轻，不能达到病所，吾当尽力为儿挽回生命。"处方：黄厚附片（先煎）9 克，蜜炙麻黄、葶苈子各 3 克，川桂枝 4克，白芍 6 克，活磁石（先煎）30 克，顶沉香（后下）2 克，白芥子 4 克，莱菔子（包）、川贝母各 6 克，白杏仁 9 克，炙苏子（包）6 克，姜半夏 9克。1 剂后病女咳嗽较爽，痰能吐出。气急渐平，能卧。再服一剂，手足俱温，呼吸亦平。以后去葶苈、沉香，再服 3 剂而康。

祝医生医治内科各病，以温药为主，外科亦不脱离此种方法，尝曰："阴疽之病，皆由自身阳弱和感受寒凉得之，外受寒邪，理应温散，用辛凉苦寒，甚至甘寒，邪留不去，日益加重，如阴疽平塌无头，边缘由软转硬，由阳虚所致，旷日持久，预后多凶。阳气者，若天与日，若得其所，则阴寒痰湿，一扫而光，气血旺盛，血行流畅，则病斯愈矣。"祝又曰："依余之经脸，疮疡症中脓血浓厚之与清稀、气味之正常与腥臭，在诊断上亦至为重要，结肿成囊，疼痛有时，脓易成者为吉，疮部平塌，漫肿无头，不红不高，久不作脓者为逆，脓已溃，红白相间，无恶秽之气，皆属正候，即为阳气充旺，气血两调之佳象，惟有合并症，大致有无妨碍，已溃脓水清稀，气秽腥臭，肿痛不消，形体日削，阳气衰惫，气血虚弱，脾虚不能运化精微，属于逆症，余必用温阳之剂，补气益血，使阴霾消散，阳气来复，由阴转阳，病入佳境，至若平塌者变红，患处肿起，脓出稠黏，胃纳必馨，此为病转危为安之关键。如因头昏口干，面上升火，误认为阴虚火旺，恣用甘寒，其不败事者鲜矣。"

附子温阳　消散阴霾

张君年30余岁，体质一般，住于低洼之地，经常受著水湿浸，为日既久，左足胯部生硬块一个。始则有蚕豆大小，逐渐发展有鸡卵大，边缘不清，不红不肿，左下肢呈痉挛状，不能屈伸，手触患处，痛不可忍，行路维艰，面容晦暗枯萎，不思饮食，每日下午低热37℃～38.5℃左右，已一月有余，经医治未见小效，心中繁乱，日坐愁城，不能起立，动则疼痛更剧，硬块如铁板一块，自思此系一极恶之病，恐不起矣，思虑越多，病乃愈重，其友介绍一疡医为其诊治，诊毕即曰："此病为寒湿交阻，瘀血内结，经络失和，故身不能动作耳，用活血化瘀、祛湿通络之品，如当归、赤芍、桃红、红花、丹参、丝瓜络、防己之属。"临行时告病人曰："服此药数帖后，当可好转。"病人信其言，即服药4帖，但毫无效果，心中更急，正在一筹莫展之时，其友邀请祝医生诊治，病人详述病之经过，并递前医之方，祝阅后即曰："诊断尚属中肯，似用药太轻而不能中的，故病情无进步也，依余之见，首宜温阳化湿，活血化瘀次之，附子为阴疽必用之药，以温热鼓舞气血之流行，帮助正气之恢复，然后再活血化瘀通利经络，则疗效指日可待也。"病人大喜曰："诚如君言，能使吾脱离病魔之苦，诚为幸事，不过吾系阴亏之体，服前医之药已觉头昏口干，附子为大热之品，其可服乎。"祝师曰："对症用药何所惧也，不听吾言，当敬谢不敏了。"病人曰："由君决之，吾当照方服之。"处方：黄厚附片（先煎）、大熟地各18克、川桂枝、生白芍、麻黄各9克、活磁石（先煎）30克，白芥子、炮姜各9克，党参18克，当归、炒白术、茯苓、炙甲片各9克，黄芪20克。服药2帖，自觉患处有热感，硬块略松，又2帖后，疼痛减轻一半，硬块已软，胃纳转馨，精神渐振，再照原方服6帖而病愈。

既温又托　疡症无忧

李君年四十有五，左腿阴冷牵引疼痛，5 天之后，恶寒发热，迁延不退，左腿痛楚又增，肿起包块一个，按之硬中有软，逐渐增大，红肿焮热，上午热度 37.5℃，下午 39.5℃以上。有针刺感，重症面容，食欲不振，四肢软弱无力，不能行路，邀请疡医诊治，一诊即曰："此病为热炽血瘀，病毒不轻，属于疔类，有走黄之危。"用清热败毒之药，如野菊花、金银花、蒲公英、赤芍、天花粉、紫花地丁、黄芩之属，服药 3 帖，毫无效果，反致患处边缘不清，红肿而转硬，行动更难，口淡无味，饮食少进，形神萎弱，医曰热毒已清，可毋惧有疔疮走黄之危，前方既效，不需更改，仅于原方中略改一二，但病人心中颇为不解，即对疡医曰："吾全身颇为不舒，饮食日少，倘再迁延，将不起矣，何况红肿虽减，而反僵硬，不能动作，疼痛不止，将为之何！"疡医只得安慰，并嘱其服 2 剂后再设法等语。适李之友人前来探视，见其病情严重，建议应请有见识之医生力挽危局，否则后果不堪设想。于是邀请祝医生前来诊视：脉息沉细而弱，面容㿠白，语言音微，阳气耗伤，阴霾弥漫，患处红肿，淡而坚硬，低热上下，均非佳兆。病人甚恐曰："吾日夜均惧疔疮走黄，多服凉药误事，请祝医生竭力救治，当终身不忘。"祝曰："汝病虽重，尚可设法，希听信吾言，勿轻易改变宗旨为要。"处方：黄厚附片（先煎）12 克，黄芪、党参各 20 克，当归、炒白术、桔梗、川芎各 9 克，活磁石（先煎）30 克，淮山药 9 克，西砂仁（后下）6 克，茯苓 9 克，炙甲片 6 克，川桂枝、炒白芍各 9 克。病人一见方颇有难色曰："服如此重药，是否疔疮走黄乎，吾甚胆怯。"祝曰："汝服多剂凉药，毫未胆怯，致使病入膏肓，如惧药不服，岂能转危为安？"再经亲友相劝，服药 3 帖，即有卓效，患处僵硬转软，转动稍便，精神振作，饮食能进，自揣可得重生，于是再邀祝师诊治，病情大有起色，一派悲伤之状，为之一扫，笑曰："幸逢名医如祝君者，真使吾起死回生也。"祝为之再处方如下：黄厚附片（先煎）12 克，黄芪 20克，别直参 10 克，当归、白芍、川芎、白芥子各 9 克，大熟地 12 克，活磁石（先煎）30 克，炙甲片 6 克，皂角刺 9 克，桔梗 12 克，淮山药 9 克，炒白术12 克。

此药连服 3 帖，精神大振，胃口奇香，晦暗之色渐清，言语甚为有力，患处疮口出脓，色黄白黏腻，局部消毒，脓出已清，逐渐收口，以后用温补之药，调理而愈。

温导化湿　便通疹隐

湿疹皮肤疾患，祝医生亦用温药，鼓舞正气，流畅血行，通腑化湿，屡建奇效。

有钱君者，年三十余岁，平素嗜酒与膏粱之品，大便经常秘结，为日既久，湿浊内蕴，血行不畅，胸腹部皮肤出现疙瘩，颜色鲜红，瘙痒甚剧，只得用手搔破，皮破出血，始能缓解，以后蔓延全身，辗转反侧，不能入眠，心甚苦之，疡医诊为湿热蕴久化热，入于血分，发为湿疹，用清热化湿凉血之药，如生地、赤芍、龙胆草之属，服药2帖，湿疹较淡，瘙痒未减，疙瘩硬结，精神委顿，不思纳谷，心中烦闷，自思湿疹系属小恙，为何不见效果？经西医用针药亦乏效，后由友人介绍祝医生诊治，但心有不释：祝君以用温药治内科取胜，外科皮肤病非其所长。另请疡医善治皮肤病者，亦用凉血清热之剂，仍不见起色，不得已，始决心请祝医生医治。处方：黄厚附片（先煎）9克，活磁石（先煎）30克，漂苍术、酒军各9克，海风藤15克，白鲜皮、地肤子各12克，生姜皮9克，生薏苡仁、苦参各12克，荆芥9克，陈枳壳12克，谷芽9克。服药2帖，湿疹未化，疙瘩硬鼓，瘙痒不减，自信力丧失，彷徨无计，思之再三，仍请祝医生诊治。曰："温药能治湿疹乎，而用大热之附子，我大惑不解。"祝曰："汝寒凉多服，阳气受戕，气血凝聚，故用温法耳，大便一畅，湿化则病去，阳气来复，病即可愈。"病人照方服之，4帖后，大便通畅，湿疹隐退而愈。

弟子问师曰："湿疹大多用清化之法，夫子用温导燥湿何也，又以附子为主，服后湿疹未滋蔓难图，而反消失隐没，其故何在？请有以教我。"师曰："湿疹之为病，肠胃湿浊引起者居多，病人服凉药太过，阳气受折，病发不愈，用附子以鼓舞阳气，帮助气血流通，苦参、海风藤为治湿疹要药，大黄以导便，使病毒下行，其他药达其相辅相成之效。故是病愈矣。"

博采众方

祝味菊医生常论中医之治疗疾病，除增加人体正气力量以鼓舞其自然疗能外，就是博采众方以治病，不论药之寒热温凉，如有效果者，均应采用，因中医不像西医那样有特效药，多年来是累积宝贵药物经验，而作为有效药，张仲景医方，为余所习方，温药为附子、肉桂，凉药为石膏、知母，补药如黄芪、人参，攻药如大黄，芒硝，按病用之，用后辄效其他唐宋之方，《千金》《外台》《局方》等亦不断使用，颇有满意之收获。

生姜

生姜最为祝医生所常用，普通散寒一般例子，已见于杂志中，不再赘述，祝认为生姜有散血寒之作用。

例1 有沈姓妇女，年二十余岁，身体虚弱，面色㿠白少血色，产后一周，少腹疼痛，或轻或重，忽隐或显，四肢无力，不能起床，与床褥为伴，极为消沉而痛苦，邀某医诊曰：产后恶露未尽，故有此症，倘有活血之品当可痊愈，用药如四物汤加桃仁、红花、党参、枳壳、木香之属，腹痛而胀，全身乏力，仍亲床褥，口淡无味，亲朋来探视或曰：此为痨病初起，倘旷日持久，将变生不测，各举医生诊疗，其中一亲介绍祝医生诊治，祝诊曰："病人阳虚，复受寒凉，阴血凝聚，腹痛连绵，此为蓐劳。"病人闻蓐劳二字，心中戚戚然，忧形于面，询祝可有早愈之法，祝曰：病已较久，未成坏症，无恐也，能与余配合，定可速愈。病人甚喜，祝以温阳理气活血之法：黄厚附片（先煎）12克，煨姜、广木香各9克，活磁石（先煎）20克，川楝子、延胡索、陈枳壳各9克，姜半夏12克，桃仁9克，当归、炒白芍各12克。2帖后，病情有好转，体力虽虚弱，面容少华，祝医乃改用当归生姜羊肉汤之法，当归、生姜各15克，羊肉30克，共同煎汤，待肉熟后去滓饮汤。病人曰速愈之法即此汤耶，甚感腥味难以下咽，祝曰，请勿小视，生姜辛能散寒，当归温能活血，二味均有益阳气之功，更有羊肉为血肉有情之品，大补阴血有卓效，历代对此病用之颇多，誉称为张仲景羊肉汤，希耐心服之，指日脱离病魔纠缠，非难事也，病人如法服之，5帖后，腹痛逐减，呕吐渐除，胃口反大增，面容华色，起床行走，精神为之一振，始信此方佳妙。

例2 应君五十余岁，哮喘有十余年之久，医药杂投，有谓冬令夏治，贴膏药散宿寒，又于冬令调理，服补药等等均鲜效果，此类病人赴祝医生诊所求治者不少，应君亦趋前求治。祝据其病史，断为阳气不足，痰浊内阻，用温化之法病渐缓和，遇天寒又发，如此发作不息，祝认为哮喘为阴阳俱虚，痰浊为祟，肺分泌痰涎愈虚，则阴愈虚，阳虚用温，阴虚不能用甘寒始克有济，即效张仲景当归生姜羊肉汤之法，补阴用血肉有情之品，处方如下：生姜30克，绵羊肉一具，洗净在水中浸两小时，再加黄厚附片50克，生麻黄15克，鹅管石30克。共同煎煮，俟肉烂后去滓，分3天食完，间歇3天，再服如上法。病人觉胸腹有热感，痰易出，哮喘大为轻减，精神得振，发后再服，逐渐向愈。

细辛

此药味极辛，而梗枝又细，故取名细辛。

无论头项胸肺腹部皆可用来止痛。有人谓细辛药性猛烈，不宜多用，辛不过五之说，祝氏认为应随症而定多少，不能胸有成竹也。哮喘初起，咳嗽寒痰、气喘不得卧，泛泛作恶，不欲饮水，祝师用仲圣小青龙汤法，其阳气虚者，加附子、磁石。

陈君患哮喘有年，秋风一起，病即发矣，用小青龙汤中之麻黄、细辛、姜半夏、川桂枝、生白芍、白芥子、远志、炙甘草、黄厚附片（先煎）、活磁石（先煎）、干姜、五味子同捣。哮喘缓和，痰曷出，胃纳馨气平能卧，病人甚喜。另一例为马君，因受寒湿较重，上及肩胛，下达肘部，手臂既不能上举，又不可下垂，动作维艰，痛苦万状，祝师诊曰：寒湿入于经络，非重用辛温之剂不可，于是以细辛配合附子为方，炙细辛6克［此处原稿不清，整理者根据方义补之，请读者慎查。］，黄厚附片（先煎）18克，川羌活15克，川桂枝12克，川独活、当归、生白芍、油松节各15克，丝瓜络、制南星各12克，鸡血藤20克，威灵仙12克。连服8帖，疼痛减，再服5剂，手臂能活动如常人。

细辛与全蝎、竹节白附配合，治一剧烈之头痛，孙妇年四十余岁，患头痛多年，经临即发，多医罔效，遇一时医曰：余常以川芎茶调散治头痛，药到病除，月经期患此病，加当归、芍药之品，当无往而不效，其处方为川芎、荆芥、防风、薄荷、生甘草、羌活、白芷、当归、白芍，因诊为头痛风热上冲，惧细辛之辛热而不用，结果适得其反，服药4帖，毫无效果。请祝医生诊治，祝曰：阳虚上凉，经期较甚，每于此期头痛发作。余意为风寒之邪，阻气血之流行，适值经临互为因果耳，处方：细辛、竹节白附、全蝎、活磁石（先熏）、川芎、白香芷、蔓荆子、乌药、川桂枝、防风、炙姜蚕，病人见方有难色曰：如此辛热活血祛痰之品，前医皆谓余阴虚风热，服此热药其何以堪，颇虑头痛未已，又生他病，是否可用万全之方。祝曰：有斯病则用斯药，何惧之有，古人云：药不瞑眩，则厥疾勿瘳也，倘用无足轻重之方，病不能愈矣。病人不得已，将全剂分半煎汤而服，觉无不良反应，始将全剂服下，稍觉头痛减轻，次日再服1剂，痛为之逐减，以后每日蹴原方1剂，8日后，头痛不作，心情颇为喜悦。笑曰：余之宿疾可从此痊愈矣。

薤白头

薤白头药，本草中列为菜类，对治病有很大效果，医圣张仲景颇为重视，配合瓜蒌实与白酒，名瓜蒌薤白白酒汤，去白酒加厚朴、枳实、桂枝，名枳实薤白桂枝汤。前者治胸中痹，后者治肺气闭，均有显效。祝医治以此类病人甚多，均用此方化裁，重用薤白头，倘阳虚者，或加附子、党参，或增附子磁石等。

例1 一小儿，男，年方四岁。贪凉喜冷饮，复感风寒，挟痰阻于胸中，上中阻隔，胸闷气急，发热怕冷，胁肋疼痛不已，精力委顿嗜卧，欲走路行动，毫无气力，家属心憔，延医诊治，医用小陷胸汤，胸闷似减，疼痛未轻，寒热下午较甚，疑为疟疾，辗转请祝师，诊曰：此为受寒食冷所致，稍迁延不愈，虑成肋膜炎。现正气已虚，而邪气稽留不退，应双管齐下，治疗要速，庶不致合病也，用薤白头、瓜蒌实、石菖蒲、川桂枝、生白芍、柴胡、槐仁、黄厚附片（先煎），2帖后，汗出溱溱，病情渐已，热退未尽，与前方加活磁石（先煎）、枳实，2帖而愈。

例2 治胸胁经络疼痛案。一病人躬耕南阳，日晒雨淋，由颈背疼痛起因，发展而为胸痛，夜卧不能翻身，翻身则痛更剧，呻吟床蓐，请医用疏解活络之品，效果不理想，由祝医用大剂温通经络之药，始获效机，处方：薤白头、制川乌（先煎）、黄厚附片（先煎）、活磁石（允煎）、川羌活、当归、生白芍、黄玉参、陈枳实、桃仁、茯苓。而病大减，疼痛减轻，续服二帖，寻愈。

桔梗

桔梗，原为宜肺化痰之剂，但祝师多用于排脓，效如桴鼓。

例1 一个患阿米巴痢疾的病人，日夜泻下二十余次，发热恶寒，腹痛甚剧，呕恶频频，不思纳谷，泻下之物，便少而脓血多。为痢疾属湿浊内阻，肠中腐血酝酿而成脓，祝医生皆用导下合排脓之品，脓一排出，则肠中腐血清澈，病症自然减轻。处方：桔梗、酒制大黄、生白芍、肉桂、槟榔、当归、广木香、陈枳实、黄连，服后，排便较为通畅，次数大减，腹不膨胀，疼痛亦轻。以原方倍桔梗，脓血排出，症状亦随之消失，不久即愈。

例2 一病人腋部红肿疼痛，医生用清热消肿之剂，如金银花、丹皮、赤药、当归、蒲公英之属。服药4剂后，腋部红渐淡，肿转硬，举动困难，换一疡医诊曰：阳症变阴矣，不能再用清凉之药矣，处方：生黄芪、当归、生熟地、川芎、党参、白术、茯苓、甘草、炒白芍、大贝母、陈皮。服药五帖后，寒热早退暮作，腋部肿胀较甚，高高突起，心情烦躁，曰：余病有增无减，此药不对症也。请祝医生诊曰：疡医处方大致不谬，希勿责怪，但手段太小耳。刻诊：腋部肿胀高起，按之软凹，而寒热早退暮作医学上称为弛张热，为化脓之征象，疡医用温托之药，量轻似不够全面，吾于其方酌量修改，当可转愈矣。处方：黄芪，当归、大熟地、人参、炒白术、炒白芍、黄厚附片（先煎）、活磁石（光煎）、柴胡、穿山甲、皂角刺、桔梗。病人见曰，余请祝师诊视，实虑疡医之药太温，岂料君之药胜其数倍，余将何以服下？祝曰：腋部已经化脓，要点在使脓外出，汝体力不足以排脓，故用如此大剂，汝何恐之有，如有他变，当力负责也。病人曰，如是余即服之，三帖脓出肿消，胃纳增，寒热退，继续服用前方，于桔梗一味加倍，腋部疮口脓白而稠，逐渐出清，肌肉渐增，手部操作如常，精神大增，后改用十全大补丸而愈。病人笑对祝医生曰：人谓医生有割股之心，今遇高明如祝君者，益信此言之不证也。

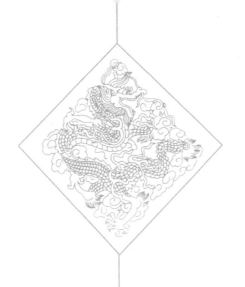

吴佩衡伤寒论讲义

吴佩衡 著

张仲景原序

论曰：余每览越人入虢之诊，望齐侯之色，扁鹊姓秦名越人，春秋时齐国郑县（今河北省任丘县郑州镇）人，擅长脉诊和色诊。曾入虢国治愈虢太子之尸厥证；在齐，望见齐桓侯田午之面色而断其有疾。此二事见于《史记·扁鹊仓公列传》。未尝不慨然叹其才秀也。怪当今居世之士，曾不留神医药，精究方术，方术，以方药治病之技术，即医学。上以疗君亲之疾，下以救贫贱之厄，厄，灾难，指疾病。中以保身长全，以养其生。但竞逐荣势，竞逐，争相追逐；荣势，荣华权势。企踵权豪，企通跂，举踵而望；踵，足跟。《尔雅·释鸟》云："其踵企"，《释文》引作"跂"。《说文》："企，举踵也。"权豪，权资豪华。孜孜汲汲孜孜，与孳孳通，勤勉不息也；汲汲，欲速之义。此处指为名利而忙碌不已。惟名利是务。崇饰其末，崇饰，崇尚爱好。《淮南子·主术训》："若欲饰之，乃是贼之"，高注云"饰，好也。"末，《说文》："木上曰末。"凡事非根本要务，皆可以"末"言之，此处指名利。忽弃其本，本，根本。指作者所主张"上以疗君亲之疾，下以救贫贱之厄，中以保身长全，以养其生"等为人之本。亦可释为指生命，养亦顺。华其外而悴悴，与瘁通，病也；又忧劳之意。其内，皮之不存，毛将安附焉！语出《左传》僖公十四年。此处以皮喻生命，毛喻名利，意即生命已不存在，名利又将归于谁。卒然卒，通猝，猝然，即突然。遭邪风之气，邪风，虚邪贼风，为导致疾病之外因。故《素问·上古天真论》云："虚邪贼风避之有时。"婴婴，触也。《韩非子·说难》："龙之为虫也，喉下有逆鳞径尺，若有人婴之者，则必杀人。"注"婴，触。"非常之疾，患及祸至，而方震栗，震栗，惊惧战栗。降志屈节，钦望巫祝，以求神拜佛等迷信方式为人治病之人，曰巫祝。《国语·楚语》："在男曰觋，在女曰巫"《说文》："祝，祭主赞词者也。"告穷归天，言求人治病之法以告穷尽，即将生死归之于天命。束手两手束缚，形容无计可施。受败。赍通齎，持也。百年之寿命，持至贵之重器，重器，贵重之物，喻生命。委付凡医。恣恣，任也。其所措。咄嗟呜呼！皆歎息之声。《公羊传》哀公十四："颜渊死，子曰噫，天丧予。"注："噫，咄嗟貌。"由此可证："咄嗟"与"噫"同训。厥身已毙，神明消灭，变为异物。幽潜重泉，幽潜，即深藏；重泉，指地下。徒为啼泣。痛夫！举世昏迷，莫能觉悟，不惜其命，若是轻生，彼何荣势之云哉！而进不能爱人知人，退不能爱身知己，遇灾值祸，身居厄地，蒙蒙昧昧，昏暗不明之貌。蠢若游魂。游魂，游散无依之魂。《易·系辞》："精气为物，游魂为变。"注："游魂，言其游散也。"按游魂本属虚有，而古人常有以喻无知之人。皇甫谧《甲乙经序》云："夫受先人一体，有八尺之躯，而不知医事，此所谓游魂耳！"哀乎！趋世之士，驰竞浮华，浮华，即虚华，指名利权势之类不固根本，忘躯徇物，徇通殉，从也，即以身相从之意；物，指名利；徇物，犹言为物而死。**危若冰谷**，《诗·小雅·小宛》云："惴惴小心，若临于谷；战战兢兢，如履薄冰。"此言危险有如行于薄冰之上和临于深谷之崖至于是也！

　　馀宗族素多，向馀二百，二百，指二百馀口。**建安纪年以来**，建安，汉献帝于西元一九六年改元后之年号；纪年以来，即纪元以来。"安"，亦有谓系"宁"字之误，建宁乃汉灵帝年号，建宁元年，适当西元一六八年，此说亦可参考。**犹未十稔**，谷熟曰稔，每年谷熟一次，故一稔即代表一年。**其死亡者，三分有二，伤寒十居其七。感往昔之沦丧**，沦丧，沦落丧亡。**伤横夭**遭意外疫病而夭折者曰横夭。**之莫救，乃勤求古训**，古通故，古训，指前代医家遗留之经验与典籍。**博采众方，撰用《素问》《九卷》**《九卷》即《针经》。王叔和《脉经》卷七《病不可刺证第十二》引《灵枢·逆顺》篇语，下注云"出九卷。"皇甫谧《甲乙经序》云："九卷是原本经脉"，此《九卷》亦指《针经》。足证汉末晋初之际，《针经》多通称《九卷》。**《八十一难》**亦名《黄帝八十一难经》，简称《难经》。相传为秦越人著。其内容系采《黄帝内经》精要之说，凡八十一章，设为问难以明之，故曰《八十一难经》**《阴阳大论》**古医书名，已亡。宋林亿王冰所补《素问》七篇，即《阴阳大论》之文，此亦推测而言。**《胎胪药录》**，古医书名，已亡，近有谓系属妇科或儿科之书者，此亦不过就书名推断而已。**并《平脉辨证》，为《伤寒杂病论》合十六卷，虽未能尽愈诸病，庶**庶，庶几，有希望，或许之意。**可以见病知源，若能寻馀所集，思过半矣**。语出《易·系辞下》，孔颖达疏云："思虑有益，以过半矣。"此处系指对辨证施治之思考，已可能掌握过半。

　　夫天布五行，以运万类；万类，即万物。**人禀五常**，禀，禀受；五常，即五行。《庄子·天运》篇云："天有六极五常，"成玄英疏："五常，谓五行，金木水火土，人伦之常性也。"又《礼记·药记》："道五常之行。"郑玄注："五常，五行也。"**以有五藏**。藏，古臟字，五藏，即心、肝、脾、肺、肾。**经络府俞**，经络，人体气血运行之通道，直行曰经，旁支曰络。府，经气所聚集之处。《素问·经脉别论》云："经气归于肺，肺朝百脉输精于皮毛，毛脉合精，行气于府。"俞，与腧、输通，为脉气所灌注之处。《灵枢·九针十二原》云："经脉十二、络脉十五。凡二十七气……所注为俞。"**阴阳会通，玄冥幽微，变化难极。自非**即苟非。《经传释词》云："自苟也。"**才高识妙，岂能探其理致哉？上古有神农**、神农，即炎帝，生于姜水，以姜为姓，因教民务农，故称神农。我国古籍中有"神农尝百草"之传说，故后世将药物之起源，即托始于神农。**黄帝**、姓公孙名轩辕。《内经》一书，后人即托为黄帝与岐伯等问答之作。**岐伯、伯高、雷公、少俞、少师**、此数人均见于《内经》，为古代医家，相传为黄帝之臣。**仲文；**亦古代医家，但史书和医传中，均无可考。**中世有长桑**、长桑，即长桑君，为扁鹊之师，见于《史记·扁鹊仓公列传》。**扁鹊；汉有公乘阳庆**阳庆字中倩，西汉临菑元里人。公乘，官名，汉制为第八级。《汉书·百官公卿表注》云："公乘，言其得乘公家之车也。"一谓公乘系以爵为氏。**及仓公。**仓公姓淳于名意，西汉山东临菑人，曾任齐国太仓长，故后世称之为"太仓公"（或简称仓公）。学医于公孙光及公乘阳庆，尽得其传。其事迹见于《史记·扁鹊仓公列传》。**下此以往，未之闻也。**

观今之医，不念思求经旨，以演演，训。此处有阐发和充实之意。其所知，各承家技，终始顺旧，省疾问病，务在口给；口给，谓善于言语。《论语·公冶长》："御人以口给。"何晏注："佞人口辞捷给。"相对斯须，斯须，犹须臾，时不久也。便处汤药。按寸不及尺，寸和尺，为两手腕处之诊脉部位，关前曰寸，关后曰尺。"按寸不及尺"，言诊脉不全面之意。握手不及足，人迎趺阳人迎，《灵枢·寒热病》篇云："颈侧之动脉，人迎。"趺阳，为足背前胫动脉。三部《内经》中以头、手、足三处之诊脉部位为三部，《难经·十八难》谓指寸、关、尺三部。此处系从《内经》之说。不参；动数发息，动数，病者脉搏跳动之数；息，一呼一吸。此言医者以自己正常之一呼一吸，计算病人脉搏跳动次数。不满五十。医者切脉，须视病人脉搏连跳五十次以内，有无停止现象，始能判断病情。《灵枢·根结》篇云："五十动而不代者，以为常也。"此言"不满五十"，系判断当时医生诊脉不够细致。短期短期，在《素问·阴阳类论》中作"死期"解。此处则指医者与病人诊脉时间短促而言。未知决诊。九候在《素问·三部九候论》中，谓诊脉部位分头、手、足三部，每部三候，合而为九，故称九候。《难经·十八难》又谓系指寸、关、尺三部各有浮、中、沉而言。后世多从《难经》之说。此处乃指《素问》中所言之九候。曾无髣髴，髣髴，又作"仿佛"或"彷彿"，相似而不确切之意。明堂阙庭，《灵枢·五色》篇云："明堂者，鼻也；阙者眉间也；庭者颜也。"尽不见察。所谓窥管窥管，比喻见识不广。《庄子·秋水》篇云："用管窥天，用锥指地，不亦小乎？"《史记·扁鹊传》云："夫子之为方也，若以管窥天，以郄视文。"而已。夫欲视死别生，实为难矣。孔子云："生而知之者上，学则亚之；多闻博识，知之次也。"《论语·季氏》云："孔子曰：生而知之者上也，学而知之者次也，困而学之，又其次也。困而不学，民斯为下。"又《述而》篇云："多闻择其善者而从之，多见而识之，知之次也。"仲景引此数语，系以意引，与原文略有出入，根据全文精神分析，旨在重视"学而知之"及"多闻博识"欲籍以引起当时居世之士及医者"留神医药，精究方术"之意。

徐宿尚方术，请事斯语。语出《论语·颜渊》。请，表敬副词，用于自己，以表示诚恳和谦虚；事，奉行；斯语，指上下文所引孔子之言。

吴佩衡伤寒论讲义目录

概　论

一、《伤寒论》之源流及其名书之意义

《伤寒论》一书，乃东汉末年张仲景之医学论著。千余年来，吾国医界先辈无不尊为医籍中之经典。但由于当时战乱频仍，致使原书散佚不全，后经西晋王叔和另行编次，宋代高保衡、林亿等复加校正，始得保存留传。此书共计三百九十七法，除重复及原缺方外，实存一百一十二方。以其文义简奥，理解较难，故自金代成无己创注之后，嗣解者不下数十百家，而于仲景奥义，各有阐发，对后世研究或整理是书者，均有启示之助。

"伤寒"之意义，有广、狭之分：《素问·热论》云："今夫热病者，皆伤寒之类也"，《难经》亦云："伤寒有五：有中风，有伤寒，有湿温，有热病，有温病"。此皆指广义伤寒而言。仲景之《伤寒论》，亦系取广义名书，自无可疑。惟就其内容观察，实远过于内、难二经所论述之范围，故仅据内、难二经之说，以释仲景名书之意，似尚难该其全。就编者愚见，大凡客邪侵袭人体，致伤太阳寒水之经而为病者，则皆为广义伤寒，以此义为解，似与仲景之书始名实相符也。至于狭义之伤寒，系就感冒寒邪而言。如《难经》所指五种病证中之一而曰伤寒者，以及本论所述："太阳病，或已发热，或未发热，必恶寒，体痛，呕逆，脉阴阳俱紧者，名曰伤寒"一证，皆属此意。明于此，知仲景之《伤寒论》，命名虽属广义，然其内容，实包括广狭二义之伤寒在内。

二、《伤寒》六经与《热论》六经

《伤寒论》之六经，即太阳、阳明、少阳、太阴、少阴、厥阴，此虽与《素问·热论》之六经名称相同，但实质有所差异，《热论》六经仅言热证，而本论六经则不但为辨证论治之法则，并且几乎具有《内经》所载全部主要内容。如陈修园云："是书虽论伤寒而百病皆在其中，内而脏腑，外而形身，以及邪气之生始，经输之会通，神机之出入，阴阳之变易，六气之循环，五运之生制，上下之交合，水火之相济，寒热虚实，温清补泻，无不悉备。且

疾病千端，治法万变，统于六经之中，即吾道一以贯之之义……"。由此可见
《伤寒论》六经，实乃以《热论》六经为基础而有进一步之阐发。其中理法
方药俱备，已较《热论》六经更为完整而具体。故《伤寒论》之六经，诚为
指道临床，掌握病变之重要纲领。

三、《伤寒论》六经分证及其作用

《伤寒论》六经分证，是以各种外感病在发展变化过程中所表现之症状，
结合人体之强弱，病邪之浅深，以及病势之进退、缓急等等，加以分析综合，
以求得不易之演变规律，再归纳为各种证候类型，以作施治之准则。一般言
之，凡病邪在表或在腑，即为三阳证（即太阳、阳明、少阳）；病邪在里或在
脏，即为三阴证（即太阴、少阴、厥阴），此乃仲景首创一切外感病辨证论治
之规律。此一规律，便于医者临床运用，使在疾病变化复杂之情况下，收执
简驭繁之功。

根椐各种症状，归纳为六经，而各经之病，又均具有其独特之主要证候
群，即所谓六经提纲，在提纲中，又各有其特点，即附于提纲之病情。此种
病情，并非疾病表现之一般情况，而是主要症状中尤为主要之症状，有已提
在提纲中者，亦有未提在提纲中者，如：

太阳病以"脉浮，头项强痛，恶寒"八字为提纲，"恶寒"二为病情。

阳明病以"胃家实"三字为提纲，"恶热"二字为病情。

少阳病以"中苦，咽干，目眩"六字为提纲，"喜呕"二字为病情（往
来寒热，胸胁苦满两证，亦为重要）。

太阴病以"腹满而吐，食不下，自利益甚，时腹自痛，若下之，必胸下
结硬"二十三字为提纲，"食不下"三字为病情。

少阴病以"脉沉细，但欲寐"六字为提纲，"但欲寐"三字为病情。

厥阴病以"消渴，气上冲心，心中疼热，饥而不欲食，食则吐蛔，下之
利不止"二十四字为提纲，"不欲食"三字为病情。

以上六经及病情，为《伤寒论》全书之纲领，深明此纲领之意义，始易
掌握辨证论治之规律，学者诚能掌握此规律，再结合《金匮要略》一书，深
入钻研，化而裁之，灵活运用，即可统治男妇老幼大多数疾病。清代徐灵胎
谓："上古圣人，以汤溶治病之法，惟赖此书之存，乃方书之祖也。其论病，
皆本于《内经》，而神明变化之，其用药，悉本乎于《神农本草》，而融会贯
通之，其方皆上古圣人历代相传之经方，仲景间有随证加减之法，其脉法，
亦皆《内经》及历代相传之真诀，其治病，无不精切周到，无一毫游移差错

之处，实能洞见本源，审察毫末，故所投必效，如桴鼓之相应，真乃医方之祖也"。可知仲景不仅总结东汉以前之治疗经验，使之成为完整之理论体系，并且在前人已有成就之基础上，而"神明变化""融会贯通"和"随证加减"。宜乎自汉代迄今之医家，未有不式为龟鉴者。

四、六经与八纲之关系

八纲即阴阳，表里，虚实，寒热。其中表、实、热属性为阳，里、虚、寒属性为阴，所以阴阳为八纲中之纲领。本论首先将各种外感疾病分为阳证与阴证两大类，即已运用八纲之纲领，阳证和阴证又各分为三，亦即六经分证，在六经分证之基础上，复具体运用总纲以外之六纲分析病情，故能辨证准备，论治切当。由是以观，《伤寒论》六经，已赅括八纲，二者之关系，极为密切。兹将八纲分述于下：

阴阳是祖国医学理论核心，其具体应用，贯串在理、法、方、药以及脉学等各方面，而《伤寒论》之阴阳，主要是代表疾病之类型。由于人体阴阳失调而偏盛，即产生病变。如阳偏盛而阴即偏虚，阴虚生内热，故发而为热证、实证；反之，阴偏盛而阳即偏虚，阳虚生外寒（阳虚亦可生内寒，根据临床实践，阳虚里寒之证较多）故发而为寒证、虚证。以此在临床工作中，第一步必须掌握八纲中之总纲，即分别证候究属阴属阳？然后在三阴三阳中属于何经？即可得出初步诊断；第二步再详查其病位之浅深，正邪之盛衰，以及病变之性质，即可诊断正确而无谬误。本论中"病有发热恶寒者，发于阳也；无热恶寒者，发于阴也"，即为辨别疾病初起属阴或属阳之论据。

表里是代表病位之浅深。凡病邪在人体肤表或肌表以及经络者为表证；邪已入腑或脏者为里证。在治疗原则上，单属表证或里证，当不外解表或攻里；至于表里同病时，则应以两方病势缓急而定治法；在表证兼里实证时，一般应先解表而再攻里，若里实较甚，表邪较轻，则又当先攻其里；在表证兼里虚证时，则以救里为先，俟里已和，如表邪未解，再为解表；又在表里病情均急，两者程度相差不大时，法当表里同治。掌握六经及表里之关系及其治疗原则，在临证时，即可免于使病变致重。

虚实是辨别邪正之盛衰。所谓虚，即正气虚；所谓实，即邪气实。《素问·通评虚实论》云："邪气盛则实，精气夺则虚"。此即虚实两纲之意义。虚应分阴虚、阳虚及阴阳两虚，实应分热邪实与寒邪实。在诊断上分清虚实，方能决定其扶正与驱邪之不同治法。如本论"发汗后恶寒者，虚故也；不恶寒但热者，实也"。即系以恶寒与不恶寒来判断正虚与邪实之法。

　　寒热是代表疾病之性质。在本论中，分辨寒热之法，一般从口渴与否、恶寒或恶热等症状以作决定。如口渴者，不恶寒，反恶热，即为热证；反此，如口渴者，恶寒，不恶热，则为寒证。如本论"自利不渴者，属太阴，以其脏有寒故也，当温之，宜服四逆辈"；"下利欲饮水者，以有热故也，白头翁汤主之"。此两条同为下利之证，而即以不渴或渴来鉴别其病属寒或属热。又如"少阴病得之一二日，口中和，其背恶寒者，当灸之，附子汤主之"；"伤寒无大热，口燥渴，心烦，背微恶寒者，白虎加人参汤主之"。此两证虽同为背恶寒，但有口中和与口燥渴之异，故前证为少阴病，属寒；而后证为阳明病，属热。此外如证见恶寒甚而蜷卧，为少阴寒证；证见不恶寒，反恶热为阳明热证等，均为分辨寒热之根据，其馀表现寒热之症状尚多，此处仅提出主要之点而已。

　　上述一般辨别寒热之法，故不难于掌握，但有时可能出现特殊情况，其见于外者属假象，隐于内者为真情。例如本论"病人身大热，反欲得衣者，热在皮肤，寒在骨髓也；身大寒，反不欲近衣者，寒在皮肤，热在骨髓也"。前者是内真寒而外假热，后者是内真热而外假寒。在临证时，应不为外之假象所惑，须从多方面详审其内在之真情而以为据，方能得出正确之诊断与适当之治法。

　　综上以观，即知八纲是分辨疾病类型、病位、性质以及邪正盛衰之方法。在六经病中，多数占六纲以上。如太阳病有表实证、表虚证、表寒证、表热证、表邪随经入腑（里）以及膀胱蓄水、蓄热与蓄血等证。阳明病有表证、有在经之燥热证、及在腑里热已结实之应下证，亦有胃中虚寒证。少阳病有半表半里证及腑热证。太阴病有表证、有里证、湿寒证，亦有湿热证。少阴病有在经之表证，有里寒证与里热证，亦有里虚证、里寒实证以及里热实证。厥阴病有表证，有里热证，里热实之热深厥深证，亦有里寒证与寒热错杂证。观此，尤可见六经与八纲之关系，至为密切。在进行诊断时，通过八纲以及六经分证，实有极其重要之意义。

五、六经与五行、六气之关系

　　依据天人一气之理，天有六气，地有五行，人禀天之六气而有六经，禀地之五行而有五脏。所谓天之六，即风、火、暑、湿、燥、寒；所谓地之五行，即木、火、土、金、水。在天成象，在地成形。而人身六经之中，亦具有此六气，并以五行之生克制化，来说明五脏气机之活动。六气与五行之运行在人体生理正常时，因无病而见。如一经有病，则一经之气即见，或风、或火、或暑、或湿、或燥、或寒以及五行之相贼相侮，即有所表现。如厥阴病则风盛（在五行为风木），少阴病则热盛（君火），少阳病则暑盛（相火），太阴病则湿盛（湿土），阳明病则燥盛（燥金），太阳病则寒盛（寒水）。此即六气偏盛而成之病。在六经中，此气即偏盛，则彼气必偏虚。其偏虚之病理变化，以及十二经司化从化之间相互转化问题，详附录《标本中气简介》中，兹不赘述。

六、六经与八法之关系

论治之法，有汗、吐、下、和、温、清、补、消等八种。确是治法，应以《内经》"邪在皮毛者，汗而发之"；"其高者，因而越之"；"留者攻之""寒者热之""热者寒之""虚者补之""坚者消之"等论据，结合实践经验，提出有效之具体措施。如太阳表证当汗；实邪痰饮阻遏上焦，当吐；阳明里实证当下；少阳半表半里证，当和；三阴寒证，当温；阳明经证，当清；三阴虚证，当补；胸膈停水证，当消。由此可见治疗八法，已贯串在六经各证中，其与六经之关系，亦极密切。在论治上必须切实掌握，方能收到良好效果。若表证当汗不汗为失汗，不当汗而汗为误汗，当发汗而汗出不彻或发汗太过，均能变证。不当吐而吐，则为误吐。里证当下不下为失下，不当下而下为误下，当下而下之不彻或下之太过，亦易变证。半表半里证应和解而反汗之或下之，亦为误治。至若寒证误用清凉，即有如雪上加霜；热证误用温热，实犹若火上浇油。虚证误用泻法，实证误用补法，必演成虚虚实实之祸，甚至促逆使命期。故临此证，不仅应通过八纲以作六经辨证，力求诊断正确，并须掌握八法，始能论治不误。

七、传经与直中

凡由已病之本经，传变他经，称为传经。亦即各种外感热病之发展变化过程。本论"伤寒一日，太阳受之，脉若静者，为不传；颇欲吐，若躁烦，脉数急者，为传也""伤寒二三日，阳明、少阳证不见者，为不传也"。此仲景在《内经》理论基础上以脉证之变动与否作根据而决定疾病之传与不传，不固执按六经次序与日数而传之说，其遵古而不泥古，于斯可见。至于传经之途径，因外邪侵袭人体，势必先犯太阳表位，故一般由太阳病开始。在三阳方面，太阳病，即可传阳明（名为循经传，又名次第相传），又可传少阳、太阴及厥阴（名为越经传），且多传少阴（名为表里相传）。少阳病既可传阳明（名为逆传），亦可传厥阴。病邪传至阳明，已不再传他经。在三阴方面，太阴病既可传少阴，亦可传厥阴。病邪传至厥阴，已不再传。惟有阴尽阳生，阳热来复，始有生机；倘阴尽而阳不复，则为不治之证。虽然如此但初病亦有两感于寒者，有传变颇速者，甚至有经过多日病邪仍在太阳本经而未变者，故传与不传，应以人体之强弱，受邪之轻重，以及论治之当否为转移，而不宜拘于传经之规律。如此，庶可免于辨证之误。

八、合病与并病

六经分证，虽然各具特征，但因经络相通，不仅能传经，且能发生合病与并病。在三阳方面，同时出现两经或三经症状者，名为合病。如一经之证未罢，又继续出现他经病情者，则名为并病。在三阴方面，其证候仅正虚之程度，有微甚之别，故虽有合病并病之实，而却无合病并病之名。至于合病并病之与两感证，则又有所不同，两感证除太阳经有风寒两感一证外，主要是表里两经同时受邪之证，如论中太阳少阴两感于寒而病之麻辛附子汤证即是。至若合病并病，即不限于表里两经。如太阳与阳明合病，太阳与少阳合病，阳明与少阳合病，三阳合病，太阳与太阴或厥阴合病，以及太阳与阳明并病，太阳与少阳并病等，均与各经单纯之病不同，亦须分辨清楚。

总之，《伤寒论》是以《内经》理论为基础，结合临床实践而进一步阐发之医学论著。其中具体运用八纲八法，以作六经分证，创立辨证论治规律，以指导临床，洵为理、法、方、药具备之经典医籍。故自汉代迄今，注此书者，均无不推崇备至，如王履云："夫仲景立法，天下后世之权衡也。故可借焉以为他用。虽然，岂特可借以治温暑而已，凡杂病之证，莫不可借焉"。（见《伤寒溯洄集》）。陆九芝谓："《伤寒论》一书，无问全与不全，苟能用其法以治今人病，即此亦已足矣。后学能识病，全赖此数书"。（见《阳明病释》）。柯韵伯亦云："原夫仲景之六经，为百病立法，不专为伤寒一科。伤寒杂病，治无二理，咸归六经之节制"（见《伤寒来苏集》）。日人和田启十郎亦谓："其书名虽不过述伤寒一种，然其记载之证候法则，以至一切变方用法，殆用之于万病，无不适当，则虽谓之一切疾病治法之规矩准绳可也"（见《皇汉医学丛书》）。其他评论甚多，不能一一缕述，然即此数则，已足可说明《伤寒论》一书在祖国医学中之之价值矣。

复 习 题

1. 《伤寒论》之伤寒，系广义伤寒抑系狭义伤寒？试言其理。
2. 如何说明《伤寒论》六经是辨证论治规律？
3. 如何分辨传经与直中以及合病与并病？

各　论

第一章　太　阳　病

关于"太阳经"的解释，据唐容川说："太阳者，天之巨阳也，弥纶万物，只此阳气而已矣。然其气充塞于太虚，而实发于地下之水中，大地为水最多，因其水多是以化气极多而充塞于万物也。……而天气之发于水中者，则不用火煎，只以日气下交，日昼行于天，则光交于水，日夜行于地下，则光透入水，是以水被熏蒸而化为气，腾出地上，则为天阳之气，人身应之而有太阳膀胱寒水之腑，以司人周身之水，称为寒水，以水之本性原寒，而又为太阳经者，以水中化气，上行外达，则又为卫外之巨阳，故称太阳经焉。此气不自化，实借心火下交于水，乃蒸而为气。人之有心，如天之有日，天日下交，而大地之水，皆化气上腾，心火下交而膀胱之水，亦化气上达，心火之所以能下交者，则以小肠为心之府，导心火下交于膀胱也"。根据以上理论，可以说太阳为人身之纲领，统辖周身皮肤、毛窍、营卫、百脉经络，所以太阳之气，外达于皮肤毛窍，则为卫外之阳气，其经络循行人身之背，则为太阳之经，至于毛窍，乃太阳寒水气化出路，一切外邪之来，必由毛窍而入，先伤太阳之气，或太阳之经，故曰太阳病。

在生理病理方面，又据黄坤载说："癸水温而壬水寒则治，癸水寒而壬水热则病，癸水病则必寒，壬水病则多热。以丁火化于癸水，故少阴之脏，最易病寒，壬水化于丙火，故太阳之府最易病热。是以病寒者，独责癸水，而不责壬水。病热者，独责壬水，而不责癸水也"。这已说明太阳与少阴的关系极为密切。并又说明足少阴肾只有寒证而无热证，手少阴心，有热证、也有寒证，足太阳膀胱热证多而寒证少，也是符合于临床实际的。

以上两段编者认为理论正确，特摘录以作学习和研究的参考！

第一节　太阳病的纲要

一、太阳之为病，脉浮，头项强痛而恶寒。（1）出太阳上

提要：本条为太阳病的提纲。

病因：外邪侵袭体表。

病理："脉浮"：体表受邪，则卫外之气起而抵抗，遂将脉管鼓动而浮出于外，故脉浮。至于脉浮之象，是脉管浮出于皮肤之内，轻手按之即得，有如水上漂木，举之有馀，按之不足。"头痛项强""太阳之经脉起于目内眦，上额、交巅、下脑后、挟脊、抵腰、入络肾、下属膀胱、循髀外下至踝终足小指"。此经为外邪所伤，经络凝滞不通，不通则痛，故头项强直而作痛。"恶寒"：肤表卫外阳气，被客邪所伤，失却职责，无力卫外，邪盛正衰，故见恶寒之状。

按语：此节是太阳的总提纲，指明脉证之确据，必须熟读勿忘！以下凡称太阳病，即指脉浮、头项强痛、恶寒等三证而言，三证之中，尤以恶寒为主要证据，于临床时切勿忽略。

二、太阳病，发热，汗出，恶风，脉缓者，名曰中风。（2）出太阳上

提要：本条为太阳中风的提纲。

病因：风邪侵袭肌表。

病理："发热"：六淫之邪侵袭人体皆能发热，盖因客邪侵入，正气起而抵抗，故发生热度。凡正气强盛之人，抵抗力大，则热度高。正气虚弱之人，抵抗力小，其热度低，若正气衰竭之人，而邪气无物与之抗争，则不发热而反冷。本条是风中肌腠正气抗邪之发热。"汗出"：风为阳邪，其性疏泄，风中肌表，则肤表虚，毛窍开张，而汗自出。"恶风"：风邪既入肌腠而伤营，若再见风，则邪得援助而增其风势，正盖不敌，故见风而恶。"脉缓"：营弱汗自出，故脉缓，但缓必兼浮，才是肌表证之脉象。

按语：本病脉证皆与汗出有关，所以属表虚证。由于邪风在肌腠，虽汗出而邪不去，热亦不减，是太阳中风证的特点。至于自汗问题，由于人之体质不同，有生来皮肤疏松者，也有皮肤紧密者，亦为易出汗与不出汗之原因。再按风伤营或伤卫和寒伤卫或伤营的问题，容在下面太阳经证中再为介绍。

又此条是太阳中风提纲，亦须熟记。

三、太阳病，或已发热，或未发热，必恶寒，体痛，呕逆，脉阴阳俱紧者，名曰伤寒。（3）出太阳上

提要：本条为太阳狭义伤寒的提纲。

病因：寒邪侵袭肤表。

病理："或已发热，或未发热"：寒邪束表，在体质较弱者，恶寒须臾即已发热，体质较强者，则发热稍缓，但终必发热。"必恶寒"：伤寒必恶寒，无风时亦觉其寒，非若恶风者，有风时始觉其寒，因太阳本寒，加以外寒束闭，两寒之气凝聚于肤表，故见恶寒。此"必恶寒"三字，为太阳病重要证据，不可忽略。"体痛"：人身阴阳平衡，营卫调和，寒热平均，则体正常而无病。如肤表为寒邪闭束，而伤太阳之经与气，至卫营不和，经络运行阻碍，故体作痛。"呕逆"：皮肤毛窍闭塞，卫气被郁不能外达，影响浊气上逆于胃而作呕逆。"脉阴阳俱紧"：紧脉紧急如扭绳，来去紧张而不和缓。阴指尺脉，阳指寸脉，并包括关脉在内，所谓阴阳俱紧，是左右手三部脉俱紧张之象。

按语：此证必然无汗。是因寒邪寒束体表，卫外之气，腠理毛窍紧密之故，又本条是太阳伤寒证的总纲，必须熟记勿忘。

四、伤寒一日，太阳受之，脉若静，为不传；颇欲吐，若躁烦，脉数急者，为传也。（出太阳上）

提要：本条辨传经的脉证。

解释：伤寒一日，是指太阳病伤寒或中风得病之第一日。脉若静，是太阳病浮紧或浮缓之脉，没有变动，故为不传他经。见如欲吐和躁烦，脉数急者，是病邪已传他经。

病理："颇欲吐"：查病未传，邪尚在表，如已传，则邪已入里，上逆于胃，故心翻欲作吐之状，此为病邪欲传少阳。"躁烦"：结合"脉数急"是病邪已入阳明化燥，邪热灼阴，故躁扰烦热不安。此证必兼见消渴饮冷，才能确定为病邪已传阳明的燥证。

按语：按躁烦一证，除邪传阳明外，传少阴亦多见此躁烦之证，由于邪传少阴，逆其水火升降之机，水不上升交于心而作烦，火不下降交于肾而作躁，分而言之，有心肾之阴不交的，轻则栀豉汤，重则黄连阿胶汤证，心肾之阳不交的白通汤证，心肾之阴阳不交的茯苓四逆汤和白通加人尿猪胆汤证。

又与阳明躁烦之证不同，必须鉴别清楚。

五、伤寒二三日，阳明、少阳证不见者，为不传也。（5）出太阳上

提要： 本条辨不传经。

解释： 二三日，是阳明少阳主气之期，太阳病二日不见恶热烦渴症状，则为邪不传阳明，不见口苦、咽干、目眩、喜呕、寒热往来等症状，则为邪不传少阳。

第二节　太阳经证

六、太阳中风，阳浮而阴弱，阳浮者，热自发，阴弱者，汗自出。啬啬恶寒，淅淅恶风，翕翕发热，鼻鸣干呕者，桂枝汤主之。（12）出太阳上

提要： 本条是太阳中风的证治。

解释： "太阳中风"：包括第一条脉浮、头项强痛而恶寒，以及第二条发热、汗出、恶风、脉缓等脉证在内。"阳浮而阴弱，阳浮者，热自发，阴弱者，汗自出"：阳浮者，是卫气鼓邪向外，而热自发；阴弱者，是营血内虚不守而汗自出，此即太阳中风发热汗出之病理。"啬啬恶寒"：是言皮毛一层，自汗毛孔开，故遇寒则欲闭，而作啬啬之状，因皮毛间卫气无故恶寒。"淅淅恶风"：是言肌腠一层汗即漏出如微雨洒身，似淅米之状，故曰淅淅，风来乘之，直入肌腠，则营血受伤，故恶风。"翕翕发热"：是言邪在肌腠营分之中，卫气从腠理透出，与营分相结合而抗邪，则相并作热，翕翕如鸟合羽，腠理难开难合，有愈热愈盛之势，故翕翕然发热（腠理在肥肉之内，瘦肉之外，夹道中有纹理，故名腠理）。"鼻鸣干呕"：腠理之气不外达内，壅于鼻，故呼吸有声而鼻鸣，上逆于胃而干呕。

根据以上脉证，即为风中太阳肌腠表虚证，以桂枝汤为主治的方剂。

方剂： 桂枝汤方

桂枝三两（去皮）　芍药三两　甘草二两（炙）　生姜三两（切）　大枣十二枚（擘）

上五味，哎咀三味，以水七升，微火煮取三升，去滓。适寒温，服一升。服已须臾，歠热稀粥一升余，以助药力。温覆令一时许，遍身漐漐微似有汗

者益佳，不可令如水流漓，病必不除。若一服汗出病差，停后服，不必剂尽；若不汗，更服，依前法；又不汗，后服小促其间，平日许令三服尽，若病重者，一日一夜服，周时观之，服一剂尽，病证犹在者，更作服；若汗不出，乃服至二、三剂。禁生冷、黏滑、肉面、五辛、酒酪、臭恶等物。

词解：

①哎咀：古代制物用口咬成碎块，叫哎咀。

②歠：同啜，即饮之意。

③漐漐：是形容汗出极微如毛雨。

④差：即病愈之意。

⑤五辛：据《本草纲目》说，是小蒜、大蒜、芸苔、胡荽、韭。五辛的解释各家虽不同，但均系指诸刺激性食物而言。酪：指动物乳类。

方解： 据陈修园《长沙方歌括》内载："桂枝辛温，阳也，芍药苦平，阴也。桂枝又得生姜之辛，同气相求，可恃之以调周身之阳气；芍药而得大枣、甘草之甘，苦甘合化，可恃之以滋周身之阴液。师取大补阴阳之品，养其汗源，为胜邪之本。又啜粥以助之，取水谷之津以为汗，汗后毫不受伤。所谓立身于不败之地，以图万全也"。

剂量问题： 汉代一两，折合现在若干，各注说法不一，以编者临床经验，桂枝一般可用公钱一至三钱，但应针对疾病的轻重，比较他药的配伍，而灵活应用，故不多作规定，其余升斗权衡，详五院审定的教材，不赘。

按语： 按原方凡用桂枝都注明去皮，如去皮则已无辛温之辛，自无辛甘化阳之作用，据陈修园《神农本草经读》注说："按仲景书桂枝条下，有去皮二字，叶天士临证指南方中，每用桂枝木，甚觉可笑。盖仲景所用桂枝，只取梢尖嫩枝，内外如一，若有皮骨者去之，非桂枝上之皮也。诸书多未言及，特补之"，根据编者临床实践，乃桂枝去皮，决无疗效，况且桂枝嫩尖，无法去皮，将作何用？

七、太阳病，头痛，发热，汗出，恶风，桂枝汤主之。（13）出太阳上

提要： 本条补述太阳中风证治。

解释： 本条无论中风伤寒与杂病，但见头痛、发热、汗出、恶风，即当与桂枝汤主之。据此，更可推广桂枝汤的用途。其病理机制，已详前不赘。

八、伤寒发汗已解，半日许复烦，脉浮数者，可更发汗，宜桂

枝汤。（57）出太阳中

提要：出汗解后，肌表之邪未尽，仍宜桂枝汤。

解释：太阳伤寒，服麻黄汤后，汗出身凉，为肤皮之邪已解，至半日许复发热而烦，是肌表之馀邪未尽，其脉不似桂枝证的浮弱，而见浮数者，知非麻黄证未能罢，乃肌腠之邪尚在，与营卫之气相争，故脉数而发烦，因汗出之后，不能再用峻表之麻黄汤，以发其汗，只能用桂枝汤啜粥，调和营卫，发汗解肌而止烦。

九、太阳病，初服桂枝汤，反烦不解者，先刺风池、风府，却与桂枝汤则愈。（24）出太阳上

提要：本条是服桂枝汤后发生烦象的治疗。

病因：同第二条。

病理：太阳中风证，服桂枝汤本应病愈，今服后不解，反见烦证，这不是药不对证，而是由于表邪太盛，病重药轻，药不胜病，所以反见汗欲出而不得出的烦闷现象，现原文指出："初服"是仅服药一次而未尽三服，即可证明药轻。

治疗：太阳之病涉于肌腠而干于经脉，因此，采取针灸药物相结合的疗法，先刺足少阳经风池穴和督脉的风府穴。二穴皆太阳经运行所过之处，故刺之以泄太阳之邪，针刺以后，再与桂枝汤，即无有不愈之理。

按语：用桂枝汤，应将分量酌情加重，或连服二三次，即可痊愈。在煮法方面：本方只宜用微火煮十至二十分钟，使药性味透出即可，如用猛火或煎煮时间过长，则恐桂枝之性挥发。在服法方面：如药过冷，则恐汗不出，药过热，则恐汗流漓，所以原文指出应"适寒温"。在护理方面：因腹饥则气不足，啜粥则肚饱身热，容易出汗，因此，服已须臾，啜热粥以资水谷之津，而助药力以解饥。并盖被温覆一时许，以取微汗。如此内粥外覆，内外并施，其汗必出。总的来说，必须依照《伤寒论》规定之法，否则，都存不解的可能，实不仅药轻病重的一个原因而已。其余服药次数和剂数等等，已详前面原文第12条，不赘。

十、太阳病，外证未解，脉浮弱者，当以汗解，宜桂枝汤。（42）出太阳中。

提要：太阳病外证未解，脉浮弱的，仍宜桂枝汤发汗。

解释： 太阳之病，在表、在外，各有不同，麻黄汤、桂枝汤，必须分别清楚。皮肤为表，肌腠为外。外证未解，是肌腠中之营卫为外邪所伤，故其脉见浮弱，当以辛甘与苦甘合化之桂枝汤调和营卫，解肌发汗而驱客邪。脉浮弱，即浮缓之脉象，故应解肌。

十一、太阳病，外证未解，不可下也，下之为逆，欲解外者，宜桂枝汤。（44）出太阳中。

提要： 外证未解，禁下，宜桂枝汤解外。

解释： 外证未解，禁下，宜桂枝汤。外邪尚在，还未入里，故不可下，若误下之，则外邪内陷，必变证而病势加重，所以原文说："下之为逆"。要解外邪，仍宜桂枝汤主之。

十二、病常自汗出者，此为荣气和，荣气和者，外不谐，以卫气不共荣气谐和故尔。以荣行脉中，卫行脉外。复发其汗，荣卫和则愈，宜桂枝汤。（53）出太阳中

提要： 本条是营卫不和的治法。

病因： 营卫自病而不和。

病理： 营卫气虚，失其卫外之职，不固表，肌腠开，因而经常自汗出，此非外邪引起的病，故营卫自和而行于脉中，卫气不谐自行于脉外，而不与营气谐和。

治疗： 宜桂枝汤调和营卫而汗自止。

按语： 本证既无外邪，且经常自汗出，即无须啜粥以助汗源而发其汗。在治疗上用黄芪建中汤调和营卫以建中气，或用桂枝附子汤调和营卫，扶助阳气，卫外而固表，则疗效尤为显著。关于营（即荣）卫问题，各注家说法不一，编者认为人身气血为本质，营卫是气血的作用。气在内为元气，在外为卫气，血在内的作用主要在于营养全身，特提出以供参考。

十三、病人脏无他病，时发热，自汗出而不愈者，此卫气不和也。先其时发汗则愈，宜桂枝汤。（54）出太阳中

提要： 本条再述营卫不和的证治。

病理： 病人脏腑无他病时，发热自汗出而不愈，是风邪郁遏于肌腠，未伤太阳经络，故无头痛项强的症状，影响营卫不和而腠理开，则时发热而汗

自出。

治疗：仍以桂枝汤调和营卫，驱邪外出，复得汗，故身热退而汗亦止。

十四、太阳病，发热，汗出者，此为荣弱卫强，故使汗出。欲救邪风者，宜桂枝汤。（95）出太阳中

提要：营弱卫强的证治。

解释：文首既提太阳病，则已包括本论第一条的症状在内，发热汗出的原因，是风中肌腠，致营弱卫强，也就是前面第12条"阳浮而阴弱，阳浮者热自发，阴弱者汗自出"之意，欲救邪风所中的本病，宜用桂枝汤。

十五、太阳病三日，已发汗，若吐、若下、若温针，仍不解者，此为坏病，桂枝不中与之也。观其脉证，知犯何逆，随证治之。桂枝本为解肌，若其人脉浮紧，发热、汗不出者，不可与之也。常须识此，勿令误也。（16）出太阳上

提要：太阳坏病及表实证，禁用桂枝汤。

解释：本条应分两段解释：第一段：太阳病三日，三阳之期已尽，发汗则表邪应解，若吐则中膈之邪当解，若下则肠胃之邪当解，若温针则经脉之邪当解。为什么仍不能解？此为医者误治之坏病，既成坏病，则客邪已不在肌腠，故不适宜桂枝汤，应视察其脉证，究竟是犯何逆，辨证施治。第二段：肤表与肌表，必须鉴别清楚，太阳桂枝汤证，自汗表虚，腠理开，邪在肌腠。太阳麻黄汤证，无汗表实，腠理闭，邪在肤表，一虚一实，一补一攻，迥然不同，若病人脉见浮紧，发热无汗，明明是太阳伤寒表实证，故不可与治中风表虚证之方剂，因为桂枝汤中之芍药，味苦平，其性收敛，不但不能开腠理，而反引起邪深入之故。凡为医者，应当认识清楚，切勿误治，以免变证。

按语：本条第二段，仅仅指出太阳表实证不可与桂枝汤，但太阳表虚证，亦不可与麻黄汤，如误投之，则必伤阴或伤阳，伤阴则身热不退，易转阳明，伤阳则汗漏不止，易转少阴，甚至发生大汗亡阳。若其人脉沉细，发热，恶寒，无汗，头体痛，又为太阳与少阴合病，麻桂二汤，更不当用，必与麻辛附子汤温经解表，补正除邪，其效有如桴鼓。若脉见浮数，发热而渴，不恶寒，头体痛，则属于太阳兼阳明之证，以上三方，决不可用，当与辛凉解表之麻杏石甘汤。若脉浮紧，发热恶寒，无汗，身疼痛，不汗出而烦躁，渴喜冷饮，是风寒两感，太阳与阳明合病，则以上四方都不适用，又应与大青龙

汤清热解表。这是编者的临床经验，特举数证，以作处理太阳表证和兼证的参考。

十六、太阳病，下之后，其气上冲者，可与桂枝汤，方用前法，若不上冲者，不得与之。（15）出太阳上

提要：太阳病，误下后，气上冲的治法。

病理：凡太阳表证，本不应下，如误下之，表邪必多内陷，而致传经变证，本条误下之后，客邪尚在表，并见气上冲的症状，足见其人体质较健，尚欲鼓邪由表而出，故气上冲而不内陷。

治疗：外邪既仍在肌表，治疗故当与桂枝汤调和营卫，解肌驱邪外出。若不上冲者，是邪已内陷，不在肌表，又不得与桂枝汤。当随其证候之变化，确定处方施治。

按语：本条"其气上冲"的症状，就是表邪壅闭在肌腠，影响肺胃之气不舒，致发生鼻鸣干呕等症状（见前面第六条），又本条只据"其气上冲"尚不足以为凭，必须太阳肌表的症状仍在，才能用桂枝汤。

复 习 题

哪些是桂枝汤的适应证？

十七、太阳病，项背强几几，反汗出恶风者，桂枝加葛根汤主之。（14）出太阳上

提要：风伤太阳经输的证治。

词解：项背强几几：几音殊，提勾为几，不提勾为几。项背强几几，有如短羽之鸟，伸颈欲飞不能，形容项背强直拘急不舒欲痉之状。

病理：太阳病不论风邪寒邪与杂病，伤第一层为肤表证，伤第二层为肌表证，本条是风中肌腠又进入第三层太阳经输微兼阳明经证。太阳经输行人身之背，经输为外邪阻滞，故项背酸强而几几。风性疏泄，腠理开，故反汗出而恶风。

治疗：仍用桂枝汤调和营卫而解肌，加性味甘寒之葛根以清阳明之热而解太阳经输之邪。

方剂：桂枝加葛根汤方

桂枝二两（去皮）　　芍药三两　　甘草二两（炙）　　生姜三两（切）　　大枣十二枚

（擘）　葛根四两

上六味，以水七升，内诸药，煮取三升，去滓。温服一升，不须啜粥，余如桂枝将息及禁忌法。

方解： 张令诏说："桂枝汤解肌，加葛根以宣通经络之义，盖葛根入土最深，其藤延蔓似络，故能用桂枝直入肌络之内，而外达于肤表也"。

按语： 桂枝加葛根汤，除治疗本证有特效外，还能适应太阳与阳明合病，证见发热，头体痛，自汗，恶风，下痢赤白，腹痛，里急后重，尤为特效，服后表解热退而痢自止，如表已解而痢尚未止者，再治其痢。可见陈修园《三字经》中"桂葛投、鼓邪出、外疏通、内畅遂"之理论，是经验之言，他又说："热不休、死不治"，就是指下利身热不休者死之意。但根据编者经验，用此方治发热下利有表证者，无不效如桴鼓。

又按： 桂枝汤一方，自本条加葛根起，随证加减变化，共计二十八方，容在下面逐条分析。

十八、喘家作，桂枝汤加厚朴杏子佳。（18）出太阳上

提要： 患太阳中风证，引起喘息复发。

解释： 因素患喘促之人，喘证虽愈，复感风邪入肌腠，引起喘复发，必见太阳肌表之症状，才能与。桂枝汤解肌表之客邪，加厚朴以降脾胃上逆之气，杏仁利肺气而定喘。

按语： 本方只能解肌治微喘之证，如素患痰饮喘咳，甚至哮喘者，以及肾气虚与肺气不相接，因气短而喘者，仅以本方解肌治喘，尚未完备，根据编者经验，患太阳病引起喘咳者，应以小青龙汤或加附子治之。哮喘者，仍与小青龙加附子汤。体较虚者，则与四逆二陈加麻辛汤，肾虚寒入少阴经证引起气短而喘者，又当与四逆麻辛汤，如能按法分别施治，无不应手奏效。

十九、太阳病，下之微喘者，表未解故也。桂枝加厚朴杏子汤主之。（43）出太阳中

提要： 太阳病误下引起微喘之证治。

解释： 太阳头项强痛之表证，本应发汗解表，今反误下，幸而表邪尚未内陷，仍在肌表，但已伤中气，证见微喘，仍以桂枝汤加厚朴杏子主之。

方剂： 桂枝加厚朴杏子汤方

即桂枝汤原方加厚朴二两（去皮，炙）、杏仁五十枚（去皮尖）。至于方

义，已在上条解释中说明，不赘。

二十、太阳病，发汗，遂漏不止，其人恶风，小便难，四肢微急，难以屈伸者，桂枝加附子汤主之。（20）出太阳上

提要： 汗后太阳表邪未解，卫阳复虚的治法。

病理： 太阳病的治法，虽然以发汗为主，但只能取微汗，不可如水流漓，如发汗太过，卫阳过虚，遂汗漏不止，而肌表之邪亦未解，故见恶风，由于阴阳两伤，清阳不能达于四肢，阴液不能营养于经脉，则见小便难，四肢微急，难以屈伸。

治疗： 与桂枝汤解肌表之邪，加附子温经扶阳卫外而固表。

方剂： 桂枝加附子汤方

即桂枝汤原方加附子一枚，炮，去皮，破八片，本方内附子应先用开水煮二小时，以不麻口为度，再入余药煮10~20分钟，这样既可免附子中毒麻醉，又可免桂枝汤久煮，其性挥发，效力薄弱。

方解： 陈无犀说："太阳之脏，即是少阴，太阳本宜发汗，发之太过而为漏不止，必用附子以固之。重至肢厥，必用四逆辈以救之。若恶风，小便难，四肢微急，难以屈伸者，汗出过多伤液。尚喜肾中之真阳未亡，只用附子大补少阴之气，得桂枝汤为太阳肌表证之专药，令阴交于阳，则漏止，漏止则液不外脱，而诸证俱除矣。"

二一、太阳病，下之后，脉促胸满者，桂枝去芍药汤主之。（21）出太阳上

提要： 太阳病，误下后，脉促胸满的证治。

病理： 太阳病本应发汗解表，而反误下之，致伤胸中之阳，其脉变促，表邪未解，而浊阴之气乘虚上逆，凝聚胸中，故见胸满。脉促，是数中一止之脉象。

治疗： 以桂枝去芍药汤主之。（即原方去芍药。）

方解： 胸中之阳被伤，浊阴上逆，故用桂甘姜枣辛甘之剂，以扶助心阳而消浊阴之气，去芍药者，恐其留恋阴邪减低疗效。

按语： 上条误汗而阳衰于外，宜引其阳以内入，芍药在所必用，意在以阴敛阳，并加附子以扶卫外之阳而固表。本条误下而阳衰于内，宜振其阳以自立，故不用苦平之芍药以恋邪阴，其方只一二味出入，则主治迥然不同。

二二、若微恶寒者，桂枝去芍药加附子汤主之。（22）出太阳上

提要： 承第 21 条提出兼阳虚的证治。

解释： 本条承第 21 条而言，若误下后，不但脉促胸满，更兼微恶寒，是证卫阳虚弱，较上条更甚，故用前方加炮熟附子以固护卫外之阳。

方剂： 即桂枝去芍药汤加附子一枚（炮，去皮，破八片）。

二三、服桂枝汤，或下之，仍头项强痛，翕翕发热，无汗，心下满微痛，小便不利者，桂枝去桂加茯苓白术汤主之。（28）出太阳上

提要： 服桂枝汤解肌或下后，水气内停，表仍未解的证治。

病理： 太阳肤表或肌表证，肤表证不应服桂枝汤，而误用之，或肌表证应服桂汤，不如其法，故表证不解，医者不识辨证论治之法，而反误下之，致伤中宫之阳，中阳伤则燥土不能克水，寒水上逆而侮土，停聚胸膈，故心下满而微痛，小便不利。因表邪未解，故仍见头项强痛，翕翕发热，无汗等证。

治疗： 以桂枝去桂加茯苓白术汤主之。

按语： 本证因误下后，影响膀胱之气不化，致小便不利，寒水上逆，停聚胸膈，则心下满微痛，用白术燥湿补土以制水，茯苓淡渗而利水，是对证的，但仍头项强痛，翕翕发热，无汗，足见客邪未陷仍在表，本方如去辛温之桂枝将何足以抗邪而解表。同时，方中有苦平敛阴之芍药，尤使寒水愈结而难消，因此，编者除同意《医宗金鉴》的看法："用桂枝汤去芍药之酸收，避无汗心下之满"外，在临床实践中，对此误下后，已变成太阳与少阴表里同病的证候，应再加附子，温寒水以下行，并能加强桂枝解表之作用，使其得微汗，内外两解。更有特效方剂，用四逆汤加茯苓温寒水以下行而利小便，加麻辛桂温经解表以驱客邪，使有形之水饮从水道出、无形之邪气从肌表出，则邪气水饮一并肃清，特提供参考。

复习题

1. 发现哪些症状，应与桂枝加葛根汤，或桂枝加厚朴杏子汤，桂枝加附子汤或桂枝去芍药汤，桂枝去芍药加附子汤，为什么？

2. 服桂枝汤或误用泻下剂以后，病人仍头痛项强，翕翕发热无汗，心下

满微痛，小便不利，用桂枝去桂加茯苓白术汤是否合法？

二四、太阳病，头痛，发热，身疼，腰痛，骨节疼痛，恶风，无汗而喘者，麻黄汤主之。（35）出太阳中

提要：太阳伤寒的证治。

病因：寒风侵袭肤表。

解释：寒主静、风主动。寒风，即动荡的冷风。太阳肌表桂枝证，前述已详，兹专言其肤表麻黄证。太阳应头痛发热，固不待言，太阳之气，卫外周身，邪伤太阳之气，故身疼，太阳之经挟脊抵腰，邪伤太阳之经，则腰痛，经气俱病，即牵连骨节疼痛，（疼与痛是轻与重之分）。病从寒风而得，伤于肤表，则肤表实而无汗，邪不得汗而出，则内壅于肺而喘，故不可用解肌表之桂枝汤，必用发肤表之麻黄汤主之。

方剂：麻黄汤

麻黄三两　桂枝二两（去皮）　甘草一两（炙）　杏仁七十个（去皮尖）

上四味，以水九升，先煮麻黄，减二升，去上沫，内诸药，煮取二升半，去滓。温服八合，覆取微似汗，不须啜粥，馀如桂枝法将息。

方解：本方麻黄味苦辛气温，其苗丛生，气体轻扬，入手太阴肺经和足太阳膀胱经。肺主皮毛，太阳膀胱寒水之气，卫外而固表，寒邪侵袭肤表则卫气郁闭，致证见恶寒、发热、无汗、头体痛，得麻黄轻扬之气，直达肤表，开腠理、疏通毛窍，并不伤营卫。佐桂枝温肝而强心，宣通经脉而化膀胱之气，杏仁利肺气通于皮毛，甘草入脾，犹谷气生津而资汗源，四味组合，服汤一次，即可使肤表之寒邪得微汗而解，不可令如水流漓，以免变证。

按语：根据编者经验，不论男、妇、老、幼，凡寒邪伤太阳的肤表证，在于体质较健者，服麻黄汤一次，无不立效。偏于热兼阳明经者，以麻杏石甘汤，或大青龙汤辛凉解表，并不伤阴。偏于寒兼少阴经者，以麻辛附子汤或麻黄附子甘草汤，温经解表，并不伤阳，实为特效之良剂。深可怪者，过去多数医家，都以为麻黄过于表散，不但不敢使用麻黄汤与麻辛附子汤，甚至连一切解表之经方，亦不多用。如桂枝汤之变方，共有二十八方（在分析具体条文时介绍），麻黄汤之变方，亦有十二方。其中麻桂各半汤、桂枝二麻黄一汤、葛根汤、大小青龙汤、麻黄加术汤、麻杏石甘汤、麻黄附子细辛汤、麻黄附子甘草汤、麻杏薏甘汤、麻黄杏子汤、麻黄甘草汤等等，不论轻重感冒，或流行感冒，只要客邪侵袭在表，或兼他经者，如掌握本论辨证论治的规律，按法施治，即能应手奏效，迎刃而解，邪抑在外不损营卫，在内不伤

阴阳。至于时方之香苏散、人参败毒散、荆防败毒散、桑菊银翘散、十神汤、九味羌活汤、参苏饮、升麻葛根汤、柴葛解肌汤、补中益气汤等，对于一切外感证，因有一定疗效，但不如仲景经方之妥切。盖经方是从六经立法而来，医者如能分经辨证，随证处方施治，效如桴鼓。同时，羌、独、荆、苏等之辛散比麻、辛、桂更甚。编者在临床实践中，每见体质较弱者，服羌活三四钱的发表方剂，造成大汗亡阳后果者，实不乏其人，何以只畏惧麻辛桂之温散，而不畏惧羌、独、荆、苏等辛散过甚之剂呢？我们以为可能是受了《温病条辨》序例中说："然其书（指《伤寒论》）专为伤寒而设，未尝遍及六淫也。""伤寒为法，法在救阳，温热为法，法在救阴。明明两大法门，岂可张冠李戴耶？假令长沙复起，必不以寒法治温也。"吴鞠通又在《温病条辨》上焦篇说："按仲景《伤寒论》原文，太阳病，但恶热，不恶寒而渴者，名曰温病，桂枝汤主之。……等理论，影响所致，使仲景的大经大法，湮没不彰，良深永叹！查伤寒论中只有"太阳病，发热而渴，不恶寒者，为温病"的条文，并无桂枝汤主之等五个字，可见吴鞠通对《伤寒论》中温病风温的条文，认识模糊。至于序言中所谓《伤寒论》"未尝遍及六淫，而百病皆在其中"，这就证明写序言者尚不识《伤寒论》之底蕴。又所谓"伤寒为法，法在救阳，温热为法，法在救阴"以及"假令长沙复起，必不以伤寒法治温病也"等说法，也不无问题。本论中白虎汤、人参白虎汤、竹叶石膏汤、各承气汤、大黄黄连泻心汤、葛根黄芩黄连汤、黄连阿胶鸡子黄汤等等，均为救阴之良剂，只要深入钻研，熟读《伤寒杂病论》，彻底了解六经中六气、六淫之变化，则一切温、暑、热性疾病，都能应付裕如，这又证明上面说法是不识伤寒之首。因此，希望学者勿为以上种种谬论所惑，勤学钻研才能深入仲景之堂奥。同时还应学习行之有效的时方，在临床工作中，以经方为主，时方为辅，这也是编者经验，特提供参考！

二十五、脉浮者，病在表，可发汗，宜麻黄汤。（51）出太阳中

提要： 脉浮可用麻黄汤发汗。

解释： 本条仅凭脉浮者，即断为病在表可发汗，宜麻黄汤，尚不足以为据，太阳病脉浮必兼紧，并应见肤表症状，才可以用麻黄汤发汗。如脉浮弱或浮缓，发现肌表之症状，则是桂枝汤证。再如脉浮虚，未见太阳病症状，又属于阳气虚浮而非表证。再如脉浮虚，发热而渴，面赤汗多，不恶寒者，又为暑证。再如浮而兼芤，无太阳病症状者，即为失血证之脉象。这些，都

是决不可用麻黄汤发汗的证候。因此，如照原文仅以脉浮不提症状，就用麻黄汤发汗是不全面的，很可能发生误治变证的不良后果。

二六、脉浮而数者，可发汗，宜麻黄汤。（52）出太阳中

提要： 脉浮数，可用麻黄汤发汗。

解释： 上段仅以言脉浮，不提症状，即以为病在表，宜麻黄汤发汗，已不全面；本条仅言脉浮而数，仍未提症状，也就指出"可发汗，宜麻黄汤。"尤为片面。按《脉经》说："紧为寒，数为热。"据此，编者认为本条"脉浮而数"可能是错简，因为脉浮数，证见发热而渴，不恶寒者，则为温病，麻黄汤决不可用，必须脉浮而紧并见太阳肤表症状，才可与麻黄汤发汗，此二者须明确分辨，以免误治。

二七、太阳病，脉浮紧，无汗，发热，身疼痛，八九日不解，表证仍在，此当发其汗。服药已，微除，其人发烦，目瞑，剧者必衄，衄乃解。所以然者，阳气重故也。麻黄汤主之。（46）出太阳中

提要： 太阳病八九日不解，发汗微除，自衄而解之证。

词解：

①衄：音忸，又音蓄。鼻衄：即流鼻血。

②微除：病状轻，微解除。

病理： 太阳病八九日不解，可能是拖延时日，尚未服药，病人抵抗力较强，故肤表之证仍在，未传他经，应与麻黄汤发汗，（原文"麻黄汤主之"一句，应在"此当发汗"句下，较为适当）服此汤后，病情轻微解除，或许由于药力不足，不能胜病，因而表邪未尽，证见发烦、目瞑，此非阴虚邪热之烦，而是邪正相争，发生瞑眩之象，正邪相争之剧者，因抵抗力强（即阳气重）病邪溃退，不得由汗外出，才随鼻衄而解。

二八、太阳病，脉浮紧，发热，身无汗，自衄者愈。（47）出太阳中

提要： 太阳伤寒自衄而解之证。

病理： 寒邪伤卫，闭束肤表，以致不通，故发热无汗而脉浮紧。同时，外邪涉及营分，则营血被郁，虽未服药，但因抵抗力较强，正邪相争，正胜

邪负，客邪不得从气分由汗外出，故从营血，随鼻衄而解。

二九、伤寒脉浮紧，不发汗，因致衄者，麻黄汤主之。（55）出太阳中

提要：伤寒表实证较重，失汗致衄不解，仍须发汗。

病理：伤寒脉浮紧，是表实证，本应麻黄汤发汗，使客邪随汗而解。今当汗失汗，则邪无出路，壅逼阳路，迫血妄行，因而致衄，一方面由于鼻衄不多，一方面表邪较重，故虽衄而表实证仍在。

治疗：表实证既未解，故应予麻黄汤驱邪外出，仍从气分开玄府，得汗而解。

按语：本条与上面二七条，都是太阳表实证，而见鼻衄，第二七条是服麻黄汤后，微除，随得衄而解。第二八条是未服药而解，本条是未服药自衄不解，脉证如故，仍与麻黄汤治疗。三条对比，略有不同，应当加以分别。

再按：下面原文第三三条，"衄家"禁用麻黄汤发汗，本条既已鼻衄，还与麻黄汤主之，并不矛盾。因第三三条"衄家"，是经常鼻衄的内伤病人，本条是太阳表证外感所引起鼻衄，亦应鉴别清楚。

三〇、咽喉干燥者，不可发汗。（83）出太阳中

提要：咽喉干燥之证，禁忌发汗。

解释：咽喉干燥，是津液不足之故，此证应有阴虚阳虚之分。阴虚是邪热灼伤真阴，证见心中烦热，精神不倦，喜饮清凉之物；阳虚则为下焦虚寒，津液不升，精神倦怠，喜饮热汤。无论阴虚阳虚，如无表证，均不可发汗，但应如何治疗，还是存在着的问题。根据编者经验，阴虚者，以桔梗甘草汤苦甘化阴，加芍药、玄参、生地、二冬、二母等养阴清热、生津、润燥；阳虚者，以四逆汤加肉桂辛甘化阳，温下焦之寒蒸水化气，扶阳生津润燥。至于有表证者，虽然不可过发其汗，亦应分别不同情况灵活处方施治，使其得微汗而解。阴虚者表邪易入阳明而从燥化，当以麻杏石甘汤辛凉解表，得汗后毫不伤阴；阳虚者表邪易入少阴而从寒化，应以麻辛附子汤温经解表，辅正除邪，得汗后毫不伤阳。以上本条处理方法，在临床上屡经实践，无不特效。

按：凡咽喉干燥之证，属于阳虚阴燥者多，阴虚阳燥者少。不论有无表证，如误用麻黄汤及一切过表之剂以发其汗，必致伤阳或伤阴而变证，因此，

编者提出各项不同的治法，以供参考。

三一、淋家不可发汗，汗出必便血。（84）出太阳中

提要：淋家禁汗，如误汗可能便血。

词解：

①淋家：就是久患白浊及小便淋漓之人。

②便血：这里是指小便带血。

解释：久患淋浊之人是慢性病，多属肾虚阳弱，无力化气行水，致小便淋漓，白浊清稀，疼痛较少，精神缺乏，不渴饮，或渴喜热饮不多，属于湿热者很少。如果是初患急性淋浊之人，则又多属阴虚有湿热之证，其症状应见小便热痛，淋漓而短赤，白浊稠浓，尿道多红肿，属于寒湿者很少。在治疗上，肾虚阳弱者，应与白通汤、天雄散或四逆合五苓散。初淋阴虚有湿热者，应与猪苓汤、栀子柏皮加大黄汤及时方导赤散、萆薢分清饮、八正散等方加海金沙。以上本条各方，均有特效。如兼表证者，即照上条咽喉干燥证的不同治法，用辛凉解表与温经解表等方剂，始为对证。但不论有无表证，如误用麻黄汤及过表之剂，以发其汗，就不免伤阴或伤阳，酿成小便出血及其他变证，必须注意为是。

三二、疮家，虽身疼痛，不可发汗，发汗则痉。（85）出太阳中

提要：疮家禁汗，如发汗则痉。

词解：

①疮家：即久患疮疡的人。

②痉：即痉挛，状如抽风。

解释：久患疮疡，常流脓血，以及阴疽久溃不敛之人，则气血过伤。无力充肤热肉，虽有表证而见身体疼痛，亦不可用麻黄汤及过表之剂峻发其汗，如发汗过多必重伤气血。气不足以温煦肌肉，血不足以营养筋脉，致见强急痉挛之证。本证原文无方。编者特提出有效方剂，以补不足。凡久患疮疡，流脓血过多，气虚血弱者，以黄芪建中汤加附子，或四逆汤加参、芪、苡仁，或时方芪附汤，当归补血汤加附子、炮姜，以及阳和汤等，以中寒得暖而温，血肉得暖而合，自能排脓生肌，治愈慢性疮疡。如有表证，而见身体疼痛或恶寒发热，不渴饮，纵渴而喜热饮，且饮亦不多者，又当以金匮方桂甘姜枣

麻辛附子汤或四逆汤稍佐麻黄、细辛、桂枝温经解表，辅正除邪，使出微汗而解，毫不伤气血，并且决不致酿成痉挛之证。

三三、衄家，不可发汗，汗出必额上陷，脉急紧，直视不能眴，不得眠。（86）出太阳中

提要：衄家禁汗。

词解：

①衄家：即经常流鼻血的人。

②额上陷：额上即额门是三阳经脉与督脉交会之处。陷：是气虚内陷，而不是额骨下陷。眴：与眩相通。一作瞬，目摇动也。

解释：常流鼻血之人，不是阴虚而是阳虚气弱。阳不守阴，气不统血，致血不归经（经，常也，就是血液不循经脉，而归常道之意），妄行于上从鼻道而出。阳气既虚，故不可发汗。如误用麻黄汤及辛散过表之剂，以发其汗，汗出过多，重伤其阳，清阳之气不升，则额上就会下陷。阳虚则阴寒之气内盛而脉紧急，阴阳气血俱虚，不能贯注于目，则目直视而不能转动。心肾不交，神不守舍，故不得眠。这些症状，实有真阳将脱之势。编者根据理论并结合实际，提出本证治疗应以四逆汤（干姜易黑姜）加黑荆芥，炒侧柏叶（炒黑存性），血余（烧灰成性），大枣（烧黑存性）扶阳收纳，引血归经，使阴阳平衡，气血调和，则素患鼻血之证，即可痊愈。如用滋阴、凉血、清血、清火止血之法，不但无效，抑且使病增剧。如有表证者，亦不可大发其汗，否则，仍将造成以上危笃之证。在治疗上应与四逆汤稍加麻辛辅正除邪，使得微汗而解。如此就决不至伤阳变证致重。

三四、亡血家，不可发汗，发汗则寒栗而振。（87）出太阳中

提要：本条主要是亡血家禁汗。

词解：

①亡血家：亡，即失亡。亡血家，指失血过多的人。

解释：不论吐血、衄血、下血、崩血等，流血过多之人，均属阳不守阴，气不统血，血不归经所致。其人必面色贫血，精神疲乏，舌白不渴，即渴而喜热饮，且饮亦不多，脉微细或浮芤，实与邪热内逼，其血沸腾而妄行者，截然不同。既亡血过多，即属于阳气大虚之候，故切不可发汗，应与四逆汤加当归补血汤大剂连进，使其阳生阴长，气旺则血生。如血尚未止，当按照

治衄家的四逆汤（干姜易黑姜）加黑荆芥，炒侧柏叶（炒黑存性），血余（烧灰成性），大枣（烧黑存性），切勿加一切凉血清热之品，以免影响疗效。如误用麻黄汤及辛散过表之药，以发其汗，则其阳更虚，致恶寒甚而见身体战栗振摇之状。急应与四逆汤加肉桂大剂连进，或可挽救。缓则有虚脱之虞，临床时必须特别注意。

按语：除亡血家外，凡素患贫血面色青白之人。其阳必虚，纵有表邪，亦不可大发其汗，应照衄家治法，以温经解表，辅正除邪为宜。

三五、汗家重发汗，必恍惚心乱，小便已阴疼，与禹余粮丸。（方本阙）（88）出太阳中

提要：汗家禁汗。

解释：平素常出虚汗之人，是正气内虚，卫外之阳气不固，若重发汗，则心肾两阳皆虚，心阳虚则心主之神气无所依，必恍惚心乱，心肾之阳既虚，无力化气以行水，气不足则不能卫外而固表，表阳不固，则汗出过多，致膀胱所化之津液尽从皮毛外泄，而膀胱之水分反少，故小便已刺激尿道而作疼。按此证在治疗上原文指用禹余粮丸，其方阙。据南京中医学院编者的伤寒教学参考资料内载："禹余粮丸方：禹余粮四两，人参三两，附子二枚，五味子一合，茯苓三两，干姜三两，蜜丸如梧子大，每服二十丸"，尚属对证（此方原出《伤寒论义疏》兹介绍以作参考）。但恐药铺不识上方，未制此丸，临时不及备用，可与本论茯苓四逆汤加禹余粮、肉桂，煎汤服之，较为酌用，其效亦桂。

以上六条，原文仅指出禁汗及发汗后之变证，除汗家一证与禹余粮丸治疗外均未立方。各注亦随文顺释，在理论上虽多正确，但未补方以资治疗，究应以何方施治为宜，使后之学者无所适从，达不到抢救这五种证候的目的。我们医务工作者，应本着救死扶伤之旨，为了使学者能够在临床时掌握辨证论治的精神而免束手，编者特将临床实践的一得之愚贡献出来，希识者指正！

复习题

1. 麻黄汤的适应证是什么？

2. 怎样鉴别太阳表实证与表虚证？其主要方剂的不同点何在？

3. 咽喉干燥者，淋家、疮家、衄家、亡血家、汗家，不可发汗以及发汗后的变证，应如何辨证论治？

三六、病人有寒，复发汗，胃中冷，必吐蚘。（98）出太阳中

提要： 病人素有里寒者禁汗。

词解：

①蚘：即蛔虫。

解释： 不特亡血、自汗等家不可发汗，即素有里寒者，亦不可发汗，只宜温中散寒，如误用麻黄汤及辛散过峻之剂以发其汗，则必伤其津更损中焦之阳，阳虚则阴寒之气更甚，致胃中必冷，胃中冷，则燥从湿化。水寒、土湿不能生长木气，则木郁而风生，风湿相博，致生蚘虫。由于胃中虚冷则蚘虫避寒就温，上扰而吐蚘，此证原文仍未立方，特补方如下，俾学者在临床上便于掌握治疗。

附方： 附片——二两，干姜五钱——两，使君子仁三钱，花椒三钱（炒去汗），肉桂三钱，石榴皮二钱，甘草二钱，或兼吞服乌梅丸。

三七、脉浮数者，法当汗出而愈。若下之，身重、心悸者，不可发汗，当自汗出乃解。所以然者，尺中脉微，此里虚，须表里实，津液自和，便自汗出愈。（49）出太阳中

提要： 太阳病尺中脉微者禁汗。

词解：

①脉浮数：按《脉经》说："紧为寒，数为热""浮为在表"，因此，浮数是表热证的脉象，即应与麻杏甘石汤辛凉解表。本条"脉浮数"可能是麻黄汤证"脉浮紧"之误，已于上面第二六条声明。

解释： 无论脉浮数的表热证或浮紧的表寒证，均应辛凉解表或辛温解表，使其得汗而愈。医者不识浮数与浮紧之脉是有表证，竟失汗而误下之，虽表尚未内陷，但已伤心肾之阳而动寒水之气，肾阳虚则气力弱而身重，心阳虚则水上犯凌心，故心悸，这就是水克火的道理，心肾之阳既虚，如再用麻黄汤及辛散过表之药发汗，则阳愈外泄，恐变为汗漏不止（汗出不止），振栗（即冷极而抖战），肉瞤（肌肉跳动），甚则厥逆（手足冷过肘膝），亡阳（阳气消失）之危。由于误下之后，大伤肾阳，肾阳虚已见微脉，决不能听其表里气实，津液自和自汗出而愈，急应与桂枝加附子汤扶少阴之里气，助太阳之表气，使阳津外达，阴液内充，则自然汗解。如寒表仍重，证见头体尚痛，发热恶寒等情，又当与四逆汤扶阳而温里寒，加桂枝稍佐麻黄、细辛，温经而解表邪。服后令得微汗，自然表里两解，而不伤正。

三八、脉浮紧者，法当身疼痛，宜以汗解之。假令尺中迟者，不可发汗，何以知然？以荣气不足，血少故也。（50）出太阳中

提要：太阳病脉尺中迟者禁汗。

词解：

①尺中迟：即尺部脉迟。迟：即脉一息跳动三次。

解释：脉浮紧，是太阳表实证的脉象，表实证，应见头身疼痛，以麻黄汤发汗为宜，假令尺中迟者，原文以为是营气不足，血少之故。至于他部如见浮紧，又为太阳表寒的脉象，因肾阳虚寒，故不可用麻黄汤专发太阳肤表之汗，须兼顾肾阳，以免汗漏不止，应与麻辛附子汤，温经解表，辅正除邪，使得微汗而解。

按语：本条原文或有错简，从脉经来说，脉是一条血管直达寸口，寸关既见浮紧，尺部决不可能见迟，只有尺部比较沉弱，方符合实际。因此，编者以为应按照太阳、少阴两感于寒，肾阳不足的治疗办法。

三九、太阳中风，脉浮紧，发热，恶寒，身疼痛，不汗出而烦躁者，大青龙汤主之。若脉微弱，汗出恶风者，不可服之，服之则厥逆，筋惕肉𥆨，此为逆也。（38）出太阳中

提要：大青龙汤的主要脉证及禁忌。

词解：

①筋惕肉𥆨：𥆨，音纯。筋惕：是筋掣动。肉𥆨：是肉跳动。

②脉微弱：是浮取或沉取薄弱无力的脉象。

解释：本条第一段太阳中风，脉应浮缓，证见自汗恶风，是风中肌表的表虚证，脉紧，证见恶寒，发热，身疼痛，是伤寒太阳肤表的表实证。因此，本条"中风脉浮紧"是风寒两感肌表与肤表兼病，其又兼烦躁者（必见渴喜冷饮），则为病邪涉及阳明化燥，属于表寒里热的太阳阳明合病，故应与大青龙汤解表邪而清里热，服后即汗出霍然而愈。第二段脉微弱，汗出恶风者，是太阳中风表虚证涉及少阴，肾阳内虚，故不可服大青龙汤以清燥热而过发其汗，如误服之，则汗多伤正，阳亡于外而见四肢厥逆，阳亡于内而见筋惕肉𥆨，所以原文说"此为逆也"。

方剂：大青龙汤方

麻黄六两（去节）　　桂枝二两（去皮）　　甘草二两（炙）　　杏仁四十枚（去皮尖）
生姜三两（切）　　大枣十枚（擘）　　石膏如鸡子大（碎）

上七味，以水九升，先煮麻黄，减二升，去上沫，内诸药，煮取三升，去滓。温服一升，取微似汗。不可令其出汗过多，恐伤正而亡阳。

方义：大青龙汤，是由麻黄汤、桂枝汤、麻杏石甘汤等三方去芍药组合而成。方中用麻黄汤以发表，桂枝汤以解肌，去芍药者，是恶其苦降，恐引邪入陷少阴，加石膏者，取其质重性寒，纹理似肌，辛凉发散，能使汗为热隔之证透达而解，如龙行去而致雨。更妙在倍用麻黄，挟石膏之寒，迳行于外而发汗，不留于内而寒中，方之所以为特效也。

盖大青龙汤是治太阳阳明合病，不汗出而烦躁者，意在兴云致雨，为防阳亢者而设；四逆与真武汤是救治脉微弱，汗出恶风，误服大青龙汤汗出，厥逆，筋惕肉𥆧者，意在燠土制水，为防阳亡者而设，一治二阳邪实，一治少阴正虚，阴阳虚实各异，不可差其毫厘。

四〇、伤寒脉浮缓，身不疼，但重，乍有轻时，无少阴证者，大青龙汤发之。（39）出太阳中

提要：重述大青龙汤的脉证及禁忌。

解释：原文指出伤寒必为太阳表实的麻黄汤证，身虽不疼，但应见头痛，项强，发热，恶寒，无汗等症状，其脉应见浮紧，今脉浮缓（是太阳肌表桂枝证之脉象，肌腠接近阳明），身不疼，但重，乍有轻时，又非肌表的桂枝证，故知病已涉及阳明，但证据还不够充分，除具有以上症状而外，还必兼见烦躁与渴喜冷饮，方能以大青龙汤主之。又本证身不疼，但重，乍有轻时，似为病邪已涉及少阴之象。但少阴证，身重，不会乍轻，并应见"但欲寐""无神"之病情。此则身虽重不疼，而乍有轻时，且见烦躁，渴喜冷饮，决非少阴之证；而为太阳涉及阳明之二阳合病，故应以大青龙汤主之。

按语：本条原文所指各证，除太阳阳明合病外，在少阴证亦兼有之病情，各须分辨明白，因一经误治，则病转危，补救不易，临床时必须细心诊视为要！

四一、伤寒表不解，心下有水气，干呕，发热而咳，或渴，或利或噎，或小便不利，少腹满，或喘者，小青龙汤主之。（40）出太阳中

提要：表不解内有水气的证治。

解释：伤寒表不解，是太阳肤表证的头体痛，恶寒，发热，无汗等症状

未解，且内动寒水之气，水气泛溢，上逆于胃，则干呕，肺主皮毛，肤表之邪挟水饮上逆于肺，则发热而咳，以上是必有症状。至于水性之变动不定，不得不防患于未然，应先作或然之想，估计到种种或有之证。由于寒水停蓄，影响津液不升而作渴。胃湿燥土无力克水，则水渍入肠间作泻利。水气上逆，致胃气不降，不仅发现干呕，而且作噎（即食道梗塞），水气停留，膀胱之气不运化，则为便不利而少腹满。肤表闭塞，表邪挟水气内壅于肺，致肺家清肃不降，不但咳嗽，抑且或见喘促，根据以上症状，应与小青龙汤散心下之水气，引水下行而解表邪。本条所见症状，均系水饮为患，各证不必悉具，只要表邪不解，干呕而咳，再见或然的一二证，即为小青龙汤所主之证。因此汤是主治伤寒表实而兼水饮为患之证故也。

方剂：小青龙汤方

麻黄三两（去节）　芍药三两　干姜三两　五味子半升　甘草三两　桂枝三两半夏半升（洗）　细辛三两

上八味，以水一斗，先煮麻黄减二升，去上沫，内诸药，取三升，去滓。温服一升。

方解：此方是治伤寒太阳之表不解，而动少阴里水之证，方中麻桂，从太阳以散表寒，细辛入少阴而行里水，干姜温中以散胸前之满，半夏和胃而降上逆之气，合五味之酸，与芍药之苦，意在取酸苦涌泄而下行，既欲下行，而仍用甘草以援之者，是因甘能调和药味，今药性不爆，则药力周到，能入邪气水饮互结之处而攻之，使无形之邪气，从肤表而出，有形之水饮，从水道而出，则邪气水饮一并肃清矣。

俞嘉言曰："方名小青龙者，取其翻波逐浪，以归江海，不欲其兴云升天而为淫雨之意，若泥麻黄过散，减去不用则不成其为龙，将何恃以翻波逐浪乎？"

加减法：本方不应去麻黄，如去之，则不能解表邪。若病邪涉及阳明化燥而作渴者，加石膏。涉及少阴，水寒、痰多、人无神者加附子。小便不利加茯苓。大便泄利，应去苦降涌泄之芍药，加苍术燥湿以利水，则疗效显著。

四二、**伤寒，心下有水气，咳而微喘，发热不渴。服汤已渴者，此寒去欲解也。小青龙汤主之。（41）出太阳中**

提要：重述小青龙汤证及向愈之机。

解释：病人心下原停有水气，复受外寒闭束肤表，表邪挟水气上逆，致肺气不利，则咳而微喘，由于表寒闭束，腠理不通，致使胃气怫郁而发热。

又因心下有水气，胃无燥热伤津，故不渴饮。应与小青龙汤引水下行，外解表邪。服此汤后，而反渴者，非胃有燥热，是寒水已消，胃气来复，表寒欲解之象。如表未全解，仍再服此汤一次，即得微汗必解。

四三、太阳病，得之八九日，如疟状，发热恶寒，热多寒少，其人不呕，清便欲自可，一日二三度发。脉微缓者，为欲愈也。脉微而恶寒者，此阴阳俱虚，不可更发汗、更下、更吐也；面色反有热色者，未欲解也，以其不能得小汗出，身必痒，宜桂枝麻黄各半汤。（23）出太阳上

提要：患太阳病八九日，有三种不同的变化。

词解：

①如疟状：寒热往来如作疟而实非疟。

②清便欲自可：清同圊，即厕所，清便即是排便，清便欲自可，就是大小便正常之意。

③脉微缓：脉微是病邪已衰，缓是正气渐复。

④阴阳俱虚：是太阳、少阴表里两虚。

⑤面色反有热色：即发热面色带红。

解释：本条分三段解释。第一段：太阳风寒两感营卫俱伤之病，得之八九日，想来体质素健，病邪还在太阳，邪正相争，营卫不和，以致证见寒热往来如疟状，发热恶寒，是现出太阳之本证，实与真疟不同，所幸者，寒热互见之中，因正气较盛，尚能抗邪，故发热较多，邪气渐衰，而恶寒却少。太阳为三阳之首，以阳为主，今见热多寒少，是主胜客。露出良好之吉兆，病至八九日是阳明少阴主气之期，其人不呕，是邪未传少阳，清便欲自可，是大便正常，邪未转属阳明，肠胃未受其影响。同时，寒热往来，一日发作二三次，不似疟之有定时，而是太阳表邪得少阳之枢转，邪气有不能停留之势，从脉象来看，即可证明，脉微者，为邪气已衰，脉缓者为正气来复，故为欲愈之脉证，因而不必服药，即可治愈。

第二段：假若脉象但见其微，而不见其缓，是邪衰而正气亦弱。不见其发热，而但其恶寒，是邪盛正负，因太阳底面，即是少阴，据此脉证，不独太阳虚，而少阴亦虚，故不可用更发汗、更下、更吐之法，如误用之，必致变证衰脱。

第三段：如面色反有热色者，是外邪仍郁遏在表而未解，不能得小汗出，

身必发痒，应与桂枝麻黄各半汤三分之一的剂量以助之，使得微汗而解。

方剂：桂枝麻黄各半汤方

桂枝一两十六株（去皮）　　芍药　生姜（切）　　甘草（炙）　　麻黄（去节）各一两
大枣四枚（擘）　　杏仁二十四枚（汤浸，去皮尖及两仁者）

上七味，以水五升，先煮麻黄一二沸，去上沫，内诸药，煮取一升八合，去滓。温服六合。本云桂枝汤三合，麻黄汤三合，并为六合，顿服，将息如上法。

方义：本方主要作用在于小发其汗。

按语：第二段：病人脉既微而恶寒，表邪已陷入少阴，已成为太阳、少阴表里之阳俱虚之证，急应与桂枝附子或四逆汤少佐麻辛，以扶阳解表。

第三段：面色反有热色，身痒，应兼见寒热如疟，头身尚痛，脉浮而兼紧象，才能与此桂麻各半汤，否则如仅面现热色，身痒而脉微弱者，则属于虚阳外弱之证。此方又当慎用，极应与通脉四逆回阳收纳为宜。

四四、服桂枝汤，大汗出，脉洪大者，与桂枝汤，如前法。若形似疟，一日再发者，汗出必解，宜桂枝二麻黄一汤。（25）出太阳上

提要：服桂枝汤后的二种不同证治。

解释：本条分两段解释：第一段：太阳肌表证，服桂枝汤取微似有汗者佳，如发汗不得其法，过取大汗流漓，病反不除。又由于汗出过多，阳盛于外，故其浮缓之脉变为洪大，如见烦渴，则表邪已入阳明化燥而为白虎汤证。今不见烦，是无里热，外邪仍在肌表，故仍与桂枝汤，如前法啜粥，令微汗而解。

第二段：上段是服桂枝汤大汗出，病不解，而应再服桂枝汤之证。本段是风寒两感，营卫俱伤之轻证，或许未服桂枝汤，其证见寒热如疟状，但疟有定时，而此证则作止无常，日再发，与疟有区别，除此以外，还必兼见寒热无汗，头身痛，此不独肌肉而兼见表病，表病汗出必解，宜桂枝二麻黄一汤之轻剂，令微汗而解。

方剂：桂枝二麻黄一汤方

桂枝一两十七珠（去皮）　　芍药一两六铢　　麻黄十六铢（去节）　　生姜一两六铢（切）
杏仁十六个（去皮尖）　　甘草一两二铢（炙）　　大枣五枚（擘）

上七味，以水五升，先煮麻黄一二沸，去上沫，内诸药，煮取二升，去

滓。温服一升，日再服。本云桂枝汤二分，麻黄汤一分，合为二升，分再服。今合为一方，将息如前法。

四五、太阳病，发热恶寒，热多寒少。脉微弱者，此无阳也，不可发汗，宜桂枝二越婢一汤。（27）出太阳上

提要：风寒两感，太阳兼阳明之治法。

解释：风寒两感，伤于太阳肤表与肌表，营卫俱病，正邪相争，故发热恶寒，发热多而恶寒少，此证必定无汗而兼烦渴，阳明主肌肉，肌表之邪涉及阳明，此为太阳兼阳明之证，故与桂枝二越婢一汤辛凉解表。如脉微弱者，是病邪涉及少阴，又属阳气内虚，故不可发汗，如误发汗，则可能变证亡阳。

方剂：桂枝二越婢一汤方

桂枝（去皮）　芍药　麻黄　甘草（炙）各十八铢　大枣四枚（擘）　生姜一两二铢（切）　石膏二十四铢（碎，棉裹）

上七味，以水五升，煮麻黄一二沸，去上沫，内诸药，煮取二升，去滓，温服一升。本云当裁为越婢汤、桂枝汤，合之饮一升。今合为一方，桂枝二分、越婢一分。

按语：太阳病发热多而恶寒少，不见烦渴，无汗，脉浮紧，或浮缓者，是风寒两感之证，又当与麻桂各半汤主之。桂枝二越婢一汤，必须慎用，至于脉微弱者，是邪陷少阴，阳气内虚，已成为太阳少阴两感证，不可大发其汗，应与麻辛附子汤，温经解表，辅正除邪，使得微汗而解，毫不伤正。

四六、太阳病，项背强几几，无汗，恶风，葛根汤主之。（31）出太阳中

提要：外邪客于太阳经输的证治。

解释：外邪客于太阳经输，微涉及阳明，证见项背强几几，无汗恶风，故用葛根汤直达经输，兼清阳明之热，发汗而解表邪。

葛根汤与桂枝加葛根汤，两证都是客邪经输，经输不利，证见项背强几几，但桂枝加葛根汤证是邪在肌腠而涉及经输，腠理开，肤表虚，故反汗出而恶风，因风性主疏泄，重点在桂枝。葛根汤证是邪在肤表，而涉及经输，腠理闭，肤表实，故无汗而恶风，因寒性主收敛，重点在麻黄。葛根汤证与麻黄汤证比较，麻黄汤证无项背强几几而有喘；葛根汤证有项背强几几而无喘。

方剂：葛根汤方

葛根四两　麻黄三两（去节）　　桂枝二两（去皮）　　生姜三两（切）　　甘草二两（炙）　　芍药二两　大枣十二枚（擘）

上七味，以水一斗，先煮麻黄、葛根减六升，去白沫，内诸药，煮取三升，去滓。温服一升。覆取微似汗，不须啜粥，余如桂枝法将息及禁忌。

方义：本方即桂枝加葛根汤再加麻黄以解肤表之邪而发汗。

按语：本方治下痢红白，发热无汗，有表证者，其效显著。

四七、太阳病，桂枝证，医反下之，利遂不止，脉促者，表未解也。喘而汗出者，葛根黄芩黄连汤主之。（34）出太阳中

提要：桂枝证误下，利不止，表未解的证治。

词解：

①脉促：即数而时一止的脉象，主有热。

解释：太阳病，发热，自汗，恶风，为桂枝证，是病在肌腠，医反下之，致太阳表邪由肌表内陷入肠胃而化燥，成为太阳阳明协热下利，利遂不止之证，因邪热内陷而表亦未解，故邪欲出不得出，正邪相争，是以脉现促急。热邪上壅于肺而作喘，壅于肌腠则汗出，故与葛根黄芩黄连汤解肌表之邪，而清胃肠之热。

方剂：葛根黄芩黄连汤方

葛根半斤　甘草二两（炙）　　黄芩三两　黄连三两

上四味，以水八升，先煮葛根，减二升，内诸药，煮取二升，去滓。分温再服。

按语：本方除治本条误下后表不解之变证，协热下利不止外，还对治湿热下痢红白之证，亦特别有效。

复 习 题

1. 什么是麻黄汤的适应证？

2. 咽候干燥者、淋家、衄家、亡血家、汗家，不可用麻黄汤发汗，应如何治疗？若有表证，又应如何治疗？不论有无表证，误过发其汗后之变证，又应如何治疗？

3. 哪些是大、小青龙汤，桂枝加葛根汤，葛根汤的适应证？

第三节　太阳腑证

四八、太阳病，发汗后，大汗出，胃中干，烦躁不得眠，欲得饮水者，少少与饮之，令胃气和则愈；若脉浮，小便不利，微热肖渴者，五苓散主之。（71）出太阳中

提要： 辨胃中干与蓄水证。

解释： 本条分两段解释：第一段：存津液为治伤寒之要者，太阳病发汗不得其法，致大汗出，表证未解而汗出过多，致伤阳明水谷之津，故胃中干，土燥于中，影响心肾不交，水不上交于心而烦，火不下交于肾而躁，烦躁不安，神驰不宁，则不得眠。水谷之津液既伤，欲饮水以自救，应少少与饮之，令胃燥得润，津液得复，胃气和而病自愈。切不可与五苓散再利其水而重伤津液。

第二段：若脉浮，微发热，虽已过发其汗，而表邪仍未尽，因发汗过多，不但耗其津，抑且损其阳，阳虚无力运化，膀胱之气，气化失运，则津液不升，而水亦不行，故上见消渴，下则小便不利，故与五苓散化气行水生津，而解表邪。

方剂： 五苓散方

猪苓十八铢（去皮）　　泽泻一两六铢　　白术十八铢　　茯苓十八铢　　桂枝半两（去皮）

上五味，捣为散，以白饮和服方寸匕，日三服。多饮暖水，汗出愈，如法将息。（按：白饮即米汤）。

按语： 消渴之证，有阳明燥热灼阴之消渴，即上消证；有肾气不固，饮一溲一之消渴，即下消证。本条上段是太阳病发汗过多，致伤水谷之津，胃中干欲得饮水，故少少与饮之，胃中得水润和而自愈。下段消渴，不是真消渴，而是发汗过多，水停下焦，津液不升，虽渴而饮水多则吐，实与上消、下消之消渴不同，故与五苓散化太阳之气而利膀胱之水，水行则津升、渴止，而病自愈。凡遇消渴之证，应鉴别清楚。

四九、中风，发热六七日，不解而烦，有表里证，渴欲饮水，水入则吐者，名曰水逆，五苓散主之。（74）出太阳中

提要： 水逆的证治。

解释： 太阳中风证，六日，为六经主气之气已尽，七日仍复太阳，病到

七日，太阳病不解而兼烦，是因为水停不化气，气不化则津不升，故渴欲饮水，水气格拒心下不散，证见水入则吐，故名水逆，以五苓散化气行水，表里两解。

五〇、发汗已，脉浮数，烦渴者，五苓散主之。（72）出太阳中

提要： 汗后烦渴蓄水的脉证。

解释： 太阳表证发汗后，脉转浮数，证见烦渴，并无五苓散证之实据，故即与"五苓散主之"，不无疑问。因为发汗后，脉变浮数而兼烦渴，是发汗伤阴，病邪有转入阳明化燥之势。必须证见表邪不解，水饮停蓄，小便不利，或小腹硬满，或饮水多则吐，方为五苓散之证。

五一、伤寒汗出而渴者，五苓散主之；不渴者，茯苓甘草汤主之。（73）出太阳中

提要： 五苓散证与茯苓甘草汤证的区别。

解释： 本条证据不够充分，伤寒汗出而渴，是水饮内蓄，表亦不解，应兼见脉浮，小便不利，在治疗上才应以五苓散为主，若不渴，是水饮内停，当有心下悸一证，所以不用五苓散化气行水，而用茯苓甘草汤温胃以散水。

方剂： 茯苓甘草汤方

茯苓二两　桂枝二两　生姜三两（切）　甘草一两（炙）

上四味，以水四升，煮取二升，去滓。分温三服。

五二、太阳病，小便利者，以饮水多，必心下悸。小便少者，必苦里急也。（127）出太阳中

提要： 以小便利否辨水停部位。

解释： 本条分两段解释。第一段：太阳病，饮水多，小便利者，是水停在上焦，水气凌心，则心下悸。

第二段：小便少者，是水停在下焦，为膀胱蓄水证，故少腹满而苦里急。

五三、太阳病不解，热结膀胱，其人如狂，血自下，下者愈。其外不解者，尚未可攻，当先解其外。外解已，但少腹急结者，乃可攻之，宜桃核承气汤。（106）出太阳中

提要： 蓄血轻证的治法。

解释： 本条分两段解释。第一段：太阳病不解，内热郁结膀胱，因胞为血海，居膀胱之外，膀胱之热，熏蒸胞中之血，使血瘀积，血属阴，阴不胜阳，瘀热扰乱，其神明不安，故其人如狂。如瘀血自下，热亦随血而下者，即可自愈。

第二段：如瘀血不自下，其外之表邪不解者，还不可攻里下瘀，应当先解表。表证解后，若其人如狂，小便自利，少腹急结者，是无形之热邪结而为有形之蓄血，可用桃核承气汤攻下之。

方剂： 桃核承气汤方

桃仁五十个（去皮尖）　　大黄四两　桂枝二两　甘草二两（炙）　　芒硝二两

上五味，以水七升，煮取二升半，去滓，内芒硝，更上火微沸，下火。先食温服五合，日三服，当微利。

方解： 方中桃仁味微苦而涌泄，为行血之缓药，得大黄以推陈致新，芒硝以清热消瘀，甘草和中而补脾，俾诸药能泻热结而攻瘀血，桂枝辛温能行气，气行则血亦行，其病可愈。

五四、太阳病六七日，表证仍在，脉微而沉，反不结胸，其人发狂者，以热在下焦，少腹当硬满，而小便自利者，下血乃愈。所以然者，以太阳随经，瘀热在里故也。抵当汤主之。（124）出太阳中

提要： 蓄血重证的治法。

词解：

①脉微而沉：脉微已详前，沉为在里。

解释： 太阳病六七日，表证仍在，脉应见浮，今脉反微而沉，是表邪内陷入里，但太阳之邪内陷，多成结胸，今反不结胸，是病不在上焦而在下焦，邪热内盛，逼乱神明，故其人发狂；因热在下焦，故小腹当硬满；若小便自利者，知其不关膀胱之气分，而在于冲任之血分，热盛则血瘀结于里，必用药以下其在里之瘀血乃愈。由于太阳之表热随经下行，瘀血在少腹之里，故以下瘀血之峻剂，抵当汤主之。

方剂： 抵当汤方

水蛭（熬）　　虻虫（去翅足，熬）各三十个　　桃仁二十个（去皮尖）　　大黄三两（酒洗）

上四味，以水五升，煮取三升，去滓。温服一升，不下更服。

方解： 抵当汤证，是瘀热在里，乃太阳肤皮之邪，从胸中而下结与小腹，热邪扰乱其神明则发狂。小腹硬满，是瘀血在胞中而不在膀胱，故小便目利，便知其不在无形之气分，而在有形之血分，方用虻虫、水蛭，一飞一潜吮血之物，在上之热，随经而入，飞者抵之；在下之血，为热之瘀，潜者当之，配以桃核之仁，将军之威，一鼓而下，抵拒大敌，四物当之，故曰抵当。

按语： 此证与桃核承气证不同，彼瘀血较轻，而此瘀较重，彼为热结膀胱，乃太阳肌腠之邪从背脊而下结于膀胱，此为瘀热在里，乃太阳肤表之邪，从胸膈而下结于少腹，两证应辨别清楚。

五五、太阳病，身黄，脉沉结，少腹硬，小便不利者，为无血也。小便自利，其人如狂者，血证谛也。抵当汤主之。（125）出太阳中

提要： 以小便利否辨蓄血与蓄水。

词解：

①脉沉结：沉脉：重按乃得，沉为在里。结脉：按之脉来缓慢，时而一止为结脉。

②血证谛也：谛音帝，审也。血证谛：是血证以明审之意。

解释： 文首提出太阳病，是指本证从太阳病传来，本条身黄一证，有湿热与蓄血两证，均属瘀热在里，故脉应之而见沉结，若少腹硬而小便不利者，是蓄水与湿热内遏、熏蒸，黄而无出路，则属湿热发黄，而不是蓄血。如少腹硬，小便自利，其人如狂者，则属蓄血发黄，而不是蓄水与湿热发黄，必审其确是蓄血证，方可以抵当汤下之自愈。

五六、伤寒有热，少腹满，应小便不利，今反利者，为有血也，当下之，不可馀药，宜抵当丸。（126）出太阳中

提要： 蓄血病的缓治法。

解释： 伤寒有热，是表寒发热，热郁少腹，故少腹满，如小便不利，则为气不运化，膀胱蓄水，今小便反利，即可证明非膀胱蓄水，而是胞中蓄血，本证未见发狂，病势较上条为轻，故不用汤剂荡涤之速效，而用分量较轻之丸剂缓缓下之。

方剂： 抵当丸方

水蛭二十个（熬）　　虻虫二十个（去翅足，熬）　　桃仁二十五个（去皮尖）　　大黄三

两（酒洗）

上四味，捣分四丸，以水一升，煮一丸。取七合服之。晬时当下血，若不下者，更服。

词解：

①晬时：即一个对时，二十四小时。

复习题

太阳腑证有蓄水、蓄血之分，应如何辨证施治？

第四节　太阳辨证

五七、病人身大热，反欲得衣者，热在皮肤，寒在骨髓也；身大寒，反不欲近衣者，寒在皮肤，热在骨髓也。（11）出太阳上

提要： 真假寒热辨。

词解：

①皮肤：言其浅，在外。

②骨髓：言其深，在内。

解释： 凡病有真热证与真寒证之分，有真寒假热证与真热假寒证之别，倘分辨不明确，一经误治，就会造成医疗事故。李念莪在《内经知要》中注阴阳应象大论说："至虚有盛候，反泻含冤；大实有羸状，误补益疾；阴证似阳，清之者必败；阳证似阴，温之者必亡。"此言在辨证论治上极为重要，故特将本条真假寒热之证，加以分辨如下：如病人体温增高，横身皆热，虽不着衣盖被，但仍见恶热，烦躁，消渴饮冷，唇焦舌燥，小便短赤，大便燥结，脉洪大，或洪数，或洪实，甚至谵语、狂乱等证，此为邪热内盛，亢阳灼阴，真阴内虚，内外皆热，而成真热之证，在治疗上轻则养阴清热及苦寒救阴，重则用白虎承气等汤扶阴抑阳，釜底抽薪，以救真阴也，此即"状水之主，以制阳光"之意。又如病人体温降低，周身皆冷，虽着衣盖被，但仍见恶寒，并多见头昏，目眩，耳如蝉鸣，自汗盗汗，心慌气短，精神缺乏，眠少梦多，唇舌润滑，胸胃腰腹疼痛，夜多小便，大便泄泻，食欲不振，消化力弱，或口燥不渴，或渴喜热饮不多，甚至腹内痞块，症瘕积聚等证，此又为邪阴内盛，阴霾四布。真阳内虚，内外皆寒，而成真寒之证，在治疗上轻则温中健胃及强心固肾，重则白通、四逆等汤扶阳抑阴，釜底加薪，以救真阳，也就是"益火之源，以消阴翳"之意。以上是真热真寒两证的一般情况，在诊断

上不难辨别，但病到严重时，还会出现与此相反的特殊现象，如病人身大热，虽着衣盖被，而仍见恶寒，脉沉紧，或沉迟无力，或浮大而空，按之无力，舌苔白滑，不渴饮，即渴而喜热饮不多，甚则舌焦唇燥，反喜冷饮一二口，多则不受，小便短赤，大便凝结，时发郑声，但口气不蒸手，这就是邪阴内盛，格阳于外，即原文"热在皮肤，寒在骨髓"，也就是真寒假热，阴极似阳之证。仍应以白通、四逆或人尿猪胆等汤，以驱阴回阳，如误用凉下之剂，则尤雪上加霜，即可造成"反泻含冤"之后果。又如病人身大寒，虽不着衣盖被，而仍见恶热脉沉数，或沉伏欲绝，唇焦舌燥，或舌干如铁钉，消渴饮冷，甚或神志昏乱，不知索饮，鼻如烟煤，时发谵语，而口气蒸手，此为邪热内盛，逼阴于外，即原文"寒在皮肤，热在骨髓"，也就是真热假寒，阳极似阴之证，仍应与白虎承气，黄连泻心等汤以泻热救阴。如误用温补之剂，有如火上浇油，即可造成"误补益疾"之后果。此系编者数十年的实践经验，特提出以作学习和研究之一助。

按语：李念莪在《内经知要》治则篇内注至真要大论，引王冰注"益火之源，以消阴翳；状水之主，以制阳光"。他说："六味、八味二丸是也"。其意以为六味丸可以"状水之主，以制阳光"。八味丸可以"益火之源，以消阴翳"。此种治法，对火不太弱，水不太亏之证固效，但当大热大寒，水源涸竭，火种欲灭之际，则六味、八味状水益火，有如杯水车薪，无济于事。因此，病到水火攻击之时，必用仲景白通、四逆与白虎、承气等汤，此不特可以益火壮水，且有起死回生之功，故引此说，以资学习参究！

五八、本发汗，而复下之，此为逆也。若先发汗，治不为逆。本先下之，而反汗之，为逆。若先下之，治不为逆。（90）出太阳中

提要：汗下先后的治疗原则。

词解：

①逆：不顺也，即相反之意。

解释：治疗一切外感疾病规律，都是先表后里，但在特殊情况下，也有机动的治法，如表证急的，当先解表，里证急于表证的，当先救里。此外，尚有表里兼治等的方法。本条是叙述病有缓急，治有先后，先后误施，必然形成误治。如太阳表证，病邪在外，本当发汗从外而解，如反从内以下之，相反治疗，为不对证，故为逆也，若先发汗，使表邪得汗而解，是为顺治，

药能对证，故为不逆。阳明里证，病邪在内，本当攻下从内而解，如反从外以汗之，相反治疗，为不对证，故为逆也。若先下之，便里邪得下而解，是为顺治，药能对证，故为不逆。阳明里证，病邪在内，本当攻下从内而解，如反从外以汗之，相反治疗，为不对证，故为逆也。若先下之，便里邪得下而解，是为顺治，药能对证，故为不逆。

按语： 本条只是治疗上汗下法的一般原则，除此以外，希参看《医学心悟》内的"医门八法"及"医中百误歌"，即较为全面。

五九、伤寒脉浮，自汗出，小便数，心烦，微恶寒，脚挛急，反与桂枝，欲攻其表，此误也。得之便厥，咽中干，烦躁吐逆者，作甘草干姜汤与之，以复其阳。若厥愈足温者，更作芍药甘草汤与之，其脚即伸。若胃气不和谵语者，少与调胃承气汤。若重发汗，复加烧针者，四逆汤主之。（29）出太阳上

提要： 误服桂枝汤的变证及随证施治的示例。

词解：

①小便数：即小便次数多而量反少。

②脚挛急：是脚不能伸之意。挛，音鸾。

③厥：即手足冷。

④谵：即神昏妄语，谵音占。

⑤烧针：即火针，即将针烧热刺入。

解释： 第一段：首先提出的伤寒二字，是广义的伤寒，证见脉浮，自汗出，小便数，心烦微恶寒，脚挛急，是心肾阴阳两虚之证，阳气内虚，则脉浮，自汗出，而微恶寒；肾气不固，则小便数。心阴不足则心中烦，血不养筋而脚挛急。如见头痛项强或体酸困，是微有肌表之证，应与桂枝附子汤，调和营卫，阴阳兼顾而解肌表之邪。如无头痛项强，体酸困等情，则非表邪，是为阴阳两虚伤寒之证变，当与芍药甘草附子汤调补阴阳之气，则病可愈。医者不识，只注意脉浮，自汗出，微恶寒，而忽略小便数，心中烦，脚挛急等证，竟误与桂枝汤解肌发汗以攻其表，重伤阴阳之气，是为误治而变坏证。

第二段：误服桂枝汤发汗后，重伤其阳，阳气不达与四末，故手足厥冷，阳虚则津液不升而咽中干，心肾之水火不交而见烦躁，寒气上逆故见呕逆。本证亟见咽中干与烦躁等状，但未见渴喜饮冷，而见吐逆，故与邪热灼阴之证不同，自不能投苦寒之剂以清其热，故以甘草干姜汤与之。方中干姜炮黑，

变辛温之性而为苦温，配甘草之甘，取甘苦合化，温中挟阳而生津液，俾阴阳来复，以回其厥。倘服此方后，厥仍不回着，则应加附子扶阳回厥为有效。若厥愈足温，两脚仍拘急者，是阳虽复而阴尚未复，血液不足以养筋脉，故用芍药甘草汤苦甘合化，以复其阴，使筋脉得舒，其脚即伸。芍药甘草汤苦甘化阴，有人参之气味，所以大补阴血，血得补则筋有所养而自舒。

第三段：设若误服桂枝汤发汗后，重伤阴阳之气，胃气不和而见谵语者，应有虚实之分，实则谵语，虚则郑声。如兼风口燥咽干，喜冷饮者，是胃热阴虚，神乱不安之谵语，才能少与调胃承气汤泻胃热而和胃气，如果口中润和，并不渴饮，又属于胃寒阳虚，神虚无主之郑声，则调胃承气汤不可轻试。

第四段：假如太阳之本寒与少阴之标阴而化病者，又属于太阳少阴，营卫阴阳两虚之证，本应与桂枝附子汤调和营卫，温少阴之寒，以扶其阳。医者不识，误以桂枝汤或麻黄汤或其他辛散之药重发其汗，更伤其阳，故应以四逆汤扶阳收纳以生其阴，阳生则阴长，阳回而阴随之而生。

方剂：甘草干姜汤方

甘草四两（炙）　干姜二两（炮黑）

上二味，以水三升，煮取一升五合，去滓。分温再服。

芍药甘草汤方

芍药　甘草（炙）各四两

上二味，以水三升，煮取一升五合，去滓。分温再服。

调胃承气汤方

大黄四两（去皮，清酒洗）　甘草二两（炙）　芒硝半升

上三味，以水三升，煮取一升，去滓。内芒硝，更上火微煮令沸，少少温服之。

四逆汤方

甘草二两（炙）　干姜一两半　附子一枚（生用，去皮，破八片）

上三味，以水三升，煮取一升二合，去滓。分温再服。强人可大附子一枚、干姜三两。

按："强人可大附子一枚、干姜三两"。强人反加量，与事实不大相符，因强人阳气不大虚，抵抗力较强，何必加重。编者以为"强"字恐系"弱"字之误，这是临床实践经验所得，特提供参究。

原文注明本方以水三升煮取一升二合，只煮减去水一升八合，恐生附子尚未煮透，服之中毒麻醉。在体质较健者，服后发生麻醉，反增痛苦，在体质较弱者，中毒麻醉后，可能有生命之虞。故凡煮生附子与制附片，必须先

将附子、附片煮透，试尝少许，以不麻口为度，再加入其他药物同煎 10～20 分钟，即可服之，这种煮法附带说明，务希用此药时，严加掌握。

四逆汤为少阴虚寒证之主要方剂，此证用之以招纳欲散之阳，太阳病用之以温经散寒，与桂枝汤同用以治太阳表虚里寒之证。太阴病用之以治水寒土湿，少阴病用之以救肾中之元阳，厥阴病用之以顺接阴阳而回薄厥。生附子，干姜，其性大温大热，彻上彻下，开辟群阴，迎阳归舍，通行十二经，走而不守，回阳生津，温润而不燥烈，为斩旗夺关之良将。而以甘草主之者，从容筹划，自有将将之能。

本方不仅能治太阳以及三阴寒化之证，如得其要者，一方可治数百种病，因病加减，其功用更为无穷。编者以为此方既能回阳救逆，化气而生津。则凡男女老幼一切阳虚因寒湿而病者，皆可服用。何必定要见阴盛阳衰已极，四肢厥逆，真阳将脱之时，而始放胆用之，未免太不知几。知几者，一见是阳虚内有寒湿之证，即以此方在分量轻重上斟酌予为防范施治。只要认证确实，才不致拖延成为一种慢性疾患，更不致酿成纯阴无阳之候，一旦酿成纯阴无阳之候，虽仲景立方之意甚善，然恐已危治难挽，追之不及，至此反被不识者指责医生之误用姜附，而不知用姜附之不早也，此系平素治验所得，特并及之。

按语： 本条伤寒脉浮，自汗出，以下各证及误治变坏证之补救等法，想系三人而非一人之病，如果系指一人之病变及误治补救之过程，即于事实不符，不免矛盾重重。编者认为可能原文有错简，为避免蹈此覆辙，故特将本证分四个阶段加以解释，以资学习参考。

第一段之证，既无头疼，颈强，发热等太阳证之表现，则属于阴阳两虚，似应以芍药甘草附子汤调补阴阳，无不立效。即使微有表证，又属于营卫不和，肾阳内虚，即应以桂枝附子汤温固肾阳，扶正除邪，调和营卫而解肌表之邪，何致变证迭出，病变无常。

第二段：医者不识六经辨证论治，竟粗枝大叶，反以桂枝汤误攻其表，得之必多汗，重伤阴阳之气而变坏证，此际似应以四逆猪胆汁汤大补阴阳之气，始有起死回生之效，或用茯苓四逆汤阴阳兼顾而交心肾，亦有特效。原文幸以姜草温暖脾胃而复中焦之阳，可能使厥愈足温，再以芍草苦甘合化，养阴生血，使脚挛急即伸，虽分先后治疗，但对证处方，尚属正确。如此，其病谅可痊愈，想不致又变成胃气不和，阳明燥热谵语调胃承气之证。因此，第三段可能是第二个病人患同样的病，真阴素虚，医者不知辨证施治，误用桂枝汤攻表发汗，重伤其阴，使胃气不和而成阳明燥热烦扰神明不安之谵语证，才合少与调胃承气汤清泻燥热而止谵语，服后谅亦痊愈，既非太阳表邪之证据，何以又重发汗，复加烧针逼汗而成真阳将亡之坏证。因此，第四段可能又是一个病人患同样的病，真阳素亏，医者不识六经辨证治疗，而误以桂枝汤或麻黄汤重发其汗，更伤其阳，复加烧针逼汗不止，造成真阳危亡之坏证，才合用四逆汤回阳救逆而挽颓绝。此证如果真是一个病人，迭经误治，病机转化无常，在治法上，忽而温中以扶其阳，忽而清热以滋其阴，忽而又转阳明谵语，用调胃承气，忽而又重发汗，复而烧针，竟酿成虚寒已极，真阳将亡之四逆汤证。本条的误治变坏及其救逆等疗法，编者数十年来，尚未得见，为了便于学习和研究，特反复争辨，以供参考。

又因限于水平，可能不够正确，尚希高明指正。

六〇、伤寒，医下之，绩得下利清谷不止，身疼痛者，急当救里；后身疼痛，清便自调者，急当救表。救里宜四逆汤，救表宜桂枝汤。（91）出太阳中

提要： 伤寒误下后，表里兼病，急当救里之治法。

词解：

①清谷：就是泻下未消化的食物。

②清便自调：言大便已恢复正常。

解释： 伤寒，是指广义的伤寒。本证是风中肌表，应先与桂枝汤解肌发汗，其病自愈。医者不识，反误下之，致伤脾胃与肾中之阳，阳虚则无力蒸发三焦，以通调水道，腐熟水谷，而消化食物，因肠胃虚寒，故下利清谷不止，表邪未解，身仍疼痛，急当以四逆汤先救其里，俟大便正常而表邪未解，身仍疼痛，应急以桂枝汤解表。

按语： 本证先救里，后治表，故为正治之法，但为了缩短疗程，可与四逆汤温中扶阳加苍术燥湿，茯苓利水，上桂强心健胃，桂枝温通经脉，稍佐麻、辛表里两解，其效尤捷，以符合多快好省的精神。

六一、病发热，头痛，脉反沉，若不差，身体疼痛，当救其里，四逆汤方。（92）出太阳中

提要： 太阳病，脉沉，身疼痛的治法。

解释： 发热头痛，是太阳表证，其脉应浮，见少紧或浮缓，今脉不浮而反沉，或沉细，是太阳表证而见少阴里脉，有如本论301条"少阴病，始得

之，反发热，脉沉者，麻黄细辛附子汤主之"的脉证。本来少阴病多不热，今见发热头痛，脉反沉是太阳与少阴表里两感之证，此证应舍证从脉，即与麻辛附子汤治之，谅可痊愈。医者不明六经辨证，或许单用解表发热之剂，不差。差，今作瘥，即病愈。更见身体疼痛，是只知解表，不知救其里，今表里俱虚，如头不痛，仅身体疼痛，是少阴里寒仍在，若精神不足者，故当救其里，以四逆汤扶阳驱寒，使少阴里寒得温，不从汗解，可能从小便排泄而愈。

按语： 本证如单独解表，不瘥，或服四逆汤后，病仍未解，仍发热头痛，身体疼痛，精神不甚弱者，又当与四逆汤加麻、辛、桂温经解表，扶正除邪，俾得表里两解，其效尤捷。

六二、太阳病，外证未除而数下之，遂协热而利，利下不止，心下痞硬，表里不解者，桂枝人参汤主之。（163）出太阳下

提要： 误数下表里不解，下利不止的证治。

词解：

①协热下利：误下表热内陷，里寒内结，里寒协同表热下利。

②心下痞硬：是阴寒水气凝结心下，作痞块坚硬。

解释： 太阳病不用桂枝汤解肌表之邪，故发热，头痛，自汗，恶风等外证未除。医者不明表里汗下之法，而误数下之，致伤中下焦之阳，阳愈伤则中焦愈加虚寒，使中气无权，故不能推托外邪郁遏之热以解肌，里虚则外热内陷协同寒湿而为协热下利。利下不止，中阳愈虚，则寒水阴霾之气，反居于阳位，故心下凝结痞硬而为表里未解之变证，当以桂枝人参汤温中燥湿而解肌表之邪。

方剂： 桂枝人参汤方

桂枝四两　甘草四两（炙）　白术三两　人参三两　干姜三两

上五味，以水九升，先煮四味，取五升，内桂，更煮取三升，去滓。温服一升，日再夜一服。

按： 桂后加入，是因此药不宜久煮，以免性味挥发，效力薄弱之意。

方解： 此方即理中汤加桂枝，方中人参扶正补气以生津，干姜温中散寒而健胃，白术补土以燥湿，甘草和中而补脾，加桂枝以温太阳之经而解肌表之邪。本方与葛根黄芩黄连汤同是误下而利不止之证，其寒热不同，虚实各异，可以互参。彼因湿热而用清邪，此因虚寒而从补正，彼得芩连而喘汗愈，此得理中而痞硬消，彼藉葛根甘寒以升下陷而利止，此借桂枝辛温以解肌表

而利止。两证必须辨别清楚。

六三、发汗后，恶寒者，虚故也。不恶寒，但热者，实也。当和胃气，与调胃承气汤。（70）出太阳中

提要： 汗后虚实不同的转变。

解释： 发汗后，病变虽多，不外虚实两证，凡体质较虚患太阴肤表证，如发汗过多，愈伤其阳，表里虽解，但已成为少阴寒化阳不卫外之虚寒证，故仍见恶寒，此证原文仍未立方，似应与芍药甘草附子汤或四逆加人参汤以扶阳辅正，如患太阳肌表证，发汗过多，表已解，不恶寒，反见恶热者，又属过汗伤阴变为阳明燥化之实热证，故当和其胃气，与调胃承气汤主之。

按语： 盖太阳从盛衰而转属，阳衰而转属少阴为虚证，以太阳少阴表里相传也。阳盛则转属阳明为实证，以太阳阳明次第相传也。

六四、伤寒十三日，过经，谵语者，以有热也，当以汤下之。若小便利者，大便当硬，而反下利，脉调和者，知医以丸药下之，非其治也。若自下利者，脉当微厥，今反和者，此为内实也，调胃承气汤主之。（105）出太阳中

提要： 伤寒过经谵语，应以汤下，不应以丸下的证治。

词解：

①脉当微厥：微是脉象，厥是手足厥冷，而非厥脉。

解释： 伤寒六经主气，六日一周，今十三日两周已过，气机又来复于太阳，过经是太阳经病已罢，邪已转属阳明腑而化燥，胃热烦扰，神明昏乱，故发谵语，因胃中有热结燥屎，即当以汤药下之为宜。若小便利者，是津液与水分偏渗，不能润和肠胃，故大便当硬。今不硬而反下利者，且诊其脉不洪数而调和者，并不是阳明燥热已退，而是医者不用汤药，而以丸药下之，因汤剂则易荡涤，丸剂其性缓慢，效力薄弱，故大便虽已通利，而燥热尚未荡净，是下之不得其法，病仍不去，故非其治也。如为肠胃虚寒下利，则脉当微，手足当厥，今脉不微而反和，且手足亦不厥者，自非虚寒下利，因丸缓病邪留于胃中滞而不去，故为内实之证，应与调胃承气汤荡其留中之秽以和胃气，能奏荡尽馀热之全功。

按语： 此条上段言病当下之，中段言下之未得其法，下段言仍当下之。阳明病邪未入腑，如下过早，或下之太过，则易亡其阳，邪已入腑，下之过

迟，或药力不及，则易亡其阴，故有三阳下法，阳明三承气下法，及三急下法，少阴亦有三急下法，其效力各有不同，如下之不得其法，不特不能立奏其效，抑且会发生病变。在下法中，大柴胡汤是和解而缓下，麻仁丸是治脾而润下，大承气汤是急下救阴，结热皆下，小承气汤是微和胃气而下小结，调胃承气汤是调胃气，下胃肠之燥热而不下燥结，所以有缓下、急下、微下、润下之别。又按谵语一证，应有虚实之分，实则谵语，虚则郑声，是不易之理。本条之谵语，原文以为有热，当以汤下之，但证据还不够完备，恐医者不明虚实而误下之，则生死立判，故本条之谵语应见身轻恶热，烦渴饮冷，脉沉数而有力，方可议下；如不渴饮，或喜热饮，且饮亦不多，身重恶寒，嗜卧无神，又属于少阴虚寒，神虚无主之郑声，法当扶阳辅正，临床时，应辨证施治，庶不致误人性命。下段言自下利脉反和者，此为内实，以调胃承气汤主之，其症状仍不够完备，还必须有实热可下之实据，始能议下，以免贻误。

以上略举各证下法，以便学习各条下证时，容易体会理解。

复习题

1. 怎样鉴别真寒假热和真热假寒证？
2. 怎样掌握汗下先后的一般治疗原则？
3. 怎样理解原文第 29 条的病理机转？
4. 如何掌握发汗后虚证或实证的转变？
5. 太阳病误下后，下利清谷不止，身疼痛，应先救里，或应先解表，为什么？
6. 如何解释"太阳病，外证未除而数下之，遂协热而利，利下不止，心下痞硬，表里不解者，桂枝人参汤主之"的变证？

第五节　误治变证

六五、凡病若发汗，若吐，若下，若亡血，亡津液，阴阳自和者，必自愈。(58) 出太阳中

提要： 阴阳自和者，病必自愈。

解释： 汗、吐、下三者是攻邪之法，凡病（指一般疾病，不限于中风伤寒）若发汗、若吐、若下，是治有余之病，用之得当，则邪去正扶而病已，若用之太过，即有亡血、亡津液的可能，在身体较弱者，用之不当，不但会

亡血、亡津液，且有亡阴亡阳之患，如亡血、亡津液，虽病邪尚在，不可更行汗、吐、下之法，暂勿服药，俟其阴阳自和者，邪去正扶，必可自愈。

按语：凡身体较强或较弱之人，如汗、吐、下三法用之不当，而致亡血、亡津液者，是大伤阴阳之气，倘不及时以药救误，而听其阴阳自和病必自愈，未免拖延时日，增加病人痛苦。编者以为必须针对不同情况，辨证施治。伤阳者，宜扶阳辅气，伤阴者，宜滋阴补血，如此，始可期早愈而复健康。

六六、下之后，复发汗，必振寒，脉微细。所以然者，以内外俱虚故也。（60）出太阳中

提要：下后复汗，内外俱虚的脉证。

词解：

①脉微细：微脉是薄弱无力之象，主气虚；细脉是脉细如丝，主血虚。

解释：下之既虚其里，汗之复虚其表，表里既虚，阴阳气血俱伤，阳虚生外寒，也能生内寒，故发寒战振栗。惟其气虚，则脉应之而微，微者气不足以鼓脉，故脉之动轻而薄弱，惟其血虚，则脉应之而细，细者血管中血少，故脉管缩小而脉细，所以然者，内被下而血虚，外被汗而气虚，这是汗下后，内外俱虚，应见脉证。

六七、大下之后，复发汗，小便不利者，亡津液故也。勿治之，得小便利，必自愈。（59）出太阳中

提要：误治伤津液，津液复，必自愈。

解释：大下之后，复发其汗，汗下失序，重伤其津液，以致小便不利，此时，不可用利小便之药以治之，俟其津液回复，得小便自利，必可自愈。

按语：本证虽不可用药以利小便，但为使津液早复，小便自利，以期早日痊愈，而养阴生津之剂，亦未尝不可用。勿需待其津液自复，编者以为用生脉散养阴生津为对证，特提供参考。

附生脉散方：

洋参三钱　寸麦冬四钱　五味子一钱　甘草二钱

复 习 题

1. 下后复发汗，证见振寒，脉微细，应如何治？

2. 凡病误治后，亡血、亡津液，能否听其阴阳自和，或小便自利而自愈？

第六节　太阳变证

六八、下之后，复发汗，昼日烦躁不得眠，夜而安静，不呕，不渴，无表证，脉沉微，身无大热者，干姜附子汤主之。（61）出太阳中

提要： 下后复汗，造成昼间烦躁，夜而安静的证治。

解释： 病邪在表，医者不识而误下之后，大伤里阳而表不解，又复发汗而伤表阳，以此为汗下失宜，致表里之阳过虚，白昼属阳，病人得天阳之助，本应安静，而反烦躁不得眠者，以真阳虚极，欲求同气之救助，而不可得之故耳。夜晚属阴，阴气过甚，则微阳无力抗邪，俯首不敢与阴争，故夜而安静。然少阴虚寒证，邪正相争，每多夜间烦躁不得眠，白昼得天阳之助而安静者，是少阴虚寒证之正常现象，而本证昼日烦躁不得眠，夜晚安静，则为物极必反的反常现象。无论正常与反常现象，均足以证明天地阴阳之气与人身阴阳之气相通，天气能影响人身病变的道理。少阳病则喜呕，今不呕是无少阳之证；阳明病应消渴，今不渴，是无阳明之证；无表证，是无太阳表邪之证。脉见微沉者，沉脉主里，微属气虚，是为少阴虚寒证之脉象，因汗下而两误之后，真阳太虚，无亢进之力，故身无大热。且不呕，不渴，又无表证，是为阴胜阳衰已极，真阳将亡之候。此际如不急复其阳，则阳气衰绝而不可救，故以干姜附子汤回阳驱寒而挽颓绝。

方剂： 干姜附子汤方

干姜一两　附子一枚（生用，去皮，切八片）

上二味，以水三升，煮取一升，去滓。顿服。

按： 成无己本附子用二枚，切八片作破八片。此证颇重，用附子二枚，较为适当，但须煮透。

方解： 阴盛阳衰已极之证，真阳将亡，应专以姜附单刀直入，斩关夺旗，迎阳归舍，故不用甘草以缓之。

六九、发汗病不解，反恶寒者，虚故也，芍药甘草附子汤主之。（68）出太阳中

提要： 汗后转虚的证治。

解释： 体质素虚之人，凡患外感表证，亦当兼顾阴阳之气，如专以发汗解表，则汗出太多，大泄其阳，致卫阳虚不能托邪外出，故病不解，而反更恶寒，应与芍药甘草附子汤调补阴阳之气，使阴阳调和，阳气复振，自能卫外驱邪，其病可愈。

方剂：芍药甘草附子汤方

芍药　甘草各三两（炙）　　附子一枚（炮，去皮，破八片）

上三味，以水五升，煮取一升五合，去滓。分温三服。

七〇、发汗，若下之，病仍不解，烦躁者，茯苓四逆汤主之。（69）出太阳中

提要：汗下后阴阳两虚的证治。

解释：凡治外感入表邪及传经变证，均必须依照本论辨证论治的规律，在应用汗、下两法时，应以存津液为主，如病当汗、下，既不可失治，更不可误治。盖客邪初入人体外表时，犹如盗贼由门户而入，必须驱之由门户而出，决不可闭门逐寇，或引贼深入，更不可助贼为虐，故治一切外感证，有失汗、误汗、失下、误下之戒，在病当汗、当下之时，必须根据人体之强弱，阴阳之盛衰，分别处方施治，无不立奏其效，决不致因汗下后，而伤阴阳之气，影响病变。医者不明，始有汗下失宜，伤阴伤阳之误。本条即发汗不得其法，故病不解，本不应当下而反下之，不但病仍不解，反而大损阴阳之气，遂致病势增加而变坏证，成为心肾阴阳两虚烦躁之证。太阳底面即是少阴，汗伤心液，下伤肾阳，以致少阴心肾水火不交，故以茯苓四逆汤主之。

方剂：茯苓四逆汤方

茯苓四两　人参一两　附子一枚（生用，去皮，破八片）　　甘草二两（炙）　　干姜一两半

上五味，以水五升，煮取三升，去滓。温服七合，日二服。

方解：本条是太阳少阴两感证，汗下两误，而伤心肾阴阳水火之气，心肾既虚，无力抗邪，致疾不解，由于阴阳水火隔离，而变烦躁之证，水不上交于心，阴不得遇阳而烦，火不下交于肾，阳不得遇阴而躁。方中茯苓、人参助心中阴以止阳烦，四逆汤扶肾中之阳以定阴躁，使阴阳调和，水火既济，其病可愈。

按语：按本条因误汗下伤阴阳之气而损津液，故于茯苓四逆汤中配人参，颇为对证。据《神农本草经》云："人参味甘苦，性微寒，主补五脏之阴……"故能养阴生津而益肺气，实非回阳之品，如用于感冒重症及寒风入肺等疾患，犹如闭门逐寇，必致影响病变。仲景在治疗太阳证和肺寒咳嗽时，

不用参者，是恐唯寒补阴之剂，壅闭客邪不解，反而使病增剧。又在阴盛阳衰，真阳将脱之时，仲景在主用回阳救逆驱寒等方中，如姜附汤、四逆汤、通脉四逆汤、白通汤等，绝不加此阴柔之品，恐缓姜附之功，不能回阳，而汗吐下后，伤阴而损津液者，始加人参于各方中，以养阴生津补虚而扶正。自张景岳、薛立斋等倡人参、白术补阳，熟地、秦归补阴之说，后世医者多宗之，有的医生入门诊视病人，不究病之当服与否，一见病人精神缺乏，入手即开人参。如病之当服，服后果有起死回生之效，参价虽昂，亦觉可喜；如不当服，服后而病反增剧，甚或促其死亡，在经济力薄弱之家，人死之后，还要负人参之债，所以在徐灵胎著的《人参论》中，谓"人参杀人，甚于盗贼"，此说颇有参考价值。（见《徐氏医书八种》《医学源流》）。

七一、发汗后，身疼痛，脉沉迟者，桂枝加芍药生姜各一两人参三两新加汤主之。（62）出太阳中

提要：汗后液少身疼痛的治法。

词解：

①脉沉迟：《脉经》谓：沉为在里，迟为寒。这里是指里气虚寒的脉象。

解释：太阳病，发汗后，邪已去而病解，身疼痛当愈，今发汗过多，损其津液，表邪虽解，而已伤卫之气，营卫不和，正气内虚，故身仍疼痛。再从脉象来看，如脉浮紧、体痛，是病在表，今脉沉迟而身疼痛，则为里气虚寒之象可知，故与桂枝加芍药生姜各一两人参三两新加汤方主之。

方剂：桂枝加芍药生姜各一两人参三两新加汤方

桂枝三两　芍药四两　甘草二两（炙）　　人参三两　大枣十二枚（擘）　　生姜四两

上六味，以水一斗二升，煮取三升，去滓。温服一升。本云桂枝汤，今加芍药、生姜、人参。

方解：桂枝汤本是调和营卫的主要方剂，服后啜粥，是助水谷之津而解肌表之证。今加芍药、生姜，不需啜粥，亦是调和营卫之意，加人参以养阴生津而补虚，非解肌发汗之方也。

七二、发汗后，不可更行桂枝汤，若汗出而喘，无大热者，可与麻黄杏仁甘草石膏汤。（63）出太阳中

七三、下后，不可更行桂枝，若汗出而喘，无大热者，可与麻

黄杏子甘草石膏汤。（162）出太阳下

提要：汗后或下后，汗出而喘，无大热的治法。

词解：

①无大热：是无阳明白虎、承气证之大热。

解释：以上两条，文首未提明太阳病，更未指出伤寒、中风或温暑等证，可能是太阳证发热而渴，不恶寒之温病，应以麻杏甘草汤辛凉解表，医者不识六经变证（原文第63条），竟用桂枝汤啜粥以促其汗，或其他辛散之药误发其汗，故发汗后不但病不解，而反增加它病。因误汗伤阴，内热炽盛，当然不可再用桂枝汤发汗而愈增其热，阴液既伤，邪热内盛上迫灼肺，故汗出而喘，虽内热熏蒸，但无阳明白虎、承气证之大热，为防阳亢灼阴，水源涸竭，故可与麻杏石甘汤，加重石膏之量，以清燥凉肺，肺热得清，则汗止喘愈。（原文第162条），风寒在表，下之过早，为结胸或结痞，此误下变证之常，而病之变者又当分别，太阳温病，宜用凉散而托解，亦不宜下之太早，下后虽不作结胸与结痞，而下过早，其内热尚未入腑，徒下其屎，不能荡涤其邪，邪热郁遏在里，故不可更行桂枝汤，愈蒸其热，内热熏蒸，上壅于肺，以致汗出而喘。既下之过早，虽无阳明白虎、承气证之大热，而肺热亦可灼阴，为防水源涸竭，故仍可与麻杏石甘汤加重石膏清燥凉肺，顺其势而凉解之。

按语：本证既为汗下失宜之变证，但仅据汗出而喘，无大热者，症状还不够完备，必须兼见头疼，发热而渴，不恶寒，脉浮数，或浮而洪，方可以麻杏石甘汤主之。因为体质素虚者，被误汗下后，其阳大伤，真阳将亡，亦多汗出而喘，其人发汗无神，恶寒不渴，即渴而喜饮不多，脉浮虚或沉弱，已见大虚之象，又当扶阳收纳，以真武、四逆汤等主之。不但不可更行桂枝汤，而麻杏石甘汤，则尤不可轻试，希注意为幸。

七四、发汗过多，其人叉手自冒心，心下悸欲得按者，桂枝甘草汤主之。（64）出太阳中

提要：过汗损伤心阳的治法。

词解：

①冒心：覆按心部。

解释：太阳表证，发汗过多，耗心液而损心阳，致寒水之阴气上逆，停于胸中，凌心不安，故心下悸，而叉手自覆按于心下，如此即外有所卫，内

有所依，使水气下降，则较舒适，应以桂枝甘草汤保护心阳而行水气。

方剂：桂枝甘草汤方

桂枝四两（去皮）　　甘草二两（炙）

上二味，以水三升，煮取一升，去滓。顿服。

　　七五、发汗后，其人脐下悸者，欲作奔豚，茯苓桂枝甘草大枣汤主之。（65）出太阳中

提要： 汗后伤心肾之阳的轻证。

词解：

①奔豚：《金匮要略》说："奔豚病，从少腹起，上冲咽喉，发作欲死，复还止"。《诸病源候论》说："奔豚者气上下游走，如豚之奔，故曰奔豚"。豚，即小猪。

解释： 上条因发汗过多，损心液而伤心阳，本条发汗过多后，既伤心阳而又损肾气。心阳虚，无力镇摄上僭之阴，肾家之阳气虚，则癸水必寒，以致寒水之阴气趁虚而欲上泛，故其人脐下悸动不安，有欲作奔豚之状，趁其尚未发作时，即以茯苓桂枝甘草大枣汤强心、补中、化气、行水而防止之。

方剂：茯苓桂枝甘草大枣汤方

茯苓半斤　桂枝四两（去皮）　　甘草二两（炙）　　大枣十五枚（擘）

上四味，以甘澜水一斗，先煮茯苓，减二升，内诸药，煮取三升，去滓。温服一升，日三服。

作甘澜水法：取水二斗，置大盆内，以杓扬之，水上有珠子五六千颗相逐，取用之。

附注： 甘澜水之作用，是扬之有力，不助肾邪，能速促诸药下行，防治奔豚欲作证。

按语： 以上两条，都是发汗过多后损伤心肾之阳，其伤心肾两阳之理，据唐容川说："肾属水，为卫气之主，心属火，为营气之主，心火下交于肾，从丹田气海之中，蒸动膀胱之水合化为气，以充达于外，是为营卫。营出于心，属火属血，卫出于肾，属水属气，汗多则泄其卫阳而伤肾气，是以脐下气海虚怯而作悸，气海中之阳，不能蒸化膀胱之水，则水欲泛上而作奔豚，其方不用补肾，但用甘、枣、茯苓克制肾水，用桂枝宣心阳导心火以交于脐下，则肾水化气而愈矣。上节发汗伤其心气者，是因汗多，伤其营气，心火随营气大泄，以致心气虚，欲叉手自冒心以护之。心下指膈间言，心火从包络下抵膈间，由肺入连纲，乃下行入气海，今其心火不能布于膈间，故心下

悸，主用桂枝以宣心阳，膈与胃相连接，故主甘草和中以实其胃，细勘此两节，便知营卫之源流，水火之气化矣。"特录出以作进一步明确"营卫"与"气化"的参考。

七六、发汗后，腹胀满者，厚朴生姜半夏甘草人参汤主之。（66）出太阳中

提要：发汗后腹胀满的治法。

解释：上两条发汗过多后，致伤心肾之阳，本条发汗过多后，而伤脾胃之气，外邪虽解，而反复腹胀满者，盖以汗虽出于营卫而实禀中焦水谷之津气而成，今过发其汗，伤其中气，致中虚不能运行升降，则转运失职，气滞不通，壅而腹中胀满，故用厚朴生姜半夏甘草人参汤，以健脾胃而除胀满。

方剂：厚朴生姜半夏甘草人参汤方

厚朴半斤（刮去外皮，姜汁炒）　生姜半斤（切）　半夏半斤（洗）　甘草二两（炙）　人参一两

上五味，以水一斗，煮取三升，去滓。温服一升，日三服。

方解：张令诏曰："此治发汗而伤脾气，汗乃中焦水谷之津，汗后亡津液而脾气虚，则不能转输而胀满矣，夫天气不降，地气不升，则为胀满，厚朴色赤性温而味苦泄，助天气之下降也，半夏感一阴而生，能启达阴气，助地气之上升也。生姜温中，以通滞气。甘草、人参所以补中而滋生津液者也，津液足而上下交，则胀满自消矣。"

七七、伤寒，若吐，若下后，心下逆满，气上冲胸，起则头眩，脉沉紧，发汗则动经，身为振振摇者，茯苓桂枝白术甘草汤主之。（67）出太阳中

提要：伤寒吐下后水气内停，气上冲胸的证治。

词解：

①头眩：即头晕眼花。

解释：伤寒邪在太阳之表，宜当汗解，今误吐下后，致伤脾胃之气，脾胃虚则肝邪乘之，土虚受克，则无力以治水，故寒水之气上逆，以致心下逆满，气上冲胸，水气隔拒中焦，影响清阳不升，故起则头晕眼花，脉沉主里，紧主寒水，因寒水在里不在表，故不可发汗，若误发其汗，则动摇经脉，经脉失于煦养而空虚，不能支持身体，则身为振振动摇。故用本方健脾温肝，

利水而治冲逆。

方剂：茯苓桂枝白术甘草汤方

茯苓四两　桂枝三两　白术二两　甘草二两（炙）

上四味，以水六升，煮取三升，去滓。分温三服。

按语： 按此条与真武汤证，同有头眩、身振摇之病，盖水停不化，则心下逆满，水气上泛，则气上冲胸，与真武汤证心下悸相同；起则头眩，与真武汤证之寒水上冒而致头眩亦相同。若不发其汗，则虽内有寒水，而经脉不伤，可免振寒之证，若误发其汗，泄其表阳，则寒气浸淫，动其经脉，身为振振动摇，与真武汤证之振振欲擗地亦无差别，但真武汤证较重，故用附子以温水，此证较轻，只用桂枝以化水也。再按桂枝性温，可以温肝，术苓草能补土行水而敌肝木也。

七八、太阳病，发汗，汗出不解，其人仍发热，心下悸，头眩，身𬌗动，振振欲擗地者，真武汤主之。（82）出太阳中

提要： 误汗后阳虚水泛的证治。

词解：

①身𬌗动：即身体肌肉跳动，就是误服大青龙汤的变证，肉𬌗之意。

②振振欲擗地：振振即抖战，欲擗地，即欲倒地之状。

解释： 体质素虚之人，虽有表邪，亦不可过发其汗，汗后则变证无常。本条太阳病发汗，其病当解，今发汗不得其法，故汗出，表邪虽去而病仍不解，汗出过多，则伤心肾之阳，虚阳外浮则发热。汗多则伤心肾之阳，阳虚不能制水，致寒水上泛凌心，而见心下悸，清阳不升，则头晕目眩，阳内虚，既不能煦养其筋肉，更不能主持其经脉，故见筋肉跳动，全身抖颤，站立不稳之状，故以真武汤温经散寒，扶阳以镇摄寒水，其病可愈。

方剂：真武汤方

茯苓　芍药　生姜（切）各三两　白术二两　附子一枚（炮，去皮，破八片）

上五味，以水八升，煮取三升，去滓。温服七合，日三服。

方解： 据唐容川说："本方用生姜白芍理营卫以散外寒，用附子为主，助肾阳以祛内寒，而苓术治水以佐之，水不上泛则眩止，不凌心则悸止，寒退阳伸，则𬌗动振振无不止矣。"

罗东逸曰："小青龙汤治表不解有水气，中外皆寒湿之病也。真武汤治发汗后汗出不解有水气，中外皆虚寒之病也。真武者北方司水之主也，以之名汤者，借以镇水之义也。夫人一身，治水者脾也，主水者肾也，肾为胃关，

聚水而从其类，倘肾中无阳，则脾之枢机虽运，而肾之关门不开，水即欲行，已无主制，故泛溢妄行，而有是证也。用附子之辛热，壮肾之元阳，则水有主矣。白术之温燥，建立中土，则水有所制矣。生姜之辛散佐附子以补阳，于补水中寓散水之意。茯苓之淡渗佐白术以建土，于治水中寓利水之道焉。而尤重在芍药之苦降，其旨甚微，盖人身阳根于阴，若徒以辛热补阳，不少佐以苦寒之品，恐真阳飞越矣。芍药为春花之殿，交夏而枯，用之以亟收散漫之阳气而归根，此病即可收痊愈之效果矣"。

七九、发汗后，水药不得入口为逆。若更发汗，必吐下不止。发汗吐下后，虚烦不得眠，若剧者，必反复颠倒，心中懊憹，栀子豉汤主之。若少气者，栀子甘草豉汤主之；若呕者，栀子生姜豉汤主之。（76）出太阳中

提要： 汗吐下后不同的变证及治疗。

词解：

①虚烦：是心肾之阴虚，水火不济，馀热上扰胸中，心内热烦不安之象。

②反复颠倒：即翻来覆去睡卧不安。

③懊憹：就是心中烦热慌乱之象。

解释： 凡阳虚胃寒体较弱之人，虽有表邪，亦不可过发其汗，因汗为水谷之气而成，如过发其汗后，则胃气大虚，中虚不能司纳，转运失权，致胃气不降而上逆，故水药入口即吐。医者不识，而更发其汗，则胃虚阳败，中气不守，以致吐、下不止，此为虚寒已极，真阳将脱之候。

又凡阴虚胃热体较健之人，虽有表邪，仍不可过发其汗，如汗、吐、下不得其法而误治之，则上中下三焦俱为之伤，致上焦之君火不得下交于肾，下焦之肾水不能上交于心，心火炎上，阳不遇阴，故心虚而烦，邪热烦扰，神驰不宁，故不得眠，如烦之剧者，必然出现反复颠倒，睡卧不宁，心中不爽快，热烦而懊憹，故以栀子味苦入心，降心火而下交于肾，豆豉色黑入肾，引肾水上交于心，使水火相交而诸证自愈。若兼见少气者，是因中虚不能转运于上下，即以栀子豉汤加甘草和中而助转运。若胃寒气逆而兼见呕者，又当与栀子豉汤加生姜温胃而止呕也。

方剂： 栀子豉汤方

栀子十四个（擘）　香豉四合（绵裹）

上二味，以水四升，先煮栀子，得二升半，内豉，煮取一升半，去滓。

分为二服，温进一服。

栀子甘草豉汤方

栀子十四个（擘）　　甘草二两（炙）　　香豉四合（绵裹）

上三味，以水四升，先煮栀子、甘草，取二升半，内豉，煮取一升半，去滓。分二服，温进一服。

栀子生姜豉汤方

栀子十四个（擘）　　生姜五两　香豉四合（绵裹）

上三味，以水四升，先煮栀子、生姜，取二升半，内豉，煮取一升半，去滓。分二服，温进一服。

按语：本条上段发汗后，已发生病变，医者不知，更误发其汗，大伤中风，由于胃虚阳败，致吐下不止，已成真阳将脱之候，此证原文并未立方，究应以何方挽救为宜？编者认为，既见吐下不止，虚寒已极之证。应以本论茯苓四逆汤加砂仁、半夏、公丁主之，较为对证，特提供参考。

再按：诊治外感六淫病时，在临床辨证施治上，必须细心审查病人体质之强弱，病邪之轻重以及病邪偏寒偏热之变化，针对不同情况，而治以汗、吐、下三法，用之得当，即可驱邪扶正，无不应手奏效。如用之不当，即为误治，不免伤阴伤阳，或阴阳两伤，而变证致重。本条两段，即可证明，上段是误汗伤中损阳，吐下不止，而成真阳将脱之候，下段是误汗、吐、下后耗津伤阴，影响心肾之阴不交，而见虚烦不得眠，若烦之剧者，则见反复颠倒，心中懊憹等之变证，而以栀子豉汤清热交通心肾之阴，尚属对证。然误汗、吐、下后伤阳，或者阴阳两伤，亦有成为本条第二段之症状者，如伤阳以致心肾之阳不交，必兼见发热，自汗，舌苔白滑，不渴饮，即渴而饮热饮不多，脉浮虚或沉弱，应以白通汤交通心肾之阳，如阴阳两伤导致心肾之阴阳不交，必兼见发热，脉虚数，唇焦，舌干口燥，不渴饮，甚或喜冷饮一二口，多饮则不受，又当以四逆猪胆汤或白通加人尿猪胆汁汤，交通心肾之阴阳，有起死回生之效，栀子豉等汤又非所宜也。

八〇、发汗，若下之，而烦热、胸中窒者，栀子豉汤主之。(77) 出太阳中

提要：汗下后烦热胸中窒的治法。

词解：

①烦热：内热灼心而热烦。

②胸中窒：即胸中窒塞之意。

解释： 汗下得法，病邪应解，今病不解而反烦热、胸中窒，是误汗下后伤阴，表热内陷，郁遏胸中而成心肾水火不交之轻证，故栀子豉汤清心热而交心肾之阴，则烦热胸窒可解。

八一、伤寒五六日，大下之后，身热不去，心中结痛者，未欲解也。栀子豉汤主之。（78）出太阳中

提要： 伤寒大下之后心中结痛的治法。

解释： 伤寒已五六日，六经主气已周，病邪是否仍在太阳，抑或已传他经，虽难确定，但无论传少阴，或传阳明，病邪尚未入腑化燥者，均不应下，如误下之，必致伤中而损阳，中虚阳弱，不能镇摄僭上之阴，致使阴寒水气弥漫胸中，而成心下痞硬结痛之证。此证如不渴饮，即渴而喜热饮不多，舌苔白滑，脉沉弱，或沉紧，又当温中扶阳抑阴主之。本条之证本不应下而反大下之，病邪未解，身热不退，又见心中结痛，除此以外，毫无邪热脉证足征，况伤寒既经大下之后，属于虚寒者多，决不易变成内热结痛之证，必为表日，已成阳明热极之证，亢阳灼阴，真阴涸竭，故应大下而连下之，大下之后，如邪热未净，上灼心胞，多见身热不退，心中热烦结痛，以及虚烦不得眠，甚或反复颠倒，烦乱不安等情况，然必兼见口燥舌干，喜饮清凉，小便短赤，身轻恶热，脉来沉数或洪数，轻则栀豉汤，重则黄连阿胶汤，或时方之犀角黄连汤（犀角、黄连），犀角地黄汤，牛黄清心丸，安宫牛黄丸，紫雪丹，清营汤等，亦可选用（各方见五院审定温病学讲义）。但伤寒五六日大下之后，而转此证者，颇不易见，在临床辨证施治时，必须详为分析，尽量避免误治为要！

八二、伤寒下后，心烦，腹满，卧起不安者，栀子厚朴汤主之。（79）出太阳中

提要： 伤寒下后心烦腹满证治。

解释： 伤寒下后，邪热内陷，郁遏胸中，热乘于心，则恶热而烦，热陷于腹，则腹不通而满，留于胃，则胃不和而起卧不安，取枳实厚朴之健运脾胃，和栀子之清热止烦，以统治之，则病可愈。

方剂：栀子厚朴汤方

栀子十四枚（擘）　　厚朴四两（炙，去皮）　　枳实四枚（水浸，炙令黄）

上三味，以水三升半，煮取一升半，去滓。分二服，温进一服。

按语： 未经泻下，内有邪热之心烦，腹满，下之即愈。下后而反心烦，腹满，起卧不安者，则不可再下，应以栀子厚朴汤治疗。在临床辨证施治时，最易误认为下之未尽而腹满，或误认为里虚之满而竟补，均为失治，必须注意。再按伤寒一证，每有误下之后，大伤脾胃心肾之阳，无力镇摄僭上之阴，以致浊阴之气上逆之变证，邪阴扰乱心胸而生烦，壅塞腹中而为满，邪正相争，正不胜邪，故起卧不安，如舌苔白滑，不渴饮，虽渴而喜热饮不多，恶寒无神，脉沉弱者，又当以四逆汤加肉桂、波蔻、砂仁、半夏温中，健脾，扶阳抑阴，其病自愈，而栀子厚朴汤，决不可用也。

八三、伤寒，医以丸药大下之，身热不去，微烦者，栀子干姜汤主之。（80）出太阳中

提要： 伤寒误下后身热微烦的证治。

解释： 伤寒发热，是应有之证，病邪尚未入腑，医者不识，误以丸药大下之后，因丸缓留于中而伤脾胃之气，致身热仍不退而反增心内之微烦，此非邪热重之发烦，乃发热因误下稍为内陷，致胸中有虚热之微烦，但腹中又因误下而脾胃虚寒，故用栀子以清上焦之虚热，干姜温中焦之虚寒，寒温之药并进，使阴阳调和，其病可解。

方剂： 栀子干姜汤方

栀子十四个（擘）　　干姜二两

上二味，以水三升半，煮取一升半，去滓。分二服，温进一服。

八四、凡用栀子汤，病人旧微溏者，不可与服之。（81）出太阳中

提要： 栀子豉汤禁忌证。

解释： 凡用栀子汤类时，若病人体弱，肠胃虚寒，燥不胜湿，而平素大便微溏者，虽见心烦，亦不能从热治，不但不可用栀子汤以清心热，即一切苦寒清凉滋润之剂，均当禁用，因栀子虽能清热止烦，然苦寒之性，却与虚寒之体不宜，故明言叮咛以资警惕，如误服之，必愈伤肠胃，泻下不止，若里寒过盛，病至危笃时，而与栀、柏、芩、连等苦寒之品，以撤其热，即可演变成除中必死之证。除中，即除却中焦阳气之意，余详后面除中病条。

复 习 题

1. 哪些证候适用干姜附子汤、芍药甘草附子汤、桂枝甘草汤、茯苓桂枝

甘草大枣汤、茯苓桂枝白术甘草汤、麻杏石甘汤以及真武汤治疗？为什么？

2. 桅豉汤类方的适应证和禁忌证是什么？

八五、病发于阳，而反下之，热入因作结胸；病发于阴，而反下之，因作痞也。所以成结胸者，以下之太早故也。结胸者，项亦强，如柔痉状，下之则和，宜大陷胸丸（131）出太阳下

提要：辨结胸和痞证的成因及大陷胸丸证。

词解：

①痞：即心下痞塞，按之柔软，间亦有痞硬者，但并无痛感。

②柔痉：即项背强直，角弓反张，痉挛之证，发热汗出为柔痉，无汗为刚痉。（参看金匮痉湿暍病篇）

解释：如病于太阳，太阳在外主表，无论伤寒与中风，均当汗解，不可下之，不但表病不可下，即病邪传里而未入腑者，亦不可下，如误下之，或下之胸膈而成结胸。如病发于少阴，少阴主里，内属心肾，更不可下，若误下之，而伤心肾之阳，阳虚则下焦阴寒之气上逆，凝聚心下而作痞。太阳之经脉，上头循项背而联经输，太阳之气，内出胸中，外达皮毛，因误下邪热陷于胸膈，阻塞太阳之气不能运行经脉，以致太阳之经脉与经输不和，遂至项背拘紧而强急，有如柔痉角弓反张之状，故以大陷胸丸于水热互结之处而攻下之，令内结之邪气一通，则外之经脉与经输自和，其病可解。

方剂：大陷胸丸方

大黄半斤　葶苈子半升（熬）　芒硝半升　杏仁半升（去皮尖，熬黑）

上四味，捣筛二味，内杏仁、芒硝，合研如脂，和散。取如弹丸一枚，别捣甘遂末一钱匕，白蜜二合，水二升，煮取一升，温顿服之。一宿乃下。如不下，更服，取下为效。禁如药法。（得利，止后服）

方解：本方用大黄之苦寒，芒硝之咸寒以泄其热。甘遂之苦辛而下水结，用杏仁、葶苈以宣肺气，因肺主皮毛，太阳之气亦卫外皮毛，肺气得利，而太阳运行之气亦畅通矣。其捣丸而又纳蜜者，是使峻药不急于下行而缓攻之，不伤其肠胃也。

八六、伤寒六七日，结胸热实，脉沉而紧，心下痛，按之石硬者，大陷胸汤主之。（135）出太阳下

提要：大陷胸汤证。

解释：上条是太阳表证误下后，表邪内陷协水饮而成结胸，本条则为未经误下，邪热内郁协水饮而成结胸之证。伤寒六日，六经主气已周，七日仍复太阳，客邪不从表解而传于里，邪热郁遏，协原停之水饮，互结于胸膈之间，而成结胸热实较重之证，虽不因误下，而邪热与水饮亦结实于胸中。脉沉主里，脉紧属邪实主痛，故水与热结实胸下而作痛，按之如石硬者，非他药所能攻下，必以大陷胸汤于水热互结之处而攻下，使无形之邪热与有形之水饮一并廓清矣。

方剂：大陷胸汤方

大黄六两（去皮）　芒硝一升　甘遂一钱匕

上三味，以水六升，先煮大黄，取二升，去滓，内芒硝，煮一两沸，内甘遂末。温服一升，得快利，止后服。

八七、太阳病，重发汗而复下之，不大便五六日，舌上燥而渴，日晡所小有潮热，从心下至少腹硬满而痛不可近者，大陷胸汤主之。（137）出太阳下

提要：汗下后结胸与阳明腑实的辨证。

词解：

①日晡：即下午申酉二时，是阳明主气之时。

②小有潮热：申酉二时热度较高，有如潮水势。

解释：太阳病重发汗不解，是因病人胸部素有停饮，医见汗之不愈，又复下之，以致表邪内陷，与停饮互结于心下，由于汗下不当致亡其津液，津液虚，则胃肠热实而燥结，津液亡于下，故不大便五六日，津液亡于上，故舌干燥而渴饮，阳旺于申酉二时，故日晡小有潮热，水热既互结于心下，而胃肠又见燥结，故从心下至少腹硬满而痛甚，手不可近触，此虽与阳明腑证病因和病证相同，但本证则以水热结胸为主，胃肠燥结为次，因日晡只有小潮热，且无谵语，可见其阳明燥结不甚，故不用大承气汤，专下燥结，而应以大陷胸汤主之，使胸膈之水与热得消，而肠胃之燥结亦解矣。

八八、伤寒十余日，热结在里，复往来寒热者，与大柴胡汤。但结胸，无大热者，此为水结在胸胁也。但头微汗出者，大陷胸汤主之。（136）出太阳下

提要：大柴胡汤证与大陷胸汤证的辨别。

词解：

①往来寒热：寒来则热往，热来则寒往，即忽而发热恶热，忽而热退又恶寒。

解释：本条分两段解释。第一段：伤寒十馀日，决无不服药之理，或因汗下不得其法，致表邪内传，热结在里，复见往来寒热，是病邪传入阳明涉及少阳兼病，虽有里实，亦不能单纯攻下，以应大柴胡汤一面和解少阳之邪，一面通下肠胃之热结。大柴胡汤方，详下面少阳病章。

第二段：伤寒十余日，表邪内传，热结在里，协原停之水饮互结于胸胁，外虽不发高热，而内热熏蒸，故但头微汗出，余处无汗，致水饮不得外泄，停留而不行，故以大陷胸汤逐其停饮而泻邪热。

按语：本条症状不够充足，第一段：热结在里，如邪入阳明化燥，必兼见渴饮，大便难，才能与大柴胡汤以解少阳阳明之邪。第二段：凡用大陷胸汤，必须查实太阳表热内陷，挟停饮互结于胸胁，而见舌燥渴饮，胸胁硬满而痛，大便不利，脉沉紧等，方才为对证，如无表热内陷，只有水饮内停，证见胸胁满痛，舌苔白滑，不渴饮，虽大便不利，又为寒实水饮结胸，大陷胸汤决不可轻试，当视其体质较健者，轻则用甘遂半夏汤，重则可与十枣汤，逐水下行。其体质较弱者，又当以大建中汤或四逆汤加桂枝、茯苓、猪苓温中扶阳，化气行水。再按单纯阳明肠结燥结之证，内无停饮，亦决不可用大陷胸汤，因此，方中甘遂泻水，更使真阴涸竭故也。临床时，务须辨证施治为要！甘遂半夏汤和大建中汤，见《金匮要略》。

八九、结胸证，其脉浮大者，不可下，下之则死。（132）出太阳下

提要：结胸证脉浮大，禁用下法。

解释：结胸应下之证，寸脉当浮，关脉当沉，或脉沉而紧，今其脉反浮大者，必为浮大按之而空，浮为在外，大为正虚，是表邪与水饮结实于中，而正气虚隔于外，正虚邪实已极，故不可下，若误下之，里气一泄，正气无所依归，外离而内脱，则涣散而死。

九〇、结胸证悉具，烦躁者亦死。（133）出太阳下

提要：结胸烦躁的死证。

解释：原文说"结胸证悉具"是指心下痛，按之石硬，从心下至少腹硬

满痛不可近，或项强为柔痉状，及不大便，舌上燥而渴，日晡小有潮热等症状而言。此时邪气内结过甚，又加以烦躁不宁，是邪正相争，正虚邪实，正不胜邪，阴阳隔绝，神气散乱无主，下之则正虚不支而立脱，不下则邪实不去，逼正外散亦将脱，所以断为死候。

九一、小结胸病，正在心下，按之则痛，脉浮滑者，小陷胸汤主之。（138）出太阳下

提要： 小结胸病的证治。

解释： 结胸病，证有轻重之分，汤有大小之别，在病因方面，大结胸是太阳表邪内陷，协水饮互结于胸腹之重证；小结胸是痰与热互结于心下之轻证。在脉象方面，大结胸脉来沉紧，小结胸脉见浮滑。在症状方面，大结胸是从心下至少腹硬满而痛，手不可近；小结胸是正在心下，按之则痛。在治疗方面，大结胸证应以大陷胸汤泻水、下热；小结胸证，应以小陷胸汤清热、消痰、开结。此两证不同之点，应分析明白而免贻误。

方剂： 小陷胸汤方

黄连一两　半夏半升（洗）　　栝楼实大者一枚

上三味，以水六升，先煮栝楼，取三升，去滓，内诸药，煮取二升，去滓。分温三服。

按语： 以上各结胸病，故系水与热互结，然亦有水与寒凝结之证，不可不分。如为水热结胸，除胸腹硬满而痛，手不可触近外，必兼见舌干口燥，渴喜冷饮，大便不利，身轻恶热而精神不甚衰，脉沉紧或弦紧有力，方可以大陷胸汤下之，如不与寒凝结于胸腹，胀闷而痛，甚则从心下至少腹硬满，出现如有头足，上下俱痛，手足不可触近，舌苔白滑，不渴饮，即渴而喜热饮不多，二便通利，在寒极隔拒君火不降之际，亦有舌燥微喜冷饮一二口，二便反不利者，但其人必身重，恶寒，无神，脉沉迟或沉弱无力，又当以大建中汤或姜附汤加茯苓、肉桂、川椒等药温中扶阳而驱寒水，服后在膈上之寒水必从上而吐，膈下之水饮，必由二便而排泄，如误用大陷胸汤，下咽立毙。此证最为重要，临床时必须鉴别清楚。

九二、病在阳，应以汗解之，反以冷水潠之，若灌之，其热被劫不得去，弥更益烦，肉上粟起，意欲饮水，反不渴者，服文蛤散。若不差者，与五苓散。寒实结胸，无热证者，与三物小陷胸

汤，白散亦可服。（141）出太阳下

提要： 太阳病误用水疗的变证治法及寒湿结胸的证治。

词解：

①潠：音巽，即以冷水喷洒之意。

②灌：即饮以冷水之意。

③劫：《脉经》《外台秘要》均作却，即却止之意。

④弥更：是更加之意。

⑤肉上粟起：指皮肤起粒，为粟米样，俗称鸡皮疙瘩。

解释： 本条分两段解释。第一段：病在太阳之表，证见发热、恶寒、无汗、头体痛，应以汗解之，医者不识，反外以冷水喷洒，内以冷水灌饮之，其热被冷水浇洒阻止于外，则不得出，被冷水灌饮阻止于内，又不得入，以致表热被遏于肌肉之间，进退两难，邪正相争，愈增心烦；水气与表热互结于皮肉之间，不得发泄，而结粒如粟起，即愈加怕冷，皮肤起鸡皮疙瘩之状，热在躯壳，则意欲饮水，胃中无热，而反不渴，故用文蛤散以治人身躯壳外之粟粒，渗水利热，故能解皮肉间之热与水也。文蛤壳上起纹，又名瓦楞子，即上海常吃的蚶子之壳。服之若病不解，当与五苓散解表热，化气行水。

第二段：若因冷水外喷与内灌，表热已退，而寒水仍留，不结于皮肉间，而结于胸中，并无心烦，欲饮水之热证者，又为寒实结胸，则应专温其里，可与三物白散温泻其寒水，不得用大小陷胸汤反泻其热，愈曾其寒，而伤其阳，以免病转危笃。

附注： 本条"与三物小陷胸汤，白散亦可服"两句，《玉函经》《千金翼方》均无"陷胸汤""亦可服"等字，今据此更正。

方剂： 文蛤散方

文蛤五两

上一味为散，以沸汤和一方寸匕服，汤用五合。

白散方

桔梗三分　巴豆一分（去皮心、熬黑，研如脂）　贝母三分

上三味为散，内巴豆，更于臼中杵之。以白饮和服，强人半钱匕，羸者减之。病在膈上必吐，在膈下必利，不利，进热粥一杯，利过不止，进冷粥一杯。身热，皮粟不解，欲引衣自覆，若以水潠之、洗之，益令热劫不得出，当汗而不汗则烦，假令汗出不已，腹中痛，与芍药三两如上法。

按语： 本条之证，用文蛤一味为散之轻剂，恐难散表热郁遏之重邪，五苓散虽能化气行水，微解表邪，但能否治愈表热壅闭不解之证，当属疑问，

如病仍不解，又应以何方施治为宜？编者认为太阳表邪不得汗解，而被冷水内外阻遏，外既恶寒而皮上粟起，内又无邪热灼阴，反不渴饮，若是太阳表邪，已涉及少阴，应以桂甘姜枣麻辛附子汤加茯苓温经解表，辅正除邪，使无形之邪气从肌表而出，有形之水饮由水道而出，则邪气水饮一并肃清矣。至于柯韵伯主张《金匮要略》文蛤汤方，似未妥切。因本证既不渴饮，当无内热，并且内外被冷水灌浇，恶寒甚而皮上粟起，已可证明为表寒郁遏不解之证，而文蛤汤中用石膏凉肺寒中，麻黄解表发汗，恐服后大汗不止而有亡阳之虞，特附带声明以供参考！

附文蛤汤：文蛤五两　麻黄　甘草　生姜各三两　石膏五两　杏仁五十个　大枣十二枚（擘）

上七味，以水六升，煮取二升，温服一升，汗出即愈。

九三、病如桂枝证，头不痛，项不强，寸脉微浮，胸中痞硬，气上冲咽喉不得息者，此为胸有寒也。当吐之，宜瓜蒂散。（166）出太阳下

提要：瓜蒂散的证治。

解释：病人素有痰饮，因微感风寒，发热恶风，如桂枝证，但头不痛，项不强，故知病邪不在太阳之经脉，而伤太阳之气。太阳之气，出入于心胸。客邪挟痰饮阻遏胸中太阳出入之道路，故胸中痞硬，仅寸脉微浮，其他脉不浮，右寸脉候肺与胸中，故知邪不在下，在由于痰涎上冲咽喉，壅塞肺家清肃不降，以致呼吸喘促而不得急，此为胸中之痰饮阻遏所致，实邪既填塞于胸，病在隔上，故依照"在上者，因而越之"的治法，以瓜蒂散从上而涌吐之。

方剂：瓜蒂散方

瓜蒂一分（熬黄）　赤小豆一分

上二味，各别捣筛，为散已，合治之，取一钱匕，以香豉一合，用热汤七合，煮作稀糜，去滓，取汁和散。温顿服之。不吐者，少少加，得快吐乃止。诸亡血、虚家，不可与瓜蒂散。

按语：凡痰饮阻遏胸中，或微有外感而见本条症状之病，如体质较健，精神不倦者，服瓜蒂散涌吐之，固属对证，而体质素虚精神缺乏者，上方切勿轻试，如误用之，必致涌吐而现衰脱，根据编者经验应以四逆汤二陈汤加肉桂、公丁、桂枝，少佐细辛，服后亦可快吐痰涎，则病退而不伤正，且可

补本条服法文末"诸亡血、虚家，不可与瓜蒂散"之不足。特提供参考！

九四、脉浮而紧，而复下之，紧反入里，则作痞。按之自濡，但气痞耳。（151）出太阳下

提要：痞之成因与症状。

解释：伤寒病在肤表，则脉浮而紧，应当汗解而反误下之，致表邪内陷入里，脉变沉紧，因寒邪阻遏胸中，故作痞，与结胸应当辨别。结胸按之自硬，痞证按之自濡，结胸为有形之结痛，痞证是无形之气痞耳。

九五、伤寒五六日，呕而发热者，柴胡汤证具，而以他药下之，柴胡证仍在者，复与柴胡汤。此虽已下之，不为逆，必蒸蒸而振，却发热汗出而解。若心下满而硬痛者，此为结胸也。大陷胸汤主之。但满而不痛者，此为痞，柴胡不中与之，宜半夏泻心汤。（149）出太阳下

提要：柴胡、陷胸、泻心等汤证治。

词解：①蒸蒸而振：蒸蒸是形容其发热较甚，振是恶寒甚而振战，蒸蒸而振，是正邪相争，正胜邪负，其邪溃退之象。

解释：本条小柴胡证，大陷胸与痞证各不相同，必须鉴别。现分三段解释如下。第一段：太阳伤寒五六日，为少阴厥阴主气之期，因其人体质较健，适病邪当未传入三阴，而传留于少阳，故呕而发热及口苦、咽干而目眩，寒热往来或胸胁苦满等证已具，应以小柴胡汤和解，使病邪枢转外出从太阳肤表得微汗而解，医者不识六经辨证，而以他药误下之，犹幸抗力较强，病邪尚未内陷，而柴胡证仍在，故不为逆，仍可以小柴胡治之，服后正气得药力相助，遂起而抗邪，正邪相争，正胜邪负，则客邪溃退，得少阳之枢转而达于表，故见蒸蒸发热较甚，客邪由肤表将出而未出，致恶寒甚而振战，继复发热，汗出而解。

第二段：少阳半表半里之邪被误下后，邪热内陷，协心包之热和原停蓄之湿痰水饮互结于心下，故心下满而硬痛，此为水热结胸之证，但必兼见舌干口燥，渴喜冷饮，大便不利，小便短赤，精神不甚衰等证，才宜用大陷胸汤，如仅"心下满而硬痛"一证，则证据不够充分，大陷胸汤必须慎用。

第三段：若误下后，心下但满而不硬痛者，是误下伤中宫之阳，致少阳之邪热内陷，协心包之火聚结胸中，因无湿痰水饮，故为无形之气痞，此际

小柴胡汤已不适用，而宜用半夏泻心汤。寒热并进以清心包之热而不寒中。

方剂：半夏泻心汤方

半夏半升（洗）　黄芩　干姜　人参　甘草（炙）各三两　黄连一两　大枣十二枚（擘）

上七味，以水一斗，煮取六升，去滓，再煎取三升。温服一升，日三服。

方解：本方用芩、连苦寒以泻心包之热，姜、草、参、枣辛甘化阳以温中宫之寒而补脾胃，君以半夏降逆止呕，即小柴胡汤去柴胡加连，去生姜易干姜之方剂。

九六、**伤寒汗出解之后，胃中不和，心下痞硬，干噫食臭，胁下有水气，腹中雷鸣，下利者，生姜泻心汤主之。**（157）出太阳下

提要：生姜泻心汤证。

词解：

①干噫食臭：即打饱嗝有食物消化的腐臭气。噫音嗳。

②腹中雷鸣：是水气内动腹鸣之声。

解释：凡体质较健，胃肠不虚寒之人，患伤寒表证，汗出表解之后，当不致发生胃中不和而成本条之变证。如体质较弱，肠胃虚寒，素有停饮，消化不良者，患伤寒汗出表邪虽解，而胃中更见虚冷，无力制水，则水气上逆，凝聚心下，故胃中不和，心下痞硬，胃寒气逆，无力腐熟水谷，则干噫食臭，水气横溢则胁下有水气，水气搏击而下趋，则腹中雷鸣，下利，原文以生姜泻心汤主之。是否有效，还须加以研究。

方剂：生姜泻心汤方

生姜四两（切）　甘草三两（炙）　人参三两　干姜一两　黄芩三两　半夏半升（洗）　黄连一两　大枣十二枚（擘）

上八味，以水一斗，煮取六升，去滓，再煎取三升。温服一升，日三服。

按语：根据本条汗出解后之各种病情实属中寒脾湿，阴寒水气上逆，阳不足以运行，无力腐熟水谷化气行水所致，仅以心下痞硬而论，虽有火痞、寒痞、水痞和气痞之分，但本条之证，并无热象足征，实为阴寒水气凝结而成痞，但在治疗上重用生姜温胃而散水气，半夏降逆而止干噫，复加干姜之大温，以散胸胁之寒气而消痞硬，佐大枣、甘草之甘温补脾健胃而止下利，又加人参养阴生津而扶正气，以上数味尚属对证。惟方中又用芩、连之苦寒以泻火，不无可疑，依照虚则补其母之义，中土既虚，亟应补火以生土而制寒水，今反泻其火，则土必更虚，水必愈泛滥，服后能否奏效，实难断定。

编者以为寒热并用之方，必适应寒热错杂之证，本证既明白指出胃中不和，心下痞硬，干噫食臭，胁下有水气，腹中雷鸣，下利等证，则必为宿食兼水气为患无疑，水气与宿食而能结成火痞者，决无是理也。在治疗上，轻证应去芩、连加茯苓、桂枝，病较重者，去芩、连加茯苓、肉桂、附子，则较为对证，特提出以供参考。

九七、伤寒中风，医反下之，其人下利，日数十行，谷不化，腹中雷鸣，心下痞硬而满，干呕，心烦不得安。医见心下痞，谓病不尽，复下之，其痞益甚。此非结热，但以胃中虚，客气上逆，故使硬也，甘草泻心汤主之。（158）出太阳下

提要： 甘草泻心汤证。

解释： 伤寒或中风，本应麻黄汤解表或桂枝汤解肌，并须注意病邪偏阴或偏阳之趋势，偏于阴者，应防邪入少阴而从寒化，法当温经解表；偏于阳者，应防邪入阳明而从燥化，又当辛凉解表，如能按法施治，则不致汗后伤其阴阳而致变证，医者不明六经汗、下之法，而反误下之，遂致表邪内陷，并伤脾胃而损心肾之阳，脾肾不固，致寒水泛滥，水寒土湿，故下利一日数十次之多，少火不足，无力蒸发三焦，腐熟水谷，故完谷不化，水气流动则腹中漉漉作雷鸣之声，心阳既虚，无力镇摄僭上之阴，以致寒水浊阴之气上逆，凝聚心下，则痞硬而满，阴寒水气扰乱神明，则心烦不得安，胃虚寒气逆不降，而见干呕。医者见到已上症状，竟误认为邪热不尽，而复下之，遂致虚者益虚，寒者益寒，痞硬不但不能消除而反增剧，这些严重病情，并不是邪热内结之痞硬，而是一再误下，胃中虚冷，阴寒水气凝结心下而使硬满也。仲景虽仅指出"其痞益甚，此非结热。"但我们可以推断其人下利不止，腹中雷鸣，谷不化，干呕，心烦等证，亦必随之而增剧，一再误下之后，虚寒已极，而以甘草泻心汤方中之芩、连苦寒以泻火，能否奏效，还须加以研究。

方剂： 甘草泻心汤

甘草四两（炙） 黄芩三两 干姜三两 半夏半升（洗） 大枣十二枚（擘）
黄连一两

上六味，以水一斗，煮取六升，去滓，再煎取三升。温服一升，日三服。

按语： 本条是因太阳表证，一再误下，酿成严重的痞证。根据所见症状，毫无热象足证，如以心烦不得安，结合其他多数寒证病情，认为是寒热互结

之痞，则原文已明白指出"此非结热，但以胃中虚，客气上逆，故使硬也。"既非结热，必为寒结，胃中既虚，则上逆之客气，可以肯定为阴寒之水气凝结所致，盖痞属虚证，故按之心下濡者为多，因有水气，才能结硬，既为寒结，实属于浊阴水气凝结心下之寒痞，在治疗上亟应扶阳抑阴，温中降逆以行水，而反用性味苦寒之芩、连以泻火，则愈寒其胃而伤其阳虽有干姜、半夏、大枣、甘草温中降逆，补脾健胃，但不敌芩、连之苦寒，反而减低温中健胃之力。因此，本证用本方实难奏效，还可能促使其病势转危，挽之莫及。根据编者经验，每遇此证，决不敢试用上方，即以四逆汤加肉桂、公丁、半夏、砂仁、茯苓，扶阳抑阴，温中健胃。如见口干，心烦不安，喜饮清凉不多者，则以茯苓四逆汤加猪胆汁，大补阴阳之气，曾屡试屡效，特提供参考。

　　九八、心下痞，按之濡，其脉关上浮者，大黄连泻心汤主之。（154）出太阳下

　　提要：大黄黄连泻心汤证。

　　解释：痞证多因误下而成，亦有未经误下而致者，本条不论已否误下，均应以脉证为凭，根据原文仅见"心下痞，按之濡，其脉关上浮"，证据不够充分，实难确定为火痞之证，使学者难于掌握。因此，除原有脉证外，必兼见口燥咽干，心内热烦，或小便短赤，喜饮清凉，精神不甚倦怠，关上脉浮而兼数者，方能以大黄黄连泻心汤清热泻火。如无以上兼见等证，则此方又当慎用。

　　方剂：大黄黄连泻心汤方。

　　大黄二两　黄连一两

　　上二味，以麻沸汤渍之，须臾绞去滓，分温再服。

　　词解：①渍：音恣，浸渍之。

　　按语：本条除原有脉证外，如兼见口中和，舌苔白滑，心内不烦热，不喜饮清凉，或渴喜热饮不多，嗜卧无神，脉浮而不数者，又属于心肾阳虚，阴寒之气凝聚心下之寒痞，大黄黄连泻心汤，决不可用。又当以白通汤加肉桂扶心肾之阳，而抑凝结之阴，庶可免误治变证。

　　九九、心下痞，而复恶寒、汗出者，附子泻心汤主之。（155）出太阳下

　　提要：附子泻心汤证。

解释：病邪陷入少阴，即随其阴阳水火之盛衰而变化，故痞证有火痞、寒痞之分，由于阴虚者易生热，病邪即随手少阴丁火本热司化之气而为火痞。阳虚者易生寒，病邪即随足少阴癸水标阴从化之气而为寒痞。在辨证论治上，无论火痞与寒痞，均有具体的脉证表现。本条仅提出"心下痞"过去各注家大都以方测证，均认为是火痞，未免随文顺释。编者以为仅以心下痞三字，并无其他热象可凭，实难确定其为火痞，如为火痞，必须兼见舌红、口燥、咽干、心中热烦、喜饮清凉，脉沉细而数，精神不甚衰者，方能用大黄、芩、连等清热泻火之剂，否则不可轻试。具有火痞之证，而反恶寒汗出，则为肾阳内虚，无力卫外固表，又属于上热下寒，水火不交之痞证，水不上交于心，则火亢于上，火不下交于肾，则水寒于下，故以附子泻心汤泻心火，温肾水而不伤阳，根据编者经验，一遇上热下寒，水火不交之痞证，即以白通汤加猪胆汁、人尿主之，其效亦速。

方剂：附子泻心汤方

大黄二两　黄连一两　黄芩一两　附子一枚（炮，去皮，破，别煮取汁）

上四味，切三味，以麻沸汤二升渍之，须臾绞去滓，内附子汁，分温再服。

按语：本条仅以心下痞，而复恶寒汗出，并无其他热象表现，则用附子泻心汤，亦当考虑。如反兼见口中和，舌苔白润，心内无热烦，不渴饮，即渴而喜热饮不多，精神疲乏，脉浮虚，或沉弱无力者，又属于阳虚，浊阴之气上逆，凝聚心下而成之寒痞，附子泻心汤决不可用。因本方虽有附子温水固阳，但不能敌三黄大苦寒之性，故本方不但不能消寒痞而反使病势加剧，甚或促其危亡。根据编者经验，凡遇此种寒痞之证，即以四逆汤加肉桂、茯苓、砂仁治之，无不疗效显著。

一〇〇、伤寒大下后，复发汗，心下痞，恶寒者，表未解也。不可攻痞，当先解表，表解乃可攻痞。解表宜桂枝汤，攻痞宜大黄黄连泻心汤。（164）出太阳下

提要：汗、下倒施，形成痞证而表不解的治法。

解释：凡患太阳伤寒表证的人，必视其体质之强弱，年龄之大小，以及病邪之轻重，或偏阴偏阳之趋势，分别以不同之方剂，而汗解之，无不应手奏效。本条伤寒误大下之后，无阳和中气已伤，致表邪内陷，心下结痞，医见病不解，而复误发其汗，重伤其阳，而表亦未解，仍见恶寒，想系其人体

质较健，年龄不高，不能支持汗、下到施，病势尚未严重，仅变成心下痞，恶寒，表不解之证。如心肾两亏，体质较弱，年龄较高，一再误治之后，体力难支，病势必转危笃，又将何以处之？原文仅以恶寒二字，即断为表未解，并无太阳肌表之证据，而内以结火痞，即以桂枝先解表，是否合法，尚须研究，并且桂枝汤中姜桂之辛温，岂不益增其火痞之热乎？根据汗、下两误之后，心下痞，仍见恶寒，并无热象可凭，如即以为是火痞，亦不无疑问。编者以为本条原文或有错简，如无表证与内热之实据表现，则为阳气内虚，邪阴凝聚之寒痞，大黄黄连泻心汤，望勿轻试。又当以四逆辈扶阳抑阴主之，决不可用解表之剂。如表未解，仍见太阳肌表证之实据，审实确为寒痞者，应斟酌情况，如表重于里，即可以桂枝汤先解表，再以四逆汤温里以消痞，如里重于表，又当先温其里，后解其表，或以四逆汤少佐麻、辛、桂枝扶阳温经，表里两解，较为合宜。为了贯彻辨证论治的精神，特分辨已上各证，借供参究！至于太阳肌表证，寒痞、火痞的脉证已详前，不赘。

一〇一、伤寒发汗，若吐，若下，解后，心下痞硬，噫气不除者，旋覆代赭汤主之。（161）出太阳下

提要： 旋覆代赭汤证。

解释： 太阳伤寒发汗，或吐，或下，病邪解后，而中气被伤，虚气上逆，挟痰饮凝聚胸膈，胃气不降，以致心下痞硬，打饱嗳不止，故以旋覆代赭汤主之。

方剂： 旋复代赭汤方

旋覆花三两 人参二两 生姜五两 甘草三两（炙） 代赭一两 半夏半升（洗）
大枣十二枚（擘）

上七味，以水一斗，煮取六升，去滓，再煎取三升。温服一升，日三服。

方解： 本方用人参、甘草扶正补中，姜、枣补脾健胃，更以赭石得土气之甘，其质重而能沉降者，使之敛浮镇逆，须人参以归气于下，加辛润之旋复以开肺涤饮，佐半夏和胃降逆而化痰饮，用此二物方能承领上下，以除噫气而消心下之痞硬。观仲景治下焦水气上凌，振振欲辟地者，用真武汤镇之。利在下焦，大肠滑脱者用赤石脂禹余粮汤固之。此胃虚于中，气逆不降，故用此法以降之而胸中转否为泰，其为归之，固下温中降逆之法，各极其妙如此。

一〇二、本以下之，故心下痞，与泻心汤，痞不解，其人渴而

口燥烦，小便不利者，五苓散主之。（156）出太阳下

提要： 水痞的证治。

解释： 本条之痞证，本因误下而成，然原来究竟所患何病，条文未曾言及，学者难于明了。编者认为想系病人原停有水饮，复患伤寒或中风，本应汗解，而医者不明，竟以承气汤之类误下之，致使表邪内陷，挟水饮停聚心下而成水痞，医者又误认为火痞，而以泻心汤治之。方不对证，故痞仍不解，即失于误下，复泻心火，致损伤中气，使脾胃失却升降之力，脾虚不能上升以输布津液，故其人口燥渴饮，水气凌心，而见心烦，胃虚不能下降，以转输水道，故小便短赤或癃闭而小便不利，因以五苓散补脾输津，化气行水而散太阳内陷之邪。

按语： 本条水痞一证，病势较轻，用五苓散尚属对证。如水饮停聚胸胁较重，精神不倦者，又当与十枣汤主之。十枣汤证详见下面。

一〇三、伤寒服汤药，下利不止，心下痞硬，服泻心汤已，复以他药下之，利不止，医以理中与之，利益甚。理中者，理中焦，此利在下焦，赤石脂禹余粮汤主之。复不止者，当利其小便。（159）出太阳下

提要： 误下成痞，又复误下，致下利不止的治法。

解释： 凡学医者，必须熟读仲景《伤寒杂病论》，明确六经气化，分经辨证，切实掌握八纲八法，在临床辨证论治上，始可指下生春，庶不致入手便误。本条患伤寒表证，本应按法解表，令得微汗，无不立奏其效。医者不识六经辨证，竟粗枝大叶，误用下法，故服汤药后，大伤中气而损真阳，致表邪内陷，造成脾肾不固，阴寒凝聚心下，故见下利不止，心下痞硬等证。医者误认为火痞，而以泻心汤泻火清热，服后病势不减，复以他药（即承气汤之类）下之，致虚者愈虚，而寒者愈寒，故下利仍不止。医者虽认为是中焦虚寒，但忽略下焦肾阳不固，水寒土湿已极之证，而以理中汤与之，一则可能是剂量较轻，温中逐寒，燥湿止利之力不足，再则未顾及下焦之真阳，故服后利益甚，医者见其利更甚，又认为此利不在中焦而在下焦，又改用赤石脂禹余粮汤补土涩肠，而止滑利，但因其药力薄弱，决不可能温固一再误下，脾肾虚寒，下利不止之证。原文最后指出：利复不止者，当利其小便。此法虽能分消水谷，但无温中固肾，化气行水之力，能否利小便而止利，尚属疑问。编者以为在读《伤寒论》时，应读于无字处，在无方之处，而求对证，

有效之方，以免临证束手。

方剂：赤石脂禹余粮汤方

赤石脂一斤（碎）　　太一禹余粮一斤（碎）

上二味，以水六升，煮取二升，去滓。分温三服。

按语：本证因被误下，已造成下利不止之寒痞，医者忽而泻心，忽而又下之，忽而理中，忽而补土涩肠，忽而当利小便，似此以药试病，患者何能当之。所以仲景在序中指出："赍百年之寿命，持至贵之重器，委付凡医，恣其所措。"又说："余宗族素多，向余二百，建安纪年以来，尤未十稔，其死亡者三分有二，伤寒十居其七。"可见当时被误治而夭亡者多。即以本证而论，如体质较弱者，经过一系列的误治，早已下利不止而衰脱矣，安能等待利其小便而愈哉？故仲景特提出本条以引起医者在临床辨证时之注意。编者认为在服汤药误下后，下利不止，心下痞硬，如兼见口中和，心中不热烦或纵然口燥咽干，但不渴饮而精神缺乏者，即应扶阳温固，燥湿利水，以四逆苓桂术甘汤主之，决不致酿成以后之变证。如再继续以药试病，直到利其小便而利仍不止时，已成为虚寒已极之候，急宜以附桂理中汤或白通、四逆等汤主之，肉桂、茯苓、白术，亦可酌情加入，即可收到止利补救之效。

一〇四、太阳中风，下利，呕逆，表解者，乃可攻之。其人漐漐汗出，发作有时，头痛，心下痞硬满，引胁下痛，干呕，短气，汗出不恶寒者，此表解里未和也，十枣汤主之。（152）出太阳下

提要：十枣汤证。

解释：病人素有悬饮，复感风寒，邪中太阳肌表，挟停饮而凝聚于胸胁之间，阻其升降之机，水气淫于下，则下利，水气淫于上而呕逆。此证须待以桂枝汤表解后，乃可攻其里水，水气渗溢于表，故其人漐漐汗出，卫气与水邪相争，则发作而汗出，息则汗止，水气随太阳经脉上攻于头，则为头痛。水饮填塞于胸胁，则心下痞硬而满，牵引胁下而作痛。水气阻遏，影响气逆不降而干呕，气陷不升则短气，如汗出恶风或恶寒者，是表邪未解，不可攻里，攻之则表邪内陷而增病变。今漐漐汗出，发作有时，头痛而不恶寒者，可知表证已解，乃水饮停蓄，致里未和也。故以十枣汤攻其水而诸证解。

方剂：十枣汤方

芫花（熬）　甘遂　大戟

上三味，等分，各别捣为散。以水一升半，先煮大枣肥者十枚，取八合，

去滓，内药末。强人服一钱匕，羸人服半钱，温服之，平旦服。若下少病不除者，明日更服，加半钱，得快下利后，糜粥自养。

方解： 陈蔚说："……若不恶寒为表已解，宜用此汤，第三味皆辛苦寒毒之品，直决水邪，大伤元气。"柯韵伯说："参术所不能君，甘草又与之相反，故选十枣以君之，一以顾其脾胃，一以缓其峻毒，得快利后，糜粥自养。一以使谷气内充，一以使邪不复作，此促景用毒攻病之法，尽美又尽善也。"

按语： 按本方是攻里水之峻剂，凡水饮为患，而致肿胀者，趁其病势不重，正气未衰时用之，其效颇宏，如畏而不用，一旦肿胀深重，正气衰堕，至此而始用之，则恐水尽气绝，无法挽矣。

复 习 题

试述结胸与痞证的病因、病理、症状和治疗。

一〇五、太阳伤寒者，加温针必惊也。（119）出太阳中

提要： 太阳伤寒，误用温针的变证。

解释： 太阳伤寒肤表证，应以麻黄汤发汗解表，今用温针不仅不能开腠理发汗，表邪未解，发热不退，而且火热之气内入，灼伤营气，扰乱神明不安而作惊怖之状。此证不但温针不能用，即姜、桂、附、芎、芷、苍、夏等辛温之药，如不加麻黄解表发汗，服后亦不能开腠理，其热必愈高，此亦属火逆之类，在小儿且有发惊之可能，临证时，亦须注意！

一〇六、脉浮，热甚，而反灸之，此为实。实以虚治，因火而动，必咽燥，吐血。（115）出太阳中

提要： 误用艾灸，形成咽燥吐血证。

解释： 脉浮病在表，热甚，是发热过甚，想系温病初起脉浮而数，证见发热而渴，不恶寒，头体痛之太阳表热邪实证，应以麻杏甘汤辛凉解表，汗出而愈。今误认热实为虚寒，而以艾火灸之，不但不能清内热，开腠理，解表邪，而反愈增其热，表邪束于外，火热攻于内，热无从泄，因火而动，上攻咽喉，灼伤阳络，逼血上行，故造成咽燥吐血之变证。

一〇七、太阳病，以火熏之，不得汗，其人必躁。到经不解，必清血，名为火邪。（114）出太阳中

提要：火邪迫血下行。

词解：

①火熏：是古代烧坑铺药，洒水取气，使病人卧于其上，以熏蒸取汗之一种方法，即现代熏蒸疗法。

②躁：即手足躁扰乱动。

③到经：六日经气运行一周，七日又到太阳主气之期。

④清血：清同圊，圊，厕也。清血，即大便下血。

解释：太阳病，可能是温病初起之表热证，（症状详前条）医者不识辛凉解表之法，而以火热之气熏之，此种治法，对表寒证，可能得汗而解，但对邪热在表之证，又被火热熏蒸，两阳灼阴，故不得汗，证见心内不安，手足躁扰而乱动，病到六七日，六经主气已周，七日又值太阳主气之期，邪热不得从肌表出汗而解，内伤阴络，《内经》"阴络伤则便血"，迫血下行，则必大便下血，此证是两热相交而成，故名为火邪。

按语：本条可能是太阳表热证，误用火攻，两阳灼阴，伤及阴络，迫血下行，而见躁动不安，在治疗上，原文无方，如兼见发热，口燥咽干而喜清凉，小便短赤者，以葛根黄芩黄连汤加生地、芍药、麦冬、侧柏叶主之，较为对证，特补此方，以供参究。

一○八、微数之脉，慎不可灸。因火为邪，则为烦逆，追虚逐实，血散脉中，火气虽微，内攻有力，焦骨伤筋，血难复也。脉浮，宜以汗解，用火灸之，邪无从出，因火而盛，病从腰以下必重而痹，名火逆也。欲自解者，必当先烦，烦乃有汗而解。何以知之？脉浮，故知汗出解。（116）出太阳中

提要：用火灸后两种变证及太阳自愈证。

词解：

①微数之脉：是稍快之脉。微：不是脉名，而是形容词。

②追虚逐实：阴血内虚，而更用火灸，使虚者益虚，故为追虚，邪热内实而更用火灸，故为逐实。

③血散脉中：即火热内攻，迫其血液循行，失其常度之意。

④焦骨伤筋：即两阳灼阴，阴虚血燥，不能濡养筋骨之意，是形容火热灼阴厉害之词。

⑤邪无从出：是误用火灸，表邪不得从汗而出。

⑥火逆：凡误火而成的变证，名为火逆。

解释：本条分三段解释。第一段：微数之脉，是为阴虚有内热之象，阴虚有内热之人，用辛温之药，亦当审慎，况以艾火灸之乎，盖火邪乘虚而入，协内热上攻则为烦逆。阴血内虚，而更加火灸，致虚者益虚，故为追虚，邪热内实，而更加火灸，致实者益实，则为逐实。火热熏灼，迫其血液循行，使失其常度，以致血散脉中，艾火之气虽微，而协热内攻，实为有力，火热灼阴，津枯血燥，不能濡养筋骨，而为焦骨伤筋，如邪热不去，则营血难于恢复常态矣。

第二段：脉浮，病在表，故宜以汗解。如浮紧无汗者，宜麻黄汤。浮缓有汗者，宜桂枝汤。今日火灸之，不能开腠理而解表邪，客邪不惟不能从汗而出，反因火外逼，致陷少阴，而病势加重，阻碍肾脏寒水流行之机，遂致腰以下沉重痿痹而不能活动。此证系误灸逼迫而成，故名火逆。

第三段：上面第一段是阴虚内热，被艾火误灸之变证，第二段是表证误灸邪陷少阴，本段则为表证未灸，病欲自解，因太阳表证未经服药亦未加灸，如正气来复，邪正相争，故当先烦，若正胜邪负，表邪溃退时，即得汗而解。本病虽见烦，因诊其脉浮，故知客邪在表，将得汗而解也。

按语：第一段为火热灼阴，阴虚血燥，筋骨失濡养之变证，原文无方，如兼见唇焦舌燥，喜饮清凉，心中热烦，小便短赤，脉来沉数者。以黄连阿胶鸡子黄汤清邪热而滋心肾之阴，较为对证。第二段客邪陷入少阴，阴碍寒水流行之机，而成腰以下沉重痿痹之证，原文亦未立方，如兼见脉沉细或沉迟，舌苔白滑，不渴饮，即渴而喜热饮，且饮亦不多，则投以肾着汤，或四逆汤加麻、辛、桂、苓扶阳温肾除湿，化气行水，均有特效。根据编者经验，凡腰痛及腰以下坠重痿痹等证，多属寒湿所致，难有热实之证，因肾为寒水之脏故也。

一〇九、火逆下也，因烧针烦躁者，桂枝甘草龙骨牡蛎汤主之。（118）出太阳中

提要：误火复误下而见心烦躁的证治。

解释：本条火逆以前，想系太阳肌表营卫不和之证，医者不知用桂枝汤调营卫以解肌表，而用烧针或灸法，致表邪内陷而伤心阴，其病不解。医者又误认为阳明里实证，而以承气汤类下之，致伤肾阳，病乃不解，因烧针火逆及误下使阴阳两伤之后，遂成心肾不交而烦躁之证，故以桂枝甘草龙骨牡蛎汤益阴潜阳而交心肾。

方剂：桂枝甘草龙骨牡蛎汤方

桂枝一两　甘草二两（炙）　牡蛎二两（熬）　龙骨二两

上四味，以水五升，煮取二升半，去滓。温服八合，日三服。

方解：本证误用火逆伤心阴则烦，误用凉下伤肾阳则躁。故取龙、牡、桂枝益阴潜阳而交心肾，重用甘草助中焦之转运，以交通上下，而烦躁自平矣。

一一〇、伤寒脉浮，医以火迫劫之，亡阳，必惊狂，卧起不安者，桂枝去芍药加蜀漆牡蛎龙骨救逆汤主之。（122）出太阳中

提要：伤寒误火，亡阳将狂的证治。

词解：

①火迫劫之：即以火法强迫发其汗。火法：包括火熏、蒸气、烧针、艾灸等。

②亡阳：此处是指心阳外亡，神气浮越，而非肾阳外亡。

解释：伤寒脉浮，是太阳表证，如脉浮而紧，恶寒无汗，是麻黄证；脉浮而缓，自汗恶风见桂枝证，医者见其恶寒或恶风，不用麻黄等汤发汗解表，而以火热之气熏蒸迫汗，如病人心肾不亏者，当可得汗而解，但病人心脏素虚，兼有痰湿，复患伤寒表证，一经火热迫劫，汗泄过多，必伤心阳，心阳虚浮而亡于外，神气无主则惊，湿痰上窜则狂，惊则不守，狂则不静，故起卧为之不安。此非亡肾中之阳，故不用附子，而以桂枝去芍药加蜀漆牡蛎龙骨救逆汤主之。

方剂：桂枝去芍药加蜀漆牡蛎龙骨救逆汤方

桂枝三两　甘草二两（炙）　生姜三两（切）　大枣十二枚（擘）　牡蛎五两（熬）　蜀漆三两（洗去腥）　龙骨四两

上七味，以水一斗二升，先煮蜀漆，减二升，内诸药，煮取三升，去滓。温服一升。本云桂枝汤，今去芍药，加蜀漆、牡蛎、龙骨。

方解：本方用桂枝辛温色赤入心而保心气，佐龙、牡以敛浮越之阳而镇惊，芍药苦平，非亡阳所宜，故去之。佐蜀漆以涤痰而镇狂，用甘草、姜、枣以资助脾胃之气，使火土相生，其病可愈，因以火劫变逆，故曰救逆。

一一一、烧针令其汗，针处被寒，核起而赤者，必发奔豚。气从少腹上冲心者，灸其核上各一壮，与桂枝加桂汤，更加桂二两

也。（117）出太阳中

提要： 误用烧针引发奔豚的证治。

解释： 心肾素虚寒之人，外感见寒，易入少阴而从寒化，成为太阳少阴两感之证，如用温经解表，辅正除邪，可期一剂得微汗而愈。医者不识，而以烧针令其汗，表邪未解，阳不卫外，针孔处复被寒邪侵入，凝聚针处，则突起如核，发为赤色；且其人肾脏素虚寒，内有水饮，今被烧针温动寒水之气，以致阴寒水气从少腹上冲于心而发为奔豚，轻则凌心不安，重者心胸彻痛，表里两寒相侵，故外用艾针以温散其核，内服桂枝汤调和营卫以解太阳肌表之邪，加重桂枝宣心阳而降卫逆之气，并能温化膀胱而利寒水，使核散豚消，表里两解，此为原文正治之法。

方剂： 桂枝加桂汤方

桂枝五两　　芍药三两　　生姜三两（切）　　甘草二两（炙）　　大枣十二枚（擘）

上五味，以水七升，煮取三升，去滓。温服一升。本云桂枝汤。今加桂满五两。所以加桂者，以能泄奔豚气也。

按语： 按桂枝加桂汤治本条烧针强令其汗而发奔豚一证，在病势轻者，可能生效，若加为肉桂，则较桂枝力厚，尤能强心主之阳而化奔豚之气。如病势较重，心胸痛而彻背者，不特加肉桂还须加附子强心温肾水之寒，其效尤显，或用桂枝加桂去芍药加附子汤，或用四逆汤加肉桂、公丁、吴萸，更为有效。如尚有表证者，酌加麻、辛、桂枝解表温里，无不特效。

复习题

误用火疗，可能引起哪些变证？应如何分别救逆？

第七节　合病并病

一一二、太阳与阳明合病者，必自下利，葛根汤主之。（32）出太阳上

提要： 太阳与阳明合病自下利之治法。

解释： 太阳主开，阳明主阖。今太阳肤表与腠理为寒邪闭束，则成阖而不开之表寒无汗证。表邪郁闭，涉及阳明，里热内逼肠间，则成开而不阖之里热自利证。故用桂枝汤调和营卫，得麻黄开腠理，驱表邪，由肤表得汗而解；用葛根清里热，引水津上升，并升达内陷阳明之邪而止下利，使二阳合

病，开阖自调，表里均解，其病自愈。

方剂：详前面第四六条。

按语：按此方不独对本证有效，即对于下痢红白，身热不退，头体痛，恶寒无汗，而有表证者，服之亦表解热退，痢即减轻，亦能自愈。凡见上证，如无汗者用此方和，自汗者用本方去麻黄，无不屡治屡效。

一一三、太阳与阳明合病者，不下利，但呕者，葛根加半夏汤主之。（33）出太阳上

提要：太阳与阳明合病，不下利但呕的证治。

解释：本条承第32条太阳表不解，涉及阳明，里热不内迫肠间而作利，而反上逆于胃而作呕，故仍用葛根汤解太阳之表，升达内陷阳明之邪，加半夏和胃降逆而止呕。

方剂：葛根加半夏汤方

葛根四两　麻黄三两（去节）　　芍药二两　甘草二两（炙）　　桂枝二两　生姜二两（切）　　半夏半升（洗）　　大枣十二枚（擘）

上八味，以水一斗，先煮葛根、麻黄，减两升，去白沫，内诸药，煮取三升，去滓。温服一升，覆取微似汗。

按语：上条是客邪下陷肠间而下利，本条是客邪上逆于胃而作呕，一升一降，治法不同，但均为解表而兼治里之法。

一一四、太阳与少阳合病，自下利者，与黄芩汤。若呕者，黄芩加半夏生姜汤主之。（172）出太阳下

提要：太阳少阳合病，自下热利或呕的治法。

解释：太阳与少阳合病，必见头身微痛，口苦咽干等情，今兼见自下利者，是太阳主开，少阳主枢，表邪不能从枢以外出，反而从枢以内陷。少阳是火气主之，邪热内迫，故见自下利，以黄芩汤清陷里之热而达太阳之气于外，其病可解。若呕者，则为少阳客邪欲从太阳之开以上达，故加半夏、生姜宣达其逆气以助太阳之开而解二阳之邪。

方剂：黄芩汤方

黄芩三两　甘草二两（炙）　　芍药二两　大枣十二枚（擘）

上四味，以水一斗，煮取三升，去滓。温服一升，日再夜一服，若呕者，加半夏半升，生姜三两。

按语：本条治法与太阳阳明合病之桂葛汤证及葛根汤证不同。桂葛汤证，是太阳与阳明合病自汗下痢证，葛根汤证，是太阳与阳明合病无汗下痢证。两证均为表邪较重而阳明里热较轻，且表证当发汗，加葛根以升达内陷之邪，可收表里两解之效。至于本节之证，虽为太少两阳合病，但少阳之邪热较甚，太阳之表邪较微，此为少阳相火协同阳明之热，太阴之湿而为病，湿热迫胁，故成热泻自利，近于赤白痢，实非寒湿泻利，故以黄芩汤清热为主，内热既清，客邪得解，则下利呕逆等二阳病可愈。

一一五、二阳并病，太阳初得病时，发其汗，汗先出不彻，因转属阳明，续自微汗出，不恶寒。若太阳病证不罢者，不可下，下之为逆，如此可小发其汗。设面色缘缘正赤者，阳气怫郁在表，当解之、熏之。若发汗不彻，不足言，阳气怫郁不得越，当汗不汗，其人躁烦，不知痛处，乍在腹中，乍在四肢，按之不可得，其人短气但坐，以汗出不彻故也，更发汗则愈。何以知汗出不彻？以脉涩，故知也。（48）出太阳上

提要：二阳并病，因太阳发汗不彻之变证及治疗。

解释：本条分三段解释。第一段：太阳阳明并病，初得病时，本系太阳伤寒无汗肤表证或中风自汗肌表证，医者不知麻黄汤解表或桂枝汤解肌，而以他药发汗或用桂枝汤不加啜粥，故汗出不彻，以致表邪不能发泄外出，而转属于阳明，因太阳表证已罢，故不恶寒，或反恶热，邪热内蒸，故续自微汗出。如证见烦渴饮冷，小便短赤，脉洪大者，当以白虎汤解肌清热救焚。若兼见舌苔黄燥，日晡潮热，谵语，大便燥结，脉洪实，或洪数或沉数者，又当以承气汤下之。

第二段：若太阳病证未罢，仍见恶寒，或恶风，头体痛，自汗或渴饮，则不可下，凡白虎、承气等汤均应禁用。若误下之，反引邪内陷，病必转剧，故下之为逆，此际当审其表邪之轻重，小发其汗。设若病已转兼阳明，颜面发红有热色之象，则为阳气怫郁在表，已成二阳并病，当用辛凉解表之法，轻证可用桂葛汤，重症可酌用麻杏石甘汤或大青龙汤，以小发其汗解之。至于"熏之"之法（即现在蒸气疗法），系用水煮药气熏蒸发汗，对二阳并病可能损伤阴液，而致变证，须当慎之。

第三段：若太阳表证汗出不彻，未见面色发赤，不足言阳气怫郁不得越，当汗而不汗，客邪壅闭不得外出，遂向内窜扰不安而见烦躁。由于客邪阻滞

经络，气血不畅，故其人感觉不舒适，忽在腹中，忽在四肢，按之又不可得，不知痛之所在。表邪挟水气上逆于肺，以致气短，但坐较舒适，卧则气壅不安，造成以上各证之因，实由汗出不彻，表邪未解之故，即应分别病情，更发其汗则愈。因病人脉细迟无力，滞涩不流利，故知其汗出不彻，病邪未解。

按语： 本条虽为假设病情辨证论治之文，但第三段所见脉证似觉可疑，既为汗出不彻，病邪未解，已见烦躁症状，又见气短不得卧之证，而以脉涩确定汗出不彻，指出更发其汗则愈，此种脉证究竟病在何经，殊难臆断。如系太阳表邪未解，则脉证不相符，如系病邪涉及阳明而见烦躁，必兼见渴喜冷饮，而脉证亦不相符，以脉而论，可知病邪已陷入少阴，无论邪涉阳明从燥化，或涉少阴从寒化，均不可单独发太阳表邪之汗，如再误发其汗，必致伤阴或伤阳而变证，甚则有亡阴或亡阳之虞。至于短气但坐不得卧一证，原因不同，有因阳明热盛，壮火食气而气短者，有因少阴虚寒证，少火不能生气致元气不足而气短者，有因痰饮壅闭，阻遏肺肾之气不相接而气短者。本证之气短，但坐不得卧，则系汗出不彻，腠理闭塞，表邪不解，挟水上逆，肺气不利所致，结合脉涩（涩脉细而迟，往来难，短且散，属于气血不足内虚之脉）知其内气内虚，虽应发汗；但须兼顾少阴，则脉证相符，即应以麻辛附子汤或四逆汤酌加麻、辛、桂枝温经解表，辅正除邪，使得微汗而解，毫不伤正。此为编者屡治屡效之经验，特提供参考。再按面赤一证，病在少阴虚阳外越者有之，阳明邪热内盛者亦有之，暑证亦有之，与本证二阳并病，阳气怫郁在表之面赤不同，务须考查其他症状，详为分辨，以免误治。

复习题

如何鉴别诊断治疗太阳阳明合病与太阳少阳合病之自下利证？

第八节　太阳温病、风湿病和燥病

一一六、太阳病，发热而渴，不恶寒者，为温病。若发汗已，身灼热者，名风温。风温为病，脉阴阳俱浮，自汗出，身重，多眠睡，鼻息必鼾，语言难出。若被下者，小便不利，直视失溲。若被火者，微发黄色，剧者如惊痫，时瘛疭，若火熏之。一逆尚引日，再逆促命期。(6) 出太阳上

提要： 温病提纲及误治后之变证。

词解：

①灼热：即发热过甚，触之灼手。

②鼾：音酣。呼吸时鼻中有声，俗名打鼾。

③被火：指火熏，艾灸及烧针等治法。（并包括误服温热药在内。）

④惊痫：指突然昏迷，四肢抽搐。

⑤瘛疭：是形容四肢抽搐痉挛，屈不能伸，或伸不能屈，犹小儿抽风之状。

解释： 根据《难经》记载，广义伤寒有五，太阳温病，即五中之一。此证之来源，《内经·素问·生气通天论》谓："冬伤于寒，春必病温。"历代注家，多以为是冬季伤外来之寒邪，感之重者，即发而为伤寒，感之轻者，潜伏体内，到春季发为温病，此种理论，尚需研究。如果冬季感冒寒邪内伏，岂能待至春季始发而为温病？据黄坤载云："温病之原，起于冬不藏精，伤其寒水之令。"此即《素问·金匮真言论》"故藏于精者，春不病温"之义。又云："秋冬感冒，名曰伤寒，春夏感冒，名曰温病，病于春者谓之温，病于夏者谓之热。"可见温病系春季外感六淫病之一，既非传染病，亦非寒邪潜伏日久所致之病，与传染性之瘟疫病不同。由于冬季寒水之气受伤，蛰藏不密，相火疏泄，无力化生真水，遂致腠理不足，到春季气候转温，风气当令，腠理疏泄，一旦感冒，客邪即由皮毛而入，表寒里热，易从阳明化燥而致燥邪灼肺；肺为水之上源，肺液被伤，致金燥不能生水，故证见发热而渴，不恶寒，或微恶寒，头体痛，脉浮数，右寸脉较洪大，面垢，舌苔白燥，舌尖绛，即应以麻杏石甘汤辛凉解表，服一剂汗出霍然而愈。如失治则表邪完全转属阳明化燥，上蒸灼肺，以致壮热，烦渴饮冷，小便短赤，但头汗出，不恶寒，反恶热，脉洪大，或洪数，即应以白虎汤清燥救焚，服一剂二剂汗出渴止，脉静身凉，继以养阴生津之剂以奏全功。如用栀、柏、芩、连等苦燥清火之品，不但不能清燥救焚，退热生津，反引邪热深入，逆犯心包，变证百出，使病势缠绵，易转危亡。本证仲景并未立方，编者结合临床经验，特略举治法，以供参究。

温病初起，如不用辛凉解表之法，而以麻、桂等汤及其他辛散之剂误发其汗，则津液被耗，真阴益伤，内热炽盛，身反灼热者，即名曰风温。因此，风温是由温病误治，变证而成，非原来即有此证。

风温之脉象，三部皆浮，因邪热内蒸而汗自出。邪热入少阴，汗出过多，肾阴损耗，肾主骨，热至骨，故身重。少阴热盛则神昏而多眠睡。肺主气，热邪上犯于肺，热痰壅阻，清肃不降，肺气不利，则鼻息必鼾。言出于心，音出于肺，肾脉上连心肺，热邪挟热痰上壅心肺，则语难出。

既变为风温病，其热已盛，其液已涸，若再误下之，尤伤津液，津液涸于下，则小便不利。津液竭于上，无以濡养于目，则目紧收缩不能左右顾盼而直视，邪热内逼，肾阴将亡，膀胱之津液下迫，故有时小便失禁（失溲）。邪热炽盛，阴液将绝，如用火灸、温针、火熏、瓦熨等法或温燥辛散之剂，以热治热，两阳相遇，重伤其阴，邪热益盛，皮肤缺乏真阴血液以营养，轻者微发黄色（非湿热熏蒸之黄疸），重则筋脉失其濡养，必见抽搐，瘛疭，有如惊痫之状，甚则筋急皮肤焦灼，犹如烟熏而色黄黑。以上风温变化之病情，悉由误治而成之坏证，一次误治，尚可苟延时日，或有挽救之望，若一误再误，则促其生命速亡之期。

风温之治法，凡服一切辛散之药，皆犯误汗之禁，凡服一切消导之药，皆犯误下之禁，凡服一切温热之药以及用艾灸、温针等法，皆犯误火之禁，究应如何治疗为宜，原文仍未立方，拙见以为用黄连阿胶鸡子黄汤，其价颇廉，易于购买，而疗效显著，其次人参白虎汤亦可用。若病至严重时，可选用犀角地黄汤、犀角黄连汤、安宫牛黄丸、紫雪丹等方，其效亦佳。

按语：在临床辨证论治中，除以上症状及其治法外，病至末期，亦间有邪入少阴而成阴极似阳，真寒假热之证者，必须详为分析，如证见发热不退，晨轻夜重，身重无神，甚则夜间烦躁，语言郑声，唇焦舌燥，不渴饮，即渴而喜热饮不多，脉浮大无力，即应以白通汤、四逆汤等回阳收纳而挽颓绝。更有阴阳两虚，心肾水火不交，发热不退，烦躁不宁，午后、夜间更甚，脉沉数无力，唇焦而起血壳，舌黑而燥，不渴饮，有时尚喜冷饮一二口，但多饮反而不受，口气不蒸手，即应以白通人尿猪胆汤交通心肾之水火，阴阳两救，服后身热即退，烦躁立止，口津渐回，唇舌转润，神识亦清，实有起死回生之效。以上两证，如昧者不识，误认为热极之候，而仍投以苦寒清火之剂，则万无生理。又此二证务宜早用上方挽救，切勿拖延至阳已离根。阴阳两脱之际而始用之，病势危殆，虽灵丹亦难挽救，此系编者临床经验，特并提供参考。

一一七、伤寒八九日，风湿相搏，身体疼烦，不能自转侧，不呕，不渴，脉浮虚而涩者，桂枝附子汤主之。若其人大便硬，小便自利者，去桂加白术汤主之。（174）出太阳下

提要：本条前段是风胜于湿，后段是湿胜于风，二者均为阳气内虚之

证治。

词解：

①风湿相搏：是风湿相互结合致病之意。

②身体疼烦：即身体疼痛剧烈；

③不能自转侧：即卧床不能自动转侧之意。

解释：本条第一段，伤寒八九日，值阳明、少阳主气之期，病邪虽未传经深入，但正气已虚，复感风湿，相互结合，阻遏周身经络不通，阳不足以运行。以致身体疼痛剧烈而频烦，卧床不能自动转侧。风、寒、湿三邪虽重，但尚未传经入里，因未涉及少阳和阳明，故不呕、不渴，阳衰风湿在经络之表，血液循行不畅，故脉浮虚而涩，应以桂枝附子汤扶阳、湿经、散寒、驱风、除湿而通经络。

第二段：如其人大便硬、小便自利者，是因脾阳内虚，湿气较甚，脾不能输津液以润大肠，以及阳气内虚，无力输送大便所致，实非阳明燥结可比。湿胜于风，小便自利，故不用桂枝化膀胱之气以利寒水，而易以白术和大量之附子温燥之力，使风寒湿三邪驱逐净尽，脾胃得以运化，阳气内复，自能传送津液下达，则大便通利，经络循行正常，其病自愈。

方剂：桂枝附子汤方

桂枝四两　附子三枚（炮，去皮，破）　生姜三两（切）　大枣十二枚（擘）　甘草二两（炙）

上五味，以水六升，煮取二升，去滓。分温三服。

去桂加白术汤方

附子三枚（炮，去皮，破）　白术四两　生姜三两（切）　甘草二两（炙）　大枣十二枚（擘）

上五味，以水六升，煮取二升，去滓。分温三服。初一服，其人身如痹。半日许复服之，三服都尽，其人如冒状，勿怪，此以附子、术，并走皮内，逐水气未得除，故使之耳。法当加桂四两。此本一方二法，以大便硬，小便自利，去桂也。以大便不硬，小便不利，当加桂。附子三枚恐多也，虚弱家及产妇，宜减服之。

按语：按本节桂枝附子汤与桂枝去芍药加附子汤之药剂完全相同，惟分量轻重不同，其治效悬殊，彼治太阳病下之后，脉促胸满，微恶寒之变证；此则治风、寒、湿三邪为病。可见仲景立方之妙。又按本方剂后之煮法，只以水六升混合煮有大量附子之方剂，煮取二升即服，可见水量少，煎煮时间短，附子尚未煮透，故服一次后，其人身如痹，已现麻醉之象。半日许复服之，三服都尽，其人如冒状（头重甚至昏迷）。原文虽指出"勿怪，此以附子、术并起皮内，逐水气未得出，故使之耳。"但此种解释，不免牵强，其实发生如痹、如冒等状，是附子未煮熟透以致中毒麻醉之故。服附子轻度麻醉，虽然，驱邪除病之力较强，但病者不免受痛苦而感惊惶，根据编者经验，必须先将附子煮熟煮透，以不麻口为度，再加余药煮二十分钟，即可免如痹、如冒以及其他反应较大之痛苦。至于服药后发生如冒状，加桂四两，即可收强心化疾，缓解附子麻醉之效，甚善。又在煮服法末云："附子三枚过多，虚弱家及产妇，宜减服之。"证诸古本康平《伤寒论》，此数语是附注，而非仲景原文，且不大符合情理，盖以阳气内虚，加重附子始能祛风、温寒、除湿，故虚弱者不应减轻；至于产妇患本证时，亦应加重附子剂量，方能克服，管见如此，特提供参究。

一一八、风湿相搏，骨节疼烦，掣痛不得屈伸，近之则痛剧，汗出短气，小便不利，恶风不欲去衣，或身微肿者，甘草附子汤主之。（175）出太阳下

提要： 风寒湿三邪阻遏关节，阳虚无力运行之证治。

解释： 凡阳气内虚之人，里寒易生，复感风湿相搏，挟里寒以阻遏筋骨关节不通，阳不足以运行，则骨节频繁抽掣而疼痛，不能屈伸，以手触近则则疼痛更剧，风湿壅闭，阳不卫外则汗出，恶风不欲去衣，阳虚肺肾之气不接而短气；太阳膀胱之气不化，故小便不利。若湿气重者，或身微肿，甚则发展为瘫痪或水肿，即应以甘草附子汤主之。

方剂： 甘草附子汤方

甘草二两（炙）　　附子二枚（炮、去皮、破）　　白术二两　　桂枝四两

上四味，以水六升，煮取三升，去滓。温服一升，日三服。初服得微汗则解。能食，汗止复烦者，将服五合。恐一升多者，宜服六七合为始。

按语： 以上风湿阻遏经络与关节疼痛较剧之证，服上二方以驱风除湿温寒，固能生效，但如服后效力不显著时，根据编者经验可照上方酌予加减。如本证为微兼表寒，即应去白术易苍术；酌加麻黄、细辛各一至五钱，或针对不同情况用干姜、羌活、独活、伸筋草、石风丹、五加皮、牛膝、海桐皮、石楠藤、虎骨、木瓜等品，从中加减为佐使之药，以加强驱风除湿温寒之力。在患病者时间较短而证轻者，如能连进数剂或十余剂，无不彻底痊愈；若患病时间长而证较重者，必须连进数十剂，始可逐渐好转而暂勿药。再原方用

附子二三枚，若病久风寒湿三邪较重，身体较弱，尚须酌情加重，以扶阳辅正，温寒除湿，使抵抗力增强，可期早愈。倘畏惧而不用此法，竟投以补气补血、滋阴清热等剂，必致缠绵致重，易成心脏病，或手足不遂，渐成瘫痪，甚则演变为腹水、肿胀等证，费治。

一一九、伤寒脉结代，心动悸，炙甘草汤主之。（一七七）出太阳下

提要： 伤寒里虚，气血不足，心阳不振之证治。

解释： 伤寒病久，或发汗过多，表邪虽解，而已正气内亏，心阳不振。阳不足以宣其气，血不足以养其心，而现病剧之结脉，或病危之代脉。盖脉之气始于足少阴肾，脉之血生于足阳明胃，主于手少阴心，少阴与阳明之气互不相合，上下不交，血液不生，经脉不流，以是心气虚，心中常慌跳而动悸，故以炙甘草汤养阴生血，宁心阳而益中气。

方剂： 炙甘草汤方

甘草四两（炙）　生姜三两（切）　人参二两　生地黄一斤　桂枝三两（去皮）
阿胶二两　麦门冬半升（去心）　麻仁半升　大枣三十枚（擘）

上九味，以清酒七升，水八升，先煮八味，取三升，去滓，内胶烊消尽。温服一升，日三服。一名复脉汤。

按语： 按病久而现结代之脉，多属难治之证，结脉病势不重，尚可治疗，如现代脉则为内脏亏损至极之候，在病程较短，病势不甚重，心肾不十分衰竭者，用药得当，亦可治疗。如病较久，病势较重，精神衰败者，多属不治。至于平人心肾素亏而见代脉，则主寿夭。原方治脉结代而有心脏病，证见心中慌跳动悸之轻证，可能奏效；如病势较重，属于心肾之阴阳两虚，即应以补坎益离丹（附片一至四两、肉桂心三至八钱、海蛤粉二至五钱、生姜五钱至二两、元肉五钱至一两、炙甘草三至八钱）或茯苓四逆汤，又或四逆猪胆汁汤大补心肾之阴阳，始能俾上下交通，水火既济，以上三方，乃编者临床实践所得，均较有效，特提供参考。

一二〇、脉按之平缓，时一止复来者，名曰结；又脉来动而中止，更来小数，中有还者反动，名曰结，阴也。脉来动而中止，不能自还，因而复动者，名曰代，阴也。得此脉者，必难治。（178）出太阳下

提要：叙述上条结代脉象和预后。

解释：据《濒湖脉学》云："数而时止名为促，缓止须将结脉呼。止不能回方是代，结生代死自殊途。"可见结脉是脉来迟缓，时而一止复来，或脉来跳动稍数，时而一止复来之脉象。至于代脉则间歇之时间较长，良久方来，即结脉复还较快，代脉复还较慢之意。结与代均为阳气不振之阴脉，而代脉其阴更盛，其阳尤虚，脏气将绝。所以原文指出"得此脉者，必难治。"《濒湖脉学》又云："结脉缓而时一止，独阴偏盛欲亡阳。""代脉都因元气衰，腹痛泄痢下元亏。"即可证明以阴药较多之炙甘草汤治结代脉之证，实不足以温肾扶阳。如病轻者服之，或有小效；若病较重者，不特无效，反而致重。编者认为此即为难治之原因，故于上条提出各方以扶心肾之阴阳，在病较轻者，屡见奇效。

复 习 题

1. 如何掌握温病与风温之病因、病理及治疗？
2. 桂枝附子汤证与甘草附子汤证应如何鉴别？
3. 以炙甘草汤治疗脉结代、心动悸之证，其效果如何？

太阳病小结

正治：本章内包括太阳本病及变证两大类，本病又分经病（即表证）与腑病（即里证），在经病中有风中太阳肌表，常自汗出之桂枝汤证和伤寒太阳肤表之麻黄汤证，即表虚自汗与表实无汗两证。在腑病中有膀胱蓄水与蓄血之不同，应分别用五苓散利水或桃核承气汤、抵当汤、抵当汤丸攻下逐瘀。

变治：除桂枝、麻黄两方之发汗法外，由于体质不同，所表现之兼证亦有差异，故治疗之方剂，即须加减化裁。如中风兼喘，用桂枝加厚朴杏仁汤；太阳涉及阳明项背强几几，无汗用葛根汤，自汗用桂枝加葛根汤；太阳表实无汗证兼阳明燥烦，渴饮，用大青龙汤；太阳病心下有水气兼咳而微喘，不渴，用小青龙汤（若偏寒加附子，偏热渴饮加石膏）；风寒两感，寒热如疟，用桂麻各半汤或桂枝二麻黄一汤；风湿相搏用桂枝附子汤或甘草附子汤；伤寒脉结代，心动悸，用炙甘草汤等，均属于太阳病变治的范围。

禁忌：用桂枝、麻黄两方发汗，尚须注意禁忌之证。如太阳病初起之表虚自汗证，禁用麻黄汤；表实无汗证和服桂枝汤后，气不上冲者，均禁服桂枝汤；又如尺中脉微或尺中脉迟之里虚证，以及咽侯干燥者，淋家、疮家、衄家、亡血家、汗家和胃素有寒等证，均不可以麻黄汤发汗。此外太阳表热证即麻杏石甘汤证，应禁服桂枝汤与麻黄汤。又凡太阳已传经变证而太阳证已罢，决不能再用发汗法，必须加以注意。

传经：太阳病或传阳明，或传少阳，或传三阴，即为传经。欲知传经与否，应诊查其脉证。本论第4条"伤寒一日，太阳受之，脉若静者，为不传，颇欲吐，若躁烦，脉数急者，为传也。"又第5条"伤寒二三日，阳明、少阳证不见者，为不传也。"由于传经变证关系，故在三阳病中有合病、并病之分，亦有病邪不经过传经而直中三阴之证，当在具体条文中详为分析，举例从略。

失治：太阳病日久不进行治疗，即为失治，其病情有未变或已变两种：病情未变者，如本论第46条："太阳病，脉浮紧，无汗，发热，身疼痛，八九日不解，表证仍在，此当发其汗……麻黄汤主之。"病情已变者，如本论第74条："中风发热，六七日不解而烦，有表里证，渴欲饮水，水入则吐者，名曰水逆，五苓散主之。"

误治：因为发汗不得法，或汗下倒施，或用吐、水、火等疗法失宜，均为误治。经过误治之后，不外伤阴、伤阳或阴阳两伤，及亡阴亡阳等变证。如伤阳脉促，胸满，用桂枝去芍药汤，若微恶寒者，加附子；汗漏不止，用桂枝加附子汤；扶阳抑阴，用干姜附子汤；滋阴复液，用桂枝加芍药生姜人参新加汤；阴阳两救，用芍药甘草附子汤或茯苓四逆汤。又如邪热灼肺，汗出而喘，用麻杏石甘汤；心悸欲按，用桂枝甘草汤；欲作奔豚，用茯苓桂枝甘草大枣汤；必发奔豚，气从少腹上冲心，用桂枝加桂汤（或更加附子）；汗后腹胀满，用厚朴生姜半夏甘草人参汤；水气上冲胸，用苓桂术甘汤；心下悸，头眩，身𥆧动，振振欲擗地，用真武汤。更有伤阴邪从热化之调胃承气汤证；伤阳邪从寒化之四逆汤证；余热不除，心肾阴虚不重之栀豉汤证；水热互结之大、小陷胸汤证；误用水疗，表邪被郁，肉上粟起之文蛤散证；寒湿结之三物白散证；利下不止，表里不解之桂枝人参汤证；气滞心下作痞之五泻心汤证；噫气不除之旋复代赭石汤证等，均为误汗、吐、下、火、水之变证及救逆之法。

观以上太阳病正治、变治、传经、失治及误治后，即可知六经各证，大都由太阳病变化而来，因而明确本章在《伤寒论》中重要意义。更重要者，从太阳病之传变关系上，明确"辨证论治"规律，可以收到执简驭繁之效，如能灵活掌握此一规律，虽然疾病千端，而治法万变，自能应付裕如。因此，学习祖国医学，必须深入钻研《伤寒杂病论》。

第二章　阳　明　病

以六经立论，阳明二字，是取太少两阳合并于人身之前，两阳相合，故曰阳明。再以天人同气立论，阳明者，在天之六气中"五之气阳明燥金"，在人则大肠之经应之，故人身六经阳明以燥金主令，《内经·素问·六微旨大论》云："阳明之上，燥气治之，中见太阴。"可见燥为阳明之本气，在天为燥，在地为金，在人为大肠。根据司化、从化之理，手阳明大肠以燥金主令，胃土从令而化燥，亦足以证明阳明以燥气为主。据唐容川云："此气在人，则属胃与大肠，在天则属申酉二辰，申当坤方属土，酉当兑方属金，在四时当七八月，为燥金用事之候。盖天地只是水火二气化生万物，水火相交，则蒸而为湿，燥与湿反，乃水火不交之气也。火不蒸水，则云雨不生，水不济火，则露泽不降，水不润则木气不滋，而草木黄落，火不蒸则土返其宅而膏脉枯竭。究水火之所以不交，则由于金性之收，收止，水火各返其宅，故神名蓐收，令司秋月，草木枯槁，水泉涸竭，是为燥金用事之验也。"又云："人身禀天地之燥气，于是有胃与大肠，二者皆消导水谷之腑，惟其禀燥气，是以水入则消之使出，不得停于胃中。"又云："若胃之燥气不足，则水停矣。……大肠燥气不足，则为溏泻，此胃与大肠所以必有此燥气而后能消水谷也。然而燥气太过，则又为结硬等证，必赖太阴之湿以济之。"由此可见，人体内燥湿调停，则为生理现象，如燥湿不调协，又为病理变化。若湿盛则燥从湿化，燥盛则湿从燥化，此即物理相互同化之理，如投少许之水于炉火之中，则水被火同化，投少许之火于盆水之中，则火又被水同化，实为必然之趋势。燥湿之偏盛又与水火有关，水胜则土湿，火胜则土燥。此气又有阴燥阳燥之分，阴燥是火不蒸水，阳燥是火旺灼阴。所谓火旺，即壮火食气，是为邪火而非真火也。本章所言之阳明病，即本经燥气过盛之病。燥气之所以成病，多由太阳病误治或失治，表邪传入阳明，从其燥化，燥邪灼阴，津液被耗，水分涸竭所致。本病因燥热发展和津液缺乏程度之不同，应分经腑两证，其具体内容，在下面和条中，逐一分析。

第一节　阳明病纲要

一二一、阳明之为病，胃家实是也。（180）出阳明提要：阳明病提纲。

解释：本条只提出"胃家实"三字，胃家实是就阳明经腑有邪热与燥结症状之实据而言，非仅言实满之意，故胃家实为阳明病之提纲。邪热与燥结之实据云何？阳明经证，即表邪传入阳明化燥，邪热在阳明之经，尚未入腑，必见脉洪大，或洪数，舌白而燥，壮热，烦渴饮冷，汗自出，不恶寒，反恶热等而为白虎证，法当清热救焚。若邪热入腑与糟粕燥结，证见脉洪数，或洪实，或沉数，甚则脉反沉伏，肢厥，舌黄而燥，或生芒刺，甚或舌苔黑黄如龟裂，或如铁钉，鼻如烟煤，日晡潮热，蒸蒸汗出，恶热，烦躁谵语，大便燥结，小便短赤，消渴饮冷，口气蒸手等状，又为承气证，而有润下、微下、缓下、急下救阴之别，两证邪热有浅深、轻重之不同，必须鉴别清楚。如邪未入腑，阳未盛而下早，则亡其阳；邪已入腑，阳已亢而下迟，则亡其阴，临床时须当注意。

一二二、问曰：阳明病，外证云何？答曰：身热，汗自出，不恶寒反恶热也。（182）出阳明

提要：阳明病外见之症状。

解释：身热，汗自出，不恶寒，反恶热，是阳明病外见之症状，里热太盛，蒸蒸而达于外，故见身热，汗自出之证，太阳表证已罢，故不恶寒，阳明里热已盛而反恶热。因有胃家实之病根，即见热盛汗出之外证与不恶寒，反恶热病人自觉之病情。内外具备，方是阳明之证。

按语：本证身热，汗自出，与太阳肌表证相同，惟不恶寒，反恶热是阳明燥热之证。

一二三、伤寒三日，阳明脉大。（186）出阳明

提要：阳明病应见之脉象。

词解：

①脉大：即浮洪有力之脉象。

解释：伤寒一日、二日、三日是《内经》所载传经之次序，在病情有变化时，其传经次序亦随之而变，三日为少阳主气之期，脉应弦，今不弦而反大，可知病邪仍在阳明，而传经不拘日数。盖邪传阳明，已归中土，即无所复传，不能从少阳之枢而解。因阳明病为正邪俱盛之里热证，内热向外熏蒸，无论经病或腑病，其脉象多见洪大有力，故与太阳之脉浮，少阳之脉弦自异。

按语：按上面原文第 182 条是阳明病之基本外证，本条是阳明病之基本脉象，必须鉴别，熟记勿忘。

一二四、问曰：何缘得阳明病？答曰：太阳病，若发汗，若下，若利小便，此亡津液，胃中干燥，因转属阳明。不更衣，内实大便难者，此名阳明也。（181）出阳明

提要： 太阳病误治亡津液转属阳明。

词解：

①不更衣：古人入厕当更衣，不更衣，即不大便之意。

解释： 阳明病之来源，非只一端，本条是因太阳病发汗不得其法，汗出过多，或误下，或误利小便，亡其津液，胃中干燥，因而表邪转属阳明而从燥化，热实于里，大便燥结难下，此为阳明病也。

按语： 本病既已转属阳明，胃中干燥，内实，大便难，必兼见发热不退，烦渴饮冷等证，并结合上条外证反恶热，脉洪大或洪数之病情，在临床诊断时，即较为全面，庶不致误。

一二五、本太阳，初得病时，发其汗，汗先出不彻，因转属阳明也。伤寒发热，无汗，呕不能食，而反汗出濈濈然者，是转属阳明也。（185）出阳明

提要： 太阳病误汗或失治转属阳明。

解释： 本条分两段解释：第一段是太阳初得病时，发汗不得其法，如表邪较重，药力较轻；或是太阳伤寒表实证，用桂枝汤；或表虚证用桂枝汤而不加啜粥，以致汗出不彻，表邪不得透达而从汗解，遂向内扰，入阳明而从燥化。

第二段是太阳伤寒发热，无汗，伤寒肤表之麻黄汤证，因未经发汗，表邪未得发泄而转属阳明化燥，邪热蒸蒸，上逆于胃，故呕不能食而反汗出濈濈然也。

按语： 太阳病过汗亡津液而转属阳明者固多，而汗出不透，与不因发汗者，亦有转属之证，上条是因误发汗或误下，或误利小便，致亡津液而转属阳明。本条上段则系发汗不得其法，致汗先出不透而转属阳明；下段是因表邪闭束，未经发汗，以致不得发泄而转属阳明化燥，邪热蒸蒸而反濈濈然汗出。以上三种变证，在体质较健者易转阳明而从燥化，在体质较弱者，则易

转少阴而从寒化，在辨证时，表邪或传阳明，或传少阴，必须以脉证为凭，详为分析而免误治。

复 习 题

1. 如何说明"胃家实"三字之意义？
2. 阳明病之来源及其脉证如何？

第二节　阳明病治法

一二六、阳明病，下之，其外有热，手足温，不结胸，心中懊侬，饥不能食，但头汗出者，栀子豉汤主之。（228）出阳明

提要：阳明病下后余热未尽之证治。

解释：阳明腑证，下之当热退病愈，今虽下之而病不解，是由阳明经证邪未入腑，下之过早，有伤中气，故饥不能食，外热不解故仍发热，手足温。因无水饮，故不结胸，邪热蒸蒸，消灼阴液，致心肾之阴不足，而见心中懊侬，但头汗出等证，故以栀子豉汤主之。

按：栀子色黄，性味极苦寒，能降心火以下交于肾，香豉色黑，性味微苦寒，能滋肾水而上交于心，心肾之阴既得相交，则邪热自退而心中懊侬，但头汗出之证愈矣。

一二七、三阳合病，腹满，身重，难以转侧，口不仁，面垢，谵语，遗尿。发汗则谵语。下之则额上生汗，手足逆冷。若自汗出者，白虎汤主之。（219）出阳明

提要：三阳合病的证治。

解释：本条三阳合病，不但证据不够充分，且与事实不大相符，兹特分为四段解释如下。第一段：如太阳证未罢，究竟病邪在经，抑或在腑。如在经则应见头疼，项背强，微恶寒。在腑则应分蓄水、蓄热、蓄血等证。又如兼少阳证，则应见口苦咽干，或胸胁苦满。若偏重于阳明，则应发热不退与烦渴饮冷，甚则反恶热而见谵语遗尿。而原文仅有腹满、面垢、谵语、遗尿等症状，虽然可能属于阳明热证，但未见发热烦渴，尚不足以为据。有的注家以为身重是太阳病，难以转侧为少阳证，更不足为凭，况腹满一证，非阳明所独有，若腹满自利不渴，则属于太阴寒湿凝聚所致；若腹满胸闷不渴，

又属于少阴寒化，阴寒水气弥漫之证。又如身重恶寒，嗜卧无神，不渴饮，难以转侧者，则为少阴虚寒证。至于唇舌麻木而口不仁，面垢腻而色黯滞不渴饮者，纯系阴盛阳衰之候。再如壮热烦渴而见谵语者，固为阳明经腑之证，但其人如嗜卧无神，不渴而见之谵语，则又为少阴虚寒证，神虚无主之郑声。再如阳明热盛迫阴下注而见之遗尿，必见壮热烦渴饮冷，若身重无神，或少气懒言，并不渴饮而见遗尿者，又属于少阴虚寒肾气不纳、小便不禁之候，必须分辨清楚。

第二段："发汗则谵语"疑为衍文，因原证即有谵语，是否发汗后谵语更甚，亦难预料，如为热证之谵语，误汗以后，则阴愈伤而热愈炽，自可更见谵语，但必须有热证之实据足征。如为少阴虚寒之郑声，误发其汗，则真阳随汗外泄，神魂散乱，语言更见恍惚，而有亡阳之势。

第三段：如系壮热烦渴饮冷之阳明热证，下之则邪热而真阴回，决不至反伤其阴，而见额上生汗，手足逆冷之热厥证，倘不烦渴饮冷之少阴虚寒证而误下之，则生阳将脱，始见额上出虚汗，手足逆冷之寒厥证。

第四段：若自汗出者，无论在汗下之前或汗下之后，而见壮热，烦渴饮冷，反恶热之阳明经证，自应以白虎汤主之。倘无以上阳明经热证之实据，或为少阴寒化证，而以白虎汤治之，服后病必加剧，或导致危亡，又当与四逆辈大剂连进，或有挽回之望。

方剂：白虎汤方

知母六两　　石膏一斤（碎）　　甘草二两（炙）　　粳米六合

上四味，以水一斗，煮米熟，汤成，去滓。温服一升，日三服。

按语：本条恐有错简，似非仲景之文。因症状既不够充分，与事实又不大相符，使学者难于理解，为避免在临床时辨证模糊，易致误人，故特详加分析辩论，以供参考。

一二八、服桂枝汤，大汗出后，大烦渴不解，脉洪大者，白虎加人参汤主之。（26）出太阳上

提要：大汗出后转阳明经病的证治。

解释：太阳肌表证，服桂枝汤，当取微似有汗者益佳，不可逼取太过，如水流漓。因大汗出后，外邪虽解，而汗出过多，则亡阳明之津液，致胃中干燥而化热，胃络上通于心。邪热亢盛，故大烦渴不解而脉洪大。本证重点在大汗出后，脉洪大，大烦渴不解。当以白虎加人参汤清燥救肺，养阴生津而止烦渴。再本证与第25条之服桂枝汤，大汗出，脉洪大者不同，因该条并

无大烦渴不解之里热证，病机仍在太阳，宜仍与桂枝汤如前法取微汗而解。两脉证虽同而症状不同。主要在于渴与不渴，此为辨证关键，必须注意。

方剂：白虎加人参汤

知母六两　石膏一斤（碎，绵裹）　甘草二两（炙）　粳米六合　人参三两

上五味，以水一斗，煮米熟，汤成，去滓。温服一升，日三服。

一二九、伤寒若吐，若下后，七八日不解，热结在里，表里俱热，时时恶风，大渴，舌上干燥而烦，欲饮水数升者，白虎加人参汤主之。（168）出太阳下

提要：伤寒吐下后转属阳明表里俱热之证治。

解释：伤寒太阳表实与表虚证，自应解表和解肌，今反误吐下后，耗伤津液而损中气，以致表邪乘虚内陷入阳明化燥，七八日病不解，八日又值阳明主气之期，燥热炽盛，故病不解，热结在里，邪热蒸发于外，腠理疏泄，故表里俱热。热伤于表，故时时恶热；（原文恶风二字，恐系恶热之误）热伤于里，故见大渴；热盛灼阴，津液涸竭，故舌上干燥而烦，欲饮水数升自救滋养而后快。表里虽热，但其病邪尚在阳明之经，肠胃尚未燥结而实，此非阳明腑证，故不用承气汤，只宜白虎加人参汤，清阳明在经之燥热，养阴生津，则时时恶热，烦渴，舌燥等证均愈矣。

一三〇、伤寒无大热，口燥渴，心烦，背微恶寒者，白虎加人参汤主之。（169）出太阳下

提要：里热盛背微恶寒的治法。

解释：伤寒表邪已传阳明，太阳表证，将罢未罢，其经脉循身之背，故外无大热之状，而背微觉恶寒。表邪既入阳明化燥，邪热灼阴，故口燥渴饮，当以白虎加人参汤清燥退热而解心烦，养阴生津而止渴饮。

按语：按本证背微恶寒，与少阴证之背恶寒不同，须当鉴别。此是太阳表证尚未罢净，而阳明里热已盛，表里相较，应权其轻重，自以治里为急，故用白虎加人参汤清阳明之燥热，而太阳未罢净之余邪，即随之而解矣。至于伤寒身无大热，不烦不渴，口中和，背恶寒者，则为邪入少阴，从寒化之阳虚证，又当与附子汤主之。两证均有背恶寒之病情，水火冰炭，治法悬殊，如不详查寒热证据，则难免于误治，故前贤有"阳明白虎辨非难，难在阳邪背恶寒"之明训也。

一三一、阳明病，脉浮而紧，咽燥，口苦，腹满而喘，发热汗出，不恶寒反恶热，身重。若发汗则躁，心愦愦，反谵语。若加温针，必怵惕，烦躁不得眠。若下之，则胃中空虚，客气动膈，心中懊恼，舌上苔者，栀子豉汤主之。（221）出阳明

提要：本条叙述阳明经证及误治后之变证。

解释：本条分四段解释。第一段：文首所指阳明病，根据脉证，似为三阳并病，而重点在于阳明。其脉浮而紧，实与证不相符，可能是浮而数或浮而洪之误。因太阳之标热合阳明之燥热，故脉浮而数，或脉浮而洪。同时，阳明之燥热协少阳之火而炎上，故咽燥口苦；三阳之邪热合并于阳明，伤及太阴之脾与肺，脾犹地也，肺犹天也，脾之地气不升，肺之天气不降，则云雨不生而燥气愈盛，致腹满而喘；邪热蒸蒸，汗孔疏泄，故发热，自汗出，不恶寒，反恶热。至于身重二字，可能有误，盖三阳实热，法当身轻，必无身重之理。本证促景并未立方，以编者之浅见，当以白虎汤主之。或加芍药、麦冬、黄芩尤妙。

按：脉浮而紧，虽为太阳伤寒肤表证之脉象，但本条之病，又无头疼，项强，恶寒，无汗等证，则非太阳肤表证，甚明，如系邪已传阳明而从燥化，三阳实热，脉又当浮数，或浮洪。邪热亢盛，亦决无浮紧之理，《脉经》云："紧脉为寒，浮紧表寒，沉紧里寒。"因此，浮紧之脉又非阳明之脉也。至于身重一证，多属少阴虚寒证，因寒湿内重，阳神不足，故见身重，恶寒，无神。阳明病邪热内盛，多见身轻恶热，烦渴饮冷，本证既为阳明经证，即不应证见身重，因而其说可疑。编者以为本条脉浮紧与身重，可能有错简，是否之处，待正高明。

再按：温病初起，尚有表邪，其脉浮数，伤寒邪传阳明，表邪未罢者，脉亦浮数，此种脉证，当以麻杏石甘汤辛凉解表主之。本条之病，如头疼体痛，发热，恶寒而渴者，亦应辛凉解表。若发热汗自出，不恶寒，反恶热，烦渴饮冷者，乃白虎汤之证也。

第二段：邪已入阳明化燥，燥热灼阴而见以上之邪热症状，故不宜发汗，纵兼有表邪未罢者，亦只宜辛凉解表，若妄用辛散之剂强发其汗，汗出过多而损心肾之液，则躁动不安，心中烦乱而愦愦。阴液涸竭，燥热益甚，则肠内燥屎结聚，邪热扰其神志，使病增剧，反见昏乱谵语，此际必见消渴饮冷，口气蒸手，始能决定为下证，当以大承气汤主之。

第三段：此证邪热炽盛，心肾之阴液已涸，若妄加温针以灼阴，则外热

与内热合并，以热助热，两热攻心，扰乱神志不宁，遂发生恐惧，怵惕不安，烦躁不得眠，以编者之经验，此际邪热内盛，心肾之阴液太虚，及应以黄连阿胶鸡子黄汤救之，始可立奏奇效，或时方之犀角黄连汤、犀角地黄汤、紫雪丹、安宫牛黄丸等，斟酌选用，亦多获效，但不如经方黄连阿胶鸡子黄汤价廉物美，易于购买，尽善又尽美也。

第四段：本条之病，从原有之症状而论，是邪热偏重于阳明，里热虽然已甚，但肠内还无燥屎结聚，实际是在经之白虎汤证，若因腹满等证，误认为燥结而竟下之，下后伤其中气，致胃中空虚，里热虽减，而心肾之阴液尚虚，余热未净，邪热乘虚扰于胸膈之间，则心中烦热，懊恼不安；如舌上见薄白微黄之苔而燥，此际虽无大热之象，而胸中之邪热未净，仅见心肾阴虚，水火不交之懊恼情形，故用栀子豉汤，清宣胸膈间之余热而交心肾之阴，此为对证之方剂。

一三二、若渴欲饮水，口干舌燥者，白虎加人参汤主之。(222) 出阳明

提要：阳明热盛伤津之证治。

解释：本条承上文第221条下之后，若无栀子豉汤证，而见渴欲饮水，口干舌燥者，则为阳明热盛伤津。故宜白虎加人参汤主之。若误汗与温针之变证，又当按证施治为宜。

一三三、若脉浮发热，渴欲饮水，小便不利者，猪苓汤主之。(223) 出阳明

提要：渴欲饮水之辨证。

解释：本条承上文第222条与白虎加人参汤之渴欲饮水辨证。前条是热盛伤津之渴，本条为水蓄不行之渴，白虎加人参汤专清阳明经之燥热，而本条是下后若脉仍浮，发热，渴欲饮水，小便不利，可见邪已入太阳之腑，水与热内蓄膀胱，自与阳明燥热不同，故用猪苓汤行水养阴清热。邪热既不在阳明，故不用白虎汤也。

按语：本条阳明病自第221条起至第223条止，是仲景假设证候示医，在临床辨证论治时，务要细心审查病情，切勿粗心胆大，妄施汗、下、温针而致变证严重。本条原证以及发汗，温针后之变证，均未立方，以编者之浅见，第一段原证未经误治，宜以白虎汤。若误发汗后之变证，宜以大承气汤。

若加温针后之变证，宜以黄连阿胶鸡子黄汤。但必须以烦渴饮冷，口气蒸手为标准，方为对证，如不渴饮，或渴喜热饮不多，口气不蒸手者，则非热证。以上三方，决不可轻试，又当于三阴虚寒证上求之，庶不致一误再误，促其命期。

再按： 下后之变证，为热在上焦胸膈，证见心中懊恼，舌上有苔者，用栀子豉汤，热在中焦，阳明经气燥热伤津，口干舌燥，渴欲饮水者，用白虎加人参汤。热在下焦，膀胱蓄热，渴欲饮水，小便不利者，用猪苓汤。以上三证，均系下之后馀热未净之变证。但因伏热之部位不同，故分别用不同之方剂。

过去注解伤寒论者，不下数百家，论注不一，编者本着百家争鸣之精神，提出管见，聊供参究，是否之处，待正高明。

方剂： 猪苓汤方

猪苓　茯苓　泽泻　阿胶　滑石（碎）各一两

上五味，以水四升，先煮四味，取二升，去滓，内阿胶烊消。温服七合，日三服。

一三四、阳明病，汗出多而渴者，不可与猪苓汤，以汗多胃中燥，猪苓汤复利其小便故也。（224）出阳明

提要： 猪苓汤之禁忌证。

解释： 猪苓汤虽能清热润燥，但究系利水之剂，若阳明热证，汗出过多，则津液涸竭，胃中干燥，故渴欲饮水以自救，此是白虎加人参汤之证，本证虽小便不利，亦不可与猪苓汤复利其小便，致重伤津液，而酿成谵语燥结之腑证也。

按语： 阳明白虎汤证，不惟忌利小便，凡汗、吐、下、温针等法，亦均应禁忌，此不过举禁利小便以例其余耳。

喻嘉言说："阳明主津液者也，津液充则不渴，津液少则渴矣。故热邪传入阳明，必先耗其津液，加以汗多夺之于外，复利其小便夺之于下，则津液有立亡而已，故示戒也。"

一三五、伤寒脉浮，发热，无汗，其表不解，不可与白虎汤。渴欲饮水，无表证者，白虎加人参汤主之。（170）出太阳下

提要： 白虎汤禁例及白虎加人参汤证。

解释：伤寒肤表证，必恶寒不渴，脉浮，发热无汗，属于表邪不解，不可与白虎汤，如不先解表而用白虎汤，则反引邪深入而致变证。必须口干舌燥，渴欲饮水，不恶寒，反恶热，方为阳明化燥，里热已盛，表证已罢，始能用白虎加人参汤解热生津。

复 习 题

栀子豉汤证、白虎汤证、白虎加人参汤证和猪苓汤证，应如何鉴别？

一三六、太阳病三日，发汗不解，蒸蒸发热者，属胃也。调胃承气汤主之。（248）出阳明

提要：太阳病发汗转属阳明之证治。

解释：太阳病三日，已转阳明，未传少阳而太阳表证未罢，本应以麻杏石甘汤辛凉解表，今反用辛温发汗之剂，太阳表证虽解，而阳明燥热愈增，故其热从内出外，有如甑釜之蒸蒸发热。由于邪热内陷与阳明水谷之气合并而为热，故属于胃也。本证必用釜底抽薪之法，其热自愈，应以调胃承气汤泻热和胃。

按语：本条虽属阳明腑证，但肠内尚无燥屎聚结，故不用大承气汤中枳、朴之推荡以下结，只用硝、黄以泻热，加甘草补中而和胃。

一三七、阳明病，不吐，不下，心烦者，可与调胃承气汤。（207）出阳明

提要：胃热冲心，心烦之治法。

解释：既为阳明病，必见发热，不恶寒，或反恶热，自汗渴饮等证。未经吐下，可知其胃气不虚。因胃络上通于心，阳明之燥热协少阴之君火相灼，故心中热烦，惟尚无谵语症状，可知中焦虽有热而无燥屎结硬，故用调胃承气汤和胃以下热，而不注重于下结也。

按语：按心烦一证，若吐、下后之心烦，则为虚烦，宜栀子豉汤，此乃未经吐下之心烦，则为实烦，宜调胃承气汤。因此，已否经过吐、下，为临床辨证之关键。

一三八、伤寒吐后，腹胀满者，与调胃承气汤。（249）出阳明

提要：吐后腹胀满者之治法。

解释：本条证据不充实，因伤寒表证误吐后，有伤阴、伤阳之分。"腹胀满"有实热与虚寒之别，如伤阴邪从阳明化燥，热邪内壅而腹胀满者，必有口燥咽干，渴饮恶热，汗出等情，自可与调胃承气汤，如无阳明燥热证据，则调胃承气汤须当慎用。

按语：按太阳病误吐后腹胀满者，如无阳明燥热实据，而见舌白滑，不渴饮，即渴而喜热饮不多，又属于胃气被伤，脾胃之阳不能运化，寒湿阴气弥漫中宫所致，则调胃承气汤及一切下法，均不可轻试，当以温中燥湿，扶阳抑阴为要。因汉文简略，多未详细指明证据，读是书者，务于无字处求之，方能阐发经者而无遗也。

一三九、阳明病，其人多汗，以津液外出，胃中燥，大便必硬，硬则谵语，小承气汤主之。若一服谵语止者，更莫复服。（213）出阳明

提要：阳明病多汗伤津，便硬，谵语之治法。

解释：既属阳明病，必然发热而渴，不恶寒，反恶热，汗自出，邪热内蒸，汗出过多，则津液外泄，以致胃中干燥，大便硬结，邪热与燥屎阻遏，扰乱神明不安，故见谵语，本证大便虽硬，但燥结未甚，故不用大承气汤峻下，只宜以小气汤和其胃气，微下燥结。若一服大便利，谵语止，即应停止后服，以免过服伤正。

方剂：小承气汤方

大黄四两（酒洗）　　厚朴二两（炙，去皮）　　枳实（炙）三枚大者

上三味，以水四升，煮取一升二合，去滓。分温二服。初服汤当更衣，不尔者尽饮之，若更衣者，勿服之。

一四〇、太阳病，若吐，若下，若发汗后，微烦，小便数，大便因硬者，与小承气汤，和之愈。（250）出阳明

提要：太阳病误治伤津，大便硬之证治。

解释：太阳病本应发汗，无论桂枝证或麻黄证，病邪均在表，只能取微汗而解，若过发其汗，如水流漓，则必伤其津液。至于误吐或误下，亦伤其津液，津液被伤，则邪入阳明化燥，邪热内扰而见其微烦；邪热下迫，则小便次数加多而频数；小便数则津液愈伤，致大便燥结，因其燥结不甚，故与小承气汤微下燥结而和胃气。

按语： 本条表证，因治之不得其法，而里热结实，以致产生心烦，小便数，大便难等变证。其与调胃承气汤不同之点，在于本方是偏重于下燥结，而调胃承气汤偏重于下燥热，须当鉴别。

一四一、阳明病，谵语，发潮热，脉滑而疾者，小承气汤主之。因与承气汤一升，腹中转气者，更服一升，若不转气者，勿更与之。明日又不大便，脉反微涩者，里虚也。为难治，不可更与承气汤也。（214）出阳明

提要： 小承气汤证及试下后之辨证。

解释： 本条应分两段解释。第一段文又见谵语，发潮热，脉滑而疾，以小承气汤主之，尚属合法，下后可能奏效，决不至变证。

第二段"因与承气汤一升……不可更与承气汤也。"根据古本康平《伤寒论》，本段是夹注之文，与第一段文义不相连属，盖第一段原证服小承气汤后，或因燥结过甚，药力不足，明日仍不大便，如原证尚在，应以大承气汤下之，决不至变为脉反微涩，里虚难治之病，故本段注文属于错简，理应删去。

按语： 注文一段，对阳明腑证仅试服小承气汤一升后，不惟不转矢气，并且次日仍不大便，而滑疾之脉，反变成微涩之脉，注文竟断为里虚难治，不可更与承气汤也。此种论注实与本证病理机转不符。决非仲景之文，此其一。既经试下不合，则变为误下之坏证，除不能用承气汤外，究应以何方挽救为宜，并未明白指出，岂非束手待毙乎，此其二。所谓里虚，究竟是阴虚，抑系阳虚，以本条原证而论，应属于阴虚阳燥，试下之必不致其阴更虚脉反微涩而难治，证诸阳明或少阴三急下证以及阳极似阴，热深厥深之证，即知邪热亢盛，真阴涸竭之际，用大承气汤急下救阴，有起死回生之功，并未见变成里虚难治之证，此其三。不少注家以为本证服小承气汤后，"不转矢气，乃无燥屎"，但又谓"便硬当下，而里虚又不可下，故为难治。"此种说法，自相矛盾，编者不敢苟同，此其四。总之，本条注文，必有错误，故特提出删去之意见，以供研讨。

再按： 如原证之证据不够充分，虽见谵语，发潮热，脉滑而疾，但并无口燥舌干，烦渴饮冷，恶热等情，又非阳明下证而属于少阴虚寒证，系神虚无主之谵语（即郑声），真阳外泄之潮热，阴寒湿痰内盛而脉滑疾（即滑紧之脉）。此证若误下之，则阴愈盛而阳愈虚，以致大便凝闭抑阴，势有衰脱之

虞，此际回阳收纳尚恐不及，安能再以承气汤攻下而促其危亡哉？据此，凡以药试病之法，决不可从，盖试穷技变，每易误人，学者须当警惕！

一四二、阳明病，脉迟，虽汗出不恶寒者，其身必重，短气，腹满而喘，有潮热者，此外欲解，可攻里也。手足濈然汗出者，此大便已硬也。大承气汤主之。若汗多，微发热恶寒者，外未解也。其热不潮，未可与大承气汤。若腹大满不通者，可与小承气汤，微和胃气，勿令至大泄下。（208）出阳明

提要： 辨阳明病可攻与否之证治。

解释： 本条分三段解释。第一段："阳明病，脉迟……大承气汤主之。"本段脉迟，以《脉经》所论，迟则为寒，如汗出，身重，气短，腹满而喘，舌白滑，不渴饮，即渴而喜热饮不多，嗜卧无神而见脉迟，则属于阴盛阳虚而非下证，法当扶阳抑阴，如误下之，即易成坏证而转衰脱。本证表邪已罢，里热熏蒸，故汗出不恶寒；邪热内盛，肠胃燥结，致患者仰卧难以转侧而身重；壮火食气，邪热内壅，故气短腹满而喘；阳明旺于申酉二时，故日晡发潮热，表邪既解，里热已盛，故可攻里；热邪蒸蒸，手足濈然汗出，可知大便已硬。根据以上病情，阳明腑实应下之证悉具，自当舍脉从证，故以大承气汤主之。

第二段："若汗多……未可与大承气汤。"是太阳在表之外邪未解，必慎用下法，且无日晡潮热症状，则病邪尚未入腑结实，故三承气汤均不可用，应以解表为主。

第三段："若腹大满不通者……勿令至大泄下。"是言表证已罢，身热不恶寒，口燥渴饮，虽腹大满不通而应攻下，但尚无潮热，是里虽实而燥结不甚，故不用大承气汤，只宜以小承气汤微和胃气，勿令至大泄下，以免过下伤正而致变证。

按语： 阳明下证，脉迟尚属少见。盖邪热亢盛，肠胃既已燥结，其脉应洪数，或洪实，或沉数，甚则沉伏。据《脉经》所论迟脉属寒，故本证脉迟，疑有错简。

方剂： 大承气汤方

大黄四两（酒洗）　厚朴半斤（炙，去皮）　枳实五枚（炙）　芒硝三合

上四味，以水一斗，先煮二物，取五升，去滓，内大黄，更煮取二升，去滓，内芒硝，更上微火一两沸。分温再服。得下，余勿服。

本方之名称及作用，据陈修园引武陵陈氏云："方名承气，殆即亢则害，承乃制之义乎？亢即反兼胜己之化（即反侮之义），承者以下承上也。夫天地一理，万物一气，故寒极生热，热极生寒，物穷则变，未有亢极而不变者。伤寒邪热入胃，津液耗，真阴虚，阳盛阴病，所谓阳盛阴虚，汗之则死，下之则愈。急以苦寒胜热之剂，救将绝之阴，泻亢盛之阳，承气所以有挽回造化之功也。然不言承亢，而言承气何哉？夫寒热流转，不过一气之变迁而已，用药制方，彼气机之不可变者，力难矫之，亦第就气机之必变者，而一承之耳。设其气有阳无阴，一亢而不可复，则为脉涩，直视喘满者死，何则，以其气机已绝，更无可承之气也。由是言之，圣人虽尽人工之妙，只合乎天运之常耳。不云承气而云何？"

又陈蔚云："大承气汤有起死回生之功，惟善读仲景书者，方知其妙，俗医以滋润之脂麻油（即蓖麻油），当归，火麻仁，郁李仁，肉苁蓉代之，徒下其粪，而不能荡涤其邪，则正气不复，不能大泻其火，则真阴不复，往往死于粪出之后，于是感相戒曰，润肠之品，且能杀人，而大承气汤更无论矣，甚矣哉，大承气汤之功用，尽为那庸耳俗目所掩也。张隐庵曰：伤寒六经，只阳明少阴有急下证，盖阳明禀悍热之气，少阴为君火之化，在阳明而燥热太盛，缓则阴绝矣，在少阴而火气猛烈，无戢将自焚矣。非肠胃之实满也。若实在肠胃者，虽十日不更衣，无所苦也。仲师所云急下六证，若究省不到，不敢急下，且病此者，鲜有能生之。且予尝闻之曰，痞满燥实坚，五证皆备，然后可下，噫当下者，全不在此五证。"

按： 以上两段，颇有至理，学者必须熟读。惟其中"夫天地一理，万物一气，故寒极生热，热极生寒，物穷则变，未有亢极而不变者。"此系自然界温、热、凉、寒，生、长、化、收、藏之正常变化，人身之生理亦然，至于病理之寒热转变，则有不同，寒极决不致变为热证，热极亦决不至变为寒证，寒极只能变为内真寒而外假热，即阴极似阳之证。热极亦只能变为内真热而外假寒，即阳极似阴之证，故昔贤有"至虚有盛候，反泻含冤；大实有羸状，误补益疾"之训，在辨证上必须鉴别明晰，以免误人。

再按： 三承气汤之功用，略有不同，调胃承气汤主要是调和胃气而下邪热；小承气汤主要是微和胃气而下小结，大承气汤主要是急下救阴，热结皆下，其药力较猛，对亢阳灼阴，状火食气之证，实有起死回生之功。但凡虚寒阴燥便结之证，即当慎用。

一四三、阳明病，下之，心中懊而烦，胃中有燥屎者，可攻。

腹微满，初头硬，后必溏，不可攻之。若有燥屎者，宜大承气汤。（238）出阳明

提要： 阳明病下后应否再下之辨证。

解释： 大承气汤，为阳明腑证之攻下药，然胃实可攻，胃虚不可攻，本证胃实，下之当愈，但如下之不得其法，或药力较轻，无力推荡胃肠之燥结，以致下后邪热与燥屎未净。邪热灼心，致心中懊侬而烦；再如腹中硬满，按之实痛，口燥舌干，渴喜冷饮者，则胃肠仍有燥屎，乃可用大承气汤攻下之。若腹微满，按之濡而不痛，口虽燥而不渴饮，实非燥结，纵大便初头硬，后必溏，亦不可攻之。再若仅见心中懊侬而烦，并无燥屎内结之实据。又属于阴虚热烦之栀子豉汤证。

一四四、大下后，六七日不大便，烦不解，腹满痛者，此有燥屎也。所以然者，本有宿食故也。宜大承气汤。（241）出阳明

提要： 大下后应再下之证治。

解释： 阳明腑证，大下之后，其病当愈，但因邪热与宿食未净，经过数日，邪热与宿食又复结聚于胃肠，六七日又不大便而致烦不解，腹满痛等胃肠结实之证，故仍以大承气汤下其邪热与宿食结聚之燥屎。

按语： 此即吴又可《瘟疫论》"疫邪入腑，馀邪未尽。""里而再里，一下、再下、数下"之义，特提供参考！

一四五、病人小便不利，大便乍难乍易，时有微热，喘冒不能卧者，有燥屎也，宜大承气汤。《242》出阳明

提要： 胃肠有燥屎，致喘冒不能卧之证治。

解释： 阳明腑证，燥热灼阴，津液枯涸而小便不利，若津液还入胃中，则大便自下而愈矣。今邪热耗伤阴液，大肠失润，则燥粪结聚不下而乍难，结者自结于中，未结者旁流而乍易。邪热熏蒸，有时微发潮热，内热与燥屎阻遏胃肠，热气上冲，故喘冒不能卧而头昏重，如有物覆冒之状。以上病情，皆为燥屎阻遏之征，故以大承气汤下之。

按语： 本证必见舌干口燥，渴喜冷饮，脉滑而数，始可下之无疑。如舌苔白滑，或口燥舌干而不渴饮，或渴喜热饮不多，脉沉缓涩无力，又属于阳虚，里寒凝滞，气不运化之证，则大承气汤即不轻试。

一四六、二阳并病，太阳证罢，但发潮热，手足漐漐汗出，大便难而谵语者，下之则愈，宜大承气汤。(220) 出阳明

提要：二阳并病，表证已罢，燥屎内结之证治。

解释：二阳并病，太阳证已罢，病邪全归阳明燥化，邪热入肺内蒸，但见发热，不恶寒，日晡发潮热，手足漐漐汗出。肠内津液涸竭，故大便难。邪热扰乱，神明不安而见谵语。除以上症状外，必兼见口干，舌苔黄而燥，甚则舌生芒刺，烦渴饮冷，脉洪数，或洪实，则阳明腑实下证悉具，下之则愈，应以大承气汤主之。

一四七、伤寒六七日，目中不了了，睛不和，无表里证，大便难，身微热者，此为实也。急下之，宜大承气汤。(252) 出阳明

提要：目中不了了，睛不和，当急下救阴之治法。

词解：

①目中不了了：即热甚张目不能识人之意。

②睛不和：是目呆而直视，眼球不活动之象。

解释：伤寒六七日，为一经已周，病邪深入阳明化燥，其悍热之气上走空窍而循目系，肝开窍于目，证见目中不了了，睛不和，是胃火伤及厥阴，血燥木枯，目系干硬，是以目睛呆直而不活动，视物昏乱而不识人。无表里证者，是外无寒热头疼之表证，内无腹满实痛之里证。身热虽微而腑热则剧。大便虽未结硬而大肠液燥只觉便难。真阴将竭，水枯无以滋木，此为壮火食气之实证，故应以大承气汤急下，釜底抽薪以救真阴，缓则无济也。此与少阴自利清水，色纯青，急下之一条义同，可以互参。

一四八、阳明病，发热汗多者，急下之，宜大承气汤。(253) 出阳明

提要：发热多汗，当急下救阴之治法。

解释：肾主五液，入心为汗。邪入阳明化燥，邪热蒸蒸，津液迫出，故发热汗多。心液耗伤以致木枯土燥，伤及少阴。亢阳亡阴，缓则无济，故当急下，以大承气汤泻阳明之亢阳，救少阴之真阴，此与少阴口燥咽干，应急下之一条义同。可互参！

按：此条应见腹满，按之实痛，始可急下，否则发热汗多，烦渴，恐是白虎证。

一四九、发汗不解，腹满痛者，急下之，宜大承气汤。（254）出阳明

提要：发汗不解，腹满痛，应急下救阴之证治。

解释：太阳病发汗则解，阳明病忌发汗，今发汗不解，则非表证，乃胃热实也。汗出过多，愈亡其阴，致燥屎结硬阻其胃火，伤及太阴，故腹满而痛。阳亢阴亡，则成死证，故当急下以救真阴。此与少阴病六七日，腹胀，不大便，急下之一条义同，可互参！

按语：以上阳明三急下证，与少阴三急下证，大体相同，均为阳明亢阳灼阴之证，邪热未盛而早下，则亡其阳；邪热已亢而下迟，则亡其阴。故有缓攻与急下之不同。此仲景立法之妙，学者应深入体会。

再按：阳明急下三证，因文太简略，证据均不够充分，为便于临床辨证，特补充分析如下：宋本第252条"目中不了了，睛不和"，在少阴虚寒证，真阳欲脱时，亦有张目直视不能转动，视物不明之证，且本节之病，身不壮热，又无燥屎之确据，寒热虚实，殊难分辨，值此危急存亡，千钧一发之际，尤应于烦渴饮冷与否，其人有神、无神等处求之，以作处方用药之根据。第253条"阳明病，发热汗多者，急下之"，必兼见不恶寒，反恶热，舌苔黄而干燥，烦渴饮冷，小便短赤，大便燥结，腹满按之实痛，脉洪数，日晡潮热，谵语等证，始应急下。如仅见发热汗多，烦渴饮冷，并无其他症状，则为阳明在经之白虎汤证。又如发热汗多，舌苔白滑，不渴饮，即渴而喜热饮不多，其人倦卧无神，又属于真阳外脱之证，则白虎、承气决不可轻试。第254条"发汗不解，腹满痛者，急下之"，必须兼见壮热，烦渴饮冷，舌黄而燥，大便燥结，小便短赤，口气蒸手等证，则急下之，始无疑义。倘汗后不解，腹满痛，并无烦渴饮冷，口气蒸手之病情，则为寒湿阴气内聚，阴盛阳虚，又当扶阳抑阴，如误下之，必有衰脱之虞。

以上三证，均为阳明燥热过盛，亢阳灼阴，真阴涸竭，阴液将亡之证，此际必然引水自救而见烦渴饮冷，故以大承气汤急下，釜底抽薪以救真阴，实有起死回生之功，缓则阴绝而逝。如辨证不清，则生死反掌，不可不慎！故特详为分析，以供参考。

再按：阳明急下证，病到严重，昏愦不识人之际，已不知索饮，必须审查，如证见口气蒸手，唇舌焦燥，鼻如烟煤等情，则应急下之，不可迟延。

一五〇、病人不大便五六日，绕脐痛，发作有时者，此有燥

屎，故使不大便也。（239）出阳明

提要： 辨燥屎内结证。

解释： 病人虽不大便五六日，大便是否燥结，尚难断定，惟绕脐痛而拒按，可知已为燥屎内结，里气不通所致；胃肠热盛，灼伤津液，影响心肾之阴不交，以致心内热烦不安而躁动；且发作随阳明所旺之时，多见于日晡，此为燥屎阻滞肠间，故使不大便也。

按语： 本证既有燥屎，除已见绕脐痛、烦躁等证外，必兼见口躁舌干，渴喜冷饮，仍宜大承气汤下之。

一五一、腹满不减，减不足言，当下之，宜大承气汤。（255）出阳明

提要： 腹满不减之证治。

解释： 本条"腹满不减，减不足言"应接于宋本254条"发汗不解，腹满痛者，急下之"之下，则较为合宜。盖阳明腑证，亢阳灼阴，燥结太盛，故当急下救阴。如初下药力薄弱，见效极微，下之后，腹满不减，或仅稍减一二，原证仍在，此即所谓减不足言也。自应再下而使燥结肃清。观此，可知阳明腑证之燥结过实者，当有一而再，再而三之下法，务使燥屎下净为度，此即除恶务尽之义也。瘟疫入里，多有此法。

一五二、伤寒若吐、若下后不解，不大便五六日，上至十余日，日晡所发潮热，不恶寒，独语如见鬼状。若剧者，发则不识人，循衣摸床，惕而不安，微喘直视，脉弦者生，涩者死。微者，但发热谵语者，大承气汤主之。若一服利，则止后服。（212）出阳明

提要： 阳明腑证到严重时之治法和预后。

解释： 本条分三段解释。第一段从伤寒若吐、若下后到独语如见鬼状。说明伤寒是太阳表证，邪未入里，应当解表，若误吐、误下之后，耗伤津液，复损中气，故病不解。表邪内陷入阳明化燥，身热不退，邪热灼阴，胃肠津液缺乏，以致五六日至十余日不大便，日晡更发潮热。表证已罢，故不恶寒。邪热内扰，神志昏乱，自言独语如见鬼状。表邪既罢，燥屎内结，胃实已盛，当以大承气汤下之。

第二段从若剧者到脉涩者死。是说明如上证因循失治，病势加剧，发则

人事不知，并见循衣摸床，惊惕不安。邪热内壅灼伤目系，故微喘直视，此为热极津枯之危证，可从脉象判断生死，脉弦者正气尚在，阴气未绝，急下之犹有生机。脉涩则正不胜邪，真阴将绝，已属不治之证，纵下之亦难挽回，无法施治，故主死。

第三段从微者到止后服。是病情较轻，只见潮热谵语，未见不识人，循衣摸床，直视等严重病情，应以大承气汤下之，但服药后，应慎重从事，若服一次大便已通利，则停止后服，因吐下后，津液中气被伤，故不可尽剂。

按语：太阳表证误吐、下后，病不解，自属误治变证，表邪内陷，转属阳明化燥者固多，而转属少阴寒化者亦不复少，特分辨如下：本节各证，如兼见烦渴饮冷，脉洪大或洪数，甚则沉伏，舌苔黄燥，口气蒸手，自为阳明急下之证。若舌苔白滑或舌干口燥而不渴饮，即渴而喜热饮不多，口气不蒸手，脉沉弱无力，或浮大而空，又属于少阴虚寒证，甚则为阴盛格阳，生阳将脱之候，必须急于回阳收纳，缓则无救，若更误下之，下咽立毙。

再按：本条误吐、下后变证至严重时，倘应急下而反失之，或不应下而反下之，则虽能生者，亦必促其速亡。故于救治此项危证之过程中，必须详细审查，处方施治为幸！

一五三、跌阳脉浮而涩，浮则胃气强，涩则小便数，浮涩相搏，大便则硬，其脾为约，麻子仁丸主之。（247）出阳明

提要：脾约之证治。

词解：

①脾约：是脾脏与膏膜被胃热熏灼而干燥收缩之意。

解释：本条多系太阳表证，误发汗，误利小便，伤其津液，病邪转入阳明化燥，燥邪灼伤脾阴之证。以脉象而论，跌阳是胃脉，其部位在足背（古人诊之，现在独取寸口）。胃脉浮而涩，浮则胃气强，涩则脾阴弱，浮涩并见，阳强阴弱，脾与膏膜外之津液被灼而穷约，不能输津润肠，燥热迫胁，使水液下渗而小便数，以致大便难下，因无谵语、烦躁等证，非三承气证之燥屎结硬可比，故与麻子仁丸润肠通便。

按语：据康平古本《伤寒论》"大便则硬"作"大便则难"，"难"字较为符合本证。

再按：本证单凭跌阳脉浮而涩，即断为胃气强，小便数，大便难，为脾约证，殊不可靠。应以其他燥热灼阴之证据为准，方可润下。

方剂：麻子仁丸方

麻子仁二升　芍药半斤　枳实半斤（炙）　大黄一斤（去皮）　厚朴一尺（炙，去皮）　杏仁一升（去皮尖，熬，别作脂）

上六味，蜜和丸，如梧桐子大。饮服十丸，日三服，渐加，以知为度。

方解：陈元犀云："脾为胃行其津液也。今胃热而津液枯，脾无所行而为穷约，故取麻仁、杏仁多脂之物以润燥，大黄、芍药苦泻之药以破结，枳实、厚朴顺气之药以行滞，以蜜为丸者，治在脾而取缓，欲脾不下泻其津液，而小便次数减少，以还津液入胃中，而大便自通矣。"

一五四、阳明病，自汗出，若发汗，小便自利者，此为津液内竭，虽硬不可攻之，当须自欲大便，宜蜜煎导而通之。若土瓜根及大猪胆汗，皆可为导。（233）出阳明

提要：阳明病导法。

解释：阳明病邪热蒸蒸，自汗出，如再误发其汗，尤伤津液，邪热内逼津液下泄，故小便自利，因津液内竭，无液濡润大肠，大便虽硬，但与阳明实热之燥屎内结不同。盖本证并无谵语、潮热、烦躁、腹满痛等病情，故不可攻下，此系直肠枯燥，须待病人自欲大便逼近肛门难下时，可顺其势而润导之，以蜜煎导引，或用土瓜根汁及大猪胆汗灌入谷道，以清燥润肠，大便自下。现在用甘油栓坐药，纳入肛门尤为捷效。

方剂：土瓜根方，佚；蜜煎导方

食蜜七合

上一味，于铜器内，微火煎，当须凝如饴状，搅之勿令焦著，欲可丸，并手捻作挺，令头锐，大如指，长二寸许。当热时急作，冷则硬，以内谷道中，以手急抱，欲大便时乃去之。

猪胆汁方

大猪胆一枚，泻汁，和少许法醋，以灌谷道内，如一食顷，当大便出宿食恶物，其效。

一五五、伤寒呕多，虽有阳明证，不可攻之。（204）出阳明

提要：阳明病，呕多禁下。

解释：伤寒呕多，是胃气虚，客邪上逆，故使作呕。虽有阳明证，但其邪热壅聚于胸，尚未入腑结实，故不可妄行攻下，如误下之，则愈伤其中气，致邪陷深入，病易转剧。

按语：伤寒呕多，有寒与热之分，如兼见口燥舌干，心内热烦，喜饮清凉者，则属于邪热上逆于胃，若表证未罢而兼头痛、恶寒、自汗等情，宜桂枝加葛根汤稍佐芩、连。若表证已罢，则应与竹叶石膏汤。又如舌苔白滑，不烦不渴，无表证者，又属阳明胃寒，寒气上逆所致，应以吴茱萸汤或干姜半夏人参汤主之。表证未罢者，去人参稍加麻黄、细辛一二钱，人无神者，可酌加附片。以上被充之治法，特提供参究。

一五六，阳明病，面合色赤，不可攻之。必发热，色黄者，小便不利也。（206）出阳明

提要：阳明病面赤，不可攻。

词解：

①面合色赤：即满面潮红。

解释：阳明病面合赤色，多系太阳表证未罢，太阳表邪合阳明之燥热怫郁在表，必见发热面赤，头痛，微恶寒而渴，脉浮数，应与麻杏石甘汤。如发热面赤而渴，不恶寒，脉洪大，则为表邪已罢之阳明经证，又当以白虎汤主之。邪热即未入腑结实，故不可攻下，如误攻之，必伤脾胃之气，脾胃气虚，则水湿停蓄不行，故小便不利，同时怫郁之邪热乘虚内陷与水湿相合，湿热郁蒸，必见发热不退而身黄。

按语：凡太阳合阳明在表在经之证，均不可攻下，若误攻之，必伤脾胃之气致客邪乘虚内陷，挟脾湿而身发黄。此证，有阴黄、阳黄之分，若身黄如橘而色鲜明，精神不衰，口燥心内热烦，或喜饮冷物者，则为湿热内遏之阳黄证（即阳疸证），当以清热利湿为主；如发黄色暗，精神缺乏，舌苔白滑，不渴饮，又属于寒湿内遏之阴黄证（即阴疸证），当以温中扶阳燥湿利水主之。两证应鉴别清楚。

一五七、夫实则谵语，虚则郑声。郑声者，重语也。直视，谵语，喘满者死，下利者亦死。（210）出阳明

提要：辨谵语和郑声及其死候。

解释：凡病到沉重时，神志昏迷，每多语言错乱，无论实热证与虚寒证，均易见此象。因热邪上攻，扰乱神明不安，以致妄言乱语不休，并见壮热烦躁，口燥舌干，渴喜冷饮，身轻恶热，声音响亮，口气蒸手，其热深者，手足厥冷等情，此为阳明实热证之谵语；如因寒邪上逆，扰乱神虚无主，以致

语言重复不正，并见发热，或不发热，身重恶寒，嗜卧无神，舌苔白滑，不渴饮，声低息短，口气不蒸手，甚则手足厥冷等情，则为少阴虚寒证之郑声。两证之鉴别，一属实热，一属虚寒，根本不同，治法悬殊，若辨证明晰，阳证应凉下，及宜白虎、承气以救阴；阴证当温固，及宜白通、四逆以回阳。用之得当，早治早愈，而有起死回生之效，倘辨证不明，一经误治，或拖延失治，则不免于死亡，学者务须注意！

阳明腑热证而见谵语，并非必死之证，若肠胃热实燥结过盛，邪热上冲，亢阳灼阴，水枯木燥，真阴将绝，精血不能滋荣于目，目系干枯，故见直视，脾肺之阴已绝，孤阳亢极，故见腹满气喘而为死证。少阴脏寒证而见郑声，亦非必死之证，如再见目直视，气喘腹满，是阴霾弥漫，阳光欲灭，肾气已绝，故为死证；若再见下利，则为水寒土湿，中气衰败，生阳下脱，故亦主死。

一五八、阳明病，胁下硬满，不大便而呕，舌上白苔者，可与小柴胡汤。上焦得通，津液得下，胃气因和，身濈然汗出而解。（230）出阳明

提要： 阳明兼少阳病之证治。

解释： 阳明病，虽不大便，而舌上白苔，既不燥，亦不黄，身虽发热，但无太阳头痛项强之表证，亦不渴，足见阳明燥热未盛，并且呕与胁下硬满，是以少阳证之实据。少阳病之治法，宜和解而忌下，故不用承气汤以攻下大便，只宜小柴胡汤和解治之。服汤后客邪得少阳枢转而达于太阳之表，故濈然汗出身热退，胸胁硬满亦消，因而上焦得通，其呕自止。上焦既通，则津液得下，津液下润，则胃气和，胃气和则大便自行而各病愈矣。

按语： 小柴胡汤治少阳证固无疑问，而且特效，甚至能令津液得下，胃气因和，并能濈然汗出而解，可知仲景立法之妙，实堪为治病之规律。由此以观，古人所谓"伤寒金匮两书，能治万病而有余"之言，谁曰不宜。

复习题

如何深入体会阳明三下法和三急下法？

第三节　阳明兼证

一五九、阳明病，无汗，小便不利，心中懊㦬者，身必发黄。

（199）出阳明

提要：阳明病发黄之原因。

解释：阳明病，邪热蒸蒸，必发热而渴，汗自出。今无汗，小便不利，是水湿内停，挟阳明之燥热郁遏熏蒸，故身必发黄。湿热郁蒸，扰乱心胸，故心中懊憹。由于无汗，则湿热不得外泄；小便不利，则水湿亦不得下行，所以无汗与小便不利是阳明发黄之主要原因。本证治法，详下条。

一六〇、阳明病，被火，额上微汗出，而小便不利者，必发黄。（200）出阳明

提要：阳明病被火之发黄证。

解释：阳明病发热而渴，不恶寒，医者不明，误用火法治疗。两阳相合，其热益甚，邪热挟停蓄之水湿郁遏内蒸，故必发黄。若周身汗出，小便利者，湿热得泄越，则不致发黄，今额上微汗出，而小便不利，则湿热不得泄越，郁蒸于内，必发黄也。

一六一、阳明病，发热汗出者，此为热越，不能发黄也。但头汗出，身无汗，剂颈而还，小便不利，渴引水浆者，此为瘀热在里，身必发黄，茵陈蒿汤主之。（236）出阳明

提要：阳明病瘀热在里之证治。

词解：

①剂颈而还：剂同齐。剂颈而还，是齐颈而止之意。

解释：阳明病发热而渴，汗自出，小便利者，则邪热得外越，水不停蓄，故不能发黄，今但头汗出，齐颈而还，身无汗，则湿热郁蒸，不得外散，渴欲饮水，小便不利，则湿热内蓄不得下泄，瘀积于里，故身必发黄，当以茵陈蒿汤苦寒通泄，清热利湿，使湿热郁蒸发黄之病由小便而出也。

方剂：茵陈蒿汤方

茵陈蒿六两　栀子十四枚（擘）　大黄二两（去皮）

上三味，以水一斗二升，先煮茵陈，减六升，内二味，煮取三升，去滓。分三服。小便当利，尿如皂荚汁状，色正赤，一宿腹减，黄从小便去也。

一六二、伤寒七八日，身黄如橘子色，小便不利，腹微满者，茵陈蒿汤主之。（260）出阳明

提要：补充阳黄证之症状。

解释：伤寒七八日，值阳明主气之期，客邪已入阳明化燥，邪热挟水湿内遏郁蒸，故发黄鲜明如橘子色，湿热郁遏在里，不得下泄，故腹微满而小便不利，仍以清热利湿之茵陈蒿汤主之。本证即湿热郁蒸之阳黄证，又名阳疸证。

一六三、伤寒，身黄，发热，栀子柏皮汤主之。（261）出阳明

提要：伤寒身黄发热之证治。

解释：伤寒邪传阳明化燥，邪热挟脾湿郁蒸，而里热较重，以致发热不退而身黄，因无太阳当汗之表证，故不用麻黄连翘赤小豆汤，又无阳明可下之里证，故不用茵陈蒿汤，既属热胜于湿之发黄证，惟有用栀子柏皮汤清热去湿，则发热身黄可退。

方剂：栀子柏皮汤

肥栀子十五个（擘）　　甘草一两（炙）　　黄柏二两

上三味，以水四升，煮取一升半，去滓。分温再服。

一六四、伤寒，瘀热在里，身必黄，麻黄连轺赤小豆汤主之。（262）出阳明

提要：从表散热退黄之治法。

解释：伤寒太阳麻黄证不得汗解，瘀热遏郁于肌肉之间，与脾湿郁蒸，则身必发黄，故用麻黄连轺赤小豆汤使湿热发黄之证，由汗和小便而解。

按语：本条原文仅以"伤寒，瘀热在里"即以为身必发黄，证据不够完备。兹作如下之补充：本证必见恶寒发热，头疼无汗等太阳表证，实与阳明病茵陈蒿汤之黄疸证不同。盖一系太阳表邪合太阴脾湿郁蒸而发黄；一系阳明燥热合太阴脾湿郁蒸而发黄，故治法分别由汗或下而解。两证均属黄疸，治效悬殊，学者务须分析明白，以免错误。且二证原文均言"瘀热在里"。一里是指肌肉，一里是指肠胃，均系与脾湿相合，倘不与太阴之湿气相合，纵热极之证，亦不至于发黄也。

方剂：麻黄连轺赤小豆汤方

麻黄二两（去节）　　连轺二两　杏仁四十个（去皮尖）　　赤小豆一升　大枣十二枚（擘）　　生梓白皮一升（切）　　生姜二两（切）　　甘草二两（炙）

上八味，以潦水一斗，先煮麻黄再沸，去上沫，内诸药，煮取三升，去

滓。分温三服，半日服尽。

方解：本方用麻黄开腠理，利肺气而散表邪，加连轺、梓白皮之苦寒以清热，赤小豆利水以导湿，杏仁利肺气并引诸药之气以达于皮手，姜枣调和营卫以行诸药之气于肌腠，甘草和中，而助脾胃之运化，使湿热随汗和小便而悉去。至于"潦水"，是雨后积留于凹地之水，意在领导诸药解脾胃湿热之郁蒸，使疗效较为切当。

一六五、**伤寒发汗已，身目为黄，所以然者，以寒湿在里不解故也。以为不可下也，于寒湿中求之。**（259）出阳明

提要：寒湿发黄证。

解释：伤寒表证，本应发汗解表，但因其人原有寒湿内伏，故发汗以后，表邪虽解，而脾阳愈衰，以致土愈湿而水愈寒。寒湿郁遏于肌肉之间，不能随汗而解，阳不足以运行，所以全身面目均发黄，此为寒湿郁遏在里之阴黄（即阴疸证），故不可攻下，如误下之，其面色必愈黯黄而转危证，治疗之法应于寒湿中求之。

按语：寒湿在里之发黄证，属于太少二阴而为阴疸；瘀热在里挟湿之发黄证，则属于阳明、少阳和太阴而为阳疸。阴疸这脉证，其黄色晦暗，大便多溏泻，小便赤黄而长，口淡，舌苔润滑，不渴饮，即渴而喜热饮不多，身无大热，脉沉弱，或沉迟。至于阳疸之脉证，其黄色鲜明，大便多秘结，小便黄赤而短，腹胀满，多烦闷，舌苔黄燥或黄腻，口中干燥，渴喜冷饮，脉滑数或沉数。治疗之法，阴疸一证，据柯韵伯云：此证宜温中散寒而除湿，于真武汤中求之。"陈修园拟于真武汤中加茵陈蒿。拙见以为不如用四逆汤加苍术、茯苓、薏仁、茵陈、或茵陈五苓散加附子，尤为捷效。阳黄一证，应依照上面黄疸病各方，辨证施治。此外，《金匮要略》黄疸证，亦可参考。

一六六、**阳明证，其人喜忘者，必有蓄血。所以然者，本有久瘀血，故令喜忘。屎虽硬，大便反易，其色必黑者，宜抵当汤下之。**（237）出阳明

提要：阳明蓄血的证治。

词解：①喜忘：即心中慌乱，健忘之意。

解释：阳明病邪从燥化者固多，但亦有阳明"食谷欲呕""胃中虚冷"等虚寒之证。本条阳明病由于瘀血与邪热相结，扰乱神志不清，故证见喜忘。

同时，一般阳明病燥热内盛灼伤津液，故大便燥结而便时必难，今患者因肠内蓄血润滑，故大便虽硬而便时反易，且其色必黑，此为蓄血无疑，故用抵当汤猛剂攻下其瘀血而泻里热。

按语： 大阳蓄血之轻证，则见如狂；重证则见发狂；阳明蓄血证，则见慌乱喜忘，三条症状不同，但均为瘀血与邪热扰乱神志不宁所致。同时，太阳蓄血证，其小便必自利，对轻证用桃核承气汤，重证用抵当汤。阳明蓄血证，其大便硬而易下，且其色黑，故仍用抵当汤主之。此即阳明与太阳蓄血证之鉴别要点。

再按： 本证多属胃肠出血，瘀积于内（可能是胃或十二指肠溃疡），复感客邪入阳明化燥，灼伤津液，以致大便硬而易下，其色必黑，但症状尚不够充分，除喜忘一证和大便硬黑而易下外，必兼见口燥舌干，渴喜冷饮，发热不恶寒，脉兼沉数，自应与抵当汤攻下之。若舌苔白滑，或口燥舌干而不渴饮，即渴而喜热饮不多，其人无神，脉来沉弱，则为客邪入少阴而从寒化，以致心虚阳弱，气不传送，而成大便凝结之阴燥证，又当扶阳温化，引血归阴，以四逆汤，干姜易黑姜，酌加黑荆芥、炒侧柏叶、炒艾叶、朱衣、茯神、阿胶主之。抵当汤万勿轻试。

一六七、阳明病，口燥但欲漱水，不欲咽者，此必衄。（202）
出阳明

提要： 阳明衄证。

解释： 本条仅以口燥等症状，即断为阳明病，实不足以为据，且但欲漱水，不欲咽者，决非燥热在里之证。盖如邪入阳明化燥，无论在经或腑，在气分或血分，邪热灼阴，津液涸竭，必饮水自救而见消渴，因阳明热证，决无不渴之理。今不惟不消渴，甚至但欲漱水而不欲咽下，此为下焦虚寒，阳气不足，无力蒸水化气生津。阴盛格阳，津液不升，以致上焦虚燥之证。且阳气内虚，无力摄血，或有鼻衄之可能。因此本证实属于少阴虚寒证之范围，今列入阳明篇中，尚待研究。

按语： 本条既属于少阴虚寒，阴盛格阳之证，根据编者经验，应以人尿猪胆汤，继以四逆、白通等汤大剂连进，无不立效，屡试屡验，非敢偏于用温热之药也。如以内热入血分或入阳明之经，而用清凉苦寒泻火止血之剂，则病必增剧，而有衰脱之虞，故临床辩证，必须掌握寒热实据，幸勿为虚燥假热所惑，以免误人生命。

复习题

1. 阳明、太阴湿热发黄之阳疸证，有几种？与太少二阴寒湿发黄之阴疸证，如何鉴别？并分别如何治疗？

2. 禁用攻下剂之阳明病有几种？其理由安在？

3. 分析阳明病有瘀血和漱水不欲咽，此必衄等两证之病因、病理和治疗。

阳明病小结

阳明病之病因，多系阴虚阳燥，复感客邪或汗下失宜及过利小便等，耗伤津液，以致邪传阳明而从燥化，燥则生热，因此，本病以"胃家实"三字为提纲，恶热二字为病情，所谓"胃家实"，是胃肠有燥热邪火亢盛之实据，而非实满之意，至于恶热，乃因邪热内蒸，太阳证已罢，表里俱热，故恶热二字为本证之特征病情。

阳明病之外证，是"身体汗自出，不恶寒，反恶热"，此本病已化燥之主要之症状。

阳明病之脉象，因热实于内，鼓动血脉，故其脉应之而大。

阳明病之治法，应分清治法与下法两大类。

一、清法：邪热在经者，有下后或误治后余热未清，证见心中懊恼之栀豉汤证。有三阳合病，偏重阳明之白虎汤证。有热盛伤津；或大汗出后，大烦渴，脉洪大；或吐下后津伤化热；或里热已盛，太阳表邪未罢，背微恶寒之白虎加人参汤证。有水蓄不行，津液缺少之猪苓汤证。

二、下法：邪热已入腑，有未经吐下，心中烦；或发汗不解，蒸蒸发热及吐后腹胀满之调胃承气汤证。有汗多伤津，便硬谵语，或谵语，潮热，脉滑疾；或太阳病吐下和下及过汗后伤津，传胃成实之小承气汤证。亦有下后仍心中懊恼，有燥屎；或下后肠中燥屎复结，喘冒不能卧；或二阳并病，表证已罢，燥屎内结；或绕脐痛，烦躁；或腹满不减，减不足言，以及三急下救阴之大承气汤证。又有脾不输津，致成脾约之麻仁丸证及大肠不润，大便难之蜜煎导润肠方法。

此外，尚有呕多不可攻，面赤不可攻等阳明病禁下证。有伤寒经吐下后病不解，不大便十余日，潮热，如见鬼状，剧则不识人，微喘直视，有阴阳二证之分以及谵语、郑声之预后等条，因与下法有关，亦附入本节范围。

阳明病兼证：有阳明太阴湿热郁蒸发黄之茵陈蒿汤证。有身热发黄之栀子柏皮汤证。有表实闭束，湿热内郁，发黄之麻黄连轺赤小豆汤证。有太阴兼少阴寒湿发黄证。尚有邪热与蓄血相结合之抵当汤证和漱水不欲咽，必衄之证等。

以上各证，即为阳明病之主要内容。

第三章 少 阳 病

少阳为天地生阳之气，从阴出阳，发育万物，故曰少阳。在自然界以一岁而论，属于春之正、二、三月，以一日而论，则为寅卯辰三时。盖天阳之气，在冬令亥、子、丑三月，潜藏于地下寒水之中，至春令寅、卯、辰三月渐升于地面之上，草木禀此阳气而萌芽始生，阳气日升，草木亦渐发荣，故《内经·素问·四气调神论》云："春三月，此谓发陈"，即因春阳上升，启故从新之义。至于由春而夏，则为木令而交火令，观其出于冬而交于于夏，是为水生木、木生火之象，因此少阳之初，乃水木之阳，少阳之终，则为木火之阳也。再从一岁之六气而言，少阳为三之气，是因升浮地地面之阳气与夏日之热相合而生暑。又从天人合一立论，人禀少阳之气而生三焦与胆，三焦生于肾系，秉水中之阳达于气海，上联肝胆是为水生木。《内经》所谓"少阳属肾"即指秉肾阳之义也。《内经·素问·六微旨大论》云："少阳之上，火气治之"，是因胆布气于胃中，故木能疏土，以化水谷之精气上达胸膈以至心包，则甲木能生相火，所以少阳之主气为火也。夫水生木为少阳之根源，木生火为少阳之功用。少阳在人身生理方面，水火调和，风木不郁，则少阳舒畅，百病不生。在人体部位方面，以六经而言，是二阳三阴之间，入阴出阳之界，在病理方面，太阳为表，阳明为里，少阳为半表半里。在病机传变方面，病邪入与阴争则寒，出与阳争则热，争则病作，息则病止，故证见寒热往来。如阳盛阴衰，则但热不寒而入阳明；阴盛阳衰，则但寒不热而入太阴。在本病之来源方面，是由太阳病传变而来，或由本经气化之偏胜而为病，在去路方面，除传阳明和三阴外，惟有经过适当之治疗，使病邪得少阳枢转达于太阳，从皮毛得微汗而解，任何传变，决不至复传太阳。在治疗方面，本证既非风寒外束之表证，故不可发汗，又非燥热内实之里证，故不可攻下，更非结聚于胸膈痰饮证，故不可涌吐，其邪在半表半里之间，只宜于和解之法，以小柴汤清解半表，而杜阳明之路，温补半里而闭太阴之门，使阴阳不至偏胜而平衡，则少阳之病可愈矣。如误用温针、汗、下以及利小便等法，以致相火不潜而上炎，耗其津液而从燥化，因此，少阳病传阳明者较多，而传太阴者较少，传少阴与厥阴者，亦不如传阳明之多也。手少阳之经脉由手走头，足少阳之经脉由头走足。故少阳病之提纲"口苦，咽干，目眩"均为头部之症状，除提纲外，喜呕之病情及胸胁苦满，寒热往来等症状，亦为重要，在诊断少阳病时，应注意及之。关于具体内容，详以下各节，不赘。

第一节　少阳病纲要

一六八、少阳之为病，口苦，咽干，目眩也。（263）出少阳

提要： 少阳病提纲。

解释： 少阳之本气为火，火性炎上作苦。病则相火不潜，挟邪火上冲，苦从火化，火旺灼阴，则口苦、咽干；风火相煽，上扰于目，则目眩。目眩，即眼目昏花而旋转之义。

一六九、少阳中风，两耳无所闻，目赤，胸中满而烦者，不可吐下，吐下则悸而惊。（264）出少阳

提要： 少阳病禁用吐下法。

解释： 少阳之经，起于目锐眦，循耳后，入耳中，出走耳前，至肩下，循胁里，络肝，属胆，风中少阳之经，壅塞窍道，则两耳无所闻，风火循经上扰则目赤。邪入胸胁，阻滞少阳之枢机不运，则胸中满。相火挟邪热冲心，则生心烦。少阳病邪在半表里之间，因胸膈无痰，故不可吐；邪未入阳明燥结，故不可下，而只宜和解，如误吐下之，必伤中宫之阳，而损心肾之气，因而不能制其寒水，以致膀胱失其运化，水气上逆，侵凌于心，故见惊恐、悸动之证。此为少阳病误治后之变证。

按语： 少阳中风，自应以小柴胡汤和解为不易之法，若误吐下后，柴胡证未罢，而见惊悸者，应以小柴胡汤加桂枝、茯苓、龙骨，或小柴胡加龙骨牡蛎汤，如本证已罢而见惊悸者，又应以姜桂苓半汤加附子，或真武汤强心固肾，温中化气行水。

再按： 耳聋一证，如初病兼见少阳脉证者，则为客邪入于少阳经脉，阻滞清窍之耳聋，故宜和解。如病久精神缺乏而见少阴脉证者，又属于肾阳不足之证，盖肾开窍于耳，肾阳虚，则阴寒之气上逆，阴塞清窍，以致耳聋无闻，又当扶阳抑阴。在临证时，务须分辨明晰为要！

一七〇、伤寒脉弦细，头痛发热者，属少阳。少阳不可发汗，发汗则谵语。此属胃，胃和则愈，胃不和，烦而悸。（265）出少阳

提要： 少阳病禁发汗。

解释：伤寒太阳表证，必见恶寒发热，头痛项强，甚则肢体疼痛，脉必浮紧，自当汗解。今不浮紧而见弦细，即为少阳病之脉，仅头痛发热，项不强，体不痛，亦属少阳之证，如再兼见口苦、咽干、目眩、喜呕，甚或往来寒热等证，则邪入少阳，更为确实，在治疗上，只宜和解，不可发汗，如误发汗则耗津液而损真阴，以致邪入阳明化燥，邪热扰乱神明，故发谵语，即属胃热之谵语，即应见壮热，舌干口燥，渴喜冷饮，应于临床时针对病情之实据，处方施治。

一七一、伤寒三日，少阳脉小者，欲已也。（271）出少阳

提要：少阳病欲愈之脉象。

解释：伤寒三日，值少阳主气之期，证见寒热往来，口苦咽干等情，是为少阳病。其脉当弦，今不弦而小，恶寒、发热、口苦等证已渐退，病势渐减，故知其病邪转衰而欲解，勿药可也。

复习题

1. 仅见头痛发热，何以属少阳？
2. 少阳病，何以不可汗、吐、下？误汗、吐、下后，可能转变为何证？

第二节　少阳病治法

一七二、伤寒五六日中风，往来寒热，胸胁苦满，嘿嘿不欲饮食，心烦喜呕，或胸中烦而不呕，或渴或腹中痛，或胁下痞硬，或心下悸、小便不利，或不渴、身有微热，或咳者，小柴胡汤主之。（96）出太阳中

提要：小柴胡汤之主治证。

词解：

①往来寒热：即热往则寒来，寒往则热来，亦即忽然发烧而恶热，忽而热退又恶寒，寒热无定时之症状。

②胸胁苦满：即胸与胁部为胀满所苦。

解释：伤寒或中风五六日，病不解，邪传少阳，阻遏经气，逆其枢转之机，以致少阳病作。从六经次序而言，少阳在二阳之下，故为半表，在三阴之上，故为半里。人之经气不郁，则无偏盛，郁则阳偏胜而为热，阴偏胜而

生寒。以十二以而言，手少阳三焦为相火，主司气化，足少阳胆属甲木为从化。三焦为孤腑，配以心包络一脏，相为表里，同属相火（三焦在内为油膜，在外为腠理）。故《素问·六微旨大论》云："少阳之上，火气治之"。此火即指三焦相火而言。少阳病邪在半表半里之间，阴阳交界之地，邪入与阴争则寒，出与阳争则热，热来则寒往，寒来则热往，一往一来，胜负不一，而寒热无定时，因此，少阳病有往来寒热之症状也。胸胁为少阳经脉所过之地，邪入少阳，阻滞胸胁，逆其枢转之机，则见胸胁苦满；少阳木火郁闷不舒，故见默默不语。甲木郁而克戊土，胆汁不降失助消化之力，故不欲饮食；相火不潜上逆冲心，则烦，甲木郁而不降，挟浊气于胃，呕则较舒，故善呕。以上四证，即少阳病之主要症状。盖少阳之气游行三焦，三焦内联脏腑，外通经络。且胆为中正之官，决断出焉，故十一脏，皆取决于胆。胆不受病，则中正和平而有决断，如病即可涉及他脏，而兼见或然七证。病邪或涉于心而不逆于胃，则胸中烦而不呕，或涉于阳明化燥，则渴；或涉于太阴脾气不运，则腹中痛；或涉于厥阴，肝气横滞，则胁下痞硬；或涉及少阴，肾水下寒，影响膀胱运化失职，以致水气上犯凌心不安，则心下悸动，水不下行，则小便不利；或未涉及阳明化燥而不渴；邪在三焦腠理之间，或欲从太阳达于表而不得出，故身有微热；或涉及太阴，肺气不利而作咳。少阳病主证已见，无论有无或然之证，均以小柴胡汤主之。但须随证加减，以符实际。

方剂：

小柴胡汤方

柴胡半斤　黄芩三两　人参三两　半夏半升（洗）　甘草三两（炙）　生姜三两（切）　大枣十二枚（擘）

上七味，以水一斗二升，煮取六升，去滓，再煎取三升。温服一升，日三服。

方解： 小柴胡汤为和解少阳枢机之总方，方中柴胡能助少阳枢转之力，使郁滞之邪易达于外，黄芩清木火内郁之热，人参、甘草、大枣温补中气，生姜、半夏和胃降逆而止呕。故本方有安内攘外之功，如兼见其他或然证，即应随证加减，但其治法，仍以和解为主。

加减法： 以上或然七证，除不渴、身有微热一证，有邪欲从表出而不内陷外，其余六证，均不能从外解，故仲景在少阳病主方小柴胡汤中，分别加减药物以治疗之。若胸中烦而不呕者，是相火冲心，胃气调和而不虚，故去半夏之辛温，免燥胃热，去人参之补中，易甘苦微寒之栝楼实，以清胸中之烦热；若渴者，去苦寒，以免增寒而伤中气，加苦平之芍药以通脾络而止腹痛；若胁下痞硬者，加微寒之牡蛎以软坚，去甘缓之大枣，以免横滞中气而期见效之捷；若心下悸，小便不利者，去苦寒之黄芩，免寒中而伤正，加茯苓化气行水，使小便通利，则凌心水气得以下行而止心悸；若不渴、身有微热者，是客邪已达于太阳，欲从表解，故去人参之壅补，加桂枝以强心，而助太阳之气化，并温覆以取微汗，俾欲出之邪得以鼓动外出而解；若咳者，是寒邪上逆于肺，故加干姜以温散肺寒，加五味子以收敛肺肾之逆气，既得干姜之辛温以散寒邪，复得五味之酸温以敛肺气，使客邪出，逆气降，一散一收，而此证之咳自愈矣。

按语： 小柴胡汤为和解少阳病之主方，其中柴胡为主药，无论涉及何脏之病情，于加减配伍中，决不可去柴胡，因此药能入少阳，清木火之郁热，助少阳枢转半表半里之邪达于太阳之表，得微汗而解之故也。

一七三、伤寒四五日，身热，恶风，颈项强，胁下满，手足温而渴者，小柴胡汤主之。（99）出太阳中

提要： 太少两阳合病涉及阳明，治从少阳。

解释： 伤寒四五日，值太少两阴主气之期，病邪未入阴分，而已传少阳，涉及阳明，且太阳证未罢。盖恶风，颈项强，属太阳病，胁下满，属少阳病，手足温而渴，是已涉及阳明；至于发热，是三阳均有之症状。病邪既入少阳，胁下已满，虽太阳证未罢，但不可发汗，如误汗则伤阴，邪入阳明从燥化更甚，故虽涉及阳明，燥热未盛，亦不可凉下，如误施凉下，则伤阳，邪陷太阴从湿化，因此，只宜以柴胡汤和解少阳之邪，不伤阴阳之气，则太阳、阳明之邪得枢转达表而解矣。

一七四、本太阳病不解，转入少阳者，胁下硬满，干呕不能食，往来寒热，尚未吐下，脉沉紧者，与小柴胡汤。（266）出少阳

提要： 太阳病转入少阳之证治。

解释： 邪伤太阳，病尚未愈，证见胁下硬满，干呕不能食，往来寒热等，故其病已转入少阳，而太阳证已罢。未经误用吐下等法，尚未变证，脉来沉紧，可见病不在表，且紧脉亦弦脉之属，根据脉证，其病在半表半里之间，应以小柴胡汤和解治之。

一七五、若已吐、下、发汗、温针，谵语，柴胡汤证罢，此为

坏病。知犯何逆，以法治之。(267) 出少阳。

提要：少阳病误治救逆法。

解释：

上条即第266条是太阳病转属少阳，未经吐下，少阳证仍在，故以小柴胡汤和解，本条承接上条而言，如已经误施汗、吐、下、温针等法，证见谵语，而柴胡证已罢者，此为误治而成之坏病。至于补救之法，自应考查其证据，究竟病传何经，是寒或热，是虚或实，知其所犯何逆，具体明了以后，再为处方施治，庶不至一误再误，促其命期。

一七六、太阳病，十日以去，脉浮细而嗜卧者，外已解也。设胸满胁痛者，与小柴胡汤。脉但浮者，与麻黄汤。(37) 出太阳中。

提要：太阳病自愈和随证施治。

解释：太阳表证，经过十日以上，未传他经，如已服药或未服药，已无其他症状，脉尚浮细而嗜卧者，是表证已解，正气未复之象。此证可能一二日后正气恢复，即不嗜卧而康复矣。设若又见胸满胁痛之症状，则又属表邪未尽，传入少阳，结聚胸胁之间，而作满痛，故以小柴胡汤和解，使半表半里之邪达于太阳由外而解。至于脉但浮，即与麻黄汤，证据不足，必须查实太阳表实证仍在之实据为要！

按语：病至十日以上，太阳麻黄证仍在而正气不虚者颇少，若仅见脉浮，而不究其症状，即与麻黄汤解表，必致汗后变证转危。若脉浮而紧，头体尚痛，恶寒，发热，无汗者，自可以麻黄汤解表。倘脉浮而无力，头体虽痛，嗜卧无神者，又当以麻黄附子甘草汤或麻辛附子汤温经解表，扶正除邪，即可免汗后亡阳之虞。若脉但浮，头体不痛，是无表证，麻黄汤决不可轻试。若无表而其人无神者，又属于正虚阳弱，即以四逆辈回阳收纳主之。

一七七、伤寒，阳脉涩，阴脉弦，法当腹中急痛，先与小建中汤；不差者，小柴胡汤主之。(100) 出太阳中

提要：腹中急痛，先补后和法。

解释：伤寒有几日，病在何经，原文未明，仅以阳脉涩，阴脉弦，即断为法当腹中急痛，以脉断证，未免片面，必须四诊合参，分析归纳，始符合辨证论治之规律。其阳脉涩，阴脉弦，各注约有二说：一谓阴阳指尺寸言，即寸脉涩细迟而不流利，尺脉较硬如张弓弦。一谓阳阳指沉浮而言，沉主血

属阴，浮主气属阳，浮取脉涩，沉取脉弦者，是阴盛阳衰，气血凝滞之脉也。以上两说，编者认为应以后说为较近情理，但仅以脉断证，毕竟不够全面。即以腹中急痛而论，其痛必紧急，实非微痛可比，如营卫不和，中焦虚寒腹中微痛者，服小建中汤，可能有效，但本条脉涩而弦之腹中急痛，系阴寒内盛，气血郁遏之故，而以驱寒力弱之小建中汤治之，故服后不差，若只根据脉弦，并无少阳症状，而续与小柴胡汤，又不差者，究应以何方施治为宜，尚待研究。

按语：伤寒腹中急痛一证，三阳证绝少，多已转入三阴范围，在太阴证，因中寒脾湿，证见腹满而吐，食不下，自利益甚，时腹自痛。在少阴证由于阴寒，水气内滞，故多腹中急痛。在厥阴证系肝气横聚不舒，每多腹痛。以上腹痛，决非小建中汤与小柴胡汤所能奏效。编者以为太阴证腹痛者，应以附子理中汤或四逆汤；少阴证腹痛者，当服四逆汤加丁、桂；厥阴证腹痛者，应以乌梅丸方或吴萸四逆汤。又太阴证腹痛有表证者，以桂枝加芍药汤；少阴证腹痛者有表证者，应以四逆汤加麻、辛；厥阴证腹痛有表证者，以当归四逆汤加吴萸、姜、酒，均属对证之良剂，在临床辨证论治时，如能按法施治，必能应手奏效。

方剂：小建中汤方

桂枝三两　甘草二两（炙）　　大枣十二枚（擘）　　芍药六两　生姜三两（切）
胶饴一升

上六味，以水七升，煮取三升，去滓，内饴，更上微火消解。温服一升，日三服。呕家不可用建中汤，以甜故也。

一七八、伤寒二三日，心中悸而烦者，小建中汤主之。（102）
出太阳中

提要：阴阳两虚，中气不足，心中悸而烦之证治。

解释：伤寒二三日，服发表之剂后，其恶风寒等表证已解，尚未见阳明或少阳之症状，因汗后阴阳较虚，中气不足，阳虚则心中悸，阴虚则心内烦，非大青龙汤与栀豉汤证之烦而不悸，亦非桂枝甘草汤之悸而不烦者可比，故用小建中汤调补阴阳而建中气。陈平伯云："但云心中烦悸，不云无汗、恶寒等证，可知服过麻黄汤后，表湿已解，里虚渐著，故以此汤补之……。"见解尚属可取，特附录之。据五院代表会议审定讲义按语云："本条非少阳病，因与原文第100条连类述及，故附于此。"亦附录之。

一七九、伤寒中风，有柴胡证，但见一证便是，不必悉具。凡柴胡汤病证而下之，若柴胡证不罢者，复与柴胡汤，必蒸蒸而振，却复发热汗而解。（101）出太阳中。

提要： 用柴胡汤之根据和少阳病误下，原证未变之治法。

解释： 本条分两段解释。第一段：无论伤寒或中风，邪传少阳而见柴胡证，只要有一主证即可，不必全具。

第二段：凡少阳证病在半表半里之间，即应与柴胡汤和解，以助少阳枢转使客邪达于太阳之表而解，而医者竟误下之，下后不免伤正，所幸其人抵抗力较强，病邪尚未内陷入里阴，而柴胡证未变，速宜复与柴胡汤，使少阳枢机得利，正气振奋，起而抗邪，正邪交争，故蒸蒸发热而振寒，继则正胜邪衰，却只发热汗出而解。却，即但字之义。

按语： 本条少阳柴胡证，"但见一证便是，不必悉具"虽然少数注家以为指主证而言，但不可拘泥，于临证时，务须查明各证实据，始可决定。如太阳病桂麻各半汤证和桂枝二麻黄一汤证，均有往来寒热如疟之状，如医者认为是少阳病之往来寒热，而不查其他症状，竟以小柴胡汤治之，则表邪决不能解，甚或引邪深入，传经变证。因此，除往来寒热一证外，尚须结合其他症状，详为辨证，始较全面，庶不致误。

关于小柴胡汤之作用问题，客有问于编者曰："小柴胡汤治感冒，见效虽缓而药性和平，误事不大，决不如麻黄、细辛、桂枝等药之发散过猛，为稳妥计，似应以小柴胡汤为治感冒之总方。"此种论调，并不稳妥，盖仲景立法立方，精细周密，太阳应发汗，少阳半表半里证，则不可发汗，两证悬殊太大。且治感冒病，固应发汗解表，但须根据不同之兼证而分别用不同之辛温解表，辛凉解表和温经解表等发汗法，决不能以小柴胡汤统治之也。兹据实验所得，再申述之，患感冒病如体质较健者，服小柴胡汤一二剂后，可能因身体抵抗力恢复，驱邪外出而愈，倘体质较弱，或表邪过重者，则此方不惟不对证，决难奏效，抑且方中人参、黄芩实有闭门逐寇，引邪深入之害，因而反令病势日益沉重，传经变证，遗误不浅矣。再药如对证，则巴豆、砒霜、吗啡等均能活人，倘药不对证，则参、芪、归、术、熟地、枸杞、鹿茸、阿胶等亦能误人也。又岂能以药性和平稳妥为可用，药性猛烈为不可用哉，故治病以随证用药为是。

一八○、太阳病，过经十余日，反二三下之，后四五日，柴胡

证仍在者，先与小柴胡。呕不止，心下急，郁郁微烦者，为未解也。与大柴胡汤下之则愈。（103）出太阳中

提要： 少阳涉及阳明之证治。

解释： 太阳病，过经，邪传少阳已十余日，未传他经，本应和解，今反误下二三次，又四五日后，或许其人抵抗力较强，其邪未陷入里阴，仍阻遏于少阳半表半里之间，而柴胡汤证仍在者，故先以小柴胡汤和解，服汤后，如喜呕已止，则表里气和，其病可解，今反呕水止，是少阳之邪不能枢转外出，反而内入，郁遏于胸膈之间，以致心下急迫，郁郁满闷而微烦，本条可能为少阳经邪不解，迫及阳明腑郁之证，故以大柴胡汤下之，使经腑之邪双解则愈矣。

按语： 太阳病过经传入少阳已十余日不解，未传他经者，已属少见，此其一。反误下二三次，又四五日后，病邪仍在少阳未变，柴胡汤证仍在者，尤为少见，此其二。既然柴胡证仍在，何以服小柴胡汤后，病仍不解，此其三。少阳病已十余日，复误下二三次，必然寒中而伤胃阳，又四五日后，病程拖延到半月以上，正气已虚，况少阳病误汗伤阴，则邪易传阳明，误下伤阳，则邪易传太阴，本证再三误下之后，反而涉及阳明而用大柴胡汤再下之，是否可愈，尚属疑问，此其四。总之，本条之病理机转，于情理与事实，似乎均不符合，究竟是否有错简，容再研究。

方剂： 大柴胡汤方

柴胡半斤　黄芩三两　芍药三两　半夏半升（洗）　生姜五两（切）　枳实四枚（炙）　大枣十二枚（擘）

上七味，以水一斗二升，煮取六升，去滓，再煎。温服一升，日三服。一方，加大黄二两，若不加，恐不为大柴胡汤。

本方是小柴胡汤去人参、甘草，加枳实、芍药、大黄，乃少阳阳明合病之方剂。

一八一、伤寒发热，汗出不解，心中痞硬，呕吐而下利者，大柴胡汤主之。（165）出太阳下

提要： 大柴胡汤证治。

解释： 伤寒发热，汗出不解，是太阳证已罢，而病未解，邪传少阳与阳明，阻塞胸膈之间，以致心中痞硬，气机升降不利，上逆而呕吐，下迫而下利，此际欲专治少阳，则下利不止，欲独攻其里，则外邪不解，故以大柴胡

汤一面攻里，解阳明之邪热，一面和解，使少阳之邪枢转，仍达于太阳之表而解，此为两经合治之法也。

按语：本节心下痞，即小柴胡汤证胸胁苦满之意，而非寒痞也。又下利必为邪热内迫之利，故以大柴胡汤里外两解，如为寒湿痞硬而见太阴腹满而吐，自利益甚之证者，服大柴胡汤必致病益增剧也。

再者，五院代表会议审定之《伤寒论讲义》内云："小柴胡与大柴胡证的不同点，小柴胡汤证是往来寒热，胸胁苦满，默默不欲饮食，心烦喜呕，为少阳本证。大柴胡汤证，是往来寒热，呕吐不止，心下急，郁郁微烦，心中痞硬，呕吐下利等证，为少阳兼里证。"很有参考价值，特附录之。

一八二、伤寒十三日不解，胸胁满而呕，日晡所发潮热，已而微利。此本柴胡证，下之以不得利，今反利者，知医以丸药下之，此非其治也。潮热者，实也。先宜服小柴胡汤以解外，后以柴胡加芒硝汤主之。（104）出太阳中

提要：少阳阳明合病误下证治。

解释：本条分三段解释。第一段：伤寒十三日，太阳病已罢，病不解，邪传少阳，故见胸胁苦满而呕；涉及阳明，故日晡发潮热。在治疗上，少阳证忌下，阳明腑证则应下，少阳与阳明合病，如少阳证偏重者，则不可下，必先和解其外，倘阳明里热已实，又当以柴胡加芒硝汤或再加大黄，又或以大柴胡汤里外两解，则较为合法，此证如误服其他丸药单独攻下，不惟其病不解，且见微利变证也。

第二段：此证本为大柴胡汤证，宜先用小柴胡汤解外，再为攻里，或用大柴胡汤里外两解，则不至变证。本证既兼里实，大便应见秘结，今反微利者，可知医者治之不得其法，而以其他丸药单独误下其里，不顾其外，且因丸药性缓，不能荡涤肠胃之实邪，故虽利而病不解，柴胡证依然存在。

第三段：先治其外，后攻其里，虽是此证之正治法，但既以小柴胡汤先解其外，如外证已解，何以不用单独攻下剂，而又用小柴胡加芒硝汤重解其外，兼攻其里，如外证未解，而潮热里实，何以先不用柴胡加芒硝汤或大柴胡汤里外两解，直捷了当，而又分别先以小柴胡汤和解；而少阳证仍在，始与柴胡加芒硝汤两解之，以致延误疗程，增加病人痛苦，因此，本段治法，不无疑问，特在下面提出编者之意见，以供参考。

按语：本证如分别先后治疗，或以大柴胡汤里外两解，均无问题，在单

独误下以后，则应考察如少阳证尚在者，自当以小柴胡汤和解，如外证未解，而里热尚实，或邪热内迫下利者，则可以柴胡加芒硝汤，或大柴胡汤时里外两解。再如误下伤中，邪陷里阴，外证已罢而证见腹满，不渴，泄利无神者，又属于脾胃虚寒之证，又当温中扶阳，临床诊断，总以查明虚实寒热之证据，再行施治为要！

方剂：柴胡加芒硝汤方

柴胡二两十六铢　黄芩一两　人参一两　甘草一两（炙）　生姜一两（切）　半夏二十铢本云五枚（洗）　大枣四枚（擘）　芒硝二两

上八味，以水四升，煮取二升，去滓，内芒硝，更煮微沸。分温再服，不解更作。

一八三、伤寒六七日，发热，微恶寒，支节烦疼，微呕，心下支结，外证未去者，柴胡桂枝汤主之。（146）出太阳下

提要： 太阳少阳合病之证治。

词解：

①心下支结：即病邪结于心下两旁，而见胸胁苦满之义。

解释： 伤寒六七日，发热，微恶寒，四肢关节疼痛而频繁，是太阳证未解，且病邪已涉及少阳，阻遏心下两旁，以致胸胁苦满而微呕，此为太少二阳合病，因少阳病禁汗，虽属伤寒已六七日，但不可用麻黄汤发汗，故以柴胡桂枝汤调和营卫以解肌，并和解少阳之邪，此两经并治之法也。

方剂：柴胡桂枝汤方

桂枝一两半　黄芩一两半　人参一两半　甘草一两（炙）　半夏二合半（洗）　芍药一两半　大枣六枚（擘）　生姜一两半（切）　柴胡四两

上九味，以水七升，煮取三升，去滓。温服一升。

一八四、伤寒五六日，已发汗而复下之，胸胁满微结，小便不利，渴而不呕，但头汗出，往来寒热，心烦者，此为未解也。柴胡桂枝干姜汤主之。（147）出太阳中

提要： 少阳病误汗下伤中损津而本证未罢之证治。

解释： 伤寒五六日，即传少阳，太阳证已罢，因少阳病忌汗下，今误于汗下，致伤中阳而损津液。少阳证仍在，故见胸胁满微结，往来寒热，津液既伤，故渴而不呕，小便不利，少阳之邪火上冲，故头汗出而心烦，应以柴

胡桂枝干姜汤主之。

方剂：柴胡桂枝干姜汤方

柴胡半斤　桂枝三两　干姜二两　栝楼根四两　黄芩三两　牡蛎二两（熬）　甘草二两（炙）

上七味，以水一斗二升，煮取六升，去滓，再煎取三升。温服一升，日三服。初服微烦，复服汗出便愈。

方解：方中柴胡、黄芩清半表之邪，助其枢转仍达于太阳之表，得桂枝宣太阳之气，俾客邪得微汗而解。复因误下伤中焦之阳，故以干姜温中寒而散胸胁之满，以栝楼根清肺，养阴生津而止渴，使肺气清降，即能通调水道，而小便自利矣，再因误汗损津液，邪传少阳而动相火，故用牡蛎以滋既伤之阴，得黄芩而清少阳之火，并得甘草之和中，配桂枝、干姜辛甘以化阳，配黄芩、栝楼根苦甘以化阴，阴阳调和，其病可愈。此对证立方，寒热并用，和解少阳变证之治法也。

一八五、伤寒八九日，下之，胸满，烦，惊，小便不利，谵语，一身尽重，不可转侧者，柴胡加龙骨牡蛎汤主之。（107）出太阳中

提要：伤寒误下，致胸满烦惊，谵语，身重之证治。

解释：伤寒八九日，已否传经，如邪在三阳，惟阳明腑证可下，下之病情必减，决不至变证至重，倘邪在太少二阳而误下之，必致伤阳，而外邪易陷里阴。本条可能病邪已传少阳，因误下伤中而损心肾之气，以致邪陷里阴，挟阴寒之气弥漫胸中，扰乱神志不宁，故见胸满而烦惊。肾阳虚无力运化膀胱之气则小便不利。下后始见谵语，是因误下伤阳，属于神虚无主之郑声，非阳明实证之谵语也。因阴寒内盛，阳不足以运行肢体之活动，以致全身皆重，难以转侧，非少阳阳明实证之邪热可比也。况系下后之变证并无壮热渴饮之病情，而用有大黄之方剂再下，是否有效，尚属疑问。

按语：本证如舌苔白滑，不渴饮，或渴而喜热饮不多，人无神者，又当扶阳抑阴，养心安神，始为对证，原方不但无效，抑且使病增剧。因此，编者以为本条辨证不明，方证不符，似非仲景原文，特提供参考。

方剂：柴胡加龙骨牡蛎汤方

柴胡四两　龙骨　黄芩　生姜（切）　铅丹　人参　桂枝　茯苓各一两半半夏二合半（洗）　大黄二两　牡蛎一两半（熬）　大枣六枚（擘）

上十二味，以水八升，煮取四升，内大黄，切如棋子，更煮一二沸，去

滓。温服一升。本云柴胡汤，今加龙骨等。

一八六、伤寒，胸中有热，胃中有邪气，腹中痛，欲呕吐者，黄连汤主之。（173）出太阳下

提要：少阳变证，上热下寒之证治。

解释：伤寒约数日，邪传少阳，阻遏三焦运行之机，上焦主胸，中焦主胃，下焦主腹。邪逆上焦，挟心包之火不降，则胸中有热不安，邪犯中焦，挟胃寒上逆，而欲呕吐，邪涉下焦，挟里寒凝滞气机不升，则腹中作痛，此为上热下寒，阴阳不和，升降失常之证，故与黄连汤寒温互用，调理阴阳，助其升降而和解之也。

方剂：黄连汤方

黄连三两　甘草三两（炙）　　干姜三两　桂枝三两　人参二两　半夏半升（洗）大枣十二枚（擘）

上七味，以水一斗，煮取六升，去滓。温服，昼三夜二。

方解：本方是小柴胡汤之变方，去柴胡易桂枝，去生姜易干姜，去黄芩易黄连。方中黄连泻心包之火，而清胸中之热，半夏和胃降逆而止呕吐，干姜温里寒而疗腹痛，且黄连、人参、甘草辛苦甘化阴以生津液，桂枝、干姜、甘草甘化阳而建中气，斯辛甘与苦甘相济，俾寒热宣通，阴阳调和，升降得利而病愈矣。

复习题

1. 少阳病提纲及主脉、主证与主方如何？
2. 小柴胡汤证如何加减化裁？
3. 哪几条是少阳变证？应以何方治疗？
4. 小建中汤，或小柴胡汤能否治愈腹中急痛之证？
5. 柴胡加龙骨牡蛎汤证之辨证论治是否合法？

第三节　热入血室

一八七、妇人中风，发热恶寒，经水适来，得之七八日，热除而脉迟，身凉，胸胁下满，如结胸状，谵语者，此为热入血室也。当刺期门，随其实而取之。（143）出太阳中

提要：热入血室针刺证。

解释：妇人患太阳中风表证，正值表邪壅闭发热恶寒之时，月经适来，致表邪乘经行而陷入血室这，得病七八日，表证已罢，发热已退而身凉，且中风浮缓之脉，亦转为迟脉。其已入血室之邪热上冲至胸胁，故胸胁下满，有如结胸之状，而实非结胸证也。血室之瘀热上犯心包，扰乱神志不宁，而见谵语，故用针刺期门二穴（期门穴详见针灸学）随其实而泻之，俾邪热由胸胁外泄而出，诸病自愈。

按语：血室问题，各注说法不一，有谓血室为肝脏者；有谓为下焦油膜中之夹室，在男为气海，女为血海者。编者认为血海，即子宫也。特提供参究。

一八八、妇人中风，七八日续得寒热，发作有时，经水适断者，此为热入血室。其血必结，故使如疟状，发作有时，小柴胡汤主之。（144）出太阳中

提要：热入血室小柴胡汤证。

解释：妇人患中风太阳表证已罢，邪传少阳，经水适断，邪阻血道，则气血不流通，邪正相争，续得寒热往来，发作有时，如疟状，此为为热入血室，其血必结，故以小柴胡汤发少阳之经邪，热去则血可自下，其病必解。

按语：上条因经水适来而热入，是血实之时，本条因经水适断而热入，是血虚之时。实者易清泄，故刺期门，随其实而泻之；虚则凉补，故用小柴胡汤和解半表半里之邪，则病可愈矣。

一八九、妇人伤寒，发热，经水适来，昼日明了，暮则谵语，如见鬼状者，此为热入血室。无犯胃气及上二焦，必自愈。（145）出太阳下

提要：热入血室自愈证。

解释：妇人患伤寒发热恶寒之太阳表证，值经水适来，其病未愈，由于昼日气温高，属阳，夜则气温低，属阴，气温之高低，亦可影响人身疾病之变化。盖心藏神，阳之精为神，本证昼日阳气旺，故其人神志清明；夜间阴气盛，阳神内虚，邪阴扰乱神志不宁，故妄言谵语，如见鬼状，此为客邪之热，陷入血室，非阳明实热证谵语，所以不能用承气汤等攻下，以犯其胃气，因其病在下焦，则不必治中上二焦，俟其邪热随经行下泄，其病可愈矣。

按语：本证如月经止后，病仍未愈，当照前二条之法，针刺期门穴或以小柴胡汤主之可也。

复习题

妇人热入血室证，何以分别用不同之治法和勿药而能自愈？

少阳病小结

少阳病主要脉证，是脉弦细、口苦、咽干、目眩及寒热往来，胸胁苦满，默默不欲饮食，心烦喜呕等。

少阳经在二阳三阴之间，半表半里，阴阳交界之地，邪传少阳，既不在表，故不可发汗，又不在里，故不可吐下，只宜用和解之法，以小柴胡汤清解半表而杜阳明之路，温补半里而闭太阴之门，使其阴阳不致偏盛，表邪解于本经，此即和解之义。如误发汗、温针、利小便等伤阴，则邪易传阳明，误下伤阳，则邪易传太阴，在治疗上，必须注意！

在合病方面，如邪传少阳而太阳表证未罢，用柴胡桂枝汤合方，两经并解；少阳阳明合病，用大柴胡汤，里外两解；少阳病误下后，胸胁满而呕，潮热，用柴胡加芒硝汤兼解少阳、阳明之邪；误下伤中损液，本证未罢，用柴胡桂枝干姜汤和解少阳，寒热并进以调理阴阳；误下胸满烦惊，用柴胡加龙骨牡蛎汤（方证不符，尚待研究）。少阳变证，胸中热，胃中寒，用黄连汤清上温下，以上各证仍以少阳为主。

妇人热入血室，经水适来，证见胸胁下满，谵语，用针刺期门以泻实邪；经水适断，证见寒热往来如疟状，用小柴胡汤解外，则血自下而愈；证见暮则谵语如见鬼状，无犯胃气及上二焦，其病可能自愈。

第四章　太　阴　病

太阴者，阴之极大者也。在天为湿，在地为土，在人为脾。湿者，太阴土气之所化也，土寄居于四季之月，而旺于长夏。盖天地只以水火二气化生万物，长夏之时，水火相交，蒸而为湿。《内经·阴阳应象大论》云："中央生湿，湿生土，土生甘，甘生脾。"脾所司之物，内为膏油，外为肌肉，脾阳旺，则运化水谷之精微，化生膏油，从内达外，以生肌肉，是内外皆脾之物所充周也，故曰太阴，言其大无不包，是象夫地也。其体为地，其用为土。《内经·素问·六微旨大论》云："太阴之上，湿气治之。"湿者，土之本气也，故太阴以湿土主令，辛金从令而化湿，阳明以燥金主令，戊土从金而化燥，己土之湿为本气，戊土之燥为予气，故胃家之燥，不敌脾家之湿。燥湿调停，则为正常之生理气化，如燥湿偏盛，则为反常之病理变化。由于子气不敌本气，燥从湿化，故病则土燥者少，而土湿者多，土燥方能克水，湿则不能克水而反被水侮，土能克水者，除伤寒阳明腑证外，百病之作多由土湿，故太阴之为病，属于湿寒者多，而燥热者少也。其治法，如湿寒偏盛，燥从湿化，而病者即温中燥湿以驱寒，燥热偏盛，湿从燥化而病者，又当寒中润燥以泻热，使燥湿调协，寒热不偏，则其可愈。余详以下各条，不赘。

第一节　太阴病纲要

一九〇、太阴之为病，腹满而吐，食不下，自利益甚，时腹自痛。若下之，必胸下结硬。（273）出太阴

提要：太阴病提纲。

解释：太阴病是中寒脾湿，燥从湿化之证，其成因有自外感风寒，邪从表入而传本经者，亦有内伤生冷，饮食不节，伤及脾胃而成者，太阴为脾之经，脾能升清阳，胃能降浊阴，清阳上升，浊阴下降，腹中温煦而冲和，是以无病而不满，脾病则清阳不升，影响于胃，胃病则浊阴不降，湿寒壅滞，故腹中胀满。吐者，胃气之上逆，逆而不纳，故食不下。利者脾气之下陷，清阳不升，湿寒盛于下，水谷不消，故自利益甚。湿寒阻遏，木气不舒，贼害脾土，故时腹自痛。若误下之，中气愈伤而胃气愈逆，甲木郁滞不降，阻塞胃口，故胸下结硬，即病发于阴而反下之因作痞也。

按语：本病在误下以前，应以理中汤或加附子，较为对证，倘误下后，更加胸下结硬者，自属病益增剧，势必腹满痛尤甚，有如《金匮要略》内载之大建中汤证，但大建中汤有参无附，对此证实不相符，应以四逆汤加丁香、肉桂、苍术、茯苓主之。

第二节　太阴病治法

一九一、自利不渴者，属太阴，以其脏有寒故也，当温之，宜服四逆辈。（277）出太阴

提要：脏寒证治。

词释：

①脏有寒：指少阴之寒挟脾湿伤及肠胃而言。

②四逆辈：指四逆一类之方。

解释：太阴病由外感传变而得者，有桂枝汤及桂枝加芍药或加大黄等法，详下条。本病多因肠胃虚寒，内伤生冷，或饮食不节而致者。由于少阳之客寒，挟太阴之本湿，作及肠胃，并无中见之燥化，更无邪热之灼阴，而为脏有寒，自利不渴之证，法当以四逆辈驱少阴之寒而温太阴之湿，此为正治之法。

第三节　太阴兼证

一九二、本太阳病，医反下之，因而腹满时痛者，属太阴也。桂枝加芍药汤主之。大实痛者，桂枝加大黄汤主之。（279）出太阴

提要：太阳病误下转属太阴之证治。

解释：太阳病本不应下，如误下之，表邪既未解，而又伤及脾胃，致太阳之标热内陷，不但易转太阴，抑且可转阳明。在太阴则脾络不和，血气郁滞不通，故腹满时痛，用桂枝汤以启下陷之阳，调营卫而解肌表，倍芍药濡润脾络而通血气。在阳明则邪热与腐秽积留不去，故腹满甚而大实常痛，仍以桂枝加芍药汤，解太阳肌表之邪，再加大黄荡涤腐秽而下阳明之热，此表里两解之兼治法也。

方剂：桂枝加芍药汤方

桂枝三两（去皮）　　芍药六两　生姜三两（切）　　甘草二两（炙）　　大枣十二枚

（擘）

上五味，以水七升，煮取三升，去滓。温分三服。本云桂枝汤，今加芍药。

桂枝加大黄汤方

桂枝三两（去皮）　　大黄二两　　芍药六两　　生姜三两（切）　　甘草三两（炙）

大枣十二枚（擘）

上六味，以水七升，煮取三升，去滓。温服一升，日三服。

一九三、太阴为病，脉弱，其人续自便利，设当行大黄芍药者，宜减之，以其人胃气弱，易动故也。（280）出太阴

提要：承原文第279条说明胃弱当慎用大黄、芍药。

解释：本条承上条而来，上条加芍药者，是因误下邪陷太阴，伤及脾络，气血郁滞不通，致腹满时痛，加大黄者，因邪陷阳明，邪热与腐秽积留不去，以致腹满甚而大实常痛。此两证脉必不弱，大便不自利，是为热燥之证，故应加芍药或加大黄。本条纵见腹满痛或大实痛，但因其人脉弱，大便续自下利，胃气已弱，容易变动而生他病。以现证而论，实为太阴之脾湿，挟少阴之客寒，阻遏中宫，阳不足以运行，而成寒湿之证，且表亦未解，宜桂枝加桂汤再加附子以温中解表，扶阳驱寒。由于脉既弱，续自便利，决不可于桂枝汤中，倍酸苦涌泄之芍药以增其利。或加大黄，再伤其中而损其阳。总之，上条属实属热，本条属虚属寒，必须分析明白，以免用药错误。

按语：多数注家认为，脉弱，续自便利之本证，设当行大黄、芍药者，"宜减之"，是减少大黄、芍药之分量，实与本证不大相符，拙见以为本条属于寒湿之证，"宜减之"，是减去大黄、芍药不用之意。至于下痢红白，腹痛，里急后重，发热，头体痛，自汗而有表证者，以桂葛汤倍芍药加大黄主之，服后，表解热退，痢亦止，屡用屡效，特供参考。

复习题

1. 试分析太阴病提纲之病理。
2. 试述太阴病之正治法与兼治法。

太阴病小结

太阴病之主证，即提纲，为"腹满而吐，食不下，自利益甚，时腹自痛，

若下之，必胸下结硬"。因自利不渴，食不下为本病特征，故正治之法，宜四逆辈。若太阳病误下，转属太阴或阳明而成脾阴虚或胃肠热之证，表亦未解者，又有桂枝加芍药或大黄之兼治法，但如脉弱，续自便利，胃气已弱，则应减去大黄、芍药，或酌加桂枝、附片，以免伤中而损脾胃之阳，因太阴本病是里虚寒证故也。

第五章 少 阴 病

《内经》云："少阴之上，热气治之"。热者，少阴君火之所化也。在天为热，在地为火，在人为心。手少阴以君火主令于上，属心火；足少阴以癸水从令于下，属肾水。水火不同气，而以君火肾水上升而交于火，水火互根，阴阳交济，二气合为一气，故心火不上热，肾水不下寒。其一病，心火上炎而为热，肾水下润而为寒，水火不济，遂成冰炭矣。少阴病但见其下寒，而不现其上热者，以水能胜火，而火不能胜水，病则水胜而火负，一定之理也。水之所以不胜火者，全赖乎中州之土，防其阴邪，则寒水不至泛滥，而君火不至渐亡，盖胃之燥土旺，则水邪不作，少阴不病也。中气一败堤防崩溃，寒水无制，侵凌君火，上则飞灰不燃，下则坚冰不解，虽有四逆、真武之法，第恐阳神已去，阴魂徒存，挽之末路，桑榆难追，故少阴之死证，总因中土脾胃之气败也。更有进者，少阴心肾虽主水火，而实化生气血，气生于肾，统于肺，其在脏腑则曰气，而在经络则为卫。血生于心，藏于肝，其在脏腑则为血，而在经络则为营，营卫者，经络之气血也。故太阳受病，为营卫不和，少阴受病，是气血不调与水火不济。因此，太阳与少阴之关系极为密切也。至共外卫皮毛，内温肢体，充实脏腑，化生津液，消化饮食，吸收与输送营养，排泄糟粕，皆为气血之作用。因为气血旺则血旺，气行则血行，气衰则血衰，气滞则血不行，气虽无形而能控制有形之血，故应以气为主，血为辅。由此可见，心肾为气血之本，性命之根，其在人身之重要可知矣。所谓心属火，是形容其热，肾属水，是形容其寒，故少阴病有寒化、热化之分，有经病、脏病之别，但因水克火之关系，其病始得之，易从寒化，至于此病之源，有外邪直中者，有由太阳次第传入者，亦有因误治而传变者，其治法自又不同，特按各条分析于下。

第一节 少阴病提纲

一九四、少阴之为病，脉微细，但欲寐也。(281) 出少阴

提要：少阴病提纲。

解释：欲知少阴之为病，必先知少阴脉象与病情，其脉薄而不厚为微，窄而不宽为细。肾病则气虚，气虚则脉微，心病则血弱，血弱则脉细，其病

情似睡非睡，似醒非醒，神志疲乏，但见其欲寐而不能眠，此为少阴心肾两虚，影响神志不宁之病情也。凡少阴病，应以此脉为准。

一九五、病人脉阴阳俱紧，反汗出者，亡阳也，此属少阴，法当咽痛而复吐利。（283）出少阴

提要：少阴亡阳证。

解释：太阳少阴两经之病，有脉证相符与不相符之分，其不符者，即应舍脉从证，或舍证从脉，不得执一，须当鉴别，而免误治，本条病人脉阴阳俱紧，是太阳表实证之脉象，但表实证应发热，恶寒，无汗，头体痛，此则无恶寒，发热，头体痛，而反汗自出，且阴证不得有汗，如汗自出，多为亡阳之征，此非太阳表实证而为少阴寒极亡阳之候，亦即脉证不符，应舍脉从证之义也。因其人素体虚寒，阳不卫外，腠理疏泄，复感外寒，直入少阴，阴寒内盛，逼阳外亡，故反汗自出，有欲脱之势，法当以四逆汤扶阳抑阴而顾虚脱，否则阴寒内逼，上逆下趋，而复吐利。盖少阴经脉循咽喉，络舌本，虚阳上浮，故咽中痛。此际急应以通脉四逆汤加桔梗、半夏、肉桂、茯苓，始为对证。

按语：本条阴阳俱紧之脉，各注有谓阴阳是指尺寸而言者，亦有谓是指沉浮而言者，编者以为后一说比较正确，盖阴寒内盛而阳将外亡之际，其邪盛之脉，不独尺寸俱紧，而沉浮亦皆紧也。

第二节　少阴寒化证

一九六、少阴病，始得之，反发热，脉沉者，麻黄细辛附子汤主之。（301）出少阴

提要：少阴太阳两经同病之证治。

解释：凡肾阳素虚之人，外寒易入少阴。邪入少阴，本不应发热，此病始得之而反发热者，是寒入少阴之经而兼太阳之表，亦即太阳少阴两感于寒之证，因少阴水脏，肾阳内虚，故其脉自沉而不浮。此证虽有少阴里虚之脉象，但尚未至下利清谷、四肢厥逆之候，且外寒闭束，两经合病，故反发热而脉沉，并应兼见恶寒，头体痛，倦卧无神，但欲寐等情，法当以麻辛附子汤温经解表，辅正除邪，使得微汗而两经并解，此特效之良剂也。

方剂：麻黄细辛附子汤方

麻黄二两（去节）　　细辛二两　附子一枚（炮，去皮，破八片）

上三味，以水一斗，先煮麻黄，减二升，去上沫，内诸药，煮取三升，去滓。温服一升，日三服。

方解：本方以味辛苦，性温之麻黄，开腠理发汗，而解太阳之表寒。得味辛苦、性大温之附子强心温肾，补命门之真火，以驱少阴之里寒。再得辛温之细辛，直入少阴，协附子纳阳归肾，以温散其经络骨膜之寒，使太阳少阴两经之寒邪，一鼓而退，从汗而解，汗后毫不伤正，且精神振奋，效力宏伟，诚妙剂也。

尤在泾曰："此寒中少阴之经，而复外连于太阳之证，以少阴与太阳之表里，其气相通故也。少阴始得，本无热，而外连与太阳则反发热，阳病脉当浮，而仍系少阴则脉不浮而沉，故以附子细辛专温少阴之经，麻黄兼发太阳之表，乃少阴经温经散寒，表里兼治之法也。"此注阐述经旨，比较透彻，特选录于此。

按语：在本论中，用本方者同，仅此一证，因方中三味药品，其性较猛，业斯道者，若畏其猛而不敢用，舍此而另用他方，必治愈者少，治重者多，甚至变证莫测，而有生命之虞。盖附子无麻、辛，则不能开腠理而解表邪，易致发热不退，反之，用麻、辛而无附子，则不能固肾阳，易致大汗虚脱。因此，本方组合，相互调协，对少阴经有表证者，服之其性纯而不烈，发汗而不伤正，稳妥之至，可谓尽美又尽善也。根据编者临床实践，如能掌握辨证论治规律，灵活运用，其适应范围，实不只此一证而已。兹略举数端于下，以供临床采用。

1. 治偏头风痛或头疼如斧劈，久治不愈，精神缺乏者，属寒伏少阴，清阳不升，头部经络不通，以此方加天麻、羌活治之。若浊阴不降，上逆于胃，心翻呕吐，再加干姜、吴萸、半夏，可服数剂，其效卓著。

2. 治鼻流清涕，喷嚏不止，或兼恶寒、头痛者，亦系寒入少阴，以此方加生姜治之，一剂立效。

3. 治涕稠，鼻阻已数月或数年之久，不闻香臭者，属风寒内伏，阻遏肺肾之气机不通，以此方加葱白、干姜、辛夷，连服数剂即愈。

4. 治目疾，凡目痛初起，多因外感风寒，凝滞目内血络不通，以致赤丝缕缕而肿痛，流泪多眵，涕清鼻阻，或则恶寒、头痛、体酸，甚则生翳，舌苔多白滑，不渴饮，即应以此方加生姜、桂枝、羌活，服一、二剂，得微汗，立奏奇效，此证决非风火肝热所致，若照眼科专书通套之方，以平肝泻火，或滋阴补水，则病益增剧，易成瞽目，因此谚云："眼不医不瞎"，实为经验之言。予非专习眼科，但以六经辨证，每治必效，且常问瞽者，始患目疾时，所服何药，所点何药，即可证明多为寒凉药物所误。至于肝热风火眼痛者，应见目眵稠粘，红肿痛甚，鼻阻涕稠，口苦咽干，舌红而燥，多喜饮清凉，并无恶寒、涕清、体酸、舌白滑、不渴等情，则此方决不可用，又当泻肝火而清风热或滋阴补水以治之。

5. 治咽喉疼痛（即扁桃腺炎或喉头炎），凡咽喉疼痛初起，多见红肿，或恶寒头疼，舌苔白润，不渴饮，或痰涎清稀，属风寒闭束，少阴经络不通，以此方加桔梗、甘草、生姜，甚则加肉桂，服一、二剂，无不效如桴鼓，若误用苦寒清喉火之品，必致肿痛益甚而成喉蛾，壅阻不通，气机窒息，每有生命之虞。

6. 治骤患声哑失音，此证每因感冒寒入少阴，夹湿痰凝滞，壅闭声带，发音不宣，以致突然声哑，其证必痰多，恶寒，体困，舌苔白滑，不渴饮，脉沉细或沉紧，以此方加生姜、桂枝、半夏，服一、二剂，得微汗，各证即可消失，声音恢复正常。

7. 治牙痛，凡牙痛龈肿，并见恶寒，困倦无神，或则涕清，舌苔白滑，不渴饮者，亦系寒入少阴，盖牙属肾，肾属虚，寒邪凝滞牙龈，血络不通而肿痛作，甚则腮颊亦肿痛，此非实热邪火所致，即应以此方加生姜、肉桂、甘草，服一、二剂，得微汗，即愈，其效无比。

8. 治初犯腰痛。由于寒入少阴，阻滞腰背经络不通，以致腰痛如折，畏寒体困，甚至难以转侧，舌苔白滑，不渴饮，脉沉细，或沉紧，以此方加桂枝、生姜、茯苓、甘草，服一、二剂，得微汗即霍然而愈（此证可能为急性肾炎）。若误用寒凉或滋阴、补水之剂，则易成腰背常痛之慢性肾炎。

9. 治风湿关节痛。凡身体较虚之人，易得潮湿，复受寒风袭入，以致风寒湿三邪阻遏经络，关节不通而酸痛者，初起即以此方加桂枝、苍术、苡仁、羌独活、伸筋草、石风丹、五加皮、甘草等，灵活加减治之，连进数剂，无不奏效。若方中夹杂滋补清凉之剂，不但无效，且易酿成慢性关节炎，顽固费治。

10. 治妇人乳痈初起（即乳腺炎）。每因产后乳妇气血较虚，抵抗力弱，易患此证，痛苦异常。本证良由哺乳时，乳房外露易受风寒而成，在初起时，乳房内肿硬作痛，畏寒，体酸困，或则发热，头体痛，舌苔白滑，不渴饮，亦有涕清鼻阻者，如感风寒较轻，乳肿痛不甚者，倘医药不便时，可用热敷随时温之亦效，若风寒较重，头疼体酸，或恶寒发热，肿痛较甚者，即以此方加桂枝、通草、生姜、甘草、香附，服一剂汗出表解，肿消痛止，最多服两剂即愈。如表解乳痛止而肿硬未全消，再以白通汤加细辛、通草，服一、二剂，无不奏效。倘外敷清火消肿之药，内服苦寒泻火之剂，必至红肿溃脓，痛苦万状，抑且影响哺乳及母子健康。若已红肿有脓，服药不能消散，即请西医开刀排脓为妙。

11. 无论男妇老幼，感冒风寒（包括流感在内），或已发热，或未发热，必恶寒，头昏或昏痛，体酸困，脉沉细，舌苔薄白而润，不渴饮，或喜热饮不多，神倦欲寐，甚则头体皆痛，脉沉而紧，此为太阳少阴两感证，用此方酌予加减分两，以温经解表，辅正除邪。其体痛者，加桂枝；舌白或呕，加生姜、甘草；咳嗽加陈皮、半夏，服一剂得微汗即瘳。据《内经·素问·热论》篇云："人之伤于寒也，则为病热，热虽甚不死，其两感于寒而病者，必不免于死。"但仲景用本方治太阳少阴两感于寒之证，不但必可免于死，而且疗效确捷，可收药到病除，复杯而愈之效。编者屡治屡验，特介绍以作参考。再者，对本证而用本方或他方，若杂以清凉之药，则引邪深入，或误加温补之剂，犹闭门逐寇，必致变证百出，且有生命之虞，正如《热论》所谓"其两感于寒而病者，必不免于死也"。

12. 治产后伤寒（即产褥热）。因产后气血较亏，腠理疏泄，一旦受寒，则易入少阴，证见或已发热，或未发热，恶寒无汗，头昏痛，体酸困，脉沉细，精神缺乏，甚则头体均痛，脉沉而紧，舌苔白滑，不渴饮，即渴而喜热饮不多，此亦系太阳少阴两感证，即应以此方服一剂，汗出霍然而愈，如用药稍杂，则易变证危笃，费治。

除以上十二证外，麻辛附子汤之圆通应用，治效尚多，容俟另著详述之。

再按：本方之分两，以编者之经验，麻黄由五分至五钱，细辛由五分至三钱，附子由五钱至三两，视其人之老幼，身体之强弱，病邪之轻重，于临床时灵活掌握，变通加减，使之能多发汗，少发汗，微似汗出，或不令汗出，或反收虚汗，有此五种之作用，均能奏效而不伤正也。

一九七、少阴病，得之二三日，麻黄附子甘草汤微发汗。以二三日无证，故微发汗也。（302）出少阴

提要：少阴阳虚有太阳表证之治法。

解释：本条与上条合参，上条是寒入少阴之经，联系太阳之表，故用麻辛附子汤温经解表。本条得之二三日，脉必沉细，反发热，恶寒，头痛，体酸困，此为邪在太阳之表，而见少阴肾脏阳虚之脉象，但邪未入少阴之经，亦无吐利厥逆之里寒证及心烦不得卧之里热证，故用麻黄解太阳之表邪，附

子温癸水之寒而补坎中之阳，以辅正除邪，使发微汗而解。不致过汗伤正，且邪未入少阴之经，故不用细辛之过散，而易甘草培己土以和中也。

方剂：麻黄附子甘草汤方

麻黄二两（去节）　　甘草二两（炙）　　附子一枚（炮，去皮，破八片）

上三味，以水七升，先煮麻黄一两沸，去上沫，内诸药，煮取三升同，去滓。温服一升，日三服。

一九八、少阴病，得之一二日，口中和，其背恶寒者，当灸之，附子汤主之。（304）出太阴

提要： 少阴病背恶寒之治法。

解释： 阳气素虚之人，虽微感寒邪，易入少阴，但得之一二日，尚未深入于里，仅郁遏于督脉脊背之间，督脉通于肾，命门火衰，阳不足以运行，以致背恶寒，邪从寒化，无燥热灼阴，故口中润和而不燥渴，法当先灸鬲关二穴，以温督脉之寒，灸关元一穴，以助元阳之气，再服附子汤温肾阳之虚，灸药并施，其效尤捷。

据《图经》云：鬲关二穴，在第七椎下两旁相去各三寸陷中，正坐取之。又关元一穴在腹部中行脐下三寸，特附录之。

按语： 少阴证背恶寒，是肾水寒，真阳虚，督脉之阳不宣，证见口中和，阳明证背微恶寒，是邪热盛真阴虚，太阳表邪未尽，证见口燥渴，必须辨别清楚。

再按： 此大温大补之方，治肾水寒中土湿，肾阳不足，肾脉亦虚，无力镇摄身后之阳，不论发热与否，仅见其背恶寒，而非周身恶寒之证，颇有疗效，但如阴寒内盛者，方中参、术、芍药之壅补寒邪，似不相宜。余详前面阳明病清法白虚加人参汤证，希互参！

方剂：附子汤方

附子二枚（炮，去皮，破八片）　　茯苓三两　　人参二两　　白术四两　　芍药三两

上五味，以水八升，煮取三升，去滓。温服一升，日三服。

方解： 方中附子温癸水之寒，补命门之火，以助督脉之阳，芍药入肝而清乙木之风，参、术、茯苓补中气而利水湿也。

一九九、少阴病，身体痛，手足寒，骨节痛，脉沉者，附子汤主之。（305）出少阴

提要： 少阴病，身体痛，手足寒之治法。

解释： 本病是水寒土湿内滞，阻遏身体经络关节不通，阳气内虚，无力运行通达于四末，以致身体关节作痛，手足寒而脉沉。

按语： 少阴病身体疼痛，与太阳病之身体疼痛，容易误认，盖太阳病是外寒闭束之表实证，必见恶寒，头痛，发热，无汗，脉浮紧，此则为寒湿阻遏之里虚证，故见手足寒，不发热而脉沉，两证根本不同，治法悬殊，表寒外束，无里证，即当辛散发汗；寒湿阻遏，阳内虚，无表证，则应扶阳补虚，必须鉴别，以免误治。

二〇〇、少阴病，下利，白通汤主之。（314）出少阴

提要： 交通心肾，扶阳止利之治法。

解释： 少阴病下利，是生死之关键，其水负土胜者生，水胜土负者死。盖少阴脉微细，但欲寐之病，仅见下利，未兼他证，或舌苔白滑，不渴饮，人无神等情。在病理上是为水寒土湿，心肾阳虚，寒湿盛于下，以致君火不得交于肾，阳被阴格，上下不交，故成少阴寒湿下利之证。应以白通汤交通心肾之阳驱寒湿之阴。在本方中，附子温肾水之寒，启坎中之阳上聚于心，葱白引君主之火下交于肾，干姜温中土以通上下，使上下交通，水火既济，而本证自愈矣。

方剂： 白通汤方

葱白四茎　干姜一两　附子一枚（生，去皮，破八片）

上三味，以水三升，煮取一升，去滓。分温再服。

按语： 寒入少阴，阴盛格阳于上之病，皆宜用本方，其效显著。

二〇一、少阴病，下利，脉微者，与白通汤。利不止，厥逆无脉，干呕，烦者，白通加猪胆汁汤主之。服汤，脉暴出者死，微续者生。（315）出少阴

提要： 承第314条服汤后的证治。

解释： 本条分三段解释。第一段从"少阴病"至"与白通汤"止之解释，已详上条原文314。

第二段自"利不止"至"白通加猪胆汁汤主之"止，根据症状，实较白通汤证尤重。服汤以后而利不止，反见厥逆无脉，是由邪阴过甚，真阳过虚，邪阴上逆而见干呕，虚阳飞越而心中烦，此非白通汤之误也。盖阴寒盛极

'格阳于上，致心阴亦虚，故骤投热药，有格拒之势，必以热因寒用之法，从阴引阳，取其反佐作用，故于通阳之白通汤中'，佐以咸寒苦降之人尿、猪胆汁以养心脏之阴，降心主之火，即随咸味而真交于肾，肾得君火之助，则肾脏温而生阳之气升，又得附子温肾水之寒，补命门之火，启坎水上升以交于心，而心脏凉，使心肾相交，水火既济，尚可转危为安。

第三段，服白通加猪胆汁汤后，有两种不同之机转，脉暴出者，是阳根已绝而外脱，犹灯光之回焰，故主死；脉微续者，乃阳根未断而徐回，故主生也。

方剂：白通加猪胆汁汤方

葱白四茎　干姜一两　附子一枚（生，去皮，破八片）　人尿五合　猪胆汁一合

上五味，以水三升，煮取一升，去滓，内胆汁、人尿，和令相得。分温再服。若无胆，亦可用。

方解：据陈元犀云："白通汤主少阴水火不交，中虚不运者也。生附启水脏之阳，上承于心，葱白引君之火，下交于肾，干姜温中土以通上下，上下交，水火济，中土和，利自止矣。"据陈蔚云："白通加猪胆汁汤，张令韶之注甚妙。令韶谓脉始于足少阴肾，主于手少阴心，生于足阳明胃，诚见道之言，少阴下利脉微者，肾脏之生阳不升也，与白通汤以启下陷之阳，若利不止，厥逆无脉，干呕烦者，心无所主，胃无所生，肾无所始也，白通汤三面俱到，加胆汁、人尿，调和后入，生气俱在，为效倍速，苦咸合为一家，入咽之倾，苦先入心，即随咸味而直交于肾，肾得心君之助，则生阳之气升，又有附子在下以启之，干姜从中以接之，葱白自上以通之，利止厥回，不烦不呕，脉可微续，危证必仗此大力也。若服此汤后，脉不微续而暴出，灯光之回焰，吾亦无如之何矣。"

以上两段方解颇佳，特录出，希学者熟读，以资临床运用。

按语：白通汤除少阴病下利外，凡寒伏少阴，阴盛格阳于上，证见头脑昏痛，面赤无神，午后夜间发热而不渴饮。又如寒邪内伏，清阳不升，浊阴不降，证见涕清不止，喷嚏时作，恶寒头昏，精神缺乏。又如鼻阻已久，涕清或涕稠，不闻香臭。又如久患夜疟，寒多热少，屡治不愈，精神疲备。又如失眠已久，或眠少梦多，头昏无神。又如久患目疾，目光昏瞀，或迎风流泪，或阴翳雾障等，皆能治之，此方应用颇多，兹特略举数证，以作临床之一助，如能按证施治，无不特效。

再按：白通加猪胆汁汤之作用，凡寒入少阴，屡治无效，致阴盛格阳，上热下寒，证见发热不退，晨轻暮重，或日轻夜重，唇焦舌燥，或舌黑生刺，

食物不进而渴饮，或喜冷饮一二口，多则心内不受，沉迷倦卧，身重无神。此证如服寒凉之药，下咽立毙，若服温热之剂，亦不免于死，惟有此方互用，调燮阴阳，始克有济，缘心肾之阴阳两虚，服后则阴阳调和，心肾相交，水火既济，汗出热退，津液满口，犹枯木逢春，实有起死回生之效。馀已屡治屡愈，特提供参考！

二○二、少阴病，二三日不已，至四五日，腹痛，小便不利，四肢沉重疼痛，自下利者，此为有水气。其人或咳，或小便利，或下利，或呕者，真武汤主之。（316）出少阴

提要：少阴阳虚，寒水泛滥之证治。

解释：寒入少阴，二三日不愈，乃至四五日，病邪渐深，致水寒土湿，木郁贼土，而成寒水泛滥之证。由于肝气横逆，寒湿内滞而作腹痛。肾阳不足，膀胱虚冷，无力化气行水，故小便不利。脾主四肢，中寒脾湿，水气流注关节，则四肢沉重而疼痛，寒水侮土，脾阳下陷，故大便下利。以上乃本病之主要症状，至于水气泛滥，变动无常，遂有或然各证之出现，水气凌肺而为咳，犯胃则呕。膀胱之气尚能运化而小便自利。此外，原文有"或下利"一语，与主证"自下利"重复，可能是"或不利"之误，因脾阳未陷而大便或不利，非大便下利也。管见如此，特提出以供参究！

加减法：若咳者，加干姜、细辛以温散肺寒而胜水气，再加五味收敛肺气而止咳。若小便利者，去茯苓，恐其过利而伤肾。下利者，去芍药以其苦降而免涌泄也。至于若呕者，去附子倍生姜，尚须研究，盖肾阳不足以致寒水泛滥之病，若去温肾扶阳之附子，恐失真武汤之作用矣。以上加减各法，过去有注家以为是后世所添之蛇足，亦不无理由，因原文已指明"或咳，或小便不利，或呕者，真武汤主之。"可见本方不仅能治主证，亦可兼治或然之证，但或然证有偏重而突出时，又应酌量加减为是。再如自利，体过虚寒者，拙见以为在原方中不但应去芍药，还须加干姜、肉桂；咳而呕者，去芍药加半夏、砂仁；腹痛而兼呕者，去芍药加公丁、吴萸，其效尤为准确。

本方剂与方解，已详前面太阳篇第六节误治变证中，希互参！

二○三、少阴病，下利清谷，里寒外热，手足厥逆，脉微欲绝，身反不恶寒，其人面色赤。或腹痛，或干呕，或咽痛，或利止脉不出者，通脉四逆汤主之。（317）出少阴

提要：少阴病阴盛格阳，真寒假热之证治。

解释：本条是阴寒内盛，格阳于外，而成内真寒，外假热之证。由于水寒土湿，脾肾之阳太虚，无力腐熟水谷，分清别浊，致下利清水，完谷不化。心肾阳虚，不足以达于四末，致手足厥逆而脉微欲绝。虚阳外越而现戴阳，故其人面色赤。身反不恶寒者，阳虽外越，但尚未虚脱，设再见恶寒，则阳败而无生理矣。以上病情，即为里寒外热之主证。除此以外，还可能出现如下或然之证。因寒湿内滞而腹痛；浊气上逆于胃而干呕；阴寒冲击，循经挟咽而咽中痛；下利太多，谷气内虚，已无物可下，生阳将脱，心脏将停，故利止而脉不出。此际若用四逆汤，姜、附之温，未尝不可以回阳，但以柔缓之甘草为君，有缓姜附之功，恐力小不能胜任，故以通脉四逆汤主之，意在倍用干姜之勇，效力较速，方足以追返元阳而挽颓绝，实有起死回生之效。

方剂：通脉四逆汤方

甘草二两（炙）　　附子大者一枚（生用，去皮，破八片）　　干姜三两（强人可四两）

上三味，以水三升，煮取一升二合，去滓，分温再服，其脉即出者愈。面色赤者，加葱九茎；腹中痛者，去葱，加芍药二两；呕者，加生姜二两；咽痛者，去芍药，加桔梗一两；利止脉不出者，去桔梗，加人参二两。病皆与方相应者，乃服之。

方解：（连加减法）凡阴盛阳衰，手足厥逆者，宜四逆汤。正虚阳弱者宜附子汤。阴盛于下，格阳于上，心肾之阳不交者，宜白通汤。阴盛于内，阳格于外，身热面赤，四肢厥逆，或手足反温，宜通脉四逆汤。盖以真阳外越，亡在旦夕，若君以柔缓之甘草，岂能急追欲散之阳而使其速回耶？故重有干姜而仍不减甘草者，恐将散涣之虚阳，不能当姜附之猛，故借甘草补土以和中。使火土相生，伏火获根，则烟焰不熄，以奏全功也。因虚阳上浮而面色赤者，加葱白引阳气下行而交于肾，若脾络不和，腹中痛者，去葱加芍药以通脾络。浊气逆胃而呕者，加生姜以温胃降逆而止呕，寒气冲击，凝聚咽中作痛者，去芍药之苦平涌泄，加桔梗以开提，而利咽喉；下利过多，胃肠空虚，心气衰弱，致利止而脉不出者，去桔梗加人参补中益元气以生脉也。

二〇四、少阴病，脉沉者，急温之，宜四逆汤。（323）出少阴

提要：少阴病，脉沉细，但欲寐之治法。

解释：少阴病既见倦卧无神，"但欲寐"之病情，其脉不仅沉，必兼细弱，或迟缓无力，外无表证可征，内无邪热之实据，可知邪入少阴而从寒化，真阳已虚，故以四逆汤急温在里之寒以扶其阳，而免拖延，转为四肢厥逆，

吐利烦躁，息高，大汗出，脉不至等危急之死证，以致无法挽救，古人有"用之不早，追之不及"之诫，须当注意！

本证已详前面第一章第四节太阳辨证部分，希互参！

二〇五、少阴病，下利便脓血者，桃花汤主之。（306）出少阴

提要： 少阴病寒湿下利便脓血之治法。

解释： 凡下利一证，初起便脓血，里急后重者，多属湿热之证。法当凉下主之，此则少阴病，脉沉细，但欲寐，便脓血，必无里急后重，又属寒湿流溢下焦，脾肾之阳不足，无力固摄肠内之津血所致，故以桃花汤温中去湿，收涩固脱主之。

方剂： 桃花汤方

赤石脂一斤（一半全用，一半筛末）　干姜一两　粳米一升

上三味，以水七升，煮米令熟，去滓。温服七合，内赤石脂末方寸匕，日三服，若一服愈，馀勿服。

二〇六、少阴病，二三日至四五日，腹痛，小便不利，下利不止，便脓血者，桃花汤主之。（307）出少阴

提要： 少阴病虚寒下利不止，腹痛，便脓血之治法。

解释： 少阴病，二三日至四五日，脾肾之阳尤虚，水寒土湿，肝郁脾陷，致腹中痛；阳不足以蒸发膀胱化气行水，故小便不利，寒湿流注，土虚无力制水，脾肾不固，而成虚寒滑脱，下脓血不止之证，仍以桃花汤主之。如其人体质过虚，食少无神，服此方后效果不大，病情减轻不多，可酌加附子、砂仁扶阳健胃为妙。

二〇七、少阴病，吐利，手足逆冷，烦躁欲死者，吴茱萸汤主之。（309）出少阴

提要： 少阴病，寒水侮土之证治。

解释： 少阴病，肾阳虚，水寒土湿，燥土无力制水，反被水侮，抑且木郁贼土，以致上吐下利。吐利过甚，大伤阴阳之气，阳不达于四肢，则手足逆冷。水胜土败，影响心肾不交，水火不济，则烦躁欲死，故以吴茱萸汤温中逐寒，补土敌木以扶正。

按语： 本证吐利交作，手足逆冷，烦躁欲死，阴阳将绝之际，以吴茱萸

汤主之，能否治愈，尚难臆断，如服后效果不大，编者经验，应于本方中加附子，或以四逆人参汤加吴萸、公丁，甚则通脉四逆加猪胆汁汤，温中逐寒，大补阴阳之气，以交心肾。在此千钧一发之际，如不用起死回生之法，实难以挽颓绝也。本证病理希参看"少阴病，吐利，躁烦，四逆者，死"一条，详下面，更能明了。

方剂：吴茱萸汤方

吴茱萸一升　人参二两　生姜六两（切）　大枣十二枚（擘）

上四味，以水七升，煮取二升，去滓。温服七合，日三服。

复习题

少阴寒化证所主各方，应如何辨证运用？

第三节　少阴热化证

二〇八、少阴病，得之二三日以上，心中烦，不得卧，黄连阿胶汤主之。（303）出少阴

提要：少阴病心烦，不得卧之治法。

解释：少阴病，脉微细，但欲寐为提纲，亦即少阴病邪从寒化之脉证也。今得之二三日以上，心中烦，不得卧者，是燥土克水而灼心液。液耗水涸，精不藏神，由但欲寐之病情，变为心中烦，不得卧，心肾不交之热化证，故以黄连阿胶汤主之。方中黄连、黄芩、芍药清心火而阶除烦热，阿胶、鸡子黄滋肾水，益脾阴而润燥土也。但少阴热化之黄连阿胶汤证，仅见心中烦，不得卧，证据尚不够充分，必须兼见脉沉细而数，唇焦口干，舌红而燥，渴喜冷饮，小便短赤，或身热不退，方与证始符合，庶不致误。

按语：少阴寒化证，亦有心中烦，不得卧者，务须与上条热化证鉴别清楚，若乃寒化证之心中烦，不得卧者，必兼见舌苔白滑，不渴饮，即渴喜热饮不多，或漱而不咽，甚或阴盛格阳于上之证，而有喜冷饮一二口者，多饮则心内不受，身重无神，脉沉细或缓弱无力，又当以白通汤或白通加猪胆汁汤交通心肾，实有起死回生之效。

方剂：黄连阿胶汤方

黄连四两　黄芩二两　芍药二两　鸡子黄二枚　阿胶三两（一云三挺）

上五味，以水六升，先煮三物，取二升，去滓，内胶烊尽，小冷，内鸡子黄，搅令相得。温服七合，日三服。

方解： 方中黄芩、黄连之苦寒以清心脏之火，芍药之苦平养阴而生血，鸡子黄补离中之液，阿胶益坎中之精，俾气血有情之物，交媾其水火，斯心烦止而得卧矣。

二〇九、少阴病，下利六七日，咳而呕，渴，心烦不得眠者，猪苓汤主之。（319）出少阴

提要： 少阴病，下利，咳而呕渴，心烦不得眠之治法。

解释： 此证是脾陷胃逆，升降不利，以致下利六七日不止而作呕逆，因水分由大肠而排泄过甚，膀胱之水气不足而蓄热，热耗津液，致肺胃虚燥，遂见咳嗽而渴饮，下焦水阴之气不能上交于心，则心中热烦，不得眠，故以猪苓汤之猪苓、茯苓、滑石、泽泻渗利小便以清膀胱之热，阿胶滋脾肾之阴而润肺胃之燥，俾小便利，阴液复，斯心烦止而得卧，各证亦随之而愈矣。

本方已见前面第二章第二节阳明病治法中，希互参！

复习题

1. 试述少阴病黄连阿胶汤证之病因及病理。
2. 阳明病与少阴病均有猪苓汤证，应如何鉴别？

第四节　少阴类证

二一〇、少阴病，四逆，其人或咳，或悸，或小便不利，或腹中痛，或泄利下重者，四逆散主之。（318）出少阴

提要： 少阴病四逆散证。

按语： 凡少阴病，邪从寒化者多，从热化者少，邪入少阴，不论化寒或化热，病势轻者，决不至四逆，如见四逆，病必相当严重。邪从寒化，阴盛于内，阳不达于四末而为寒厥者，必有寒证之病情足征，法当四逆汤急于扶阳抑阴，以回其厥；邪从热化，阳盛于内，格阴于外而为热厥者，亦必有热证之病情可凭，又应与大承气汤急下救阴，以回其厥。本条原文，除或然各证外，仅仅"少阴病，四逆，四逆散主之"十字，并无其他病情，即用四逆散，有如无的放矢。在论解中，有谓本证为"阳气内郁，不得外达而四逆者"，可能是以方测证之言，虽不无理由，但从或然各证分别所加之温热药而论，又与"阳气内郁，不得外达而四逆者"未免矛盾，而难于解决。再按注

家如钱璜云："揆之以理，未必出于仲景"。恽铁樵谓："方中四味，均与少阴无涉"。余无言主张将本删去。以上各注，所见甚是，但编者以为应保留原文，加以分析，明辨是非，以供读者参究！

二一一、少阴病，得之二三日，口燥，咽干者，急下之，宜大承气汤。（302）出少阴

提要： 辨少阴急下证一。

解释： 本条是土胜水负，燥土克水，阴液枯涸，故见口燥咽干。由于肾水被灼，真阴将竭，故当急下阳明之燥，以救少阴将竭之阴。此与阳明发热，汗多条义同。

二一二、少阴病，自利清水，色纯青，心下必痛，口干燥者，可下之，宜大承气汤。（321）出少阴

提要： 辨少阴急下证二。

解释： 阳明土燥过甚，克伤肾水，以致水涸木枯。青为肝木之色，燥热灼阴，肝木疏泄过甚，迫劫水阴下注，而成热结旁流，故自利清水色纯青，清水虽流，而燥屎仍结于肠中，厥阴之经布胁肋而贯膈脉，循心下，上喉咙而还唇，经脉燥急，故心下必痛而口干燥。既因胃土过燥，肾水愈消，土燥水涸，水不滋木，则木枯不荣，在此真阴将绝之际，更当急下阳明，釜底抽薪，以救真阴。此与阳明病目中不了了条义同。

本条中下之"可"字，成本作"急"为是。

二一三、少阴病，六七日，腹胀，不大便者，急下之，宜大承气汤。（322）出少阴

提要： 少阴病急下证三。

解释： 脾土主升，病则气陷，陷则脐下作胀。胃土主降，病则气逆，逆则脐下作胀。太阴与阳明均有腹胀之证，太阴之腹胀，则湿盛而大便自利，阳明之腹胀，则燥盛而大便秘结。本证腹胀而不大便者，是阳明燥甚而灼脾阴也。盖燥土克水，水阴涸竭，而脾精枯槁，脾胃合邪，以临残阴，水愈不支，更当急下，以救垂绝之水，而遏燎原之火。此与阳明发汗不解，腹满痛条义同。

按语： 以上少阴三急下证，病情简略，使学者难于辨证，特补述之。宋

本第320条，除原证口燥咽干外，必须具有胃家实之脉证，如恶热心烦，渴喜饮冷，大便秘结，小便短赤，脉沉细而数等证，方可急下。如口燥咽干而不渴饮，或渴喜热饮不多，其人嗜卧无神，少气懒言，即使大便不利，亦为阳虚，阴盛于内，津液不升之阴燥证。又当扶阳抑阴，以四逆辈主之。切忌攻下。第321条"自利清水，色纯青"是泻利纯绿色之清水也。此证应有寒化、热化之分。根据编者经验，泻绿水之病，乳孩较多，实为中寒脾湿，木邪贼土所致，又当温中补土以敌木，须当禁下。至于已成年之人，自利清水，色纯青，而热结旁流之证，除心下必痛，口干燥外，必须兼见恶热饮冷，腹满拒按而有燥屎，脉沉而数，自应急下之。若自利清水，口虽干燥，心下痛而不渴饮，即渴而喜热饮不多，其人少气懒言，嗜卧无神，脉沉细或沉迟无力，又为少阴寒化之证，法当扶阳抑阴，以四逆汤加肉桂、公丁、吴萸主之。凡承气等攻下之剂，决不可轻试。第322条仅以腹胀不大便为据，学者辨证，未免困难，盖少阴病邪从寒化者多，从热化者较少。若为阴寒凝聚，阳虚不足以运行而致腹胀不大便者，温中扶阳，尚恐追之不及，焉能再以大承气汤急下之乎？盖大承气汤有起死回生之功，但对证与否，生死立判，故用之宜慎也。本证如当急下，亦必须查明邪热燥结之实据，以免误治为要。希参看上二条应下之脉证，并参看第二章阳明病下法。

据黄坤载云：此三章皆少阴（肾水）负跌阳（胃土）之太过者，少阴固宜负跌阳，而负之太过，则肾水涸竭，亦必致死，故急下阳明以救少阴。少阴三承气证，即是阳明急下三证，以其伤在少阴，故又列入少阴篇中，实非少阴之本病也。又云：急下之三证，三阴俱伤，非第少阴，而病属之少阴者，《素问·上古天真论》："肾者主水，受五脏六腑之精而藏之。"肾水者，藏阴之根本也，五脏七阴之证，皆属之少阴。

以上两段，立论正确，特附录以供参考！

复 习 题

1. 如何理解四逆散证？
2. 试述少阴三急下证之病因、病理和治疗。

第五节　少阴兼证

二一四、少阴病，下利，咽痛，胸满，心烦，猪肤汤主之。（310）出少阴

提要：少阴咽痛治法一。

解释：据黄坤载云："寒水侮土，肝脾郁陷，而为下利，胆胃俱逆，相火炎升，故咽喉肿痛，胸满，心烦，猪肤、白蜜清金而止痛，润燥而除烦，白粉收泄利而涩滑溏也。"

方剂：猪肤汤方

猪肤一斤（或系猪皮）

上一味，以水一斗，煮取五升，去滓，加白蜜一升，白粉五合，熬香，和令相得。温分六服。

注：据《中国药学大辞典》内载：白粉即铅粉，性质辛寒无毒，治泻利，能收缩黏膜之分泌，能减少化脓，且有直接杀菌之功。

按语：本证所用"猪肤"究系何物，过去注家意见分歧，至今尚未确定，且编者从未用过此方，疗效如何，殊难臆断。根据临床实践，既属下焦虚寒，相火上浮，水寒土湿，升降不利之证，如舌白润不渴饮者，即应以四逆汤加桔梗、肉桂，温肾扶阳，引火归源。如心中烦热，可稍加黄连，屡治屡效，特提供参考！

二一五、少阴病二三日，咽痛者，可与甘草汤。不差，与桔梗汤。（311）出少阴

提要：少阴病咽痛治法二。

解释：少阴病得之二三日，外无表证，内无其他病情，反见咽中痛，是为少阴病，肾水下寒，虚火上浮，故以甘草汤和中健脾，清热解毒而生津液。若服后无效，则改用桔梗汤开提肺气，以利咽喉，此亦苦甘化阴，养阴清热之法也。

方剂：甘草汤

甘草二两

上一味，以水三升，煮取一升半，去滓。温服七合，日二服。

桔梗汤方

桔梗一两　甘草二两

上二味，以水三升，煮取一升，去滓。温分再服。

二一六、少阴病，咽中痛，半夏散及汤主之。（313）出少阴

提要：少阴病咽痛治法三。

解释： 少阴经脉，挟咽喉，络舌本。本证缘寒邪内伏，挟湿上逆阻遏少阴之经，以致咽中痛，故用桂枝、甘草辛甘化阳以期待寒邪，半夏温胃降逆而化湿痰。

方剂： 半夏散及汤方

半夏（洗）　桂枝（去皮）　甘草（炙）

上三味，等分，各别捣筛已，合治之。白饮和服方寸匕，日三服。若不能服散者，以水一升，煎七沸，内散两方寸匕，更煮三沸，下火，令小冷，少少咽之。半夏有毒，不当散服。

二一七、少阴病，咽中伤，生疮，不能语言，声不出者，苦酒汤主之。（312）出少阴

提要： 少阴病咽中生疮之治法。

解释： 寒水下旺，逼其虚火挟湿痰上冲，致咽中伤，溃而生疮，湿痰阻遏，障碍清升浊降，故不能语言而声不出，主以苦酒汤散结祛痰，消肿止痛而疗咽疮。

方剂： 苦酒汤方（苦酒即醋）

半夏（洗，破如枣核）十四枚　鸡子一枚（去黄，内上苦酒，着鸡子壳中）

上二味，内半夏，著苦酒中，以鸡子壳置刀环中，安火上，令三沸，去滓。少少含咽之。不差，更作三剂。

按语： 以上少阴咽痛数节，虽有虚热上冲之象，而仲景不用苦寒泻药之品，只用猪肤汤清润生津；桔梗甘草汤苦甘化阴，微清其热；半夏散及汤温散寒邪而化湿痰，以上数方，均非苦寒泻火之剂，可见少阴病咽中痛，实属下焦水寒，虚热上浮，湿痰壅滞之证，在治疗上虽清上焦心家之热，但应顾及下焦肾家之寒，若误投滋阴补水泻火伐阳之剂，病必增剧，甚至转危，编者已屡见不鲜，学者须当警惕。

再按： 凡少阴邪从热化以及阳明经腑各证，均为亢阳灼阴热极之象，并无咽痛之证，而原文第283条，"病人脉阴阳俱紧，反汗出者，亡阳也，法当咽痛而复吐利。"第317条通脉四逆汤证，俱有咽痛之病情，更可知少阴咽痛多属阴寒凝滞其经络，或虚热上浮所致，（即喉头或扁桃腺发炎），而实热为患者极少也。编者经验所及，咽痛一证，如外有表邪，证见恶寒，发热或不发热，头痛体酸困，舌苔薄白而润，不渴饮者，是寒邪闭束，太阳少阴两感之证，即应温经解表，辅正除邪。希参考前面麻辛附子汤证。若舌苔白滑，不渴饮，即渴而喜热饮不多，外无表证，或痰涎较多者，则为阴寒凝滞咽喉

之证，又当扶阳温化，以四逆汤加桔梗、肉桂、半夏、细辛主之。若咽喉肿痛，舌干口燥，渴喜冷饮，外无表证，又属于实热邪火所致，当以苦寒泻火，养阴清热之剂，轻者玄麦甘桔汤，重则养阴清肺汤，若邪热内盛者，则黄连、石膏、大黄等药，亦可酌加用之，倘无实热邪火足证，则苦寒之剂，万不可轻试

复习题

少阴咽痛数证，何以仲景不用清凉苦寒泻火之剂？

第六节　少阴病禁例

二一八、少阴病，脉细沉数，病为在里，不可发汗。（285）出少阴

提要：少阴病禁汗之脉象。

解释：少阴病，其脉沉，病在里，脉细则血虚，脉数则为热，本病根据脉象，是为少阴热化之证。盖热盛则阴血内虚，若汗之，愈伤其阴而热益炽，即易失血，甚至亡阴难治，故不可发汗也。

按语：本条仅言脉细而沉数，故系病为在里不可发汗，但究系何病，毫无症状可查，应如何施治为宜，殊难预测，特分析如下：如证见发热不退，口燥，舌干而绛，渴喜冷饮，虚烦不得卧，脉细沉而数者，则为病里之少阴热化证，自不可发汗，应以养阴清热之剂，黄连阿胶汤主之。如脉沉细而紧，证见恶寒，头痛，体酸痛，身反发热，不渴饮者，又属于病为在表，太阳少阴两感于寒之证，法当温经解表，微发其汗，以麻辛附子汤主之。至于数脉与紧脉，至数均较快，容易混淆，必须结合症状，分辨明晰，数脉属热，必不恶寒，渴喜冷饮。紧脉属寒，必见恶寒不渴，或渴喜热饮不多，以此鉴别，庶免贻误。

二一九、少阴病，脉微，不可发汗，亡阳故也。阳已虚，尺脉弱涩者，复不可下之。（286）出少阴

提要：少阴病禁汗、下之脉象。

解释：少阴病，阳虚故脉微，脉既微而发其汗，则阳根亦随汗而亡，是以不可发汗。阳气已虚而尺脉弱涩者，是心肾之阴阳气血俱虚，尤不可下。

如误下之，则阴阳气血均败，即随下而脱矣。

按语：少阳病，无论阴虚或阳虚而脉微弱无表证者，均不可发汗，尤不可攻下，学者于临证时，须当注意！

二二〇、少阴病，但厥，无汗，而强发之，必动其血。未知从何道出，或从口鼻，或从目出者，是名下厥上竭，为难治。（294）出少阴

提要：强发少阴汗，造成下厥上竭之危候。

词解：

①下厥上竭：阳气亡于下为"下厥"，阴血亡于上为"上竭"。

解释：脉沉细，但欲寐之少阴病，心肾两虚，寒盛于内，阳虚不能达于四末，是以手足厥冷，阳不足以蒸发，故无汗。此证纵有反发热，头体痛之病情，亦不得强发其汗，只宜麻辛附子汤温经解表，辅正除邪，使得微汗而解，毫不伤正。在处此方之际，更应视其表邪之轻重，再决定麻、辛分量之多寡，若任施其他发汗之剂，必有莫测之变证，如本条必动血，即其一端。至若不发热或微发热，头昏重，腰背痛，或胸闷食少，肢体困惫，精神缺乏，但厥无汗者，此非表证，又属于阴寒内盛，阻遏真阳运行之机，麻、辛亦当慎用，法当扶阳抑阴为要！若强发之，不但不能作汗，反动其经髓之血。盖阳虚无力统摄血液，以致血无所附而妄行，以空窍而出也。由于少阴经脉循喉咙，络舌本，系目系，故血或从口鼻，或从目出。本证阳气既虚，因误汗而将亡，阴血亦弱，复因失血过多而枯竭，是以阳厥于下，阴竭于上，而为下厥上竭，阴阳将脱之候，故为难治。

按语：下厥上竭之证，本为难治，但在阴阳尚未脱离之际，一息尚存，亟应以四逆加人参汤或通脉四逆加猪胆汁汤大补阴阳之气，或有一线生机可挽。

复习题

少阴病，无论阴虚或阳虚，何以均不可汗、下？但麻辛附子汤证亦可汗之，三急下证而必下之，其理安在？

第七节　少阴预后

二二一、少阴病，脉紧，至七八日自下利，脉暴微，手足反

温，脉紧反去者，为欲解也。虽烦，下利，必自愈。（287）出少阴

提要： 少阴病，下利自愈证。

解释： 少阴病，少胜土负，则病进多凶，土胜水负，则病退多吉，脉紧为寒，但本证之脉，必沉而紧，属阴寒内盛，且病至七八日而自下利，可知脏寒日盛，寒水侮土，水寒土湿，其病渐进。但病已日值阳明主气之期，脉由紧突然变微（非阳虚脉微，乃邪退正复，脉转微缓之象），手足由冷而反温，此为阳气来复，亦即少阴得阳明之气，燥能胜湿，土能制水，由阴转阳者吉，故为欲解也。阳气既回，土胜水负，正气渐复，脾肾乃固，虽烦而下利，必当自愈。

按语： 以临床实践而论，本证经治愈者多，而自愈者较少，盖少阴虚寒证，病已七八日，从未服药，听其生阳自复，脉由紧而忽转微，厥回利止而病自愈者，殊不易见也。

二二二、少阴病，下利。若利自止，恶寒而踡卧，手足温者，可治。（288）出少阴

词解：

①踡卧：身踡曲而卧，形容其人阳虚恶寒之甚。

解释： 水寒土湿自下利，水温土燥利自止。本证下利已止，而尚恶寒踡卧者，是阳气虽复但未充沛，手足温者，乃脾主四肢，中气未败，四末阳回，亦即"有胃气则生"之义，故可治也。

二二三、少阴病，恶寒而踡，时自烦，欲去衣被者，可治。（289）出少阴。

提要： 少阴病，恶寒而踡转烦热者可治。

解释： 少阴病邪从寒化，阴盛阳衰，非以邪热内扰，而是阳气来复之佳兆，如能及时治疗，以扶阳抑阴主之，尚可治愈。

二二四、少阴病，吐，利，手足不逆冷，反发热，可治，脉不至者，灸少阴七壮。（292）出少阴。

提要： 少阴病，吐利，手足不逆冷，反发热，可治，脉不至者，可灸。

解释： 少阴病，寒水侮土，以致吐利并作，脾胃俱败，若具阳绝则死，而手足不逆冷，则中气未绝，反发热者，是阳虚外浮，尚未衰脱，故非死证。

脉不至者，乃吐利过伤，阳虚无力运行，脉搏暂时不续，应灸少阴经穴七壮，以助其阳，阳气通达，其脉必至。七为阳数，故灸七壮。至于少阴经穴，希参看针灸学，不赘。

按语：本证除灸少阴经穴外，亦可用通脉四逆汤加人参，配合治疗，其效尤捷。

二二五、少阴病，恶寒，身踡而利，手足逆冷者，不治。（295）出少阴

提要：少阴病利不止，手足逆冷者，不治。

解释：少阴病，阴寒内盛，阳不卫外，以致恶寒甚而身踡，加以下利，则脾肾之阳下陷，而有衰脱之忧，兼之手足逆冷，则真阳已败，无来复之望，纯阴无阳，故不可治也。

二二六、少阴病，吐，利，躁烦，四逆者，死。（296）出少阴

提要：少阴死证之一。

解释：少阴病，阴盛阳衰，水寒土湿，是以上吐下利，大伤中气，盖少阴心肾阴阳水火之气，全借中土以交通上下而达四旁，今中气已败，则阴不交于阳而为躁，阳不交与阴而作烦。此为阴阳离决，四肢逆冷，故主死也。

二二七、少阴病，下利止而头眩，时时自冒者，死。（297）出少阴

提要：少阴死证二。

解释：少阴病下利既止，似已好转，但反见头眩晕已极，时时有如重物覆冒，此为阴竭于下，孤阳欲从上脱，故为死证。

二二八、少阴病，四逆，恶寒而身踡，脉不至，不烦而躁者，死。（298）出少阴

提要：少阴死证三。

解释：少阴病阴寒内盛，水来灭火，真阳衰极，无力达于手足，故见四逆。阳气不布护周身，故恶寒而踡卧。一线残阳将绝，不能通于经脉，故脉不至。纯阴无阳，故不见阳烦而仅见阴躁不安。真阳已脱，孤阴不生，故主死。

前面宋本第296条是"吐，利，烦躁，四逆者，死"，本条虽无吐利，而不见阳烦，仅见阴躁，此为有阴无阳，故亦主死。又292条之脉不至，是阳虚无力运行，脉搏暂时不续，故灸少阴经穴以益其阳而脉自复，即可治愈。本条之脉不至，是生阳离根，心脏将停，故为死证。

二二九、少阴病六七日，息高者，死。（299）出少阴

提要： 少阴死证四。

解释： 气生于肾统于肺，少阴病已六七日，水冷精寒，阳根已绝，心火亦成死灰，火种既熄，不能蒸水化气，以致肺肾之气不相接，仅有呼出之气，而无吸入之气，有出无入，遂见气喘息高，故为死证。

二三〇、少阴病，脉微细沉，但欲卧，汗出不烦，自欲吐，至五六日，自利，复烦躁不得卧寐者，死。（300）出少阴

提要： 少阴病死证五。

解释： 少阴病脉微细而沉，但欲寐，是少阴水寒阳虚之脉证。因阳不卫外以固表而汗自出。阴寒内盛，上逆于胃，故不烦而自欲吐，此际尚非死证，若以四逆汤加砂仁、半夏扶阳抑阴，温中健胃，还可挽救。迁延至五六日，寒水愈旺而反侮土，故见自利，中气陷败，不能升而交心肾，阴阳脱离，是以烦躁不得卧寐，故为死证。

按语： 少阴一经，是水火两脏，水本克火，病则以寒化者多，从热化者少。凡治少阴寒化之证，贵宜早助君火之热，温癸水之寒，以扶坎中之阳，使邪去正复，早占勿药，如拖延日久，或拖治失宜，而投以滋阴补水，泻火伐阳之剂，则犹雪上加霜，遂致病势日增，正气日耗，每每酿成纯阴无阳，生气已绝之死证，正如黄坤载云："轻则饮药而病加，重乃逢医而人废"，可见感叹之深。

复习题

如何辨别少阴病之自愈证，可治证，不治证及死证？

少阴病小结

少阴病提纲为"脉微细，但欲寐"，此示人水寒阳虚之脉证，可见邪入少

阴易从寒化。

少阴寒化证，有两感于寒，始得之，反发热，脉沉之麻辛附子汤证，及得之二三日之麻黄附子甘草汤证。有水寒土湿，督脉阳虚，证见手足寒，肢体痛，脉沉，或背恶寒，口中和之附子汤证。有阴盛阳虚，寒湿下利，心肾不交之白通汤证。邪阴太甚，真阳过虚，服白通汤后，利不止，厥逆无脉，干呕烦之白通汤加猪胆汁汤证。有肾阳下虚，寒水泛滥以致小便不利，四肢沉重疼痛，自下利之真武汤证。有阴盛格阳，证见下利清谷，里寒外热，手足厥逆，脉微欲绝，身反不恶寒，面色赤之通脉四逆汤证。有寒湿下利，便脓血或兼见腹痛，小便不利之桃花汤证。有阳虚里寒脉沉之四逆汤证，亦有寒水侮土，证见吐利，手足逆冷，烦躁欲死之吴茱萸汤证。以上各证在治疗上，以温经散寒，扶阳抑阴为主。至于少阴热化证，有亢阳灼阴，真阴涸竭，心肾不交，以致心中烦，不得卧之黄连阿胶汤证，及下焦阴虚有热，证见咳而呕、渴之猪苓汤证。除此以外，有阳明燥热灼阴，土胜水负，负之太过，肾水涸竭之三急下证，以及脉证不详，尚须研究之四逆散证。

少阴经脉循喉咙，络舌本，故本病有咽痛及咽中生疮之猪肤汤、甘草汤、桔梗汤、半夏散及汤、苦酒汤等证。

少阴病阴虚阳盛者，不可发汗，阳虚阴盛者，亦不可发汗，复不可攻下，否则变证危笃难治，或有生命之虞。

少阴寒化证，以阳气之存亡决定预后之良否，故本病有自愈证，可治证，不治证及死证。在始得之或可治之际，亟应早期适当治疗，庶免贻误为要！

第六章　厥　阴　病

《内经》云"厥阴之上，风气治之。"风者，厥阴木气之所化也。在天为风，在地为木，在人为肝。足厥阴肝以风木主令，手厥阴心包之火从母化气而为风，是为母气用事，子弱未能司权，则为子从母化之正常生理。盖水能生木而木生火，木协火气则上热，秉水气则下寒，火胜则热，水胜则厥，热为生机，厥为死途。厥热胜负之间，又以中气存亡为生死之关键。热胜则火旺而土生，厥胜则水旺而土死，生死之分，由此而定矣。然土之所依靠者，火也，土虚，实由君火之衰，不能胜水，土能克制者，水也，火衰则寒水反来侮土。少阴之病，燥土虽能制水，但反被水侮者多。厥阴之病，木邪贼土，而水亦侮土，故弱土必败。由于中气之败，是以厥逆吐利之证，较少阴尤多。至于利多于吐者，缘五行相克，各有不同。胆胃皆阳府而主降，但因胆木克胃土，则气逆而不降，所以少阳阳明之病，呕多而利少。肝脾皆阴脏而主升，但因肝木克脾土，则气陷而不升，故厥阴太阴之病，呕少而利多也。厥阴为阴极之脏，阴极则阳生。阳热来复，温煦中土，中气得苏，则升降运转，阳和四布，厥逆回温，而呕利自止，有如出寒谷而登春台，起沉疴而复健康。若阳不来复，厥弗回温，而成纯阴无阳，孤阴不生之死证者，亦复不少。本病之证候，有纯寒之厥，纯热之厥，厥热胜复与寒热错杂之厥，故治法有寒者热之，热者寒之及寒热并用等，容在下面各条分别述之。

第一节　厥阴病纲要

二三一、厥阴之为病，消渴，气上撞心，心中疼热，饥而不欲食，食则吐蛔，下之利不止。（326）出厥阴

提要：厥阴病提纲。

解释：厥阴肝木之气喜温，其气机是自下而上，由左而升。病则风动火郁，耗伤肺液，以致消渴，木气不舒，郁勃冲击，故气上冲心，心中疼热。木郁贼土，脾陷胃逆，故饥不欲食。木盛土虚，胃中寒冷，蛔虫不安，食不下消，胃气愈逆，是以食则吐蛔，本证上部虽热，而中下则寒，若误下之，则脾肾之气愈败，故利不止。

按语：本条是厥阴病中之寒热错杂，上热下寒证，除此以外，尚有下利

厥逆之纯寒证，有热深厥深之纯热证及热利后重之便脓血证，有阴阳偏盛之厥热胜复及经脉不舒，手足痉挛之抽风证，亦有厥热平衡之自愈证等，均非本提纲所能包括。由此可见，厥阴病情，较为复杂，必须详为辨证，以免贻误

二三二、凡厥者，阴阳气不相顺接，便为厥。厥者，手足逆冷是也。（337）出厥阴

提要： 厥证之病理机转。

解释： 无病之人，阳气下降而交于阴，阴气上升而交于阳，上下相交，阴阳协调而顺接，手足不致厥冷。病则阳不下降，阴不上升，阴阳失调不相顺接，以致手足厥冷，且足三阳之经以下行为顺，而足三阴之经以上行为顺，顺则阴阳相接，逆则阴阳不相接，其所以逆行而不接者，中气之不运也。中气之不运转者，阴盛而阳虚也。脾胃主四肢，脾胃阳旺，行气于手足，则四肢温暖，胃降脾升，是之谓顺，脾胃阳虚，无力达于四末，则手足厥冷，胃逆脾陷，是之谓逆。以上专指寒厥而言，除此以外，亦有亢阳灼阴，热盛于内，格阴于外，而为热厥者，乃热深厥深，热微厥微之证，实非胃逆脾陷可比。关于热厥之证，容在下面分析。

二三三、诸四逆厥者，不可下之，虚家亦然。（330）出厥阴

提要： 寒厥及虚家禁下。

解释： 诸四逆属寒厥者，是阴气方盛，阳气未复之时，故不可下。又脾肾素虚之人，阳气衰微，亦不可下，若误下之，必致虚脱，但热厥之证不在此例。

复 习 题

1. 本病提纲能否包括厥阴各证？
2. 试述寒厥之病理机转。何以寒厥及虚家不可下？

第二节　厥阴辨证

二三四、病者手足厥冷，言我不结胸，小腹满，按之痛者，此冷结在膀胱关元也。（340）出厥阴

提要：肾阳虚，膀胱关元冷之寒厥证。

解释：病人手足厥冷，自言我不结胸，其胸中不满，而小腹则满，按之觉痛，此为肾寒阳虚，冷气凝结膀胱关元所致，膀胱位于下焦，与肾相为表里而主气化。关元穴在脐下三寸，为三阴经脉与任脉相会之处，冷气既结于此，障碍膀胱之气化，故小腹满，按之痛，阳气不达于四肢，故手足逆冷。

按语：本证原文无治法，既属肾阳衰弱，冷气结于下焦之证，亟应灸关元五至七壮，并以扶阳温寒之四逆汤加公丁香、肉桂、吴萸主之。则较为对证，特提供参究！

二三五、伤寒，厥而心下悸，宜先治水，当服茯苓甘草汤，却治其厥。不尔，水渍入胃，必作利也。（356）出厥阴

提要：伤寒厥而心下悸之治法。

解释：本条之证，系水饮停蓄心下，阻遏胸中之阳，不能达于四末，以致手足厥冷。水气凌心，则心下悸动。故先以茯苓甘草汤宣胸中之阳，以治其水，使水气下行，由小便而退，则厥悸可除。若厥不止，当再扶其阳以治其厥。若不先治其水，则所蓄之寒水浸入肠胃，必然作利。

按语：本方治阳虚水停心下而成手足厥冷，心下悸动之证，似嫌药力薄弱，故不能两全其美。编者以为与其先治其水，再治其厥，不如于本方中加附子扶阳温肾，则效力较捷，因加附子之后，既可温化寒水，并能兼收治厥之效，则厥悸之证，可能一剂而愈，且决不至作利矣。本方已见太阳腑证，希互参！

二三六、伤寒四五日，腹中痛，若转气下趣少腹者，此欲自利也。（358）出厥阴

提要：欲作自利之先兆。

词解：

①转气：腹中之气转动如雷鸣。

解释：伤寒病至四五日，将传厥阴，因土湿木郁，肝气横逆，侵克脾土，是以腹中作痛。若转气下趋少腹有如雷鸣者，此为湿寒下注，肝脾俱陷，故欲作利也。

按语：本证原文无方，编者根据实践经验，以为厥阴病土湿木郁之腹中痛，如脉沉迟，或沉弦而紧，舌苔白滑，不渴饮者，应以四逆汤加吴萸、桂

枝，若转气下趋少腹，如雷鸣欲作利者，再加苍术、茯苓，其效显著，特提供参考！

二三七、下利有微热而渴，脉弱者，今自愈。(360) 出厥阴

提要： 厥阴下利，阳复自愈证。

解释： 下利手足厥冷之证，乃水寒土湿，木郁贼土，脾肾虚寒，中阳下陷所致。此证脉绝者死，脉实者亦死。今脉弱者，其虚寒尤甚，未必能自愈也，但已阴退阳复，在表则微热，在里作微渴，此际必厥回热退，阴阳两相顺接，是以利止而自愈矣。再者，本条原文，《玉函经》无"今"字，是。

二三八、下利脉数，有微热汗出，今自愈。设复紧，为未解。(361) 出厥阴

提要： 厥阴下利，能否自愈辨。

解释： 厥阴下利脉数，有微热汗出者，是厥阴中见少阳之热化，阴极阳生，少阳相火之热来复也，阴既从阳化，则阴阳相通，厥阴、少阳两相和合，且"阴证见阳脉者生"，故可断为自愈而不须治也。紧脉与数脉相似，而实不同，数脉为阳属热，紧脉为阴属寒，设脉不数而复紧，又无微热、汗出之证者，乃厥阴阴寒之气尚盛，不得中见少阳之热化，故为未解。

再者，本条原文"今"，《玉函》《千金翼》均作"者"字，属上句读为是。

二三九、下利脉沉弦者，下重也；脉大者，为未止；脉微弱数者，为欲自止，虽发热不死。(365) 出厥阴

提要： 以脉断病情之进退及预后。

解释： 厥阴病下利，脉沉弦，沉为在里，弦主里急，乃厥阴少阳之脉象。由于木气郁滞，木从火化，挟湿热下迫，致成热利，里急后重如滞下之证。下利脉大者，是湿热过甚，故其利未止，倘下利不止，脉大而发高热不休者，即为死证也。至若脉微弱而数，乃湿热已减，不至下迫，故其利将自止，此陈外虽发热，而内热已经，阴液渐复，阴阳调和，当不至于死耳。兹录汪琥对本证之注解，以供参考！

汪琥云："此辨热利之脉也。脉沉弦者，沉主里，弦主急，故为里急后重，如滞下之证也。脉大者，邪热甚也。经云：'大则病进，'故为利未止也。

脉微弱数者,此阳邪之热已退,真阴之气复,故为利自止也。下利一候,大忌发热,兹者,脉微弱而带数,所存邪气有限,故虽发热,不至死耳。"

按语:本条仅以脉测证,证据不够充分,使学者难于鉴别,且因此过去注家有认为是热利者,亦有认为是寒利者,意见分歧,莫衷一是。编者根据"下重"证,结合脉象,亦作为热利解释,但在临床时,必须按照其人之病情实据,结合四诊,全面考查,以符辨证论治之规律,庶免贻误。

二四〇、伤寒,下利日时余行,脉反实者,死。(369)出厥阴

提要:脉不合证之死候。

解释:下利之证,有湿热下利赤白与寒泄泻之分,如下利赤白不止而脉实者,是痢毒太甚,肠将腐烂也。本证既属厥阴下利,日十余行,乃肝、脾、肾之气均陷,真阳将脱,其人必嗜卧无神,少气懒言,或四肢厥逆,又属于寒湿泄泻之证,其脉反实者,是脉不合证,寒湿过甚,胃气将绝,其脉毫无柔和之象,即厥阴真脏脉独见,故主死。亦即《素问·平人气象论》云:"人无胃气曰逆,逆者死"之义也。

二四一、伤寒哕而腹满,视其前后,知何部不利,利之即愈。(381)出厥阴

提要:伤寒哕而腹满之治法。

解释:凡病须分寒热,哕证多为寒气上逆,而邪热上冲者较少,厥阴证腹胀满而哕,二便虽不利,多为阴寒凝聚,气不传送所致,实非热结可比。若证见舌苔白滑,脉沉弦,或沉弱,精神缺乏,或手足厥冷,即应扶阳温肝,和胃降逆,则二便自利。若腹满而哕,证见壮热烦渴,有热证实据者,方可以凉下之剂通利之。在临床时,必须认真鉴别为要。

按语:本条仅指出"知何部不利",即应以吴黄四逆汤加砂仁、半夏、茯苓,均可治之。若系邪热上冲所致,仅大便不利者,应酌以承气汤主之;只小便不利者,则应以导赤散加滑石主之可也。

二四二、伤寒,脉迟六七日,而反与黄芩汤彻其热。脉迟为寒,今与黄芩汤复除其热,腹中应冷,当不能食,今反能食,此名除中,必死。(333)出厥阴

提要:误治变为除中死证。

解释：厥阴病，前言脉数为热，当知脉迟为寒。伤寒脉迟，是阳虚阴盛之证，病到六七日，阴气愈盛，正值六经阴尽出阳之期，而可望其阳复也。医者但知其人心中微觉热烦，或微发热，不知为阳气来复之兆，而反与黄芩汤，复彻其热，以致内外俱寒，胃中愈冷，当不能食，今反能食，此为除中，必死。所谓除中，是误投寒凉之剂以除内热，败其中气，中气根除，火种已灭，而余气未尽，虽暂时能食，但顷刻上脱而死。犹灯光之回焰而骤明，转瞬即灭也。

二四三、呕家有痈脓者，不可治呕，脓尽自愈。（376）出厥阳

提要：呕家有痈脓之治法。

解释：有声有物为呕，应有寒热之分，今呕家有痈脓，可知胃上脘有郁热瘀血，致生痈溃脓，因腐秽欲去而作呕，故不可以吴茱萸汤及温热之剂以治其呕，免助其热而增其病，应俟其脓呕尽，则热随脓去，而病自愈。但如养阴清热排脓之剂治之，亦未尝不可。

复习题

1. 伤寒厥而心下悸，宜先治其水，再治其厥，当否？
2. 下利有微热而渴，脉弱者，何以能自愈？
3. 伤寒脉迟，何以变为"除中"必死之证？

第三节　厥阴病寒热错杂证

二四四、伤寒脉微而厥，至七八日肤冷，其人躁无暂安时者，此为藏厥，非蛔厥也。蛔厥者，其人当吐蛔。今病者静，而复时烦者，此为藏寒。蛔上入其膈，故烦，须臾复止，得食而呕，又烦者，蛔闻食臭出，其人常自吐蛔。蛔厥者，乌梅丸主之。又主久利。（338）出厥阴

其人常自吐蛔之"常"，康平古本及成本均作"当"，为是。

提要：蛔厥之辨证及治法。

解释：伤寒脉微而微厥，其阳气衰微可知。病至七八日，为太阳、阳明主气之期，未得阳热来复以卫外，不但手足厥冷，而周身皮肤亦冷，且躁而不烦，实为纯阴无阳之候。其人躁无暂安之时者，乃虚阳外脱而孤阴不能为

之守也。此系少阴真阳将绝，寒极之脏厥证，实非厥阴之蛔厥证也。蛔厥者，应以其人吐蛔为主要之证据。由于蛔虫内扰，病者虽不躁而静，但有时复烦，所以然者，此缘脏寒不能安蛔，蛔虫避寒就温，上入其膈故作烦，须臾下膈而烦复止，及其得食，因胃寒不能消纳水谷，致气逆作呕，厥阴之气上冲心，加以蛔虫抗乱不安，是以其烦又作。蛔闻食气而上，随胃气之呕逆而出，故其人当自吐蛔，既吐蛔而发厥，是为蛔厥之证，故以乌梅丸主之。

方剂：乌梅丸方

乌梅三百枚　细辛六两　干姜十两　黄连十六两　当归四两　附子六两（炮、去皮）　蜀椒四两（出汗）　桂枝　人参　黄柏各六两

上十味，异捣筛，合治之。以苦酒渍乌梅一宿，去核，蒸之五斗米下，饭熟捣成泥，和药令相得，内臼中，与蜜，杵两千下，丸如梧桐子大，先食饮服十丸。日三服，稍加至二十丸。禁生冷、滑物、臭食等。

方解：本方专治厥阴寒热错杂，阴阳不相顺接之证。方中用乌梅之酸，以顺肝气之逆；黄连、黄柏之苦寒，以清心胸之热烦；用桂枝、细辛、蜀椒、附子辛温之品以温下焦肝肾之寒，并引上浮之阳而归于根；且乌梅蒸于米下，复以米饮吞丸，是借谷气补养中焦之义，而花椒功兼杀虫。佐以人参之甘寒而益肺气，当归之苦温以养肝血，干姜之辛温以助脾胃之气，十味化合，发生效能，则寒热错杂之蛔厥证，即可愈矣。

按语：根据编者经验，乌梅丸方，不惟独治蛔厥，举凡上热下寒，气上撞心之厥阴证，皆能统治，例如寒热互见，心中热烦，辣疼不安，或吐酸水者，服本方后，无不立奏奇效。且此方治寒热错杂，病到危笃之际，诚有起死回生之功。又如有蛔虫之小儿，常服此丸，亦可化虫健胃。至于原条文末，有"又主久利"等字，是指厥阴久利下蛔虫者，而非太少二阴虚寒下利之证，须当鉴别清楚！

二四五、伤寒六七日，大下后，寸脉沉而迟，手足厥冷。下部脉不至，喉咽不利，唾脓血，泄利不止者，为难治，麻黄升麻汤主之。（357）出厥阴

提要：伤寒误大下而成难治证之治法。

解释：伤寒六七日，值六经主气，阴尽出阳之期，由于阳气来复，可能证见微发热而烦，医者不知，竟误大下之，下后致阳气下陷不升，是以寸口之脉沉而迟；中虚阳弱，无力达于四末，故手足厥冷，肾阳将绝，故下部之

脉不至；厥阴经脉贯膈上注于肺，循喉咙之后，阴寒凝聚其经脉，故咽喉肿痛不利，溃烂而唾脓血，脉证如是，已成下厥上竭，阴阳离决之候，况泄利不止，尤足以证明水寒土湿，木邪贼土，脾肾将绝，生阳将脱，故为难治。在此千均一发、危急存亡之际，扶阳收纳尚恐不及，实非麻黄升麻汤所能挽救也。

方剂：麻黄升汤方

麻黄二两半（去节）　　升麻一两一分　　当归一两一分　　知母十八铢　　黄芩十八铢 萎蕤十八铢（一作菖蒲）　　芍药六铢　　天门冬六铢（去心）　　桂枝六铢　　茯苓六铢　　甘草六铢　　干姜六铢　　白术六铢　　石膏六铢（碎，绵裹）

上十四味，以水一斗，先煮麻黄一两沸，去上沫，内诸药，煮取三升，去滓。分温三服。相去如炊三斗米顷，令尽，汗出愈。

按：本条之解释，过去注家，多随文敷衍，迁就其方，惟柯韵伯有独到之见解。又据桂林古本，此条之主方，并非麻黄升麻汤，兹分别录下：柯韵伯云："寸脉沉迟，气口脉平矣。下部脉不至，根本已绝矣。六腑气绝于外者，手足寒；五脏气绝于内者，利下不禁。咽喉不利，水谷之道绝矣，汁液不化而成脓血，下濡而上逆，此为下厥上竭，阴阳离决之候，生气将绝于内也。旧本有麻黄升麻汤，其方味数多而分量轻，重汗散而畏温补，乃后世粗式之伎，必非仲景方也。此证此脉，急用参附回阳，尚恐不救，以治阳实之品，治亡阳之证，是操戈下石矣，敢望其汗出而愈哉，绝汗出而死，是为可必，仍附其方，以候识者。"

"伤寒六七日，大下后，寸脉沉而迟，手足厥逆，下部脉不至，咽喉不利，唾脓血，泄利不止者，为难治，人参附子汤主之，不差，复以人参干姜汤与之。"

人参附子汤方

人参二两　　附子一枚　　干姜二两（炮）　　半夏半升　　阿胶二两　　柏叶三两

上六味，以水六升，煮取二升，去滓，内胶烊消，温服一升，日再服。

人参干姜汤方

人参二两　　附子一枚　　干姜三两　　桂枝二两　　甘草二两（炙）

上五味，以水二升，煮取一升，去滓。温顿服之。

以上柯氏之见解，其所以独到者，是与临床实践相符。桂枝古本所载方剂，尚属对证，故特附录之。

二四六、伤寒本自寒下，医复吐下之，寒格，更逆吐下，若食

入口即吐，干姜黄芩黄连人参汤主之。（359）出厥阴

提要： 厥阴寒格吐利证治。

词解：

①寒格：即寒邪格热于上。

解释： 伤寒病本已虚寒自利，医者反误施吐、下之剂，以致中气愈败，寒邪阻格，胃气益逆，脾阳更陷，是以吐下不止，若食方入口即吐者，是寒邪格热于上，故与干姜、人参温补中焦之虚寒，黄连黄芩清泄上焦虚热，此寒热并用之方也。

方剂： 干姜黄芩黄连人参汤方

干姜　黄芩　黄连　人参各三两

上四味，以水六升，煮取二升，去滓。分温再服。

复 习 题

1. 如何鉴别脏厥证与蛔厥证？
2. 乌梅丸方之效能如何？
3. 麻黄升麻汤是否对证？

第四节　寒热胜复

二四七、伤寒，先厥，后发热而利者，必自止，见厥复利。（331）出厥阴

提要： 厥热与下利之关系。

解释： 伤寒厥阴证之病机，应视阳复与否为转移，阳复阴退者吉，阴胜阳消者凶。因此，厥而下利，乃阴寒湿气内甚，阳气衰微，若先厥后发热而利，是阳进阴退，利必自止；若再见厥逆，则为阴进阳退，当复利也。

二四八、伤寒发热四日，厥反三日，复热四日，厥少热多者，其病当愈。四日至七日热不除者，必便脓血。（341）出厥阴

提要： 辨厥少热多当愈，与热复太过之变证。

解释： 厥阴病阴极阳生，由阴转阳者佳，若发厥后发热，厥多热少，乃阳不胜阴，其病为进。今先热后厥，且厥少热多，可知阳复阴退，故为当愈之候。本病虽以从热化，得阳为贵，然热不宜太胜，若热多厥少而发热至七

日不退，又为热化太过，灼伤阴络，必便脓血。如热复后，到阴阳协调，而相顺接时，不惟不再厥，且其热亦退，方为痊愈也。

二四九、伤寒厥四日，热反三日，复厥五日，其病为进。寒多热少，阳气退，故为进也。（342）出厥阴

提要： 辨厥多热少为阳退病进。

解释： 阴胜而厥者，日数较多。阳复而热者，日数较少，且阴复胜而厥又五日，则病势为进。盖寒多而热少，阳气退败，故其病势为进也。

复 习 题

试述厥阴病寒热胜复之理。

第五节　厥阴寒证

二五○、手足厥寒，脉细欲绝者，当归四逆汤主之。（351）出厥阴

提要： 厥阴初病兼表证之治法。

解释： 伤寒病，手足厥寒，脉细欲绝者，固属厥阴证范围，然厥阴有寒厥、热厥与表邪闭束，阳郁于内而厥之分，究系何证，必须辨证明晰，方能论治。本条除"手足厥寒，脉细欲绝"外，并无其他病情足征，过去各注意见不一，使学者难于鉴别，一旦失治或误治，性命攸关，特就管见所及，分析如下：若为寒厥，必兼见嗜卧无神，少气懒言，二便自利，身重恶寒，舌苔白滑，不渴饮，或喜热饮不多，或发热而头身不痛等情，此为阴盛阳衰，阳不达于四末之证，则当归四逆汤不可轻试，又当扶阳抑阴，酌以四逆辈主之，如系热厥，必兼见唇焦舌燥，烦渴饮冷，二便不利，身轻恶热，口臭气粗等情，则为亢阳灼阴，逼阴于外之热深厥深证，本方决不可用，又当扶阴抑阳，酌以承气辈主之。兹以方测证，本条必是厥阴初病而有表邪之证，因风寒袭入厥阴，表邪闭束，郁遏肝肾之阳，不能外达，并影响血脉运行之机，是以手足厥寒，脉细欲绝，但症状不充足，必须兼见头疼，体痠困，或发热恶寒，不渴饮，或渴饮不多，舌苔白润等证，则非厥少二阴之寒厥，亦非热深厥深之热证，始宜以当归四逆汤主之。至于以本方治蛔厥之证，亦不相宜，兹不再述。

过去注家陆九芝对本条之见解，颇有参考价值，特附录于此。

陆九芝云："手足厥逆，脉细欲绝者，为厥阴之表证，当归四逆汤，即厥阴之表药。"

方剂：当归四逆汤方

当归三两　桂枝三两（去皮）　芍药三两　细辛三两　甘草二两（炙）　通草二两　大枣二十五枚（擘，一法，十二枚）

上七味，以水八升，煮取三升，去滓。温服一升，日三服。

方解：柯韵伯云："此厥阴伤寒发散表邪之剂也"。方中桂枝汤调和营卫，而解太阳肌表之客邪；肝主藏血，故重加当归，协芍药以养肝血；再加细辛温散厥阴经络之风寒；加通草（即木通）疏通经络，使内郁之阳，得以外达。因内无久寒，故去生姜，重加大枣，以补中而助营卫之气，意在中气健旺，营卫调和，风寒外解，肝血得养，郁阳通而厥回温，气血足而脉亦畅达，其病即愈矣。

二五一、若其人内有久寒者，宜当归四逆加吴茱萸生姜汤（352）出厥阴

提要：当归四逆汤证兼内有久寒之治法。

解释：本条承原文 351 条而言，具有上条之症状，而舌苔白滑，欲作呕逆，或腹中微痛者，是内有陈久之积寒，上逆于胃，故于当归四逆汤原方中加吴萸、生姜及酒温寒降逆而舒厥阴之气。

方剂：当归四逆加吴茱萸生姜汤方

当归三两　芍药三两　甘草二两（炙）　通草二两　桂枝三两（去皮）　细辛三两　生姜半斤（切）　吴茱萸二升　大枣二十五枚（擘）

上九味，以水六升，清酒六升和，煮取五升，去滓。温分五服。

二五二、干呕，吐涎沫，头痛者，吴茱萸汤主之。（378）出厥阴

提要：厥阴者，阴气上逆之证治。

解释：由于胃寒挟浊阴之气上逆而生干呕；湿痰泛滥而吐涎沫，厥阴经脉与督脉交会于颠顶，因胆胃之气不降，肝脾之气不升，以致浊阴阻滞厥阴之经，则头顶作痛。总缘胆胃冲逆，肝脾寒陷，遂成是证，故以吴茱萸汤，人参、大枣补中益气而培土，吴萸、生姜温胃降逆而暖肝，使清升浊降而病

愈也。

二五三、大汗出，热不去，内拘急，四肢疼，又下利厥逆而恶寒者，四逆汤主之。（353）出厥阴

提要： 虚阳外越，真寒假热之证治。

解释： 如表寒闭束而发热，大汗既出，热应退去，今大汗出而热反不退，是阳从外越而现假热之象。阳既越于外，而阴寒盛于内，寒主收引，故腹内拘急；四肢为诸阳之本，由于阳虚不能敷布四末，则四肢疼。又下利厥逆而恶寒者，是阴盛阳越，火土俱败，故以扶阳抑阴之四逆汤主之。

陈平伯云："大汗身热，四肢疼，皆是热邪为患，而仲景便用四逆汤者，以外有厥热恶寒之证，内有拘急下利之候，阴寒之象，内外毕露，则如汗出为阳气外亡，身热由虚阳外越，肢疼为阳气内脱，不用姜、附以急温虚阳，有随绝之患，其辨证处，又只在恶寒、下利也。总之，仲景辨阳经之病，以恶热、不便为里实，辨阴经之病，以恶寒、下利为里虚，不可不知。"

此段注释，可资参考，故附录之。

复 习 题

1. 厥阴病，当归四逆汤证与四逆汤证应如何辨别？
2. 阳明病、少阴病及厥阴病均有吴茱萸汤证，应如何辨别？

第六节　厥阴热证

二五四、热利下重者，白头翁汤主之。（371）出厥阴

提要： 热利下重之治法。

解释： 厥阴病，热复太过，邪热内迫，逼其肠液下注，以致热利下重，即如今之赤白痢疾，里急后重之证，故以白头翁汤主之。

方剂： 白头翁汤方

白头翁二两　黄柏三两　黄连三两　秦皮三两

上四味，以水七升，煮取二升，去滓。温服一升，不愈，更服一升。

方解： 本方以白头翁、秦皮消厥阴之风热，黄连清少阴之君火，黄柏清相火而泄湿热，故治红白痢疾亦多有效。

二五五、下利欲饮水者，以有热故也。白头翁汤主之（373）
出厥阴

提要： 再述白头翁汤证。

解释： 厥阴证阳复过甚而有内热，邪热灼阴，则渴欲饮水；邪热下迫，则下利后重，故仍以白头翁汤清热泄火，而渴利自止。

二五六、伤寒，一二日至四五日，厥者，必发热。前热者，后必厥，厥深者热亦深，厥微者热亦微。厥应下之，而反发汗者，必口伤烂赤。（335）出厥阴

提要： 厥深热深证，应下，忌汗。

解释： 原文"必发热"，是指一至五日内厥前发热，至于"前热者，后必厥"，是指前发热过甚，邪入阳明化燥，邪热内壅，格阴于外，以致后必厥冷而成热厥证之义，实非厥热胜复可比也。此证如内热深重者，则外厥亦深重，内热轻微者，则外厥亦轻微。无论邪热之轻重，亟应分别清热泻火或凉下以救真阴。若反发汗，则重伤津液，风火上炎，势必出现口伤烂赤之重证。

按语： 热深厥深，热微厥微之热厥证，因热盛灼阴，真阴外越，以致手足厥冷，如热厥轻微者，必兼见发热不退，身轻恶热，舌白而燥，烦渴饮冷，小便短赤，脉来沉数，或滑疾，手足厥冷等病情，法当养阴清热，以白虎汤加玄参、麦冬主之。如热厥深重者，除具有上述白虎汤症状外，应再见烦躁，谵语，二便不利，舌苔黄黑而燥，四肢厥逆，冷过肘膝。亟应以承气辈下之。此证到严重时，周身皮肤皆冷，脉沉伏欲绝，唇焦口燥，舌苔黄黑而生芒刺，鼻如烟煤，口气蒸手，人事不省，问其所苦不能答。此际真阴将绝，已成阳极似阴，真热假寒之证，急宜扶阴抑阳，釜底抽薪，用白虎合承气酌加黄连、犀角，凉下以救将绝之残阴，或黄龙汤亦可采用，缓则阴绝而逝。

注：黄龙汤即大承气汤加人参、当归、生地，如无人参，以米洋参或土人参代之。

二五七、伤寒脉滑而厥者，里有热，白虎汤主之。（350）出厥阴

提要： 热厥之脉之证治。

解释： 伤寒厥阴证，有寒厥、热厥之分，前已述及。兹以脉而论，脉微而厥者，微脉属阴，应为寒厥；脉滑而厥者，滑脉属阳，当为热厥。本条脉

滑而厥，即上条原文335，先发热过甚而厥者，是为热深厥深，热微厥微之热厥证。但仅以脉滑而厥，即断为里有热，实不足以为据，必须兼见发热而渴，不恶寒或仅恶热，自汗出，口燥舌干，手足厥冷等情，始可以白虎汤主之。尤在泾云："伤寒脉微而厥者，阴邪所中，寒在里也。脉滑而厥者，阳邪所伤，热在里也。阳热在里，阴气被格，阳反在内，阴反在外，设身热不除，则其厥不去，故主白虎以清里而除热也。"以上所言，颇有参考价值，故附录之。

复 习 题

1. 白头翁汤证与桃花汤证均属下利，其不同之点安在？
2. 热厥与寒厥，应如何辨证论治？

厥阴病小结

厥阴病提纲，"消渴，气上撞心，心中疼热，饥而不欲食，食则吐蛔，下之利不止。"只能说明为上热下寒之证，不能包括寒厥、热厥及厥热胜复各证。在寒热错杂中，除以乌梅丸为主方之上热下寒证外，尚有干姜黄芩黄连人参汤所治之中寒上热证，亦属于寒热并用之治法。

本病由于阴阳不相顺接，故主证见手足厥冷，且厥逆之证又较多，如冷结膀胱关元之手足厥冷证；食则吐蛔之蛔厥证；纯阴无阳之脏厥证；太阳兼厥阴手足厥寒之当归四逆汤证；又内有久寒之当归四逆加吴茱萸生姜汤证；阳虚阴盛手足厥逆之四逆汤证；水饮内停而厥之茯苓甘草汤证；热深厥深之白虎及承气汤证；以及尚待研究之麻黄升麻汤证。以上各证，有寒厥、热厥、蛔厥、脏厥与水饮内停而厥之不同，必须辨证明确，庶免误治。

除此以外，胃寒上逆，冲击厥阴经脉之吴茱萸汤证；阳复太过之白头翁汤证，虽无厥逆症状，但仍属厥阴病范围，且为易见之证，亦应切实掌握。

更重要者，本病是正邪相争之最后阶段，病情较为复杂而严重，故预后诊断，极关紧要。其预后之良否，又以阳气之存亡为转移，如阳热来复者，阴邪渐退者，生，阴邪渐胜而阳不复者，死。因此，在治疗厥阴寒证时，遂应早期扶阳抑阴，以免拖延到纯阴无阳之际，则不可救药矣。至于厥少二阴病，死证较多，其不能治之因，总缘阴寒内盛，阳根已绝，由是以观，凡治疗三阴虚寒证，必以扶阳为贵，希学者注意及之！

第七章　差后劳复病

大病新差，气血尚虚，健康未复，必须慎起居，节饮食，以防复病。病后有因劳而复者，名曰劳复。有因食而复者，名曰食复。又在病愈后，卫阳不固，凡理发、洗头、沐浴、濯足以及更换衣服等，均易感冒复病。因此，医者应告知病家大病初愈，务须注意调护，而免复病为要！

第一节　劳　复

二五八、大病差后劳复者，枳实栀子豉汤主之。（393）出阴阳易差后劳复病

提要： 差后劳复之治法。

解释： 本条仅据"大病差后劳复者"，即以枳实栀子豉汤主之。毫无病情可稽，使学者难于掌握。为避免误治起见，惟有以方测证，本条原病可能属于阳热之证，差后而余热未尽，真阴尚虚，因劳而复发，是以出现心中烦热，胸腹满闷等症状，始能以枳实栀子豉汤主之。方中枳实宽胸理气，以消胸腹之满闷，栀豉交通心肾，泄君火而止热烦。倘无以上之症状，则方不对证，应针对所见脉证，分析或寒或热，病在何经，再为随证施治。

方剂： 枳实栀子豉汤方

枳实三枚（炙）　　栀子十四个（擘）　　豉一升（绵裹）

上三味，以清浆水七升，空煮取四升，内枳实、栀子，煮取二升，下豉，更煮五六沸，去滓。温分再服。覆令微似汗。若有宿食者，内大黄如博棋子五六枚，服之愈。

关于清浆水与博棋子大问题，据《中医学院试用教材伤寒论讲义》内载："按：关于清浆水，吴仪洛说：一名酸浆水，炊粟熟，投冷水中浸五六日，味酸生花，色烦浆，故名。若浸至败者害人，其性凉，善走，能调中宣气，通关开胃，解烦渴化滞物。""关于博棋子大，《千金方》羊脂煎方后云：棋子大小，如方寸匕，又《服食门》博棋子长二寸，方一寸。"

再者，钱天来在《伤寒溯源集》中论劳复病因之范围颇详，兹附录于下："凡大病新差，真元大虚，气血未复，精神倦怠，余热未尽，但宜安养，避风节食，清虚无欲，则元气日长。少壮之人，岂惟复旧而已哉？若不知节养，

必犯所禁忌，而有劳复、女劳复、食复、饮酒复，剧变诸证矣。夫劳复者，如多言多虑，多怒多哀，则劳其神，梳洗沐浴，早坐早行，则劳其力，皆可令人重复发热，如死灰之复燃，为重复之复，故谓之复，但劳复之热，乃虚热之从内发者，虽亦从汗解，然不比外感之邪，可从辛温发散取汗也。故以枳实栀子豉汤主之。"

第二节　食　复

二五九、病人脉已解，而日暮微烦，以病新差，人强与谷，脾胃气尚弱，不能消谷，故令微烦，损谷则愈。（398）出阴阳易差后劳复病

提要： 差后微烦之治法。

解释： 病人新差后，其脉已恢复正常而和缓，无其他病脉之象，但日暮微烦。盖病新愈后，正气尚未复原，脾胃之阳尚虚，消化力较弱，而亲属勉强劝食，到日暮阳收之际，因宿食阻碍，阳不足以腐熟，故令微烦。此证只须减少食量，即可全愈。

按语： 凡病愈后，须节饮食，初吃流质，渐进糜粥，且食物不过量或多餐少吃，以胃气恢复为度，庶可免食复之病。

第三节　差后诸病

二六〇、大病差后，喜唾，久不了了，胸上有寒，当以丸药温之，宜理中丸。（396）出阴阳易差后劳复病

提要： 大病后喜唾之治法。

解释： 大病后脾胃虚寒，脾虚不能收摄津液，胃寒上逆，致常唾涎沫，日久不愈，故以理中丸温中散寒主之。

注：1. 本条"胸上有寒"之"胸"成本作"胃"，为是。

　　2. 理中丸方已见霍乱病章。

二六一、伤寒解后，虚羸少气，气逆欲吐，竹叶石膏汤主之。（397）出阴阳易差后劳复病

提要： 伤寒解后，虚羸少气，欲吐之治法。

解释：伤寒解愈后，形体较为瘦弱，少气欲吐之证，有阳虚阴虚之分，但本条证据不够充足，为避免误治起见，特就管见所及，分辨如下：本证既见形体羸弱少气，倘属邪热未尽，阴虚肺燥，必兼见口燥鼻干，津枯液少，喜饮清凉之物，脉细数无力，小便短赤等证，则邪热上冲，是以少气欲吐，有如壮火食气之义，始能以本方主之。若口中和，不渴饮或喜热饮不多，少气懒言，头昏足软，精神缺乏，脉沉弱无力，虚羸少气者，又属于正虚阳弱，寒气逆胃，是以欲吐，则上方逆决不可轻试，法当扶阳辅正，温中降逆，以四逆人参汤加砂仁、半夏主之。

方剂：竹叶石膏汤方

竹叶二把　石膏一斤　半夏半斤（洗）　人参二两　麦门冬一升（去心）　甘草二两（炙）　粳米半斤

上七味，以水一斗，煮取六升，去滓，内粳米，煮米熟，汤成，去米。温服一升，日三服。

二六二、伤寒差以后，更发热，小柴胡汤主之。脉浮者，以汗解之；脉沉实者，以下解之。（394）出阴阳易差后劳复病

提要：伤寒解后更发热之治法。

解释：本条证据，亦不够充分，倘辨证不明，则易于误治，病变匪轻，故应查明脉证，方能论治。盖伤寒愈后复反之病，发热者，固较多，但病因不同，病情亦异。如见往来寒热，或胸胁苦满，或口苦、咽干、喜呕等少阳症状者，自应以小柴胡汤主之。若发热，头昏痛，体酸困，倦卧无神，恶寒不渴饮，脉沉细或沉紧者，又属于新感风寒，太阳少阴两经之证，当以麻辛附子汤温经解表，辅正除邪。因病愈后正气尚虚，此证较多。至于脉浮者，亦应结合症状，详为分析，如发热而见头痛项强，恶寒，脉浮而缓或紧者，则病愈后，新感风寒之太阳表证，即应分别用麻桂两方以汗解之，惟此证极少。又如发热，脉浮，头体不痛，或头昏无神，面带赤色者，又属于虚阳外泄之证，急宜扶阳收纳，以通脉四逆汤主之。若以汗解，必致汗出衰脱。其脉沉实者，固为、余热未尽，病邪在里。然伤寒差后，健康未复，仅以发热，脉沉实而议下之，尚不足以为据，必须兼见口燥渴饮，胸腹饱闷，大便不利，精神不甚倦怠者，方可以承气辈或大柴胡汤酌下之。如舌苔白滑不渴饮，或胸腹饱闷，食少无神而脉沉实者，又属阴寒内盛，阳虚发热，若误下之，易转危殆，即应扶阳抑阴，以白通、四逆等汤主之。

二六三、大病差后，从腰以下有水气者，牡蛎泽泻散主之。（395）出阴阳易差后劳复病

提要： 大病差后，腰以下有水气之治法。

解释： 大病差后，体功未复，脾肾之阳尚虚，脾虚则不能制肾，肾虚则不能行水，以致腰以下有水气而见浮肿，法当温中扶阳，大固脾肾之气，方足以气化行水，使阴寒水气，由小便排泄而去，是为本病正治之法。若其人脉来沉弱，或舌苔白滑，食少无神者，则属于脾肾阳虚，水湿为患之证，轻则真武汤，或苓桂术甘汤加附子；重则四逆汤合五苓散，大剂连进，即可痊愈，原方牡蛎泽泻散慎不可用。如大病后精神不甚缺乏，起居饮食较佳，腰下有水气，小便不利而见浮肿者，则以原方清热泻水，尚属对证。

方剂： 牡蛎泽泻散方

牡蛎（熬）　泽泻　蜀漆（暖水洗去腥）　葶苈子（熬）　商陆根（熬）　海藻（洗去咸）　栝楼根各等分

上七味，异捣，下筛为散，更于臼中治之。白饮和服方寸匕，日三服。小便利，止后服。

差后劳复病小结

本章专叙差后劳复病。劳复者，有枳实栀子豉汤证；食复日暮微烦者，应减食物。尚有大病愈后，中寒久唾不止之理中汤证；伤寒愈后，虚羸少气欲吐之竹叶石膏汤证；又伤寒愈后，更发热之小柴胡汤证以及脉浮者，可以汗解，脉沉实者，可用下法。更有大病差后，腰以下有水气之牡蛎泽泻散证等。但以上各条，大都症状不够充分，必须依照编者分别补充之意见，详为分析，切实掌握辨证论治之精神，以免贻误。

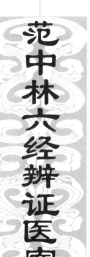

范学文　徐长卿　编

范火神及其伤寒学术根基

一、附子——火神派的徽标

近些年渐成显学的火神派，肇端于清末四川名医郑钦安（1824－1911）。他曾师从一代名儒兼名医刘芷塘先生，精研《周易》《内经》《伤寒论》诸书，参透人身阴阳合一之道，认为病情变化非一端能尽，万变万化不越阴阳两法，故"功夫全在阴阳上打算"，所著《医理真传》以乾坤坎离大旨立论，以真阳为人身性命之立极；《医法圆通》认为外感当握定六经提纲，内伤应探求阴阳盈缩，而认证须有阴阳虚实之实据可凭。由此奠定火神派的鲜明学术风格——注重人身阳气作用，对阴证证治颇多发挥，善于运用辛热扶阳方法，尤以大剂姜附，挽重症，起沉疴，引人注目，影响深远。

因擅用干姜、附子，郑钦安被人称为"姜附先生"。自此以后，运用大剂姜附，尤其是具大辛、大热、大毒、大效于一身的附子，就被认做了火神派的标志性特色，当然也成为评判一位医家是否属于火神派的"金标准"。如何绍奇先生认为火神派最鲜明的特点就是：用药多为附子、干姜、肉桂等，附子常用至 100 克以上甚至 300 克，用方则多为四逆汤、白通汤、麻黄附子细辛汤等，对附子的应用有一整套较为成熟的经验，包括其配伍和煎煮方法。在《中医火神派探讨》一书中，张存悌先生认为火神派"尤以擅用附子为突出特点，乃至诸多火神派医家和传人被冠以'某火神'或'某附子'雅号，从一定意义上讲，不擅用附子，就不成其为火神派。"

二、范中林学术特色

范中林（1895－1989），四川郫县太和镇人。自 1911 年起，郑钦安嫡传弟子卢铸之先生在成都主持"扶阳医坛"，主要讲授《内经》《伤寒论》《金匮要略》《神农本草经》以及郑钦安所著《医理真传》《医法圆通》《伤寒恒论》。范中林是众多听众和受益者之一，深受郑钦安学术思想的影响。他潜心于张仲景《伤寒杂病论》的研究，善于运用六经辨证治疗外感及内伤杂病，对许多虚寒证、疑难病，认识独到，方药精严，疗效显著，人称范火神。

（一）遥承郑钦安，善于用姜附

范中林最为人津津乐道的一点，就是对干姜、附子的使用，具有典型的火神派风格和独到的运用经验。

由于干姜辛热无毒，具有温中散寒、回阳通脉、燥湿消痰等功效，广泛用于脘腹冷痛、呕吐泻泄、肢冷脉微、痰饮喘咳等多种阴寒病证。本书多个医案可见干姜的使用，并且多数情况下与附子相须为用。值得特别一提的是"少阴寒厥证"案，本应急投四逆汤驱阴回阳，但附子须久煎，恐失救逆之机，故先投甘草干姜汤以复胸中之阳，使垂绝之阳不致立断，为用四逆汤赢得时间，由此可知，在措手不及用附子的紧急情况下，干姜可暂代为救急首选药物。

附子大辛大热而有毒，为纯阳之性，走而不守，为通行十二经之要药，能上助心阳以通脉，中温脾阳以助运化，下补肾阳以益火，外固卫阳以祛寒，为温里扶阳祛寒之第一要药，又称回阳救逆第一药，主要得益于火神派医家的不断阐发和丰富实践。范中林运用附子，少则30克，多则60克、120克甚至更多，为减低毒性以保证安全用药，多久煎1.5小时。本书有24个医案使用附子时久煎减毒，惟有"太阳少阴证头痛"案，先用60克附子久煎，连服十余剂而疗效不佳时，考虑病重药轻，毅然120克附子略煎20分钟而取良效。由此可见范中林先生有胆有识，而能预告患者服药反应，更见其对生理、病机、方药的深入理解。

正是由于对姜附运用出神入化，范中林先生被公认为火神派医家之一，即便被称为"火神派大家"，亦非过誉。然而，范中林先生不止是擅用姜附，在此一闪耀光点之外，值得关注和探讨的还有很多。

（二）潜心张仲景，六经钤百病

火神派医家多对仲景学术有深入的研究，这可算是一个通例。如火神派鼻祖郑钦安先生，就是精通《伤寒论》，谨遵仲景立法垂方之旨的；对姜附的阐发与使用，也由张仲景发端，火神派方药运用大多不出伤寒经方范围。深受郑钦安学术影响而擅用姜附之外，范中林先生深厚的学术功底仍在《伤寒杂病论》，比如本书中各医案都可见仲景学术的影响，编排体例也是遵从伤寒六经辨证体系的。

六经是指太阳、阳明、少阳、太阴、少阴、厥阴而言，不单是归类方法，而是涵及脏腑、经络、气化、部位等各层面的综合表述。《伤寒论》以六经分病，就是对六经所属脏腑、经络病理反应的证候概括。掌握了六经病的临床特点，就能够知病之所在，明确主治方向。六经辨证具有普遍意义，无论外感病，还是内伤杂病，都可以运用六经辨证，正如俞根初所说："以六经钤百病，为确定之总诀。"

范中林先生运用六经辨证诊治疾病，涵及外感、内伤各种病证，主要依据以下两个方面：①伤寒提纲证。作为对病证发展变化规律的精要概括，伤寒提纲证可以作为六经辨证的最主要依据，有是证即属是经，即可用本经方药。如"太阳证发热"案，虽迁延三年，但就诊时见"畏寒、发热、身无寒、两膝关节疼痛、脉浮紧"，恰合太阳伤寒提纲证，仍属太阳伤寒表实证，故不拘时日，仍可用麻黄汤发汗。②脏腑经络关联。某些病证没有典型的提纲证候，考察中医理论体系中与之相关的脏腑经络，进而依据本脏腑经络的六经属性，可以判断为属于某经病证。如"太阴证痰咳"案，太阴病提纲证并无痰咳证候，由于痰咳与肺相关，而肺属太阴，故断定本案属太阴证，治疗即从太阴（脾肺）入手。

（三）擅长经方，用药精准，法度严明

《伤寒杂病论》中的方剂，相对于宋元以后出现的时方而言，习惯上称为"经方"，其理法昭彰，配伍严谨，用药精当，化裁灵活，治疗范围广泛，临床疗效显著，故为历代遣方用药的规矩准绳。评判一位医家临床水平之高下，尤其是以仲景学术立根基者，很多方面就在看他是否能够熟练应用经方。就本书69个医案而言，范中林先生使用的50余个经方，已包括伤寒113方中的主要方剂，并取得了显著的临床疗效，如四逆汤、理中汤、麻黄附子细辛汤、当归四逆汤、麻黄汤、桂枝汤等。本书对病案的选择，显然是突出了范中林先生的火神派风格，而对其他经方，如白虎汤、大承气汤、大陷胸汤、小柴胡汤、小建中汤等，虽验案较少，却也不难从中看到范中林先生的娴熟运用。不少经方的使用拓宽了适用范畴，如"厥阴证肠澼"案，按照《伤寒论》说法，乌梅丸主蛔厥与久利，而本案用以治疗急性下利，由此说明只要谨守其寒热错杂、证属厥阴的病机，就不必拘泥于文面表述。

所有这些经方的使用，每一个医案都可见方剂与病证的契合，而考察其药味、药量的加减变化，甚至于方剂的变更，可见范中林先生用药精准，诊疗过程每一步进退都有法度依据。如"太阳阳明证泄泻"案，患者虽以胃腹胀痛、泄泻为主诉，但见头昏、身痛、脉浮紧等表证，当先解表而用麻黄汤，用法半夏一味略微顾及寒湿里证，此后加生姜、去桂枝、用自制针砂散等一系列措施变换，真可谓步步有据，步步可法。

（四）妙用吐下，自制数方，注重调理

一提起火神派，第一印象往往是单一的形象——扶阳、姜附，然而翻阅本书可见，范中林先生在姜附、经方而外，还能将吐下法用得恰到好处。如"阳明证呕吐"案，在麻杏甘石汤加味解决多数病证之后，惟有不能进食，食入即吐，认定痰湿与宿食相胶着，"其高者，因而越之"，用硼砂2克涌吐，可谓简捷有效，毕其功于一役。

为更切合临床实用，范先生自制九成丹、不二丹、坎离丹、回生丹、二妙丹、针砂散、五通散等方，并有效运用于临床。这些成方，对于今日临床，也有重要的借鉴意义。

中医治病，主张"大毒治病，十去其六；常毒治病，十去其七；小毒治病，十去其八；无毒治病，十去其九；谷肉果菜，食养尽之。无使过之，伤其正也。"（《素问·五常政大论》）范中林先生很好地贯彻了这一宗旨，本书不少医案记载，在大剂汤药疗疾之后，或佐以缓和汤丸，或不用药物，总谆谆嘱咐患者注意饮食调养，可见其对患者病程理解并关注至细。

三、《伤寒杂病论》——范中林学术本源

如前所述，范中林先生潜心《伤寒杂病论》研究，由此奠定其学术根基，这也处处体现于本书内容中。前述之六经辨证、经方运用等，无不得益于《伤寒杂病论》，即本书医案所引《伤寒》《金匮》条文，即可窥见其影响之一斑。如"太阳少阴证腰痛"案，用柴胡桂枝汤合肾着汤，其理论支持即是《伤寒论》"伤寒六七日，发热、微恶寒、支节烦疼、微呕、心下支结，外证未去者，柴胡桂枝汤主之。"《金匮要略》："肾着之病，其人身重、腰中冷……甘草干姜茯苓白术汤主之。"即此，欲深入学习范中林先生学术经验，势必需要深入学习其所用力甚勤的《伤寒杂病论》；甚至于欲深入学习火神派经验，亦非学习《伤寒杂病论》不可；乃至欲提高中医理论素养和临床技能，亦非学习《伤寒杂病论》不可。本书将《伤寒杂病论》（桂林古本）附之于后，若本书读者能不随风追捧，不轻浮谈"火神"，则是莫大宽慰。

四、桂林古本《伤寒杂病论》

《伤寒杂病论》，通行版本为北宋林亿等人所校订《伤寒论》（金·成无己据宋本作注，为《注解伤寒论》，此为真正通行于今者，保留的是宋本面目，故有此说）与《金匮要略方论》，其中有不够通达之条文，曾引起历代治伤寒学者意见纷纭，莫衷一是，直至今日。出人意料的是，1934年，黄竹斋先生在宁波友见医界同仁周岐隐、罗哲初二位先生，得见罗先生所藏《伤寒杂病论》十六卷，与通行本大异。一本被称为"桂林古本《伤寒杂病论》"的奇书，由此进入中医学仁的视野。此书较通行本增加了温病学的内容，而通行本许多不通达之处，此书相关内容却文从字顺，医理通达，堪称完美之作，如：①通行本《伤寒论》第89条"病人有寒，复发汗，胃中冷，必吐蛔。"桂林古本作"病人有寒，复发汗，胃中冷，必吐逆。"②通行本《伤寒论》第176条"伤寒，脉浮滑，此以表有热，里有寒，白虎汤主之"，桂林古

本作"伤寒，脉浮滑，此以里有热，表无寒，白虎汤主之"。③通行本《金匮要略方论·病脉证并治第十四》"里水，越婢加术汤主之，甘草麻黄汤亦主之"，桂林古本作"里水，一身面目黄肿，其脉沉，小便不利，甘草麻黄汤主之，越婢加术汤亦主之"。通行本某些条文有方名，无组成，桂林古本却有方药组成，如禹余粮丸。桂林古本某些方剂为通行本所无，如人参附子汤、人参干姜汤、百合地黄牡丹皮半夏茯苓汤、桔梗甘草枳实芍药汤等。

总之，与通行本相比，桂林古本似乎是一个完美版本。然而由于此书晚出，其流传过程几近传奇，内容有显见的斧凿痕迹，故而被中医学界许多人怀疑为伪造之作，不予更多重视。不过，从临床实用的角度说，即便某人托名张仲景而作此书，若内容切合医理，能够指导临床实践，倒也合了那句"伪书不伪"的古话，仍然值得重视并学习。为读者实用计，暂且搁置真伪之争，将此书广布流传，这就是本书选用桂林古本《伤寒杂病论》目的所在。

1945年5月，上海新中国医学院曾油印发售此书，周岐隐先生特撰有"桂林古本《伤寒十二稿·概论》"一文，对此书流传、编次及特色做了简要说明，亦附此以飨读者。

五、致谢

为系统研究范中林先生学术经验，1970年曾成立"范中林医案整理小组"，编写了《范中林六经辨证医案选》一书，1984年由辽宁科学技术出版社出版发行。当时参与整理工作的有谢永新、文伯伟、安迪光、吴贵木、范开明、宁瑞盈、张秀勤、程继贤、刘元堃等，当时书稿曾承蒙印会河、戴佛延、邓明仲、郭子光、陈治恒、陈潮祖、洪梦浒等人审阅。他们的辛勤付出，辽宁科学技术出版社的鼎力支持，对范中林先生学术经验的保存与传播，都起到了非常重要的作用，谨向他们表达诚挚的感谢！

徐长卿

2007年6月于南阳

范中林六经辨证医案选目录

第一章　太阳证医案

太阳证发热（长期低热）

郭某某，女，24岁。北京某医院医务人员。

【病史】近三年来，常间歇性低热。1976年3月，感冒发烧，曾服用感冒冲剂、四环素等药。其后经常自觉畏寒发热，常患扁桃体炎和关节痛。腋温，一般在37.4℃~38℃，偶尔在38℃以上。曾查血沉25毫米/小时，其他如白细胞和基础代谢均正常。注射卡那霉素后，热暂退，但始终呈间歇性发作。自1978年初以后，每日皆发热两次，体温在37.5℃上下。虽经治疗，未愈。1979年3月来诊，按太阳伤寒证发热论治，两诊热退。

【初诊】3月1日。今晨自觉畏寒发热，测体温37.4℃，畏寒发热、身无汗，两膝关节疼痛，面色正常，唇淡红，舌质淡红而润、微紫暗，苔黄夹白较腻，脉浮紧。此为太阳伤寒表实证，法宜开腠发汗、安中攘外，以麻黄汤主之。

处方：麻黄10克，桂枝6克，甘草18克，杏仁15克。二剂。

【辨证】《伤寒论》云："太阳病，头痛发热，身疼腰痛，骨节疼痛，恶风，无汗而喘者，麻黄汤主之。"此为太阳伤寒之主证。柯韵伯曾指出："麻黄八证……重在发热身疼，无汗而喘。"本例患者未致肺气郁闭，故无喘证，其余麻黄汤之主证皆备。舌质淡红润，苔白，为有寒象，这种舌质，再加淡黄色苔，参之舌微现紫暗，为陈寒郁滞已久之征。脉浮，病在表，紧则为寒。寒邪外束，身之阳气不得宣散，故令发热。此非阳明实热，故虽发热而不甚，虽间歇性发热而非潮热可比。寒主闭藏，使皮毛闭，故身无汗。营卫阻滞，失正常之卫外机能，故畏寒。寒邪郁于经脉之间，阳气不舒，故令骨节疼痛。

此病之初，原为外感风寒之邪，虽迁延三载，但始终缠绵未解，并未传经。转来初诊时，病仍属太阳伤寒表实，麻黄证具，故不拘其日，仍当发其汗。

【二诊】3月3日。服药后，身觉微汗出，恶寒减，舌紫暗渐退，苔白滑根部微黄，脉细微缓。尚有轻微发热，病仍在太阳。服麻黄汤后，发热恶寒皆减，但现身汗出，脉微缓，营卫失和之象。法宜通阳解表，调和营卫，以桂枝汤加味主之。

处方：桂枝10克，白芍10克，炙甘草6克，生姜60克，大枣10枚，白薇12克。三剂。

【三诊】3月8日。上方服三剂后热退。两日来未再低热，试体温36.7℃。膝关节偶尔有短瞬疼痛，微觉头昏，梦多，此外身无明显不适，舌脉均转正常。再少进调和营卫之剂，巩固疗效，并嘱其注意饮食起居，避免病情反复。

7月17日随访，患者说：自第二诊服药后低热退，至今未再复发，自觉一直良好。

【按语】从祖国医学看，发热的原因，可归纳为外感和内伤两类。在外感热病即伤寒病中，发热为主要见证之一。如太阳病多恶寒发热；阳明病多蒸蒸发热或潮热；少阳病为往来寒热；少阴病发热则有寒化热化之别，还有兼证及阳气渐复发热之异；厥阴病发热主要表现在阴阳胜复过程中，有正胜于邪及阳复太过发热等不同；唯太阴为至阴，所谓"两阴相合，无热可发"。上述诸发热证，虽性质各不相同，并且不论高热低热，均有一定规律性，皆可按六经辨证施治。

本例患者间歇性低热反复发作，已三年之久，但未传经。这样长的时间，始终属太阳表证，似乎不好理解。实际上，后世《伤寒论》注家，对此已有阐发，认为太阳病传变与否，应凭脉证，计日传经之说，不可拘泥。不过，此证虽未犯他经，却在太阳经内变化；所谓表虚表实，常可相互转化。因此，关键在于严格掌握六经及其传变规律。本例辨证准确，抓住太阳病恶寒发热这一基本特征，灵活使用麻黄汤和桂枝汤，先后有别，分寸恰当，故使三年缠绵之疾，数日内迎刃而解。

太阳证偏头痛（三叉神经痛）

邢某某，女，67岁。河北省任丘县马家坞乡，农民。

【病史】1975年春节，左面部疼痛，其后逐渐转为剧痛，阵阵发作，持续三年之久。任丘某医院，北京某医院等诊断为"三叉神经痛"。经针灸、中西药物治疗，未明显好转。1978年12月18日来诊，按太阳证偏头痛论治，两诊而愈。

【初诊】12月18日。近日来疼痛加剧，痛甚时脸肿发亮，眼不能睁，夜不能眠，坐卧不宁，生活无法自理。微恶寒，无汗，舌质淡红，苔淡黄润夹白，根稍厚腻。此为太阳伤寒表实证偏头痛，风寒夹湿侵袭，无从达泄，法宜解表开闭，散寒除湿，以麻黄汤加味主之。

处方：麻黄10克，桂枝10克，炙甘草18克，杏仁18克，法夏15克。二剂。

【辨证】此证头面左侧剧痛，病属偏头痛。头居人之首，位高而属阳。手足三阳经脉，以及脏腑清阳之气，皆会于此。舌质淡红而润，苔淡黄夹白不燥，即为风寒夹湿，入侵肌腠，郁闭不解之象；参之头一侧痛甚，微恶寒无汗，显系邪犯太阳经脉；再参之无阳明、少阳病情，更无三阴之候，亦可以佐证。因此，本例偏头痛，不必拘于头痛偏侧多属少阳，或头痛日久，多属内伤之常规。而应从实际出发，按六经辨证，太阳伤寒表实之证具，邪无达泄之路而上扰，以致多年头痛不愈，急用麻黄汤以开之。

【二诊】服药二剂，疼痛明显减轻，余证亦随之好转。原方再服二剂。

【三诊】剧痛消失，夜能安睡，精神顿觉清爽，多年痛楚若失，不胜欣喜。舌质正常，苔黄腻退。头部微觉恶风，头左侧尚有轻微阵痛。风邪未尽，尚有病后营卫不和之象。宜祛风解肌，桂枝汤和之，以善其后。

处方：桂枝10克，白芍12克，炙甘草10克，生姜15克，大枣20克。二剂。

服二剂，病愈，遂停药。嘱其免受风寒。观察约一月，情况良好。患者说："头痛三年，真是痛苦极了，花了二三百元，还是不好。范老看了三次，每付药只四五味，一共只花了一元零一分钱，病就治好了，真使我感动。"遂返回家乡。其后，向其亲属追访，知病未复发。

【按语】"三叉神经痛"，目前病因还不十分清楚。老年人患此病尤多，可能与神经传导功能障碍有关。西医治疗，多采用镇痛剂、酒精封闭等法，无效时则考虑开颅行三叉神经根切手术。这样虽能解除剧痛之苦，但术后面部易出现后遗症，且不易为患者所接受。

祖国医学认为，举凡风寒暑湿等外邪，气血痰郁之内伤，均可以引起头痛。本例按仲景六经辨证，应属太阳经证，伤于风寒雾露所致。故急投开表、逐邪、发汗之峻剂麻黄汤，直达病所；继而以桂枝汤和之。用麻黄汤加法夏者，"其用有四：除湿化痰涎，大和脾胃气，痰厥及头疼，非此莫能治"。

太阳证眩晕（美尼尔氏综合征）

罗某某，女，34 岁。成都市某场工人。

【病史】1976 年 5 月，突感眩晕，如坐舟中，卧床不起。成都市某某医院内科确诊为"美尼尔氏综合征"。数日后转来求诊。

【初诊】四天前，下班回家，自觉头胀痛，眩晕甚，颇欲吐。次日上班，到厂后片刻即晕倒。呕吐频繁，吐出大量清涎，头晕似天旋地转。恶寒、咳嗽、无汗。舌质偏淡，苔微黄。此太阳证，寒邪闭阻，水饮内停而致眩晕。法宜先从温化寒饮，祛痰降逆入手，以半夏干姜散加味主之。

处方：法夏 18 克，干姜 18 克，云苓 30 克，甘草 3 克

【二诊】干呕消失，头胀痛、眩晕减轻。再宜表里同治，散外寒，涤内饮，以小青龙汤加减主之。

处方：麻黄 10 克，法夏 15 克，干姜 10 克，甘草 15 克。二剂。

【三诊】头晕、咳嗽进一步好转，痰涎减。表邪未尽，阳气尚虚，继以麻黄细辛附子汤，助阳解表。

处方：麻黄 10 克，制附片 60 克（久煎），辽细辛 6 克，桂枝 10 克，干姜 60 克，甘草 30 克。四剂。

服药后，自己单独乘公共汽车前来诊病，尚有头晕胀之感，舌淡红，苔薄白微黄。又少进散寒除湿，安中攘外之品，数日后病愈。1979 年 10 月 26 日追访，三年来坚持上班，病未复发。

【按语】《金匮要略》云："干呕、吐逆、吐涎沫，半夏干姜散主之。"故首用此温中止呕之法。重加茯苓，取其健脾利水渗湿，既能扶正，又可祛邪，且为治痰主药。服药两剂，病情好转。次用小青龙汤与麻黄细辛附子汤，取其善涤内饮，助阳驱邪之功。

太阳证咳嗽（支气管扩张）

常某某，女，22 岁。中国人民解放军某部学员。

【病史】患者五岁出麻疹时，曾合并肺炎。其后常吐浓痰，并转为咳血。1970 年，经北京几家医院会诊，诊断为"支气管扩张"。先后在北京、上海、山西等地治疗，咳血基本控制，但经常头痛，时发高烧。医院多次建议手术治疗，患者家属未接受。病情逐渐加重，终于不能坚持学习，从某军医学校

休学。1978 年 5 月 2 日来诊，按太阳证温病论治，两月余基本治愈。

【初诊】头昏头痛，身热而不恶寒；手心灼热，汗出，心烦，渴喜凉饮。咳嗽，频频吐大量浓黄稠痰，便秘，睡眠不安。面红亮，双颧有明显黑斑，唇绛红，舌质鲜红，苔黄厚腻而紧密，脉洪数。此系温病伏邪为外感所触发，并上犯肺经所致。法宜宣肺泄热，降逆止咳。以麻杏石甘汤加味主之。

处方：麻黄 10 克，杏仁 24 克，石膏 60 克，甘草 18 克，葶苈子 10 克，川贝 15 克

【辨证】《伤寒论》云："太阳病，发热而渴，不恶寒者，为温病。"仲景在此提出不恶寒而渴，与恶寒而不渴，作为辨别温病与伤寒之标志。本例患者，虽身热头痛与伤寒相似，但不恶寒而渴，故当属温病。因伤寒传变化热，必传经而后渴；温邪不待传变，虽病在表而热邪伤津，故渴。同时伤寒为寒邪，故身发热而恶寒；温病为阳邪，故发热而不恶寒。此例温病，邪热壅肺，病根已深，肺失宣降，故咳甚，吐浓痰；蕴热日久，必伤血络而致咳血。参之舌象，舌质鲜红，苔黄厚腻而紧密，亦与上述印证相符；而两颧属肺，湿积于肺，日久不得宣化，内聚成痰，外现于面，故形成两颧黑斑也。据此，立法处方，服药十剂，咳嗽与浓痰减，手心灼热，头痛心烦，睡眠不宁等均有好转，面红亮亦稍退。

【二诊】痰、咳、烦、热等虽有好转，但舌质仍鲜红，苔黄少津，便秘，时有发热，此郁热虽衰而津液未复。宜守原法，兼顾生津润燥以养阴。以麻杏石甘汤合竹叶石膏汤加减主之。

处方：麻黄 10 克，杏仁 18 克，石膏 60 克，竹叶 10 克，麦冬 12 克，甘草 3 克，桑皮 15 克，川贝 15 克，黄芩 10 克，知母 12 克，荷叶 12 克。三剂。

服三剂后，发热、便秘、头昏、咳吐浓痰等显著好转。原方损益又服十剂。

【三诊】舌质红、苔白润，偶尔尚吐稠痰。上述诸证悉减，两颧黑斑基本消退，病已显著好转。为祛多年余邪，宜养阴清肺，以善其后。自拟养阴清肺汤主之。

处方：桑皮 12 克，杏仁 12 克，川贝 10 克，橘红 10 克，麦冬 12 克，白芍 12 克，银花 10 克，连翘 10 克，甘草 3 克。

1979 年 2 月 25 日追访患者，其家长告之，患者已于 1978 年秋复学，情况一直很好。

太阳证咳嗽（急性肺炎［为编者新加］）

晏某某，女，66 岁。四川郫县某乡，农民。

【病史】 体质素虚，有咳嗽病史。1970 年 8 月中旬遇风雨后，突然高烧剧咳，头痛胸痛，气紧，吐黄稠痰。急送某某医院，测体温 39.5℃，经胸透、验血，诊为"急性肺炎"。注射青、链霉素等，高热虽退，但咳嗽、气紧等证仍较重。同年 9 月初，由子女抬至成都就诊。

【诊治】 咳嗽不休，神疲面肿，气逆不能平卧，喉间痰鸣如水鸡声，痰壅盛，色黄。自觉胸腹微热，间有寒战。舌尖边红，苔微黄腻。此为风寒外邪侵犯肺卫，气机阻滞，肺失清肃，兼有郁热，邪聚于胸膈。证属太阳伤寒咳嗽，法宜宣肺降逆，止咳祛痰，以射干麻黄汤加减主之。

处方：射干 12 克，麻黄 12 克，辽细辛 3 克，炙紫菀 12 克，炙冬花 10 克，法夏 12 克，黄芩 10 克，川贝 12 克（冲），甘草 15 克。一剂。

上方服后，自觉胸部稍宽舒，咳喘略缓。原方再进三剂，咳喘郁热减，痰仍盛。去黄芩，加桔梗、云苓，又进三剂，诸证显著好转。嘱原方再进三剂，以资巩固疗效。

1979 年 7 月 21 日追访：患者现已 74 岁高龄，谈及当年病势沉重，经范老治愈，九年来身体较好。现在还能步行到附近场镇赶集。

【按语】《金匮要略》云："咳而上气，喉中水鸡声，射干麻黄汤主之。"本案病属太阳伤寒，与射干麻黄汤证相合，故以此方加减治之。因风寒郁闭，微有热象，去五味之收，大枣之腻，生姜之辛；另加黄芩、川贝，以增强清肺化痰之效。

太阳证哮喘

马某某，男，3 岁。四川双流县某乡。

【病史】 从婴儿时起，常患感冒。两岁时，曾高热咳嗽，服药后热退，但咳嗽未愈，迁延至三岁。近因新感，病势加重，发为喘逆，哮鸣之声，邻室可闻。1965 年 5 月来诊。

【一诊】 咳嗽气喘，喉间痰鸣，痰清稀，白泡沫较多，咳时微汗出，遇风咳甚。面色萎黄，舌质淡红，苔白滑。此为太阳表虚证哮喘。法宜解肌祛风，降逆平喘，以桂枝加厚朴杏子汤加味主之。

处方：桂枝 6 克，炙甘草 3 克，白芍 6 克，生姜 10 克，大枣 15 克，厚朴 4 克，杏仁 6 克，紫菀 6 克，防风 3 克。五剂。

【二诊】服上方五剂，咳喘明显减轻，夜能安睡。早晚遇风仍咳喘，痰多，汗出。风邪未尽，湿痰尚盛。上方加茯苓、陈皮、法夏，以除湿化痰。

处方：桂枝 6 克，白芍 6 克，大枣 10 克，生姜 10 克，厚朴 4 克，杏仁 6 克，紫菀 6 克，防风 3 克，法夏 9 克，炙甘草 3 克，云苓 12 克，陈皮 5 克。三剂。

【三诊】服三剂后，咳喘大减，时咳清稀痰涎。

拟小半夏汤加味，温中化饮，祛风止咳治之。

处方：云苓 12 克，法夏 6 克，干姜 3 克，炙甘草 5 克，旋覆花 6 克，紫菀 6 克，苏叶 3 克，防风 3 克

【四诊】服四剂，咳喘平。因久病伤正，宜温中益气，健脾除湿，以理中汤加味善其后。

处方：党参 10 克，白术 6 克，干姜 3 克，炙甘草 3 克，黄芪 6 克，法夏 6 克，砂仁 5 克，云苓 6 克。六剂。

服六剂后停药，身体恢复正常。1979 年 7 月 26 日追访，患儿已成年，体质健壮，哮喘未复发。

【按语】此例太阳表虚，桂枝汤证具。复因风痰交争，新感引动宿疾，气机阻滞，发为哮喘。正如《伤寒论》所说："喘家作，桂枝汤，加厚朴、杏子佳。"验之临床，对太阳伤寒之表虚兼有喘逆之证，不论老幼皆宜。

太阳证刚痉（临产麻疹）

郭某某，女，20 岁。成都某厂工人。

【病史】1951 年春，因临产入某某产院。次日晨，自觉身倦、头昏、发热、恶寒，双眼流泪，鼻流清涕，脸上出现红疹，当即诊断为麻疹。因怕传染，通知其转传染病院。由于即将分娩，两院相距又远，家属不同意，最后回到家中，复感风寒，病情急剧恶化，昏迷失语。遂请范老去家急诊。按太阳证麻疹寒闭论治，服药两剂，转危为安。

【诊治】面部耳后麻疹出而复收，疹色转为淡紫微暗，疹点下陷。额头微热无汗，恶风寒，胸闷气紧上逆。项背强痛，两手抽搐，口噤无声，人已昏迷。面色灰暗，唇淡微乌，撬开牙关，视舌质淡红偏暗，苔黄夹白微腻，脉浮紧。此当临产疹出未透而重感风寒，麻毒内陷，并致刚痉之危证。法宜驱

风散寒，解痉透疹，以葛根汤加减主之。

处方：葛根 10 克，麻黄 10 克，桂枝 6 克，白芍 10 克，甘草 3 克，生姜 10 克，升麻 10 克。

服药后，逐渐清醒，声渐出而语清，手足抽动停止。头项强痛明显减轻，疹点重新现出。此为寒邪衰，郁闭开，刚痉主证已解，转为正常疹出，遂即顺产。后继以清热解毒、甘寒养阴之剂，调治而愈。

【辨证】一般说来，麻疹属温病范围，切忌辛温发汗。为什么本例竟从太阳经病风寒表实兼证入手？

《金匮要略》云："太阳病，发热无汗，反恶寒者，名曰刚痉"，"太阳病，无汗而小便反少，气上冲胸，口噤不得语，欲作刚痉，葛根汤主之。"

临床所见，患者突然项背强痛，胸闷气紧上逆，口噤不得语，以及牙关紧闭等，皆为寒气盛而痉在表。同时疹出即没，疹点下陷，昏迷失语，牙关紧闭，显系麻疹中途隐没之闭证。此病例病机，究属热闭寒闭？细察之，额头虽微热，但非全身灼热；虽昏沉失语，但无烦渴谵妄；疹点虽下陷，仅淡紫微暗。参之唇色，暗淡不红；苔黄而不燥，脉浮紧而不洪数。显然，应属麻疹寒闭之逆证。不可泥于"痧喜清凉，痘喜温暖"之说。故投葛根汤发表透疹以除寒闭，从经输达邪外出，以解刚痉。

【按语】产褥期中，由于失血伤津，产道创伤，感染毒邪而引起"产后发痉"，颇不乏人。本例麻疹，发生于成年，且临产发病，并转为寒闭刚痉，在临床中颇为罕见。此证对产妇而言，生死反掌。其致命之危，首在麻疹寒闭而引起之抽搐昏迷。故临证之要点，必须拨开云雾，辨析其症结。综观患者麻疹寒闭诸证，按伤寒六经，归根到底，则为寒气盛而致痉，应属寒，属表，属实，病在太阳之经，葛根汤实为对症之良方。

太阳证柔痉（颈椎病［为编者新加］）

史某某，男，37 岁。北京市某局汽车驾驶员。

【病史】1977 年秋开始，头痛、眩晕、眼胀、后项强直胀痛及背，牵连双肩酸楚，难以俯仰转侧。驾驶车辆时，头项活动受限，严重影响工作。夜间卧床，必须垫上三个高枕；病重时闭眼则觉眩晕，甚而被迫睁目不眠。西医查无明显指征，仅血压稍偏高。经常服用镇痛、安眠剂，无明显效果。1978 年 9 月来诊，按太阳证柔痉论治，半月痉愈。

【诊治】头痛、项背强痛。常自汗出，头项部特别恶风。躺下则头晕，夜卧不宁。一年来逐渐加重，驾驶汽车日感困难。舌质淡红，苔白滑润，脉浮濡。此系风湿外伤筋脉之"项背强几几"，属太阳病"柔痉"。法宜解肌祛风，濡润经脉。以桂枝加葛根汤主之。

　　处方：葛根12克，桂枝9克，白芍9克，炙甘草9克，生姜15克，大枣20克。二剂。

　　上方服两剂，诸证悉减。损益再进数剂，嘱其注意冷暖。半月左右病遂告愈。1979年5月17日随访，患者说：经范老治愈后，一直未再犯病。去年11月，驱车万里，远至东北，至今头项再无不适之感。

　　【辨证】本例头痛项强，舌淡红润，苔薄白滑，脉浮，显系太阳痉病。虽病已年余，但无里证，无传经之候，病仍属太阳经证。

　　初诊时，项背强几几为时已久，究其病因，为风寒之邪壅阻脉络，气血运行不畅，以致筋脉失养。舌质正常、苔白滑，脉浮濡，为太阳表证之象；再参之汗出而恶风，此为表虚之证。

　　《伤寒论》明确指出："太阳病，项背强几几，反汗出恶风者，桂枝加葛根汤主之。"与本例对照，主证相符，故投原方。

　　【按语】本例桂枝加葛根汤之柔痉，与上例葛根汤之刚痉，皆以桂枝汤为基本方，均重用葛根为君。所不同者，麻黄一味之差，有汗无汗一字之异，其理法方药，则随之不同。但历来《伤寒论》若干版本，刊载之桂枝加葛根汤多有麻黄。后人如林亿等提出，此恐非仲景之本意。今验之临床，亦确实如此。

太阳证风湿（风湿性关节炎［为编者新加］）

田某某，女，70岁。北京中直机关家属。

　　【病史】左下肢疼痛，以小腿与膝关节为重，步履艰难，一年有余。某某医院按风湿性关节炎治疗。经理疗、针灸、中药治疗无效。1978年11月28日来诊，按太阳证风湿论治，两诊而愈。

　　【初诊】经人搀扶前来。左腿痛甚，难以着地，并有畏风及沉重感，入夜常剧痛难寐。关节不红肿。舌质淡红，苔白滑。此为太阳证风湿，法宜祛风胜湿，解肌通络，以桂枝汤加味主之。

　　处方：桂枝3克，白芍10克，生姜15克，大枣15克，牛膝10克，炙甘草10克，威灵仙6克，木瓜10克。二剂。

　　【复诊】上方服两剂，腿痛消失。可下地自由走动。为巩固疗效，清除余邪，原方加减，再服。

处方：桂枝 6 克，白芍 10 克，生姜 10 克，牛膝 10 克，炙甘草 10 克，木瓜 10 克，紫苏叶 10 克，防风 10 克，法夏 10 克。

服两剂病愈。1979 年 5 月 15 日追访，因家中无人，邻居介绍：1977 年患者腿痛，多处治疗，不见好转，痛甚时，背着儿女在家哭泣。范老几剂药治愈，现回乡探亲去了。

【按语】《伤寒论》中，论述杂病颇多。而风湿痹痛之阐述，又以太阳篇最详。盖太阳主一身之表，为六经之藩篱。风寒外邪袭人，太阳首当其冲。或由表及里，引起整体反应；或具备太阳病之特征，不必拘于时日，皆可从实际出发，按太阳病"脉证并治"。

本例之关节疼痛，其病变为风湿之邪，由表及里，留注腠理，滞于下肢，使局部气血运行不畅，邪阻益甚，故痛剧难忍。用桂枝汤者，取其通阳解肌，祛风邪，调营卫之效。重用芍药、甘草，酸甘化阴，调血养筋，缓急止痛；加牛膝，性善下行，活血通经；再加木瓜、威灵仙，舒筋活络，祛风除湿，以共奏解表驱邪之功。

此篇置于风湿痹痛诸案之第一篇，拟通过现代之实践检验，举一反三，进一步证实，伤寒之中有万病，仲景约法能合诸病也。

太阳证风湿（急性腰扭伤［为编者新加］）

杨某某，女，60 岁。四川省温江县永宁乡，农民。

【病史】既往有风湿痛史。1974 年 8 月初，身觉不适，畏寒，头昏，身痛。某日正弯腰时，忽感腰部剧烈疼痛，不能伸直，头上直冒冷汗，遂倒床不起。邀范老诊治，按太阳证风湿论治，十余日痊愈。

【诊治】腰痛如割，不能转侧，身觉阵阵畏寒发热，手脚麻木。面色青暗，唇乌，舌质微红，苔白滑腻，触双手背微凉，脉浮虚。此为太阳证，风湿相搏，卫阳已虚。法宜温经散寒，祛风除湿。以桂枝附子汤主之。

处方：桂枝 15 克，制附片 60 克（久煎，一个半小时），生姜 30 克，炙甘草 10 克，红枣 30 克。四剂。

上方连服四剂后，诸证悉减。再服四剂，基本痊愈。从此行走、劳动如常。1979 年 6 月追访，患者谈及五年前病愈以后，未再复发。

【按语】《伤寒论》指出："伤寒八九日，风湿相搏，身体疼烦，不能自转侧，不呕不渴，脉浮虚而涩者，桂枝附子汤主之。"本例诸证与上条基本吻合，故按原方投之，仅药量斟酌变化。加重桂枝，发散在表之风寒，通阳化气；配以生姜，使风邪从皮毛而出；加重附子，温经逐寒止痛，助肾阳，而立卫阳之基；佐以草、枣，益中州、和营卫，则三气除而搏自解。

太阳证风寒湿痹（风　湿）

汤某某，女，37 岁。成都市棕垫生产组工人。

【病史】1964 年自觉经常头晕，乏力，周身关节疼痛。1965 年 10 月 30 日晚，突觉肢体沉重疼痛，不能转侧，手不能握物，足不能移步，衣食住行均需他人料理。次日急送某某医院，诊断为"风湿"。经针灸治疗十余日，效果不显，遂来求诊。按太阳证论治，三个月基本治愈。

【初诊】由两人搀扶前来就诊。全身关节剧痛似鸡啄，游串不定。头晕，耳鸣，四肢不温，畏寒恶风，口干少津，不欲饮。舌质偏淡，舌体胖大，边缘有齿痕，苔薄白。寸关脉浮虚，尺微沉。此为太阳证，风寒湿邪郁久成痹，法宜温经逐寒，除湿止痛，以甘草附子汤加味主之。

处方：炙甘草 30 克，制附片 60 克（久煎），白术 12 克，桂枝 18 克，生姜 30 克。二剂。

附片先煎一个半小时，再加其他味药同煎约半小时（以下汤剂中，凡有附片者，均以此法煎煮）；日三服，忌食生冷。

【辨证】此证风寒湿邪兼而有之，蕴积已久，郁阻成痹。虽有畏寒恶风脉浮之表证，但不可单用发表；虽有头晕耳鸣，四肢不温，口干不欲饮，舌质偏淡而尺脉沉之里证，又不宜径投回逆。参之舌脉诸证，乃为风寒湿相搏，属太阳类似证。《伤寒论》曰："风湿相搏，骨节疼烦，掣痛不得屈伸，近之则痛剧……甘草附子汤主之。"此方用治本例风寒湿痹，颇相吻合。甘草益气和中，附子温经散寒止痛，白术燥湿健脾，桂枝祛风固卫，通阳化气，加生姜以助温散之力。

【复诊】上方服两剂后，关节疼痛减轻，稍可转侧行动。上方加麻黄、辽细辛，以增强驱风散寒、开闭止痛之效，续进五剂。

【再诊】自拄拐杖前来就诊。关节疼痛及全身串痛著减。头晕，耳鸣，畏寒，恶风亦明显好转。上方加茯苓以渗湿，续服五剂。

【又诊】全身活动已较自如，精神好转，但腰腿尚觉疼痛、重着。今虽见初效，毕竟一时难收全功。须培补脾肾，通窍除湿，以清余邪，拟理中丸加味续服。

处方：潞党参 60 克，干姜片 120 克，炒白术 60 克，炙甘草 60 克，制附片 120 克，云苓 60 克，上肉桂 30 克，川桂枝 15 克，宁枸杞 60 克，真琥珀 60 克。五剂。

共研细末，水打丸，如黄豆大。日服二次，每次 3 克。

连服三个月，基本痊愈，恢复正常工作。1979 年追访，十余年来，虽关节偶有轻微疼痛，但行动自如，一切较好。

【按语】甘草附子汤之"骨节疼烦，掣痛不得屈伸"，与桂枝附子汤之"身体疼烦，不能自转侧"，皆为风寒湿相搏之太阳证；其疼痛不能自己者，均为筋胀之故，病理相同。所异者，本例甘草附子证，风湿留于关节，邪深入里；而桂附证，风寒湿留着肌肉，有表无里。故汤证不同。

上述两方原义，桂附证因属风湿，留着肌表，当以速去为宜，故附子用量较大；而甘草附子证，已病久入里，减其附子用量者意在缓行。但本例虽属久病入里，又暴发于一旦，且脉沉而细；故兼采两方之义，加大附子并生姜，既速去标，又开筋骨之痹也。

太阳证历节病（风湿性关节炎）

柴某某，男，13 岁。四川省郫县团结乡，学生。

【病史】1975 年 11 月，在校义务劳动中遇雨，全身湿透，身觉不适。翌日，感周身骨节烦疼，服药效不显。一月后，双膝关节逐渐肿大，骨节变形，膝关节周围出现硬结。1976 年 1 月初，下肢屈伸不利，行动困难。经某某医院诊断为"风湿性关节炎"。同年 2 月初来诊，按历节病论治，月余病愈。

【初诊】患者已卧床不起，由其父背来就诊。全身关节疼痛，尤以四肢为甚。双膝关节肿大，膝面有多处硬结，双手掌脱皮，双脚边缘红肿麻木。晚间自汗出，食欲不振。舌质较红，苔白微腻，脉浮紧数。此为太阳证历节病。法宜祛风解热，化湿散寒，以桂枝芍药知母汤加减主之。

处方：桂枝 12 克，赤芍 12 克，知母 12 克，麻黄 10 克，生姜 10 克，白术 15 克，甘草 6 克，防风 12 克，苡仁 20 克。三剂。

【辨证】本例劳动中大汗出，风寒湿邪留注关节。正如仲景所云："汗出入水中，如水伤心。历节黄汗出，故曰历节。"又云："诸肢节疼痛，身体魁羸，脚肿如脱，头眩短气，温温欲吐，桂枝芍药知母汤主之。"此例主证突出，风寒湿邪致痹，病属太阳类似证。但已有风从热化之象，故去附子，加苡仁以增强渗湿利痹，止痹痛拘挛之效。

【二诊】上方服三剂，下肢渐能屈伸，诸证皆有好转。守原法加辽细辛再服两剂。

【三诊】膝关节及脚肿消，膝面硬结缩小、变软。全身关节仍有轻微疼痛，原方加减续服。

处方：桂枝 10 克，赤芍 12 克，麻黄 10 克，生姜 10 克，白术 12 克，甘草 3 克，防风 10 克，茯苓 12 克，川芎 10 克，柴胡 10 克，前胡 10 克，羌活 10 克，独活 10 克，辽细辛 3 克。

嘱服数剂，可停药，注意生活调养，忌食生冷和预防风寒。

月余后，其父来告，小儿关节已不疼痛，双膝硬结消失，病已痊愈。1979 年 7 月追访，其母曰：玉儿已长成人，身体很健壮。自范老告诫后，不准他洗冷水澡、食生冷之物，四年来病未复发。

【按语】以上四例太阳证，西医辨病大体相同。但范老临床施治方药，各有所异：田例风湿之邪，留注肌腠，下肢局部气血阻滞，以桂枝汤加味轻取之；杨例风湿相搏，卫阳已虚，腰剧痛不能转侧，桂枝附子汤中重用附子，温经逐邪，助肾阳而立卫阳之基；汤例风寒湿邪久留骨节，又突然转重，甘草附子汤中重用附子，速开筋骨之痹；柴例病属历节，兼有风从热化之象，故去附子，后加羌独柴前而收功。四例皆属太阳证之范畴，或称太阳类似证，病因与病位相似，但理、法、方、药有所不同。可见范老既重"辨证"，又严"论治"，且善于"同病异治"。

太阳证风寒湿痹（坐骨神经痛）

李某某，男，46 岁。铁道部某厂干部。

【病史】1974 年底，腰臀部痛引双下肢，左侧为甚，行动日益困难。某某职工医院诊断为风湿性坐骨神经痛。经针灸、中西药治疗，其效不显。遂发展至下肢难以行动，生活不能自理。于 1975 年 2 月底，由工厂派专人护送来成都求治。

【初诊】患者卧床不起，翻身需由他人协助，腰臀部及下肢麻痛沉重，左下肢尤甚，活动患肢则疼痛加重。恶风寒，头痛，小腹胀满，小便不利，双下肢凹陷性水肿。面黄无泽，舌质淡红，苔白滑厚腻，根部微黄。此证属风寒湿痹，湿邪为胜。急当温阳化气行水，以五苓散加味主之。

处方：猪苓 10 克，茯苓 20 克，泽泻 10 克，砂仁 10 克，白术 15 克，桂枝 15 克，上肉桂 10 克，五加皮 12 克。三剂。

【二诊】服上方后，小便量增多，腹部及下肢肿胀减，但疼痛无明显改变。针对主证，以助阳胜湿，散风止痛之甘草附子汤加味主之。

处方：炙甘草30克，制附片120克（久煎），桂枝15克，生白术20克，生姜60克，云苓30克。四剂。

【三诊】服上方后，全身关节疼痛减轻，扶杖可下地缓步而行。宜原法再少佐麻黄、辽细辛，以增强开闭、散寒、行水之力。

处方：炙甘草30克，制附片120克（久煎），生白术20克，桂枝15克，生姜60克，麻黄10克，辽细辛4克，云苓20克。五剂。

【四诊】头痛，腰臀部及下肢疼痛大减，离杖能行。肢肿基本消失，尚有寒湿凝聚、经络受阻之象，继以活血通络、舒筋散瘀之品调理之。

处方；桂枝、木通、红藤、威灵仙、当归、川芎、猴骨、海马、松节、牛膝、木瓜、乳香、没药、苏木、辽细辛、羌活、独活、柴胡、前胡、血竭、伸筋草。

以上各10克，共为细末，水打丸。每晚睡前用白酒兑服3克。

服药20余日后，病愈恢复工作。1979年7月20日追访，至今未复发。

【按语】本例太阳痹证，以湿为胜。急投五苓散加味，不仅急则治标，同时化气行水，即为治本。前贤曾称"五苓散，逐内外水饮之首剂"而桂枝则为此方之关键，故重用之，以增强通阳化气行水之力。另加上肉桂，补命门真火，助气化，散寒凝；加砂仁醒脾化湿，行气宽中以消胀满，且能纳气归肾以助膀胱之气化；再用五加皮祛风湿之痹痛，疗经络之拘挛，且有利小便、消水肿之效。服药三剂而病获转机。然后抓住风寒湿致疼痛之主证，继用甘草附子汤。白术、附子，顾里胜湿；桂枝、甘草，顾表胜风；重用附子，温里扶阳，除痹止痛。冠以甘草者，意在缓而行之。最终，再用活血通络之法以善其后。

太阳证风寒湿痹（周期性麻痹）

刘某某，男，45岁。辽宁省抚顺市某局干部。

【病史】1975年2月，参加抗震救灾工作。当时气温降至零下20摄氏度，在雪地临时架设帐篷办公和食宿。2月17日深夜，起床接长途电话，衣着单薄，持续约20分钟，后感下肢冷麻。翌日，遂不能站立。经医疗队以抗风湿治疗无效，第五日即四肢瘫痪。2月24日送回抚顺，某某职工医院外科诊断为"筋肌纤维质炎"。又转某某医院治疗，当时膝关节红肿，诊断为"急性风湿症"。

此后三年内，时好时坏，反复发作。多次住院，有一次长达 200 多天。1979 年 1 月 9 日瘫痪复发后，病情加重，每日反复发病，大腿肌肉呈阵发性游走疼痛，轻则起立困难，重则卧床不起。经辽宁省某中医医院内科，先后诊断为："痹证""痿证""痿痹兼证""风痱"。沈阳某某医院内科、神经内科会诊，诊断为"发作性瘫痪待诊"，并建议转北京诊治。在北京某某医学院附院确诊为："周期性麻痹"。1979 年 4 月 13 日前来就诊。

【初诊】由专人陪伴来诊，步履困难。周期性下肢瘫痪每日发作，轻时蹲下后即不能起立，重则四肢皆瘫；发作时间约半小时到 1 小时，有时长达 8 小时以上。不服药也可以暂行缓解，次日又突然发作。受凉或疲乏后较易引发。两腿肌肉游走疼痛，并有凉麻感，四肢关节及腰部亦时觉痛胀。头晕痛，口干，无汗。舌质稍红，根部薄黄苔，脉浮紧。此为太阳证风寒湿痹，外邪郁闭，阻滞经络，长期凝聚不解。法宜解表开闭，散寒除湿，以麻黄汤加减主之。

处方：麻黄 10 克，杏仁 12 克，苏叶 10 克，防风 10 克，法夏 12 克，甘草 15 克。

因稍有热象，去桂枝，重用甘草；为加强祛风散寒除湿之力，加苏叶、防风、半夏以佐之。从 4 月 13 日至 5 月 18 日，月余内，每日一剂，基本以此方加减。犯病程度逐渐减轻，时间缩短，能独立自由行动。

【辨证】患者病情复杂，周期性麻痹缠绵不愈，迁延数年，日益沉重。

《素问·痹论篇》云："所谓痹者，各以其时重感于风寒湿之气也。"本例病发于严冬，风寒湿邪，互相交织。肌肉关节疼痛，游走不定，为风痹之象；下肢时觉冷痛，遇寒加重，乃寒痹之候；肢体关节，尤其是双腿重着疼痛，又为湿痹之征。从主证来看，风寒湿痹，兼而有之。

《素问·痹论篇》还指出："痹，或痛，或不痛，或不仁，或寒，或热，或燥，或湿"，"痛者，寒气多也，有寒，故痛也。其不痛、不仁者，病久入深，荣卫之行涩，经络时疏，故不通，皮肤不营，故为不仁"。本例患者时痛、时不痛，时麻木不仁，或寒、或热、或湿，虽证候纷纭，错综复杂，但其为太阳痹证则一也。

从病因病机分析，此证仍从太阳伤寒传变而来。初诊证候，尚具头痛、肢体关节痛、无汗、脉浮紧，表明太阳伤寒表邪郁滞未解。不论病程长短，证候如何复杂，仍遵仲景"外证未解""当先解表"之旨。虽然本例表里相兼，亦应先解表而后治里，以期获"表解里自和"或表轻里亦减之效。

【二诊】 近日来间隔二、三日发作一次。未出现四肢瘫痪，仅下肢突然不能抬起，或蹲下不能站立，持续约 2～3 小时缓解。两腿肌肉串痛，凉麻较甚，只上半身出汗。邪中血脉，气血凝滞之象仍重。法宜活血通络，温经散寒，以当归四逆汤加味主之。

处方： 当归 12 克，桂枝 10 克，白芍 10 克，辽细辛 3 克，木通 10 克，炙甘草 6 克，大枣 20 克，生姜 10 克，苏叶 10 克，防风 10 克，牛膝 10 克，木瓜 10 克。

【三诊】 从 5 月 22 日至 6 月 13 日，以上方随证加减治之。发病间隔延长至五至七天，发作时间缩短，仅感四肢痿软无力，疼痛与凉麻亦减轻。为增强疗效，改投桂枝附子汤，进一步温其经脉，逐其风寒。并配服针砂丸荡涤湿邪。

处方一： 桂枝 10 克，制附片 20 克（久煎），生姜 20 克，炙甘草 10 克，大枣 30 克，茯苓 18 克，白术 15 克。

处方二： 针砂、硼砂、绿矾、白矾、神曲、麦芽、木通、广香、甘草各 30 克。研末为丸，每日一次，每次约 5 克。

服上方后，疼痛减，近日来仅有轻度发病。又间以麻黄汤、桂枝汤加减，散寒开闭，通阳解肌，并收通经络，开痹阻之效。

【四诊】 7 月 14 日。发病时，下肢疼痛痿弱进一步减轻，可自行站立；发病时间缩短至 1 小时左右。

7 月 11 日犯病时，只觉左腿沉重，行步困难，半小时后即缓解。病现向愈之佳兆，以五通散加味，舒筋通络为治。

处方： 血通 12 克，木通 10 克，通草 6 克，桂枝 10 克，茯苓 20 克，法夏 20 克，苏叶 10 克，防风 10 克，牛膝 12 克，木瓜 12 克，苡仁 15 克，甘草 3 克，伸筋草 15 克，五加皮 15 克，丝瓜络 10 克。

上方加减连服 27 剂，30 余日未犯病；其后，曾交替服用当归四逆汤、桂枝附子汤及五通散加减。共 25 日未发病。

【五诊】 9 月以后。遇有外感或劳累，仅间有发病。平时下肢肌肉略有凉麻疼痛之感，腰微痛。10 月中旬，病已显著好转，要求回单位工作。行前嘱其避风寒，忌生冷，注意调养，并拟五通散加味，令其缓服以资巩固。

处方： 血通 10 克，木通 10 克，通草 6 克，桂枝 6 克，白芍 10 克，灵仙 15 克，牛膝 10 克，木瓜 10 克，钩藤 10 克，防风 10 克，乳香 10 克，没药 10 克，茯苓 20 克，法夏 20 克，甘草 5 克，生姜 20 克

【按语】 本例周期性麻痹，前医曾众说纷纭。从中医临证看，主要分歧在

于或痹或痿，或痹痿相兼，一般说来，"痹"与"痿"应属两类病变：痹属寒与实；痿属热与虚。患者虽有肢体痿弱之象，乃由痹病痛久而废用，并非"五脏因肺热叶焦，发为痿躄"（《素问·痿论》篇）。当然，致痿的原因甚多，但其主因为五脏，如肺脏之热。而本案主要为"风、寒、湿三气杂至，合而为痹"（《素问·痹论》篇），属太阳证。故坚持温通之法为治。

太阳证水疝（阴囊疝［为编者新加]）

何某某，男，6个月。成都某局职工之子。

【诊治】1960年8月。患儿连日来，哭啼不休，饮食大减，面青黄，体消瘦，父母不知何故。某日突然发现小儿阴囊肿胀，如鸡子大，似水晶重坠，少腹按之有水声，急来求诊。此为寒湿凝聚，经脉不通，气滞于下，水湿浸渍于阴囊。法宜化气行水，温肾散寒，以五苓散加味主之。

处方：猪苓6克，茯苓6克，泽泻6克，白术6克，桂枝6克，上肉桂3克。

上方服一剂，肿胀消，疼痛止。

【按语】疝病之名，始于《内经》，但与今日西医所谓之疝气，含义不尽相同。后世医家对疝病的命名更加繁多，但对其发病尤侧重于厥阴肝经，故有"诸疝皆归肝经"之说，治法多以温肝疏木为主。本例小儿水疝，主要为寒湿凝滞阴器，膀胱气化失常，气之所积，久而不散，水液停聚，致阴囊肿痛。故投以五苓散，以除水蓄之疝颇效。不仅小儿或男子水疝可用，妇女类似之病变亦可移用。如一青年妇女，小腹凉麻，下阴重坠，阵阵抽引疼痛。范老从手足太阳同时入手，以五苓散加重二桂于利水之中，大宣阳气，药服两剂亦愈。

第二章　阳明证医案

阳明证呕吐（食管癌待查）

席某某，男，52岁。成都某厂干部。

【病史】1972年3月，自觉外感不适，胸膈闷胀，不思饮食，食入即吐。急入某某医院，住院治疗十余日，经抽取胃液，并食管镜取下活组织病理检查，诊为"食管癌待查"。后转入某某医院，经半个多月检查治疗，仍未确诊，终日靠输液维持，思想负担益重。再转某某医院，由中医诊治，改服大量补气降逆止呕之剂，病势犹未减。1972年4月，遂请范老至家中急诊。

【初诊】饮食不下，食入即吐，历时月余，形体日益消瘦。心烦、胸闷、身疼、发热、汗出、微喘、溺少，上腹部时时隐痛，下肢微肿。面色黧黑，唇乌，舌质深红，苔黄厚腻浊，系太阳表邪未尽，传入阳明。正如《伤寒论》所说："伤寒、发热、无汗、呕不能食，而反汗出濈濈然者，是转属阳明也。"法宜散寒泄热，降逆和中，以麻杏石甘汤加味主之。

处方：麻黄12克，杏仁18克，石膏60克，甘草10克，桑皮30克，黄芩12克。六剂。

【二诊】上方连进六剂后，自觉身痛、发热、心烦、汗出均减，全身稍觉轻快。惟仍不能进食，食入即吐。此阳明邪热内结，痰湿与宿食相胶着，堵塞胃脘，致胃气上逆而呕吐。本《素问·阴阳应象大论》篇"其高者，因而越之"之意，以吐法为治。

处方：硼砂2克。

用温开水一次冲服。

疏方以后，有关医院认为，此药有毒，不可误服。但本人和家属均坚持服用。为了慎重，领导遂令住院试服，以防不测。服药前，开始输液。上方服后数分钟，即涌吐出大量灰黑色黏液、泫痰，以及其他污浊之物。阵阵涌吐，持续约两小时，吐出秽物盈盂。顿觉上腹部明显舒适。当晚睡眠良好。次日晨，试进稀粥一小碗，呕吐竟未发作。

【三诊】精神好转。上腹部痛，胸闷，喘息等证消失，苔浊腻减。为清余邪，以自制九成丹，清热解毒，化瘀通窍，缓服之。

处方：真牛黄半份，原麝香半份，血琥珀一份，人中白二份，花蜘蛛二份，蒲公英二份，上梅片半份，血余炭一份。

按上述比例，共研细末，隔日服一次，每次一克，月余后痊愈。1979年6月30日追访，患者高兴地说："自病愈后，七年来，能坚持上班，饮食如常，身体健康。"

【按语】《素问·至真要大论》篇云："诸逆冲上，皆属于火。"又云："诸痿喘呕，皆属于上。"但此证不能单纯治以清火。因为痰浊夹邪化热，乃致病机转，故涌吐痰食，则气机通畅，热结亦解。所谓"土郁则夺之"者是。范老面临此证，遵经之旨，敢于用峻猛之剂，使月余饮食不进，病势危急之候，迅速奏效。其独到之处在于：先用麻杏石甘汤加味，重用石膏，连服六剂，虽呕吐未止，却为吐法奠定了基础。继用硼砂一味，取其功入上除热，荡涤垢腻积块，并能刺激胃液分泌，借饮入于胃即吐之机，因势利导而越之。令在上之痰涎宿食等胶着异物，一涌而出。此所谓毕其功于一役也。

阳明证高热痿躄

张某某，女，24岁。四川郫县红光乡，农民。

【病史】1960年10月某日于田间劳动后，自觉身热头痛，周身不适，入夜尤甚。次日，某某医院按感冒论治，后改服中药，反复汗出，而热势不减。十余日后，忽感下肢痿弱无力，难以移步，遂来就诊。按阳明经证论治，一诊而痊愈。

【诊治】蒸蒸发热已十余日。几天前，突然下肢痿软，步履维艰，甚至难以站立。自觉口干烦渴，身热汗多，不恶寒，反恶热。面赤，舌质鲜红少津，无苔，脉洪大。此系阳明高热不退，肺胃津气两伤，以致筋骨失养成痿。法宜泄热润燥，补气生津，以大剂白虎人参汤加味主之。

处方：知母60克，生石膏120克，生甘草15克，粳米30克，北沙参60克，竹茹30克，灯心草1克为引。二剂。

连服两剂，一剂热势衰，二剂高热退，渐能独自行走。遂停药，嘱其注意调养，旬日痊愈。

【辨证】患者来诊时，身大热、汗大出、大烦渴、脉洪大，所谓"四大"具备。脉洪大为阳明内热炽盛，热邪扰于内则作烦，热盛耗津则口大渴。加以患者面赤、舌红、口燥，皆为病邪在里，阳明热盛之象。

或问：患者阳明证高热仅一、二十日，何以突然致痿？因其阳旺邪盛，津液大伤，致使筋弛不收。同时，足阳明胃之津液亏耗，则脾不能为胃行其津液，而脾之大络络于肺，自不足以濡润手太阴肺，正如《素问·痿论》篇所谓："肺热叶焦，发为痿躄"。

阳明经证热盛伤津，《伤寒论》提出以白虎加人参汤主之。本例重用石膏，清阳明独盛之热；佐知母之苦寒而凉润，既清炽盛之邪热，又复亏耗之真阴；用北沙参，取其养胃生津之功；加竹茹，增强除胃热止烦渴之效。再以灯芯草少许，引上部郁热下行。

【按语】仲景之白虎汤及白虎加人参汤，因于寒凉清肃之中，寓有通宣之效，退热而无滞邪之弊，甘寒并用而不伤胃，其使用范围曾有较大之扩展。如《金匮·痉湿暍病脉证治》以白虎加人参汤主治太阳中暍。《资生篇》以人参白虎治气分有热。《保赤全书》用以解麻疹斑疹。《活人辨疑》之化斑汤，也即此方。《证治准绳》治温邪湿重，则以白虎加苍术。唐容川用白虎加味治白痢。张锡纯对白虎汤及石膏之应用，也大有开拓。近年来以白虎汤治疗流行性乙型脑炎（偏燥者）和脑溢血等颇效。由此可见，古今对白虎汤之运用不断扩展。但以白虎加人参汤治疗痿证者则罕见。范老严格按照六经辨证，用此方治疗痿躄之经验，是值得重视和研究的。

阳明证臌胀

范某某，女，22岁。成都市龙泉区长风乡，农民。

【病史】两岁时开始患腹胀，其后发展到全身皆肿，肌肉变硬。下阴常流黄水，臭味异常。十多年来，病魔缠身，其父为之四处求医，未见显效。1969年8月，前来就诊，按阳明腑证论治，服药两剂后基本治愈。

【诊治】腹胀如鼓，胸胁满闷，皮色苍黄；全身肌肤胀硬。大便常秘结，所下如羊粪，已四日未行；下阴不断渗出臭黄水。舌质深红，苔黄燥，脉沉实有力。此为阳明腑证兼水热互结。法宜峻下热结，兼逐积水，以大承气并大陷胸汤加味主之。

处方：生大黄18克，厚朴30克，枳实30克，芒硝30克，甘遂15克（冲服），芫花15克（冲服），桑皮60克。

先服一剂，泻下燥屎十余枚，并臭秽黄水甚多，腹部硬胀消失大半。续服一剂，胸腹肿胀皆消，全身肌肤变软，下阴外渗之黄水亦止。因自觉病势顿减，加以客居成都，经济困难，遂自行停药回家。不久患者邻友来告，已康复如常。1979 年 7 月追访，病愈结婚，并生一子。十年来身体一直很好。

【辨证】患者虽病程颇长，因正值青春，素体阳旺。胸腹胀满，皮色苍黄，大便秘结，舌红苔燥，脉沉实有力，显然属阳、属热、属里、属实。正所谓"大实有羸状"。再观之大便硬结如羊屎，几日未行，应为阳明腑实，痞满燥实具备无疑。然此证又现全身肌肤肿胀，从心下连及少腹，胀满尤甚，同时下阴流黄水而恶臭，皆为热结水积之象，即燥热结胸之证。由此形成阳明腑实为主，太阳结胸相兼，邪实病深，错综复杂之局面。热结须峻下，积水宜攻逐，病重不可药轻。因此，大承气与大陷胸汇成一方，大剂猛攻之，取其斩关夺隘之力。

【按语】臌胀系内科之重证。论治之关键，首在辨其虚实。一般而言，臌胀初起，气实病实，宜峻剂攻逐；若久病脏气日虚，则不宜峻消其胀。本例患者，虽病久而形瘦弱，但邪实而阳旺，故不可按久病多虚之常规论治。

第三章　太阳阳明证医案

太阳阳明证泄泻（过敏性结肠炎）

姚某某，男，46岁。四川成都某厂干部。

【病史】曾于1970年夏患阿米巴痢疾，经医院治疗，痊愈出院。因饮食不节，过食生冷，病又复发。中西医治疗月余，腹泻止。但其后因工作劳累，饮食不慎，又出现腹部隐痛，腹泻便稀，日三、四次，1971年经四川省某某医院确诊为"过敏性结肠炎""慢性肠炎"。在成都先后经多处医疗单位治疗，服中药一百余剂，时好时坏，夏秋更重，迁延五年之久。1975年11月2日来诊，按太阳阳明证泄泻论治，月余而愈。

【初诊】腹泻每日三、四次，胃腹胀满隐痛，大便时稀时秘，无脓血。头昏，身痛，神疲面黄，肢体消瘦。舌质暗红，苔黄白而润，脉浮紧。此为外感风寒郁闭，寒湿留滞肠中，交织不解，迁延日久。属太阳阳明泄泻。宜先开腠理，除寒湿，以麻黄汤加味主之。

处方：麻黄10克，桂枝10克，杏仁18克，甘草30克，法夏18克。二剂。忌油腻、生冷。

【辨证】患者几年前曾患痢疾，后又泄泻。虽排便次数较多，但无里急后重，下利赤白之主证；再参之西医诊断，当不再属痢疾。今头昏，身痛，苔黄白而润，脉浮紧，为太阳风寒束表之象。舌暗红，面萎黄，神倦体瘦，为病邪入里已久，邪实伤正之征。胃腹胀痛泄泻，表明外邪不解，内迫阳明，影响大肠而令传导失职。所以，此病应属太阳阳明合病泄泻。《伤寒论》云："太阳与阳明合病者，必自下利，葛根汤主之。"病机与此相似，为何不用葛根汤？因此证历时久，寒邪重，表实郁闭，水湿内聚，故须用麻黄汤解表散寒；加半夏燥湿，首开腠理，使邪仍从太阳而解。

【二诊】服药后，食纳增加，余证未减，舌脉同前。虑其久病邪实，兼之既往所服药中，参芪归地等滋补药较多，致寒湿胶着，一时难以奏效。原方加生姜，温散以助之，再进两剂。

【三诊】头身略有微汗，疼痛减轻。苔腻稍减。腹痛、泄泻等尚无明显变化。继上方去桂枝，再服两剂。

【四诊】太阳表实已解，时泻时秘虽减，但尚未根除。本自制针砂散方意，重用白矾，以攻其里，推荡阳明之湿浊。

处方：针砂、白矾、绿矾、麦芽、广香、木通、硼砂、神曲、甘草。

白矾50克，余药各30克，共碾细末，以红糖500克拌之为丸，如梧桐子大。日二服，每服二粒。

连服二十余日，遂痊愈。1979年6月24日追访，从病愈以来，未再复发，体重增加几斤，身体健康。

【按语】《素问·阴阳应象大论》篇云："清气在下，则生飧泄"，又云："湿胜则濡泻"。泄泻一证，虽有急性多实，实则泻之；久泻多虚，虚则补之之说，但临证不可拘泥。本例病程虽久，但仍以实邪为主，即风寒湿邪，久郁不得外泄，水湿内聚肠胃之间。加之"水反为湿，谷反为滞，精华之气，不能输化，致合污下降而泻利作矣"。应属太阳表证与阳明里证同病，而以水湿实邪为重。即使有伤正之象，亦不可补。虽有里实，因表证尚重，更不可下。太阳为开，阳明为阖。诸泄之成，多原于湿。故以麻黄之峻，开其表实；继以针砂之方，推荡里湿。湿邪去而泄泻止。

太阳阳明证结胸

钟某某，男，45岁。成都市某厂工人。

【病史】有胃痛病史。月余前曾感受风寒，自觉身不适。面部及全身浮肿，皮肤明显变黄。胃脘及胸胁胀痛，大便秘结，曾按胃痛治疗，病势不减。1960年10月来诊。

【一诊】胸胁及胃脘疼痛，胸脘之间，触之微硬而痛甚，胸部如塞，呼吸不利，口渴不欲多饮，大便已三日未行。舌质红，苔白黄腻。此为太阳阳明证结胸，法宜泄热逐水，破结通腑，以大陷胸汤主之。

处方：大黄3克，芒硝3克，甘遂3克（冲服）。一剂。日分三服，得快利，止后服。

【二诊】服二次，得微利；三次后，得快利。胸胁及胃脘胀痛顿减，浮肿及余证明显好转。遂停服上方，少进清热、化湿之品，以善其后。约半月病愈。半年后追访，身体已康复。

【按语】《伤寒论》关于阳明一证，曾有太阳阳明、正阳阳明、少阳阳明之分。历代医家对此分类，见解很不一致。通常认为，正阳阳明，为阳明自病；太阳阳明、少阳阳明，是太阳或少阳误治而来；其胃家实则一也。但据范老临床经验：太阳阳明、少阳阳明，不经误治，亦可传经转实。本例太阳阳明证，未经汗下，故属未误治之传经。

第四章　少阳证医案

少阳证发热

杨某某，男，54岁。成都市居民。

【诊治】1960年10月来诊。近两年来，每日早餐后发热，体温38℃左右，汗出较多，持续约两小时，热退汗止，即觉畏寒。每日如此。头晕眩，口苦咽干，胸胁满，心中烦躁。舌质红，苔白微黄腻，脉弦数。经某某医院检查，发热原因不明，治疗未见好转。此为少阳证发热，法宜和解少阳，以小柴胡汤加减主之。

处方：柴胡24克，黄芩10克，法夏15克，沙参15克，甘草10克，知母15克，石膏30克，牡蛎24克，陈皮9克，茯苓12克。一剂。

上方服一剂，热退，诸证悉减。嘱其停药，调养数日而愈。其后，患者与范老常来往，知其病未复发。

【按语】此证口苦咽干，头晕眩，往来寒热，胸胁苦满，心烦，脉弦，少阳脉证十分明显。病虽迁延两年，正如《伤寒论》所称"柴胡证仍在者，先与小柴胡汤"。又发热汗出，口渴，舌红，为兼有郁热之象，故去姜、枣，加知母、石膏以清之。又因胸胁苦满较甚，夹有湿邪，加牡蛎、陈皮、茯苓，以渗湿、化滞、散结。

少阳证癫狂（神经官能症［为编者新加］）

吴某某，女，43岁。四川省郫县团结乡小学，教员。

【病史】长期失眠多梦，易动怒，多气郁，偶有神志惚恍之象。某某医院曾诊断为"神经官能症"。1974年9月，因工作与同志争吵，一怒之下，突然昏倒。苏醒后，神志不清，语言错乱，亲疏不分，见人詈骂不休。急来求诊，按少阳证癫狂论治，两诊而愈。

【初诊】刚进诊室，就将医生和病人大骂一通，语无伦次。胸满，阵阵呃气，眼神微呆滞，面赤，唇红，便秘。脉弦数，舌质红，苔微黄而腻。此为少阳证癫狂，法宜和解泄热，重镇安神，以柴胡加龙骨牡蛎汤加减主之。

处方：柴胡 12 克，龙骨 60 克（先煎），黄芩 12 克，党参 12 克，桂枝 6 克，茯苓 12 克，法夏 12 克，生大黄 10 克（后下），牡蛎 60 克（先煎），大枣 15 克，赭石 60 克（先煎）

【**辨证**】患者初起病轻，仅有失眠易怒，心神浮越，微现癫病之象。由于失治而病情加重：肝气郁结，热久化火；偶遇感情激动，胆火上冲；心气不镇，神志顿为之昏乱，遂发为癫狂。其面赤、舌红、脉弦数，参之上述诸证，可确诊无疑。《伤寒论》柴胡加龙骨牡蛎汤，本用治太阳伤寒因误下后，胸满惊烦、谵语等证。后世常以此方，治狂癫诸病，今验之临床，确有效验。

【**二诊**】服两剂，夜可安睡，神志渐清，呃逆亦止。守原法加减续服。

处方：柴胡 10 克，龙骨 30 克（先煎），黄芩 10 克，党参 10 克，茯苓 12 克，法夏 12 克，牡蛎 30 克（先煎），赭石 30 克（先煎），钩藤 12 克，枯花 12 克，甘草 3 克。

上方服三剂，病愈。1979 年 7 月 24 日追访：从病愈以来，再未复发。

【**按语**】《素问·通评虚实论》篇云："癫疾、厥狂，久逆之所生也。"《素问·宣明五气》篇云："邪入于阳则狂……搏阳则为巅疾。"以柴胡加龙骨牡蛎汤，治癫痫狂证，历史久矣！过去有人认为：本方既有龙骨、牡蛎之收涩，复有大黄、茯苓之通利；又有大黄之攻，兼有人参之补；以其方意杂糅，疑其不可用，或谓系他方加龙牡之误。经临床实践检验，上说均不可信。

第五章　太阳少阳证医案

太阳少阳证胁痛（慢性肝炎、早期肝硬化）

薛某某，男，42 岁。成都市某厂干部。

【病史】自 1969 年患慢性肝炎，1971 年肝大肋下 3 厘米，剑突下 5 厘米，肝区胀痛，经治疗病情未控制。于 1972 年春，开始全休。同年 5 月 27 日来诊。

【初诊】肝区胀痛，食欲日益减退，进食后腹胀，坐立不安。腰部如重带紧束，难以蹲下。头疼恶寒，面色青黄，两颊瘦削，眼胞与双足微现浮肿。舌质暗淡，边缘稍红，苔淡黄夹白，根部稍厚腻。此为少阳证，兼太阳伤寒，宜先开郁闭，散寒除湿，以麻黄汤加味主之。

处方：麻黄 10 克，桂枝 10 克，杏仁 12 克，炙甘草 15 克，法夏 18 克。

服四剂后，头痛与肝区胀痛略减，余证无明显变化。为增强散寒除湿，通阳行气之力，继用甘草麻黄汤，再服五剂。舌质渐转红，苔腻稍退，现寒湿风热交织之象。为引邪外出，选用荆防败毒散，去川芎、羌活、独活，酌加桑叶、黄芩、牛蒡等，辛温发汗与辛凉清解之品相配伍，服二十余剂。

【二诊】胁、腰部紧束沉重之感稍减，眼胞浮肿渐消，全身初觉松动。舌苔仍腻而紧密，根部较厚。风寒湿邪积聚已久，蕴结于肝胃，气机阻滞，故胸胁中脘仍觉胀满。今乘表邪已解之机，又据邪实而主证在上之理，因势利导，"其高者，因而越之"，运用吐法，两月之内，先后用自制"二妙丹"引吐两次，呕出大量痰涎泫液，并配合服用针砂散。

处方一："二妙丹"：绿矾 3 克，白矾 3 克，硼砂 1 克，炼制成丹，空腹用温开水送服 1 克。

处方二："针砂散"：针砂、硼砂、绿矾、白矾、神曲、麦芽、木通、广香、甘草各 10 克，共为细末。

第一周，每日晨空腹用米汤冲服一次，每次 3 克；其后，每三日服一次。

【三诊】自觉症状著减，纳增。活动时，肝区仍觉坠胀、疼痛。少阳证未解。以自制回生丹加味，配合针砂散疏肝行气，开窍止痛，缓缓服之。

处方："回生丹"：藿香、丁香、广香、辽细辛、巴豆、牙皂、雄黄、朱砂、白矾、蟾酥、麝香。

炼制成丸，如绿豆大，痛时服 2 ~ 3 粒，每日一次。针砂散每周服一次，每次服 3 克。上方服用两月。

前后治疗五个月，病情基本好转。遂停服汤药，继服回生丹，针砂散，又调养五个月。重返工作岗位，坚持全日工作。

1978 年 12 月，患者来信说："六年来，一直坚守岗位，心情愉快。今年检查，肝肿大已消失，触肝肋下 1.5 厘米，剑突下 2.5 厘米，质软，基本上无痛感。即使繁重的工作也能胜任"。

【按语】根据范老临床经验，此种胁痛，单纯属少阳证者较少，而常见少阳与太阳伤寒相兼，互相交织。且多由外感风寒湿邪，反复缠绵，历久不解，邪传少阳，两经同病。又因寒湿积滞益深，更增气机郁结，肝失条达，日久则气滞血凝，阻塞胁络，以致变证丛生。因此，针对本案少阳之枢转无权，必须首开太阳，发表开闭，散寒除湿。太阳一开，邪有出路，然后根据病情轻重缓急，逐一突破，以竟全功。

太阳少阳证腰痛〔腰椎错位、风湿（疑似）[为编者新加]〕

江某某，男，39 岁。四川省某局工作人员。

【病史】患者素有腰酸痛史。因天气变化，常轻度发病。1974 年 4 月，自觉头昏，腰酸痛，发热恶寒。某日，当用凉水浣洗时，转身接水，突觉腰部剧烈疼痛，僵直不能转动。几人抬上车，送至某某医院外科检查，诊断疑似：一、腰椎错位；二、风湿。经服药、按摩，电针，理疗二十余日，未见显效。遂来求诊，按太阳少阳合病论治而愈。

【诊治】几人搀扶前来就诊，腰部凉而痛甚，难以转侧，全身酸痛，头目晕眩，口干，不欲饮食，间歇发作低热，微恶寒。舌质偏淡，苔白腻，根部微黄，脉弦微浮。此原为风寒湿邪，郁久不解，积聚于腰部。后太阳之邪未罢，复传少阳，致两经同病。法宜祛寒除湿，和解少阳。本柴胡桂枝汤与肾着汤方意用之。

处方：柴胡 10 克，桂枝 10 克，泡参 10 克，法夏 15 克，白芍 12 克，大枣 15 克，甘草 6 克，白术 15 克，干姜 12 克，茯苓 15 克。二剂。

服药半小时，自觉全身开始轻松。连进两剂后，腰部即能自由转动。再服四剂，腰痛遂止。1979 年 7 月 7 日追访：自从获愈以来，至今未再复发。

【辨证】此证本太阳受邪，由于失治，病情急剧转化，表现在以下两个方面：

首先，太阳外证未除，又出现某些少阳证，太少二经同病，其证相互交错。患者此次发病，即觉发热恶寒，全身酸痛，显系太阳表证。少阳受病后，仍有间歇性低热，微恶寒；此不属少阳之往来寒热，仍为太阳表证未解之象。另一方面，口苦为少阳受邪，热蒸胆气上溢；头目晕眩，为风火循经上扰空窍；不欲饮食，乃胆气犯胃；参之脉弦，此皆属少阳证候，其邪在半表半里。《伤寒论》云："伤寒六七日，发热微恶寒，支节烦疼，微呕，心下支结，外证未去者，柴胡桂枝汤主之。"此例基本上符合本条之病证。再则，此证腰觉凉而沉重，为寒湿侵袭腰部；其病不在肾之本脏，而在肾之外腑。正如《金匮要略》所谓："肾著之病，其人身体重，腰中冷……甘姜苓术汤主之。"可见，此例除有柴胡桂枝证以外，兼有肾着之病，故本柴胡桂枝与甘姜苓术汤方意，合而用之。

【按语】《素问·阴阳离合论》篇云："太阳为开，阳明为阖，少阳为枢。"仲景根据这一原理，治太阳表证，据其主开之特点，立汗解之法，制桂枝等方，使邪"汗出而散"。治阳明腑实，据其主阖之特点，立攻下之法，制大、小承气等方，以泻下肠胃燥实。惟少阳主枢，司一身腠理之开阖，禁汗禁下，故制小柴胡汤，为少阳枢机之剂，和解表里之总方。可见此方之任重不拘于经也。

少阳经主上下内外之转枢，在柴胡证发展过程中，或全归少阳，或兼表兼里。若邪之偏于表者，可借太阳之途径，使邪随汗而外解；邪之偏于里者，可借阳明之途径，使邪从泻下而清解。尤其对太少合病之证，单纯用小柴胡托邪外出，则嫌不足。故仲景又立两阳双解之法。将柴、桂合制为一方。取柴胡之半，解少阳之邪为主；取桂枝之半，散太阳之兼，使邪外达。但以本例而言，既有太阳外证未罢，而病机又见少阳；且肾为寒湿所伤，病在肾之外腑。故临证效法柴胡桂枝合剂之意，并甘草干姜茯苓白术汤燠土而胜水，亦为使太少合病之证兼而收效之义。

第六章　太阴证医案

太阴证视歧（复视、双目动脉硬化性视网膜病变）

刘某某，男，54 岁。成都某公园职工。

【病史】主诉：1972 年冬，我在公园茶馆售茶。某日下班清账时，总算不清楚，反复多次还是算不清。我走出屋去，看到迎面不远的小桥上，站着两个人，好像有点反常；我闭眼休息片刻，再看，却又成了一个人！这时我才意识到，自己的眼睛出了毛病。当时又感到身上疲乏不适，以为一天工作劳累所致，于是提前就寝。

第二天早晨刚起床，看见我家的单门也变成两扇，行人、车辆都是成双成对，房屋成了白色……当即到某某医院诊治，经眼科检查后，确诊为"双目动脉硬化性视网膜病变"。服鱼肝油并注射维生素 B_{12}，治疗一段时间，病情如故。又去医院，医生说："你的眼睛已经坏了，眼底血管硬化了，好像机器已经坏了一样，修不好了……以后来注射一个时期针药，再吃些鱼肝油吧！"按此办法，拖了一段时间。同时，又服了一些中药，诸如珍珠母、石决明之类，仍无效。

两月以后，来范老处求诊。按太阴证视歧论治，服药六剂而愈。

【诊治】两月前突然发病，视一为二，有时视物变白色。除此，全身无明显不适和既往病史。舌淡红，苔白黄微腻、稍紧密。白睛微现淡红血丝。此为寒湿之邪入侵手太阴肺经，形成视歧。法宜散寒湿，利肺气，通经脉，以麻黄汤加减主之。

处方：麻黄 10 克，杏仁 12 克，法夏 12 克，甘草 10 克。

上方连服六剂，复视消失，视觉恢复正常。

1978 年 12 月 28 日，至患者家中追访。他高兴地说：六年前，吃了六付药，眼睛便完全恢复，每付药才九分钱。自那时起，我不仅照常算账看书，还经常书写蝇头小楷，作国画，描绘山水、花鸟、人物等，一如常人。

【辨证】此证无明显之既往病史，患病之始，仅自觉劳累如感冒后之不适，主证即现复视。《灵枢·大惑论》篇云："五脏六腑之精气，皆上注于目……精散则视歧，视歧见两物。"通常认为，精散多由肝肾虚损。但此例患者，从病情及全身情况辨析，并无肝肾两虚之征。再者，前医曾用补肝血、益肾气之中西药品，亦未奏效。我们认为，本例之"精散"，当属邪伤手太阴肺经。究其病因，主要在以下几个方面：其一，《审视瑶函》曾说：目"中有神膏"，此神膏实为肺阴所聚；前人或称为阴精所生之魄。即《素问·宣明五气》篇所谓："肺藏魄"；《灵枢·本神》篇云："并而精出入者谓之魄"。张景岳注："魄之为用，能动能作，痛痒由之而觉也。"（《类经·脏象类》卷三）人体一些知觉与动作，皆与"魄"正常作用相关。很显然，此例之视歧，乃邪伤手太阴之精膏所致。

其二，患者视物常现白色、白影。《医宗金鉴》曾指出："浅绿如白肺经发。"同时，患者在白睛中现淡红血丝。白睛属肺，肺主治节，且为娇脏，五脏六腑之华盖也。外感寒湿之邪入侵，每先犯肺，使治节失调，致令气血阻滞于目，逐渐凝聚，必损及手太阴之精膏；久之，遂发为视歧。

再参之舌象：舌质淡红而润；苔白滑而腻，兼淡黄色，标志寒湿较重，邪渐入里。再望舌苔紧密，更说明寒湿凝聚较深。寒湿之邪入侵人体，太阳经首当其冲。同时足太阳膀胱之脉，起目内眦，上额，交巅，下脑后；外邪循经上目逐渐凝聚，终于截散瞳神之精膏，以致视物分歧。

总之，此证之病因病机，为外伤寒湿之邪，循太阳之经入侵，内伤手太阴之精膏，凝结而成。故用太阳伤寒之主方，随证加减，以散肺金之寒湿，通经脉之凝滞，从根本入手施治。

【按语】前人对麻黄汤之运用，总其要不外太阳伤寒。正如柯琴所说：太阳主一身之表，主筋所生之病，为诸阳主气，太阳为开，立麻黄汤以开之，诸证悉除矣。但，多年来范老临证对麻黄汤应用的范围，已大大超过上述诸证。不仅已突破外感伤寒之局限，同时在许多内伤杂病之运用上，亦常获效。为何此例与麻黄八证无关而用麻黄汤，须从本方之配伍具体分析。

麻黄，味微苦，性温，不仅为发汗之主药，而且"于全身之腑脏经络，莫不透达"，故前贤赞其"开诸闭""谓其破症瘕积聚者，以其能透出皮肤毛孔之外，又能深入积痰凝血之中，而消坚化瘀之药，可偕之以奏效也"。今用麻黄入手太阴，以逐寒搜风开闭散瘀，透邪外出，而去病根。

杏仁，性愠，味甘苦，可升可降，气薄味厚，亦为入手太阴之剂。《本草求真》谓："杏仁，既有发散风寒之能，复有下气除喘之力。"本例用杏仁配麻黄，开毛窍，利气机，使久郁之寒邪得有出路。不仅如此，杏仁还能散结滞，故此证用之，不在于降气平喘，而在于散太阴之寒邪，通经脉之凝滞。

去桂枝，不使增强发汗之力；加半夏，取其燥脾湿，散郁结之功；使以甘草，不仅甘平缓中，为麻杏之匡助，而且能表能里，可升可降，通经脉，利血气。

前人云，用药如用兵。"运用之妙，存乎一心"。推之经方之应用，这个"妙"字，盖为"师其法而不泥其方"欤！

太阴证痰咳（慢性支气管炎）

李某，男，5 岁。北京某所干部之子。

【病史】初生不久，即患支气管炎。1～4 岁时，曾先后在北京某某中医院住院治疗。因缠绵不愈，身体益弱，经常感冒发烧，咳嗽反复加重。1978年 7 月来诊，按太阴证痰饮咳嗽论治，两诊痊愈。

【初诊】患儿咳嗽已一年多，频频发作。痰清稀，睡时可闻痰鸣声。食纳不佳，面萎黄，体瘦。舌质偏淡，苔白滑腻。触双手，肌肤微冷，此为手足太阴两脏同病，水饮久留不去，上干于肺，致常年痰咳不止。法宜温化水饮，降逆止咳。以小半夏加茯苓汤加味主之。

处方：法夏 10 克，生姜 10 克，茯苓 12 克，紫菀 6 克，冬花 3 克，甘草 3 克。二剂。

【二诊】服上方两剂，咳嗽减，痰鸣消；但仍吐清稀痰，上方损益再服。

处方：法夏 10 克，干姜 6 克，茯苓 12 克，甘草 6 克。

1979 年 5 月 24 日追访，患儿家长说：经范老治愈，去冬今春再未复发。

【辨证】患儿面黄、体瘦、食少、肢冷，舌质偏淡，皆脾为湿困，失其健运，化源衰少之证。而咳痰稀薄，苔白滑厚腻，又为痰湿内蕴，上干于肺之象。加以卧则痰鸣，显系寒饮上泛喉间，呼吸之气激发使然。正如仲景所云："水在肺，吐涎沫""水在脾，少气身重"。可见，此例病根，首责于手足太阴皆为水湿所困，并互相连累，致使痰饮咳嗽更加胶着难愈。本例痰饮，投以小半夏加茯苓汤，为振奋阳气，治病务求其本之意。原方《金匮要略》用以主治痰饮咳嗽。方中半夏、生姜化饮降逆；加茯苓以去水安神。加甘草者，以助脾气，并配干姜以温中；加紫菀、冬花者，更增消痰下气之效。且小儿脏腑娇嫩，生机蓬勃，一旦病邪衰退，即不宜频频用药，故嘱其着重调理后天，扶正以驱余邪。

【按语】后世不少《伤寒论》注述认为，六经仅三阳与少阴有咳。其理由为《伤寒论》中，太阳、阳明、少阳病咳记载较多；而少阴病咳，属少阴阳虚，或属少阴热化，但亦非必然见证；何况太阴、厥阴篇并无病咳之记载。而本例痰咳，何以按太阴证论治？

第一，"五脏六腑，皆令人咳"，非独肺也（《素问·咳论》篇）；但五脏六腑之咳，又必皆表现于肺。他脏之病，必须起于肺，或累及于肺，方能出现咳嗽。故张景岳说："咳证虽多，无非肺病"，喻嘉言亦认为："咳者，肺之本病也"。

第二，本例患者之痰咳，不仅脾为湿困，且为水气袭肺所致。显然为足太阴脾与手太阴肺同病。

第三，或问，伤寒六经传足不传手，足太阴脾湿何能上干手太阴肺？其实，后世不少注家对此已有阐述。如《伤寒六经辨证治法》云："人之充满一身，无非气血所养，昼夜循环，运行不已，岂有止行足而不行手乎……？设或不传，气逆作满，何经而来？如谓不然，仲景设有桂枝麻黄，乃肺经药也，岂虚言哉！"

第四，即使《伤寒论》中仅三阳与少阴有咳，正如近世学者认为："《伤寒论》是仲景书的总论"（《伤寒论证治类诠》）。很明显，我们焉能苛求，仲景在"总论"中，必须将六经诸咳罗列无遗！

太阴证寒呃（胃神经官能症）

罗某某，男，25岁。四川新津县某乡，农民。

【病史】1969年冬，时感胃脘隐痛，按之似包块。便秘而腹不满，未予治疗。翌年，胃脘持续疼痛，嗳气吞酸，呃逆气阻，嗳出始舒。曾按"胃炎"治疗数年，后转成都某某医院诊为"胃神经官能症"，后改由中医按"肝胃不和"等论治，时痛时缓，迁延至1973年冬，病情加剧。1974年4月初来诊。

【初诊】形体消瘦，面色不荣，阵阵呃逆，胃脘疼痛，遇寒加剧。数月来，只能食稀粥流质，饮入频频发呕，泛吐清涎。大便先结后溏，数日一次。舌质偏淡，苔白滑，脉沉。此为足太阴脾虚寒呃，法宜温中健脾，行气化浊，以理中汤加味主之。

【处方】党参20克，干姜15克，白术15克，炙甘草6克，茯苓20克，砂仁12克，白蔻10克，法夏15克。三剂。

【二诊】呃气减少，腹痛缓解，继上方加公丁香、吴茱萸，暖肝行气止痛，再服五剂。

【三诊】呃逆止，食欲增，大便畅，精神好转。嘱忌生冷。再将上方服十余剂。月余后患者来告，饮食如常，已参加农业劳动。

1979 年 7 月 20 日追访：患者说，"现在身体健康，体力超过一般劳动力。"

【按语】呃逆一证，《素问·宣明五气》篇云："胃为气逆、为哕。"《素问·宝命全形论》篇云："病深者，其声哕。"《金匮要略》将此证分寒呃、虚热、实热。此例寒呃，证属足太阴。乃中阳不振，寒湿内聚，阴寒与胃气相搏于中脘，以致上逆而呃。故不宜见气逆即投降逆平冲之品。今用理中以温中行气，除湿化浊而获效。

太阴证胃脘痛（胃溃疡、胃癌待查［为编者新加］）

周某某，男，61 岁。四川郫县某乡，农民。

【病史】胃脘痛二十余年，时吐酸，呃逆。开始几年，服药后可缓解；后十年渐重，饥则时疼。1970 年 4 月，病情进行性加剧，持续疼痛，纳呆，体虚，便黑。急送某某医院治疗，诊为"胃溃疡""胃癌待查"。建议手术，但考虑血色素仅 4.5 克，年老体衰，商定改由中医保守治疗。遂来成都就诊。

【初诊】患者按腹弯腰，呻吟不已；呕吐酸水，时时呃逆，食不下，恶寒肢冷；舌淡、苔白腻浊。证属太阴虚寒邪盛。法宜温中散寒，消瘀止痛，以四逆汤加味主之。

处方一：炙甘草 30 克，炮姜 30 克，制附片 30 克（久煎），上肉桂 10 克，公丁香 6 克。

处方二：回生丹，日服二次，每次三粒，痛止停服。

【二诊】一周后来诊，疼痛大减，便血止，泛酸、呃逆明显减轻。以甘草干姜汤加味缓服。

处方：炙甘草 30 克，炮姜 30 克，上肉桂 10 克，砂仁 10 克，白蔻 10 克，茯苓 20 克，白术 20 克。

服药调养月余，疼痛消失，饮食正常。

1979 年 7 月 20 日追访：数年来，曾轻度复发一次，服甘草干姜汤加味后愈，未再复发。现已七旬，尚可做一些轻活。

【按语】《素问·金匮真言论》篇云："人身之阴阳，则背为阳，腹为阴。"腹部之病，按其部位，分属太、少、厥阴。太阴为三阴之里，其脉从足入腹，属脾络胃。脾为湿土，阴中之至阴，凡伤于寒湿，则脾先受之。且与阳明胃相表里，脾虚胃亦虚，即所谓胃家不实，便是太阴病。此证显系属太阴虚寒邪盛。始终抓住太阴主证；而太阴温里宜四逆辈，故首投四逆汤加味，兼以行气通络，散滞化瘀为治，而病获愈。

太阴证水肿

于某某，男，41 岁。北京某机关干部。

【病史】全身浮肿十年，近一年加重。出国工作期间，曾患疟疾，服奎宁半年而愈。回国后，1969 年到西南山区，在潮润闷热之坑道内工作一年多。逐渐感到全身乏力，肢体沉重，食欲减退，面与下肢开始浮肿。1978 年初，病情发展，上肢麻木不能写字，下肢关节冷痛，全身浮肿明显加重。口干，欲大量热饮。小便短少。时而点滴难下，体重由 140 斤增至 174 斤。北京某某医院诊为"前列腺炎"。但水肿原因始终未查明。

【初诊】1978 年 8 月 4 日。因一周前参加夏收后，浮肿加剧。面部与四肢尤甚，按之凹陷。神疲，纳呆，腹满，喜热饮，腰痛，阳痿，小便短少。面暗黑无华，舌淡，苔白滑腻。此为太阴脾虚湿郁所致。初因湿热内困，后伤及脾阳，故水液内停；而太阴之伤，又累及足少阴肾，法宜温肾健脾，燥湿利水，以理中汤加减主之。

处方：制附片 30 克（久煎），白术 15 克，干姜 15 克，炙甘草 12 克，茯苓 12 克，上肉桂 6 克（冲服）

【二诊】8 月 18 日。上方服十剂，浮肿减轻，头昏、乏力好转。原方再服二十剂。

【三诊】9 月 18 日。全身浮肿消退大半，纳增，小便较前通畅。上方加桂枝 10 克，生姜皮 60 克，以增化气行水之力。续服十五剂。

【四诊】10 月 8 日。浮肿基本消退，诸证均明显好转。为巩固疗效，以理中丸加味缓缓服之。

处方：党参 30 克，炒白术 60 克，干姜 60 克，炙甘草 30 克，制附片 120 克，茯苓 60 克，上肉桂 10 克。十剂。

共为细末，水打为丸。日服 2 次，每次 10 克。

1979 年 5 月 15 日追访：服丸药四个多月，病痊愈，体重由 170 余斤降至 140 余斤。

【按语】《素问·至真要大论》篇云："诸湿肿满，皆属于脾。"脾乃至阴之脏，少阴又为太阴之母。故肾不主五液，脾不行水，则肿满生焉。本例先后以理中汤加附子等，温补太、少二阴，阳气升，阴霾散，气化行，水湿消，故病获愈。

太阴证泄泻（慢性肠炎）

刘某某，女，26 岁。北京某机关干部。

【病史】从幼儿起，常年腹泻，已迁延二十余载，北京某某医院诊断为慢性肠炎。经中西医长期治疗未愈。1978 年 8 月初来诊，按太阴虚寒证泄泻论治，三诊病愈。

【一诊】1978 年 8 月 1 日。腹时痛，喜温喜按。下利稀薄，口不渴，不思饮食。神疲体弱，面色苍黄无泽。舌质淡，苔白厚腻。触诊肢冷甚。证属太阴虚寒证泄泻，法宜祛寒除湿，实脾固肾。先以四逆汤，继以理中汤加味主之。

处方一：制附片 60 克（久煎），干姜 30 克，炙甘草 30 克。

处方二：制附片 60 克（久煎），干姜 18 克，炒白术 24 克，茯苓 15 克，炙甘草 30 克，上肉桂 6 克，红枣 30 克，各五剂。

【辨证】《伤寒论》曰："自利不渴者，属太阴，以其脏有寒故也，当温之，宜服四逆辈。"患者肢冷，口不渴，舌质淡，苔白而厚腻，皆湿寒阻滞之象，为太阴虚寒之证。

太阴在脏为脾，脾主运化，脾虚邪陷，则中阳不振；寒湿不化，气机阻滞，故腹满时痛；脾气不升，寒湿下注，故下利益甚；脾失健运，后天失调，故不思饮食。但必须指出，此证不仅在中州；长期泄泻，不可单责之于脾。所谓"五脏之伤，穷必及肾"。患者神疲恶寒，面色苍黄，显系下元亏损，命门火衰，肾阳不振。王和安云："但温其中宜理中，温其中兼温其下宜四逆。"故一诊即投之以四逆、理中相继为治。

【二诊】8 月 23 日。服药后，腹泻止，精神、睡眠均好转，食量增加。面色略转红润，舌淡红，白腻苔减。多年陈疾，初获显效。但久病后，脾肾阳虚，不能骤复，宜继守原法，效不改方，加减再进。

处方：制附片 60 克（久煎），炒白术 24 克，干姜 18 克，炙甘草 15 克，红枣 30 克，上肉桂 6 克（冲服），茯苓 15 克。

【三诊】8 月 26 日。近半月来，大便趋于正常。上方加减，嘱其续服一段时间，并注意忌食生冷，防止受凉，以资巩固。

1979 年 4 月 20 日追访，患者说：自去年 8 月服药后，从此未再腹泻。

太阴证睑废〔重症肌无力（眼肌型）〕

文某某，女，6 岁。卫生部职工之女。

【病史】1976 年 1 月 20 日晚，家长突然发现患儿眼缝缩小，眯眼斜视。旋即右眼胞下垂，无力睁开，复视。1976 年 2 月，中国人民解放军总医院肌注"新斯的明"试验，呈阳性反应，诊为"重症肌无力（眼肌型）"，待查。同年 3 月 28 日，北京同仁医院确诊为眼睑"重症肌无力"。1977 年 3 月 29 日，转某某医院，中医诊治一年。虽曾短暂开大睑裂，但上胞重新下垂后，反复治疗无效。1978 年 5 月 10 日来诊，按太阴证睑废论治，三月基本治愈，现已巩固一年余。

【初诊】右眼睑下垂而肿，视物困难，复视，午后尤重。面色微黄，乏力。舌质润红而暗；苔白灰黄、根部厚腻浊密布。此系脾湿之邪，蕴积已久，表实未解，上窜眼胞所致。证属足太阴睑废，法宜开闭除湿，宗仲景甘草麻黄汤方意主之。

处方：麻黄 3 克，法夏 12 克，甘草 6 克。三剂。

【辨证】眼睑属脾。脾主肌肉四肢，不仅专司运化水谷之精微，且有传导水湿之功用。患儿面黄乏力，乃脾困之象。更以舌象分析，苔虽白黄黏腻，但质淡湿润，显系表实未解，寒邪久闭；脾湿之邪，蕴积益深。眼睑既属于脾，今水湿之邪不得外泄，而循经上窜于眼睑，以致眼睑肿垂，无力开裂，故属足太阴之证。

《金匮要略》云："里水……甘草麻黄汤亦主之。"吴谦等按：里水之"里"字，当是"皮"字。其意乃皮水表实无热者，则当用此发其汗，使水从皮毛而去。今本其意而变通其法：以麻黄之辛温，开诸闭，驱水邪；半夏性燥而去湿，脾胃得之而健；甘草味甘，火土之色，补太阴大有奇功；配麻黄，更有通利寒湿之效，麻黄、半夏、甘草配伍，辛甘化阳，阳盛则湿消；甘草倍麻黄，化湿而不伤元气。

上方服三剂后，眼皮稍可活动。原方加桂枝，温通经脉，辛以散邪；配杏仁，疏理肺窍，入手太阴以利水之上源。再服一剂，患儿眼睑开裂稍大，后随证加减。

6 月初，患儿曾有一整日可略微睁开右眼睑。苔浊腻始退，脾湿稍减。原方损益续服十二剂。

【二诊】舌质转淡红，白腻苔续减。湿浊内困已有消退之象，惟眼睑变化无进展。改服自制"针砂散"，加强疗效（后又以甘草麻黄汤加减配合服）。

处方："针砂散"方每味 10 克，共研细末。第一周，每日晨空腹服一次，每次 2 克；一周后，三天服一次，每次 2 克，共服三周。

【三诊】 舌质淡红，白腻苔大有减退。脾湿渐化，脉络始通，眼睑开合较前自如。但余邪未尽，应益土行水。本苓桂术甘并小半夏汤方意主之。

处方：茯苓 15 克，桂枝 6 克，白术 12 克，法夏 12 克，苍术 9 克，大腹皮 9 克。十剂。

【四诊】 病情大有好转，原患眼午后较重，近日晚间观察，双目基本一致。舌质已正常，白厚腻苔已退。患眼睑稍厚，开裂较正常眼略小。病虽向愈，参之舌象等，尚属脾湿之邪未尽解，输化功能仍嫌不足。亟应抓住转机，健脾化湿，理气和中，助其运化之力，上方加减续服十五剂。

【五诊】 1978 年 8 月初，"睑废"基本治愈，视物已正常。惟眼胞仍稍厚，乃脾虚兼湿之象。以五苓散利水健脾，再除余邪。

处方：猪苓 10 克，茯苓 15 克，泽泻 10 克，白术 12 克，桂枝 6 克，五加皮 10 克。三剂。

其后，曾间服上方汤剂；或服剩余之针砂散（有时间隔二、三周服一次）。

1979 年 3 月 8 日，患儿再赴同仁医院复查：未见异常，为重症肌无力恢复期。1979 年 7 月 18 日访问家长，患者眼睑恢复良好。

【按语】 现代医学所称重症肌无力，是以骨骼肌无力为特征的一种神经肌肉间传递功能障碍性疾病。相当于中医之上胞下垂，因其难治难愈，又名"睑废"。目为五官之一，"五脏六腑之精气，皆上注于目"。十二经脉，亦均与眼部密切关联。眼病虽为局部疾患，多由内脏病变而引起，内服药则重于整体考虑。大体说来，此证可分为先天与后天两大类：先天性患者，往往因发育不全而形成，常发于双眼；后天性多由于脾弱气虚，脉络失和等所致，常发于一目。本病例，当属后者。

本例睑废，以六经辨证应属太阴证。太阴者，土也。在脏为脾，在气为湿。寒邪侵入太阴与湿相搏，于是寒湿阻滞经络，精微物质不得上呈，眼睑失养，以致上胞肿垂，无力开合。寒湿内困于阴土难以消除之际，仅用补中益气，升阳举陷之常规方药，不能除其寒湿之邪，故效果不显；应散寒除湿以祛邪，脾阳得伸，运化复常，精微物质得以上呈，此才是治病之本。故遵仲景太阴病亦可以从外而解之变法，"于寒湿中求之"。先投以甘草麻黄汤，促使邪从皮毛速去（现代医学认为，加注麻黄素亦可加强"新斯的明"疗效）；并以五苓散除余邪而收功。

第七章　太阴少阴证医案

太阴少阴证睑废〔重症肌无力（眼肌型）〕

撒某某，女，17 岁。北京市中学生。

【病史】 1978 年 4 月 22 日，忽觉眼不能睁，视物双影，眼胞肿胀不适。在首都医院检查，做"新斯的明"试验和肌电图检查，确诊为"重症肌无力（眼肌型）"。转某某医院治疗，服中药半年余，未获效。同年 10 月 18 日来诊，经治五个月，眼睑开始恢复正常。

【初诊】 左眼胞下垂，无力睁开。双眼胞皆浮肿，双膝关节疼痛，月经色暗，有乌黑瘀血块。面色萎白无华，额面部湿疹较多。唇色淡白，舌淡暗微红，边缘有齿痕，苔灰白夹淡黄，根部厚腻而紧密，脉沉细。此为太阴少阴合病睑废，兼有太阳表邪未去，先宜温经解表为治，以麻黄细辛附子汤加味主之。

处方： 麻黄 10 克，制附片 30 克（久煎），辽细辛 3 克，桂枝 6 克，炮姜 20 克，血余炭 20 克，甘草 15 克。

【二诊】 服上方二剂，关节痛稍减。眼肌有轻微跳动感。苔转灰白腻，余证如前。精神萎靡，四肢不温，虽值年少，但肾阳小足，须从根本入手，峻补先天，以四逆汤主之。

处方： 制附片 60 克（久煎），干姜片 30 克，炙甘草 30 克。

【三诊】 上方服三剂，眼肌颤动消失，眼胞浮肿稍减。左眼睑仍重垂无力。宜温补脾肾，助阳驱阴，拟四逆并理中加减再进。

处方： 制附片 60 克（久煎），干姜片 30 克，炙甘草 15 克，炒白术 25 克，茯苓 25 克，上肉桂 10 克（冲服），生姜 60 克。

【四诊】 原方出入增减，每日一剂，坚持服二月余。至 1979 年 1 月 1 日，左眼睑有两次短暂开裂，前后持续约一小时。仍遵原法，四逆、理中交替使用，或合为一方。当月经不调，夹紫黑血块，则加炮姜、血余炭；兼有表证，则加麻黄、桂枝等，又服两月余。

【五诊】1979年3月初，左眼上胞下垂明显好转，眼睑已能睁开，比正常略小，双眼胞尚有轻度浮肿。左右眼视物，常不能协调。面额部湿疹明显消退。经色转为正常，但有少量瘀血块。食纳尚可，舌质稍转淡红润，苔薄白。逐渐阳复阴消，仍有脾肾阳虚之象。以理中汤并桂枝去芍药加附子汤损益调理。

处方：桂枝10克，炙甘草15克，生姜30克，红枣30克，炒白术20克，茯苓20克，制附片30克（久煎）。

上方随证加减，并用苓桂术甘汤、小半夏汤、针砂散等配合使用。1979年4月以后，偶有双眼视物不协调，双眼上胞轻微浮肿。继续调理，以期巩固。

【按语】文例与本例，西医辨病均属"重症肌无力眼肌型"；但按六经辨证，则有所不同，故其立法处方，也随之而异。

前例睑废，证属太阴，脾困于湿，主要病机在于水湿溢于经络肌肤，不得外泄，而上窜于眼胞，以致眼睑肿垂。此例属太少二阴合病，脾肾阳虚，病在于脾，根在于肾。其眼睑下垂，眼胞浮肿，面色萎白，月经色暗而有瘀块，舌现齿痕而苔灰白厚腻，均为脾阳衰弱，脾虚湿胜，运化失权，下不能温经血于胞宫，上不能输精微于眼睑；而精神萎靡，四肢不温，舌淡脉沉微，显系肾阳衰惫，阴气弥漫，五脏之伤，穷必及肾；肾气之伤，又令脾失温养。虽辨病均属睑废，但辨证论治同中有异。因此，本例不仅不能重复补益中州，升阳举陷之常规；而且不能简单再遵文例"太阴病亦可从外而解之变法"。必须峻补元阳，温肾健脾为治。这正体现了祖国医学辨证施治，辨证与辨病相结合，同病异治，异曲同工之妙。

太阴少阴证痉病（脑溢血后遗症［为编者新加］）

郝某某，女，22岁。重庆市某厂管理员。

【病史】1959年7月，因高热昏迷。送往某医院急诊。经用退热药，高烧不减，再以物理降温，仍无效。未明确诊断。遂出院，请中医治疗，当日服药两剂热退，渐清醒。但次日晚又陷入昏迷。送某某医院抢救，当即下病危通知，亦未能确诊，急邀某老中医会诊，服中药后，病情又逐渐好转。老中医认为，脑中有瘀滞。转某某医学院检查拍片，果然发现颅内确有瘀血，遂手术脱险。一月后，手足抽搐，下半身发凉；出院用中药医治，断续有五六年之久，其效不显。1965年专程来蓉求诊，治疗三月基本痊愈。

【初诊】右半身手足抽掣，发作时口眼歪斜。每月约五、六次，抽搐前有预兆，先觉右侧身麻。近几年来，特别畏寒，六月炎暑，身穿毛衣，四肢仍厥冷。月经不定期，色暗淡。视力减退，恍惚不清，记忆与反应力均显著减弱、迟钝。神疲，纳呆。舌淡，少苔而灰白，脉沉细。此为大病之后，气血亏损而致痉，病属太、少二阴，宜先温中健脾，调和气血，以小建中汤主之。

处方：桂枝12克，炙甘草6克，白芍15克，生姜30克，红枣15克，饴糖60克（兑服）。六剂。

【二诊】服上方六剂，十日来，手足抽掣只发作过一次，发作前身麻减轻，精神和食欲均有好转。仍畏寒，肢冷，经水不调，阳气不通达于四肢。为除血虚寒凝，宜温经宣络，通脉养血为治，以当归四逆汤加味主之。

处方：当归10克，桂枝12克，白芍10克，辽细辛15克，甘草6克，木通6克，大枣20克，吴茱萸6克，炮姜15克。八剂。

【三诊】上方进八剂，半月内抽搐未再复发。畏寒肢冷减轻，食欲稍增。月信刚至，色暗淡夹紫黑色血块较多，小腹痛。宜温脾肾，散寒滞。

处方：炮姜60克，血余炭30克，炙甘草30克，制附片30克（久煎），当归12克，吴茱萸6克。六剂。

【四诊】服六剂后，病情稳步好转，以理中汤加味，继续调治。

处方：党参15克，干姜12克，炒白术12克，甘草10克，制附片30克（久煎），茯苓12克，砂仁10克，白蔻10克，枸杞15克，菟丝子20克，桂枝10克。

上方加减，约服两月余，身体基本康复。1979年7月，闻范老从京返蓉休息，专程来访致谢。自述病愈后，回家调养约两年，逐渐巩固至今，未曾复发。

【按语】本例发病之初，病情危重复杂，未明确诊断，几经数家医院中西医治疗，度过危险而余证迁延数年不愈。转来就诊时，按其证，神疲，畏寒，四肢厥冷，半身及手足抽引，舌淡，脉沉细，应属太阴、少阴脾肾阳虚；按其病，大病之后，气血皆虚，筋脉抽动拘急，发为痉病。正如《素问·至真要大论》篇云："诸寒收引，皆属于肾"。《灵枢·经筋第十三》云："足少阴之筋"，其病"主病痫瘛及痉"。本例辨证施治，体现了六经分证与辨病相结合；抓住主证，明晰病机；分清主次缓急，论治有先后。因而使迁延多年之宿疾，迅速向愈。

太阴少阴证崩漏（功能性子宫出血并发失血性贫血症）

吴某某，女，43 岁。新华社工作人员。

【病史】自 1971 年，因失眠与低血压时而昏倒，当时未予重视。1975 年以后，发病频繁；尤其是经量多、间隔短，长期大量失血，不能坚持工作。先后经北京数家医院均诊断为"功能性子宫出血"并发"失血性贫血症"。曾转外地医院，诊断如前，经治疗无效。1978 年 6 月 12 日来诊，按太阴少阴同病论治。前后治疗四个月，诸证痊愈，恢复工作。

【初诊】行经不定期，停后数日复至，淋漓不断，色暗淡，夹乌黑瘀块甚多。头痛、浮肿、纳呆、蹙卧，失寐惊悸，气短神疲，肢软腹冷，恶寒身痛。面色苍白，形容憔悴。舌质淡，苔白滑，根部微腻。脉沉而微细。乃太阴少阴证崩漏。法宜温经散寒，复阳守中，以甘草干姜汤主之。

处方：炮姜 30 克，炙甘草 30 克。三剂。

【辨证】患者面色苍白，少腹冷痛，食少纳呆，舌淡苔白，皆足太阴脾亏损之证。脾主中气，统摄血液。脾气既亏，则血溢下流。且脾为生化之源，后天之本。脾气虚，则不能正常消化吸收营养物质。故本例崩漏，首责太阴虚寒，不能摄血归经。

崩漏失血，与足少阴肾关系尤为密切。因少阴肾为冲任之本，专司封藏。封藏不固，则冲任失守。患者恶寒蹙卧，四肢清冷，脉沉微细，皆命门火衰，阴寒内盛之象。肾阳虚损，固摄无权，故月事不定而下，持续不断。阳气不振，不能温化血液，故下血暗淡，瘀块甚多。腰为肾之外府，肾虚并湿寒阻滞，故腰背骨节酸痛。肾生髓，脑为髓海，肾虚则髓海不足，故头昏目眩。同时病入少阴，损及手少阴心，故心悸怔忡，气短神疲，睡卧不安。加以漏下失治，失血耗血过多，妇女本以血为本，长此以往，终于病卧难支。此病关键在于心肾阳衰，阴寒内盛，脾肾虚寒，中阳不振。法宜扶阳祛阴，引血归经，从崩漏之根本入手，投以甘草干姜汤施治。

【二诊】服药后胃口略开，仍恶寒身痛。继以甘草干姜汤合麻黄附子细辛汤，温经散寒，表里兼治。

处方：炮姜 30 克，炙甘草 30 克，麻黄 9 克，制附片 60 克（久煎），辽细辛 3 克。

上方随证加减，附片加至每剂 120 克，炮姜 120 克，共服二十五剂。

【方义】甘草干姜汤，《伤寒论》原治太阳病阴阳两虚之变证，《金匮要略》以主肺痿之属于虚寒者；后贤借治失血，引血归经。干姜辛温，辛与甘和，则从阳化；干姜炮黑，其味即苦，苦与甘和，则从阴化。今取其甘以化热，守中而复阳，阳升则能统血；取其苦甘以化阴，则阴血得养。《直指方》说："甘草干姜汤，治男女诸虚出血，胃寒，不能引气归源，无以收约其血。"故本例选用此方。今合麻黄附子细辛汤，因有寒中少阴之象，而复连太阳之邪。以附子、细辛，专温少阴之经；麻黄得附子之助阳托里，俾外邪之深入者可出，而阳气亦不致随汗而越。再与甘草干姜汤合而用之，更有相得益彰之妙。

【三诊】全身浮肿渐消，畏寒蜷卧、头痛身痛均好转。崩漏止，月事趋于正常，瘀块显著减少。舌质转红，仍偏淡，苔白滑，根腻渐退。病已明显好转，阳气渐复，阳升则阴长；但仍有脾湿肾寒之象。法宜扶阳和阴，补中益气。以甘草干姜汤并理中汤加味主之，随证增减，共服四十余剂。

处方：制附片60克（久煎），干姜15克，炙甘草30克，党参30克，炒白术24克，茯苓20克，炮姜30克，血余炭30克，上肉桂10克（冲服），鹿角胶6克（烊化）。

至1978年10月中旬，月经周期、经量、经色已正常，诸证悉愈，恢复全日工作。春节前后，因任务急迫，每日坚持工作十二小时以上，自觉精力旺盛。1979年3月临出国体检时，均属正常。

【按语】"妇人之生，有余于气，不足于血，以其数脱血也。"患者长期漏下，大量失血，已虚衰难支。必须从病根入手，方能奏效。李东垣云："凡下血证，无不由于脾胃之首先亏损，不能摄血归源。"张景岳云："凡见血脱等证，必当用甘药先补脾胃以益发生之气……则阳升阴长，而血自归经矣。"结合患者舌象脉证，其长期漏下失血，首"属太阴，以其脏有寒故也"。为此，始终以温脾为主，连用甘草干姜汤，守中而复阳，以摄血而生血。

再者，三阴证虽无合病、并病之名；但临床所见，三阴经证亦多交叉出现。本例患者即由脾胃虚寒性之太阴证未愈，进而发展为全身虚寒性之少阴证。肾阳虚衰，封藏无权，导致冲任不固而崩漏下血不止。为此，复以太阴少阴同病辨证论治。

又患者少阴里寒，并外连太阳之证；阴阳两经，表里皆病。里寒宜温，表实当解；而三阴表法，又与三阳不同。"三阴必以温经之药为表，而少阴尤为紧关。"故以散邪温经之剂主之，并重用附子至120克。《金匮要略》曾载：一妇人怀娠六、七月，脉弦发热，似有表证。而其少腹恶寒之状，如扇风之侵袭。所以然者，因其人阳虚子藏开，寒邪侵入。故仲景以"附子汤"温子藏而驱寒。但可惜此方早已失传，现存经文亦不纯，必有残缺。李彣注：按子藏即子宫。尤怡曰：附子汤未见，然温里散寒之意概可推矣（《订正仲景全书》）。关于本例漏下诊治，一再重用附子者，亦即仿效仲景佚方之意。

太阴少阴证嘴眼畸形（舞蹈症［为编者新加］）

傅某，男，15岁。重庆市某中学学生。

【病史】 患儿从小身体较好，在校一直为"三好"学生，喜爱文体活动。1974年春，家长发现患儿时常噘嘴，眼珠略向外鼓，性急躁。同学见之，或说故装怪象，或取"翘嘴""八戒"等绰号。虽经家长、老师一再纠正，患儿反变得日益奇形怪状：双唇外翻，越翘越高，两眼稍突，不愿平视。白日想方设法遮其丑。入睡嘴唇仍高努不收，并逐渐发展到睡眠减少，食欲下降，记忆力显著减退。尤其畏惧他人视其面，出门则紧压帽檐，戴大口罩。如有人指点其状，则忿忿不已，忧心忡忡。对医生之检查、询问，异常反感，稍有触犯，则拒绝就诊。其后，病情益重，神情举止异常：时伫立窗前，盲目向外凝视；甚至以嘴唇触室内墙壁，直至出血染印。低处尽染，再爬上桌椅，登高用嘴唇触之，室内满墙竟染成斑斑血印。家人见此，为之骇然。

开始在重庆某某医院，经内科、口腔科、神经内科、脑外科、新医科和精神科等科检查，皆无结果，病因不明。1974年8月，曾转数处中医院求诊，分别按"风毒""邪风入络""肝火"及"水湿伤肾"论治，服药百余剂，均未获效。1975年初，转成都某某中医院，诊其病因，一曰风，二曰脾："脾僵则唇翻眼鼓"。同年1月底，遂转来求诊。

【初诊】 1975年1月25日。患儿嘴唇翻翘，高高努起。双眼上胞浮肿，眼珠微突，似睁似闭。神情忧郁，沉默寡言，坐立不安。纳差，便溏，四肢清冷，面色萎黄，舌质淡，边缘有齿痕，少苔。范老沉思良久曰：此病罕见，应属足太阴寒邪凝滞，脾阳受戕；并因失治误治，损及少阴心肾，试投四逆汤以温之。

处方： 制附片30克（久煎），干姜30克，炙甘草18克。四剂。

【辨证】 祖国医学认为：眼胞属脾，脾主肌肉，肌肉之精为"约束"（即眼轮匝肌）。《素问·五脏生成》篇又明确指出："脾之合肉也，其荣唇也。"《素问·六节脏象论》篇云："其华在唇四白。"今患儿眼睑浮肿，嘴唇翻翘高努，参看食欲不振，面色萎黄，少苔，显系脾阳衰败，阴寒凝聚，外现为眼胞与嘴唇之病变，甚则呈僵鼓之异状，不能收缩自如。故证属足太阴。

　　患儿阳气之伤，阴寒之甚，还表现于：四肢清冷，神靡，烦躁、失寐，甚则神态呆滞，举止异常，参之舌象，此为太阴寒极，传及少阴，心肾皆伤。而少阴本有但欲寐，恶寒蜷卧之证；但亦有烦躁，不得卧之变证。后者多因失治误治，失于急温所致；乃肾中真阳不潜，心气亏耗，阳虚而扰乱不宁，病情尤重。故本例兼属少阴坏病。

　　可见，此病虽奇，而其特点在于"其脏有寒"。治疗之正法，首"当温之"。前人曾说："盖脾为后天，肾为先天，少阴之火所以生太阴之土。脾为五脏之母，少阴更太阴之母。与四逆之为剂，重于理中也。"（《伤寒附翼·太阴方总论》）故首用四逆汤回阳救逆，急追欲失之元阳，峻逐凝聚之群阴。

　　【二诊】1975年1月29日。服药后无不适之感，诸证无明显变化。中州沉寒已久，坎宫生气衰弱亦甚，宜四逆与理中合剂，损益续服。加上肉桂、辽细辛，以增峻逐寒凝之力。

　　处方：制附片30克（久煎），干姜30克，炙甘草18克，白术18克，茯苓15克，上肉桂10克（冲服），辽细辛3克。四剂。

　　【三诊】2月5日。食欲略增，睡眠稍好。中焦沉寒，必致气血生化乏源，阴阳俱虚。在温里逐寒，峻补命火之同时，亦须调补阴阳，培土益气。拟黄芪建中汤再服。

　　处方：桂枝10克，白芍10克，炙甘草3克，生姜30克，大枣10枚，黄芪15克，饴糖60克（兑服）。十剂。

　　【四诊】2月19日。食纳增加，神靡恍惚之象好转，不再用嘴触墙壁。但唇翻眼鼓，上胞浮肿，仍无改变。此为脾僵土亏，阳衰阴盛，寒湿凝聚，蕴积已深，改投大剂四逆。加桂枝、麻黄，并重用生姜，通凝聚之寒湿，开气血之痹阻，使之外达；因重用干姜、附片，则无发汗伤阳之虞。再加童便为反佐，引药下行，兼取其消瘀之效。

　　处方：制附片120克，干姜60克，炙甘草30克，桂枝18克，麻黄18克，生姜240克，童便为引。

　　【五诊】2月28日。皮现红疹。眼胞浮肿略消，神情呆滞好转，余证同前。改用自制不二丹，开窍散瘀。另加砂仁30克、白蔻30克、草果30克，共为细末，饭后冲服少许，健脾行气，温中燥湿。

　　【六诊】3月9日。红疹消，食纳增，病情稳定。再以大剂四逆汤加味，大补命火，峻逐阴寒。

　　处方：制附片120克（久煎），干姜60克，炙甘草60克，桂枝30克，麻黄12克，生姜60克，童便为引三剂。

【七诊】3月13日。便溏、肢冷好转。入睡后，唇翻嘴翘之象略平。再以黄芪建中汤，调补阴阳，培土益气。

处方： 桂枝 10 克，白芍 10 克，炙甘草 3 克，生姜 30 克，大枣 10 枚，黄芪 30 克，饴糖 60 克（兑服）。八剂。

【八诊】3月26日。病情无明显变化，为增强通阳行气之力，重用桂枝，再加葱白；为峻补命门，益火消阴，制附片加至 250 克，另加上肉桂以助之；汤剂共服 30 余剂。间服砂仁、白蔻，以增温中健脾之效；再配合服自制"坎离丹"，调补阴阳，温肾逐寒，养心安神。

处方一： 制附片 250 克（久煎），干姜 120 克，甘草 120 克，桂枝 30 克，上肉桂 10 克，葱白 250 克。

处方二： 砂仁 30 克，白蔻 30 克。共研细末，饭后冲服 2 克。

处方三： 川附片三份半，上肉桂一份，真琥珀二份，柏子仁二份，飞朱砂一份，麝香半份。共研细末，水打丸。每日一次，每次 3～4 粒。

【九诊】5月8日。唇翻嘴翘、眼胞浮肿显著消退，神情举止日渐正常，奇形怪状基本消失。舌质稍现红润，苔薄白，边缘略有齿印。阳气渐升，出现沉疴向愈之佳兆，虑其脾僵肾寒日久，宜四逆、理中加味续服。

处方： 制附片 120 克（久煎），干姜 60 克，炙甘草 30 克，白术 18 克，茯苓 20 克，黄芪 20 克，红枣 30 克，上肉桂 10 克（冲服）。

服四剂，间隔数日再服。

【十诊】10月20日。上方随证加减，服 40 余剂，诸证愈。遂停药，以自制不二丹养心安神、化瘀通窍、燥湿健脾，缓缓服之，并注意忌食生冷，以巩固疗效。

1979 年 5 月，患者父亲来信说：病愈以后，三年多来，身体日益健壮，智力恢复良好。学习成绩已跟上高中快班。现身高 1.75 米，体重 124 斤，已成为校足球运动员。

【按语】此例太阴少阴证嘴眼畸形，临床诚属罕见。"其脏有寒"，温之以四逆辈，间以建中之补而愈者，乃遵仲景之法度也。

《伤寒论·太阴》篇云："自利不渴者，属太阴，以其脏有寒故也，当温之，宜服四逆辈。"此条固然原以不渴一证，识太阴，辨寒热自利，实则已括尽太阴里寒之形成与治法。其"脏"，虽主要指太阴本脏，有的注家曾指出，亦可泛指诸阴经有"寒"。故可有双重涵义：一为里寒、属阴、属虚，指机能衰退，寒邪凝滞，以致运化失职，诸证丛生；一为失治误治，脾阳受戕，寒气陷入太阴。前医曾正确提出："脾僵则唇翻眼鼓。"这对于明确诊断，具有重要意义。但关键在于，如何进而掌握其传变规律，辨证施治。

以六经传变而论，太阴寒邪是否可循经而传？这一问题，古今注家争论颇多。清·吴谦等认为："自后汉迄今，千载以来，皆谓三阴寒邪不传……是皆未曾熟读仲景之书，故有此误耳。"（《订正仲景全书伤寒论·太阴全篇》）证之临床，本例即由太阴湿土寒极，失于急温，以致病传少阴者。虽出现"心中烦，不得卧"等证，但又与少阴热化证异。实为肾阳不潜，心气亏耗，太阴寒邪传入少阴。仲景治疗"其脏有寒"，正法即"当温之"，主方不外四逆辈。故本例首选四逆汤，并理中合剂，或间服建中者，皆温之、补之之意。可见疾病纵然千奇百怪，人之形脏又厚薄虚实不一，但归根到底，仍不离三阴三阳之传经变化规律。诚然，若临床掌握这一根本，"虽未能尽愈诸病，庶可以见病知源"。常见之病如此，罕见之怪证焉能例外！

太阴少阴证虚劳（脑血管硬化、美尼尔氏综合征）

李某某，女，48 岁。成都某厂家属。

【病史】患头痛，眩晕约十年。1971 年 3 月，病情逐渐加重，经常昏倒，头晕如天旋地转，并发展到头项及四肢僵直，俯仰伸屈不利，身觉麻木，一年中有半载卧床不起。1974 年 6 月专程赴西安某军医院，经内科、骨科、神经内科和神经外科检查，确诊为"脑血管硬化"及"美尼尔氏综合征"。后转回成都，病情未见好转。同年 11 月前来就诊。

【初诊】已卧床不起，神志不清，心悸气喘，呼吸困难，头剧痛频繁，自觉似铁箍紧束，昏眩甚则如天地旋游。头项强硬，手足厥冷，全身浮肿，不欲食，三天来只略进少许流质。两手麻木，感觉迟钝，小便短少，大便先秘后溏。经期紊乱，每月三、四次，色暗黑，血块甚多。面色苍白，眼胞双颧浮肿，眼圈乌黑，舌质暗淡，苔白滑浊腻，脉微细。此证属太少二阴，脾肾阳虚日甚，已成虚劳。法宜调阴阳，利气化，逐水饮，以桂枝去芍药加麻黄细辛附子汤主之。

处方：桂枝 10 克，生姜 60 克，甘草 30 克，大枣 30 克，麻黄 10 克，辽细辛 6 克，制附片 60 克（久煎）。三剂。

【二诊】上方服三剂，神志渐清，头剧痛减，可半卧于床，原方再服八剂。

【三诊】身肿、手麻稍有好转，神志已清；仍头痛眩晕。肢体尚觉沉重，稍动则气喘心累。苔腻稍减，病有转机；唯阳气虚弱，阴寒凝滞已深。方药虽对证，力嫌不足。原方附子加重至 120 克；另加干姜、炮姜各 60 克，以增强温经散寒，祛脏腑痼冷之效。连进十剂，头痛、眩晕著减，可起床稍事活动。原方附子减至 60 克，去干姜、生姜，再服十剂。

【四诊】 头痛止，尚有轻度眩晕。活动稍久，略有心悸气喘。浮肿已不明显，头项及四肢强直感消失，四肢渐温，食纳增加，诸证显著好转。但痼疾日久，脾肾阳虚已甚，须进而温中健脾，扶阳补肾，兼顾阴阳，拟理中汤加味缓服。

处方： 党参 30 克，干姜 30 克，炒白术 20 克，炙甘草 20 克，制附片 60 克（久煎），茯苓 20 克，菟丝子 30 克，枸杞 20 克，鹿角胶 30 克（烊），龟板胶 30 克（烊），上肉桂 12 克（冲服）

服上方月余病愈。1979 年 12 月 25 日追访：患者谈到治病经过，精神振奋，五年来病未复发，并承担全部家务劳动，身体如常。

【按语】 此例迁延日久，病情复杂，酿致沉疴，而出现多种衰弱证候，故病属虚劳。按六经辨证，其手足厥冷，心悸神靡，食不下而自利，舌淡苔白，实为太阴、少阴同病，一派阴气弥漫。进而剖析，头目昏眩，痛如紧捆；全身浮肿，上肢麻木不仁；自利稀溏。此为阴气上腾，阳气下陷，阴阳相隔，气血无所统制，水饮搏于气，壅滞于周身，《金匮要略》桂枝去芍药加麻黄细辛附子汤方，原主"气分，心下坚……水饮所作"。尤怡注："气分者，谓寒气乘阳气之虚而病于气也""不直攻其气，而以辛甘温药行阳以化气"。工藤球卿云：曾用此汤治多种气血虚损坏病，每获奇效……。据金匮阴阳相得，其气乃行，大气一转，其气乃散，故拟用此方也（《方函口诀》引）。今变通用于本例，以寒气乘阳之虚而病于气之理，温养营卫，行阳化气，助阳化饮，发散寒邪，诸证自当迎刃而解。

太阳少阴证头痛

李某某，男，48 岁。解放军某部老红军。

【病史】 1957 年 12 月，患剧烈头痛，夜间尤甚。痛时自觉头部紧缩似鸡蛋大小，如铁箍紧束，不能入睡。在四川某某医院住院八个多月，病因不明，按"神经官能症"治疗。每日服安眠药强行控制。出院后，头痛复发时，又增肩背痛楚如缚。后转部队某某医院，采用睡眠疗法等治疗。又入某某医院，按"癔病"论治。病情未见好转，被迫全休。每日剧痛发作一至数次。发展严重时，舌强目呆，手不能抬，脚不能移，说不出话。1965 年来诊。

【初诊】头剧痛，连及肩背，每日发作数次。神衰气短，四肢无力，手足不温，经常下利。面色萎黄，舌质暗淡，苔黄夹白，根部厚腻。此为太阳少阴证，多年陈寒凝聚已深，表里之邪交织难解。法宜扶阳解表，峻逐阴寒。以麻黄细辛附子汤加味主之。

处方：麻黄10克，制附片60克（久煎），辽细辛6克，桂枝12克，干姜60克，生姜120克，甘草30克。

【二诊】上方连服十余剂，头痛减轻，余证同前。病重药轻，熟附久煎，难奏其功。遂令将上方加倍重用附子，改久煎制附片为略煎（煮沸后二十分钟下群药）。嘱其尽量多服，若身麻，甚则失去知觉，不必惊骇，任其自行恢复。

处方：麻黄10克，制附片120克（略煎），辽细辛6克，桂枝12克，干姜60克，生姜120克，甘草30克。

患者遵法服之，服后等待药性发作。半小时后，信步庭院，忽然倒下。被家人抬进卧室，很快清醒。除全身发麻外，无明显不适。起身后，又倒在地上，口中流出不少清泛黏液。数小时后，逐渐恢复常态。间隔数日，依上法又重复一次。从此，多年剧痛明显减轻，头、肩、背如紧箍重压之苦，皆如释。其后将初诊方附片久煎又连续服用两月，病遂基本治愈。十余年来，未再复发。

1979年10月31日追访：患者已年逾花甲，谈笑风生，介绍二十年来患此奇病之种种经历，不胜感慨之至。

【按语】此例头部之剧痛，如绳索捆绑，似头戴"紧箍"之状，乃寒湿之邪久聚，循太阳经入里，日积月深而不解。此所谓"寒中少阴之经，而复外连太阳"。以麻黄细辛附子汤加味，峻逐表里寒湿之凝滞。钱潢称此方为"温经散寒之神剂"，实临床经验之谈。

太阳少阴证胸痹（神经官能症［为编者新加］）

陈某某，女，32岁。成都某乡，农民。

【病史】1976年8月，妊娠期外感，头疼，身痛，失眠，尤以胸背疼痛、胸中满闷为甚。因怕服药动胎早产，未治疗。产后七日，正值地震，露宿于外，病势加剧。先后到省市数处医院胸透，并作心电图、超声波等检查，均无异常，诊为"神经官能症"。1977年11月初来诊。

【初诊】胸部疼痛年余，痞满不舒，呃逆气阻。畏寒头昏，耳如蝉鸣，骨节酸痛，纳差，多梦，行经腹痛，瘀块甚多。舌质偏淡，苔黄滑。此为产前感受外邪，产后血海空虚，又受寒湿侵袭，寒凝气滞，胸阳痹阻，清阳不升，故出现胸痞、头晕、耳鸣、失眠、身痛等证，亦即俗称之"月后寒"。法宜助阳化气，温经散寒。以桂枝去芍药加麻黄细辛附子汤主之。

处方：桂枝 10 克，炮姜 30 克，甘草 15 克，大枣 20 克，麻黄 10 克，制附片 60 克（久煎），辽细辛 6 克，吴茱萸 10 克。三剂。

【二诊】上方服后胸痛减，头晕耳鸣好转，仍觉身痛，经前小腹冷痛。少阴阳虚，风寒湿郁闭未解，原方加减，兼佐活血化瘀之品以调其经血。

处方：桂枝 10 克，炮姜 30 克，炙甘草 12 克，麻黄 10 克，制附片 30 克（久煎），吴茱萸 10 克，血余炭 30 克，当归 10 克。

嘱此方服至经行即止。

【三诊】上方服至四剂，月事来潮。经色、经量、疼痛均大有好转，胸痛、头晕、耳鸣、体痛、失眠、纳呆亦明显减轻。原方去炮姜、血余炭、吴茱萸，加茯苓安神渗湿之品。

处方：桂枝 10 克，生姜 30 克，炙甘草 12 克，大枣 20 克，麻黄 10 克，制附片 30 克（久煎），辽细辛 3 克，茯苓 15 克，当归 10 克。

上方服十余剂后，病基本治愈。1979 年 7 月 20 日追访，近年来身体一直良好。

【按语】《金匮要略·水气病脉证并治》篇云："气分，心下坚，大如盘，边如旋杯，水饮所作，桂枝去芍药加麻辛附子汤主之。"本例并无"心下坚，大如盘"之证，又非单纯水气所作，为何移用之？因此证系真阳不足，寒湿之邪乘产后阳虚而逆僭清阳之位，故不必拘泥"坚"与"盘"及水气之轻与重，亦可辨证投以本方。既解太阳之邪，又温少阴之经。阳气升，气化行，寒凝解，胸痹诸证自平。

太阳少阴证瘿病（甲状腺左叶囊肿）

宋某某，女，36 岁。成都市某厂工人。

【病史】体质素弱，常患感冒。1977 年 5 月，患外感咳嗽，服清热止咳中药数剂后，表证解。但越数日，忽发现颈部左侧有一包块，约 2×3 厘米，触之稍硬，随吞咽活动，无痛感。自觉心累，无其他明显症状。曾注射青霉素，服消炎药，后加服中药。同年 6 月，经某某医学院附院诊断为"甲状腺左叶囊肿"，建议手术治疗。患者未接受，同年 7 月初转来求诊。

【初诊】左侧颈部出现包块已两月。神疲乏力，食欲不振，入夜难寐，手足清冷，恶寒，头昏。舌暗淡，苔淡黄而腻。此为瘿病，主证在少阴，兼太阳伤寒之表，法宜扶正祛邪，温经解表，以麻黄细辛附子汤加味主之。

处方：麻黄 10 克，制附片 60 克（久煎），辽细辛 6 克，桂枝 10 克，干姜 30 克，甘草 30 克。三剂。

【二诊】上方服三剂后，包块开始变软，心累乏力略有好转。药证相符，重剂方能速效。上方姜、附、草三味加倍，再服三剂。包块明显变小，舌质稍转淡红，苔黄腻减。又以初诊方续进十剂，包块逐渐消失。

1979 年 7 月 13 日，患者来信说：服药十余剂颈下包块消失，食欲睡眠大为好转。两年来未再复发。

【按语】本例患者颈侧长包块，触之硬结，不与皮肤粘连，皮色如常，随吞咽而动，系瘿病之主要证候。《灵枢·寒热》篇谈及寒热瘰疬、鼠瘘之类，病在颈腋者，其病理之本："皆在于脏，其末上出于颈腋之间"。本例瘿病，正是如此。太阳与少阴相表里，风寒湿邪，日久深入少阴，表里同病。阳气渐衰，营卫不固，寒凝气滞，日益壅于颈侧而成结。故此案未泥于一般瘿肿多属痰气郁结，或火郁伤阴之常规。以太阳少阴证论治，温经解表，以畅气血；通阳散寒，以开凝聚。同样可收软坚散结之效。

第八章　太阳少阴证医案

太阳少阴证咳喘并二便失禁（慢性气管炎、肠炎、尿道萎缩）

叶某某，男，68 岁。成都市居民，盲人。

【病史】患慢性气管炎十余年，经常头昏头痛，咳喘痰多，不能平卧；其后，二便失禁五、六载，每日大小便约二十余次，每解小便，大便即出，时稀时秘。成都某医院曾诊断为慢性支气管炎并发感染、慢性肠炎、尿道萎缩。经常服用氨茶碱及多种抗生素等，病情未见改善，自觉全身发凉，四肢乏力，恶心呕吐不已。1975 年转某院就诊，曾服清热中药及抗生素后，至深夜，忽感心烦，四肢冰冷，大小便顿失控制，神志昏迷约半小时方苏醒，数日后又出现口眼歪斜，诊断为"面神经麻痹"。经针灸治疗，口眼歪斜有好转，余证如故。长期病魔缠身，痛苦不可言状。1975 年 12 月来诊，按太阳少阴同病论治，服药两月基本痊愈。

【初诊】时腹痛，每日大便频繁，常呈灰白黏液；间有秘结，如筷头状，临厕努挣，憋胀难忍。小便淋漓不尽，量少刺痛，欲解而不畅。咳嗽、痰多、稀白。心累喘急，只能半卧；头昏头痛，恶寒乏力，四肢清冷。面色苍白，体虚胖。舌质淡，微紫暗，前半部无苔，舌根部白腻夹黄而厚，脉沉微。此为太阳寒实郁久，阴邪深结于脏，肺失肃降，肾气内伤，下焦不固，以致二便失常。乃少阴寒化，兼太阳表实证。法宜内护元阳而散寒，外开腠理而固中。以麻黄附子甘草汤主之。

处方：麻黄 10 克，制附片 30 克（久煎），甘草 15 克。四剂。

【辨证】患者早年双目失明，生活艰苦无人照顾，以致沉疾迁延，病情日益复杂，阴阳及表里虚实交错；患者面苍白，舌质偏淡微现紫暗，苔白厚腻；加以脉沉微、肢冷、恶寒、心累、乏力，显系心肾阳衰，气血不足。应属阴、寒、里、虚，病入少阴之证。

察其腹胀痛之证，虽非阴证虚寒所独有，但阳证实热则与此又不同。本例腹胀，时痛时止，时利时秘，恶寒无热，口不渴；舌质淡，前半部无苔，舌根部白滑而腻，显然，此为阴盛腹痛胀满之象。

二便失其约制，又与热迫大肠或热结旁流而下利者不同。患者多年来时溏时秘，常有便意；秘而并不坚硬，溏而排泄不尽。解小便时，大便憋胀欲行；解大便时，小便复觉淋漓不尽。由此可知，此证当属少阴寒化，下焦失固之二便失禁无疑。

病入少阴，必损及心肾与膀胱诸脏腑。以本例而言，其根本首在肾阳虚衰。今久病之后，肾气日衰，开阖失司，二便排泄随之失调。肾累及脾，脾失健运，故更增腹胀满。脾湿盛，致大便色白；上泛为痰，阻塞气机而咳嗽痰多。肾之元阳衰微，必影响肺气之肃降，加重气机之不畅，致使患者不能平卧：此乃患者多年以来，诸证蜂起，相互缠绵，迁延不愈之病根。

患者初诊时，恶寒、头痛，舌质淡润而苔白夹黄，乃兼有太阳外感表实之邪。单解表则里证不去，单治里则表实不解。为此，投以麻黄附子甘草汤，兼顾阴阳表里。附子与麻黄并用，寒气散而不伤元阳，救其里而及其表；且以甘草缓之，微发其汗也。此与单纯治疗少阴虚寒里证，或病仅属太阳表实，脉阴阳俱紧而发汗者，径庭也。

【二诊】上方服四剂，恶寒、咳嗽、头痛等减轻。太阳表寒初解，腹胀、便难等稍有好转。但阴寒凝聚于里，非通下不足以破其结。惟大便不通，当分阳结阴结。查前人固有少阴急下三证之说，但有严格之界限。此证与少阴三急下证又不相同，应为少阴寒证阴结为主的二便失常，乃少阴之变，而非少阴之常，当用温通之法。为此投以阴阳共济，寒热同炉之大黄附子汤主之。

处方：生大黄9克，川附片45克（久煎），辽细辛3克。四剂。

服药四剂，二便皆觉通畅；憋胀、急迫等多年痛楚消失；咳喘、痰涎亦进而减轻。以后改服理中汤，随证加减，又服药月余，调理而安。

1978年12月10日，至患者家中访问，得知几年来身体一直良好。老人兴奋地说：往年冬季，早已卧床；病愈至今，既无手足清冷，又无恶寒咳喘之病，二便亦已正常，对范老十分感激。

【按语】本例上、中、下三焦，肺、脾、肾、胃、大小肠、膀胱等多脏腑皆已受病，互相连累和交织。病之症结，在于肾阳虚衰，致使下焦佚固，咳喘缠绵。病邪传变之趋向，为寒湿浸入太阳，日久失治，阳消阴长，邪进正衰；病传少阴，则寒化益深，机体抗病力更弱，以致缠绵数载，变证蜂起。病情虽然如此复杂，由于紧紧抓住六经辨证的基本线索，故其特征、本质和各个阶段之主要症结清晰可见，从而为临床施治提供了可靠的依据。

太阳少阴证鼻衄

冉某某，女，72岁。成都市居民。

【病史】1975年4月，感冒后鼻内出血。就近至某医院请中医治疗，诊为肺热。连服清热解表剂，病势不减。家人急用云南白药塞鼻内，用三、四瓶后，血仍渗出不止。延至第六日，到某某医院五官科诊治，无效，遂来就诊。

【初诊】鼻衄已十日，鼻腔出血仍阵阵外渗，血色暗红，面色苍白。饮食难下，四肢逆冷，恶寒身痛，微咳。舌质暗淡，苔白滑，根部微黄腻。阳虚之人，外感寒邪，正气虚弱，失血统摄，阳气被遏，脉络瘀滞，血不循常道而外溢。此属太阳少阴证鼻衄。法宜助阳解表，温经摄血，以麻黄附子细辛汤加味主之。

处方：麻黄10克，制附片60克（久煎），辽细辛3克，炮姜30克，荷叶10克（醋炒），炙甘草20克。二剂。

【二诊】上方服一剂，出血减；二剂后，血全止。因年迈体弱，难以复元，再以四逆汤加益气之品续服。

处方：制附片30克（久煎），炮姜15克，炙甘草10克，党参10克，上肉桂10克（冲服），大枣30克。三剂。

【三诊】精神好转，饮食增加。但气血亏甚，嘱其以生姜羊肉汤加当归、黄芪炖服调补。

1979年2月追访：患者已76岁，病愈后身体尚好。

【按语】本例鼻衄，证属寒中少阴，外连太阳。治以表里双解，佐以温经摄血，三诊而衄止。

或问：仲景有"衄家不可汗"之戒，此例何以用麻黄？因患者兼有太阳伤寒之表，具麻黄证。方中重用附子，温少阴之经，解表而不伤阳气；麻黄不配桂枝，并重用炙甘草以制之，则不发汗而祛邪。临床所见，衄家并非皆不可汗；亦有用汗法而愈者。不同病情，须具体分析。

第九章　少阴证医案

少阴证鼻衄

刘某某，男，5 岁。成都市某厂职工之子。

【病史】1948 年春，其父背来就诊时说："小儿一人在家，中午忽发现他鼻出血不止，倦怠无力，躺在椅上，面色苍白。曾频频用凉水冷敷，流血反而加剧，急请范老诊治。"

【初诊】患儿精神萎靡，四肢逆冷，唇舌淡白。此为少阴寒证，阳气衰微，不能摄血，阴气较盛，势必上僭。徒止血，岂能止？法宜壮阳驱阴，温经摄血。急投四逆以救其里。

处方：天雄片 30 克，炮姜 30 克，炙甘草 20 克。一剂。

嘱急火煮半小时许，先取少量服之；余药再煮半小时，续服。

患儿父亲将处方拿回家中，其母见之，大吵大闹："从古到今，未见鼻流血用干姜附片！"其父仍坚持服用。一剂未尽，血立止。傍晚，患儿在院内玩耍如常。

【按语】鼻衄一证，现代医学认为，鼻腔疾病与全身性疾病均可引起。祖国医学认为，与肺、胃、肝、肾等脏腑，关系尤为密切。通常外感风邪，肺郁化热；过食辛辣厚味，胃火上逆；暴怒气逆，肝火妄动；肾阴耗损，虚火上炎等等，均可热伤脉络，迫血妄行，治则常以清热凉血为主。但临证确属虚寒，因血失统摄而致衄者，亦非罕见。后者若误用凉药每成偾事。范老对虚寒型鼻衄，治验颇多，今选两例，以资参考。

少阴证头痛

张某某，男，38 岁。成都某厂工会干部。

【病史】1970 年患头痛，逐渐加重，看书、写字时，头痛目胀尤甚。先后经几处医院，未明确诊断。至 1976 年，病情转剧，10 月来诊，按少阴证论治而愈。

【初诊】数日前，头暴痛如裂，不敢睁眼。卧床休息并服药，未见减轻，仍阵阵发作。心烦、气短、四肢厥冷；面色青暗萎白，舌质淡而乌暗，边缘有明显齿痕，苔灰白薄润，脉沉微。此少阴阳衰阴盛证头痛，有阴阳格拒之象。法宜通脉回阳，宣通上下，以白通汤主之。

处方：葱白头60克，干姜30克，制附片60克（久煎）。四剂。

【辨证】按《伤寒论》白通汤，原为少阴病阴盛戴阳并下利而设。为什么本例头痛，却用白通汤？

考白通汤证之下利，是下焦虚寒不能制水；而戴阳面赤，乃虚阳浮越于上。无论下利或面赤，其病因和病机，皆属于阴寒内盛，阴阳格拒。从本例来看，不仅阴寒内盛十分突出，而且阴阳格拒之象比较明显。其面色青暗，四肢厥冷，全身乏力，舌淡乌暗，苔白灰滑，脉微，反不恶寒，而心烦气短；此属阳为阴困，阴盛于内，格阳于外之象。虽不表现于下焦虚寒不能制水，却体现在阳气不能镇纳，浊阴腾越于上。这与真阳不能内守而致格阳于上，只属证候上之差别，其病机皆应归于阴阳格拒。由此可见，投白通汤仍药证相符。以附子补先天之火种；佐干姜温中焦之土气；葱白能通上下之阳气。姜附并用，逐阴回阳。阴阳交媾，浊降清升，即可通其被格之阳。

【二诊】连进四剂，头痛和精神好转。但阳衰阴盛日久，须温补少阴，兼顾太阴。法宜继用驱阴助阳，温中益气，以四逆合理中加味，配成丸药服用。

处方：制附片60克，干姜30克，炙甘草20克，生晒参30克，炒白术30克，茯苓30克，上肉桂15克，宁枸杞20克，菟丝子30克。十剂。水打为丸。

1979年7月追访，三年来，虽经常加夜班，头痛始终未犯。

【按语】或问：太阴少阴，本无头痛一证，为何此例病属少阴阳虚阴盛而头暴痛如裂？

对这个问题，历史上某些医学家曾有过不同意见。有的认为，头痛证只及太阳、少阳、厥阴。还有人提出，头为诸阳之会，与厥阴肝脉会于巅，诸阴寒邪不能上逆。

另一种意见与此不同。有人认为："太阴、少阴二经，虽不上头，然痰与气逆壅于膈，头上气不得畅而亦痛。"（《冷庐医话》）还有人明确提出，三阳三阴皆有头痛，内伤日久，七情过度，亦作头痛，其中："因阳虚日久，不能镇纳浊阴，阴气上腾，有头痛如裂，如劈，如泰山压顶，有欲绳索紧捆者，其人定见气喘唇舌青黑，渴饮滚汤，此属阳脱于上，乃属危候，法宜回阳收

纳为要，如大剂白通四逆之类，缓则不救"。(《医法圆通》)

范老根据多年经验认为，后一种意见，比较符合临床实际。在临证中，头痛一证十分普遍，属少阴病头痛者，亦屡见不鲜。一般来说，少阴寒化证头痛，必须具备少阴病之主证，参之舌现淡白，皆应以白通、四逆辈主之。

少阴证哮喘（支气管哮喘、肺气肿）

刘某某，男，49岁。安徽省某局干部。

【病史】十余年前，患慢性支气管炎，后发展为哮喘，经常发作，每冬必重，常须住院治疗。经安徽省某某医院确诊为"支气管哮喘""肺气肿"，久治未愈。1978年7月4日来诊，按少阴证论治。前后八诊，已一年未再复发。

【初诊】气紧，心累，乏力，偶有咳嗽，痰少，清稀色白。体稍胖，两颧赤暗，唇乌，舌淡白，苔灰白厚腻。时值伏天，哮喘虽未大作，但病根犹存，此证属少阴。法宜扶先天之元阳，镇纳浊阴之气，以四逆加味主之。

处方：制附片60克（久煎），干姜片60克，炙甘草18克，上肉桂15克，生白术30克

【二诊】上方加减服二十余剂，诸证皆减。活动后还觉气紧、心累。舌质仍淡，苔腻稍退。阳衰阴盛，日久难复，守原法再进。

【三诊】上方加减又服二十余剂，气紧、心累明显减轻。双颧暗赤色稍退，舌质微现淡红，苔厚腻减。为扶正祛邪，巩固疗效，拟四逆、理中合方加味，配成丸药，坚持服用两月。

处方：制附片150克，干姜片150克，炙甘草60克，红参30克，炒白术120克，上肉桂60克，宁枸杞120克，菟丝子120克，紫河车120克。

共研细末，加红糖为丸，如枣大，每日2次，每次2丸。

1978年冬季，在中央党校学习时，经服药后，与往年冬季截然不同：在严寒之晨，可在室外坚持打太极拳和跑步约1小时，咳喘未再发作。

1979年4月，患者从安徽来京，特来看望范老，介绍自去冬以来，至今良好。过去走一二里路，上二三层楼，皆觉困难，经常住院。现在，一直坚持工作和体育锻炼，身体日益康复。

【按语】患者于1979年1月，向有关研究部门反映，着重提出两个问题：

（一）据说川附片超过四钱，就要中毒，多服干姜有害于肾。但范老所处药方，每剂药附片用到二两以上，干姜用量亦不少，四个月内，附片累计服用二十余斤，不仅没有中毒和其他反应，而且疗效显著，究竟是何缘故？

（二）我在京服汤药，是从 1978 年 7 月 12 日开始，至 9 月 20 日。时值伏天，每天一剂，早中晚三次分服。有的医生，对盛暑服用如此大量热药很担心。像类似陈规，范老为什么敢于突破？建议一并作为专门课题研究总结。

我们认为，病人提出的这些问题十分中肯。如能采取现代科学手段，加以认真研究，是有现实意义的。

少阴证哮喘（支气管哮喘）

曹某某，女，40 岁。成都某厂工人。

【病史】十余岁开始患支气管哮喘。每年冬季发作。1960 年以后，病情日趋严重，发作频繁。屡至某某医院急诊，输氧抢救。1965 年 4 月来诊。

【初诊】咳嗽，气紧，心累，痰多不易咳出，呈泡沫状。喘则张口抬肩，哮鸣不已，出多入少，动则尤甚。又身恶寒，经常头晕眩，曾诊断为"美尼尔氏综合征"。食欲不振，形体消瘦。月经量多，色乌暗，夹紫黑色瘀血，某院妇科诊断为"功能性子宫出血"。查血色素仅有 5 克。面色萎白无华，眼胞及双颧浮肿，唇乌，舌质淡而紫暗，苔灰白黄、浊腻、根部厚。此为少阴寒化证，兼太阳表证未解。须表里同治，法宜散外寒，涤内饮，以小青龙汤加减主之。

处方：麻黄 10 克，干姜 15 克，甘草 15 克，桂枝 10 克，法夏 18 克，辽细辛 5 克，炮姜 20 克，生姜 20 克。四剂。

【二诊】服四剂，咳嗽减轻，气喘稍减，痰易咳出。此病积之已久，脾肾阳气日衰，喘时呼多吸少，肾不纳气之虚象甚显。故不宜过表，须峻补脾肾之阳，固肺气之根，扶正以涤饮驱邪。以四逆加味主之。

处方：制附片 120 克（久煎），干姜 60 克，炙甘草 45 克，茯苓 20 克，上肉桂 10 克（冲服）

【三诊】上方随证加减，服十余剂。咳喘，畏寒，眩晕等证，皆显著好转。宜扶阳益气，培补二天，损益续服。

处方：制附片 60 克（久煎），炮干姜 30 克，炙甘草 25 克，炒白术 30 克，茯苓 20 克，菟丝子 20 克，宁枸杞 20 克，北沙参 20 克，砂仁 10 克。

上方出入增减，服两月余。咳喘皆平，月事正常，体质逐渐恢复。1979 年 7 月，在成都偶遇范老，特来家致谢，谈及十余年前患哮喘重证，经治愈后，仅去年有轻度发作，一周后即愈。表示不胜感激之意。

【按语】刘、曹二例，分属北京、成都南北两地，均系少阴证哮喘。其年龄、病情、西医诊断，以及理法方药皆大体相似，故一并选于此，以资参照。

有人认为，中医诊籍，所选若干病例，其疗效是否可以重复？颇值得怀疑。其实，祖国临床医学，正是千百年来医疗实践的结晶，反过来又指导临床实践。有是证，有是病，则用是方是药，哪有不能重复之理？以《伤寒论》为例，从问世以来，迄今近两千年，其理法方药，临床治验，经重复疗效之检验，则难以数计。若不能重复，焉能历代一脉相承，且扬之海外。时至今日，仍为中医之典籍？！

但所谓重复，亦必须有正确理解。仍以刘、曹二例而言，现代医学辨病大体相似。祖国医学不仅辨证，也要辨病：少阴属证，可谓辨证之分类与纲要，而哮喘才是病名。证属少阴，又有热化寒化之分，证同气异之别。深入分析，证中有证；合而言之，纲目分明。论其辨病，依然如此。所以，我们所理解的重复，并非同一病名，即可搬用同一方药的机械重复；而是病证合参，具体病证具体分析、辨证施治的重复。这正是祖国医学的精华所在。张仲景曾针对自己的著作，满有抱负地说过："为《伤寒杂病论》，合十六卷，虽未能尽愈诸病，庶可以见病知源。"此乃这一巨著，千百年来强大生命力之所在。

少阴证虚喘（支气管哮喘）

罗某某，男，26 岁。四川双流县某乡，农民。

【病史】1962 年 4 月，因风寒咳嗽，痰多，气紧，不能平卧，某某医院诊断为"支气管哮喘"，经治疗，病情好转。1963 年冬季，咳嗽加剧，心累气紧，动则尤甚，致卧床不起。治疗一段时间，基本缓解。1964 年春，旧病复发，遂来求诊。

【初诊】喉间痰声辘辘，张口抬肩，气不接续，喘时汗出，痰多清稀，精神萎靡，恶寒肢冷，面肿。舌质淡暗，苔白滑腻。此为少阴阳衰阴盛，气不归元，寒饮上逆而致。法宜壮阳驱阴，纳气归肾，以四逆汤加味主之。

处方：制附片 30 克（久煎），生姜 30 克，炙甘草 15 克，上肉桂 10 克（冲服），砂仁 12 克，白术 12 克。四剂。

【二诊】服上方后哮喘减。原方加茯苓，以增强利水、渗湿、化痰之效。续服五剂。

【三诊】哮喘明显减轻。其后又继续服上方月余，以巩固疗效。

1979 年 6 月追访：患者病愈后，次年即由农村调某厂工作，患者始终坚持全日工作，十四年来病未复发。

【按语】本例气急喘促，不能续接，张口抬肩，得长引一息为快，应属元气不足之虚证。这与气促壅塞，不能布息，得呼出余气为快之实证不同。

虚喘之证，无非气虚。气藏于肺而根于肾。此证虚喘，喘则汗出，动则尤甚，恶寒肢冷，面浮神疲，痰涎稀薄，舌淡苔白，一派少阴虚喘之象。故自始至终，坚持壮阳驱阴，补肾纳气之法。阳旺邪消，哮喘自平。

少阴证咳嗽（慢性支气管炎）

安某某，女，54 岁。北京某部队家属。

【病史】1966 年因受风寒，咳嗽迁延十二年。每年入秋则发，冬季加剧，甚则不能平卧。某某医院诊断为慢性支气管炎。发作时服药虽可暂时缓解，但经常反复，日益加重。1978 年 8 月来诊，按少阴证水寒内结论治，三个月基本治愈。

【初诊】每日阵发性剧咳，痰清稀，量多，头晕心累，气短，昼夜不能平卧。畏寒恶风，面足浮肿，脸色萎黄。舌质淡暗有瘀斑，舌体胖嫩而边缘多齿痕，苔白滑，根部厚腻。此为少阴阳虚水泛，寒痰阻肺咳嗽。法宜温阳化气行水，以真武汤加减主之。

处方：茯苓 24 克，生姜 30 克，白术 20 克，制附片 60 克（久煎），桂枝 10 克。六剂。

【辨证】患者每年秋冬外感，咳必复发，神疲身倦，恶寒肢冷，气短倚息难卧，面色晦滞，舌质暗淡无华，皆肾阳衰微之明证。因肾为水脏，肾中真阳衰微不能化气，则水饮内停。水寒之气上泛，则头眩、心累。水气停于胸肺，则咳嗽不已，痰涎清稀量多，气短难卧。水气溢于肌表，故面足浮肿沉重。舌质胖嫩，兼有齿印与瘀斑，舌苔白而厚腻，皆为水泛寒凝之象。同时年逾半百，阳虚益甚。多年前，初感寒邪病咳，正气未衰，逐风寒之邪从外而解，或可速愈；今则迥然不同，断不可舍本求标。综上所述，此属少阴肾阳衰微，水寒射肺，故投以温阳散寒、化气行水之真武汤为宜。

上方真武汤加减，以附子之辛热，壮肾之元阳，则水有所主；白术之苦燥，建立中土，则水有所制；兼生姜之辛散，佐附子以补阳；茯苓之淡渗，佐白术以燠土，并寓散水渗湿之意；以芍药易桂枝者，加速温经散寒，化气行水之功。

【二诊】原方连服六剂，咳嗽明显好转，痰亦减少过半，呼吸较前通畅，渐能平卧。面已不觉肿，舌质稍转红润，厚腻苔减。多年之患，已获初效。宜守原法，以干姜易生姜，加强温中补脾之效。

【三诊】上方续服六剂，诸证显著减轻。尚有轻微咳嗽，清痰少许。舌质转为淡红，乌暗瘀斑与白腻苔渐退，舌边齿痕已不明显。有时尚觉气短，心累。病有从阴出阳之势。须适应转机，通阳和中，燥湿涤饮。以苓桂术甘汤加味，缓缓服之。

处方：茯苓20克，桂枝10克，白术20克，法夏15克，生姜20克，甘草3克。十二剂。

服十二剂后，诸证基本痊愈。入冬以来，再未重犯。1979年5月4日至患者家中追访，自觉始终良好。

【按语】咳嗽一证，有从外而入者，有从内而出者。不论其外入或内出，皆可按六经辨证。本例咳嗽，应属少阴阳虚，水泛成痰，水寒袭肺，肾阳虚而累及于肺。既有水气，又系少阴寒化。故投以真武汤，壮元阳以消阴翳，逐寒痰以清水源。不攻肺而肺之病自愈，不止咳而咳嗽自平。

少阴证喉痹（慢性喉炎、瘜肉）

黄某某，女，44岁。四川郫县团结乡，农民。

【病史】1975年4月，因兄病故，目睹火化现场，不胜悲戚。次日，自觉喉部不适，似有物梗塞。继而发展至呼吸不畅，甚至憋气，心悸，身麻。某某医院五官科检查，诊为"喉炎""瘜肉"，治疗无效。又转几处医院医治，其效不显，病情日益加重。1976年5月来诊。

【初诊】患者觉喉部明显堵塞，轻微疼痛。向左侧躺卧，气憋心慌，全身发麻。头昏，体痛，乏力，咳嗽吐泡沫痰甚多，自觉周身血管常有轻微颤动，精神倦怠，食欲不振，每进一餐，皆须休息几次，胃脘常隐痛，喜热敷，形体消瘦，步履艰难。前医均以清热解毒，养阴散结为治，服药百余剂，仅夏枯草一味，自采煎服共两箩筐之多。医治年余，越清火，自觉火益上炎，舌上沾少许温水均觉灼痛，满口牙齿松动，疼痛。唇乌，舌质偏淡微暗，少苔不润，脉沉细。此忧思郁结而成梅核气，并因正气不足，过服凉药，转为少阴证喉痹。先以半夏厚朴汤加味，调气散郁为治。

处方：法夏15克，厚朴12克，茯苓12克，生姜15克，苏叶10克，干姜12克，甘草10克。四剂。

【二诊】上方服四剂，觉喉部较前舒畅，憋气感消失，吞咽自如。仍咳嗽、头昏、身痛，为太阳表证未解；法宜温通少阴经脉，兼解太阳之表，以麻黄附子甘草汤加味主之。

处方：麻黄10克，制附片120克（久煎），炙甘草60克，干姜60克，辽细辛6克。六剂。

【三诊】服六剂，咳嗽、头昏、体痛基本消失，痰涎减少，心悸好转。惟喉间瘜肉未全消，左侧躺卧仍有不适。尚觉神疲，牙疼松动，舌触温水仍有痛感。此为少阴虚火上腾，宜壮阳温肾，引火归原，以四逆汤加味主之。

处方：制附片120克（久煎），干姜片60克，炙甘草45克，上肉桂12克（研末、冲服），辽细辛6克。

【辨证】此病得于七情，忧思郁气，致痰涎滞于咽中，如同有物梗塞，咯之不出，咽之不下，显系梅核气。正如《金匮要略》所说："妇人咽中如有炙脔，半夏厚朴汤主之。"但是，从患者全身症状，参之舌脉来看，神疲、乏力、心悸、舌淡、脉沉细，乃阴盛阳郁，少阴寒化之象。少阴之经脉循行于咽喉，心肾阳衰，正气不固，阴气上腾，与郁气凝涎相结，使咽喉堵塞，疼痛，甚则聚而生变，不仅"如有炙脔"，而且凝结为有形之瘜肉。进一步阻滞经脉，影响气机，故梗塞，憋气，心悸，身麻等诸症接踵而生。

病情虽较复杂，但纵观全局：病根在于少阴心肾阳虚，无根之火上扰；主证在于喉部气血痹阻，病属虚火喉痹；诱因为忧伤太过，致痰气郁结而上逆；兼证为太阳风寒之表。治宜先开痹阻，利气化痰，然后表里同治，再集中优势兵力，引火归原，关键得以突破。

【四诊】上方连进四剂后，上述诸证皆显著减轻。过服凉药，元气亏损，克伐太过，短期难奏全功，宜培补脾肾，助阳益气，以理中汤加味再服。

处方：潞党参15克，干姜片20克，炒白术15克，炙甘草12克，制附片30克（久煎），上肉桂10克。

嘱其继服十余剂，忌食生冷，戒忧虑，注意调养。

1979年7月追访，患者说："我第一次服这样重的热药，很怕上火，小心试着服，结果几剂药后，反觉得比较舒服，喉部就不堵了，从此，三年来未再发病。"

【按语】《素问·阴阳别论》篇云："一阴一阳结谓之喉痹。"结者，气结痰凝；痹者，闭也。既然如此，辨证施治之症结，在于如何辨其阴阳，突破其闭阻。一般治疗此类喉证，多以属阳、属热，药用甘寒之品。而干姜之燥，附子之热，则视为大忌。

范老针对此类病证常说："口内少实火。"临床所见，凡虚火上炎，郁结于喉；尤以正气不足，证属少阴者，概用寒凉之剂，则邪聚益甚。而投以辛温，则其郁反通。不仅郁结于咽嗌之客寒，温之能散；且怫郁于咽喉之客热，散之即通。此即"微者逆之，甚者从之"（《素问·至真要大论》篇）之意也。

少阴证喉痹（慢性咽炎）

李某某，男，36 岁。四川三台县某厂干部。

【病史】1971 年 5 月，咽部有异物感，吞咽不利，并伴有项强、胸满、肩酸、背痛等证。某某医院诊为"慢性咽炎"，服用炎得平、六神丸、四环素类，并外用冰硼散治疗，病势不减。后续服清咽利膈、泄热解毒中药约半年，咽喉疾患益重，并出现恶寒身痛、胸憋气短、胃腹胀痛、完谷不化等证，自疑"癌"变，思想包袱沉重。于 1972 年 2 月 22 日来蓉求治。

【初诊】咽痛，吞咽如有阻塞，胸满，纳呆，便溏，头痛，咳痰，四肢清冷。舌质偏淡，苔微黄滑，脉弱无力。此病乃过服凉药，以致阳气虚微，复因旅途劳累，受风寒侵袭。本少阴喉痹，今又兼太阳外邪。以麻黄附子甘草汤加细辛、生姜，扶阳解表，通达内外。

处方：麻黄 10 克，制附片 60 克（久煎），甘草 20 克，细辛 3 克，生姜 30 克。四剂。

【二诊】头痛，胸满，咳痰俱减，余证无明显变化，原方再服四剂。

【三诊】身疼减，饮食增，便溏止，咽痛痹阻稍有好转。因肾阳虚衰，阴气上腾，痰湿上干清道，日久凝聚较深，致喉痹难愈。以大剂四逆汤，壮阳驱阴，加上肉桂温营血，助气化，益火消阴，散寒止痛。

处方：制附片 120 克（久煎），干姜 60 克，炙甘草 30 克，上肉桂 12 克（冲服）。三剂。

【四诊】咽痛痹阻之证基本消失，精神大振。久病气血皆亏，应培补脾肾，以理中丸加阴阳平补之品，嘱其缓服。

处方：党参 30 克，白术 30 克，干姜 30 克，制附片 60 克，上肉桂 15 克，紫河车 30 克，冬虫夏草 30 克，菟丝子 30 克，炙甘草 20 克。三剂。

共研细末，水打丸。日服三次，每次 10 克。

月余后，其友来告，患者已病愈上班。

1979 年 8 月 3 日追访，至今良好。

【按语】本例喉痹，曾服大量清凉退热之品，病势不减而反增；参之舌、脉诸证，显然与风热、燥热等邪实上犯之喉痛，有原则区别。

喉痹之证，须分阴阳。由于少阴经脉循于咽喉，故咽喉疼痛与痹阻，属少阴病者屡见不鲜。《伤寒论》中，少阴咽痛证，大致有虚热咽痛，客热咽痛，痰热闭阻咽痛及客寒咽痛几种。考此例属客寒咽痛，因喉痹日久，邪聚益甚，且少阴寒化之证突出；而初诊时，太阳伤寒之兼证又比较明显。故首以太阳少阴两经同治，寓解表于壮阳。再峻投四逆汤加味，以补命门，散寒滞。最后，培补脾肾以收功。

少阴证舌强（脑震荡后遗症［为编者新加］）

王某某，男，60 岁。内蒙古某厂干部。

【病史】 1970 年末，在架设变压器时，被钢丝绳撞击头部，当即昏迷约 8 分钟，急送当地某某医院，诊为"急性脑震荡"。约一月内均处于意识模糊，吐字不清，口角流涎状态。其后仍觉头晕、头胀、恶心、呕吐、畏声音刺激。经治疗两月，上述诸症有好转，但严重失眠，且似睡非睡之状，持续 7 年余。头左侧偶有闪电般剧痛，发作后则全身汗出。1976 年 5 月开始觉舌干、舌强，说话不灵，下肢沉重，后逐渐发展至左上肢厥冷麻木。到 1979 年 2 月，出现神志恍惚，气短，动则尤甚，纳呆，病情加重。同年 11 月内蒙某某医院诊断为"脑震荡后遗症"，转北京治疗，于 1980 年 1 月 3 日来诊。

【初诊】 舌强，舌干，难以转动已三年余。尤其晨起为甚，须温水饮漱之后，才能说话，舌苔干厚，刮之有声。纳差，畏寒，左上肢麻木，活动不灵，下肢沉重无力，左肢较甚。七年来双足反觉热，卧时不能覆盖，否则心烦不安。步履艰难，扶杖可以勉强缓行数十米，动则喘息不已。小便清长频数。面色黄滞晦暗，眼睑浮肿，精神萎靡。舌质暗淡，少津，伸出向左偏斜，苔灰白腻，脉沉。此为少阴阳衰阴盛证，以四逆汤主之。

处方：制附片 60 克（久煎），干姜 30 克，炙甘草 30 克。二剂。

【辨证】 此例脑外伤，酿成后遗之证多年。来诊时，神靡，恶寒，内寒外热，四肢沉重，舌淡，脉沉，一派少阴阳衰阴盛之候。陆渊雷云："少阴病者，心力不振，全身机能衰减之病也。"患者头部受重物撞击，长期失眠，纳呆，甚则神志恍惚，肢体麻木，迁延过久，必致全身机能衰减，心肾阳气俱伤。盖头为诸阳之会，舌为心之苗。心力不振，肾阳衰微，津液不能上达，可引起舌强难言。证属少阴寒化，阳衰阴盛，即投以四逆汤为治。

【二诊】 1 月 7 日。主诉：服完一剂，半夜醒来，自觉舌有津液，已能转动，遂情不自禁，唤醒陪伴说：舌头好多啦，我能说话了！起床后，下肢沉重感亦减轻。服完两剂，舌强、舌干、转动困难之症显著减轻。守原方再进五剂。

【三诊】1月14日。舌强、舌干进一步好转。左上肢麻木、畏寒减轻。舌根部尚有强硬感，仍稍觉气短，眼睑浮肿，食少寐差，舌淡苔白。少阴寒化已深，又累及太阴脾阳衰惫，以四逆、理中合方加减为治。

处方： 制附片60克（久煎），干姜30克，炙甘草20克，白术30克，茯苓30克，桂枝10克。五剂。

【四诊】1月21日。舌强、舌干已愈大半。可离杖行动，独自登上四楼，左上肢凉麻消失，摆动有力。双足已无发热感，夜卧覆被如常，寐安，食欲增加。以上方加上肉桂10克，增强益阳消阴，峻补命火之效，再进五剂。

【五诊】1月28日。患者精神振奋，诸症显著好转，要求回家过春节。为巩固疗效，嘱其原方续服十剂。

【按语】此例虽属外伤，但其主证，已不在外而在里，属少阴寒化。外伤可循经入里，伤科亦能从内而治。《伤寒论翼》云："仲景治法，悉本内经。按岐伯曰：调治之方，必别阴阳。阳病治阴，阴病治阳。定其中外，各守其乡。"又云："仲景约法，能合百病。"范老在临证中，对于某些外科疾病，亦遵仲景六经学术思想，扩展加以运用。抓住六经主证及其变化，内外相参，立法处方，外伤每随之迎刃而解；或配合外治之法，常获捷效。

少阴证心悸（植物神经功能紊乱）

于某某，女，40岁。北京市某商店职工。

【病史】1973年初，自觉眩晕。至1976年病情加重，心悸，手麻，上肢震颤。某某医院诊断为："植物神经功能紊乱"。长期服中药调补，疗效不显。

【初诊】1978年10月13日。心悸，气短，胸闷，眩晕，纳呆，夜卧不宁，背畏寒，膝关节疼痛，肩臂肌肉时有颤抖。月经提前一周，色暗，有瘀块。面浮肿，舌淡，苔白滑，脉沉细。病情虽错综复杂，主证乃少阴心肾阳衰，法宜温通心阳，益火之源，以桂枝甘草汤加味主之。

处方： 桂枝10克，炙甘草20克，制附片30克（久煎），生姜30克。四剂。

【二诊】10月17日。服上方后，心悸头晕减，余证如前。原方再进四剂。

【三诊】10 月 23 日。心悸、头晕、失眠、乏力,均明显好转。但仍面浮,背凉,关节痛,肌肉震颤。上方加麻黄 10 克,辽细辛 3 克,以散经络之寒湿。服三剂。

【四诊】10 月 28 日。自觉胸中宽舒,关节痛减。守原法,加炮姜、血余炭各 30 克,再进五剂,以温经逐瘀而生新。

【五诊】11 月 17 日。心悸、头晕基本消失,余证均已好转。令再服五剂。

1979 年 5 月 10 日随访,病未复发。

【按语】本例心悸诸证,病情交织错杂。但其主证乃手足少阴心肾虚衰之病变。正如《伤寒明理论》所说:"其气虚者,由阳气虚弱,心下空虚,内动而为悸也。"其病根又在于肾阳不振,不能升腾上济于心所致。始终以补肾气、通心阳为治。故投桂枝甘草汤加味,以桂枝为君,入心助阳;甘草佐之,以补中气;二者相得,辛甘合化,则有温通心阳之功。真气之根既藏于肾,故加附子,大补命门火种,配生姜开提散郁,逐阴行阳之意也。因兼有经络之寒郁,故少佐麻黄、辽细辛。肾气旺而气血和,诸证即可迎刃而解。

少阴证虚损

陈某某,男,28 岁。解放军某部医生。

【病史】1971 年,到西藏某地执行任务,长期风餐露宿而致病。开始自觉指尖、手掌、下肢关节咯咯作响,继而面肿,心悸,腰痛,彻夜不眠。某部医院曾按"肾炎"治疗一段时间。后又改服清热解毒之品,包括犀角、羚角等。逐渐行走乏力,神疲纳呆。其后按"肝肾虚损,气血亏耗"论治,服滋补之剂。曾出现脑内如鸣,头顶发脱,心悸加重,动则气喘,身出冷汗,肢体皆痛,四肢麻木等证。至 1977 年 1 月 3 日,自觉口内从左侧冒出一股凉气,频吐白泡沫痰涎,胸中如有水荡漾,左耳不断渗出黄水,听力减退,走路摇摆不定。血压 70/50 毫米汞柱。同年 5 月 22 日,突然昏倒。急入某某医院,住院治疗三月,未查明病因。面部及双下肢浮肿加重,头昏胀难忍,转送某某医院会诊。左半身痛、温觉明显减退,左上肢难举,提睾反射消失,悬雍垂向左弯曲,舌向左偏。结论为:"左半身麻木,感痛觉障碍,左上肢无力,水肿待诊。"数年来,服中药千余剂。1977 年 9 月,转来就诊。

【初诊】面部与双下肢肿胀,左半身及手足麻木,四肢厥冷,脑鸣,头摇,神疲,心悸,失眠,记忆力及听力减退,身痛,胁痛。口中频频冒冷气,吐大量泡沫痰涎，纳呆，大便稀薄，小便失禁。舌质暗淡、胖嫩，边缘齿痕明显，苔白滑厚腻而紧密，脉沉细。此为少阴寒化，迁延日久，阴盛阳微，气血亏损，已成坏病。法宜回阳救逆，化气行水。以四逆汤、真武汤加减主之。

处方：制附片120克（久煎），干姜60克，生姜120克，炙甘草30克，茯苓30克，白术30克，桂枝10克，辽细辛6克。

【二诊】上方服二十剂，脑鸣消失，心悸好转，面部及下肢浮肿显著消退，小便失禁转为余沥。多年痼疾初见成效，守原方续服。

制附片120克（久煎），干姜60克，炙甘草60克，桂枝10克，生姜皮60克，辽细辛3克，茯苓30克。

【三诊】服十剂后，口中已不冒凉气，神疲、肢冷、纳呆、便溏均有好转，但仍不断吐白沫，余证尚无明显改善。少阴阳衰日久，沉寒痼冷已深，积重难返。法宜益火消阴，温补肾阳，以四逆汤加上肉桂，嘱其坚持服用。可连服四、五剂后，停药两天再服，直至身体自觉温暖为止。并配服自制坎离丹。

处方：制附片60克（久煎），干姜30克，炙甘草30克，上肉桂10克（冲服）。

上方连服半年，全身肿胀消退，摇头基本控制，身痛和手足麻木显著减轻，心悸明显消失，吐白沫大减，二便正常。血压回升到120/80毫米汞柱，身体逐渐恢复正常。

1979年11月20日随访：于1978年下半年病基本痊愈，重新走上工作岗位。

【按语】本例患者，病情较重，迁延日久，加以误补误治，日益恶化。初诊时已明显可见三阴俱病，五脏虚损：心悸失眠，神疲肢冷，舌淡胖嫩，为手少阴心阳虚弱；头摇、脑鸣、发脱、胁痛，为足厥阴肝血亏损；浮肿、纳呆、便溏，为足太阴脾土虚甚；口中频冒冷气，吐大量泡沫痰涎，为手太阴肺气内伤；四肢厥逆，小便失禁，精神萎靡，记忆力和听力减退，为足少阴肾阳衰微。身痛、左半身及手足麻木，为风寒湿长期留滞肌肉经络，逐渐深入筋骨，正气日虚，精血耗损。可见，患者全身性之里虚寒证，十分明显。病情虽复杂，其症结实属少阴寒化，心肾阳微，尤以肾阳衰败为甚。所谓"五脏之伤，穷必及肾"。故抓住根本，坚持回阳救逆，益火消阴，大补命门真火，峻逐脏腑沉寒，守四逆辈，连服半载，多年痼疾始得突破。

少阴证偏枯（脑血管意外）

陈某某，女，65岁。成都市某公司职工家属。

【病史】平素身体尚好，未患过大病。1963年10月间，正从事家务劳动，忽觉头似重物压顶，旋即昏仆，不省人事。急邀某中医来诊，用温针刺百会穴，约十五分钟，苏醒。左侧上下肢已偏瘫，口歪斜，流清泫涎不止，成都某某中医院诊为："中风"。某某医院确诊为："脑血管意外"。其后，由中医诊治，病未发展。每年秋冬开始卧床，直到次年春，天暖后可扶床缓慢移步。1971年冬，病势沉重，患者一再告之家人：今冬难以熬过，命备后事。遂来求诊。

【初诊】入冬以来，畏寒蜷卧，重被覆盖，左侧手足仍厥冷。头部发木，如盛盒内。左侧偏枯，骨瘦如柴。脸面浮肿，面色苍白。舌质淡，苔白腻。半身不遂多年，阳气日衰，属少阴寒化，阴寒内盛，阳虚水泛已极。急须回阳救逆，化气行水，以四逆汤并真武汤加减主之。

处方：制附片120克（久煎），干姜60克，炙甘草60克，白术30克，茯苓30克，炮姜60克，上肉桂15克（冲服）。

【二诊】上方服一剂后，全身发痒，如虫爬行。连服四剂，身上开始感觉轻松，头木之感渐消。上方随证加减：遇有外感风寒、关节疼痛，加麻黄、桂枝、细辛；阳气渐回，则姜附酌减。其后，又酌加人参、黄芪、当归、菟丝子等，以增助阳益气、活血养血之效。如此坚持服药半年，面色渐转正常，浮肿消退，食欲倍增，四肢变温，精神好转。1972年4月已能起床，依靠拐杖或他人搀扶，能缓缓移步；到同年7月，即可丢掉拐杖而行。

1979年11月23日追访：患者已73岁，向来访者兴奋地介绍，从1972年底，在冬季继续服些温阳补肾药，七年来再未卧床不起。这几年一直能料理家务。

【按语】中风之发生，总不外乎阴阳失调，气血逆乱。本例初诊时，患者已成中风后遗症，偏枯达八年，病势沉重，显然不能按一般中风之常规论治。观其诸证，少阴寒化，阴盛阳衰已极。故投大剂四逆，随证加减，始终按少阴寒化证论治。

少阴证气厥（心力衰竭［为编者新加］）

黄某某，女，48岁。成都市街道居民。

【病史】经常头晕，咳嗽气紧，心累心悸，四肢乏力，头面及双膝以下腿足浮肿，迁延已有五年。严重时，自觉心往下坠，甚至短暂昏迷。1964年3月，因劳累后，突觉心累心悸加重，旋即昏迷，不省人事。邻友见危，欲急送医院；但家属恐途中颠簸而致气绝，遂来邀至家中急诊。

【初诊】昏迷不醒，四肢不温，面色苍白，呼吸微弱。脉沉微，舌淡苔黑润。此为少阴证气厥，立即以自制坎离丹五粒，温开水灌服，同时速煎温中扶阳之剂急救。

处方一： 川附片三份半，上肉桂一份，真琥珀二份，柏子仁二份，飞朱砂一份，麝香半份。研细末，水打丸。

处方二： 炮干姜15克，炙甘草10克。一剂。

煎服。

【二诊】灌下坎离丹后，约时许，病人慢慢苏醒过来。然后急进汤剂，每二小时一服。次日，自己坐车前来就诊。心累心悸稍减，四肢微觉有力，精神亦好转。黑苔减少，脉沉弱。法宜温脾补肾，以干姜附子汤主之。

处方： 干姜60克，制附片60克（久煎）。三剂。

【三诊】上方连服三剂，诸证虽有好转，但久病大衰，心气亏耗，肺脾肾皆虚。宜温阳益气，健脾补中为治，以脾胃着手，滋气血之源，以理中汤加味主之。

处方： 潞党参12克，干姜片15克，炒白术15克，炙甘草6克，茯苓25克，法半夏15克。

连进十余剂，诸证显著好转，操持家务如常。1979年7月追访，患者已年逾六旬，十余年来仅复发过一次，但病情较轻，恢复正常后，一直比较稳定。

【辨证】患者元气素虚，久病更加衰惫，遇劳累诱发而病势沉重。呼吸弱，脉沉微，为心气亏耗；舌淡苔黑，浮肿，肢冷，属阳气不振，肾水上泛；突然昏迷，系一时气机逆乱，中气下陷，阴气上腾，心肾不交。所幸尚未发现下利、汗出、面赤、四肢厥逆、脉微欲绝之危候，故不必立投四逆，宜用温肾补心，安神利窍之剂，令坎离相济，再以温中扶阳之品，使清阳升，浊阴降，呼吸为之条畅，神志立转清醒。然后继进驱阴助阳，温补脾肾之方，培植根本，最终以温阳益气，滋养气血为治，逐渐康复而安。

【按语】《素问·方盛衰论》篇云："是以少气之厥，令人忘梦，其极至迷。"论其治疗，因五脏气虚，阳气不足等皆可致病，主张应参合五脏见证，调和阴阳之气，据其经脉盛衰而治之。本例患者，即属少气之候涉及五脏，而以心肾气虚为主。始终以温通之法，扶其心肾之阳，注意以"弃阴附阳，不知并合"为戒。得其要领，故沉疾较快扭转，十余年来颇为稳定。

少阴证寒厥

王某某，男，28 岁。成都市某厂工人。

【病史】患者性情比较孤僻，善愁多郁，日久成疾，未予医治。1947 年初，发现胃脘长一包块，如拳头大，以手按之，活动、有声，但不痛。急赴某地，请中医治疗。所服之药，多系桃仁、红花、三棱、莪术等活血化瘀之品。治疗约半年，疗效不显，食欲日减，形萎神衰。虽七月炎暑，穿绒衣，夜覆被，仍觉不暖。后就地改请他医治疗，至次年四月，病势更加沉重。某日突然昏厥，家人误认为暴死，将其放置屋外木板之上，待殓。此时范老恰在邻舍诊病，有人急忙叩门而入曰："知先生在此，余邻友病危，似已断气，盼先生亲临视之，有无救药？"遂前往诊视。

【初诊】只见患者面色苍白，唇乌，四肢厥冷。当即用细灯芯探试鼻息，略有微动。触胸窝，微热尚存。切脉，似有似无。曰：犹有一毫生机，可试服药，看能否救之。并留其家中，亲自指导用药，以观察疗效。

处方一：炙甘草 30 克，炮干姜 15 克。

处方二：炙甘草 60 克，干姜 120 克，制附片 120 克（久煎），党参 45 克，童便为引。

令其家人，将以上两剂药，同时急火分罐煎煮。先取首方煎好之汤剂半盅，频频灌之。服后约一刻钟，患者逐渐发出轻微鼻息声，手足微微蠕动。待等二方煎成，又立即灌服。药后二时许，慢慢苏醒过来，神志逐渐清楚，方知已将自己抬出室外，家人正备后事。

【辨证】初诊时，患者已待殓。试鼻息，触胸窝，切其脉，观其色，问其病史，此乃属少阴病阳衰阴盛已极，尚存一丝微阳，有顷刻欲脱之危。应急投四逆汤驱阴回阳。但附子须久煎，恐失救逆之机，故先投以甘草干姜汤，辛甘合用，专复胸中之阳，肺气得温，呼吸通利，而垂绝之阳不致立断。然后再以大剂四逆加参，回阳益阴，救元气于垂绝之乡；加童便引阳入阴，使阳昌阴和而回生。

【二诊】语气低微，气不接续；阳气虽回，但气血虚衰已甚。再拟理中汤加味，补脾壮肾；又因其胃脘尚有寒凝积聚，故少佐驱寒散结之品。

处方：党参 18 克，干姜 120 克，炙甘草 120 克，白术 18 克，制附片 250 克（久煎），茯苓 15 克，补骨脂 12 克，枸杞 60 克，吴茱萸 10 克，山萸肉 30 克，白胡椒 10 克。

上方服一剂，略知饥欲食，可进流质少许。原方再进四剂，病情大有好转，每餐能食稀粥一小碗。

【三诊】面色略有润泽，精神转佳，但萎黄未消，食欲不振。仍以理中汤加味，俾土气旺，以助生机。

处方一：党参 15 克，炒白术 30 克，炙甘草 60 克，干姜 120 克，制附片 250 克（久煎），上肉桂 20 克（冲服），枸杞 30 克，桂枝 15 克，茯苓 25 克。

处方二：砂仁 30 克，白蔻 30 克，共研细末，饭后冲服少许。

根据病情，上方加减共服两月余，诸证消除，身体复原。

1979 年追访，患者已五十九岁，三十多年来，能经常上夜班，身体一直较好。

【按语】"厥"证之病理，乃阴阳气不相贯通。轻者手足厥冷，猝然昏倒；重者一厥不复，以致死亡。故《内经》论厥逆甚详，《伤寒论》多救逆之法。但就厥之属性，非寒即热。故《素问·厥论》篇云："阳气衰于下，则为寒厥；阴气衰于下，则为热厥。"临证救逆，必须详辨。

本例寒厥之证，审查内外，辨证求因，可知其寒不从外，皆从内。法宜调其阴阳，治其主经之病。此少阴病阳衰阴盛已极之证，急投辛甘复阳救逆之剂，使阴阳气得以顺接。故待殁之患者，顿时回春。

少阴证真寒假热（高热）

车某某，男，74 岁。成都市居民。

【病史】1975 年 4 月初，感受风寒，全身不适。自以为年迈体衰，营卫不固，加之经济困难，略知方药，遂自拟温补汤剂服之。拖延十余日，病未减轻，勉强外出散步，受风而病情加重。头昏体痛，面赤高热，神志恍惚。邻友见之急送某某医院。查体温 39℃，诊为感冒高热，注射庆大霉素，并服西药，高烧仍不退，病势危重，邀范老至家中急诊。

【初诊】患者阵阵昏迷不醒，脉微欲绝。已高烧三日，虽身热异常，但重被覆盖，仍觉心中寒冷。饮食未进，二便闭塞。双颧潮红，舌淡润滑，苔厚腻而黑。患者年逾七旬，阴寒过胜，恐有立亡之危。虽兼太阳表证，应先救其里，急投通脉四逆汤抢救之。

处方：生甘草30克，干姜60克，制附片60克（久煎），葱白60克。

【辨证】患者高热，神昏，面赤，苔黑，二便不通，似阳热之象。虽高热，反欲重被覆身；身热面赤，而四肢厥冷。二便不通，却腹无所苦。苔黑厚腻，但舌润有津。高烧神昏，无谵妄狂乱之象，而脉现沉微。参之年已古稀，体弱气衰，实一派少阴孤阳飞越之候，生气欲离，亡在顷刻。故应急投通脉四逆加葱，直追其散失欲绝之阳。

【二诊】服上方二剂，热退，黑苔显著减少。阳回而阴霾之气初消，阴阳格拒之象已解。但头痛、身痛，表证仍在；肾阳虚衰，不能化气，故仍二便不利。以麻黄附子甘草汤驱其寒而固其阳，加葱生少阳生发之气。

处方：麻黄10克，制附片60克（久煎），生甘草20克，葱白120克。四剂。

【三诊】上方服四剂，头不觉昏，二便通利，黑苔退尽。唯身痛未除。虽阳回、表解，仍舌淡、肢冷，阴寒内盛，呈阳虚身痛之象。宜温升元而祛寒邪，以四逆加辽细辛主之。

处方：炙甘草20克，干姜30克，制附片60克（久煎），辽细辛6克。二剂。

【四诊】服二剂，余证悉除。其大病瘥后，真阳虚衰，以理中汤加味调理之。

处方：潞党参15克，炒白术10克，炙甘草10克，干姜片15克，制附片30克，茯苓12克。

1979年7月18日追访，患者已79岁高龄，自病愈后，几年来身体一直较好。

【按语】临证辨别寒热，并不太难。但物极必反，"寒极生热，热极生寒"。此等寒热真假之辨，一旦有误，危情叵测。前人对此，曾有较多之阐发。

本例证似阳热，而脉微欲绝，脉证不符。范老遇此寒热真假难分之际，全面审度，突出舌诊：其舌质淡，为阴寒盛；苔黑而润滑有津，乃肾水上泛。断不可误认为阳热，实为阴寒内盛已极，虚寒外露之假象。故遇此类危证，效仲景之法，敢于突破，常获显效。

少阴证下利虚脱（正伤寒）

黄某某，男，11 岁。原四川成都市学生。

【病史】1948 年秋，初感全身不适，以后病情逐渐加重，神志昏迷，高热至40℃以上，腹泻。当时正值肠伤寒流行季节，原四川省立医院确诊为"正伤寒"，某专家认为，病已发展至极期，全身性中毒过重，已属不治之症。后由中医会诊，曾以大量犀角、羚羊角、紫雪丹等抢救。患儿虽高热退，腹泻止，而病势却更加沉重，四肢冰冷，脉欲绝，终至垂危。最后来诊，按少阴证下利虚脱论治，初诊机转，数诊痊愈。

【初诊】患儿连日来昏迷蜷卧，面色灰白乌暗，形体枯瘦。脉伏微细欲绝，唯以细灯草试双鼻孔，尚有丝微气息。四肢厥逆，手冷过肘，足冷过膝，甚至通体肢肤厥冷。此为病邪已由阳入阴，发展为少阴阴寒极盛，阳气顷刻欲脱之险恶阶段。急用驱阴回阳，和中固脱之法，以大剂通脉四逆汤一剂灌服急救。

处方：川附片120 克（久煎），干姜120 克，炙甘草60 克。

【二诊】上方，连夜频频灌服，至翌日凌晨，患儿家长慌忙赶来连声说："坏了坏了，服药后鼻中出血了！"范老立即回答："好了好了，小儿有救了！"遂再诊。患儿外形、病状虽与昨日相似，但呼吸已稍见接续、均匀，初露回生之兆。宜继守原法，以通脉四逆倍加用量再服。

处方：川附片500 克，干姜500 克，炙甘草250 克。

先以肥母鸡一只熬汤，另以鸡汤煎附片一个半小时，再入姜、草。服药后约两小时，患儿忽从鼻中流出紫黑色凝血两条，约三寸长，口中亦吐出若干血块。这时缓缓睁开双眼，神志开始清醒，并开口说："我要吃白糕！"全家顿时破涕为笑，皆大欢喜。遂遵原方，再进四剂。

【三诊】患儿神志已完全清醒，语言自如，每日可进少量鸡汤等流质。面色青暗。舌质淡白，乌暗，无苔。上肢可活动，开始端碗进食，下肢僵硬，不能屈伸，四肢仍厥冷。病已开始好转，阳气渐复；但阴寒凝聚已深，尤以下肢为甚。原方稍加大曲酒为引，再服。

上方又服一剂后，次日下肢即可慢慢屈伸。再服两剂，能下床缓步而行。服至十三剂，逐渐康复。

患者于 1978 年 12 月 26 日来函说："三十年前，范老治好我的病以后，我于 1953 年参军，在部队还立了两次三等功，现在机械配件厂当钳工，身体一直很好。"

【按语】此例由于失治，病由阳入阴，阳气衰微，阴寒凝滞，即阴阳气血已不能充实于四肢肌肤，故现面色灰白乌暗，脉伏细微欲绝，四肢通体逆冷，甚至昏厥不省。显然，病势已发展至少阴寒化之危重阶段，属典型之四逆证。值此纯阴微阳之际，千钧一发之时，一切以阳气之存亡为转移。阳存可生，阳亡立死，非急投以大剂通脉四逆回阳救逆不可。

四逆汤为仲景回阳救逆之主方。若能正确掌握，辨证施治，姜附草三味，即能起死回生。郑钦安曾说："仲景深通造化之微，知附子之力能补先天欲绝之火种，用之以为君。又虑群阴，阻塞不能直入根蒂，故佐以干姜之辛温而散，以为前驱，荡尽阴邪，迎阳归舍，火种复兴，而生命立复，故曰回阳。阳气既回，若无土复之，光焰易熄，虽生不永，故继以甘草之甘，以缓其正气。缓者即伏之之义也，真火伏藏，又得重生也，此方胡可忽视哉。"(《医理真传》)四逆汤再加干姜一倍，即本例所用之通脉四逆汤。干姜佐附子，更能除六腑之沉寒，回三阴之厥逆，救肾中元阳，脉气欲绝者。倍干姜，尤能增辛热以逐寒邪，取辛温而散之义，加强荡涤阴邪，迎阳归舍之效。灌服后，患儿忽然鼻孔出血，家长惊慌失措，以为误用姜附必死无疑！殊不知此病后期一派阴气弥漫，复进苦寒退热之品，犹如冰上加霜，周身气血趋于凝聚。此时转投大剂通脉四逆汤，回阳返本，峻逐阴寒，冰伏凝聚之血脉为之温通；阳药运行，阴邪渐化，血从上窍而出，实为通脉四逆推墙倒壁之功，初见起死回生之兆，何惊骇之有？此时此刻，又抓住转机，当机立断，在原方大剂量基础上再加倍翻番，姜、附均增至500克，凝结之血条血块，均被温通而逐出。正邪相搏出现新的突破，患儿终于转危为安。

或问：本例患儿在半月之内，每剂附子用量250～500克，累计6500克，经过三十年之检验，预后良好。附子的有效量和中毒量问题，是否值得重新探讨？

实践是检验真理的唯一标准。我们认为，上述问题如何从理论与实践的结合上，努力运用现代科学手段深入研究，对发掘祖国医药学的伟大宝库，是一项重要的课题。

少阴证淋病（前列腺炎）

张某，男，57岁。某电影制片厂导演。

【病史】1961年冬，在某地农村，睡新修湿炕而致病。初起，一侧睾丸肿大，坐立行走均疼痛难忍。因未能及时就医而日益加重。某某医大附院确诊为"前列腺炎"。经某中医研究所治疗一年而愈。1974 年冬，旧病复发，先后迁延约三年。开始仅尿频，睾丸不适；服中药清热利尿剂数付，即告缓解。其后屡犯屡重，不仅尿急，尿频，尿路灼痛，并常感生殖器冰冷麻木。某某医院检查确诊，仍属"前列腺炎"（检查报告：脓球"B"，磷脂体少许，白细胞每高倍镜视野 50 个以上，红细胞每高倍镜视野 30 个）。从 1977 年 4 月至 8 月，开始采取中西医各种方法治疗：化疗、超声波理疗、热水坐浴、针灸、按摩等，同时服清热解毒利湿等中药 150 多剂。但自觉症状有增无减，并发展至阳痿，全身瘫软，步履艰难，终于被迫全休。1977 年 8 月 30 日来诊，按少阴阳衰阴盛证论治，治疗三个月病愈。

【初诊】恶寒蜷卧，肢体萎软，神靡，头晕，失寐，食欲大减（每餐只进一两）。睾丸坠胀及腹，常感凉麻疼痛，小便浑浊频数，阳痿。面色萎黄暗黑，舌质淡白，全舌白苔密布，根部苔淡黄厚腻，脉象沉微细。此为少阴阳衰，阴寒内盛，法宜补阳温肾，散寒止痛。以四逆汤加上肉桂主之。

处方： 川附片 120 克（久煎），干姜 120 克，炙甘草 60 克，上肉桂 15 克（研末冲服）。三剂。

连服三剂，少腹和睾丸坠胀疼痛减轻，小便色转清，尿频也好转，阳气渐复，原方附子、干姜减至 60 克；再加茯苓，炒白术，以健脾除湿，继服三十剂。头晕、失眠、恶寒、乏力、少腹及睾丸坠胀，均进一步减轻，生殖器凉麻之感亦较前轻微。

【辨证】此病恶寒肢冷，神靡蜷卧，为心肾阳衰，不能温煦，正气不足，反为邪困；睾丸坠胀，常感凉麻疼痛，为肾气衰弱，不能温养筋脉，阴寒凝聚，气血阻滞。这表明少阴阳虚寒化之主证已比较突出。少阴寒化之阴寒内盛，属阴、属里、属虚、属寒，为全身性之虚寒证，必然累及人之整体机能及多种脏腑。小便频数，为肾气亏耗，固摄失司；小便浑浊，为气虚失调，不能制约脂液。阳痿，为下元亏损，命门火衰，失其作强。面色黄为寒湿；黄而萎，属脾阳不振；兼黑为寒，为痛；暗而无泽，乃肾阳虚衰。舌质淡者阳气之败；白者脏腑极寒。脉象沉而无力，里虚甚；微者，阳气衰而无力鼓血行；细者，阴血不足，脉道不充。综上所述，皆属少阴寒化，阳衰阴盛之主证贯穿全局。须抓住根本，以驱阴扶阳为急务。

【二诊】恶寒神靡，生殖器凉麻痛等证进一步好转。舌质稍现红润，黄白厚腻之苔已减。惟少阴心肾两脏，心主血主火；肾为水火同宫之脏，藏真阴真阳之气。患者全身性虚寒证，不仅伤及肾阳，同时累及肾阴。法宜继续温补肾阳，兼顾其阴，再佐以温中健脾为治。以四逆并理中加味主之。

处方：川附片60克（久煎），干姜60克，炙甘草60克，党参30克，上肉桂10克（研末冲服），冬虫夏草15克，宁枸杞30克，菟丝子30克，云苓20克。

服药十余剂，诸证继续好转。其后，根据病情加减，姜附减至30克，又服十余剂。

【三诊】经检查，前列腺炎基本痊愈；同时，多年来之低血压、头昏、失眠等证，亦均消失；饮食骤增，精神大振。后以壮阳益肾，养心安神之剂，配成丸药，缓缓调养，以巩固疗效。

处方：川附片120克，上肉桂30克，朱砂15克，冬虫夏草30克，琥珀20克，麝香0.3克，宁枸杞30克，肉苁蓉30克，柏子仁30克，菟丝子30克，每日服两次，每次1克。

1977年12月初，病愈而恢复工作。1978年12月10日来信说；"我们的工作，经常需要跋山涉水，战严寒、酷暑、大雪、狂风、烈日、暴雨……我的病经范老治愈后，已拍完一部故事片；目前，正准备迎接新的战斗。"

【按语】本例并非四逆证，为什么要用四逆汤？

《伤寒论》中的四逆汤，为回阳救逆的主方，但根据范老多年的临床经验，其作用不局限于此。除阳虚欲脱，脉微欲绝等典型四逆证以外，还可广泛用于一切阳虚阴盛之病人。

从伤寒六经辨证来看，大凡三阳病中某些变证、坏证，三阴病中之虚寒证，皆可酌情用之。

在临床上如何准确地、灵活地运用四逆汤？关键在于严格掌握阳虚阴盛疾病的基本要点。除上述典型的四逆证以外，这些要点，大体上还包括：舌质淡白，苔润有津；面色晦暗无泽；神疲，恶寒，四肢清冷，口不渴，或渴而不思饮；或喜热饮；大便不结，或虽大便难而腹无所苦，或先硬后溏，夜尿多，脉弱等。

在准确辨证的前提下，还必须严格掌握用药配伍和剂量轻重。附子用量应针对病情恰如其分，并须久煎一个半小时以上。附子无姜不燥，干姜的用量须灵活掌握。在阳虚阴盛而未至四逆，舌质虽淡而不甚，苔虽白而不厚的情况下，干姜可酌情少用；反之可多加，直至与附子等量。甘草的用量不超过附子的一半，大体与干姜相等。

必须指出，阳虚阴盛之人，初服辛温大热之品，常有心中烦躁，鼻出黑血，喉干，目涩或赤，咳嗽痰多，面目及周身浮肿，或腹痛泄泻，或更加困倦等，此并非药误，而是阳药运行，阴去阳升，邪消正长，从阴出阳之佳兆。服药后比较理想的反应，是周身暖和，舌质和面色均现红润。此时即可用少量滋阴之品，以敛其所复之阳，阳得阴敛，则阳有所依，自然阴阳互根相济，邪去正安。

少阴证淋病

肖某某，女，36 岁。四川广汉县某小学教员。

【病史】小便不畅已十余年，重则尿黄窘迫，欲解不出。尿道灼痛，淋滴不尽。经多方检查治疗，疗效不显。1960 年 8 月来诊。

【诊治】每昼夜小便数十次，量极少，有时仅数滴，涩痛，腰及小腹亦觉疼痛；下阴糜烂，白带多；四肢不温；舌尖边红，苔白滑。此为少阴阳郁，气机不利。法宜宣通气机，化阴通腑。以四逆散加味主之。

处方：柴胡 24 克，白芍 24 克，枳实 24 克，甘草 9 克，桔梗 30 克，茯苓 30 克。四剂。

另以自制九成丹涂下阴患部。

服后，小便通利，诸证悉解。下阴糜烂已好转。再以少量丹药涂于患处，半月后获愈。

【分析】《伤寒论》云："少阴病，四逆，其人或咳，或悸，或小便不利，或腹中痛……四逆散主之。"本例之小便不利，四肢不温，并腹中痛，为邪入少阴，阳为阴郁。少阴为三阴之枢，邪气滞于中，清浊不分。加之患者久病不愈，郁积而气机阻滞日甚。投四逆散举下陷之阳邪，疏不宣之气机。以柴胡启达阳气，兼解郁滞；芍药养真阴，调解肝脾，俾土木和而气机流畅；柴枳同用，一升一降，清浊分行。仲景原方注：小便不利加茯苓。恐其力缓，仅渗湿不足以畅气机。肺为水之上源，行呼吸，主一身之气，喜清肃，取下行为顺。今外邪固束，则水道难于通调，故重用桔梗，辛开苦降；茯苓利水，与桔梗之开提相合，亦为一升一降。水邪消，诸证自平矣。

【按语】《素问·灵兰秘典论》篇曰："膀胱者，州都之官，津液藏焉，气化则能出矣。"可见小水虽由膀胱所司，若无气机之转化，焉能排出而为溺？故小便之病变，与肾、肝、脾、肺、三焦之气化，关系密切。在临证中，对各种原因之小便失利或不禁，往往以相关脏腑经络全面考虑。范老认为，凡尿频、尿急，欲出不尽，或闭塞不通，排尿涩痛；小腹、两胁、腰部或胀或痛或酸；上述诸证，不必悉具，皆可以四逆散辨证加减论治。

少阴证淋病

王某某，女，67 岁。山东省荣城县居民。

【病史】患者十多年来，经常小便频急，重则淋漓涩痛，点滴不尽。曾多次验小便，均属正常。先后服大量抗生素和利尿药，并以补肾气、除湿热等法论治，时好时坏。近来病情加重，转来求诊。

【诊治】1978 年 12 月 5 日。近一月来，约隔半小时解小便一次，量极少，一昼夜排尿总量仅 300 多毫升，色黄如浓茶。小便灼热，欲解不尽；四肢不温，少腹胀满疼痛，日夜不宁。舌质淡红稍暗，苔白滑。此为邪入少阴，阳郁不伸，水气不化。法宜宣通气机，化阴通腑。以四逆散加味主之。

处方：柴胡 10 克，白芍 10 克，枳实 10 克，甘草 3 克，桔梗 15 克，茯苓 20 克。四剂。

服后小便通利，病遂获愈。

1979 年 5 月 15 日随访：其女告之，病愈后，已回山东原籍。最近来信，病未复发。

【按语】肖、王二例少阴证淋病，病因、病情和病程大体相似。仅因王例年逾花甲、症状较轻，故药量稍减。均投四逆散加茯苓、桔梗为治。皆一诊而愈。

少阴证淋病（肾盂肾炎）

周某某，女，40 岁。成都某厂职工。

【病史】1973 年 5 月，患腰痛，小便不利。先后经两处医院检查：尿液混浊，有大量白细胞，少许红细胞，少量尿蛋白，血象白细胞计数增高。均诊断为"肾盂肾炎"。服中西药三月余，病势未减。同年 8 月来诊。

【初诊】1973 年 8 月 29 日。近月来病情逐渐加重：小便短涩，频数，色黄，欲解不尽，点滴刺痛，并痛引小腹，腰痛尤甚。头痛恶寒，无汗，手足不温，面色略萎黄，舌质淡红，苔薄黄。此为淋病，证属少阴，兼太阳伤寒之邪，交织蕴积。法宜先从太阳入手，发表散寒，开腠逐邪，以甘草麻黄汤加味主之。

处方：麻黄 10 克，甘草 30 克，葱白 60 克。二剂。

【二诊】头痛、恶寒明显好转，腰痛减轻，小便短涩频数略减。余证如前。薄黄苔已退，太阳之寒邪已解。宜抓住少阴之枢，宣通气机，化阴通腑，以四逆散加味主之。

处方：柴胡 10 克，枳实 12 克，白芍 12 克，甘草 3 克，茯苓 30 克，桔梗 30 克。三剂。

连服三剂，小便通畅，尿转阴性，余证皆平。1979 年 11 月随访，几年来坚持重体力劳动，病未复发。

【按语】《金匮要略》云："淋之为病，小便如粟状，小腹弦急，痛引脐中。"本例小便频数短涩，滴沥刺痛，痛则腰酸，实属淋病之主要临床特征，而其基本病变为下焦气化不利，属少阴四逆散证。但，本案为何首用甘草麻黄汤？

少阴证虽有发汗之禁，复有淋家不可发汗之戒；但此例兼有太阳伤寒表实证，故不在此禁戒之例。少阴发汗之禁，乃指"病为在里"而言，一是少阴寒化，阳气已虚；一是少阴热化，阴虚内热。本例不仅表邪郁闭，阻滞气机，加重气化功能失调；而且此证虽属少阴，既非四逆汤证，又非热化证；病虽入里，而阳气未虚。虽属淋病，但既非湿热蓄于膀胱，又非膀胱津液先虚。实属少阴病四逆散证之阳为阴郁，气机不利。今首用《金匮要略》甘草麻黄汤，既可发表散寒，又能通利小便。重用甘草以托之、缓之。再加葱白，通上下阳气，调畅气机。故此方似峻而实稳，内外兼顾，以为前驱。后投四逆散加味，借少阴之转枢，并邪居内外之间，可进可退、时上时下之势，和解而分消之，病遂告愈。

少阴证经闭

胡某某，女，38 岁。四川郫县团结乡，农民。

【病史】经闭四年，经治疗其效不显，发至形寒，肢冷，颤抖，全身水肿，行动需人搀扶。1953 年 4 月来诊。

【初诊】全身皆水肿，下肢尤甚，按之凹陷，遍体肌肉轻微颤抖。头昏，畏寒，不欲食，神疲倦卧，四肢清冷，声低气短。面色青暗无泽，舌淡，体胖，有齿痕，苔薄白，脉伏。此为少阴证经闭，阳虚水肿，法宜通阳渗湿，暖肾温中，以茯苓四逆汤加味主之。

处方：茯苓 30 克，潞党参 15 克，炙甘草 30 克，干姜 60 克，制附片 120 克（久煎），桂枝 12 克，炒白术 12 克。

【二诊】服完第一剂，小便清长，肿胀略有减轻，每餐可进食米饭一两。

继服二剂后，肿胀明显好转，颤抖停止。嘱其原方再进三剂，并以炮姜易干姜，加血余炭 30 克，返家后续服。月余病愈。

1979 年 7 月追访，患者已 63 岁，自从二十六年前病愈后，直到经绝，月经一直正常，身体健康。

【辨证】患者系中年农妇，原体强健，后几年停经，一蹶不振。初诊时，病已沉重，究其原因，一则常年耕耘，历尽风霜雨露，积冷伤湿，而致寒凝血滞。正如《金匮要略》所云："妇人之病，因虚、积冷、结气，为诸经水断绝。"二则久病精气衰惫，加之前服中药大多破瘀攻下之品，挫伤脾肾之阳，以致肾水泛滥，脾不制水，全身肿胀。经云："诸寒收引，皆属于肾""诸湿肿满，皆属于脾。"故此证属脾肾阳虚，阴寒内积，而以少阴虚衰为主。畏寒、肢冷、神疲倦卧，声低气短，面色青暗，舌淡脉伏，皆一派少阴寒化之明症。治以茯苓四逆汤，姜附回阳逐阴，甘草缓中，茯苓渗利，党参扶正。加白术补脾燥湿，增桂枝以通心阳而化膀胱之气；加炮姜易干姜，取其温经助血之行；再加血余炭，既有去瘀生新之效，又具利小便之功，以促其肿胀之消除。

【按语】本例患者，血寒凝滞，误用攻下，以致阴阳两伤，经闭水肿，复因失治而致阴阳两虚；故取茯苓四逆汤，善消阳虚水肿之效，兼顾其阴。加温经散寒，逐瘀生新之炮姜、血余炭，突破经阻之要害，诸症迎刃而解。

少阴证不孕

黄某某，女，34 岁。四川某机关干部。

【病史】已婚七年未孕，男女双方经检查生理正常。1959 年冬开始，自觉头昏、乏力，早晨脸肿，下午脚肿，月事不调。1965 年春，病情发展严重。同年 7 月 20 日来诊。

【初诊】闭经半年，白带多。全身轻度浮肿，下肢较重。周身疼痛，畏寒，多梦，纳差，血压有时偏高。小便不利，大便先结后溏。舌质淡，体胖嫩，边有齿痕，苔白滑，中间厚腻，脉沉。此为邪入少阴，火衰水旺，肾阳虚衰，经水不调之不孕症。首以真武汤加减，温阳化气行水为治。

处方：制附片 120 克（久煎），茯苓 30 克，生姜 30 克，桂枝 15 克，炮姜 30 克，炙甘草 15 克。四剂。

【二诊】服上方，全身浮肿显著消退，食欲增加。原方再服四剂。

【三诊】神疲、恶寒等证虽有好转，但仍血枯经闭。原方并当归补血汤加减主之。

处方：制附片60克（久煎），茯苓20克，白术15克，生姜30克，桂枝10克，黄芪30克，当归10克，炙甘草10克，炮姜30克

【四诊】上方服至八剂时，月经来潮。色淡量少，有瘀块。小腹发凉隐痛。仍有宫寒凝滞之象，以温经汤加减主之。

处方：吴茱萸6克，当归10克，川芎6克，白芍10克，血余炭20克，炮姜20克，炙甘草10克。二剂。

【五诊】小腹冷痛消失，瘀血显著减少，诸证明显好转。嘱其忌生冷，戒房事半年。并书一方，回家缓服调养。

处方：制附片60克（久煎），上肉桂10克（冲服），炮姜30克，血余炭20克，菟丝子20克，肉苁蓉10克，黄芪30克，当归10克，泡参15克，炙甘草15克，枸杞20克，巴戟12克。

1979年7月26日追访：患者说，前后共服药百余剂，并遵范老所嘱调养，1967年怀孕，现已有两个孩子。

【按语】《素问·上古天真论》篇曰："女子……任脉通，太冲脉盛，月事以时下，故有子。"本例月事不调，时行时止，显系冲任二脉损伤，焉能妊娠？

导致阴脉血海之损害，原因很多。本例病根，在于少阴真火虚衰，肾阳不振，又累及于脾。故现龙飞水泛，后天生化乏源，日益气虚血枯，寒凝胞宫，经脉受阻，月事不下。故首投温阳化气行水之剂，重用姜附，镇纳群阴。再以补血益气，温经散寒为治。脾湿除，气血调，任脉通，血海盛，经期正，连生二子。

少阴证胎黄（新生儿黄疸［为编者新加］）

吴某某，男，新生儿，55天。成都某厂职工之子。

【诊治】1957年7月来诊。患儿足月顺产，初生即周身发黄。现已55天，体重1.5公斤，身长30多厘米。身面长满黄色细绒毛，长约1厘米，皮肤晦黄不退。精神萎靡，四肢不温，皮肤干涩，头发稀疏、黄糙，生殖器肿大。虽值炎暑，还须棉花厚裹。稍受微风或惊动，皆易引起呕吐。某某医院诊为："先天不足"，未予治疗。范老认为临床罕见，殊难入手。其母再三恳求，方同意试治。询其妊娠期间身体状况，得知怀孕后，嗜饮大量浓茶，每日约5～6磅，连茶叶均嚼食之。故脾阳受伤，湿从内生，湿邪久羁，遗于胞胎。致新

生儿先天亏损，脾肾阳气衰微，气亏血败，经隧受阻，胆液浸淫，溢于全身肌肤，故发为胎黄，日久不退。精神萎靡，四肢不温，头发稀疏而黄糙，亦显为少阴阴盛阳微之征。法宜破阴回阳，以通脉四逆汤加味主之，配以针砂散，祛脾胃之湿浊。

处方一：制附片 15 克（久煎），干姜 15 克，甘草 10 克，辽细辛 1 克，葱白 30 克。

处方二：针砂散。

每日晨用米汤灌服 0.6 克，连服 20 日。

月余后，患儿身黄退，体重略增，逗之能笑。遂停药，嘱其细心调养，此后逐渐健康成长。

1978 年 12 月 18 日追访：患儿已长成人，参加工作。体重 110 斤，身高 1.64 米。喜爱体育运动，在中学时为业余足球运动员。

【按语】此例虽属罕见，但按六经辨证，其主证既属少阴，并兼太阴寒湿；因此，病在何经，即可用其法其方施治。本案之获效，初看之，似某方某药之功，实则六经辨证生命力之所在。进而剖析，婴儿脾肾阳气不振，寒湿郁滞运化失常，胆汁被阻溢于肌肤；参之肢体不温，发育不良等，应属少阴阴黄。故投以通脉四逆，以助先天之元阳，配以针砂散除脾胃之湿浊。阳旺湿消，气机通畅，则邪去自安。

第十章　厥阴证医案

厥阴证头痛眩晕（美尼尔氏综合征）

黄某某，女，34 岁。成都市某商店职工。

【病史】1970 年以来，经常患头痛、眩晕、干呕，甚则晕倒，经数家医院皆诊断为"美尼尔氏综合征"。

【初诊】1972 年 1 月来诊。头顶痛甚，干呕，吐涎沫；眩晕时，天旋地转，如坐舟中；四肢无力，手足清凉。面色萎白无华，舌淡润少苔，脉微细。此为肝胃虚寒，浊阴上逆，病属厥阴寒逆头痛眩晕。法宜暖肝温胃，通阳降浊，以吴茱萸汤主之。

处方：吴茱萸 10 克，潞党参 20 克，生姜 30 克，红枣 30 克。四剂。

【辨证】在《伤寒论》中，吴茱萸汤主治病证有三条：一属阳明之胃家虚寒；二属少阴吐利；三属厥阴寒证。其共同之点，皆有呕吐这一主证。阳明虚寒食谷欲呕；少阴吐利；厥阴干呕吐涎沫，其病机之共性，皆为中虚气逆，浊阴上犯。

但本例厥阴干呕吐涎沫，还有头痛一证，此乃病属厥阴经之显著特征。其所以成为特征，一是因为厥阴受邪，循经气而上逆巅顶，故头痛，且其部位常在头顶。二是厥阴受寒，肝木横逆，寒邪夹浊阴之气上逆而犯胃土，以致中气虚弱，脾气不升，胃气不降。清阳不足，干呕气逆上冲则头痛；其眩晕，正如《素问·至真要大论》篇所云："诸风掉眩，皆属于肝。"总其要，厥阴肝寒为本，阳明胃寒为标，病属厥阴寒证。

【二诊】上方服四剂，呕吐止。头痛，眩晕，明显减轻。但仍眩晕，其所以眩晕者，因其病在肝，而其根在肾。宜继进温补脾肾之剂，以理中汤加味缓缓服之。

处方：潞党参 20 克，炒白术 18 克，炙甘草 15 克，干姜 30 克，制附片 30 克（久煎），茯苓 15 克，上肉桂 10 克（研末冲服）。

服二十余剂，诸恙悉安。1979 年 7 月追访，自从痊愈以来，再未重犯，始终坚持全勤。

【按语】本例厥阴头痛眩晕之证，与美尼尔氏综合征相似。其病因现代医学至今尚未完全清楚。中医虽无此病名，但根据辨证，多属肝肾。《灵枢·海论》篇云："髓海不足，则脑转耳鸣，胫酸眩冒，目无所见"，亦即此理。邪入厥阴，从阴化者居多，常见干呕、吐涎。其标在胃寒，其病在肝寒，其根在肾寒，故先后投以燠土、暖肝、温肾之剂，病祛根除而晕痛皆止。

厥阴证肠澼（急性痢疾）

江某某，男，39岁。成都市金牛区营门口乡，农民。

【病史】1977年8月下旬，在田间劳动忽感全身难受，四肢发凉，头冒冷汗，腹痛肠鸣。旋即昼夜腹泻，下利频繁，夹脓带血。9月2日急来求诊。按厥阴证肠澼论治，服药两剂痊愈。

【诊治】每日下利十余次，便稀带黏冻状，色黄赤，伴有腹痛，里急后重。兼见干呕、心烦、口渴、肢冷。舌质暗淡，尖部稍红，苔黄腻而厚。此为寒热错杂证肠澼，病在厥阴。法宜驱邪扶正，寒热并用，以乌梅丸主之。

处方：乌梅30克，辽细辛6克，干姜30克，黄连12克，当归10克，制附片60克（久煎），蜀椒6克，桂枝10克，党参12克，黄柏10克。二剂。忌食油荤、生冷。

上方连进两剂，肠澼痊愈。1979年6月随访，患者说：一年前病愈后，至今未再复发。

【辨证】《素问·太阴阳明论》篇云："贼风虚邪者，阳受之；食饮不节，起居不时者，阴受之。阳受之，则入六腑；阴受之，则入五脏……入五脏则膜满闭塞，下为飧泄，久为肠澼。"可见肠澼往往与阴阳乖和有关，并现寒热混淆诸证。

本例上热下寒之证十分明显。厥阴为风木之气，偏盛则风邪上窜。今患者干呕、心烦、恶心，舌尖较红，皆为上热。肢体厥冷，小腹冷痛，下利清稀，间夹乌白冷冻，其下寒诸证尤为明显。归根到底，其病机在于阴阳之气不能相互贯通。是以上为阳，阳自阳而为热；下属阴，阴自阴而为寒。亦即"厥阴之胜"所致之肠澼，故以乌梅丸移治之。

【按语】乌梅丸"又主久利"，本例并非久利，为何投此方？

一般而论，厥阴之证，非厥即利。久利多属寒热错杂之病，则宜寒温并用之法，力求寒热夹杂之方。本例虽非久利，因证属厥阴，寒热互见，乌梅丸恰为寒热温补并用，辛酸甘苦兼备之方，正与本例对证，故移用原方而获效。

实际上，古今医家曾将乌梅丸移治多种杂证，尤其对下利之治疗，更有不断扩展。以《千金方》为例，仿仲景"又主久利"之意，用乌梅、黄连治热利；配附子、干姜等治虚寒性久利。《圣济总录》以乌梅丸治产后冷热利久不止。《证治准绳》用本方治胃腑发咳，呕出长虫。日人雉间焕说：反胃之证，世医难其治，此方速治之，实奇剂也。（转引自《论伤寒论初稿》）任应秋认为：乌梅丸有强壮胃肠机能和消炎杀虫作用，所以对慢性腹泻病亦有效。（《伤寒论语译》）不久前，曾有用本方治愈迁延十五年结肠炎之报道。可见乌梅丸之应用范围，并不局限于蛔厥与久利，在实践中已有不断发展。

厥阴证骨痹（风湿性关节炎［为编者新加］）

刘某某，男，60 岁。成都某机关干部。

【病史】 患腰腿关节疼痛已十余年，痛有定处，遇寒痛增。开始右膝关节较重，左腿及腰痛稍轻；1956 年以后，更加冷痛沉重，下肢伸屈不利，以至不能下地活动。当地医院诊断为风湿性关节炎。1960 年 6 月来诊，按厥阴寒证骨痹而获效。

【初诊】 下肢冷、骨痛、麻木、拘挛、沉重，右腿尤甚。伸屈行动困难，须靠拐杖或搀扶方能移步。面黄晦黑，舌质微乌，苔薄灰白，脉沉细。此为气血皆虚，寒湿内搏于骨节所致。法宜养血通络，温经散寒。以当归四逆汤加味主之。

处方： 当归 10 克，桂枝 10 克，白芍 10 克，辽细辛 3 克，木通 10 克，红枣 30 克，生姜 10 克，苏叶 10 克，甘草 6 克，防风 10 克，牛膝 10 克，木瓜 10 克。六剂。

【二诊】 上方连服六剂，右腿已能屈伸，开始着力缓缓而行；骨节冷痛、拘挛亦减。厥阴伤寒之外证初解，多年痼疾松动；但患者年已花甲，六脉沉细无力，舌质仍暗淡无华，久病衰弱之象益显。法宜驱阴护阳，温补脾肾，以理中汤加味主之。

处方： 党参 15 克，白术 12 克，炙甘草 15 克，干姜 12 克，肉桂 3 克，制附片 30 克（久煎）

上方服二十余剂，从此行动自如，恢复正常工作。1979 年 8 月 6 日追访：患者系红军干部，现已 79 岁。经范老于 1960 年治愈后，虽在 1963 年曾患肿病，有所反复；但当时腿仍能屈伸，关节疼痛不甚，尚可自由行动。至今能在室内外散步。

【辨证】 此例明显之主证，为下肢关节拘挛冷痛，右腿屈伸履步尤艰。参之脉证，诊为痹证似无疑义。但为什么缠绵多年，几成废足？其病因、病位、病机之理何在？究属何经之病？必须详加辨证。

《素问·痹论》篇云："风寒湿三气杂至，合而为痹也。其风气胜者为行痹；寒气胜者为痛痹；湿气胜者为著痹也。"这里既概括了引起痹证的三种外邪，又表明三痹不同的主证。不仅如此，根据风寒湿邪侵入之部位，进而分为骨、筋、脉、肌、皮五痹。又云："痹在于骨则重；在于脉则血凝而不流；在于筋则屈不伸；在于肉则不仁；在于皮则寒。"可见三痹指病因，五痹言病位，并包括症状在内，互相联系而不可分割。

以本例患者而言，临床表现下肢疼痛较剧，且关节重着，固定不移。寒为阴邪，侵入人体，阴经受之；客于筋骨肌肉之间，故迫使气血凝滞，遇冷则痛更增。参之面色青黄，舌质乌暗，苔现灰白，皆属寒主痛，可知寒凝痛痹，乃其主证。

患者自觉右腿发凉，骨重难举。可见寒湿阴邪，已深侵入骨。正如《素问·长刺节论》篇所说："病在骨，骨重不可举，骨髓酸痛，寒气至，名曰骨痹。"

《伤寒论》云："手足厥寒，脉细欲绝者，当归四逆汤主之。"本例下肢冷痛，骨重难举，麻木拘挛，参之舌质暗淡，脉象沉细，实为风寒中于血脉，血为邪伤，则营气阻滞，故病属厥阴寒证。郑重光曾指出："手足厥寒，脉细欲绝，是厥阴伤寒之外证；当归四逆，是厥阴伤寒之表药也。"（《中国医药汇海·伤寒论卷十六》）这里不仅说明厥阴风寒中血脉而逆与四逆证不同，而且点出为何用当归四逆之理。今验之临床，初诊服药六剂，厥阴伤寒之外证遂除，血分之邪被逐，营气之阻滞即通，故下肢骨节冷痛拘挛诸证，迎刃而解。再进理中汤加味，培补先后二天，阴消阳长，从阴出阳，因势利导而病获愈。

【按语】 临床常见之风、寒、湿、热诸痹，《内经》等古籍，按其病变部位分为骨、筋、脉、肌、皮五痹；若进而发展至脏腑机能障碍，则更为严重。范老认为：纵有千变万化，究其病因，不外风寒湿热诸邪闭阻之部位不同。总其要，皆不离六经之传变规律。这正是辨认此类不同病变与循经用药之关键所在。

以本例厥阴证骨痹而论，其主要脉证亦不外"手足厥寒，脉细欲绝"。这本来是四逆辈之主证，为何仲景反用当归四逆汤主之？古今学者，对此颇多争议。因当归四逆汤，实为桂枝汤之变方。即桂枝本方易当归为君，去生姜，加细辛、通草组成（古之通草即今日之木通）。故争论之焦点，在于为何不用姜附。钱潢说："方名曰四逆，而方中并无姜附，不知何以挽回阳气，是以不能无疑也。"柯韵伯甚至认为："此条证在里，当是四逆本方加当归，如茯苓四逆之例。若反用桂枝汤攻表误矣。"罗东逸等注家，又借厥阴主肝之说，对本方委曲顺解。提出"厥阴之脏，相火游行其间，经虽受寒，而脏不即寒"，故虽"见其手足厥冷，脉细欲绝者，不得遂认为寒，而用姜附也"。以上诸说皆不能令人信服。

喻嘉言《伤寒论尚论篇》，对当归四逆汤颇具卓见。他说："四逆之名多矣。寒甚而厥，四逆汤；里寒外热，通脉四逆汤；热邪传里，四逆散。此用当归四逆汤何故？盖四逆之故不同，有因寒而逆，有因热而逆；此则因风寒中血脉而逆，乃当归为君之所以立也。"高学山著《伤寒论尚论辨似》进而阐明桂枝汤之变法云："至其桂枝之变法，神妙莫测，真有上下九天九地之幻。夫桂枝汤之号召阴阳，其义已见本汤下。乃忽焉加芍药，则使下引内入以畅脾阳。忽焉加芍药、而并加胶、饴，则使之内引上托，而建中气。忽焉加当归、增大枣，只以细辛、通草为使，则使之深入肝肾，而为温之润之之剂。长沙制方之意，可因此而悟其余矣！"这种观点比较符合仲景原意。范老在多年临床实践中，治愈不少厥阴证，常用当归四逆等厥阴诸方。此例仅为其中一个代表，它在理论和实践上，都涉及历代医学家提出过的一些问题，将有待于继续深入探讨。

厥阴证骨痹（坐骨神经痛）

王某某，男，29 岁。四川省某汽车队职工。

【病史】1965 年，在解放军某部因公负伤，左下肢股骨骨折，送某某医疗队急救。整复后用石膏固定。因当时条件所限，石膏不干，曾采取烘烤措施。50 余日出院，病未痊愈，又感风寒。患肢筋骨麻木疼痛，步行约 100 米则难以坚持。1966 年，某某医院诊为"坐骨神经痛"。1968 年转业到地方。经多方治疗疼痛有缓解，遇天气变化，病又加剧。1971 年 6 月来诊。

【诊治】患者跛行，左下肢筋骨沿后侧呈放射性疼痛近六年，时有刺痛感。左足凉麻甚。舌质淡红稍暗，苔白根部微腻。询其数年来诊治情况，均按一般风湿论治，舒筋活血，散寒除湿等品所用颇多。范老反复思考：此例虽属风寒湿痹，但骨折后未痊愈又受风寒，其入侵部位已深入下肢筋骨，参之疼痛、麻木、肢凉等，病属厥阴骨痹。以当归四逆汤并五通散合为一方，养血通络，温经散寒，祛风除湿，活血化瘀，并用酒醴以行药势。再以自制不二丹配合服之。

一、酒醴处方：

当归、桂枝、赤芍、木通、辽细辛、通草、淮通、血通、香通、干姜、牛膝、木瓜、川乌、羌活、独活、灵仙、草乌、川芎、川断、橘络、丝瓜络、伸筋草、防风、血竭、猴骨、土鳖、红花、桃仁、三棱、莪术、海马、甘草。

以上各 10 克共为粗末，用白酒五斤浸泡一周后，每晚睡前服 10 克。

二、丹药方：

生松香四份，血竭二份，硼砂二份，琥珀二份。

共为细末，炼制成丹。每周服一次，每次 3 克。

遵上法服用约五月，病痊愈。1979 年 8 月追访：七年来工作常年在外，东奔西跑，原患肢一直良好。

【按语】 本例属厥阴证骨痹。因患者原身体强壮，主要为暴力骨折后，寒湿乘隙深入筋骨，拖延日久，汤剂难达病所。故以酒醴之剂，以助药力，但仍嫌不足，另以不二丹通利关节，散瘀除痹以助之。

古"醫"字本从酉（酒），即由酒能治病演化而来。《素问·汤液醪醴论》篇云："古圣人之作汤液醪醴者，以为备耳。"至今仍有"酒为百药之长"的说法。可见酒醴用之得法，常获著效。

厥阴证寒痹（坐骨神经痛）

郝某，男，70 岁。四川某图书馆干部。

【病史】 曾有风湿性关节痛史。1973 年冬，臀部及右腿冷痛难忍，不能坚持工作。经某某医院检查，诊为"坐骨神经痛"。于 1974 年 3 月中旬来诊。

【初诊】 少腹及下肢发凉，膝关节以下微肿，行走困难，自右侧臀部沿腿至足抽掣冷痛。神疲，头昏，舌质淡红稍乌暗，苔白滑腻满布，脉细弱。证属厥阴寒痹筋痛。以当归四逆汤加味，养血活络，温经散寒为治。

处方： 当归 12 克，桂枝 15 克，白芍 12 克，辽细辛 5 克，木通 12 克，炙甘草 6 克，大枣 20 克，牛膝 12 克，木瓜 12 克，独活 10 克。三剂。

【辨证】 风寒入肝则筋痛，入肾则骨痛，入脾则肉痛。正如《内经》所说："寒痹之为病也，留而不去。"又云："病在筋，筋挛节痛，不可以行。"可见本证显系邪入厥阴肝经，寒邪凝滞，气血受阻所致。又本例冷痛，自臀部痛引下肢，小腹及四肢末端发凉。此为厥阴证之血虚寒凝。气血运行不畅，不通则痛。"欲续其脉，必益其血，欲益其血，必温其经。"故不以四逆姜附回阳，而以当归四逆温经散寒，养血活络为治。

【二诊】服上方，肢痛减轻。原方续服四剂。

【三诊】患者可缓步而行，疼痛大减。仍守原方，加苏叶10克，入血分散寒凝；加防风10克，祛经络之风邪。再服十剂。

【四诊】半月后，疼痛基本消失，神疲、头晕显著好转，滑腻苔减。唯下肢稍有轻微麻木感，时有微肿。寒邪虽衰，湿阻经络之象未全解，上方酌加除湿之品，以增强疗效。嘱其再服五剂。

处方：当归12克，桂枝10克，白芍12克，木通12克，牛膝12克，茯苓15克，白术15克，苍术10克，苡仁15克，炙甘草6克。

一月后病基本治愈，步履自如。

1979年7月15日追访：七年来病未复发，今年已七十七岁，身体尚好。

【按语】以上厥阴骨痹、寒痹二例，虽病情、病位不尽相同，但主证皆因血虚寒郁所致，故皆以当归四逆汤主之。

《伤寒论》所载当归四逆汤，原主治"手足厥寒，脉细欲绝者"。其病机在于血虚寒滞。由于血被寒邪凝滞之程度和部位不同，则临床见证各异。后世医家对此多有发挥。范老在临证中，据《伤寒论》之学术思想及后贤经验，灵活运用于多种疾病，常获显著疗效。其辨证要点，从主证看：一是少腹或腰、臀部以下发凉，或四肢末端冷；二是少腹、腰、臀以下疼痛，包括阴器、睾丸、下肢筋骨、关节疼痛，以及痛经等。除以上主证外，还可能出现某些兼证。而脉象多细弱，舌质常暗红无泽，或有瘀斑，苔灰白或腻或紧。以上诸证，不必悉具，皆可用之。

附录　范中林先生医案拾遗 35 则

徐长卿按：2010 年 10 月，我到成都，有幸拜访范中林先生之女——范开明女士。她是范老生前临床诊疗活动的见证者、其学术资料的主要整理者之一。承蒙范女士热情招待，并提供学术资料。以下 35 则医案，即是由范女士整理，1978～1979 年范老受邀进京行医期间的临床实践记录，从中可见范老的诊疗风格，善用经方，用药精练，配伍严谨，法度粲然。其中有 5 则医案，前文已刊，然所载用药不同，时日久远，难以考证孰是孰非，姑两存之。

1. 徐某某，男，46 岁。

【病况】腰痛剧烈，活动困难已 5 周。患者自认为是扭伤引起，曾按扭伤治，服了不少舒筋活血药，仍不能减轻疼痛。走路两腿有放射性疼痛，膝以下小腿发麻。西医检查，第三腰椎左偏，有骨刺。初来时几人扶着，行动十分艰难。

【疏方一】附片 30 克，干姜 15 克，细辛 3 克，甘草 15 克

共服 5 剂，腰痛减轻，活动比较自如，自己可以走路了。

【疏方二】附片 30 克，桂枝 9 克，甘草 15 克，白术 15 克，生姜 30 克，红枣 30 克

共服 6 剂，病人高兴地说："好多了"，并把腰挺挺直。

2. 李某某，男，48 岁。

【病况】1968 年在太原因公出车被撞伤，当时未骨折，有血肿，后又到内蒙出差，回来后发高烧，以后就感腿发麻，走路易跌跤。开始是右腿，后来又发展到左腿也发麻，两足下垂，在 301 医院及陆军总医院诊断为"双腓肠神经不全麻痹"，北大一院诊断为"神经根炎"，首都医院诊断为"蜘蛛网膜炎"，友谊医院诊断为"脊髓灰白质炎"，中医研究院西苑医院诊为"神经根炎"。1975 年冬天左足第二趾外伤后就开始用拐杖，刚来治疗时行动不灵，两人扶着进来。经服用 35 剂中药后，双足下垂有明显好转，感腿有劲了，以前不能下蹲，后来可以下蹲两个多小时了，不用拐杖可以站立，短距离走动可以不用拐杖了，用手杖即可行动自如，走路的姿势也比以前有明显改善。

【疏方】当归 9 克，桂枝 9 克，白芍 12 克，木通 9 克，紫苏 6 克，细辛 3

克，生姜15克，大枣15克，甘草3克，牛膝9克，木瓜9克

治疗过程中也有对症治疗，以上方为主，服药后腿肌肉有通电感，足底发热，脚心有汗。改以舒筋活血祛风湿之类药泡酒服，以巩固疗效。红花、乳香、没药、血竭、桂枝各3克，钩藤、灵仙、松节、加皮、当归、赤芍、木瓜、牛膝、防风、苏木、伸筋草、丝瓜络各9克，猴骨30克，细辛3克等。

3. 朱某，女，56岁。

【病况】病有几年，西医诊为"脑血栓"，有高血压病史。语言不清，双腿活动不灵，上下楼要人背，左臂痛，腰痛，小便一天多至20次，有时有小便失禁现象，乏力。

【疏方一】附片60克，干姜30克，细辛3克，甘草30克

服两剂后，腿活动好些，可以上下楼，自己走路了，每天小便由20次减少到5~6次。

【疏方二】黄芪15克，桂枝9克，白芍9克，生姜30克，大枣30克，甘草9克，饴糖60克

共服9剂，血压有所下降，小便每天4~5次，精神好多了，想活动了。

4. 吴某某，男，64岁。

【病况】西医诊为"冠心病"，全身血管硬化，腿肿严重，四肢无力，足发凉，精神特差。

【疏方一】附片60克，干姜30克，甘草30克，葱白120克

服后腿肿消多了。

【疏方二】上方加白术30克，桂枝9克，红枣30克

服后精神好多了，腿不肿了。

【疏方三】泡参15克，白术15克，云苓15克，甘草6克，红枣30克，干姜6克

基本状态好转。

5. 曹某某，女，52岁。

【病况】1976年10月抽风后，1977年5月还不能动，面色黄，畏寒，浑身难受，背酸痛，经常腹泻，胃脘部老是有停水样的感觉，经常头晕，头胀，腹内有包块，咽部感有痰，不易吐出，睡眠不好，人特瘦弱。

【疏方】麻黄9克，杏仁18克，法夏15克，甘草18克

以上方为主，治疗过程中有加减变化，加上回生丹等药，用后头昏现象减轻，睡眠有改善，面色及精神有改善，腹内包块有所减小，疼痛的现象也减少，咽部痰少了。

6. 常某某，女，22 岁。此案与前文"太阳证咳嗽（支气管扩张）"为同一病案，然所载用药不同，时日久远，难以考证孰是孰非，姑两存之。

【病况】患者从 5 岁出麻疹时患肺炎，后经常吐脓痰，咯血，1970 年经西医检查诊为"支气管扩张"，曾在北京、上海、山西等地治疗。三年前咯血现象基本止住了，但仍经常发烧，曾在 309 医院住院治疗近一年，在西苑医院治疗过，服过不少中药，但仍经常发烧，吐脓痰，经常头昏，头痛，手心发热，面红，有光泽。

【疏方一】桑皮 12 克，杏仁 18 克，麻黄 9 克，葶苈 9 克，川贝 15 克，甘草 15 克，石膏 60 克

服几剂则手心不热了，面色红减退，头昏减轻。

【疏方二】上方加黄连 6 克，黄芩 9 克，生地 30 克，黄柏 30 克，知母 12 克

经治疗 20 天，即不发烧了。

【疏方三】荆芥 6 克，防风 9 克，银花 12 克，连翘 9 克，牛蒡子 9 克，栀子 9 克，胆草 9 克，淡竹叶 9 克，荷叶 9 克，麦冬 9 克

【疏方四】银花 15 克，连翘 12 克，夏枯草 15 克，紫地丁 30 克，川贝 15 克，红花 15 克，橘红 9 克，桑皮 30 克

连续治疗三个多月，面色转正常，脓痰已没有了，偶尔有白痰，基本治愈，已回单位上班。

7. 李某，男，6 岁。此案与前文"太阴证痰咳（慢性支气管炎）"为同一病案，然所载用药不同，时日久远，难以考证孰是孰非，姑两存之。

【病况】咳嗽，连续咳已一年多，经治未愈，痰多喘鸣，白黏痰，偶见有黄痰，面色黄，精神差。

【疏方一】茯苓 12 克，法夏 9 克，紫菀 6 克，旋覆花 3 克，甘草 3 克

服两剂，痰少了，无喘鸣音了。

【疏方二】茯苓 15 克，法夏 9 克，干姜 6 克，甘草 6 克

服后咳嗽完全好了。

8. 齐某某，男，56 岁。

【病况】患慢性气管炎已 20 年，咳喘，痰多，在 301 医院查"脑血管硬化"，睡觉不好，多梦，头晕，恶心，食欲不好，面色红，有光泽，有时烦躁。

【疏方一】麻黄 12 克，杏仁 18 克，葶苈 9 克，石膏 60 克，川贝 18 克，甘草 18 克

服两剂后，感头轻松一些。

【疏方二】上方加黄芩 9 克

服后，饭量增加了，喘咳都有所减轻，痰减少。

【疏方三】生地 15 克，麦冬 9 克，知母 9 克，枯芩 12 克，白芍 9 克，荷叶 9 克，木通 9 克，桑皮 9 克

症状大有好转，早晨有痰，平时痰极少。共诊七次，回单位上班了。

9. 江某，男，58 岁。

【病况】哮喘性支气管炎多年，心电图示心脏供血不足，咳吐黏痰，感憋气。

【疏方一】麻黄 9 克，杏仁 18 克，半夏 12 克，桂枝 6 克，甘草 9 克

服药后憋气的感觉减轻，痰变稀。

【疏方二】桑皮 12 克，杏仁 12 克，川贝 9 克，云苓 12 克，甘草 3 克

服后喘减，痰没有了。

【疏方三】黄芪 15 克，生姜 15 克，白芍 9 克，桂枝 6 克，甘草 6 克，红枣 15 克

共诊四次，已回单位上班。

10. 钟某某，男，65 岁。

【病况】患支气管炎已久，喘，咳，痰不易吐出。

【疏方一】干姜 6 克，半夏 18 克，麻黄 9 克，甘草 18 克

服后咳痰减少。

【疏方二】茯苓 18 克，法夏 12 克，花粉 9 克，甘草 3 克

后保健医生来，说患者病情较好，能坚持上班。

11. 李某，男，55 岁。

【病况】喘，咳，早晨咳厉害，痰多，白黏稠痰，不易吐出，面红。

【疏方一】桑皮 12 克，杏仁 15 克，银花 15 克，连翘 12 克，麦冬 12 克，知母 12 克，川贝 15 克，荷叶 9 克，枯芩 9 克（晚上服加紫苏 12 克，黄连 6 克）

服上方三剂后咳减轻，早晚还咳。

【疏方二】厚朴 9 克，栀子 9 克，黄芩 9 克，白芍 9 克，知母 9 克，大黄 6 克，麦冬 9 克，连翘 9 克，木通 9 克，桑皮 9 克，甘草 3 克

服药后咳减轻，痰减少，大便溏，一天 4～5 次，停药后大便即恢复正常。感胸闷，喘。

【疏方三】生大黄 9 克，芒硝 6 克，杏仁 9 克，甘草 3 克

后保健医生来，讲患者已上班，病情好转。

12. 刘某某，男，50 岁。此案与前文"少阴证哮喘（支气管哮喘，肺气肿）"为同一病案，然所载用药不同，时日久远，难以考证孰是孰非，姑两存之。

【病况】气管炎，肺气肿已久，经治不愈。

【疏方一】干姜 30 克，甘草 30 克

【疏方二】茯苓 24 克，法夏 15 克，干姜 15 克，甘草 15 克

【疏方三】附片 60 克，干姜 60 克，白术 24 克，肉桂 12 克，甘草 30 克

上第三方连服 20 多剂后，病人自述喘大有减轻。

13. 陈某某，男，46 岁。

【病况】1970 年开始患哮喘病，1972 年又患尿崩症。喘特重，常常输氧，喘鸣音重，大汗淋漓，动则出汗。每年夏天犯病重，每年住院时间就是半年。

【疏方一】麻黄 9 克，杏仁 18 克，石膏 60 克，甘草 18 克，葶苈 12 克，川贝 18 克

服一剂，汗就止住了。

【疏方二】栀子 9 克，淡豆豉 15 克，赤小豆 30 克（黄连 9 克，阿胶 30 克，分服）

喘控制住了，喝水及尿量均有所减少。

14. 马某某，男，67 岁。

【病况】有高血压、气管炎、肺气肿病史，低烧一个多月。

【疏方】桂枝 6 克，麻黄 9 克，法夏 9 克，干姜 9 克，甘草 18 克

复诊时患者说上方服一剂后则不烧了。

15. 李某，男，49 岁。

【病况】病程 9 年，阜外医院及中医院诊为"冠心病、阵发性心动过速"，犯病时心率达 200 余次/分，有时一天犯病 20 多次。1975 年在 305 医院住院半年，1977 年在北大医院住院 3 个月，服奎尼丁、普鲁卡因胺片、地高辛、阿基马林、异搏定、心得宁等，也曾服过不少中药。1978 年 1 月份北大医院的医生向患者组织表明，患者已失去工作能力。初来诊时，面色青黄无泽，自感无力，腰痛，心跳快时即头晕，常常吸氧气，鼻子不通气，曾因不通气做了 3 次鼻手术，仍不好。就诊前一天还犯病 20 余次。

【疏方】附片 30 克，干姜 30 克，麻黄 9 克，甘草 30 克，生姜 60 克

服两剂后，心动过速由 20 次/日减少到 1 次/日。经治疗三次后基本稳定了，有九天未犯病，并停药一天。病人讲以前一天也不能停药，自开始服此

药后，西药未用。以后在治疗过程中又随症变化，用过麻黄汤、桂枝汤加减；服过甘草120克，每天代茶饮，共服十天。前后有20天未犯病。经两个多月的治疗，病人的精神状态也有好转。患者说以前大便常带黏液，现在不带黏液了，大便正常了，鼻子也感到比以前通气些。

16. 谢某某，女，45岁。

【病况】病程24年，西医诊断"风湿性心脏病、二尖瓣闭锁不全"，皮肤僵硬变黑，无弹力，全身关节运动障碍，行动不便，两手指掌畸形，指间关节运动不灵，不能握拳；心率快，口干无津液，白黏痰特多，舌质萎缩，舌体小，伸不出，口张不大。患者自述病后服了大量补药、补品，并到处求治。

【疏方一】麻黄9克，法夏15克，干姜12克，甘草15克

两剂，痰明显减少。又根据病情变化，上方加减，服药后关节比较灵活些。下肢浮肿较重，患者自己用了一些利尿药。

【疏方二】针砂、建曲、皂矾、白矾、硼砂、麦芽、木香、木通、甘草各等量

碾细末，每日一次，连续服用三周，足肿消些。

【疏方三】沙参12克，羌独活各9克，柴前胡各9克，云苓9克，半夏9克，桔梗9克，枳壳9克，川芎6克，防风6克，花粉9克，甘草6克

服几剂后，病情有明显好转，吐痰爽利，小便量增多，头昏现象减轻，皮肤黑色减退，皮肤肌肉变软，嘴能张大一些，颈部关节及全身关节运动灵活一些，自己行动较以前方便，食欲增加。共诊八次，就收到了明显效果。

17. 李某某，女，43岁。

【病况】病历时九年，西医诊断"风湿性心脏病，二尖瓣狭窄及闭锁不全、主动脉瓣闭锁不全"，1976年心电图示：心房纤颤，右心室肥厚，心房率达400次/分以上，心室率140～150次/分。经常心慌气短，常出现心绞痛，走路困难，活动即气喘，上二层楼中途都要休息二三次，夜不能平卧，面色黑紫，唇青，面及下肢浮肿，舌暗紫，有明显黑色瘀点。曾几次心衰，经抢救才转危为安。

【疏方一】麻黄12克，甘草120克

两剂，头晕及浮肿明显好转，以前大便干，服上方后大便正常了。

【疏方二】干姜30克，甘草30克

足不肿了，左肩周炎关节不灵也有改善。

【疏方三】附片60克，炮姜60克，血余30克，桂枝9克，麻黄9克，细辛3克，甘草30克

几剂后面色及精神有明显改善，上楼中途可以不停留，感抵抗力强一些，以前易感冒，最近天气变化也没感冒，心慌症状也减轻。

18. 王某某，男，53 岁。

【病况】常腹泻，肝区胀，胃胀，肠鸣，腰酸，午夜后即出虚汗。

【疏方】茯苓 18 克，桂枝 6 克，白术 9 克，甘草 3 克，生姜 15 克

上方，及上方加附片 30 克、干姜 15 克，共服十余剂药，病情基本治愈停药。

19. 边某，女，26 岁。

【病况】患静脉炎三年多，腿肿，走路或站的时间长了即腿痛。面色特黄，乏力，有时头昏，月经色黑，有瘀血块。经中西药物治疗，效果不明显。

【疏方】附片 60 克，炮姜 30 克，血余 30 克，上桂 6 克，白术 24 克，甘草 30 克

服后，面黄减退，精神好多了，腿肿也消多了。在后续治疗中，根据具体情况加减药物，并且附片量加至每剂 120 克。

20. 崔某某，女，42 岁。

【病况】西医诊为"内分泌失调"，头昏，多梦，人渐渐消瘦，月经不调。

【疏方】附片 30 克，炮姜 30 克，血余 30 克，甘草 15 克

两剂，症状明显好转。嘱停药，注意生活调养。

21. 吴某，女，43 岁。此案与前文"太阴少阴证崩漏（功能性子宫出血并发失血性贫血症）"为同一病案，然所载用药不同，时日久远，难以考证孰是孰非，姑两存之。

【病况】西医诊为"功能性子宫出血"，月经每隔 15 ~ 24 天一次，每次 12 ~ 18 天不断，经量特多，精神差，贫血，腰痛，头昏，畏寒，面色苍白，浮肿，四肢冷。

【疏方一】炮姜 30 克，炙甘草 30 克

三剂后，感精神好些，手开始热了，腰痛好些。

【疏方二】附片 120 克，干姜 90 克，炮姜 60 克，甘草 30 克，细辛 6 克，麻黄 12 克，桂枝 12 克

十几剂，面浮肿消了，精神及食欲有增进，关节、腰都不痛了。

【疏方三】附片 60 克，白术 18 克，炙甘草 30 克，鹿胶 6 克，云苓 18 克，上桂 6 克，干姜 30 克

感精神好，化验血色素由 8.5 克升到 10 克，经期及经量都有很大改善。

22. 耿某某，男，35 岁。

【病况】面黄黑，怕冷，以前几年都要 6 月份才能不穿毛裤，有时腰痛，晨起就感乏力，肝区痛，食欲差，肝功正常。

【疏方】麻黄 9 克，桂枝 9 克，法夏 9 克，干姜 30 克，甘草 30 克

加减共服三剂，即肝区不痛了，精神及怕冷程度好些，食欲有所增加。后服苓桂术甘汤加味，面色明显好转，精神好，停药。

23. 文某某，女，7 岁。此案与前文"太阴证睑废（重症肌无力（眼肌型）"为同一病案，然所载用药不同，时日久远，难以考证孰是孰非，姑两存之。

【病况】右眼肌无力，眼皮明显下垂，历时已久。

【疏方一】紫苏，麻黄，半夏，桂枝，杏仁，甘草

随症加减，服一时期。

【疏方二】大腹皮 9 克，木瓜 9 克，苍术 9 克，白术 9 克，云苓 15 克，牛膝 9 克，厚朴 9 克，谷麦芽各 9 克，草果 9 克，五加皮 9 克

【疏方三】白鲜皮 9 克，五加皮 9 克，大腹皮 9 克，茯苓皮 9 克，桑白皮 9 克，冬瓜皮 9 克，豆卷皮 9 克，秦皮 6 克，木通 9 克，甘草 3 克

一直坚持治疗，眼已基本恢复正常。

24. 文某某，女，10 岁。

【病况】经常是满头汗，天冷也出汗，面浮肿。

【疏方】附片 120 克，干姜 120 克，白术 30 克，甘草 30 克，肉桂 9 克

服了大量这类药，基本上止住汗了，面肿消完了。

25. 李某，男，20 岁。

【病况】面青白，乏力，头昏，足心发热难受，时间已长。

【疏方】麻黄 9 克，杏仁 15 克，桂枝 3 克，法夏 9 克，甘草 24 克

连续服 6 剂，足心不发烧了，后上方加减服了几剂，最后服两剂桂枝汤加减，面色好转，自觉症状明显好转，停药。

26. 李某某，女，42 岁。

【病况】从 1959 年患肾炎，一直未治愈。全身肿，肚子胀，手胀握不紧拳，足肿按之有凹陷，四肢不温，怕冷，头昏，乏力，腰及膝关节痛，唇乌白，有时有小便失禁现象。

【疏方一】附片 60 克，干姜 60 克，麻黄 9 克，生姜 60 克，甘草 30 克，葱 120 克

服两剂后，肚子胀及肿有所减轻。后又上方加大剂量两倍，经过十天后，

全身肿消多了，原来穿上发紧的衣服也松了，裤腰明显大出 1.5 寸，走路感比以前轻快，每天早晨可以跑 700 米不感到累。半月后因劳累，又感肚子胀，腰痛，小便不畅。

【疏方二】柴胡 9 克，桔梗 15 克，枳实 12 克，白芍 12 克，茯苓 18 克，甘草 3 克

两剂后，腰不痛了，肚子不胀了，手基本不肿了，小便畅通，足肿也有所减轻。

【疏方三】猪苓 9 克，泽泻 9 克，木通 9 克，腹皮 12 克，五加皮 9 克，苍术 12 克，茯苓 15 克，桂枝 9 克，白术 15 克

腿肿消多了。以后又服了大量的附片，每剂药至少 60 克或 120 克附片，随证加减其他药物，共服几十剂，病情比以往强多了，唇不乌了，精神也好，化验小便基本上正常了。

27. 祝某，女，43 岁。

【病况】多年来一直关节痛，面青黄色，特别怕冷，腰酸背痛，关节痛有时剧烈，影响睡眠。

【疏方一】附片 30 克，麻黄 15 克，甘草 18 克

服后有发热的感觉，舒服，痛有所减轻。以后逐渐加大剂量。

【疏方二】附片 240 克，干姜 120 克，细辛 9 克，甘草 60 克，桂枝 15 克，麻黄 12 克

连续服了不少的药，面色有改善，精神状态好，比以往痛减轻。

28. 王某某，女，43 岁。

【病况】失眠 20 年，西医诊为"胃肠神经官能症"，胃胀，面色红，舌光莹无苔，舌边有明显锯齿痕，下肢冷，无力，腰痛，关节痛，头昏，疲倦，足肿，手麻木，月经不调。长期治疗，服过不少中西药，效果不好。

【疏方一】附片 30 克，炮姜 30 克，炙甘草 30 克

服上方后，感全身轻松，膝关节活动好些。

【疏方二】上方加麻黄 9 克，葱 60 克

服 6 剂后，手不麻了，面红有所减退，肿消些，走路感腿轻快些。月经不调，肚子胀。

【疏方三】郁金 9 克，丹参 12 克，枳壳 6 克，兜铃 6 克，当归 9 克，川芎 6 克，木通 9 克，血通 9 克，甘草 3 克，莱菔子 9 克，大腹皮 9 克

腹胀见好，仍感乏力，胸闷，口干，心慌，头昏。

【疏方四】当归 6 克，川芎 6 克，血竭 6 克，木通 9 克，甘草 3 克

头昏及胸闷减轻。

【疏方五】附片 60 克，干姜 15 克，炮姜 30 克，肉桂 6 克，茯苓 24 克，桂枝 9 克，菟丝子 30 克，白术 18 克，甘草 15 克

上方加减，连续服了几十剂，面红全部消逝，精神好多了，心不慌，睡眠好多了，舌边锯齿痕迹也消逝了。

29. 张某某，女，36 岁。

【病况】从 1969 年患病，最近五六年未上班，查血沉一直在 80 以上，甚至 100 以上，全身关节痛。曾在同仁医院住院一年多，经北京医院、同仁医院、协和医院、中医医院联合确诊为"系统性红斑狼疮"，主要侵及肝脾，经过不少专家治疗，服过不少中西药物，又服了不少西洋参，效果不明显。1977 年 10 月份又患尿毒症，小便化验结果有红白细胞及蛋白，面浮肿，皮肤黑黄，舌质淡白，舌心光莹无苔，无津液，夜间心里感发热，腰痛，肝脾痛得厉害，腿肿，乏力，气短，月经呈黑色，有瘀血块。

【疏方一】附片 120 克，麻黄 9 克，桂枝 12 克，甘草 30 克，细辛 3 克，炮姜 60 克，血余 30 克，生姜 120 克

上方连续服 6 剂，面肿消多了，小便比原来清亮，精神好些，激素由每日 2 片减少到 1 片。

【疏方二】附片 90 克，桂枝 9 克，白术 15 克，云苓 18 克，甘草 9 克，干姜 15 克，生姜 30 克，红枣 30 克

几剂后，病人精神各方面状况有很大好转，化验尿有少量蛋白，白细胞 6~9，腰痛好多了，仍服上方加减及第一方加减，足肿消了。患者自述原来感觉好像肝脾粘连在一起，堵得慌，经一个月治疗，感到肝脾好像分开了，松快一些，也不怎么痛了，舌上也有津液了。

【疏方三】附片 30 克，干姜 9 克，白术 15 克，云苓 15 克，鹿胶 30 克，甘草 9 克，上桂 9 克

化验血沉下降到 50。以前经常发高烧，自从服这些中药基本不烧了，肿已基本消完了，精神状态好多了。

30. 黎某某，男，56 岁。

【病况】舌根部左侧网织细胞瘤。今年 3 月份咽部不适，5 月份颈淋巴肿大，后取组织切片，查为"网织细胞瘤"，放疗 5 周，放疗后口内黏液多，有花生米那样大的肿块，舌质乌白，苔如石灰样白，小便黄，低烧已一个月，有高血压病史，白痰多，精神差，有时突然一阵难受。

【疏方一】附片 30 克，干姜 60 克，甘草 30 克

一剂后，精神好些，舌质转好，白苔退了，自感好，口不干。

【疏方二】上方加白术 24 克，桂枝 3 克，红枣 30 克，菟丝子 15 克，云苓 24 克，上桂 9 克

以上方加减，共服十余剂，病情有好转。病人自感精神好，面色及舌质均有改善。

31. 郎某某，女，52 岁。

【病况】有高血压病史，180/110/mmHg，右半身肿痛，面肿，舌尖上有一小块突出，北大医院认为是新生物，后背痛，面浮肿苍白，4 月 14 日透视右肺部有阴影，经常头晕。

【疏方一】附片 30 克，桂枝 9 克，细辛 3 克，生姜 30 克，麻黄 9 克，甘草 15 克

一剂后，感一身灵活些，手心发热、痒、出汗，原来痛的地方有走串的感觉。连续服此方十余剂，精神感到好。

【疏方二】附片 120 克，干姜 60 克，甘草 30 克，麻黄 12 克

共服十几剂，肿消一些。后来又连续服一些这类药加减，基本不肿了，血压也有所下降，150/90mmHg，现在头不晕了。

32. 鲁某某，女。

【病况】2 月份流产后，全身关节痛，腿肿，头晕，心慌，乏力，食欲差，嗜眠，吃冷食即胃痛，背发沉如负重物，经血有瘀血块。

【疏方一】附片 30 克，干姜 15 克，甘草 15 克

共六剂。

【疏方二】上方加炮姜 30 克，血余 30 克，麻黄 9 克，细辛 3 克，桂枝 9 克

服几剂后，背轻松了，精神好多了。

【疏方三】附片 30 克，上桂 3 克，云苓 12 克，甘草 15 克，鹿胶 9 克，干姜 9 克

服十余剂，精神及各方面情况都好。

33. 张某，男。

【病况】咳嗽，乏力，每天下午低烧，曾在上海第六医院住院一年多，一直咳，服过不少止咳糖浆，仍止不了咳，痰多，气短，舌淡白，苔腻。

【疏方一】干姜 30 克，甘草 30 克

痰少多了，咳减轻。

【疏方二】云苓 18 克，法夏 12 克，花粉 12 克，甘草 6 克

随症加减，经半个月治疗，基本不咳了，低烧现象没有了，精神好些。嘱停药调养一段时间。

34. 吴某某，男，47 岁。

【病况】西医确诊为"肺癌"，已一年多，透视有胸水，胸痛，咳，有时痰中带血，食欲差，面色黑黄，乏力，舌淡白，苔白腻，舌边呈锯齿痕。

【疏方一】干姜 30 克，甘草 30 克

五剂。第三剂后感发热，一小时后出汗即感到舒服，疼痛减轻，吐出一些带黄色的清水，有臭味，怕风，怕冷。

【疏方二】云苓 30 克，法夏 12 克，干姜 15 克，甘草 9 克

两剂，吐水，感胸内通气了。

【疏方三】上方加白术 12 克，砂仁 6 克，白蔻 6 克，上桂 6 克

共服十余剂，感精神好，面色黑退了，胸内仍有痛感。

【疏方四】附片 30 克，红枣 30 克，上桂 6 克，桂枝 6 克，甘草 15 克，白术 15 克，干姜 9 克，云苓 15 克

食欲好，精神好。

35. 赵某某，男，67 岁。

【病况】北医诊断为"食道癌"，食管下 1/3 处狭窄，镜下直观有狭窄及溃疡，痰多，进食慢，有堵塞感。患者曾患半身不遂，有后遗症，面神经不好。

【疏方一】云苓 18 克，法夏 12 克，紫菀 6 克，旋覆花 3 克，甘草 6 克，干姜 9 克

服后痰减少，精神好些，睡眠好，经 20 天治疗，效果明显。

【疏方二】青皮 9 克，草果 9 克，厚朴花 9 克，砂仁 6 克，硼砂 3 克，苍术 9 克，白蔻 9 克，瓜壳 9 克，谷麦芽各 9 克，生苡仁 12 克，木瓜 9 克

服十几剂后，吃东西速度快些，堵塞感见轻。